Educação
e
Promoção
da
SAÚDE

TEORIA & PRÁTICA

CB005049

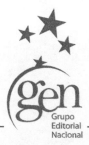

O GEN | Grupo Editorial Nacional – maior plataforma editorial brasileira no segmento científico, técnico e profissional – publica conteúdos nas áreas de ciências da saúde, exatas, humanas, jurídicas e sociais aplicadas, além de prover serviços direcionados à educação continuada e à preparação para concursos.

As editoras que integram o GEN, das mais respeitadas no mercado editorial, construíram catálogos inigualáveis, com obras decisivas para a formação acadêmica e o aperfeiçoamento de várias gerações de profissionais e estudantes, tendo se tornado sinônimo de qualidade e seriedade.

A missão do GEN e dos núcleos de conteúdo que o compõem é prover a melhor informação científica e distribuí-la de maneira flexível e conveniente, a preços justos, gerando benefícios e servindo a autores, docentes, livreiros, funcionários, colaboradores e acionistas.

Nosso comportamento ético incondicional e nossa responsabilidade social e ambiental são reforçados pela natureza educacional de nossa atividade e dão sustentabilidade ao crescimento contínuo e à rentabilidade do grupo.

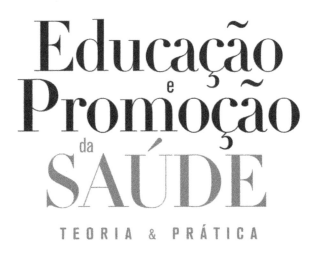

Educação e Promoção da SAÚDE
TEORIA & PRÁTICA

Maria Cecília Focesi Pelicioni
Especialista em Educação em Saúde e Ambiental pela Faculdade de Saúde Pública da Universidade de São Paulo (FSP-USP). Mestre, Doutora e Livre-docente em Saúde Pública pela USP. Pesquisadora e Professora Associada do Departamento de Prática de Saúde Pública da FSP-USP.

Fábio Luiz Mialhe
Especialista em Educação e Promoção da Saúde pela Universidade de Brasília (UnB). Mestre e Doutor em Odontologia pela Universidade Estadual de Campinas (Unicamp). Livre-docente pela Faculdade de Odontologia de Piracicaba (FOP-Unicamp). Professor Associado do Departamento de Odontologia Social da FOP-Unicamp.

2ª edição

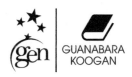

- Os autores deste livro e a editora empenharam seus melhores esforços para assegurar que as informações e os procedimentos apresentados no texto estejam em acordo com os padrões aceitos à época da publicação, *e todos os dados foram atualizados pelos autores até a data da entrega dos originais à editora.* Entretanto, tendo em conta a evolução das ciências da saúde, as mudanças regulamentares governamentais e o constante fluxo de novas informações sobre terapêutica medicamentosa e reações adversas a fármacos, recomendamos enfaticamente que os leitores consultem sempre outras fontes fidedignas, de modo a se certificarem de que as informações contidas neste livro estão corretas e de que não houve alterações nas dosagens recomendadas ou na legislação regulamentadora.

- Os autores e a editora se empenharam para citar adequadamente e dar o devido crédito a todos os detentores de direitos autorais de qualquer material utilizado neste livro, dispondo-se a possíveis acertos posteriores caso, inadvertida e involuntariamente, a identificação de algum deles tenha sido omitida.

- **Atendimento ao cliente: (11) 5080-0751 | faleconosco@grupogen.com.br**

- Direitos exclusivos para a língua portuguesa
  Copyright © 2019 by
  EDITORA GUANABARA KOOGAN LTDA.
  Travessa do Ouvidor, 11
  Rio de Janeiro – RJ – CEP 20040-040
  www.grupogen.com.br

- Reservados todos os direitos. É proibida a duplicação ou reprodução deste volume, no todo ou em parte, em quaisquer formas ou por quaisquer meios (eletrônico, mecânico, gravação, fotocópia, distribuição pela Internet ou outros), sem permissão, por escrito, da EDITORA GUANABARA KOOGAN LTDA.

- Capa: Bruno Sales

- Editoração eletrônica: Lira Editorial

- Ficha catalográfica

P437e
2. ed.

Pelicioni, Maria Cecília Focesi. Educação e promoção da saúde: teoria e prática/
Maria Cecília Focesi Pelicioni, Fábio Luiz Mialhe. – 2. ed. – [Reimpr.] – Rio de Janeiro: Guanabara Koogan, 2024.: il.
632 p.; 24 cm.

ISBN 978-85-277-3423-3

1. Promoção da saúde. 2. Política pública. 3. Saúde pública – Aspectos sociais.
I. Mialhe, Fábio Luiz. II. Título.

18-51584
CDD: 613
CDU: 613

Vanessa Mafra Xavier Salgado - Bibliotecária - CRB-7/6644

Colaboradores

Aline Matulja
Engenheira ambiental. Mestre em Saúde Ambiental pela Faculdade de Saúde Pública da Universidade de São Paulo (FSP-USP).

Américo Focesi Pelicioni
Farmacêutico bioquímico. Mestre em Saúde Pública pela Universidade de São Paulo (USP). Professor da disciplina de Terapêutica Medicamentosa do Departamento de Enfermagem das Faculdades Metropolitanas Unidas (FMU).

Ana Lucia de Mello
Bióloga e pedagoga. Doutora em Ciências pela Faculdade de Medicina da Universidade de São Paulo (FMUSP). Professora de Ciências na Secretaria Municipal de Cubatão (SP).

Ana Lúcia Magela
Enfermeira. Doutora em Educação pela Faculdade de Educação da USP-Sorbonne (René Descartes-Paris V). Professora do Mestrado em Ciências da Saúde Humana da Universidade do Contestado (UnC).

André François
Fotógrafo. Fundador da Organização ImageMagica.

Andréa Focesi Pelliccioni
Geógrafa. Especialista em Marketing pela Escola Superior de Propaganda e Marketing (ESPM) e em Educação Ambiental pela Faculdade de Saúde Pública da Universidade de São Paulo (FSP-USP). Mestre em Saúde Pública pela FSP-USP. Doutora em Saúde Pública pela FSP-USP e pela Macquarie University (Austrália). Analista de Meio Ambiente na Secretaria do Verde e do Meio Ambiente da Prefeitura Municipal de São Paulo (SVMA-PMSP).

Anna Maria Chiesa
Enfermeira. Mestre e Doutora em Saúde Pública pela Faculdade de Saúde Pública da Universidade de São Paulo (FSP-USP). Professora-associada do Departamento de Enfermagem em Saúde Coletiva da Escola de Enfermagem da Universidade de São Paulo (EEUSP).

Claudete A. Formis
Geógrafa. Mestre em Saúde Pública pela Faculdade de Saúde Pública da Universidade de São Paulo (FSP-USP). Diretora de Escola pela Secretaria de Educação do Município de Jundiaí. Professora do Centro Universitário Anchieta Jundiaí (UniAnchieta).

Cristiane Maria da Costa Silva
Cirurgiã-dentista. Doutora em Saúde Coletiva pela Faculdade de Odontologia de Piracicaba da Universidade Estadual de Campinas (FOP-Unicamp). Coordenadora de Saúde Bucal do Município de Poços de Caldas, MG. Professora Doutora de Estágio em Saúde Coletiva e Atenção Básica do Departamento de Odontologia da Faculdade Pitágoras (*campus* Poços de Caldas, MG).

Cristina Sabbo da Costa
Comunicóloga social. Especialista em Educação em Saúde Pública pela Faculdade de Saúde Pública da Universidade de São Paulo (FSP-USP). Doutoranda em Saúde Pública pela FSP-USP. Pesquisadora Científica da Superintendência de Controle de Endemias (SUCEN) de São Paulo.

Cynthia Rachid Bydlowski
Biomédica. Mestre em Neurofarmacologia/Neurofisiologia pela Universidade Federal de São Paulo (Unifesp). Doutora em Saúde Pública e Promoção e Educação em Saúde pela Faculdade de Saúde Pública da Universidade de São Paulo (FSP-USP).

Daniel Manchado Cywinski
Administrador de empresas. Especialista em Educação Ambiental pela USP. Mestre em Saúde Pública pela Faculdade de Saúde Pública da Universidade de São Paulo (FSP-USP). Consultor em estratégias e projetos de responsabilidade social e desenvolvimento sustentável, em gestão, educação e comunicação ambiental, em comunidades de baixa renda, e na implantação e coordenação de projetos de inclusão sociocultural.

Daniele Pompei Sacardo
Psicóloga. Mestre e Doutora em Saúde Pública pela Faculdade de Saúde Pública da Universidade de São Paulo (FSP-USP). Professora Doutora do Departamento de Saúde Coletiva da Faculdade de Ciências Médicas da Universidade Estadual de Campinas (FCM-Unicamp).

Dorival Pereira dos Santos Junior
Psicólogo. Especialista em Saúde da Família e em Saúde Mental pela Faculdade de Medicina do ABC. Mestre em Saúde Pública pela Faculdade de Saúde Pública da Universidade de São Paulo (FSP-USP). Gerente de Unidade Básica de Saúde.

Edson Vanderlei Zombini
Médico. Especialista em Pediatria pela Sociedade Brasileira de Pediatria (SBP). Mestre e Doutor em Ciências da Saúde pela Faculdade de Saúde Pública da Universidade de São Paulo (FSP-USP). Professor da disciplina de Semiologia e Propedêutica, na Faculdade Santa Marcelina (FASM), e da disciplina de Pediatria, no Centro Universitário São Camilo.

Elaine Cristina da Silva Colin
Bióloga. Especialista em Educação Ambiental pela Faculdade de Saúde Pública da Universidade de São Paulo (FSP-USP). Mestre e Doutora em Saúde Pública pela FSP-USP.

Elaine de Azevedo
Mestre em Agrossistemas e Doutora em Sociologia Política pela Universidade Federal de Santa Catarina (UFSC). Pós-doutorado pelo Departamento de Prática de Saúde Pública da Faculdade de Saúde Pública da Universidade de São Paulo (FSP-USP). Professora Adjunta do Departamento de Ciências Sociais da Universidade Federal do Espírito Santo (UFES).

Eliane Tigre Guimarães
Bióloga. Especialista em Meio Ambiente pela Faculdade de Medicina da Universidade de São Paulo (FMUSP). Mestre em Biologia Molecular pela Escola Paulista de Medicina da Universidade Federal de São Paulo (EPM-Unifesp). Doutora em Ciências pela FMUSP.

Elias Pereira Marques
Pedagogo. Especialista em Educação Ambiental e Mestre em Saúde Pública pela Faculdade de Saúde Pública da Universidade de São Paulo (FSP-USP). Professor Alfabetizador na Rede Pública Municipal de São Carlos.

Elma Lourdes Campos Pavone Zoboli
Enfermeira. Mestre e Doutora em Saúde Pública pela Faculdade de Saúde Pública da Universidade de São Paulo (FSP-USP). Pós-doutorado em Bio-ética pela Universidade Complutense de Madrid. Professora do Departamento de Enfermagem em Saúde Coletiva da Escola de Enfermagem da USP (EEUSP). Professora Visitante do Programa de Doutoramento em Enfermagem da Universidade Católica Portuguesa. Membro da Diretoria da International Association of Bioethics e Assessora da Rede Latino-americana de Bioética da Organização das Nações Unidas para a Educação, a Ciência e a Cultura (UNESCO).

Estelina Souto do Nascimento
Enfermeira. Doutora em Educação pela Faculdade de Educação da USP-Sorbonne (René Descartes-Paris V). Professora Aposentada pela Universidade Federal de Minas Gerais (UFMG). Líder do Núcleo de Pesquisa e Estudos sobre Quotidiano em Saúde (NUPEQS).

Eymard Mourão Vasconcelos
Médico. Especialista em Saúde Pública pela Fundação Oswaldo Cruz (Fiocruz). Doutor em Medicina Tropical pela Universidade Federal de Minas Gerais (UFMG). Professor Aposentado do Departamento de Promoção da Saúde da Universidade Federal da Paraíba (UFPB).

Gabriela Ferreira Granja
Enfermeira. Especialista em Saúde Coletiva com Enfoque na Saúde da Família pela Escola de Enfermagem da Universidade de São Paulo (EEUSP). Mestre e Doutora em Saúde Coletiva pela EEUSP.

Giselle Nayara de Moraes Saraiva
Médica. Especialista em Medicina Esportiva pela Universidade Federal de São Paulo (Unifesp).

Gladys Herrera Patiño
Comunicadora Social. Graduada por la Universidad Autónoma de Bucaramanga, Colômbia.

Grasiele Fretta Fernandes
Cirurgiã-dentista. Mestre em Saúde Pública pela Faculdade de Saúde Pública da Universidade de São Paulo (FSP-USP). Doutoranda em Saúde Pública pela Fundação Oswaldo Cruz (Fiocruz). Professora-assistente na Associação Caruaruense de Ensino Superior (Asces/Unita). Professora Substituta da disciplina de Saúde Coletiva na Universidade Federal de Pernambuco (UFPE).

Helena Alves de Carvalho Sampaio
Nutricionista. Mestre em Educação pela Universidade Federal do Ceará (UFC). Doutora em Farmacologia pela UFC. Professora Emérita da Universidade Estadual do Ceará (UECE). Membro do Corpo Docente Permanente do Programa de Pós-graduação em Saúde Coletiva da UECE.

Helena Maria Scherlowski Leal David
Enfermeira. Mestre e Doutora em Saúde Pública pela Escola Nacional de Saúde Pública Sérgio Arouca da Fundação Oswaldo Cruz (ENSP-Fiocruz). Professora-associada da disciplina de Graduação e Pós-graduação de Enfermagem do Departamento de Enfermagem de Saúde Publica da Faculdade de Enfermagem da Universidade do Estado do Rio de Janeiro (UERJ).

Inesita Soares de Araujo
Comunicóloga. Especialista em Planejamento do Ensino e Administração de Recursos Humanos pela Universidade Federal de Pernambuco (UFPE). Mestre e Doutora em Comunicação e Cultura pela Universidade Federal do Rio de Janeiro (UFRJ). Pesquisadora Titular do Programa de Pós-graduação em Informação e Comunicação e Saúde do Instituto de Comunicação e Informação Científica e Tecnológica em Saúde da Fundação Oswaldo Cruz (Fiocruz).

Isabel Maria Teixeira Bicudo Pereira
Educadora Sanitária. Mestre e Doutora em Saúde Pública pela Faculdade de Saúde Pública da Universidade de São Paulo (FSP-USP). Professora Doutora do Departamento de Prática da Saúde Pública da FSP-USP.

Iván Darío Chahín Pinzón
Comunicador social. Graduado por la Universidad Autónoma de Bucaramanga, Colômbia. Director EDEX para América Latina y el Caribe.

Jaime Camilo Sapag Muñoz de la Peña
Médico. Especialista em Medicina Familiar, Mención Adulto, pela Pontifícia Universidad Católica de Chile. Master em Public Health pela Harvard University. PhD em Public Health Sciences pela University of Toronto. Professor-associado da disciplina de Salud Pública y Medicina Familiar na Pontifícia Universidad Católica de Chile e na Dalla Lana School of Public Health (University of Toronto). Project Scientist no Centre for Addiction and Mental Health (CAMH).

Janine Miranda Cardoso
Cientista social. Mestre em Comunicação pela Universidade Federal do Rio de Janeiro (UFRJ). Doutora em Comunicação e Cultura pela UFRJ. Professora do Programa de Pós-graduação em Informação e Comunicação em Saúde (PPGICS) e Coordenadora do Curso de Especialização em Comunicação e Saúde, ambos vinculados ao Laboratório de Comunicação e Saúde (Laces) do Instituto de Comunicação e Informação Científica em Saúde (Icict) da Fundação Oswaldo Cruz (Fiocruz).

José Ivo dos Santos Pedrosa
Médico. Doutor em Saúde Coletiva pela Universidade Estadual de Campinas (Unicamp). Professor Titular da disciplina de Atenção Primária em Saúde na Universidade Federal do Piauí (UFPI, *campus* Ministro Reis Velloso).

Juan Carlos Aneiros Fernandez
Cientista social. Professor Doutor do Departamento de Saúde Coletiva da Faculdade de Ciências Médicas da Universidade Estadual de Campinas (FCM-Unicamp). Professor Permanente do Programa de Pós-graduação em Saúde Coletiva da FCM-Unicamp.

Júlio César de Moraes
Biólogo. Mestre e Doutor em Agronomia pela Faculdade de Ciências Agronômicas da Universidade Estadual Paulista (Unesp, *campus* Botucatu). Indigenista formado pela Fundação Nacional do Índio (Funai). Biólogo da Universidade Federal de São Carlos (UFSCar, *campus* Sorocaba).

Katarinne Lima Moraes
Doutora em Enfermagem pela Universidade Federal de Goiás (UFG). Docente do Curso de Enfermagem da Universidade Federal de Jataí (UFJ).

Laura Silvina Waynsztok
Psicóloga. Especialista em Desarrollo Locaal y Promocion de la Salud (Delnet – OPS/OIT). Maestria en Salud Publica por el Instituto Lazarte, Universidad de Rosario. Profesora Titular de Salud Colectiva y Comunitaria en la Universidad Nacional de la Matanza.

Leandro Luiz Giatti
Biólogo. Mestre e Doutor em Saúde Pública pela Faculdade de Saúde Pública da Universidade de São Paulo (FSP-USP). Professor-associado das disciplinas de Abordagens Participativas para Questões de Saúde Ambiental, Política e Gestão Ambiental do Departamento de Saúde Ambiental da FSP-USP.

Leonardo Rios
Biólogo. Mestre e Doutor em Engenharia Ambiental pela Escola de Engenharia de São Carlos da Universidade de São Paulo (EESC-USP). Professor Titular da Escola de Engenharia de Piracicaba da Fundação Municipal de Ensino de Piracicaba (FUMEP). Professor da Pós-graduação em Desenvolvimento Regional e Meio Ambiente na Universidade de Araraquara (UNIARA).

Lislaine Aparecida Fracolli
Enfermeira. Especialista em Saúde Pública pela Universidade Metodista de Piracicaba (Unimep). Mestre em Educação Especial pela Universidade

Federal de São Carlos (UFSCar). Doutora em Enfermagem pela Escola de Enfermagem da Universidade de São Paulo (EEUSP). Professora Livre-docente da disciplina de Promoção da Saúde e Práticas de Enfermagem em Saúde Coletiva na EEUSP.

Lucas Ribeiro Marques Campos de Oliveira
Psicólogo. Especialista em Psicologia Clínica na Abordagem Cognitivo-Comportamental pela Universidade Federal de Uberlândia (UFU). Doutorando em Promoção da Saúde pela Universidade de Franca (UNIFRAN). Professor Auxiliar da disciplina de Psicologia Social do Departamento de Psicologia do Centro Universitário de Patos de Minas (Unipam).

Luciana Pranzetti Barreira
Bióloga. Mestre em Agronomia pela Universidade Estadual Paulista (Unesp). Doutora em Saúde Pública pela Faculdade de Saúde Pública da Universidade de São Paulo (FSP-USP). Professora e Pesquisadora da Fundação Escola de Sociologia e Política de São Paulo (FESPSP).

Luciane Maria Pezzato
Cirurgiã-dentista. Especialista em Saúde Coletiva pela Universidade do Vale do Itajaí (Univali). Mestre em Educação pela Universidade Estadual de Campinas (Unicamp). Doutora em Saúde Coletiva pela Unicamp. Professora Adjunta do Módulo do Eixo Trabalho em Saúde do Departamento de Saúde, Clínica e Instituições da Universidade Federal de São Paulo (Unifesp, *campus* Baixada Santista).

Luiz Alberto Amador Pereira
Médico. Residência Médica em Medicina Geral e Comunitária pela Faculdade de Ciências Médicas da Santa Casa de São Paulo (FCMSCSP). Doutor em Medicina pela Universidade de São Paulo (USP). Professor do Departamento de Patologia da Faculdade de Medicina da USP.

Maísa Rose Domenico Elmor
Bióloga. Especialista em Ciências Físicas e Biológicas pela Universidade Federal de São Carlos (UFSCar). Mestre e Doutora em Saúde Publica pela Universidade de São Paulo (USP).

Marcia Faria Westphal
Socióloga. Mestre e Doutora em Saúde Pública pela Faculdade de Saúde Pública da Universidade de São Paulo (FSP-USP). Professora Titular da disciplina de Promoção da Saúde do Departamento de Políticas, Gestão e Saúde da USP.

Marco Akerman
Médico. Especialista em Saúde Pública e Medicina Social pela Universidade Federal de Minas Gerais (UFMG), em Gestão Hospitalar pela Fundação Getulio Vargas (FGV) e em Ativação de Mudanças na Graduação de Profissionais de Saúde pela Fundação Oswaldo Cruz (Fiocruz). Mestre em Planejamento e Financiamento do Setor de Saúde e PhD em Epidemiologia e Saúde Pública pela Universidade de Londres. Professor Titular da Faculdade de Saúde Pública da Universidade de São Paulo (FSP-USP). Presidente do Centro de Estudos, Pesquisa e Documentação em Cidades Saudáveis (CEPEDOC).

Maria Angela Mattar Yunes
Psicóloga. Mestre em Psicologia do Desenvolvimento pela Universidade de Dundee, Escócia. Doutora em Psicologia da Educação pela Pontifícia Universidade Católica de São Paulo (PUC-SP). Professora-associada do Programa de Pós-graduação em Psicologia, orientadora de Mestrado e Doutorado e coordenadora do Centro de Referência e Atenção às Famílias e Profissionais Sociais (CRAFPS) da Universidade Salgado de Oliveira (UNIVERSO).

Maria Elisabete Guazzelli
Fisioterapeuta. Mestre e Doutora em Saúde Pública pela Faculdade de Saúde Pública da Universidade de São Paulo (FSP-USP). Professora da Escola de Saúde da Universidade Anhembi Morumbi.

Maria Luiza Corrêa
Psicóloga. Especialista em Habilidades para la vida pela Fundación EDEX (Universitat de Girona). Mestranda em Promoção de Saúde pela Universidade de Franca (UNIFRAN).

Maria Neide Antero Pinheiro Buarque
Médica. Residência em Clínica Médica no Hospital Geral de Fortaleza (HGF). Especialista em Endocrinologia e Metabologia pela Associação Médica Brasileira (AMB) e pela Sociedade Brasileira de Endocrinologia e Metabologia (SBEM). Mestre em Saúde Pública pela Universidade Federal do Ceará (UFC). Doutora em Fundamentos e Prospectivas de uma Cultura da Unidade (área Sociológica) pelo Instituto Universitario Sophia, Itália.

Marisa Augusta Trinca
Fisioterapeuta. Especialista em Fisioterapia e Ortotraumatologia pela Universidade do Grande ABC (UniABC). Especializanda em Fisioterapia na Saúde da Mulher e do Homem pela Faculdade de Ciências Médicas da Santa Casa de São Paulo (FCMSCSP). Mestre e Doutora em Saúde Pública pela Faculdade de Saúde Pública da Universidade de São Paulo (FSP-USP). Presidente da Associação Brasileira de Asmáticos (ABRA-SP).

Mauricio Borges Sampaio Cunha
Psicólogo e educador ambiental.

Mirtes Moreira Silva
Educadora. Especialista em Ecologia pela Universidade de Guarulhos (UNG). Mestre e Doutora em Saúde Pública pela Faculdade de Saúde Pública da Universidade de São Paulo (FSP-USP).

Mônica de Andrade
Bióloga. Especista em Paleolimnologia pela Universidade de Ghent (Bélgica). Mestre em Ecologia e Recursos Naturais pela Universidade Federal de São Carlos (UFSCar). Doutora em Ciências pela UFSCar. Pesquisadora Colaboradora do Departamento de Oftalmologia, Otorrinolaringologia e Cirurgia de Cabeça e Pescoço da Faculdade de Medicina de Ribeirão Preto da Universidade de São Paulo (FMRP-USP). Tutora do curso de Habilidades para a Vida da Fundação EDEX, Espanha.

Narjara Mendes Garcia
Pedagoga. Mestre e Doutora em Educação Ambiental pela Universidade Federal do Rio Grande (FURG). Professora Adjunta do Instituto de Educação da FURG. Coordenadora Adjunta do Programa de Pós-graduação em Educação Ambiental da FURG. Líder do Grupo de Pesquisa do CNPq Ecoinfâncias: Infâncias, Ambientes e Ludicidade. Pesquisadora no Centro de Referência em Apoio às Famílias (CRAF) e no Núcleo de Estudos e Pesquisa da Educação da Infância (NEPE).

Natasha Abreu
Médica do trabalho. Especialista em Medicina do Trabalho pela Universidade Estácio de Sá.

Nicolina Silvana Romano-Lieber
Farmacêutica bioquímica. Mestre e Doutora em Saúde Pública pela Faculdade de Saúde Pública da Universidade de São Paulo (FSP-USP). Professora-associada da disciplina de Farmacoepidemiologia, do Departamento de Política, Gestão e Saúde da FSP-USP.

Osvaldo Peralta Bonetti
Enfermeiro e educador popular. Especialista em Bioética pela Universidade de Brasília (UnB). Mestre em Saúde Coletiva pela UnB. Tecnologista do Ministério da Saúde, Secretaria de Atenção à Saúde. Membro do Grupo Temático de Educação Popular e Saúde da Associação Brasileira de Saúde Coletiva (ABRASCO).

Paula Blandy
Fotógrafa e educadora. Diretora de Projetos da OSCIP ImageMagica.

Paula C. Ischkanian
Naturóloga. Mestre e Doutora em Ciências pela Universidade de São Paulo (USP). Professor Titular das disciplinas de Práticas Corporais e Massoterapia, Interagência e Conduta Terapêutica, Terapias de Fotobiomodulação, Recursos Terapêuticos Biohídricos na Escola de Ciências da Saúde da Universidade Anhembi Morumbi.

Paulo Capel Narvai
Cirurgião-dentista sanitarista. Mestre e Doutora em Saúde Pública pela Universidade de São Paulo (USP). Livre-docência pela USP. Professor Titular da disciplina de Saúde Pública do Departamento de Política, Gestão e Saúde da USP.

Paulo Frazão
Dentista. Doutor em Saúde Pública pela Universidade de São Paulo (USP). Professor Titular do Departamento de Política, Gestão e Saúde Faculdade de Saúde Pública da Universidade de São Paulo (FSP-USP).

Raul Graça Couto Pinho
Engenheiro civil. Especialista em Inferaestrutura de Transportes e Saneamento pela Pontifícia Universidade Católica do Rio de Janeiro (PUC-Rio). MBA Executivo pelo Instituto de Pós-Graduação e Pesquisa em Administração da Universidade Federal do Rio de Janeiro (COPPEAD-UFRJ).

Regina Auxiliadora de Amorim Marques
Cirurgião-dentista. Especialista em Periodontia pela Faculdade de Odontologia da Universidade de São Paulo (FO-USP). Mestre e Doutora em Saúde Coletiva pela Faculdade de Saúde Pública da Universidade de São Paulo (FSP-USP). Servidora pública da Secretaria Municipal de Saúde de São Paulo.

Renata Cristina Oliveira Barrichelo Cunha
Pedagoga. Doutora em Educação pela Universidade Estadual de Campinas (Unicamp). Professora do Programa de Pós-graduação em Educação da Universidade Metodista de Piracicaba (Unimep).

Renata Ferraz de Toledo
Bióloga. Especialista em Educação Ambiental pela Faculdade de Saúde Pública da Universidade de São Paulo (FSP-USP). Mestre e Doutora em Saúde Pública pela FSP-USP. Professora Doutora

do Programa de Mestrado Profissional em Saúde Ambiental do Centro Universitário das Faculdades Metropolitanas Unidas (FMU).

Renato Rocha Lieber
Engenheiro químico. Mestre e Doutor em Saúde Pública pela Faculdade de Saúde Pública da Universidade de São Paulo (FSP-USP). Professor Doutor da disciplina de Ergonomia, do Departamento de Produção da Faculdade de Engenharia de Guaratinguetá da Universidade Estadual de São Paulo (Unesp).

Ricardo Werner Sebastiani
Psicólogo. Especialista em Psicologia Hospitalar e em Psicologia Clínica pelo Conselho Federal de Psicologia (CFP). Mestre em Saúde Pública pela Faculdade de Saúde Pública da Universidade de São Paulo (FSP-USP). Professor visitante da disciplina de Urgências e Emergências Psicológicas no Contexto Hospitalar do Departamento de Pósgraduação em Saúde do Senac Blumenau.

Rosilda Mendes
Bióloga. Mestre em Educação pela Pontifícia Universidade Católica de São Paulo (PUCSP). Doutora em Saúde Pública pela Faculdade de Saúde Pública da Universidade de São Paulo (FSP-USP). Professora-associada do Eixo Trabalho em Saúde do Departamento de Políticas Públicas e Saúde Coletiva da Universidade Federal de São Paulo (Unifesp, *campus* Baixada Santista).

Samuel Jorge Moysés
Dentista. Ph.D. em Epidemiologia e Saúde Pública pela Universidade de Londres. Professor Titular da disciplina de Saúde Coletiva, da Escola de Ciências da Vida da Pontifícia Universidade Católica do Paraná (PUCPR).

Sandra Costa de Oliveira
Administradora. Especialista em Administração Hospitalar e em Saúde Pública pela Faculdade de Saúde Pública da Universidade de São Paulo (FSP-USP). Mestre e Doutora em Ciências pela FSP-USP.

Silvana Audrá Cutolo
Bióloga sanitarista. Mestre e Doutora em Saúde Pública pela Faculdade de Saúde Pública da Universidade de São Paulo (FSP-USP). Pós-Doutorado em Engenharia Sanitária pela Escola Politécnica da Universidade de São Paulo (Poli-USP).

Simone Tetu Mosés
Cirurgiã-dentista. Especialista em Odontopediatria Social pela University of Illinois, Chicago. Mestre em Odontologia Social pela Universidade Federal do Rio Grande do Norte (UFRN). Doutora em Epidemiologia e Saúde Pública pela University College London Medical School, Londres. Professora Titular da disciplina de Saúde Coletiva da Escola de Ciências da Vida Pontifícia Universidade Católica do Paraná (PUCPR).

Sonia Acioli
Enfermeira. Especialista em Educação em Saúde Pública pela Universidade Federal Fluminense (UFF). Doutora em Saúde Coletiva pela Universidade do Estado do Rio de Janeiro. Professoraassociada da disciplina de Políticas e Práticas em Saúde Coletiva do Departamento de Enfermagem em Saúde Pública da Faculdade de Enfermagem da Universidade do Estado do Rio de Janeiro (UERJ).

Virginia Visconde Brasil
Enfermeira. Especialista em Enfermagem em Cardiologia pelo Instituto Dante Pazzanese de Cardiologia de São Paulo (IDPC). Doutora em Enfermagem pela Universidade de São Paulo (USP). Docente da Faculdade de Enfermagem da Universidade Federal de Goiás (UFG).

Vitória Kedy Cornetta
Especialista em Gestão em Serviços de Saúde pela Faculdade de Saúde Pública da Universidade de São Paulo (FSP-USP). Mestre e Doutora em Administração Hospitalar pela FSP-USP. Professora-associada da disciplina de Gestão em Serviços de Saúde do Departamento de Política, Gestão em Saúde da FSP-USP.

Volnei Gonçalves Pedroso
Arquiteto e urbanista. Especialista em Gestão de Serviços de Saúde e Gestão de Recursos Humanos. Mestre e Doutor em Sistemas de Saúde pela Faculdade de Saúde Pública da Universidade de São Paulo (FSP-USP). Assessor Técnico de Saúde Pública no Departamento Regional de Saúde da Grande São Paulo da Coordenadoria de Regiões de Saúde da Secretaria de Estado da Saúde.

Apresentação à 1ª edição

O livro *Educação e Promoção da Saúde | Teoria e Prática* foi organizado com o objetivo de cobrir uma lacuna nas áreas de educação e promoção da saúde.

Ao ministrar diferentes palestras e disciplinas de educação e promoção da saúde em cursos de graduação e pós-graduação, sentíamos a necessidade de indicar referências que pudessem subsidiar nossas discussões, mas encontrávamos sempre muita dificuldade em selecionar textos que, de forma ampla e inovadora, contemplassem os vários aspectos relacionados à sua teoria e prática. Utilizávamos, algumas vezes, artigos publicados em periódicos ou capítulos de livros existentes, mas dificilmente conseguíamos obter todas as informações em poucos documentos e, mesmo estes, nem sempre estavam acessíveis.

Assim, decidimos montar o conteúdo que era fundamental, do nosso ponto de vista, em uma obra só, tratando a saúde com uma visão integral e a partir de seus determinantes e condicionantes socioculturais, econômicos, entre outros, dos quais se destacam o meio ambiente e a educação, crítica e emancipatória, vista como um dos meios para viabilizar as ideias da promoção da saúde no enfrentamento das iniquidades.

Constituído de quarenta capítulos distribuídos em quatro seções, o livro traz abordagens teóricas e experiências práticas com contribuições dos mais expressivos representantes da temática na atualidade. Além de bases conceituais, são apresentadas investigações e intervenções, frutos de estudos em mestrado e doutorado, que comprovam a efetividade das ações de promoção da saúde e proteção do meio ambiente. Esses dois aspectos constituem o grande diferencial desta produção científica.

A Parte 1 trata, inicialmente, da trajetória das ideias de educação e de promoção da saúde e de sua implementação ao longo da história brasileira. Em seguida, discorre sobre a criação de ambientes favoráveis à saúde, uma das prioridades propostas pela *Carta de Ottawa*, como as iniciativas do Movimento de Cidades Saudáveis e da Escola Promotora da Saúde. São apresentadas ainda algumas técnicas e estratégias metodológicas atuais usadas em pesquisas na área e aspectos ligados à educação, como comunicação e letramento em saúde, problematização, educação crítica e educação popular em saúde, entre outros assuntos igualmente importantes.

Na Parte 2, a teoria já se mescla à prática, dando ênfase aos princípios e valores da Promoção da Saúde: equidade, protagonismo, cidadania, sustentabilidade, qualidade de vida, participação, autonomia, intersetorialidade, *empowerment* e avaliação de práticas também ligadas à pesquisa científica.

Na Parte 3 são relatados projetos de intervenção, com suas conquistas, dificuldades de implantação e resultados obtidos, na busca da educação emancipatória da população, da melhoria da qualidade de vida e saúde ambiental.

A Parte 4, por sua vez, apresenta a promoção da saúde como um processo participativo em diferentes espaços: contextos locais, hospitais, escolas e unidades de conservação.

O grupo de autores, de formação e atuação multiprofissional, conforme se pode verificar não só pelos seus minicurrículos, mas também pelo conteúdo de seus capítulos, vieram dar sua contribuição à bibliografia existente sobre o tema, de forma a enriquecer e colaborar com os leitores nos processos de educação continuada e em sua prática profissional.

Maria Cecília Focesi Pelicioni
Fábio Luiz Mialhe

Apresentação à 2ª edição

Nos últimos anos, a sociedade brasileira tem passado por diversas mudanças epidemiológicas, políticas, culturais e socioeconômicas, impactando na saúde e na qualidade de vida da população. Neste cenário, é de fundamental importância a conjunção de esforços de todos os setores da sociedade para o enfrentamento das iniquidades e a promoção da saúde.

Esta nova edição conta com capítulos atualizados e a inclusão de novos temas, como comunicação em saúde e promoção das práticas integrativas e complementares, desenvolvimento de habilidades para a vida como estratégia de promoção da saúde e mobilidade urbana.

Esperamos que esta obra continue contribuindo para a formação e a capacitação daqueles envolvidos com a teoria e a prática da promoção da saúde e com a participação comunitária nos processos decisórios, bem como para a melhoria da qualidade das intervenções nesse campo.

Maria Cecília Focesi Pelicioni
Fábio Luiz Mialhe

Prefácio à 1ª edição

Há mais de 20 anos, encontramos nas propostas da Oitava Conferência Nacional de Saúde, que redundou na institucionalização do Sistema Único de Saúde (SUS), uma ampliação do conceito de saúde que gerou, por consequência, perspectivas de atuação também ampliadas na criação e implementação do mesmo sistema e nos modos de ação em saúde, reconhecendo a vasta causalidade do processo saúde-doença, tendo como um dos princípios de atuação a participação comunitária.

Também há mais de 20 anos, profissionais de saúde, preocupados com o fato de que os investimentos em serviços de saúde não estavam tendo o impacto em termos de produção social, reuniram-se e propuseram uma nova forma de trabalhar: a partir da Promoção da Saúde. E uma mudança conceitual e de práticas vem sendo gerada e operada desde então, tanto internacional quanto nacionalmente, oferecendo um leque maior de alternativas para o encaminhamento de questões relacionadas à saúde-doença, a partir do seu enfrentamento.

Tivemos um período de euforia em relação à implementação de um novo paradigma de saúde, mais democrático e ampliado em termos de causalidade do processo saúde-doença, durante o período de redemocratização do país, nos anos 1980. Depois, o neoliberalismo e a pressão das tecnologias médicas foram modificando as diretrizes do sistema, e a biomedicina retomou o espaço hegemônico que vinha ocupando desde o início do século passado. O individualismo, resultado do processo de globalização, reforçado pelo uso cada vez maior das novas tecnologias de comunicação e pela valorização do consumo, está diminuindo a inserção das pessoas em movimentos pela transformação da vida, limitando a possibilidade de os jovens terem projetos de vida, e estimulando a violência entre as pessoas que vivem nos aglomerados urbanos ou à margem das cidades.

Este livro, bastante atual, nos oferece vários subsídios para repensar as questões que os governantes, instituições da sociedade, planejadores sociais e profissionais – entre eles os de saúde – devem enfrentar para garantir uma melhoria da qualidade de vida da população brasileira, com paz e equidade social. Nesse sentido, são discutidos os pressupostos da educação problematizadora e criativa, como um recurso a ser incorporado juntamente com novas propostas da Promoção da Saúde, em especial as que se referem a ações em espaços diferenciados, que ocupamos no cotidiano para o desempenho de nossas funcionalidades elementares e relacionais, com autonomia e responsabilidade social. Seu enfoque é contra-hegemônico, e a preocupação com a transformação social perpassa praticamente todos os textos que compõem esta obra. Tendo a complexidade como base conceitual fundamental, a ampla causalidade do processo saúde-doença como pano de fundo e os valores de equidade, justiça social, democracia, autonomia, solidariedade e respeito à diversidade como pilares fundamentais da prática, a Parte 1 compõe-se de uma diversidade de temas que são alinhavados por estratégias e modos de ação da Promoção da Saúde. Estas foram definidas desde o primeiro movimento dos envolvidos com o tema em 1986, em Ottawa, Canadá. Foram mantidas ainda como orientadoras do movimento pelos representantes de profissionais da área de todas as partes do globo, que estiveram presentes em 2009, na Conferência Mundial de Nairobi, Kenia, alocada em território africano, onde as iniquidades são grandes. Nessa conferência, foram analisados os avanços e as dificuldades que a Promoção da Saúde tem tido para se institucionalizar e se desenvolver no mundo globalizado, especialmente nos países que mais precisariam de seus instrumentais.

São apresentadas, então, ainda na primeira parte, questões que demonstram a relação de proximidade que a Promoção da Saúde e a Educação têm entre si. A educação tradicionalmente incorporada às ações de saúde, como fica demonstrado pelos diferentes capítulos que compõe essa seção, é componente fundamental e recurso valioso para o exercício das cinco estratégias fundamentais de Promoção da Saúde.

O primeiro capítulo inicia nos lembrando da história da educação em saúde no nosso país, da educação autoritária, higienista e normatizadora do início do século, e faz um longo percurso para chegar à proposta da educação participante e problematizadora, que informa as diferentes estratégias e modos de ação da Promoção da Saúde. Fica evidente nesse capítulo, e complementado em outros, que a luta durante a Reforma Sanitária no período de redemocratização do país teve resultados importantes, como a conscientização pela necessidade de transparência por parte do governo, que deveria ampliar suas bases de informação à sociedade e oferecer a ela maiores espaços de expressão de opiniões em relação às ações governamentais.

Os outros capítulos definem estratégias pouco conhecidas daqueles que entendem saúde somente como ausência de doença e responsabilidade exclusiva dos serviços de saúde, além de apresentarem modos de ação mais amplos e criativos que têm sido experimentados pelos autores de maneira bastante interessante.

Todos os capítulos que discutem Promoção da Saúde colocam-na como um processo, indicando que é um meio para atingir um fim, e não um fim em si mesma. O processo é caracterizado como participativo; não é algo feito para as pessoas, mas um espaço que se abre para que todos os seres comuns, profissionais de saúde, outros grupos e comunidades capacitem-se para agir coletivamente, conscientizando-se sobre a ação dos determinantes sociais, culturais, econômicos e outros, fortalecendo-se e aumentando o seu poder para se organizar e participar das decisões relacionadas ao seu enfrentamento, objetivando melhorar a vida da coletividade. É, na verdade, um amplo processo educativo.

A Promoção da Saúde, entretanto, não é só uma ação educativa, mas também uma ação sobre a ampla causalidade do processo saúde-doença. É uma nova visão, um conceito positivo que deve estar com os profissionais de modo geral e, especialmente, os de saúde, para que, ao tratar as pessoas com algum agravo à saúde, o façam não simplesmente oferecendo medicamentos, mas fortalecendo-as para enfrentar os momentos difíceis e vencê-los, e retornar à vida com felicidade e qualidade.

A Promoção de Saúde, nesta proposição de atuar junto aos indivíduos e também na comunidade, com esses objetivos muito mais amplos, precisará que os profissionais de saúde e seus parceiros de outros setores adotem diversas estratégias e formas de ação, algumas semelhantes e outras diferentes das tradicionais de saúde pública, que estão exemplificadas nos textos que compõem este livro.

Estabelecer políticas públicas saudáveis, como a política nacional contra a violência, o estatuto da criança e do adolescente, estatuto da cidade, renda mínima, Bolsa Família, salário mínimo e outros; criar ambientes de apoio à Promoção da Saúde, como escolas, locais de trabalho, hospitais, unidades de saúde, praças e outros, todos saudáveis; fortalecer a ação comunitária; desenvolver habilidades nas pessoas para lidarem com saúde e doença; e reorientar os serviços de saúde para a vigilância à saúde, e não somente atividades curativas, são elementos bastante explorados. Nesse sentido, novamente, esses trabalhos nos chamam atenção para a relação entre as estratégias da Promoção da Saúde e os processos educativos que a informa.

A primeira estratégia – "elaboração de políticas públicas saudáveis" –, analisada em vários capítulos, aponta a educação como um recurso de motivação, por um lado de capacitação dos governantes para entender as necessidades da coletividade, sobre sua responsabilidade em atender estas necessidades racional e organizadamente. Da parte da população, o processo é apresentado como um recurso de aprendizagem que, por meio da problematização, ajuda os sujeitos a entenderem os problemas e suas causas, identificarem sua capacidade de se organizar, e conseguirem aliados para pressionar os governantes a mobilizarem recursos sociais e materiais para a saúde. A advocacia pelas políticas, portanto, conforme apresentado pelos diferentes autores, é uma ação decorrente de um processo educativo participativo, que colabora para vencer as barreiras estruturais que interferem na melhoria das condições de saúde.

A estratégia de "criação de ambientes saudáveis", apresentada sob vários ângulos, apoiada ou não por políticas públicas saudáveis e práticas organizacionais, é um exemplo da diversidade de ações que os profissionais têm à disposição para realizar seus programas e conseguir transformações nos ambientes de vida e trabalho. Os ambientes transformam-se, entretanto, quando temos Profissionais conscientes de que o ambiente físico e psicossocial dos locais, onde passamos a maior parte do tempo – casa, trabalho e seus entornos –, interfere na qualidade de vida e saúde das pessoas envolvidas. A participação, a partir de atividades educativas, é que faz a coletividade refletir e agir para a modificação do ambiente. Os novos pontos de entrada da Promoção da Saúde – escolas, hospitais, unidades de saúde, empresas e cidades – são espaços de vida, em que educação, queiramos ou não, está inserida informalmente, no cotidiano de convivência das pessoas, em comissões ou representações, ou formalmente, em entrevistas educativas, cursos, grupos de discussão, atividades de comunicação, teatros populares, pesquisa-ação participante e outras metodologias apresentadas nos capítulos que compõem o livro. O grande desafio, também apresentado em alguns capítulos, é a cultura institucional, o instituído, resultado, às vezes, de décadas de adequação a modelos funcionalistas de ação. A ação intersetorial, objeto de um dos textos, indicada para dar conta dos determinantes sociais da saúde que se espalham pelos diferentes espaços, aparece como solução com dificuldades e desafios, mostrando o quanto é difícil enfrentar o instituído.

As outras estratégias de Promoção da Saúde já mencionadas – "a aquisição de habilidades pessoais e a reorientação dos serviços de saúde" – conforme os capítulos, também não prescindem do componente educativo para se concretizar. A Parte 1, portanto, aborda a importância da educação, indicando que ela sozinha não transforma o mundo nem a difícil e injusta realidade brasileira. Os capítulos mostram os seus limites, mas também nos ajudam a acreditar na sua relevância, principalmente quando a educação não adquire a forma de treinamento somente, ou de método. Ela é viva e instrumento importante da Promoção da Saúde, quando seus processos baseiam-se na história dos sujeitos envolvidos, na importância da solidariedade engajada e da responsabilidade social, e na possibilidade de se ter esperança. Nesse sentido, funciona como um pré-requisito para a leitura crítica do mundo e sua transformação essencial para a Promoção da Saúde, conforme se entende, lendo os diferentes capítulos desta obra. A comunicação social em saúde e as metodologias interativas e inovadoras exemplificadas são modos de ação que se incorporam à Promoção da Saúde, afastando-se dos modelos tradicionais, normatizadores, aparecendo como um instrumento de problematização, orientador de propostas de mobilizações e advocacia em saúde, como um braço da educação participante.

A Parte 2 focaliza os princípios e valores de Promoção da Saúde e traz no seu bojo a discussão de pilares, características muito importantes dessa nova prática: participação, autonomia, equidade e a sustentabilidade ambiental. A leitura do capítulo sobre autonomia traz a oportunidade de os leitores examinarem mais uma vez a Promoção da Saúde como possível instrumento de transformação social, atribuindo ao termo significados individuais e coletivos, diferenciando-a de independência. O texto apresenta uma característica bastante importante do conceito – de que a autonomia é uma construção dos sujeitos, sempre inacabada e relacionada à dinâmica social do momento, inscrita no campo do instituinte em tensão constante com o já instituído. É apresentada como uma forma de estabelecer relação com as instituições e seus paradigmas hegemônicos, e assim estará sempre vinculada a uma ação política. A Promoção da Saúde, conforme entendida neste livro, relacionada à educação participante e problematizadora e outros modos de ação, deve objetivar a potencialização da autonomia dos sujeitos e coletividades participantes dos projetos e a ação política decorrente do enfrentamento com o instituído.

A equidade, conforme o texto, aproxima a Promoção da Saúde do seu objetivo de promover a justiça social. Há várias concepções de equidade, que são apresentadas e analisadas nesta publicação. Ao final, foram discutidas questões relacionadas ao tema que têm perpassado a convivência dos intelectuais da saúde: a universalidade, um dos objetivos do SUS, e a focalização, considerada estratégia neoliberal para acalmar os mais pobres e desfavorecidos. Também foi apresentado e discutido o processo vivido pela Inglaterra em relação à equidade no acesso a serviços de saúde de boa qualidade. Este princípio foi introjetado por seus intelectuais e aplicado à organização dos serviços de saúde oferecidos à população. O capítulo mostrou que a equidade é um objetivo operacionalizável e que ações de Promoção da Saúde no Brasil precisam continuar a investir nesse valor.

A sustentabilidade ambiental é um dos assuntos mais discutidos na atualidade, em função de o ambientalismo ter sido adotado como valor e ideologia e das catástrofes que têm afetado a população de todas as partes do mundo, o que demonstra claramente que os seres humanos precisam cuidar do meio ambiente, incluindo este determinante em todos os projetos que forem planejados e executados. Vale a pena ler o artigo para sentir a necessidade de incluir em seus projetos, este princípio.

A avaliação participativa é enfocada como um instrumental fundamental para a consecução dos objetivos dos projetos de promoção da saúde, sendo sua característica participativa, uma forma de aglutinar, ajudar as pessoas a pensarem além das configurações de poder, para que sintam que podem se livrar das amarras, e viver com dignidade, justiça e liberdade. O processo de reflexão a respeito das intervenções, além de favorecer a construção de capacidades avaliativas, gera informações que subsidiam a tomada de decisões e o redirecionamento dos processos para o atendimento das necessidades reais da população, o que é muito importante.

A Parte 2, portanto, com menos capítulos que a seção 1, aprofunda teoricamente os princípios em que se baseia a Promoção da Saúde avançando, gradativamente, no sentido de esclarecer ao leitor sobre essa nova prática e suas bases conceituais específicas.

A Parte 3 não abandona a teoria, mas a evidencia através de descrição e comentários sobre a experiência e práticas de projetos que contemplam a educação Promoção da Saúde. Os exemplos de projetos realizados em áreas metropolitanas e em comunidades indígenas permitem ao leitor constatar que a diversidade não impede que se desenvolvam projetos que contemplem a teoria e a prática da educação e promoção da saúde, e que ambas as áreas estão abertas a inovações metodológicas, como as apresentadas no relato das experiências. O uso de imagem, cadernos especiais, biomapeamento, metodologia pesquisa-ação, entre outros, nos animam a criar e testar recursos inovadores nessa área, neste momento em que a tecnologia da comunicação avançou tanto que impressionou, e continua chamando atenção de jovens e adultos que têm acesso a ela.

A Parte 4 continua o processo iniciado na Parte 3, focalizando diferentes espaços de atuação: o hospital, os municípios e a escola.

Realmente, ter tido o privilégio de ler, em primeira mão, e prefaciar este livro aglutinador de duas áreas importantes do conhecimento não foi um trabalho, mas uma oportunidade: a de recuperar e rearticular a esperança, conforme conceituação de Paulo Freire. A esperança é algo extremamente valioso para nós, que militamos na área de Promoção da Saúde, orientados por uma visão construtiva de educação, mas quase em desuso pela maioria dos sujeitos que vivem neste tempo.

Temos, desde março de 2006, uma "Política Nacional de Promoção da Saúde", aprovada pelo Ministro da Saúde, em consonância com os princípios do SUS, como parte do Pacto pela Saúde, firmado entre as três esferas de governo. Com todas as suas limitações, a existência dessa política representa uma conquista dos militantes e profissionais dessa área. Novamente, a construção da esperança, tem como diretrizes a equidade, ações intersetoriais, participação social, mudança da cultura organizacional caracterizada por práticas verticais, incentivo à pesquisa para a construção e ampliação de conhecimento, a avaliação das ações prestadas para aperfeiçoá-las e divulgação e informação das iniciativas e de seus aspectos metodológicos participativos e representativos dos saberes popular e tradicional. Este livro, conforme foi estruturado, está de acordo com as diretrizes da Política, atendendo especialmente à última delas, que é a divulgação de informações e de iniciativas – neste caso, as exitosas.

Para a implementação da Política, foram pensadas várias estratégias que tiveram o objetivo de conseguir que esta área, embora localizada na Secretaria de Vigilância em Saúde, pudesse se tornar transversal às ações realizadas ou incentivadas pelas Secretarias de Atenção Básica, Secretaria de Gestão Participativa e Secretaria da Gestão do Trabalho em Saúde. A capacitação dos profissionais em Promoção da Saúde seria uma ação básica para que as áreas fossem realmente eficientes na incorporação desse componente. Criação de observatório de experiências, estímulo à criação de redes de municípios, de escolas, inclusão da saúde e de seus múltiplos determinantes e condicionantes na formulação dos instrumentos ordenadores do planejamento urbano e/ou agrário são outras estratégias de estímulo à intersetorialidade e à ação sobre a ampla causalidade do processo saúde-doença. Mais uma vez, verificamos que o conteúdo deste livro apoia as estratégias da Política e lhes dá corpo, à medida que dá visibilidade a experiências exitosas desta área de conhecimento.

Em sessão recente do Conselho Gestor dessa política, foi feita uma avaliação da sua implementação nos últimos três anos e ficou claro que, ao focar a tríade – atividade física, alimentação saudável e redução de danos para álcool, drogas e violência –, a PNPS avançou, sem, no entanto, fazê-lo de acordo com a essência da Promoção da Saúde, dando ênfase a participação, equidade e intersetorialidade, que expressam a preocupação com a ampla causalidade do processo saúde e doença. Por outro lado, deixou de fortalecer a agenda mais recente, que aponta os investimentos em saúde e a redução das desigualdades sociais e seus fatores determinantes, como os segmentos com maior impacto de ganho para o estado de saúde, qualidade de vida e bem-estar da população. Questões como o financiamento das ações e ampliação da valorização dessa área ainda deixam muito a desejar.

Essa mesma avaliação da Política, mais uma vez, demonstra a necessidade de termos publicações como esta, que dão visibilidade e valor à essência da Promoção da Saúde e, além disso, apresentam experiências que comprovam que é possível realizar ações que deem conta desse desafio. A missão foi cumprida.

Márcia Faria Westphal
Professora Doutora em Saúde Pública pela FSP-USP.
Professora Titular da FSP-USP.

Prefácio à 2ª edição

Há seis anos, apresentamos a primeira edição deste livro, que ofereceu aos profissionais interessados em promover saúde na nossa sociedade brasileira, carente de programas construtivos nesta área, conceitos e exemplos de novas formas de abordagem dos temas que preocupam a todos no país, especialmente aqueles que se dedicam à Educação e Promoção da Saúde.

A conjuntura atual, entretanto, mudou bastante nos últimos anos. Restrições começaram a ser impostas a partir de 2008, por dificuldades políticas internas e pela crise econômica financeira mundial, desaceleração da produção industrial da China, dificuldades de recuperação das economias europeias e redução da capacidade de importação de parceiros da América Latina, cujos efeitos continuam impactando a economia do país. A recuperação, em um quadro crescente de dificuldades internas – sociais, políticas e econômicas –, que significa retomar o crescimento e preservar o nível de emprego e renda da população – está cada vez mais difícil de acontecer. Para agravar a situação, a violência vem crescendo nas maiores cidades do país e doenças antigas e novas, como Dengue, Chikungunya, Zika e, mais recentemente, a febre amarela, além da gripe H1N1, vêm provocando pânico na população.

Partindo do princípio de que a quantidade de riqueza gerada por uma sociedade é um elemento fundamental para a melhoria das condições de vida e saúde, é importante demonstrar que os problemas que o Brasil atravessa se relacionam a um conjunto complexo de causas associadas ao modelo de desenvolvimento em vigência e à falta de austeridade em todas as áreas, inclusive as sociais e da corrupção que assola o país.

O desenvolvimento econômico foi tradicionalmente visto pelas sociedades de muitos países, sobretudo os "em desenvolvimento", como o caminho mais rápido para melhorar as condições materiais de vida de seus povos e promover a equidade. Ainda que no Brasil, nos últimos 20 anos, alguns desses objetivos tenham sido buscados e alcançados para uma parcela da população, maior ou menor conforme a região do país, uma expressiva parte de seus habitantes não usufrui dos benefícios trazidos pelo desenvolvimento. As iniquidades que ainda persistem e que têm se agravado nos últimos anos impactam nas condições ambientais de vida e saúde. As populações, especialmente as que vivem nas cidades, têm sido vítimas da poluição do ar, do uso inadequado do solo, da falta de água e de saneamento básico, entre outros problemas que acabam prejudicando a saúde das pessoas.

Ainda dentro deste contexto, desde o início do século XXI, houve um agravamento da ordem econômica mundial, com repercussões no nível local. Os países ricos tornam-se mais ricos, e as desigualdades geradas por um modelo social e econômico excludente aumentaram os níveis de pobreza e carências sociais dos países pobres. O Brasil compartilha dessas questões presentes no cenário mundial dentro de sua dinâmica de país em desenvolvimento e, em suas instituições, uma tensão paradigmática se estabelece, gerando embates no posicionamento relacionado ao desenvolvimento de programas nas mais variadas áreas do conhecimento e técnicas.

Como já mencionamos no prefácio da edição anterior, a Promoção da Saúde (PS), como alternativa de modelo de atenção à saúde, foi desenvolvida no Brasil sob influência de propostas internacionais (Leavell e Clark, 1976; Nunes, 1992; Brasil, 2002) e do movimento de Saúde Coletiva/Reforma Sanitária na concepção e institucionalização do Sistema Único de Saúde (SUS).

Esta área de conhecimentos e práticas no SUS percorreu um longo caminho até hoje – quase 20 anos – para se firmar como Política Nacional de Promoção da Saúde (PNaPs), ampliando suas possibilidades de atuação em relação à integralidade do cuidado à saúde e quanto à determinação social do processo saúde-doença. Malta *et al.* (2016) afirmam que esse processo ocorreu em três períodos: 1998 a 2004, denominado o "Embrião da Promoção da Saúde"; 2005 a 2013, onde "nasceu, cresceu e se desenvolveu uma PNaPS"; e 2013 a 2015, "revisando, ampliando e divulgando a PNPS".

Em 2014, portanto já no terceiro período, a necessidade e a oportunidade de um processo de revisão da PNaPS surgiram como possibilidade de atualização, a partir dos resultados de avaliações produzidas sobre a Política e suas dificuldades de implementação, aliada às questões conjunturais brasileiras, relacionadas à Saúde e às demais áreas sociais no Brasil e, especialmente, aos compromissos assumidos pelo Governo brasileiro nos últimos anos frente a políticas e agendas nacionais e internacionais, como a Conferência de Alto Nível da Organização das Nações Unidas – Doenças Crônicas Não Transmissíveis (2011); a Conferência Mundial dos Determinantes Sociais da Saúde (2011); a Conferência Rio + 20 (2012); e a 8ª Conferência Mundial de Promoção da Saúde-Saúde em todas as Políticas (2013; Baracho, 2014; Rocha *et al.*, 2014). Segundo Rocha *et al.* (2014), "os debates e documentos oriundos destas agendas, assim como sua necessária articulação impulsionaram a revisão da PNPS". Questões como equidade, intersetorialidade, respeito à diversidade, intrassetorialidade, sustentabilidade, globalização e atuação sobre os DSS assumiram grande importância para a nação, abrindo possibilidades de inserção nestas agendas globais.

O processo de revisão da PNPS 2006, realizado no início da terceira fase, em 2013, foi formulado e coordenado pela Secretaria de Vigilância em Saúde do Ministério da Saúde (SVS/MS), por meio de seu Comitê Gestor, em parceria com a Organização Pan Americana de Saúde (OPAS) e o Grupo Temático de Promoção da Saúde da Associação Brasileira de Saúde Coletiva (ABRASCO), e envolveu trabalhadores de saúde e de outros setores em seus níveis de gestão, conselhos de secretários, movimentos sociais e universidades que ensinam e pesquisam questões relacionadas à Promoção da Saúde. Toda essa estrutura, criada com grande esforço e carinho, foi desmontada, pelo menos até o lançamento deste livro, mas acreditamos que vale retomar o processo ocorrido porque ele foi bastante participativo e seus resultados muito importantes.

A equipe envolvida na revisão da Política Nacional considerou a Promoção da Saúde como fundada em uma definição positiva de saúde, com questões complexas relacionadas aos determinantes sociais da saúde. Reiterou que é uma prática política emancipatória, transversal, um imperativo ético no mundo contemporâneo, promotor da equidade social, realizado por meio de práticas intersetoriais, geradas a partir da análise das questões identificadas nos territórios. Considerou também os processos de ampliação de poder, de construção de autonomia dos sujeitos e de construção de conhecimento, aspectos que exigem uma aproximação com as coletividades, a formação de redes de compromisso com as mesmas e a valorização de potencialidades, além de indicar o envolvimento em processos de advocacia para melhoria das condições de vida e trabalho. Aos trabalhadores de saúde, propôs a realização de processos de trabalho que ampliassem o seu modo de subjetivação (Westphal, 2015).

A coordenação do processo de reformulação da PNPS 2013 sintetizou todos esses princípios, valores e estratégias na seguinte conceituação de Promoção da Saúde: "um conjunto de estratégias e formas de produzir saúde, no âmbito individual e coletivo, visando a atender às necessidades sociais e de saúde e garantir a melhoria da qualidade de vida da população. O processo emerge intrinsecamente marcado por questões próprias do direito à saúde" (Malta *et al.*, 2016).

Houve uma grande mobilização nacional, que continuou até a 22ª Conferência Mundial de Promoção da Saúde, realizada em Curitiba, em 2016. Aproximadamente 3.000 participantes assinaram a *Carta de Curitiba*, reconhecendo seu papel e o da Sociedade Internacional – União Internacional de Promoção da Saúde e Educação em Saúde (UIPES) na busca de uma agenda comum e de vínculos de solidariedade, na defesa coletiva e prioritária da democracia e dos direitos humanos como condições essenciais para promoção da saúde e equidade. Suas conclusões foram levadas para a Conferência Mundial de Promoção da Saúde, promovida pela Organização Mundial de Saúde, realizada na China e compartilhada com os participantes globais. Todo esse movimento, toda essa participação e todos os compromissos assumidos em vários documentos, aqui no Brasil, se perderam, se não para sempre, mas neste momento atual, dada a situação política que estamos vivendo, a política econômica de austeridade e o desmanche dos Ministérios em função da corrupção generalizada.

Hoje sentimos falta de incentivo a textos e programas que deem conta dos pré-requisitos essenciais para o desenvolvimento das áreas que estamos focalizando: a desigualdade recorrente que impede muitos de desenvolverem ao máximo suas potencialidades, com autonomia e responsabilidade social; e a falta de priorização da democracia e dos direitos humanos como condições essenciais para a promoção da saúde e equidade, e da educação como requisito fundamental para o desenvolvimento do país.

Se o primeiro livro foi muito importante para os profissionais ligados à Educação e Promoção da Saúde, este novo volume, bastante atualizado e mais completo, poderá ajudar a todos os interessados em retomar os programas e contribuir para reverter a situação que estamos vivendo no país.

Convido-os então a repassar os títulos e iniciar uma discussão dos dos textos com o intuito de refletir como poderiam colocar em prática as propostas trazidas por cada autor, em cada capítulo, em cada seção em que se divide este livro.

Na Parte 1, são apresentadas as bases conceituais da Educação e Promoção da Saúde. Todos os textos abordam a Promoção da Saúde como um processo, indicando que é um meio para atingir um fim, e não um fim em si mesma. E tal processo é caracterizado como participativo, ou seja, não é feito para as pessoas, mas um espaço que se abre para que todos os seres comuns, profissionais de saúde, outros grupos e comunidades, capacitem-se para agir coletivamente, conscientizando-se sobre a ação dos determinantes sociais, culturais, econômicos e outros, o que fortalece e aumenta seu poder de se organizar e participar das decisões relacionadas ao seu enfrentamento, objetivando melhorar a vida da coletividade. Dessa forma, é na verdade, um amplo processo educativo.

A educação tradicionalmente incorporada às ações de saúde, como fica demonstrado pelos diferentes capítulos que formam esta seção, é um componente fundamental e um recurso valioso para o exercício das cinco estratégias fundamentais de Promoção da Saúde.

A Promoção da Saúde, entretanto, não é só uma ação educativa, mas uma ação sobre a ampla causalidade do processo saúde-doença. É uma nova visão, um conceito positivo que deve estar com os profissionais de modo geral e, especialmente, os de saúde, para que, ao tratar as pessoas, o façam não simplesmente oferecendo medicamentos, mas fortalecendo-as para enfrentar os momentos difíceis e vencê-los, retornando à vida com felicidade e qualidade.

Foram acrescentados dois capítulos nesta seção, um deles apresentando a comunicação e sua relação com práticas integrativas e complementares e o outro sobre habilidades para vida como estratégia de promoção da saúde. Esses textos trazem para a discussão novas visões e abordagens que têm sido utilizadas na prática e que têm grande valor no lidar com as condições de saúde da população. É um desafio para os leitores fugirem do que é comum, depois de ter usado a mesma estratégia por muito tempo. Essa renovação é muito interessante e merece atenção especial.

A comunicação social em saúde e as metodologias modernas e interativas exemplificadas são formas inovadoras de se trabalhar com a Promoção da Saúde, afastando-se dos modelos tradicionais, normatizadores, aparecendo como um instrumento de problematização, orientador de propostas de mobilizações e advocacia em saúde, como um braço da educação participante.

Assim, tendo a complexidade como base conceitual fundamental, a ampla causalidade do processo saúde-doença como pano de fundo, e os valores de equidade, justiça social, democracia, autonomia, solidariedade e respeito à diversidade como pilares fundamentais da prática, a Parte 1 compõe-se de uma diversidade de temas alinhavados por estratégias e modos de ação da Promoção da Saúde.

A Parte 2 focaliza os princípios e valores da Educação e da Promoção da Saúde e traz em seu bojo importantes características dessa nova prática: a participação, a autonomia, a equidade e a sustentabilidade ambiental, tal como aparece em projetos ou em ações cotidianas dos profissionais que atuam junto a serviços de saúde, meio ambiente, assistência social e outros.

A leitura do capítulo sobre autonomia oferece aos leitores a oportunidade de examinar mais uma vez a promoção da saúde, como possível instrumento de transformação social, atribuindo ao termo significados individual e coletivo, diferenciando-a de independência. O texto apresenta uma característica bastante importante do conceito, a autonomia é uma construção dos sujeitos, sempre inacabada e relacionada à dinâmica social do momento, inscrita no campo do instituinte e em tensão constante com o já instituído. É apresentada como uma forma de estabelecer relação com as instituições e seus paradigmas hegemônicos, e assim estará sempre vinculada a uma ação política. A Promoção da Saúde, conforme entendida neste livro, relacionada à educação participante e problematizadora e a outros modos de ação, deve objetivar a potencialização da autonomia dos sujeitos e coletividades participantes dos projetos e ação política decorrente do enfrentamento com o instituído.

A equidade, conforme o texto, aproxima a Promoção da Saúde do seu objetivo de promover a justiça social. Há, no mesmo, várias concepções de equidade, que são apresentadas e analisadas. Ao final, foram discutidas questões relacionadas ao tema que têm perpassado a convivência dos intelectuais da saúde: a universalidade, um dos objetivos do SUS, e a focalização considerada estratégia neoliberal para acalmar os mais pobres e desfavorecidos. A sustentabilidade ambiental, um dos assuntos mais discutidos na atualidade, em função de o ambientalismo ter sido adotado como valor e ideologia, é uma leitura fundamental para que se possa refletir sobre a necessidade de incluir esse componente em seus projetos.

A avaliação participativa é evidenciada como um instrumento fundamental para a consecução dos objetivos dos projetos de promoção da saúde, sendo sua característica participativa uma forma de aglutinar, de ajudar as pessoas a pensar além das configurações de poder, para que sintam que podem se livrar das amarras, vivendo com dignidade, justiça e liberdade. O processo de reflexão a respeito das intervenções, além de favorecer a construção de capacidades avaliativas, gera informações que subsidiam a tomada de decisões e o redirecionamento dos processos para o atendimento das necessidades reais da população, o que é muito importante.

A Parte 2, portanto, com seus capítulos atualizados, aprofunda teoricamente os princípios em que se baseia a Promoção da Saúde, avançando gradativamente no sentido de esclarecer ao leitor sobre essa nova prática e suas bases conceituais específicas.

A Parte 3 não abandona a teoria, mas a evidencia por meio de descrição e comentários sobre a experiência e práticas de projetos que contemplam Educação e Promoção da Saúde. Os autores mostram como o uso de instrumentos auxiliares pode ajudar para se obter êxito com os projetos. Duas novas áreas de atuação e dois novos capítulos focalizando-as foram acrescentados, permitindo a visualização de um dos espaços bastante importantes, onde se pode, no cotidiano das pessoas, desenvolver ações de Promoção da Saúde: o espaço público da rua, das calçadas, do pedestre e do automóvel; enfim, da mobilidade urbana sustentável e do saneamento básico para a promoção da saúde da criança, temas que fazem parte da vida diária das pessoas e comunidades.

A Parte 4 continua o processo iniciado na Parte 3, focalizando diferentes espaços de atuação: o hospital, os municípios, a escola e as experiências exitosas nos mesmos. Três novos temas foram acrescentados, um destacando a inter-relação entre os aspectos locais e globais da Promoção da Saúde e outro sobre a importância da Educação e Promoção da Saúde no controle da asma brônquica, especialmente em regiões poluídas, além dos efeitos da educação e promoção da saúde para o *empowerment* e desenvolvimento local de uma vila histórica.

Realmente, ter tido o privilégio de ler, em primeira mão, e prefaciar este livro aglutinador de duas áreas importantes do conhecimento não foi um trabalho, mas uma oportunidade: de discutir o que Mario Sérgio Cortella apresenta em um dos seus últimos livros, *A Sorte Segue a Coragem*.

Nestes tempos em que estamos vivendo crises e dificuldades de todo tipo, o desmanche do trabalho que construímos ao longo da vida, a drogadição generalizada dos jovens, a violência em toda parte, ficamos às vezes pensando que não temos sorte e perdemos a coragem de lutar por nossos ideais teóricos e práticos, como a implementação de programas de Educação e Promoção da Saúde. Cortella nos lembra: "Seu sucesso ou seu fracasso só dependem de você". Todo mundo já usou alguma justificativa como "Não tenho sorte" para o insucesso: "Eu tento, tento e não funciona"; "não dou para o negócio"; "por mais que eu ande, não saio do lugar". No livro, esse professor, que conseguiu harmonizar a teoria com a prática, afirma que não se pode atribuir o sucesso ou o fracasso somente a forças externas ao indivíduo. Há caminhos para que cada um cultive a própria sorte, a partir dos referenciais em que acredita e das práticas das quais se utiliza. É importante querer e não desanimar. A esperança na era do descartável é algo extremamente valioso para nós que militamos na área da Promoção da Saúde, orientados por uma visão construtiva de educação, mas quase em desuso pela maioria dos sujeitos que vivem neste tempo.

Temos, desde 2013, uma "Política Nacional de Promoção da Saúde", revista e aprovada pelo Ministro da Saúde, em consonância com os princípios do SUS, como parte do Pacto pela Saúde, firmado entre as três esferas de governo. Com todas as suas limitações, a existência dessa política representa uma conquista dos militantes e profissionais da área e um norte para os que têm coragem de se engajar. Trata-se, novamente, da construção da esperança, apesar do desmonte do Ministério da Saúde, especialmente da área de Vigilância à Saúde, onde estava a área de Promoção da Saúde. O atual governo está terminando sua gestão e vamos procurar oportunidades para colocar em prática nossa competência e desenvolver essa política criada a muitas mãos, e apoiada em princípios tão humanos, em uma próxima gestão.

Este livro, conforme foi estruturado, está de acordo com as diretrizes da Política atendendo especialmente a última delas, que é a divulgação de informações e de iniciativas; nesse caso, as exitosas. Aí estão as competências que desejamos que os interessados na área busquem desenvolver.

Para a implementação da política foram pensadas várias estratégias que tiveram como objetivo conseguir que esta área, embora localizada na Secretaria de Vigilância em Saúde, pudesse se tornar transversal às ações realizadas ou incentivadas pelas Secretarias de Atenção Básica, Secretaria de Gestão Participativa e Secretaria da Gestão do Trabalho em Saúde. A capacitação dos profissionais em Promoção da Saúde seria uma ação básica para que realmente as áreas fossem eficientes na incorporação desse componente. A criação de observatório de experiências, estímulo à criação de redes de municípios, de escolas, inclusão da saúde e de seus múltiplos determinantes e condicionantes na formulação dos instrumentos ordenadores do planejamento urbano e/ou agrário são outras estratégias de estímulo à intersetorialidade e à ação sobre a ampla causalidade do processo saúde e doença. Mais uma vez, verificamos que o conteúdo deste livro apoia as estratégias da Política e lhes dá corpo, na medida em que dá visibilidade a experiências exitosas dessa área de conhecimento.

Meus amigos, mãos à obra! Vamos nos preparar e nos organizar para retomar aquelas atividades que consideramos importantes para o país.

Marcia Faria Westphal
Professora Doutora em Saúde Pública pela FSP-USP.
Professora Titular da FSP-USP.

Sumário

Parte 1 | Bases Conceituais da Educação e da Promoção da Saúde 1

1 Educação em Saúde e suas Práticas ao Longo da História Brasileira........... 3
Cristiane Maria da Costa Silva, Fábio Luiz Mialhe, Maria Cecília Focesi Pelicioni, Andréa Focesi Pelliccioni

2 Abordagens por *Settings* para a Promoção da Saúde | Movimento de Cidades Saudáveis e Iniciativa da Escola Promotora de Saúde 17
Fábio Luiz Mialhe, Maria Cecília Focesi Pelicioni, Andréa Focesi Pelliccioni

3 Capital Social e Saúde | Análise Crítica e Implicações para a Promoção da Saúde na América Latina 41
Jaime Camilo Sapag Muñoz de la Peña

4 Pesquisa Científica | Características e Contribuições para a Promoção da Saúde... 61
Andréa Focesi Pelliccioni, Renata Ferraz de Toledo, Américo Focesi Pelicioni, Júlio César de Moraes, Maria Cecília Focesi Pelicioni

5 Considerações Teóricas e Aproximação às Estratégias Metodológicas em Educação em Saúde com Base na Promoção 71
Maria Elisabete Guazzelli, Isabel Maria Teixeira Bicudo Pereira

6 Comunicação e Saúde | Desafios para um Pensar-Fazer em Sintonia com o SUS 81
Inesita Soares de Araujo, Janine Miranda Cardoso

7 Comunicação em Saúde e Promoção de Práticas Integrativas e Complementares .. 95
Paula C. Ischkanian, Maria Cecília Focesi Pelicioni

8 Letramento em Saúde e Promoção da Saúde 105
Fábio Luiz Mialhe, Katarinne Lima Moraes, Virginia Visconde Brasil, Helena Alves de Carvalho Sampaio

9 Habilidades para a Vida como Estratégia de Promoção da Saúde 137
Mônica de Andrade, Maria Luiza Corrêa, Lucas Ribeiro Marques Campos de Oliveira, Gladys Herrera Patiño, Iván Darío Chahín Pinzón

10 Alimentos Orgânicos e a Promoção da Saúde | Problematização do Conceito de Alimento Saudável 145
Elaine de Azevedo

11 Vigilância Sanitária como Prática de Proteção e Promoção da Saúde em Contingências de Risco 165
Nicolina Silvana Romano-Lieber, Renato Rocha Lieber

12 Importância do Saneamento à Promoção da Saúde | Impactos da Carência e Caminhos para a Transformação da Realidade Brasileira.................. 173
Raul Graça Couto Pinho, Aline Matulja

13 Práticas Educativas e Produção de Sentido no Ensino................. 183
Renata Cristina Oliveira Barrichelo Cunha, Luciane Maria Pezzato

14 Problematizando a Problematização | Notas sobre uma Prática Educativa Crítica em Saúde 197
Helena Maria Scherlowski Leal David, Sonia Acioli

15 Resiliência e Promoção de Desenvolvimento Saudável sob a Perspectiva de Discursos Científicos 209
Maria Angela Mattar Yunes

16 Educação Popular em Saúde | Constituição e Transformação de um Campo de Estudos e Práticas na Saúde Coletiva 217
Eymard Mourão Vasconcelos

17 Educação Popular em Saúde como Política Pública | Limites e Possibilidades 237
José Ivo dos Santos Pedrosa, Osvaldo Peralta Bonetti, Maria Neide Antero Pinheiro Buarque

18 Espiritualidade e Educação Popular em Saúde 253
Eymard Mourão Vasconcelos

19 Gestão Estratégica de Pessoas na Perspectiva da Promoção da Saúde 269
Vitória Kedy Cornetta, Volnei Gonçalves Pedroso

Parte 2 | Princípios e Valores da Educação e Promoção da Saúde 279

20 Promoção da Saúde | Cidadania como um Caminho para a Boa Saúde 281
Cynthia Rachid Bydlowski, Isabel Maria Teixeira Bicudo Pereira

21 Atenção à Saúde na Perspectiva da Equidade 289
Anna Maria Chiesa, Elma Lourdes Campos Pavone Zoboli, Gabriela Granja

22 Democracia e Saúde no Brasil | Desafios ao Empoderamento e ao Protagonismo Popular 297
Grasiele Fretta Fernandes, Regina Auxiliadora de Amorim Marques, Dorival Pereira dos Santos Junior, Paulo Frazão, Paulo Capel Narvai

23 Práticas Pedagógicas e Protagonismo Infantojuvenil Voltados à Saúde, à Sustentabilidade Ambiental e à Qualidade de Vida na Escola. 309
Mirtes Moreira Silva, Maria Cecília Focesi Pelicioni

24 Participação Comunitária, Educação Ambiental e em Saúde | Análise das Representações Sociais de Duas Comunidades das Áreas de Mananciais de Santo André, São Paulo . . 325
Elaine Cristina da Silva Colin, Maria Cecília Focesi Pelicioni

25 Autonomia e Promoção da Saúde 337
Juan Carlos Aneiros Fernandez

26 Promoção da Saúde como Competência do Agente Comunitário de Saúde | A Construção da Autonomia em Foco . . . 347
Lislaine Aparecida Fracolli, Elma Lourdes Campos Pavone Zoboli

27 Gestão Intersetorial em Saúde | O que Há de Novo 353
Laura Silvina Waynsztok, Marco Akerman

28 Avaliação em Promoção da Saúde | Enfoque na Participação e na Construção de Capacidades Avaliativas 361
Rosilda Mendes, Daniele Pompei Sacardo

Parte 3 | Educação e Promoção da Saúde | Experiências e Práticas 369

29 Promoção da Saúde Coletiva sob a Óptica da Educação Ambiental | Ênfase no Desenvolvimento Saudável e nas Possibilidades de Resiliência 371
Narjara Mendes Garcia, Maria Angela Mattar Yunes

30 Releitura dos *Cadernos de Saúde* 381
Estelina Souto do Nascimento, Ana Lúcia Magela

31 Promoção da Saúde no Processo de Pesquisa-Ação em Comunidade Indígena no Noroeste Amazônico | Diagnóstico Socioambiental e Intervenção Educacional 393
Renata Ferraz de Toledo, Maria Cecília Focesi Pelicioni, Leandro Luiz Giatti, Silvana Audrá Cutolo, Leonardo Rios, Luciana Pranzetti Barreira

32 Mestres da Obra, Arte, Educação e Promoção da Saúde em Canteiros de Obra da Construção Civil 415
Daniel Manchado Cywinski, Maria Cecília Focesi Pelicioni

33 Experiência Transdisciplinar nos Programas e Propostas de Promoção da Saúde. 425
Ricardo Werner Sebastiani, André François, Paula Blandy, Maria Cecília Focesi Pelicioni, Isabel Maria Teixeira Bicudo Pereira

34 Metodologia Participativa e Biomonitoramento em Escolas Públicas | Uma Experiência de Promoção da Saúde. . . 439
Ana Lucia de Mello, Maria Cecília Focesi Pelicioni, Mauricio Borges Sampaio Cunha, Eliane Tigre Guimarães, Luiz Alberto Amador Pereira

35 Estudo do Processo de Construção da Agenda 21 em Escolas Públicas de São Paulo 459
Claudete A. Formis, Maria Cecília Focesi Pelicioni

36 Interface entre Pesquisa em Saúde Ambiental e Promoção da Saúde 469
Leandro Luiz Giatti, Renata Ferraz de Toledo, Giselle Nayara de Moraes Saraiva, Natasha Abreu

37 Mobilidade Urbana Sustentável e Promoção da Saúde 481
Sandra Costa de Oliveira, Marcia Faria Westphal, Maria Cecília Focesi Pelicioni

Educação e Promoção da Saúde | Teoria e Prática   xxix

38 Educação Ambiental e em Saúde na
Implementação do Saneamento Básico
para a Promoção da Saúde da Criança 491
Edson Vanderlei Zombini, Maria Cecília Focesi Pelicioni

Parte 4 | Desenvolvimento de Práticas
Educativas e Promotoras de
Saúde em Diferentes Espaços. . .499

39 Promoção da Saúde | Do Global ao Local. . . 501
Samuel Jorge Moysés, Simone Tetu Moysés

40 Classe Hospitalar | Estratégias para a
Promoção da Saúde da Criança
Durante a Hospitalização 517
Edson Vanderlei Zombini, Maria Cecília Focesi Pelicioni

41 Saúde e Meio Ambiente no Cotidiano
do Ensino Público Fundamental |
O que Pensam os Professores 525
Elias Pereira Marques, Isabel Maria Teixeira Bicudo Pereira

42 Tabagismo e Promoção da Saúde 541
*Maísa Rose Domênico Elmor,
Isabel Maria Teixeira Bicudo Pereira*

43 Promoção da Saúde em uma Unidade de
Conservação Ambiental de São Paulo ... 553
Cristina Sabbo da Costa, Maria Cecília Focesi Pelicioni

44 Educação e Promoção da Saúde para o
Controle da Asma 575
*Marisa Augusta Trinca, Isabel Maria Teixeira Bicudo Pereira,
Maria Cecília Focesi Pelicioni*

45 Educação, *Empowerment* e
Desenvolvimento Local | Limites e
Possibilidades para a Promoção da
Saúde em uma Vila Histórica.......... 585
Elaine Cristina da Silva Colin, Maria Cecília Focesi Pelicioni

Posfácio...........................597

Índice Alfabético...................599

Parte 1

Bases Conceituais da Educação e da Promoção da Saúde

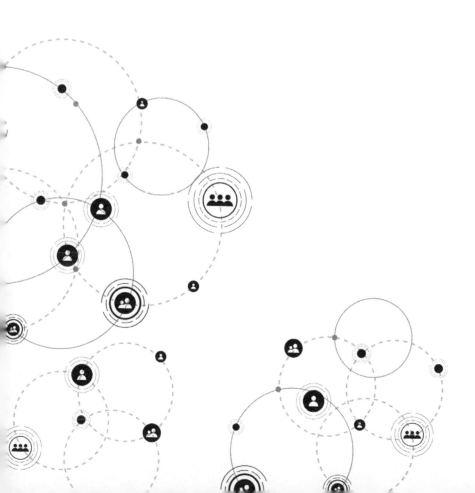

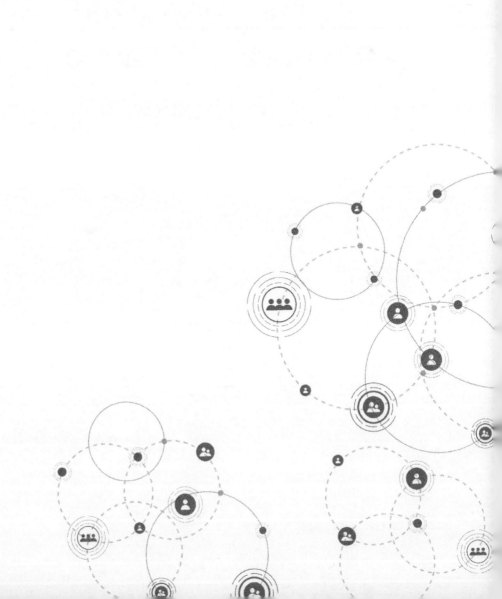

1 Educação em Saúde e suas Práticas ao Longo da História Brasileira

Cristiane Maria da Costa Silva • Fábio Luiz Mialhe •
Maria Cecília Focesi Pelicioni • Andréa Focesi Pelliccioni

Introdução

No Brasil, observa-se a expansão de experiências educativas no setor da saúde e o tema educação ocupa cada vez mais lugar de destaque no campo de suas produções teóricas (Marques, 2006). Essa visibilidade, por certo, está relacionada com as reorientações do Ministério da Saúde, que recolocou o incentivo à participação popular no centro da política de saúde do país, ao definir o modelo vigente de atenção à saúde centrada na estratégia de saúde da família (Figueiró, 1999).

As atividades educativas desenvolvidas no campo da saúde pública foram, e ainda são, orientadas pelas concepções de saúde e de educação vigentes em cada período histórico, revelando características dos espaços temporais e sociais nos quais estão inseridas (Rocha, 1997; Pelicioni e Pelicioni, 2007). Assim, a sucessão de modelos de educação aplicados à área da saúde não significa que há uma sequência evolutiva no decorrer da história, mas evidencia a influência de dimensões estruturais complexas construídas historicamente (Mohr e Schall, 1992; Rocha, 1997; Vasconcelos, 2001).

Este capítulo tem como objetivo destacar alguns momentos históricos das políticas públicas do país e relacioná-los com as práticas de educação no campo da saúde, procurando contextualizar as transformações ocorridas em tais práticas desde o cenário político do final do século 19, quando se organizaram as primeiras iniciativas ampliadas do Estado brasileiro no campo da saúde, até a criação do Sistema Único de Saúde (SUS) em 1990.

Caminhos da história

"A educação sanitária do povo é hoje uma cruzada da higiene." Paula Souza (1923).

As primeiras práticas educativas no setor de saúde realizadas no Brasil datam da metade do século 19 e eram voltadas principalmente às famílias da elite urbana (Vasconcelos, 2001). Com o objetivo de transformar o perfil sanitário da elite brasileira, iniciou-se uma verdadeira cruzada para modificar os costumes e urbanizar os hábitos da antiga família colonial, transformando-a em uma instituição conjugal e nuclear, marcada pelo sentimento de privacidade (Costa, 1980; Vasconcelos, 2001).

Para os escravos, trabalhadores e serviçais restava o instrumento de coerção da polícia, do recrutamento militar ou dos espaços de segregação higiênica das prisões (Costa, 1985). Não interessava ao Estado mudar o padrão sanitário das camadas populares das periferias urbanas, a não ser quando a imundície de suas ruas e quintais fosse considerada foco de propagação de doenças pestilentas causadoras de epidemias (Vasconcelos, 2001).

A higiene ditava os preceitos para a conservação e o aperfeiçoamento das forças humanas e era apresentada como ciência-matriz que direcionava a uma hierarquia a ser seguida no interior da ordem médica (Gondra, 2000). A intenção maior dessa teoria era legitimar a classe social por meio de seus atributos físicos, psíquicos e sexuais, almejando a criação de um "corpo saudável" e, claro, trabalhadores saudáveis. Com isso, o sentimento do belo, do justo e do honesto foi inoculado na mocidade (Gondra, 2000), alimentando, indiretamente, ideologias racistas e preconceituosas, o que reforçou a manutenção da exploração das classes subalternas, em nome da superioridade racial e social das elites brancas (Costa, 1980).

No entanto, não se pode simplesmente criticar a fase higienista da educação no campo da saúde sem fazer uma contextualização no tempo e no espaço, já que ela sempre recebeu influência não só da saúde pública, mas da própria medicina. Desde o início do século 19, o ensino de higiene já se fazia presente na formação do médico e acabou por influenciar na prática educativa. Em 1813, a disciplina de Higiene constava do programa da Faculdade de Medicina do Rio de Janeiro, na época denominada Escola Anatômica, Cirúrgica e Médica do Rio de Janeiro. Em 1825, a disciplina manteve-se, porém com o nome de Higiene Geral e Particular. Em 1833, passou a constituir matéria do 3º ano, com o nome Higiene e História da Medicina, tendo duração de 3 anos. Em 1891, a disciplina Higiene fazia parte dos currículos das Faculdades de Medicina do Rio de Janeiro e da Bahia entre as ciências relativas à "estática e dinâmica do homem são e do homem doente" (Dicionário Histórico-Biográfico das Ciências da Saúde no Brasil, s/d).

Ao final do século 19 e início do século 20, o Estado viu-se obrigado a estruturar as primeiras intervenções sistemáticas de educação no campo da saúde ampliadas às classes populares (Vasconcelos, 1999), justamente para combater as epidemias de febre amarela, varíola e peste (Marques, 2006). Essas epidemias ameaçavam os interesses do modelo econômico agrário-exportador, prejudicando a exportação de café, pois vários navios mercantes deixaram de fazer escala no Brasil, aportando diretamente na Argentina (Costa, 1985; Vasconcelos, 2001), o que justificou a concentração estratégica das ações educativas nos espaços de circulação de mercadorias, concentrados em grandes centros como Rio de Janeiro e São Paulo (Roncalli e Souza, 1997).

Em 1889, impressos sobre etiologia e prevenção da febre tifoide, peste, tuberculose e febre amarela passaram a ser distribuídos pela Diretoria Geral de Saúde Pública na capital do país. Na Faculdade Nacional de Medicina, no então Instituto de Higiene, eram ensinadas noções de higiene pessoal e de habitação aos professores das escolas primárias e aos alunos da escola normal (Barbosa e Resende, 1909; Marcondes, 1964).

A teoria proferida pela Polícia Médica Alemã, de que cabia ao Estado assegurar o bem-estar e a segurança do povo, independentemente de interesses individuais, exerceu grande influência no desenvolvimento das estratégias educativas no início do século 20 (Costa, 1985; Vasconcelos, 2001). No Brasil, foi criada a Polícia Sanitária, com finalidade de assegurar a defesa dos interesses gerais da nação e atuar no controle coercivo dos problemas sanitários. Suas ações, baseadas no discurso da higiene, desconsideravam as relações entre doença e condições de vida, predominando a imposição de normas e medidas de saneamento consideradas científicas pelos técnicos e burocratas (Fleury, 1991).

As descobertas da bacteriologia, a partir de Pasteur, tinham difundido a confiança na existência do conhecimento necessário para controlar as doenças infecciosas, dando legitimidade científica às campanhas que se organizavam (Figueiró, 1999; Roncalli e Souza, 1997). Entendia-se, naquele momento, que a função coerciva do Estado teria também algo de educativo, pois se acreditava que "pelo temor aprende-se a ordem, a disciplina e, deste modo, a aceitar a hierarquia" (Madel *apud* Costa, 1985).

Em 1903, Oswaldo Cruz assumiu a Diretoria Geral de Saúde Pública, convidado pelo Governo de Rodrigues Alves, na qual grande ênfase foi dada ao saneamento urbano da cidade do Rio de Janeiro e combate às epidemias de febre amarela, peste e varíola (Hochman, 2006). Esse enfrentamento seguiu os moldes de operações militares, com equipes compostas por brigadas sanitárias, mata-mosquitos, operários de limpeza pública e, geralmente, participação de soldados da polícia, que passaram a percorrer ruas, visitar casas, "desinfetando, limpando, exigindo reformas, interditando prédios, removendo doentes" (Oliveira, 2000). Segundo Vasconcelos (2001), "visitavam obrigatoriamente todas as casas e removiam do seu interior tudo o que, do ponto de vista tecnicista, fosse julgado prejudicial à saúde da população".

O Estado identificava a ignorância e a falta de informação da população como causas da existência das doenças, e esta era vista como a única responsável pelos males de saúde que assolavam as grandes cidades. É claro que os alvos preferidos das visitas eram as áreas mais pobres com maior densidade demográfica, como os cortiços (Marques, 2006). A população ignorante era culpada pela falta de higiene e de saneamento, e pela precariedade das condições de vida, o que tornava necessário o desenvolvimento de ações voltadas à higienização e à disciplina das classes populares (Gondra, 2000; Marques, 2006). Assim, autores de notável relevância para a saúde pública brasileira passaram a escrever artigos que versavam sobre os temas saúde, saneamento e, sobretudo, sobre a importância da educação no campo da saúde (Lima e Pinto, 2003). Continuava a distribuição de folhetos avulsos, denominados conselhos higiênicos ao povo, sobre os meios de evitar doenças e as precauções necessárias para que estas não se disseminassem (Marcondes, 1964; Vasconcelos, 2001). Na verdade, a abordagem da educação no campo da saúde era breve, pois, para as autoridades, o povo era incapaz de maior entendimento e "o discurso era muitas vezes para dizer que se tinha tentado a via do convencimento antes de ser obrigado a tomar iniciativas mais coercivas" (Vasconcelos, 2001).

A publicação de *Os Sertões*, de Euclides da Cunha, em 1902, teve grande impacto nos círculos intelectuais das cidades brasileiras. O termo "sertões" passou a ser sinônimo de abandono, ausência de identidade nacional e difusão de doenças endêmicas, causadas pelo descaso das autoridades públicas (Hochman, 2006). O movimento eugenista, que infligiu valores como o branqueamento da raça e imposição de novos padrões de comportamento (Santos, 1985; Rocha, 1997), passou a ser contestado por intelectuais das classes médias, que se uniram às classes populares na luta por melhores condições de vida (Vasconcelos, 1999).

O ápice desse movimento deu-se com a conhecida Revolta da Vacina (Marques, 2006), cuja importância maior foi mostrar que as classes urbanas, se ainda eram incapazes de participar da orientação das políticas públicas de saúde, eram capazes de se estruturar a ponto de resistir ao autoritarismo das oligarquias (Vasconcelos, 2001).

Personalidades importantes aliaram-se na luta por melhores condições de vida, não só das classes urbanas, mas também das rurais. Um dos maiores expoentes desse movimento certamente foi Monteiro Lobato, que assumiu, em 1918, a bandeira de luta "sanear é a grande questão nacional" (Vasconcelos, 1991; 1999). Surgiu então um dos maiores ícones literários do brasileiro, o personagem Jeca Tatu, um caipira doente (e não preguiçoso), que, ao passar a acreditar na medicina e seguir suas prescrições, livrou-se da opilação e tornou-se um fazendeiro saudável (Hochman, 2006). Ao demonstrar que mesmo um caipira, ao ter acesso ao conhecimento, foi capaz de melhorar e tornar-se um cidadão saudável e produtivo, as ações educativas assumiram importância no debate da Política Nacional de Saúde, possibilitando o surgimento de várias campanhas e serviços voltados ao saneamento dos sertões, no final da Primeira República.

O fortalecimento econômico do complexo cafeeiro, junto ao processo de industrialização das grandes cidades, fez surgir uma nova concepção de serviços de saúde, denominada saúde pública. Junto a essa concepção, evidenciou-se uma nova prática de educação voltada à saúde, denominada educação sanitária – amplamente influenciada pela estrutura norte-americana (Oliveira, 2000).

Segundo Marcondes (1964), em substituição à palavra "higiene", surgiu nos EUA, em 1919, a expressão *health education,* traduzida como "educação sanitária". Contudo, a educadora enfatiza que essa "ideia era antiga e transparece na literatura de todos os tempos", tanto que, desde meados do século 19, órgãos oficiais de saúde nos EUA estavam envolvidos em programas educativos para instruir a população em questões de saúde. A partir de 1921, naquele país, tiveram início os primeiros treinamentos para a preparação de educadores no campo da saúde.

No Brasil, dentro da política de saúde, aumentaram as críticas ao modelo anterior, em virtude do reconhecimento de sua baixa eficácia diante dos novos problemas que a saúde pública tinha à sua frente, como a saúde da criança, dos trabalhadores, entre vários outros, aos quais só a higiene e a educação sanitária poderiam responder (Merhy, 1997). Contudo, o movimento sanitarista nessa época pouco fez para provocar mudanças no arcabouço estrutural da saúde que se revertessem em melhorias nas condições de saúde das classes populares, além de distribuir exemplares da história de Jecatatuzinho, em um país que contava, em 1920, com 70% de analfabetos (Santos, 1985). Mantém-se, enfim, o modelo de educação no campo da saúde denominado por Vasconcelos

(1999) de "toca boiada: se antes se preocupava em tocar a boiada com o ferrão da polícia sanitária, agora era com o berrante, ou seja, com as palavras dos educadores sanitários".

Em 1923, Carlos Chagas encabeçou a primeira Reforma Sanitária Brasileira, criando o Departamento Nacional de Saúde, então ligado ao Ministério da Justiça. A reforma promovida por Chagas visava a incorporar o saneamento rural, a propaganda sanitária e a educação higiênica como preocupações do Estado (Lima e Pinto, 2003), sendo que estas últimas foram introduzidas na técnica rotineira das ações em saúde, inovando o modelo campanhista de Oswaldo Cruz (Polignano, 2001).

Nesse processo, foram criados na capital federal os primeiros Centros de Saúde Brasileiros, que se constituíam como o local em que todas as ações de saúde pública de uma região deveriam se dar, inclusive as práticas educativas, que tinham como objetivo a mudança de comportamento da população por meio do convencimento e da persuasão (Rocha, 1997; Marques, 2006). Muitas dessas ideias foram trazidas ao país por jovens sanitaristas que iam até os EUA complementar sua formação médica e, ao voltarem, tentavam impô-las de maneira extremamente autoritária (Lima e Pinto, 2003).

Merecem destaque as ideias relativas à educação sanitária trazidas dos EUA para São Paulo, a partir de 1920, pelos professores doutores Geraldo Horácio de Paula Souza (que viria a ser titular da cadeira de Higiene da Faculdade de Medicina e Cirurgia de São Paulo e diretor do Instituto de Higiene anexo à faculdade) e Francisco Borges Vieira, formados na primeira turma da Escola de Saúde Pública da Universidade Johns Hopkins e responsáveis pela reorganização do Serviço Sanitário do Estado de São Paulo. Suas propostas resultaram na redução do "poder de polícia" na saúde (Marcondes, 1964).

No sistema de ensino, a educação sanitária deveria ser assumida pelas escolas, e as ações de educação no campo da saúde passaram a ser responsabilidade dos educadores sanitários e professores. Com a difusão do ideário da Escola Nova e com os avanços da Biologia e da Psicologia, as crianças e adolescentes passaram a ser a população preferencial a receber os princípios da higiene. A infância era reconhecida como "matéria plástica com extraordinária capacidade de modelamento", e focar a atenção sobre esta era estrategicamente a maneira mais eficaz para criar um sistema fundamental de hábitos higiênicos capaz de dominar inconscientemente toda uma geração (Rocha, 2003). A visão positivista subjacente baseava-se na hipótese de que a instituição educacional poderia corrigir, por meio da higiene, a ignorância familiar que comprometia a saúde da criança e, portanto, as escolas seriam, além de locais de ensino, espaços terapêuticos, recaindo sobre o professor a tarefa de transformar o mundo (Mohr e Schall, 1992).

A padronização das informações e do desempenho dos professores era desejável pelos serviços, que se valiam de "cursos de formação dos educadores com ênfase no uso de equipamentos e materiais de comunicação e da repetição das mesmas falas em qualquer lugar onde estivessem" (Figueiró, 1999).

Em 1925, foi criado o Curso Especial de Higiene e Saúde Pública anexo à Faculdade de Medicina, no Rio de Janeiro, que visava ao aperfeiçoamento técnico dos médicos para realizar funções sanitárias, como uma especialização. Evidenciou-se nesse curso o ensino de Higiene Alimentar, Fisiologia aplicada à Higiene, Higiene Industrial e Higiene Infantil (Dicionário Histórico-Biográfico das Ciências da Saúde no Brasil, s/d). No mesmo ano, o professor Paula Souza criou a Inspetoria de Educação Sanitária e os Centros de Saúde do Estado de São Paulo, sendo um deles anexo ao Instituto de Higiene, cuja finalidade era servir de centro modelo de aprendizado para os profissionais de saúde pública (Universidade de São Paulo, s/d). Outras iniciativas relativas à promoção da educação sanitária também ocorreram em Estados como Rio de Janeiro, Minas Gerais e Pernambuco (Pelicioni e Pelicioni, 2007; Abreu, 2010). Em Minas Gerais, por exemplo, desde a década de 1920, observa-se nos relatórios oficiais do governo estadual uma intensificação na propaganda e educação higiênica por meio de palestras, distribuição de folhetos, artigos, notas de imprensa e filmes (Abreu, 2010). Já no Rio de Janeiro, no município de São Gonçalo, foi criado o primeiro Pelotão de Saúde em uma escola estadual. No ano seguinte, foi adotado o mesmo modelo nas escolas primárias do antigo distrito Federal. Em Pernambuco, foi criada a Inspetoria de Educação Sanitária de Saúde e Assistência (Levy et al., 2002).

Em 1926, organizado por Paula Souza, teve início o Curso para Educadores Sanitários, ministrado no Instituto de Higiene de São Paulo, hoje denominado Faculdade de Saúde Pública da Universidade de São Paulo (FSP/USP). O curso, que contou com o apoio de organizações internacionais, como a fundação Rockefeller (Birn, 2007), tinha por finalidade a capacitação de professores para atuar em escolas e nos recém-criados Centros de Saúde. O objetivo era levar à "consciência sanitária", que visava à regeneração moral, intelectual e física das crianças, além da cooperação em campanhas profiláticas (Candeias, 1988; Birn, 2007). Tal curso foi visto com algum receio pela classe médica, pois "professores não eram médicos e por não terem educação especializada pouco ou muito pouco poderiam fazer" (Candeias, 1988). Mesmo diante de resistência do corporativismo médico, os educadores sanitários continuaram a ser formados e, após 1 ano e meio de preparação, assumiam tanto atribuições de professores como as de enfermeiros (ainda escassos no Brasil e inexistentes nos serviços do Estado), inclusive aplicando injeções, cuidando da vacinação, entre outros tipos de assistência (Pelicioni e Pelicioni, 2007).

A disciplina em relação aos cuidados com o corpo da criança associava-se à ideia de que uma criança saudável garantiria o futuro e o progresso do país (Kuhlmann Júnior e Magalhães, 2010). A constituição da nação não era vista como algo espontâneo, mas como algo que precisava ser construído, em que a escola assumia um papel estratégico, quase missionário, na imposição da uniformidade nacional (Patto, 1990). Segundo Lima (1985), as ações de higiene nas escolas, desenvolvidas pela intercessão da polícia médica, sanitarismo e puericultura, faziam parte de um projeto pedagógico que postulava regras de viver que, se fossem seguidas, permitiriam o alcance do almejado bem da saúde, sem se dar conta das desigualdades sociais que impediam o seguimento dessas regras.

Para Freitas (2001), outra grande falha na década de 1920 foi o pequeno peso conferido aos fatores ambientais e a importância excessiva aos agentes etiológicos. O entendimento da saúde como reflexo de condições sociais estava longe de se concretizar, e o otimismo decorrente das brilhantes conquistas científicas do século 19 fundamentava e distorcia os argumentos a respeito dos objetivos da educação sanitária (Candeias, 1988; Freitas, 2001), que continuava

seguindo a orientação de higienizar e disciplinar as classes populares (Marques, 2006).

Como visto, as práticas autoritárias não foram abandonadas, mas passaram a se revestir de uma nova roupagem (Rocha, 2003), sendo usada a persuasão em substituição à imposição. Nada foi feito para que as condições de vida e de trabalho a que as populações das classes populares estavam submetidas fossem modificadas. Muito era falado e muito pouco era feito, e as classes populares passaram a encarar as práticas de educação no campo da saúde com certa reserva (Oliveira, 2000).

A partir da década de 1930, a ação estatal concentrou-se na construção do sistema previdenciário, com esvaziamento de ações coletivas, em favor da assistência médica individual. Com o início do Estado Novo (1937), período de ditadura instaurado pelo governo de Getúlio Vargas, criou-se o Instituto de Aposentadorias e Pensões (IAP) para atender aos trabalhadores do setor produtivo. As ações de saúde passaram a se concentrar em campanhas sanitárias e programas especiais, como maternoinfantil e pronto-socorro, além de serviços especiais de saúde mental, entre outros, para onde recorriam as camadas da população que não estavam incluídas na assistência previdenciária (Paim, 2003). As ações educativas ficaram restritas a programas e serviços destinados às populações das classes populares, com priorização do combate às doenças infecciosas e parasitárias (Vasconcelos, 1999).

Na década de 1940, em plena Segunda Guerra, o governo brasileiro em convênio com o norte-americano estruturou o Serviço Especial de Saúde Pública (SESP), um dos marcadores do desenvolvimento das instituições de saúde no país, particularmente por suas propostas no campo das programações de saúde (Merhy, 1997). Sob o comando de militares norte-americanos, como parte do acordo para exploração de borracha e minérios do solo brasileiro, em 1942, unidades do SESP foram organizadas na região amazônica, estado de Goiás e Vale do Rio Doce, inicialmente com ações voltadas à proteção dos trabalhadores envolvidos na extração da borracha e de minério (Rosa, 1994).

O SESP, mais tarde transformado em fundação, significou para o Brasil a vinda de novas tecnologias, como a medicina preventiva e modos de gerenciamento institucional (Mercadante, 2002).

Suas atividades davam-se a partir de programas que associavam doenças contagiosas, diagnóstico precoce, tratamento preventivo, educação sanitária, atividades de higiene em geral e organização científica em termos administrativos dos serviços públicos (Merhy, 1997). No campo educativo, inovações metodológicas e técnicas de ensino-aprendizagem foram introduzidas nas práticas de educação sanitária, como a educação de grupos, os recursos audiovisuais, o desenvolvimento e a organização de comunidades, desencadeando ideias de participação e mobilização de indivíduos nas ações de saúde (Melo, 1980; Rosa, 1994).

A Fundação SESP influenciou de maneira importante a reforma do currículo da Faculdade de Higiene e Saúde Pública, introduzindo os fatores sociais, econômicos e culturais na maneira de perceber o processo saúde-doença (Melo, 1980). Houve modificação no foco das atividades educativas desenvolvidas até então e começou-se a considerar que o adulto também poderia sofrer um processo de mudança (Melo, 1980). No entanto, a educação em saúde era vista como um processo individual de mudança comportamental, em que os fenômenos sociais responsáveis pelas barreiras à aprendizagem não eram considerados, e muito menos as raízes estruturais e socioeconômicas dos problemas de saúde (Westphal *et al.*, 2004).

Após a Segunda Guerra Mundial, a Organização das Nações Unidas (ONU) sugeriu o desenvolvimento comunitário como meio explícito de mobilizar as populações carentes contra a miséria (Oliveira, 2000). O desenvolvimento comunitário foi usado como modo de intervenção social, e a proposta de participação popular surgiu na tentativa de canalizar e mobilizar a população para atuar em áreas sociais restritas, buscando superar a marginalidade em que se encontravam algumas parcelas da população (Rosa, 1994). Na saúde, a participação popular inicialmente se expressou na luta pela extensão da cobertura de serviços básicos, contudo sem atenção às modificações estruturais. Certamente, a ampliação física dos serviços facilitou o acesso geográfico aos serviços de saúde, mas não reduziu o fosso sociocultural para a população a quem se destinava.

Um novo papel foi atribuído à educação, que passou a ser reconhecida e denominada "educação para a saúde" (Rocha, 1997) em algumas instituições, e como "educação em saúde pública" na FSP/USP, termo utilizado até hoje. Essa educação representava uma ideologia modernizadora com a meta de remover os obstáculos culturais e psicossociais às inovações tecnológicas de controle às doenças (Canesqui, 1984).

A mudança de nomenclatura de "educação sanitária" para "educação em saúde" diz respeito a mudanças nos paradigmas vigentes na prática educativa à época. A educação sanitária baseava-se em uma concepção tradicional de educação entendida como um repasse de informações para que o indivíduo aprendesse a cuidar de sua saúde, vista como ausência de doença. Essa concepção de transmissão de conhecimentos enfatiza os modelos e privilegia a especialidade e o professor. A educação em saúde pública, por sua vez, baseia-se na concepção de que o indivíduo aprende a cuidar de sua saúde, que é resultante de múltiplos fatores intervenientes no processo saúde-doença.

Ao longo dos anos, consolidou-se a ideia de que a educação deveria ser crítica, problematizadora da realidade e um processo compartilhado, reflexivo, construído a partir de ações conjuntas (Pelicioni e Pelicioni, 2007; Pelicioni *et al.*, 2008).

Em 1964, o golpe militar no Brasil impôs um regime autoritário de administração pública. A política de saúde praticada pelos militares voltou-se para a expansão de serviços médicos privados, especialmente hospitais (Vasconcelos, 1999). O governo passou a comprar serviços de assistência médica e as condições de saúde dos brasileiros, expressas em diferentes indicadores, tornaram-se ainda mais críticas (Oliveira, 2000; Paim, 2003), pois a população passou a conviver com doenças infecciosas e crônico-degenerativas, caracterizando "uma situação de profunda desigualdade social e de desgaste corporal" (Oliveira, 2000).

Enfim, para Vasconcelos (1999), até a década de 1970, a educação em saúde no país foi basicamente uma iniciativa das elites políticas e econômicas e, portanto, subordinada a seus interesses. Suas ações voltavam-se basicamente para a prescrição de normas e comportamentos para os grupos populares.

A educação em saúde tornou-se obrigatória nas escolas brasileiras de ensinos fundamental e médio, por meio do Art. 7º da Lei n. 5.692/1971, com o objetivo de estimular o conhecimento e a prática da saúde básica e da higiene nos estudantes (Morh e Schall, 1992). Verificou-se grande concentração de esforços do sistema de ensino no sentido de materializar na criança um cidadão do futuro ideal. Para eles, o futuro do país descansava "nos ombros de milhões de crianças" que estavam nas escolas (Marcondes, 1972). O ensino da saúde no espaço escolar intensificou-se, assim como a formação de especialistas em educação em saúde, graduados em nível pós-universitário (Marcondes, 1972).

No entanto, o regime militar criou, contrariamente, condições para a emergência de uma série de experiências de educação em saúde, o que significou uma ruptura com o padrão anteriormente descrito (Vasconcelos, 1999). Os movimentos populares, violentamente reprimidos pelos primeiros governos militares, começavam a se rearticular e a crescer a partir da década de 1970 (Vasconcelos, 1991; 1999). A insatisfação política da população com o regime ficou evidente com os resultados das eleições de novembro de 1974, com a vitória do Movimento Democrático Brasileiro (MDB), único partido de oposição que estava autorizado a se organizar (Oliveira, 2000).

Ao lado dos movimentos populares urbanos que eclodiram no final da década de 1970, emergiu também a insatisfação de diversos profissionais da rede de serviços e de intelectuais dos espaços acadêmicos (Oliveira, 2000). Nas universidades, onde alguns professores e técnicos tinham em mãos estudos que denunciavam os efeitos do modelo econômico sobre a saúde da população e a irracionalidade do sistema de saúde então implantado, teve início uma profunda reflexão sobre possíveis estratégias para a criação de um sistema de saúde contextualizado às necessidades da população brasileira (Rocha, 1997).

Diante da ameaça de quebra da estabilidade social, o Estado brasileiro foi obrigado a preocupar-se mais com os problemas de saúde, educação, habitação e saneamento da população; entretanto, os recursos financeiros eram escassos (Vasconcelos, 1991). Foi então preciso encontrar um modelo alternativo de assistência médica, e a medicina comunitária, colocada em prática em outros países, logo se mostrou a mais adequada às necessidades políticas do momento (Vasconcelos, 1991). Com base nas recomendações da Conferência Internacional sobre Cuidados Primários de Saúde realizada em Alma-Ata, na antiga URSS, em 1978, foram introduzidos no Brasil os princípios dos cuidados primários em saúde (Rocha, 1997), dando uma nova direção às políticas de saúde e enfatizando a participação comunitária e a cooperação entre diferentes setores da sociedade em seus fundamentos conceituais.

A emergência dessa nova prática médica não substituiu a medicina tradicional, que continuou a ocupar seu espaço entre as categorias sociais privilegiadas. Ao contrário, a medicina comunitária nasceu e cobriu uma lacuna na assistência, sendo considerada "uma medicina de e para marginalizados", fossem estes urbanos ou rurais (Mendes, 1984). Nesses serviços, profissionais passaram a conviver mais de perto com os problemas das classes populares, com a dinâmica do processo de cura e adoecimento, e muitos começaram a reorientar suas práticas, buscando maneiras mais globais para o enfrentamento dos problemas de saúde (Vasconcelos, 1991). Entretanto, os recursos escassos, os baixos salários dos profissionais e a quase ausência de acompanhamento educativo fizeram a prática médica se tornar muito limitada, tornando os profissionais desmotivados e não adaptados às novas funções. Além disso, ocorriam interferências constantes de políticos nos serviços, que transformavam a rede de serviços de saúde em locais para conseguir votos (Vasconcelos, 1991).

Esse pouco caso e a utilização eleitoreira dos novos serviços de saúde provocaram muitos descontentamentos entre os profissionais. Paralelamente, associações de bairro, sindicatos e comunidades eclesiais de base começaram a lutar pela melhoria desses serviços (Vasconcelos, 1999). Assim, sob descaso do governo, configuraram-se iniciativas de busca de soluções para os problemas populares, construídas com base no diálogo entre o saber popular e o saber científico (Vasconcelos, 1999). Nessa época, o método educacional sistematizado por Paulo Freire constituiu-se um eixo de referência para a relação entre profissionais de saúde e as classes populares (Vasconcelos, 1999), abrindo espaço para que a educação popular em saúde se configurasse.

A participação de profissionais de saúde nas experiências de educação popular trouxe para o setor de saúde uma cultura de relação com as classes populares, o que representou uma ruptura com a tradição autoritária e normatizadora de práticas educativas desenvolvidas até então (Vasconcelos, 1991; 1999). Com base em uma relação dialógica entre o conhecimento técnico-científico e a sabedoria popular, caracterizada pela livre participação das classes populares com o direito e poder de pensarem, produzirem e dirigirem o uso de seus saberes a respeito de si próprias e de sua saúde, essa nova cultura permitiu novos olhares, os quais possibilitaram abordagens mais eficientes em defesa da saúde e da vida da população.

Apesar de a ditadura só ter terminado em 1985, a partir de 1980 a democracia foi sendo reconstruída aos poucos e com ela algumas mudanças ocorreram com a participação da sociedade civil, que se articulou pela Reforma Sanitária Brasileira. Na década de 1980, a Organização Mundial da Saúde (OMS) passou a propagar uma maior amplitude conceitual à saúde, considerando a importância de determinantes e condicionantes econômicos, sociais, ambientais e culturais. A saúde passou a ser vista como um direito humano fundamental, como conceito positivo que considera recursos pessoais e sociais, bem como as capacidades físicas.

Marc Lalonde havia assumido, na década anterior, a função de Ministro da Saúde e Bem-estar no Canadá e constatou, entre outras, as dificuldades de acesso enfrentadas pela população em relação à assistência médica, cada vez mais onerosa, apesar dos avanços obtidos pela tecnologia moderna na área médica e farmacêutica. Em 1974, a proposta de ampliar o entendimento da atenção à saúde para além da técnica estruturou-se com o Relatório Lalonde, cujo marco é justamente o questionamento sobre o fato de a política pública de saúde canadense investir seus recursos prioritariamente em serviços assistenciais aos agravos da saúde, desconhecendo os fatores sociais que causam esses agravos (Rabello, 2010). Alguns estudos, publicados no Relatório Lalonde, demonstraram que os problemas de saúde da população eram gerados pelo modelo biomédico de atenção à saúde que, até então, não incluía os aspectos socioeconômicos, políticos e culturais no processo saúde-doença, dando mais ênfase à prevenção, ao tratamento e à recuperação, deixando de lado a educação e a promoção da saúde. Fazia-se urgente melhorar a situação identificada, começando pelo campo da saúde, que passou a abranger, além de aspectos biofísicos, a reorientação dos serviços de saúde, a poluição ambiental e o comportamento humano ou estilo de vida (Pelicioni, 2005).

Os resultados do relatório evidenciaram um sentimento que era partilhado já há algum tempo por diferentes países, acabando por gerar um movimento internacional cujo modelo de atenção à saúde integral denominado "promoção da saúde" foi considerado um novo paradigma para a saúde pública.

De acordo com a Carta de Ottawa, produto da I Conferência Internacional de Promoção da Saúde realizada em 1986 no Canadá, a promoção da saúde é o processo de capacitação e de fortalecimento (*empowerment*) das populações para melhorar suas condições de saúde, aumentar seu controle sobre estas e melhorar os fatores determinantes e condicionantes da saúde (Brasil, 2002).

Já no Brasil, ocorria uma profunda crise de caráter político, social e econômico, tendo enormes repercussões sobre a condição de saúde da população brasileira, agravando as condições de vida, aumentando o desemprego e a desnutrição nos grupos sociais menos favorecidos (Oliveira, 2000). A previdência, ao fim de sua fase de capitalização e com problemas de caixa oriundos de um período de intensa corrupção e desvio de verbas, apresentava-se sem capacidade para dar conta dessas demandas de saúde (Roncalli, 2003).

Cresceu, assim, o movimento social, representado por profissionais de saúde, docentes de universidades, entre outros, que se articularam em torno da Reforma Sanitária Brasileira. Suas discussões floresceram na 8ª Conferência Nacional de Saúde, em 1986, que, em seu relatório final, destacou, entre outras propostas, o conceito ampliado de saúde. Com a incorporação de boa parte dessas propostas pela Assembleia Constituinte, a Reforma Sanitária Brasileira concretizou suas ações no plano jurídico-institucional (Roncalli, 2000). Em 1988, nasceu com a Constituição Brasileira, o capítulo da Saúde que instituiu o SUS e reconheceu a saúde como um direito de todos e um dever do Estado, resultante das condições de vida e trabalho. Pela primeira vez no Brasil, deu-se ênfase aos fatores determinantes e condicionantes da saúde.

A partir de 1990, a promoção da saúde como meio para a obtenção de melhor qualidade de vida, com a participação de indivíduos e da comunidade, veio a fortalecer a saúde pública e a cidadania e, aos poucos, foi se espalhando por todo o Brasil. O referencial forjado nas Conferências Internacionais de Promoção da Saúde evidencia que a promoção da saúde deve ser viabilizada pela educação em saúde, entendida como processo político de formação para a cidadania ativa, para a ação transformadora da realidade social e busca da melhoria da qualidade de vida. Assim, deve-se preparar cada indivíduo para assumir o controle e a responsabilidade sobre a sua própria saúde e sobre a saúde da comunidade, prepará-lo para o *empowerment*, a participação, a tomada de decisões, o controle social, a exigência de direitos e a atuação sobre os fatores determinantes e condicionantes da saúde e da qualidade de vida (Pelicioni e Pelicioni, 2007).

Assim, com o enfoque político, a educação em saúde pretende ir muito além do que simplesmente informar ou tentar mudar comportamentos. Tem por objetivos preparar indivíduos para o exercício da cidadania plena; criar condições para que se organizem na luta pela conquista e implementação de seus direitos, para que se tornem aptos a cumprir seus deveres, visando à obtenção do bem comum e à melhoria da qualidade de vida para todos; e, principalmente, possibilitar que esses atores se tornem capazes de transformar a sociedade como sujeitos de sua própria história, como propõe a teoria freireana.

Contribuição da FSP/USP e do Ministério da Saúde para implementação e disseminação das ideias da promoção da saúde

Desde as primeiras Conferências Internacionais de Promoção da Saúde, já havia docentes brasileiros, da FSP/USP, participando e trazendo seus resultados e propostas para serem discutidos internamente, porém apenas a partir de Sundsvall/Suécia (1992), alunos de pós-graduação começaram também a acompanhá-los.

Aos poucos, as ideias lá disseminadas vieram reforçar aquelas que foram gestadas pela Reforma Sanitária, principalmente as apresentadas na 8ª Conferência Nacional de Saúde, em 1986, e em seguida, em 1988, com a criação do SUS pela Constituição Federal.

Dadas a semelhança e a importância desse referencial para a área de saúde pública/coletiva, aos poucos, conceitos e princípios foram sendo divulgados: primeiro, em eventos organizados em 1990, em São Paulo, pela FSP/USP

junto às Associações de Educadores de Saúde Pública Municipal e Nacional para profissionais de saúde da Prefeitura Municipal de São Paulo; depois, realizando palestras e conferências a respeito do tema em diferentes espaços, em congressos e seminários.

Em 1992, já havia sido incluída no Curso de Especialização em Saúde Pública da FSP/USP a disciplina Introdução à Prática e à Promoção da Saúde, da qual alguns dos docentes do Departamento de Prática faziam parte.

O Núcleo de Promoção e Educação em Saúde Escolar (NUPESE) da USP, com sede também na FSP/USP, foi criado em abril de 1993, como parte do Núcleo de Apoio à Cultura e Extensão (NACE) da USP, e teve a participação em suas pesquisas e projetos de extensão de docentes da Universidade Federal de São Paulo (Unifesp) e da Universidade Estadual de Campinas (Unicamp), entre outros. Concluiu suas atividades em 2000.

Em outubro de 1993, o Centro de Estudos e Documentação em Educação, Comunicação e Promoção da Saúde do Trabalhador (CEDECOM/ST) passou a funcionar igualmente no Departamento de Prática de Saúde Pública, na mesma faculdade, com a contribuição de docentes de instituições nacionais e internacionais. Continuou suas atividades até janeiro de 1998.

Em outubro de 1994, foi oferecido pelos docentes da FSP/USP um curso de atualização sobre planejamento em promoção e educação em saúde, com carga horária de 60 h, para profissionais de nível universitário de diferentes instituições.

Em 1995, a Associação Brasileira de Saúde Escolar (ABRASE), a Associação Paulista de Saúde Escolar (APSE), a Sociedade Brasileira de Pediatria de São Paulo, a Unifesp e o NUPESE promoveram o X Congresso Brasileiro de Saúde Escolar, apresentando muitas das ideias de promoção da saúde escolar já incorporadas aos Estados brasileiros presentes.

No mesmo ano, o Conselho Nacional de Secretários Municipais de Saúde (CONASEMS) reuniu-se durante o Congresso dos Secretários Municipais de Saúde das Américas, em Fortaleza, Ceará. Na Carta de Fortaleza, foi publicamente expresso o interesse da sociedade representativa dos Secretários Municipais de Saúde no ideário da promoção da saúde, com destaque para as experiências canadenses de cidades saudáveis (Westphal *et al.*, 2004).

Várias propostas para implementar o Projeto Cidades Saudáveis começaram desde então, com o apoio da Organização Pan-americana da Saúde e de técnicos do Canadá, e iniciaram em diferentes Estados: Paraná, São Paulo, Rio Grande do Sul, Minas Gerais, Alagoas e outros, com o apoio do CONASEMS e de outros importantes segmentos da sociedade. Além disso, o Fórum Brasileiro de Cidades Saudáveis, realizado no Ceará em agosto de 1998, foi um apoio adicional a essas iniciativas, tendo sido apresentada uma proposta para lançamento da Rede Brasileira de Cidades Saudáveis (Westphal *et al.*, 1998).

Um grupo interestadual e intersetorial foi formado no início de 1998 na FSP/USP para promover estudos, programas experimentais e troca de experiências entre cidades que estavam desenvolvendo projetos municipais. Esse grupo deu origem à formação do Centro de Estudos e Pesquisas e Documentação em Cidades Saudáveis (CEPEDOC).

Com o acúmulo de toda essa experiência, organização e participação em tantos eventos, considerou-se então ser o momento de criar um curso de especialização em Promoção da Saúde na FSP/USP. Ainda em 1998, foi realizado um *workshop* para apresentar a intenção, levantar necessidades junto à demanda e trocar experiências com outras faculdades, serviços de saúde e organizações governamentais e não governamentais, a fim de planejar conjuntamente o curso. O I Curso de Especialização em Promoção da Saúde teve início em agosto daquele mesmo ano, com carga horária de 390 h, e terminou em dezembro. Nos anos subsequentes, outros quatro cursos foram oferecidos contando com a inscrição de interessados da maioria dos Estados brasileiros. Estava garantida, assim, a divulgação e defesa (*advocacy*) da promoção da saúde.

Também em 1998, o Ministério da Saúde, ao passar por uma reformulação estrutural, teve as atividades de promoção da saúde oficialmente incluídas em sua estrutura dentro da recém-criada Secretaria de Políticas de Saúde, que dispunha de departamentos responsáveis pela formulação, gestão e avaliação de políticas de saúde. Nesse contexto, foi elaborado o Programa "Assistência preparatória: o novo modelo de atenção e a promoção da saúde", por meio do qual se fez um acordo internacional de cooperação entre o Ministério da Saúde e o Programa das Nações Unidas para o Desenvolvimento

(PNUD), com ajuda da Agência Brasileira de Cooperação (ABC), para fins de financiamento (Nilson e Westphal, 1998).

Essa inclusão na Secretaria de Políticas teve um impacto positivo sobre a divulgação e esclarecimento de propostas e na articulação das ações e programas, ampliando as oportunidades de seus princípios, valores e estratégias a serem inseridos na formulação, implementação e avaliação dessas políticas e programas (Carvalho *et al.*, 2007).

Houve grande estranhamento e muita resistência dos profissionais de saúde, especialmente daqueles mais ligados ao movimento sanitário e à saúde coletiva, que confundiam o novo modelo de promoção da saúde, apoiado em princípios de participação individual e coletiva em processos decisórios, busca da equidade e da articulação intersetorial para resolver o problema da ampla determinação do processo saúde-doença, com uma promoção da saúde funcionalista, primeiro nível de prevenção primária da História Natural do Processo Saúde-doença de Leavell e Clark ou Promoção da Saúde Behaviorista (Buss, 2003; Carvalho, 2005, *apud* Carvalho *et al.*, 2007).

Em 1999, na FSP/USP realizou-se um Fórum sobre Rede de Escolas Promotoras de Saúde com a apresentação de diferentes projetos, com destaque para a primeira experiência realizada no Brasil, com início em 1997, em Vargem Grande Paulista, SP, e que deu origem a uma tese de livre-docência em 2000, cuja metodologia foi a da pesquisa-ação, integrando as áreas de promoção da saúde, educação e meio ambiente, além de duas dissertações sobre o mesmo tema.

Algumas disciplinas foram criadas a partir de 2000 e já ministradas em 2001, entre as quais se pode destacar Participação Popular e Promoção da Saúde, para o Curso de Graduação em Nutrição, períodos matutino e noturno, 45 h/aula cada, oferecida anualmente até os dias de hoje, sempre com alterações a partir das avaliações de alunos e professores.

A disciplina Promoção e Educação em Saúde: Aspectos Teóricos e Práticos foi criada para o Curso de Pós-graduação em Saúde Pública (Mestrado e Doutorado) da FSP/USP, 60 h/aula, no período de outubro a novembro de 2001, permanecendo até o ano de 2007.

A disciplina Promoção e Educação da Criança/Adolescente em Idade Escolar, para o Curso de Pós-graduação em Saúde Pública (Mestrado e Doutorado) da FSP/USP, 60 h/aula, também foi oferecida de 2001 até 2007.

Outro evento importante ocorreu em novembro de 2002, quando a III Conferência Latino-Americana sobre Promoção da Saúde e Educação para a Saúde foi realizada em São Paulo. Tratou-se de uma iniciativa conjunta da União Internacional para a Educação e Promoção da Saúde (UIPES/ORLA), do Ministério da Saúde, da Organização Pan-americana da Saúde e da FSP/USP. Segundo Westphal *et al.* (2004), a participação de 1.500 pessoas e a apresentação de 600 trabalhos foi uma evidência de que a promoção da saúde já havia formado uma massa crítica significativa no país.

Em janeiro 2003, com uma nova presidência no Brasil, a estrutura do Ministério da Saúde foi novamente reformulada. A nova liderança, composta por muitos integrantes do movimento da saúde coletiva, mostrou-se novamente resistente à promoção da saúde, mas como havia um compromisso internacional de implementar "um novo modelo de atenção na perspectiva da Promoção da Saúde", decidiu verticalizá-la como uma filosofia de atenção, realocando-a na Secretaria Executiva do Ministério da Saúde. O grupo brasileiro ligado à promoção da saúde, formado por universitários, professores e gestores de programas de alguns Estados, continuou a se reunir sob os auspícios da Associação Brasileira de Saúde Coletiva (ABRASCO), entidade de classe responsável por estudar e oferecer diretrizes ao governo sobre saúde. Eventos como o Fórum Social Mundial, Congressos da ABRASCO e outros resultaram em importantes contribuições para a construção conceitual do campo e a compreensão das práticas orientadas pelas estratégias de promoção da saúde, e para a construção de uma base programática mais sólida e operacionalmente viável. Em 2004, a promoção passou a integrar a Secretaria de Vigilância à Saúde, em função de algumas mudanças ministeriais, e também dos apelos globais e nacionais à sua contribuição na prevenção e controle dos agravos não transmissíveis e seus fatores de risco, responsáveis pelos maiores índices de mortalidade do país (Carvalho *et al.*, 2007).

As disciplinas do Programa de Pós-graduação em Saúde Pública da FSP/USP criadas em 2001 foram substituídas em 2008 pelas disciplinas: Promoção da Saúde e Qualidade de Vida; Educação, Educação Popular e Educação Ambiental na perspectiva da Promoção da Saúde e Escola Saudável, entre outras.

Discussões frequentes para a definição da Política Nacional de Promoção da Saúde, bem como eventos como o Seminário de Avaliação de Efetividade da Promoção da Saúde – realizado pela UIPES-ORLA, sub-região Brasil, e por várias entidades parceiras, inclusive a ABRASCO, em abril de 2005 – fizeram outro perfil começar a se delinear, aproximando as concepções dos atores do Ministério da Saúde às das Cartas Internacionais de Promoção da Saúde e do que vinha sendo definido pelos participantes do GT de Promoção da Saúde e DLIS da ABRASCO (Carvalho *et al.*, 2007).

A Política Nacional de Promoção da Saúde foi publicada em março de 2006, no entanto, traz ainda em seu bojo uma visão prescritiva e voltada para o controle de riscos comportamentais (uso de tabaco, drogas lícitas e ilícitas, alimentação e estímulo à atividade física) e para a melhoria do estilo de vida. Apenas pequena parte de seus artigos se refere aos determinantes e condicionantes da saúde, resultantes das condições de vida e do ambiente.

Apesar de todos esses esforços, estudiosos da temática concordam que a promoção da saúde no Brasil ainda tem sido vista de maneira incipiente pelos representantes de diversos setores (incluindo a própria saúde), em diferentes espaços, incluindo a academia. Cabe, portanto, urgentemente enfrentar o desafio de continuar a implementar a "nova cultura da saúde", assim como comprovar sua efetividade por meio da realização de novos estudos e pesquisas científicas com ênfase no método qualitativo – e não em estudos epidemiológicos, como vinha ocorrendo –, divulgando sempre, para a população em geral, os resultados obtidos.

Referências bibliográficas

Abreu, J. L. N. Educação sanitária e saúde pública em Minas Gerais na primeira metade do século XX. História, Ciências, Saúde-Manguinhos, v. 17, p. 203-209, 2010.

Barbosa, P.; Resende, C. B. Os serviços de saúde pública no Brasil, especialmente na cidade do Rio de Janeiro de 1808 a 1907 (esboço histórico). Rio de Janeiro: Imprensa Nacional, 1909.

Birn, A. E. Child health in Latin America: historiographic perspectives and challenges. História, Ciências, Saúde-Manguinhos, v. 14, p. 677-708, 2007.

Brasil. Ministério da Saúde. Secretaria de Políticas de Saúde. Projeto Promoção da Saúde. As cartas da promoção da saúde/Ministério da Saúde, Secretaria de Políticas de Saúde, Projeto Promoção da Saúde. Brasília: Ministério da Saúde, 2002. Disponível em: http://bvsms.saude.gov.br/bvs/publicacoes/cartas_promocao.pdf. Acesso em: 10 mar. 2007.

Buss, P. M. Uma introdução ao conceito de promoção da saúde. In: Czeresnia D.; Freitas, C. M. F. (Org.). Promoção da saúde: conceitos, reflexões, tendências. Rio de Janeiro: Fiocruz, 2003. p. 176.

Candeias, N. M. F. Evolução histórica da educação em saúde como disciplina de ensino na Faculdade de Saúde Pública da Universidade de São Paulo – 1925 a 1967. Revista de Saúde Pública, v. 22, p. 347-365, 1988.

Canesqui, A. M. Trajetória da educação popular nas instituições estaduais de saúde. In: Paiva, V. (Org.). Perspectivas e dilemas da educação popular. Rio de Janeiro: Edições Graal, 1984. p. 315-324.

Carvalho, A. I.; Westphal, M. F.; Lima, V. L. G. P. Health promotion in Brazil. Promotion & Education, v. 14, n. 7, Suppl. 1, p. 7-12, 2007.

Costa, N. R. Estado, educação e saúde: a higiene da vida cotidiana. Caderno Cedes, v. 4, p. 5-27, 1980.

Costa, N. R. Lutas urbanas e controle sanitário: origens das políticas de saúde no Brasil. Petrópolis: Vozes, 1985. 121 p.

Dicionário Histórico-Biográfico das Ciências da Saúde no Brasil (1832-1930). s/d. Higiene e saúde pública. Disponível em: http://www.dichistoriasaude.coc.fiocruz.br. Acesso em: 5 maio 2007.

Figueiró, A. C. Pensando a prática de educação popular em saúde. Boletim da Rede de Educação Popular em Saúde, v. 2, p. 3-4, 1999.

Fleury, S. M. T. Notas sobre as políticas de saúde no Brasil de transição democrática – anos 80. Physis, v. 1, p. 77-96, 1991.

Freitas, S. F. T. História social da cárie dentária. Bauru: Edusc, 2001. 126 p.

Gondra, J. G. A sementeira do porvir: higiene e infância no século XIX. Educação e Pesquisa, v. 26, p. 99-117, 2000.

Hochman, G. A era do sanitarismo. 2. ed. São Paulo: Hucitec, 2006. 261 p.

Kuhlmann Júnior, M.; Magalhães, M. G. S. A infância nos almanaques: nacionalismo, saúde e educação (1920-1940). Educação em Revista, v. 26, p. 327-350, 2010.

Levy, S. N. *et al.* Educação em saúde: histórico, conceitos e propostas. 2002. Disponível em: http//www.reprolatina.institucional.ws/site/repositorio/materiais_apoio/textos_de_apoio/educacao_em_saude.pdf. Acesso em 2 ago. 2018.

Lima, A. L. G. S.; Pinto, M. M. S. Fontes para a história dos 50 anos do Ministério da Saúde. História, Ciências, Saúde-Manguinhos, v. 10, p. 1037-1051, 2003.

Lima, G. Z. Saúde escolar e educação. São Paulo: Cortez, 1985. 60 p.

Marcondes, R. S. Educação em saúde na escola. Revista de Saúde Pública, v. 6, p. 89-96, 1972.

Marcondes, R. S. Educação sanitária em nível nacional. Tese (Doutorado em Saúde Pública) – Faculdade de Higiene e Saúde Pública da Universidade de São Paulo, São Paulo, 1964.

Marques, D. L. Educação em saúde na atenção básica: concepções dos profissionais médicos do Programa Médico de Família de Niterói (RJ). Dissertação (Mestrado em Política Social) – Universidade Federal Fluminense, Niterói, 2006.

Melo, J. A. C. Educação sanitária: uma visão crítica. Caderno Cedes, 1980. p. 29-43.

Mendes, E. V. A evolução histórica da prática médica: suas implicações no ensino, na pesquisa e na tecnologia médica. Belo Horizonte: PUC-MG, 1984.

Mercadante, A. O. Evolução das políticas e do sistema de saúde no Brasil. In: Finkelman, J. (Org.). Caminhos da saúde pública no Brasil. Rio de Janeiro: Fiocruz, 2002. 328 p.

Merhy, E. E. A rede básica como uma construção da saúde pública e seus dilemas. In: Merhy, E. E.; Onocko, R. (Org.). Agir em saúde: um desafio para o público. 2. ed. São Paulo: Hucitec, 1997. 385 p.

Mohr, A.; Schall, V. T. Rumos da educação em saúde no Brasil e sua relação com a educação ambiental. Cadernos de Saúde Pública, v. 8, p. 199-203, 1992.

Nilson, E. A. F.; Westphal, M. F. Country report of Brazil: priorities and major health promotion efforts in 1998-1999. In: World Health Organization (Ed.). Megacountry health promotion network, Annex E: Countries Reports. Geneva: WHO, 1998.

Oliveira, R. M. A produção do conhecimento em escala local: repensando a relação entre a investigação científica e a experiência dos grupos populares. Tese de (Doutorado em Saúde Pública), Escola Nacional de Saúde Pública, Rio de Janeiro, 2000.

Paim, J. S. Políticas de saúde no Brasil. In: Rouquayrol, M. Z.; Almeida Filho, N. (Ed.). Epidemiologia e saúde. 6. ed. Rio de Janeiro: Guanabara-Koogan, 2003. p. 587-603.

Patto, M. H. S. Raízes históricas das concepções sobre o fracasso escolar: o triunfo de uma classe e sua visão de mundo. In: Patto, M. H. S. (Ed.). A produção do fracasso escolar: histórias de submissão e rebeldia. São Paulo: Queiroz, 1990. p. 9-52.

Paula Sousa, G. O estado de São Paulo e alguns dos seus serviços de saúde pública. Anais de Medicina e Cirurgia, v. 16, n. 2, 1923.

Pelicioni, M. C. F. Promoção da saúde e meio ambiente: uma trajetória técnico-política. In: Philippi Junior, A.; Pelicioni, M. C. F. (Ed.). Educação ambiental e sustentabilidade. Barueri: Manole, 2005. p. 413-420.

Pelicioni, M. C. F.; Pelicioni, A. F. Educação e promoção da saúde: uma retrospectiva histórica. O Mundo da Saúde São Paulo, v. 31, n. 3, p. 320-328, 2007. Disponível em: http://www.saocamilo-sp.br/pdf/mundo_saude/55/02_restrospectiva_historica.pdf. Acesso em: 5 maio 2007.

Pelicioni, M. C. F.; Pelicioni, A. F.; Toledo, R. F. A educação e a comunicação para a promoção da saúde. In: Rocha, A. A.; César, C. L. G. (Org.). Saúde pública. São Paulo: Atheneu, 2008. p. 165-177.

Polignano, M. V. Histórias das políticas de saúde no Brasil: uma pequena revisão. Cadernos do Internato Rural-Faculdade de Medicina/UFMG, v. 35, 2001. Disponível em: http://www.medicina.ufmg.br/internatorural/arquivos/mimeo-23.pdf. Acesso em: 5 ago. 2011.

Rabello, L. S. Promoção da saúde: construção social de um conceito em perspectiva do SUS. Rio de Janeiro: Editora FIOCRUZ, 2010.

Rocha, D. G. Análise do comportamento educativo nos programas preventivos em saúde bucal no Brasil, 1980-1994. Tese (Doutorado em Saúde Pública) – Faculdade de Saúde Pública da Universidade de São Paulo, São Paulo, 1997.

Rocha, H. H. P. Educação escolar e higienização da infância. Caderno Cedes, v. 23, p. 39-56, 2003.

Roncalli, A. G. A organização da demanda em serviços públicos de saúde bucal: universalidade, equidade e integralidade em saúde bucal coletiva. Tese (Doutorado em Odontologia) – Faculdade de Odontologia de Araçatuba da Universidade Estadual Paulista, Araçatuba, 2000.

Roncalli, A. G. O desenvolvimento das políticas públicas de saúde no Brasil e a construção do Sistema Único de Saúde. In: Pereira, A. C. (Ed.). Odontologia em saúde bucal coletiva: planejando ações e promovendo saúde. Porto Alegre: Artmed, 2003. p. 28- 49.

Roncalli, A. G.; Souza, E. C. D. A saúde no Brasil: trajetórias de uma política assistencial. In: Universidade Federal do Rio Grande do Norte. Departamento de Odontologia. Odontologia preventiva e social: textos selecionados. Natal: EDUFRN, 1997. p. 114-125.

Rosa, M. S. O. Saber e participação popular: diálogo e aprendizagem da cidadania em saúde. Revista Município e Saúde, v. 1, p. 10-15, 1994.

Santos, L. A. C. O pensamento sanitarista na primeira república: uma ideologia da construção da nacionalidade. Revista de Ciências Sociais, v. 28, p. 193-210, 1985.

Universidade de São Paulo. Faculdade de Saúde Pública. A Faculdade de Saúde Pública. Histórico. Disponível em: http://www.fsp.usp.br/site/paginas/mostrar/128. Acesso em: 2 ago. 2018.

Vasconcelos, E. M. Educação popular e a atenção à saúde da família. São Paulo: Hucitec, 1999. p. 336.

Vasconcelos, E. M. Educação popular nos serviços de saúde. 2. ed. São Paulo: Hucitec, 1991. p. 167.

Vasconcelos, E. M. Participação popular e educação nos primórdios da saúde pública brasileira. In: Vasconcelos, E. M. (Org.). A saúde nas palavras e nos gestos: reflexões da rede educação popular e saúde. São Paulo: Hucitec, 2001. p. 73-99.

Westphal, M. F. *et al.* La promoción de salud en Brasil. In: Arroyo, H. V. (Ed.). La promoción de la salud en América Latina: modelos, estructuras y visión crítica. San Juan (Puerto Rico): Universidad de Puerto Rico/UIPES/ORLA/CDC/OPS-OMS/CIUEPS, 2004. p. 123-154.

Westphal, M. F.; Motta, R. M. M.; Bogus, C. M. Contribuição para formação de uma rede brasileira de municípios saudáveis. Jornal do Conasems, Brasília, n. esp., ago. 1998.

2 Abordagens por *Settings* para a Promoção da Saúde | Movimento de Cidades Saudáveis e Iniciativa da Escola Promotora de Saúde

Fábio Luiz Mialhe • Maria Cecília Focesi Pelicioni • Andréa Focesi Pelliccioni

Introdução

Historicamente, as intervenções em saúde pública sempre foram organizadas em determinados *settings**, como escolas, centros de saúde e locais de trabalho, tradicionalmente considerados grandes estruturas sociais ou matrizes organizacionais provedoras dos canais e mecanismos de influência para os profissionais e programas de saúde alcançarem determinados grupos populacionais objetivando mudanças comportamentais individuais (Mullen *et al.*, 1995; Dooris, 2004). Compreendidos desse modo, os *settings* foram e ainda são pensados e utilizados como locais para se desenvolver programas educativos, com o objetivo de encorajar os indivíduos a fazerem mudanças comportamentais relacionadas com a saúde (Dooris, 2004).

Entretanto, os atuais conceito e prática da abordagem por *settings* para a promoção da Saúde (*the settings approach***) representam um importante avanço para além dessa perspectiva mecanicista de intervenção, que Tones e Green (2006) referem como *health education in a setting*, em oposição a *settings for health approach* (educação em saúde em um *setting* vs. abordagem de *settings* para a saúde), pois o segundo reconhece que os locais e os contextos são importantes determinantes diretos e indiretos da saúde e bem-estar dos indivíduos. Dessa maneira, a melhoria da saúde requer investimentos, comprometimento, parcerias e a integração da saúde com as culturas, estruturas, processos e rotinas dos *settings* (Dooris *et al.*, 2007).

Origem e desenvolvimento

A abordagem por *settings* para a promoção da saúde surgiu no início dos anos 1980, por meio da estratégia Saúde para Todos, da Organização

---

* O termo *settings*, apesar de amplamente utilizado em documentos e artigos sobre promoção da saúde na língua inglesa, ainda não apresenta uma tradução consensual para a língua portuguesa, aparecendo em diversos textos, documentos oficiais e artigos como *ambientes, espaços, entornos, cenários, contextos, localidades, locais, lugares*. Ao longo deste capítulo, preferimos manter o termo original em inglês.

** Várias terminologias têm sido atualmente utilizadas em relação aos *settings*, como *settings for health, the settings approach, the settings-based approach, health promoting settings* e *healthy settings*, referindo-se às abordagens de promoção da saúde orientadas aos diversos *settings*, reconhecendo que o lugar e o contexto são importantes determinantes da saúde (Dooris *et al.*, 2007). As traduções para a língua portuguesa têm sido as mais diversas, como a do documento "Municípios e comunidades saudáveis. Guia dos prefeitos para promover qualidade de vida" (OPAS, 2006), no qual a expressão *settings approach* foi traduzida como "abordagens por entornos e localidades específicas". Neste capítulo, utilizaremos "abordagem por *settings*" como tradução da expressão.

Mundial da Saúde (Dooris, 2004). Todavia, o termo ficou mais claramente conhecido na *Carta de Ottawa*, em 1986, a partir da afirmação: "A saúde é construída e vivida pelas pessoas dentro dos '*settings*' do seu dia a dia: onde elas aprendem, trabalham, divertem-se e amam" (WHO, 1986).

Com essa asserção, a *Carta de Ottawa* torna-se a grande impulsionadora do movimento das abordagens por *settings* para a promoção da saúde, rumo a uma visão mais holística e socioecológica do processo saúde-doença, que reconhece que a saúde não é majoritariamente resultado de intervenções do setor de saúde, mas sim um produto socioecológico proveniente de relações complexas entre fatores sociais, políticos, econômicos, ambientais, genéticos e comportamentais (Dooris *et al.*, 1998). Além disso, a carta estimulou a Organização Mundial da Saúde (OMS) a priorizar a abordagem por *settings* nos seus programas promotores de saúde. Sob os auspícios da OMS, a abordagem desenvolveu-se rapidamente e, desde então, o termo *settings* tornou-se frequente em seus documentos, referindo-se ao "contexto em que a promoção de saúde acontece" (Tones e Tilford, 2002). Dessa maneira, o conceito tem permitido a operacionalização de todas as estratégias descritas pela *Carta de Ottawa*.

O primeiro e mais conhecido exemplo de abordagem por *settings* para a promoção da saúde foi o movimento das cidades saudáveis, iniciado em meados de 1980 na Europa e que se espalhou rapidamente por todo o mundo.

Subsequente a Ottawa, a III Conferência Internacional sobre Promoção da Saúde, realizada em junho de 1991, em Sundsvall, Suécia, teve como objetivo central discutir a importância e a ampliação dos ambientes favoráveis à saúde (*supportive environments*) como meio de se prover suporte para ações saudáveis. A *Declaração de Sundsvall*, fruto dessa conferência, conclama todos os povos a se engajarem na promoção de ambientes mais favoráveis à saúde, por meio de ações voltadas às dimensões físicas, sociais, espirituais, econômicas e políticas dos ambientes, as quais devem estar intrinsicamente ligadas em uma interação dinâmica (Brasil, 2001). Considera ainda que isso pode ser feito por meio do fortalecimento da ação social nos *settings* para a saúde: "A conclamação para a criação de ambientes favoráveis à saúde é uma proposta prática para ações de saúde pública no nível local, com foco em *settings* para a saúde que permitam um amplo envolvimento e controle da comunidade" (WHO, 1991, p. 4).

É reconhecido que a melhoria no estado de saúde dos indivíduos ou populações é mais efetiva e eficiente quando também se investe em ações fora do setor de saúde.

Seis anos mais tarde, a *Declaração de Jacarta* enfatiza e reitera o comprometimento do movimento de promoção da saúde para com as abordagens baseadas em diferentes *settings*, atestando haver clara evidência de que: "*settings* particulares oferecem oportunidades práticas para a implementação de estratégias abrangentes. Estas incluem metrópoles, ilhas, cidades, municipalidades, comunidades locais, mercados, escolas, o local de trabalho e estabelecimentos de cuidados em saúde" (WHO, 1997, p. 2). E ainda: "*Settings* para a saúde representam a base organizacional da infraestrutura requerida para a saúde" (WHO, 1997, p. 4).

Ao final dos anos 1990, já havia vários grupos de pesquisadores e profissionais interessados na iniciativa, utilizando o termo "promotor(a) da saúde" ou "saudável" nos diversos *settings*, formando projetos e redes de apoio nacionais e internacionais, como as escolas promotoras de saúde, os hospitais promotores de saúde, os locais de trabalho saudáveis, as cidades, ilhas, vilas, entre vários outros e, em grande parte, sob os auspícios da OMS (Leger, 1997; Dooris, 2004).

Essa ampla abrangência e legitimidade abriu caminho para que o termo *settings for health* fosse incorporado ao documento da OMS intitulado *Health Promotion Glossary*, em 1998, e definido como "o lugar ou contexto social no qual as pessoas engajam-se em atividades cotidianas e nos quais os fatores ambientais, organizacionais e pessoais interagem para afetar a saúde e o bem-estar" (WHO, 1998, p. 19). Além disso, sobre o termo, o documento atesta que:

> Um *setting* é também onde as pessoas ativamente usam e moldam o ambiente e, assim, criam ou resolvem problemas relativos à saúde. Os *settings* podem ser normalmente identificados como tendo limites físicos, uma gama de pessoas com papéis definidos e uma estrutura organizacional.

> Ações para se promover a saúde através de diferentes *settings* podem assumir muitas formas distintas, frequentemente através de alguma forma de desenvolvimento organiza-

cional, incluindo mudanças no ambiente físico, na estrutura organizacional, administração e gestão. Os *settings* também podem ser utilizados para se promover a saúde através do alcance das pessoas que neles trabalham, ou os utilizam para ter acesso aos serviços, e através da interação de diferentes *settings* com a comunidade em geral. Exemplos de *settings* incluem escolas, locais de trabalho, hospitais, vilas e cidades (WHO, 1998, p. 19).

A *Carta de Bangkoc*, fruto da VI Conferência Internacional sobre Promoção da Saúde, realizada na Tailândia, destaca o papel dos *settings* no desenvolvimento de estratégias para a promoção da saúde e a necessidade de uma ação política integrada:

> Se se deseja avançar no controle dos fatores determinantes da saúde, é indispensável um enfoque normativo integrado por parte dos governos e das organizações internacionais, assim como o compromisso de se trabalhar com a sociedade civil e o setor privado através de todos os "*settings*" (WHO, 2005, p. 4).

Em outubro de 2009 ocorreu em Nairobi, Quênia, a VII Conferência Global de Promoção da Saúde. Uma série de importantes documentos foi produzida, além da declaração da Conferência intitulada *Nairobi call to action*, que possibilitou identificar estratégias-chave urgentemente requeridas para diminuir a distância entre as evidências e sua aplicação concreta, e acabar com a lacuna existente entre a saúde e o desenvolvimento por meio da promoção da saúde.

Discutiu-se a abordagem por *settings* como uma importante estratégia para promover o *empowerment* comunitário no documento de trabalho intitulado *Community empowerment with cases studies from the South-East Asia region*.

A abordagem por *settings* é integrada e promove o *empowerment* e a ação em múltiplos setores, podendo ser implementada em micro e macro-*settings* e em múltiplos níveis, aumentando o sucesso da ação (WHO, 2009).

Trata-se de um importante meio para combater as iniquidades em saúde: "a iniciativa dos *settings* saudáveis é um mecanismo prático para se enfrentar os vários determinantes sociais da saúde enquanto provê oportunidades para o *empowerment* comunitário" (WHO, 2009, p. 21).

Portanto, traz benefícios para além do setor de saúde, pois aumenta a capacidade de a comunidade participar na formulação de políticas públicas e melhorar a prestação de contas governamentais e institucionais com responsabilidade, ética e transparência (WHO, 2009).

Na VIII Conferência Global de Promoção da Saúde realizada em Helsinki, Finlândia, em 2013, foram revistas experiências relativas à inclusão da saúde em todas as políticas (*health in all policies*). Políticas estas elaboradas para possibilitar que a população obtenha vidas saudáveis, já que os interesses econômicos têm prevalecido e o poder do mercado tem afetado a habilidade dos governantes e dos sistemas de saúde em promover e proteger a saúde, bem como responder às necessidades de saúde da população.

A declaração extraída da conferência intitulada *Health in all policies* é uma resposta prática aos desafios apresentados para o setor de saúde. Esse documento possibilita a formação de uma estrutura voltada para a regulação e instrumentos práticos que combinem saúde, metas sociais e equidade com desenvolvimento econômico, administrando conflitos de interesse de maneira transparente.

A conferência estabeleceu orientações para uma ação concreta em países com diferentes níveis de desenvolvimento. Colocar a saúde em todas as políticas contribuirá para atingir os Objetivos de Desenvolvimento do Milênio, propostos pelas Nações Unidas em 2015.

Com essa conferência pretendeu-se:

- Facilitar a troca de experiências e dar orientações sobre mecanismos efetivos para promover a ação intersetorial
- Rever abordagens para encaminhar soluções de modo a superar barreiras e construir capacidade para implementar a temática da saúde em todas as políticas
- Identificar oportunidades para implementar as recomendações da Comissão dos Determinantes Sociais de Saúde por meio da inclusão de saúde em todas as políticas
- Estabelecer e rever os setores de desenvolvimento social e econômico para investir em saúde em todas as políticas
- Encaminhar a contribuição de promoção da saúde na renovação e reforma da atenção primária em saúde
- Rever o progresso, o impacto e as conquistas da promoção da saúde desde a Conferência de Ottawa.

A IX Conferência Global de Promoção da Saúde foi realizada em Xangai, China, em 2016. Nela, prefeitos, líderes de governos, especialistas em saúde de todo o mundo declararam seu compromisso com os documentos *Shanghai Consensus on Healthy Cities* 2016 e *Shanghai Declaration on Health Promotion*. Ambos reconhecem o papel crítico que as cidades desempenham na promoção da saúde e no desenvolvimento sustentável.

A *Declaração de Shangai para a promoção da saúde na Agenda de 2030 para o desenvolvimento sustentável* reafirmou o reconhecimento de que:

- A saúde e o bem-estar são essenciais para o alcance do desenvolvimento sustentável
- A saúde deve ser promovida por meio de ação sobre todos os Objetivos de Desenvolvimento Sustentável das Nações Unidas – *UN Sustainable Development Goals* (SDG)
- Devem ser feitas escolhas políticas ousadas para a saúde
- A boa governança é essencial para a saúde
- Cidades e comunidades são *settings* fundamentais para implementar a saúde
- A alfabetização em saúde empodera e leva à equidade.

A maior parte das pessoas quer viver em zonas urbanas porque oferecem muitas oportunidades de emprego e acesso a melhores serviços de saúde, educação e proteção social, necessários para a boa saúde e desenvolvimento humano, mas também podem apresentar riscos para a saúde. Superpopulação, falta de água potável e de saneamento podem contribuir para a propagação de enfermidades infecciosas. As taxas de prevalência de doenças não transmissíveis, mentais e a violência também são mais altas por conta dos contextos social e alimentar e do ambiente construído. Só 12% das cidades do mundo cumprem metas relativas ao controle da poluição atmosférica e hídrica.

A urbanização é, portanto, um dos principais problemas de saúde pública do século 21, daí a importância de gerir e planejar as cidades para que se tornem cada vez mais saudáveis e habitáveis, e segundo os objetivos de desenvolvimento sustentável (ODS), especialmente o ODS 11, é preciso conseguir que as cidades e os assentamentos humanos sejam inclusivos, seguros, resilientes e sustentáveis. Para tal, é fundamental formar lideranças políticas e uma governança participativa.

Verifica-se, portanto, que desde a *Carta de Ottawa*, a abordagem por *settings* vem sendo discutida e reiterada em conferências e documentos como uma importante estratégia para situar a prática da promoção da saúde. Implícito na estratégia está o reconhecimento de que muitos determinantes da saúde e dos comportamentos humanos são *setting*-específicos, ou seja, produtos das características físicas, sociais e culturais nas quais os indivíduos estão inseridos (Green *et al.*, 2000).

Implementação da estratégia

Dooris (2004) compreende que a abordagem por *settings* tem como base três elementos:

- A criação de ambientes de vida e de trabalho favoráveis à saúde
- A integração da saúde e de estratégias promotoras de saúde no planejamento estratégico de organizações, empresas, instituições e nas atividades diárias ou rotinas dos *settings*
- Integração de um *setting* com outros *settings* e com toda a comunidade, reconhecendo-se que as pessoas não operam em um único *setting*, e que um *setting* apresenta impactos para além dele mesmo. Assim, visa contribuir para a saúde e o bem-estar geral.

Para que a estratégia seja implementada com uma heterogeneidade aceitável, sugerimos que as abordagens por *settings* devam ser consolidadas em valores, como participação, equidade e colaboração, e caracterizadas por três dimensões interconectadas (Dooris *et al.*, 2007; 2009), conforme descrito a seguir.

Modelo ecológico de promoção da saúde

A abordagem por *settings* é baseada em um modelo ecológico da promoção da saúde, no qual a saúde é determinada por uma interação complexa entre os fatores ambientais, organizacionais e pessoais. Assim, a abordagem por *settings* enfoca as populações em vez do indivíduo, e saúde e o bem-estar destas em vez da doença, em uma visão salutogênica (Antonovsky, 1996). Ele também representa uma mudança de foco reducionista com base em problemas individuais, em fatores de riscos e em uma abordagem de causalidade linear, para uma visão holística de saúde e bem-estar, determinada pela complexa interação entre os fatores ambientais, organizacionais e pessoais dentro do contexto e lugares onde as pessoas vivem suas vidas. Essa perspectiva ecológica garante que os *settings* sejam conceitualizados não apenas como ambientes culturalmente e socialmente definidos no espaço e no tempo, mas também como "arenas de interações sustentáveis, com estruturas preexistentes, políticas, características, valores institucionais e comportamentos e sanções formais e informais" (Green *et al.*, 2000).

Perspectiva sistêmica

Com base no modelo ecológico e construído a partir da teoria organizacional, a abordagem compreende os *settings* como sistemas dinâmicos complexos contendo várias entradas, processos e saídas. Essa perspectiva reconhece a importância da interligação e do sinergismo entre os diferentes componentes e reconhece que os *settings* são tanto *sistemas complexos* (imprevisíveis) quanto *sistemas abertos* (interagem com outros *settings* e com o amplo ambiente onde estão inseridos). Sobre o fato de serem sistemas abertos, os autores afirmam que as questões de saúde não "respeitam" limites, e uma questão manifesta em um *setting* pode ter suas raízes em outro *setting*, por exemplo, o *bullying* nas escolas. Além disso, é importante ter em conta que os microambientes dentro de cada *setting* oferecem diferentes experiências a diferentes pessoas em diferentes momentos.

Desenvolvimento de abordagens sistêmicas integrais (*whole system approach*)

Por último, os autores consideram que as abordagens por *settings* se utilizam de conceitos e práticas de desenvolvimento organizacional e/ou comunitário para introduzir, gerir e sustentar mudanças no interior dos *settings*, tendo sempre em conta as normas, valores e inter-relações contextuais, aplicando o pensamento sistêmico integral (*whole system thinking*) de Pratt *et al.* (2005). Compreende, desse modo, que há um determinismo recíproco entre ambientes e comportamentos, havendo a necessidade de se empoderar aqueles inseridos nos *settings* para que haja todo um desenvolvimento organizacional e coletivo, gerando sustentabilidade à estratégia. Assim, é importante que a abordagem utilize múltiplas intervenções e programas interconectados para que

a saúde seja integrada no âmbito da cultura e da rotina diária dos *settings*, garantindo condições de vida e ambientes de trabalho que promovam ganhos em saúde e em produtividade, e que esteja engajada em melhorar a saúde e o bem-estar de toda a comunidade. Alguns modelos foram desenvolvidos para ajudar na operacionalização da estratégia, entre eles o de Dooris (2004), que destaca a necessidade de uma abordagem baseada em valores que combine desenvolvimento e mudanças organizacionais no longo prazo com projetos de alta visibilidade, um compromisso gerencial ou político "de cima para baixo" com um engajamento e *empowerment* "de baixo para cima", e que as ações sejam dirigidas tanto pelas agendas da saúde pública como das organizações, ajudando a divulgar os pontos fortes e estratégicos do *setting*. A abordagem socioecológica e multidisciplinar integral dos sistemas ou *whole system approach*, apresentada na Figura 2.1, utiliza uma variedade de métodos e incorpora seis elementos-chave (Dooris 2004; 2009).

O modelo sustenta-se em princípios e perspectivas construídas a partir da *Carta de Ottawa* e da *Agenda 21* (Dooris *et al.*, 1998):

- Um entendimento holístico e socioecológico da saúde: um modelo holístico, salutogênico e socioecológico da promoção de saúde tem em conta a interação dinâmica entre as pessoas e os fatores ambientais mais amplos que determinam a saúde, e reconhece que os *settings* nos quais as pessoas vivem, trabalham e se divertem apresentam um papel determinante fundamental para sua saúde
- Foco nas populações, políticas e ambientes: o foco primário nas populações, em vez dos indivíduos, conduz o foco das intervenções na construção de uma política organizacional saudável para facilitar a criação de ambientes favoráveis à saúde
- Equidade e justiça social: um compromisso com a igualdade de oportunidades garante que as organizações trabalhem pela justiça e pela proteção dos direitos humanos, e que as intervenções por *settings* promovam a equidade na saúde
- Sustentabilidade: a saúde humana depende da manutenção dos recursos globais, e, portanto, deve ser assegurado que as instituições realizem práticas ambientalmente e socialmente sustentáveis, tendo em conta o

amplo impacto das suas políticas e práticas nas pessoas e ambientes em níveis locais, nacionais e ambientais
- Participação da comunidade: permite que as pessoas de todas as partes e todos os níveis de uma comunidade ou uma organização se envolvam para articular suas preocupações e necessidades, para serem ouvidas, para avaliar suas capacidades e para participar ativamente em todas as fases do processo
- Capacitação e *empowerment*: indivíduos, grupos e comunidades precisam ser capacitados a ter maior controle sobre suas vidas e a realizar ações para mudanças
- Cooperação: a construção de efetivas cooperações interdisciplinares, interdepartamentais e interinstitucionais promove inovações e suporte mútuo
- Consenso e mediação: as organizações e a sociedade em geral são caracterizadas por apresentarem diferentes interesses, por isso é importante mediar as tomadas de decisões por meios que priorizem a resolução dos conflitos e a construção do consenso, em vez do uso de força e poder no processo de mudança
- Advocacia: a capacidade e a responsabilidade das organizações para advogarem e expressarem opiniões sobre questões relativas à saúde pública devem ser reconhecidas e desenvolvidas
- *Settings* como sistemas sociais: um *setting* é um sistema social no qual as pessoas vivem, trabalham, aprendem, amam e se divertem; é caracterizado por uma determinada cultura organizacional, estrutura, funções, normas e valores, nos quais "saúde" deve "entrar" por meio de "pontos de entrada" apropriados
- Ações integradoras sustentáveis: deve ser garantido o desenvolvimento sustentável das ações por meio de ações integrativas, em vez de ações aditivas
- Os *settings* como partes de um ecossistema interdependente: todos os *settings* são interconectados, e cada *setting* é uma parte distinta, mas não separada do amplo e interdependente ecossistema.

Se a estratégia anterior for adotada por meio de uma extensão de temas relacionados com a saúde e efetivamente incorporada pelo *setting*, poderá oferecer um veículo potencialmente valioso e extremamente tangível não apenas para a saúde das coletividades, mas também para a criação de parceiros estratégicos locais, segundo o autor. Entretanto, é importante que a iniciativa trabalhe tanto "para cima" como "para

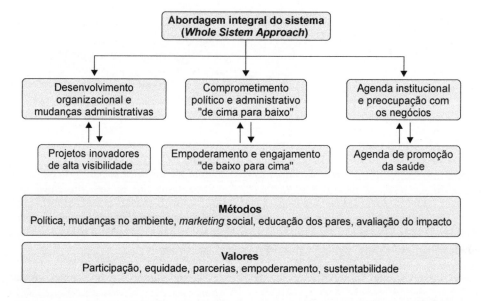

Figura 2.1 Modelo para conceituar e operacionalizar a abordagem por *settings* saudáveis. Adaptada de Dooris (2004, 2007, 2009).

baixo", influenciando as políticas e as práticas organizacionais que podem realmente ajudar a criar ambientes favoráveis à saúde, fazendo a diferença (Dooris, 2004).

Desafios para implementação e avaliação das abordagens por *settings* na promoção da saúde

Para Whitelaw *et al.* (2001), as atividades de promoção da saúde por *settings* apresentam uma série de resultados positivos, como o aumento da consciência sobre questões relacionadas com a saúde; o desenvolvimento de políticas promotoras de saúde; a melhoria dos ambientes estruturais e psicossociais; a formação de parcerias com mais frequência e de melhor qualidade; vínculo entre pessoas, ambientes e comportamentos dentro dos *settings*, além de benefícios econômicos.

Entretanto, apesar de proverem importantes estruturas para o planejamento em promoção da saúde, aqueles que trabalham com a abordagem enfrentam alguns desafios que muitas vezes tornam problemática a realização de avaliações mais rigorosas e consistentes, dificultando a geração de evidência de efetividade das intervenções. Portanto, alguns desafios inter-relacionados devem ser enfrentados.

Necessidade de embasamento teórico-conceitual

Desde a *Carta de Ottawa*, o conceito de promoção da saúde tem sido interpretado por muitos profissionais como sinônimo de intervenções educativas e preventivas voltadas a promover mudanças comportamentais individuais. Nesse contexto, os *settings* não são considerados uma característica estratégica ou fundamental da promoção da saúde, mas estruturas físicas e contextuais manipuláveis pelos profissionais com a finalidade principal de persuadir os indivíduos a mudarem seus comportamentos. As pessoas são definidas como meras "portadoras de dados estatísticos, em vez de indivíduos e coletivos com tradições, biografias, necessidades, experiências e padrões de comportamento específicos que foram desenvolvidos ao longo do tempo" (Wenzel, 1997). Wenzel (1997) afirma que, nesse caso, os programas são omissos ao enfatizarem a necessidade de uma participação coletiva ativa em cada *setting*.

Por outro lado, os *settings* podem ser definidos como "domínios espaciais, temporais e culturais de interações face a face na vida diária" (Wenzel, 1997) e contextos nos quais as pessoas podem ser empoderadas para apresentarem maior controle sobre os determinantes de sua saúde, seja comportamentais, seja ambientais. Há, geralmente, associação com o termo *health promoting settings*.

Assim, para Dooris (2007), a "bandeira" da abordagem por *settings* contempla uma diversidade de entendimentos conceituais e atividades na prática diária, dificultando a construção de um corpo de pesquisa confiável que permita a comparação dos resultados e a transferência de conhecimentos de experiências vivenciadas de um *setting* para outro.

Em segundo lugar, parece haver uma variação conceitual entre os termos *health promotion in settings* (promoção de saúde nos *settings*) e *settings approach* (abordagem por *settings*). Reconhecendo essas variações conceituais, Whitelaw *et al.* (2001) propõem uma tipologia representacional da promoção de saúde por *settings* que distingue os vários tipos de práticas, refletindo diferentes análises do problema e soluções. Assim, existem perspectivas que enfatizam o agenciamento dos indivíduos para o autocuidado em saúde, outras que enfatizam o determinismo social e as pressões ambientais e defendem uma visão estruturalista do comportamento humano, e ainda outra que discute a relação entre ambas, conhecida como a teoria da estruturação, que rejeita a polarização das posições, favorecendo a interação entre a perspectiva individual e contextual.

Por meio desses critérios, os autores identificaram cinco tipos ou modelos de práticas que geralmente são desenvolvidos nos *settings*, descritos a seguir.

Modelo passivo

É o mais conservador. Os problemas e as soluções dependem dos comportamentos e ações voluntárias dos indivíduos. Os *settings* são considerados apenas canais neutros de comunicação que oferecem acesso a grupos definidos da população e se responsabilizam por criar circunstâncias favoráveis (tempo e recursos) para o desenvolvimento de atividades educativas tradicionais focadas no indivíduo. Essas são geralmente realizadas via comunicação de massa e atividades educativas individuais. Assim, o centro dos problemas e as soluções apoiam-se exclusivamente na esfera da vontade e dos comportamentos dos indivíduos. Para a avaliação das ações, utilizam-se indicadores tradicionais, como conhecimentos, atitudes e comportamentos. Esse modelo exerce, portanto, um papel passivo e subordinado. Atividades tradicionais de educação em saúde desenvolvidas dentro de escolas e empresas, em que estas provêm a oportunidade de acesso regular das equipes profissionais para ensinarem crianças e adultos a cuidarem de sua saúde são um exemplo desse modelo.

Modelo ativo

Uma variação do primeiro, em que o principal problema a ser resolvido continua sendo os comportamentos dos indivíduos (p. ex., fumo, dieta, exercícios físicos), porém compreende-se que também é necessária a contribuição do *setting* para facilitar as mudanças de comportamentos e o alcance dos objetivos. O indivíduo é considerado restrito nos seus potenciais de mudança, e os *settings* são considerados identidades independentes e controláveis, capazes de contribuir como modelo de comportamentos individuais. O *setting* é, então, visto como uma entidade independente e controlável que apresenta o potencial de contribuir para a modelação do comportamento individual. As atividades são geralmente focadas em alguns tópicos específicos e desenvolvidas via comunicação de massa ou educação individual, e também podem compreender o desenvolvimento de políticas e mudanças estruturais. Por exemplo, para promover a lavagem das mãos, amplia-se o foco da simples distribuição de materiais educativos para mudanças ambientais, como a provisão de facilidades (sabonetes, pias, toalhas) para a lavagem das mãos. Os indicadores são os mesmos do modelo anterior, incorporando uma avaliação mais ampla dos processos nos *settings*.

Modelo veículo (vehicle)

Considera que o problema e a solução estão dentro do *setting* e o caminho para mudanças é alcançado por meio de passos incrementais, ou seja, a partir de projetos individuais voltados para tópicos específicos. A expectativa é de que iniciativas de promoção de saúde provenham dos meios apropriados para destacar ou salientar a necessidade de mudanças mais

amplas nos *settings*, e que as intervenções e os indivíduos sirvam como modelos ou "veículos" para promoverem mudanças mais amplas nos *settings*. Assim, os projetos de promoção da saúde são utilizados como um veículo secundário para o objetivo primário, que é o amplo desenvolvimento do *setting*. Para isso, as soluções dos problemas partirão de experiências de aprendizagem baseadas em projetos individuais. Por exemplo, no caso de projetos de hospitais promotores de saúde, ações realizadas a partir de determinados tópicos são utilizadas para desenvolverem na organização uma ampla compreensão dos benefícios de se tornar uma instituição promotora de saúde. Portanto, apesar de as atividades continuarem sendo tópicocentradas, apresentam expectativas explícitas de transporem objetivos autocentrados em mudanças de comportamento específicos individuais, para mudanças mais amplas nos *settings*. As atividades são desenvolvidas via comunicação de massa, por meio da educação individual, além de um trabalho complementar no desenvolvimento de políticas e mudanças estruturais relacionadas com tópicos específicos.

Modelo orgânico

O problema é atribuído ao sistema como um todo, e a solução será alcançada por meio de processos e práticas dos indivíduos que compõem a totalidade do *setting*. Grande ênfase é dada ao desenvolvimento dos indivíduos e de pequenos grupos por toda a organização, apesar de, neste caso, ao contrário do modelo anterior, o foco da ação tender a ser mais genérico. Com base na noção da saúde como produto dos fatores psicossociais, favorece a participação ética coletiva para a resolução das raízes dos problemas. Isso pode se desenvolver por meio de mecanismos de comunicação organizacional, de representação e de participação dentro do *setting*, de treino e de desenvolvimento do quadro de funcionários considerados os representantes gerais das atividades de promoção da saúde. Desse modo, os resultados dessas atividades não se fazem conhecer apenas por meio de ganhos tangíveis em saúde, como mudanças comportamentais ou ambientais, mas também se refletem em um desejo de melhorar todo o *ethos* ou a cultura dentro do *setting*. Geralmente é desenvolvido por meio de atividades focadas no fortalecimento da participação coletiva. Indicadores como os níveis de comunicação, participação e desenvolvimento das pessoas que interagem nos *settings*, entre outros, podem ser utilizados para a avaliação das intervenções.

Modelo abrangente

Utiliza a noção de *setting* como uma entidade que está acima dos indivíduos e procura trazer mudanças diretas e significativas na estrutura e cultura deste, dentro de uma compreensão de que os indivíduos são relativamente impotentes em promover mudanças significativas em qualquer nível. O modelo tende a aceitar uma visão determinista de que mudanças profundas e duradouras dependem de poderosas forças dentro do *setting*. Assim, é dada ênfase à implementação de amplas políticas e estratégias nos *settings* para se alcançar as mudanças necessárias, com foco nas ações diretas dos tomadores de decisões de alto nível hierárquico, como gestores e políticos. Os indicadores geralmente se baseiam nos impactos das ações sobre as políticas e o ambiente.

Considerações sobre os modelos de *settings*

Segundo Green e Tones (2010), os modelos orgânico e abrangente são claramente mais pertinentes com a interpretação de uma abordagem "ideal" por *settings*. Entretanto, para Whitelaw *et al.* (2001) as distinções entre as atividades desenvolvidas nos cinco tipos de modelos devem ser vistas de modo impreciso, pois na prática elas podem se sobrepor de maneira complementar ou operar consecutivamente para facilitar a progressão das ações dentro dos *settings*. Contrariamente a esses autores, Dooris (2005) reconhece o perigo de estabelecer o que constitui ou não uma abordagem por *setting* (*setting approach*), pois essa variância conceitual pode causar mais confusão do que esclarecimentos para a geração de evidências das intervenções nos diversos *settings*.

Inter-relação dos *settings*

Esta abordagem tem sido criticada pelos que argumentam que ela fragmenta as ações de promoção da saúde coletiva. Entretanto, para Dooris (2006) os *settings* operam em diferentes níveis, como "bonecas russas", podendo estar situados um dentro do contexto do outro. Corroborando essa ideia, Galea *et al.* (2000) afir-

mam que a análise dos *settings* deve ter como premissa o reconhecimento de que eles coexistem em diferentes níveis hierárquicos. Assim, propõe a existência de *settings* "elementares" ou pequenos o suficiente para que seus membros se identifiquem como pertencentes, tendo, portanto, um senso de identidade, com suas peculiaridades sociais, culturais, econômicas e psicossociais. Escolas, hospitais, centros de saúde, prisões, boates, locais de trabalho, mercados e universidades pertenceriam a esse nível. Por outro lado, estariam inseridos dentro de *settings* "contextuais" mais amplos, como uma cidade ou vila em particular, que por sua vez se localizaria dentro de uma ilha, distrito, região ou Estado, e assim por diante. Do mesmo modo, o conceito "saudável" proposto pela promoção da saúde se adapta a diferentes níveis e extensões.

Portanto, é necessário sempre termos em mente que um determinado *setting* geralmente faz parte de um todo maior, e se deve buscar melhorar a sinergia entre eles com a finalidade de maximizar a capacidade coletiva de influenciar as políticas em todos os níveis, visando a melhorar suas contribuições ao bem-estar das coletividades (Dooris, 2006). Segundo Tones e Tilford (2002), é improvável que essa abordagem apresente impactos no longo prazo na saúde das populações até que os diferentes *settings* apresentem objetivos congruentes e operem de maneira sinérgica.

Mediação de conflitos entre as partes interessadas

Aqueles que trabalham com a promoção da saúde geralmente esperam que a maioria dos cidadãos, usuários, profissionais da saúde, funcionários, professores, diretores, gerentes, políticos, entre outros apoiem e contribuam para aperfeiçoar a condição de saúde dos indivíduos pertencentes ao seu *setting*. Entretanto, pode não ser o caso, necessitando-se trabalhar com a conciliação dos diversos interesses dos indivíduos, grupos e tomadores de decisões dentro dos *settings*. Para isso, deve-se ter o cuidado ao fazer alianças com indivíduos poderosos e/ou influentes com o intento de ganhar acesso aos grupos-alvo, pois isso pode gerar uma consequência ambivalente ou mesmo uma situação hostil aos olhos da maioria (Leger, 1997; Tones e Tilford, 2002).

Outro problema é alinhar a proposta da promoção de saúde dentro de relações de poder e alianças preexistentes nos *settings*, ou seja, entre os gerentes, políticos, diretores e os grupos com menor poder, como trabalhadores, usuários e cidadãos. Assim, parece claro que as relações de poder devam ser levadas em conta quando se desenvolvem trabalhos em conjunto entre os diferentes *settings* – como no caso dos municípios saudáveis, os quais envolvem uma diversidade de pessoas interessadas de diferentes setores com diferentes graus de poder e influência (Dooris, 2009).

Inclusão de grupos marginalizados nas ações

Outro desafio para as ações baseado nos *settings* refere-se à inclusão de grupos marginalizados, como desempregados, moradores de rua, imigrantes ilegais, entre outros, ou seja, *settings* não tradicionais (Tones e Tilford, 2002).

Produção de evidências da efetividade da estratégia

Segundo Leger (1997):

> A abordagem por *settings* para a saúde tem se mostrado promissora. Entretanto, a retórica e a crença nos seus resultados precederam a evidência de sua utilidade. O nosso desafio é construir um argumento para utilizar os *settings* na promoção da saúde e sermos mais críticos e menos eufóricos sobre seus resultados.

Vários problemas têm sido identificados na construção de uma base de evidências convincentes para a estratégia (Dooris, 2006, 2007):

- As maneiras pelas quais as avaliações são financiadas são a base da evidência para a saúde pública e para a promoção da saúde, mas geralmente são focadas em doenças específicas ou intervenções em fatores de risco específicos
- A diversidade de entendimentos sobre o que é a promoção da saúde baseada nos *settings* e suas práticas acaba por criar problemas na geração de um corpo de pesquisas que permita fazer comparações e que seja capaz de ser transferido de uma situação à outra
- A avaliação das ações de promoção de saúde nos *settings* em termos de uma abordagem ecológica e da dinâmica dos sistemas é complexa, pois isso requer uma análise não linear que reconhece que há várias interações ocorrendo ao mesmo tempo dentro e entre os *settings*.

Dessa maneira, estão postos consideráveis desafios para a construção de evidências da efetividade dessa estratégia baseadas no modelo ecológico e em valores fundamentais, como participação, equidade e colaboração. Entretanto, o foco de atenção no contexto social em que as intervenções são avaliadas nos permitirá "celebrar a complexidade em vez de tentarmos controlá-la" (Colquhoun, 2006).

Como observado, a teoria e a prática da abordagem por *settings* têm sido descritas e debatidas há mais de duas décadas e refletem o modelo ecológico da promoção da saúde no qual a saúde é determinada por uma relação recíproca e complexa entre fatores ambientais, organizacionais e pessoais, e, portanto, majoritariamente determinada por fatores extrínsecos aos serviços de saúde.

Iniciativas baseadas nos conceitos anteriormente apresentados vêm revolucionando a gestão pública de saúde e meio ambiente, e começam a aparecer sempre relacionadas. Entre essas iniciativas estão o Movimento de Municípios e Cidades Saudáveis, a partir do nível local, e as experiências da Escola Promotora da Saúde ou Escola Saudável.

Movimento dos Municípios e Cidades Saudáveis

A noção de cidade saudável vem sido discutida desde os anos de 1980, especialmente no Canadá e na Europa, e é uma estratégia de promoção da saúde que tem como objetivo maior a melhoria da qualidade de vida da população (Flynn, 1996).

A primeira definição de cidade saudável foi elaborada em 1986 por Hancock e Duhl (Hancock, 1993), sendo adotada até hoje pela Organização Mundial da Saúde (WHO, 1998):

> Uma cidade saudável é aquela que está continuamente criando e melhorando os ambientes físicos e sociais e expandindo esses recursos comunitários que permitem as pessoas a apoiarem-se mutuamente na realização de todas as funções da vida e desenvolverem seus potenciais máximos (Hancock, 1993, p. 7).

Trata-se, portanto, de uma abordagem holística, na qual a noção de saúde inclui não apenas a saúde física, mas também a mental, social, econômica, política e espiritual.

[...] uma cidade saudável não é necessariamente aquela que tem alto status de saúde, embora isso seja importante; ao contrário, é aquela que é consciente da saúde, esforçando-se continuamente para ser mais saudável e ter em conta a saúde em todas as decisões - em outras palavras, políticas públicas saudáveis em nível local (Hancock, 1993, p. 7).

Sua estratégia gerencial exige parcerias entre o governo municipal e a população, bem como o envolvimento dos diversos setores no desenvolvimento de políticas de saúde pública.

De acordo com Hancock e Duhl (1986, p. 33), são parâmetros de uma Cidade Saudável:

1. Um ambiente limpo, seguro e de alta qualidade (incluindo a qualidade da habitação).
2. Um ecossistema estável no presente e sustentável a longo prazo.
3. Uma comunidade forte com laços de suporte mútuo, sem exploração.
4. Um alto grau de participação pública e controle sobre as decisões que afetam a vida, a saúde e o bem-estar dos indivíduos.
5. A satisfação das necessidades básicas (alimentação, água, abrigo, renda, segurança, trabalho).
6. O acesso a uma ampla variedade de experiências e recursos com a possibilidade de múltiplos contatos, interação e comunicação.
7. Uma economia diversificada, dinâmica e inovadora.
8. Encorajamento da vinculação com o passado, com a herança cultural e biológica, e com outros grupos e indivíduos.
9. Um formato de cidade que é compatível com e melhora os parâmetros e comportamentos supracitados.
10. Um ótimo nível de saúde pública apropriada e de serviços para o cuidado dos doentes acessíveis a todos.
11. Alto nível de saúde (tanto alto nível de saúde positiva e baixos níveis de doenças).

Para sua concretude, a estratégia gerencial exige parcerias e o comprometimento entre o governo municipal, líderes políticos, organizações locais e a população para iniciar o processo e melhorar continuamente as condições de saúde e a qualidade de vida de todos os cidadãos. Desse modo, é um processo que requer determinação e apoio político, bem como um alto grau de participação e ação por parte de toda a comunidade (Mendes, 2000; OPAS, 2003).

Breve histórico do Movimento das Cidades Saudáveis

Desde a Grécia Antiga já havia a preocupação com a saúde das cidades e de seus cidadãos (Hancock, 1993). Mais recentemente, os meios de se assegurar boa saúde no contexto urbano têm sido debatidos desde o início do século 19, quando várias cidades europeias e dos EUA começaram a aumentar rapidamente, geralmente em função do processo de industrialização. O saneamento e a saúde tornaram-se as principais preocupações dos governos nos anos 1840 em virtude de uma ampla difusão de epidemias que ocorreram nos anos anteriores. Após as epidemias de gripe e febre tifoide que eclodiram em 1837 e 1838, Edwin Chadwick foi solicitado pelo governo inglês a realizar um inquérito sobre as condições de saneamento. Em seu relatório *The sanitary conditions of the labouring population*, publicado em 1842, o autor argumenta que as doenças estavam diretamente relacionadas com as condições de vida e que havia uma necessidade urgente de reformas de saúde pública.

Em maio de 1843, o governo britânico instituiu a Comissão de Saúde das Cidades, com a presidência do Duque de Buccleuch, tendo Edwin Chadwick como secretário, com a função de examinar a saúde e as condições sanitárias dos trabalhadores pobres que se aglomeravam em casebres ou cortiços, e de sugerir propostas para melhorar a salubridade e a segurança de suas moradias por meio de regulamentos e leis (Ley, 2000). Do trabalho da comissão surgiram dois relatórios que enfatizavam os vários problemas existentes e possíveis soluções, como a drenagem da água, a pavimentação e limpeza das ruas e o suprimento de água para todos. A comissão ainda recomendou que os Conselhos da cidade deveriam ser empoderados para levantar fundos para adquirir terras ou propriedades, de modo a ampliar ruas, pátios e becos para melhorar a ventilação e aumentar a conveniência do tráfego geral. Portanto, o trabalho conduziu à formação de uma "ideia sanitária" e a implantação de medidas de saúde pública. Edwin Chadwick teve muita importância no sentido de propor várias recomendações de medidas para transpor os obstáculos diagnosticados, os quais foram confirmados e adotados pela Comissão (Ley, 2000).

A partir desse trabalho da Comissão de Saúde das Cidades, formou-se na cidade de Exeter, Inglaterra, em 1844, a Associação da Saúde das Cidades (Health of Town Associations), liderada por Edwin Chadwick, para deliberar sobre os achados encontrados, com o objetivo principal de exercer pressão sobre o governo para aprovar legislações visando a melhorar a qualidade da saúde pública. Assim é considerada uma das primeiras raízes do conceito de cidades saudáveis. A ideia se espalhou rapidamente por outras cidades da Inglaterra, as quais passaram a pressionar os governos para aplicação das ideias sanitárias como política pública, tendo um grande impacto na saúde pública da Inglaterra em um período curto (Hancock, 1993; 1997; Ley, 2000).

Em 1875, Benjamin Ward Richardson, médico e sanitarista autoproferido discípulo de Chadwick, antigo presidente da Sociedade Médica de Londres, discursou no encontro da Associação de Ciências Sociais em Brighton, Inglaterra. Sua apresentação, intitulada *Hygeia: a city of health*, referiu-se a uma descrição detalhada de uma cidade saudável ideal, e os assuntos ali apresentados ainda são relevantes nos dias atuais. A visão da *Hygeia* exerceu influência tanto na Inglaterra como nos EUA, inspirando Ebenezer Howard e o Movimento da Cidade Jardim nos anos de 1890 (Hancock, 1993; 1997; Ley, 2000).

No final do século 19, o urbanista Ebenezer Howard iniciou o *Projeto Cidade Jardim*, na Inglaterra, influenciado pelas ideias do Movimento Sanitário e propostas de pensadores que desejavam reverter a miséria das comunidades, recomendando que as cidades mantivessem o ar limpo, o transporte público eficiente, construíssem hospitais e instituições para idosos e doentes mentais, proibissem o consumo de álcool e o tabaco, e adotassem medidas de saúde nos locais de trabalho (Gentile, 1999).

Apesar da grande influência que teve naquele tempo, Howard não teve muito sucesso na viabilização de suas ideias por não ter considerado em suas propostas técnicas as necessidades da população envolvida em seus projetos. Entretanto, a ideia de melhorar a qualidade das cidades não foi esquecida.

Ao longo dos anos, foram incorporadas a essa concepção de gestão do espaço público práticas mais democráticas de consulta e participação populares, que ajudaram a impulsionar o ressurgimento dessa estratégia em nível local, no início da década de 1970, em Toronto, no Canadá, com o nome Cidade Saudável. Lá, Leonard Duhl, psiquiatra e urbanista da Universidade de Berkeley, juntamente a Trevor Hancock, médico consultor de saúde pública do Departamento de Saúde da cidade de Toronto, preocupados com o impacto progressivo da urbanização nas condições de saúde, e também com o papel dos governos municipais sobre esse processo, elaboraram a proposta das Cidades Saudáveis (Ferraz, 1993). Ela foi apresentada em 1984 em um Seminário sobre Toronto Saudável 2000, como parte de uma Conferência sobre Políticas Públicas Saudáveis. Em janeiro de 1986, um pequeno grupo de promotores da saúde se encontrou em Copenhagen, no Escritório Regional Europeu da OMS, para planejar o projeto de cidades saudáveis, liderado pela Dra. Ilona Kickbush.

O projeto da OMS teve início oficialmente em abril de 1986, no I Simpósio sobre Cidades Saudáveis, realizado em Lisboa, Portugal, e começou com a participação de 11 cidades (Ferraz, 1993; Hancock, 1993), cristalizando-se como uma importante estratégia de intervenção para a melhoria da qualidade de vida na I Conferência Internacional de Promoção da Saúde, realizada em Ottawa, Canadá, em novembro de 1986.

Em 1988, mais 14 cidades foram selecionadas para participar do projeto, que ganhou ainda mais força durante a II Conferência Internacional de Promoção da Saúde, realizada em Adelaide, Austrália, onde vários casos sobre políticas públicas saudáveis em nível local foram apresentados. Em 1991, como reconhecimento do impacto da urbanização na saúde das populações, a OMS elegeu o tema *saúde urbana* para a Assembleia Mundial da Saúde. Assim, o enfoque inicial era baseado em uma concepção global e na implementação local, dando origem à ideia hoje tão difundida na área ambiental de "pensar globalmente e agir localmente" (Hancock, 1993).

A estratégia expandiu-se rapidamente em outros continentes e países e no VII Simpósio Anual de Cidade Saudável, realizado em 1992, em Copenhague, já havia inúmeras adesões em muitos países da Europa, no Canadá, nos EUA e na Austrália (Hancock, 1993; Mendes, 1999).

A proposta chegou à América Latina e Caribe no início dos anos 1990, junto aos processos de descentralização da saúde e com a implantação dos Sistemas Locais de Saúde (SILOS), impulsionada pela Organização Pan-americana de Saúde (OPAS) e sob a denominação Municípios Saudáveis* (OPAS, 1996a; Mendes, 1999; Akerman *et al.*, 2002) e atualmente Municípios e Comunidades Saudáveis (OPAS, 2005). A ideia expandiu-se para toda a América Latina, acumulando uma rica experiência, e no II Congresso Latino-americano de Municípios e Comunidades Saudáveis, ocorrido em Boca Del Rio, México, em 1997, 18 nações assinaram acordos para criar a Rede Latino-americana de Municípios e Comunidades Saudáveis e para construir e fortalecer as redes nacionais, assegurando sua sustentabilidade (OPAS, 2005). Essa rede vem sendo desenvolvida em países como Brasil, México, Cuba, Colômbia, Venezuela, Chile, Costa Rica, Argentina, Guatemala, Honduras, Peru, Uruguai, Nicarágua, entre outros (OPAS, 2005).

Segundo a definição da OPAS (1996a), um município saudável é aquele em que:

> as autoridades políticas e civis, as instituições e organizações públicas e privadas, os proprietários, empresários, trabalhadores e a sociedade dedicam constantes esforços para melhorar as condições de vida, trabalho e cultura da população; estabelecem uma relação harmoniosa com o meio ambiente físico e natural e expandem os recursos comunitários para melhorar a convivência, desenvolver a solidariedade, a cogestão e a democracia.

---

* Segundo Akerman *et al.* (2002), "No Brasil, a discussão de denominação desses projetos caminha nessa mesma direção. O termo foi debatido no 'I Fórum Brasileiro de Municípios Saudáveis', ocorrido em Sobral, em 1998. A denominação 'Cidade Saudável' foi defendida porque 'cidade' estaria relacionada com a *polis*, local onde as pessoas assumem sua condição de cidadão, e pode, além disso, melhor representar a intensa urbanização que o país vive e os novos problemas de saúde que advêm do atual estágio de desenvolvimento dos aglomerados humanos, caracterizados na forma de cidades, da vida urbana. Já o termo 'Município Saudável' foi defendido por refletir a organização de grande parte dos aglomerados no país, que contêm núcleos habitacionais estruturados economicamente na produção rural localizados em torno de um núcleo principal de características urbanas mais evidentes. O que se observa é que ambas as denominações são utilizadas, e isso tem relação com o período histórico de aproximação das cidades ao ideário. As cidades que foram sensibilizadas pelo governo canadense a adotar políticas nesta perspectiva utilizam o termo 'Cidades Saudáveis', enquanto outras, incentivadas por outros órgãos, como a Organização Pan-americana de Saúde, referem-se ao 'Município Saudável'. Desta forma, consideram-se as designações 'Cidades' e 'Municípios Saudáveis' como sinônimos".

Em julho de 2016, prefeitos de cidades e comunidades do Chile, Brasil, Equador, Peru, Guatemala, Cuba, Argentina, México, Haiti, Colômbia, Guiana e Paraguai se reuniram em Santiago (Chile). Eles elaboraram e assinaram uma declaração política – a Declaración de Santiago de Chile – expressando seu compromisso em dar impulso político e legitimidade para fortalecer o movimento dos municípios saudáveis na Região das Américas a partir de seis esferas de ação:

- Promover a liderança local e governança intersetorial para a saúde: trabalhar juntos pela saúde de nossas cidades.
- Atender às necessidades de pessoas de todas as idades e grupos vulneráveis: cuidar do nosso povo e da nossa comunidade e promover justiça.
- Criar ambientes físicos e sociais conducentes a uma vida saudável: escolher alternativas saudáveis, opções fáceis e ambientes saudáveis.
- Promover e construir ambientes físicos saudáveis: criar municípios limpos, seguros, atraentes e sustentáveis.
- Fortalecer a capacidade de recuperação da comunidade e educação em questões de saúde: envolver e empoderar as pessoas com conhecimentos e habilidades para a saúde e o bem-estar.
- Fortalecer os serviços de saúde pública e de atenção primária à saúde: criar serviços de alta qualidade acessíveis a todos.

A Declaração foi apresentada na 9ª Conferência Mundial sobre Promoção da Saúde realizada em Xangai (China) para melhorar ainda mais o compromisso de revitalizar o movimento Cidades Saudáveis nas Américas.

Atualmente, são inúmeras as iniciativas e redes dos municípios e comunidades saudáveis ao redor do globo, desenvolvidas conforme suas características socioeconômicas e culturais particulares, e que recebem apoio técnico dos escritórios regionais da OMS (OPAS, 2006; Dooris, 2009).

Em 2018, a Rede Europeia de Cidades Saudáveis completou 30 anos de existência. Juntas, as principais cidades e redes nacionais europeias cobrem cerca de 1.400 municípios. Em relação a sua implementação, concordamos com Mendes (1999, p. 261):

> Apesar de suas bases doutrinárias serem universais, a implementação guarda diferenças significativas. É que, nos países ricos, os principais determinantes da má qualidade de vida

nos países pobres (renda, educação básica, acesso a serviços de saúde, saneamento básico etc.) não são tão relevantes porque estão, em boa parte, resolvidos.

Por consequência, o caráter de movimento cultural que se quer dar à cidade saudável, em países ricos, não é suficiente para atender à produção social da saúde nos países pobres.

Na região das Américas, a OPAS vem trabalhando com alguns elementos particulares que buscam assegurar a implementação e manutenção bem-sucedida dos Municípios e Comunidades Saudáveis (MCS). Segundo o documento – Municípios e Comunidades Saudáveis: Guia dos Prefeitos para Promover Qualidade de Vida –, os elementos essenciais para a implantação dessa estratégia na região são:

1. Um compromisso público deve ser estabelecido entre o prefeito, o governo local (setores chaves), o poder legislativo, as organizações não governamentais (ONGs), o setor privado e a comunidade (lideranças e representantes de grupos sociais e organizações) para a melhoria da qualidade de vida através da estratégia de MCS.

2. Assegurar e fortalecer a participação comunitária durante as fases de planejamento, implementação e avaliação. A estratégia de Municípios e Comunidades Saudáveis visa aumentar o envolvimento e atuação da comunidade e oferecer uma oportunidade genuína para fortalecer e consolidar processos democráticos no nível local, especialmente através da participação da sociedade civil para decidir sobre as prioridades, as atividades e a utilização dos recursos.

3. A chave é desenvolver um planejamento estratégico para superar obstáculos e ameaças ao desenvolvimento e manutenção de Municípios e Comunidades Saudáveis. Este planejamento indica a necessidade de mobilizar recursos internos e externos, oferecer apoio adequado, cooperação técnica e criar espaços saudáveis para fortalecer a estratégia de MCS. Este planejamento estratégico participativo e multi-setorial também encoraja o processo de descentralização e deve facilitar o desenvolvimento nas comunidades locais de habilidades necessárias para a tomada de decisões e controle de recursos.

4. Construir consensos e formar parcerias através de várias redes e projetos, incluindo uma ampla gama de instituições e organizações e outros participantes com pontos de vista diferentes, tanto dentro do próprio setor saúde quanto junto a outros setores. A estratégia tem promovido a inclusão de representantes do governo local, de ONG's e do setor privado. "A colaboração para a promoção da saúde é um acordo voluntário entre dois ou mais parceiros que decidem trabalhar em cooperação para obter um conjunto de resultados de saúde compartilhados."

5. Estimular a participação de todos os setores sociais, incluindo o setor saúde, porque muitas estratégias e atividades vão além da capacidade de resolução do setor saúde. Ao mesmo tempo, a re-orientação dos serviços de saúde, para incluir a promoção da saúde e a prevenção da doença, e um grande desafio e uma oportunidade fundamental que deve ser perseguida dentro do contexto da estratégia. Porém, é preciso estar atento para o risco do excessivo controle por parte do setor saúde.

6. Formular Políticas Públicas Saudáveis nos níveis local, regional e nacional. Este processo possibilita a construção, por parte de todos os envolvidos, de uma forma de governo mais democrática, proporcionando às pessoas a oportunidade de participar de tomadas de decisões que afetam a sua vida, a de sua família e a da comunidade.

7. Conduzir o monitoramento e avaliação são importantes para dar seguimento aos progressos alcançados pela iniciativa e identificar os resultados esperados e não esperados. É fundamental que estas informações sejam usadas para repensar e revisar as atividades da iniciativa. (OPAS, 2003, p. 12)

São também condições para o sucesso de um projeto de cidade saudável entender a diferença entre saúde e serviços de saúde; disponibilizar recursos mínimos para iniciar o projeto; identificar pessoas influentes e formadoras de opinião e envolvê-las no projeto; trabalhar estruturas administrativas mínimas; começar por projetos pequenos de fácil execução; e difundir sempre os resultados positivos (Mendes, 1999).

Desafios à implantação

A proposta de Cidades Saudáveis enfatiza fortemente a ideia de um planejamento sistemático, continuado e intersetorial. Assim, uma cidade saudável procura continuamente colocar em prática a melhoria de seu ambiente físico e social, utilizando os recursos de sua comunidade, a fim de oferecer aos cidadãos aptidões mútuas em todas as atividades humanas que levem à sua plena realização (Hancock *apud* Keinert, 1997).

Nela, todos os atores sociais, governos, ONG, famílias e indivíduos orientam suas ações para transformá-la em espaço de produção social da saúde, construindo uma rede de solidariedade, a fim de melhorar sua qualidade de vida.

Para Malik (1997):

> Esse movimento-projeto busca a diminuição da exclusão e o resgate da cidadania [...] quanto menos exclusão, menor a probabilidade de marginalidade e de desvio das condições de vida adequadas que contribuem para a saúde dos indivíduos e da cidade na qual eles vivem [...] não é a estratégia que levará à mudança. Como sempre, serão os indivíduos, os governantes por eles eleitos e controlados, que viabilizarão ou impedirão os novos rumos.

Assim, cabe ao prefeito o papel de condutor desse processo que deve concentrar vontade e recursos políticos, institucionais, comunitários e pessoais para atingir seus objetivos (Gentile, 1999), mas a participação popular é condição essencial para a real efetivação da estratégia. Um município começa a ser saudável quando suas organizações locais e seus cidadãos adquirem o compromisso e iniciam o processo de melhorar continuamente as condições de saúde de todos os seus habitantes (Yunes, 1999).

Entretanto, de acordo com Malik (1997), muitas vezes torna-se difícil definir o papel dos cidadãos ou dos munícipes a respeito das cidades saudáveis, pois uma primeira abordagem faz pensar que a cidadania existente ou almejada traz implícitos direitos e deveres, tanto para os habitantes quanto para os dirigentes dessas cidades. O que se vê, comumente, é que nem sempre os técnicos e os políticos envolvidos têm sido sensíveis às demandas e necessidades da população.

Para a autora,

> a ideologia das Cidades Saudáveis não deveria ser vista como político-partidária, mas, sim, como um conjunto de ideias em função das quais estes grupos de interesses, inicialmente contraditórios, se pressionam mutuamente, ajustam seus objetivos e se dispõem a lutar juntos (não um contra o outro, mas a favor das ideias).

Destaca ainda que muitas vezes se coloca a questão do confronto entre o poder municipal e a comunidade, por mais contraditório que possa parecer, basicamente porque o governo tem duração definida, e a comunidade tem uma inserção a longo prazo no município. Torna-se então muito importante formar lideranças comunitárias efetivas que difundam as ideias e os projetos e garantam sua continuidade.

Esse fato é importante, pois, segundo a OMS, estima que são necessários de 3 a 6 anos para a implantação de políticas públicas saudáveis e de 5 a 10 anos para que elas se transformem em ganhos concretos de saúde. Essa demora é proveniente do tempo necessário para a criação da consciência política e para a superação da tradição burocrática, do ceticismo da população e das resistências corporativas que poderão existir (WHO, 1992). A formação de lideranças pode ser de diferentes tipos e áreas de atuação e categorias profissionais, como administradores, técnicos de todos os campos do conhecimento, representantes de grupos da população, entre outros.

Para Adriano *et al.* (2000), em algumas tentativas de implantação da estratégia, os autores citam que a falta de transparência administrativa, a fragmentação das ações e a tradição no planejamento integrado são fatores que dificultam o processo. Além disso, o clientelismo político e o excesso de formalismo podem levar a uma postura passiva e desconfiada da população em relação à estratégia, além de uma desmobilização para sua participação efetiva. Ainda, segundo eles, os prefeitos podem aceitar participar da iniciativa com vistas apenas aos recursos financeiros e aos votos que podem capitalizar com as ações realizadas.

No contexto brasileiro, o número de municípios desenvolvendo experiências com a proposta das cidades saudáveis até o ano 2000 era muito pequeno e, segundo, Mota *et al.* (1998), 19 municípios haviam discutido e tentado desenvolver a experiência; entretanto, sete tiveram seus processos interrompidos em decorrência de mudanças no governo municipal, entre eles São Paulo, Santos, Campinas e Diadema (SP), Céu Azul e Palmeiras (PR) e Itaguara (BA). Na época, outros 23 municípios apresentavam potencial para integrar o movimento no país. As experiências identificadas ainda eram incipientes, e apresentavam uma frágil participação da sociedade civil e a tendência de desaparecer após mudanças dos gestores.

Desde então, vários estudos e documentos vêm sendo desenvolvidos por instituições de ensino e pesquisa da OPAS/OMS no Brasil, com a finalidade de apoiar a implantação e a sustentabilidade da estratégia (OPAS, 2003, 2005, 2006). Aliado a isso, centros colaboradores da OPAS/OMS, como o Centro de Estudos, Pesquisa e Documentação em Cidades Saudáveis (CEPEDOC), sediado na Faculdade de Saúde Pública da USP, vêm colaborando com pesquisas, capacitações, intervenções e avaliação de processos, visando a apoiar municípios e comunidades que queiram adotar os princípios do movimento por Cidades Saudáveis na gestão de seus projetos sociais (OPAS, 2010).

Em 2003, foi criada a Rede de Municípios Potencialmente Saudáveis, com o apoio técnico da Organização Pan-Americana da Saúde (OPAS/OMS), da Universidade Estadual de Campinas (Unicamp) e do Instituto de Pesquisas Especiais para a Sociedade (IPES), que conta com a participação de 40 municípios-membros provenientes de cinco Estados (Sperandio, 2003; Sperandio *et al.*, 2004). O objetivo da rede é a construção de políticas públicas saudáveis, promoção da participação social e criação de iniciativas sustentáveis nos municípios participantes (Sperandio, 2003; Sperandio *et al.*, 2004).

Em maio de 2009, o Ministério da Saúde promoveu o I Encontro Nacional de Redes de Cidades Saudáveis (ENRCS), no qual representantes de iniciativas brasileiras de comunidades e municípios saudáveis foram convidados a apresentar os trabalhos desenvolvidos, e a discutir a construção nacional da rede e a ampliação dessas iniciativas no país (Fenner, 2009). Segundo o autor, existiam no país três redes de municípios/cidades saudáveis que seguiam diferentes métodos de abordagem para se alcançar a saúde e que demonstraram ter bons resultados: a Rede de Municípios Potencialmente Saudáveis (SP, RJ, PR, MG e AM), a Rede de Comunidades Saudáveis (RJ) e a Rede Pernambucana de Municípios Saudáveis (PE). No encontro, os representantes das iniciativas discutiram a necessidade da institucionalização de um Fórum Brasileiro de Redes de Cidades Saudáveis e um grupo de trabalho foi criado com a finalidade de elaborar uma proposta de estrutura e funcionamento da Rede Nacional de Cidades Saudáveis.

No II ENRCS, em junho de 2010, foi discutida e aprovada a proposta do grupo de trabalho Cidades Saudáveis de institucionalização do Fórum Brasileiro de Redes de Cidades Saudáveis e ampliou-se o intercâmbio de experiên-

cias. O III Encontro Nacional das Iniciativas e Redes de Cidades, Municípios e Comunidades Saudáveis e Sustentáveis (III ENRCS) foi realizado em Recife (PE), em setembro de 2012.

As conclusões e recomendações provenientes desse III Encontro foram, em síntese, as seguintes (Fundação Oswaldo Cruz, s/d):

- Ampliar parcerias interministeriais para o mapeamento das políticas sociais de meio ambiente, planejamento e desenvolvimento social e seus impactos na saúde com o objetivo de potencializar ações do setor de saúde
- Ampliar o diálogo com os tomadores de decisão, agregando conceitos de desenvolvimento sustentável, promoção da saúde, saúde urbana e saúde ambiental
- Ampliar diálogos interdisciplinares, intrassetoriais e intersetoriais, pautando temáticas em movimentos e agendas – Programa Saúde na Escola, Política Nacional de Promoção da Saúde, Saúde Urbana e Saúde Ambiental
- Desenvolver ações de divulgação e comunicação e captação de recursos para sustentabilidade das ações
- Institucionalizar e divulgar o Fórum/Rede Brasileiro das Iniciativas e Redes de Cidades, Municípios e Comunidades Saudáveis e Sustentáveis
- Implementar a Matriz Diagnóstico de Saúde Ambiental adaptada aos territórios saudáveis
- Contemplar estudos/pesquisas garantindo especificidades, convergências e agregação de capacidades das temáticas entre Promoção da Saúde, Desenvolvimento Sustentável, Saúde Urbana e Saúde Ambiental
- Ampliar a cooperação internacional com Terceiros Países a partir das experiências da JICA e da OPAS e o contexto da estratégia "Cidades/Municípios Saudáveis" no âmbito da Fiocruz e do Ministério da Saúde.

Percebemos, portanto, que as experiências com as Cidades Saudáveis vêm gradualmente aumentando no país, fomentadas pelo Ministério da Saúde e outras instituições. A participação ativa das coletividades nesse processo é de vital importância para a sustentabilidade da estratégia e, nesse sentido, concordamos com Yunes (1999) quando afirma:

> no âmbito local é a população que sabe qual é a sua necessidade, qual é a prioridade, qual é a maneira de participar [...]. Nós não temos

uma receita para transformação ou criação de um município saudável. Temos um conceito. Se o Município tem a preocupação de melhorar a qualidade de vida, é indispensável a participação de vários setores e da população. Ela participa desde o diagnóstico, definindo suas prioridades. Não só em termos de saúde, mas do que é prioridade para ela. Pode ser saúde, segurança, educação, esportes [...]. A partir daí tem início a implementação das ações pelos setores respectivos, ou seja, o que cabe à saúde, à educação [...] e o que cabe à comunidade. Mais uma vez, a população tem um papel muito importante: o de acompanhar e motivar o processo, por intermédio do Conselho Intersetorial.

Inspiradas nas experiências dos municípios e das comunidades saudáveis, várias outras se sucederam em *settings* menores, como escolas, hospitais, universidades, locais de trabalho, mercados e prisões (Hancock, 1993; Dooris, 2009).

Escola Promotora da Saúde ou Escola Saudável

De acordo com a *Carta de Ottawa* (Brasil, 1986), a saúde se cria e se vive no dia a dia dos centros de ensino, trabalho e lazer. Assim, a educação e a saúde devem fortalecer-se mutuamente, não só no ensino formal, mas também no informal, que pode atuar como uma poderosa força para promover essas ideias. A saúde é o resultado das condições de vida, dos cuidados que cada pessoa dispensa a si mesmo e aos demais, da capacidade de tomar decisões e de controlar a própria vida e da garantia de que seja oferecida a todos os membros da sociedade a possibilidade de usufruir de um bom estado de saúde e de ter acesso aos serviços de saúde.

É nas idades pré-escolar e escolar que as crianças adquirem as bases de seu comportamento e conhecimento, o senso de responsabilidade e a capacidade de observar, pensar e agir. A partir desse período, a criança adota hábitos higiênicos que duram por toda a vida; descobre a potencialidade de seu corpo e desenvolve habilidades e destrezas para cuidar de sua saúde e do meio ambiente, e aprende a colaborar no cuidado de sua família e comunidade (Tones, 1979; Grytten *et al.*, 1988). Isso mostra a importância de elaborar um novo modelo conceitual que, ao ampliar a ideia da educação básica, inclua como valores fundamentais as noções e habilidades relacionadas com o cuidado da saúde pessoal e o ensino da convivência harmoniosa, bem como o respeito aos valores e formas de vida diferentes dos seus.

Durante algum tempo, a educação em saúde na escola centrou sua ação nas individualidades dos educandos, tentando mudar comportamentos e atitudes sem, muitas vezes, levar em conta as inúmeras influências provenientes da realidade na qual as crianças estavam inseridas (Silva *et al.*, 2010).

Aos poucos, foi-se conscientizando sobre a potencialidade das escolas em promover a saúde das crianças e dos jovens, o que não dependia apenas do ensino da saúde no currículo. As escolas passaram a ser vistas como potentes locais para a promoção e a educação em saúde e para o desenvolvimento de outras ações, que podem e devem ser realizadas para proteger e melhorar a saúde e o meio ambiente da comunidade escolar como um todo (Pelicioni, 2000).

A promoção da saúde no âmbito escolar parte de uma visão integral, multidisciplinar do ser humano, que considera as pessoas em seu contexto familiar, comunitário e social. Procura desenvolver conhecimentos, habilidades e destrezas para o autocuidado da saúde e a prevenção das condutas de risco em todas as oportunidades educativas; fomenta uma análise crítica e reflexiva sobre valores, condutas, condições sociais e estilos de vida, buscando fortalecer tudo aquilo que contribui para a melhoria da saúde, da qualidade ambiental e do desenvolvimento humano. Facilita a participação de todos os integrantes da comunidade educativa na tomada de decisões; colabora para a promoção de relações socialmente igualitárias entre as pessoas, para a construção da cidadania e democracia; e reforça a solidariedade, o espírito de comunidade e os direitos humanos (OPAS, 1996b).

O princípio da OMS de pensar globalmente e agir localmente passou também a adequar-se à Escola Promotora da Saúde (EPS), levando à adoção de ações necessárias para a promoção da saúde no ambiente escolar, e ações de proteção, conservação e recuperação do meio ambiente que a circunda, ou seja, do bairro, da comunidade, da cidade em que ela se localiza e assim por diante.

A motivação de crianças e jovens pelos temas de saúde e meio ambiente tem se mostrado importante para que o conceito de Escola Promotora seja implementado de modo a incluir o entorno, não tratando a saúde como uma mera questão de vontade individual, mas como resultante de um meio ambiente biofísico e psicossocial saudável.

Cada vez mais tem sido aceito que crianças saudáveis aprendem melhor e que professores saudáveis ensinam melhor (Larchick e Chance, 2004; Muirhead e Locker, 2006; Blumenshine *et al.*, 2008). No entanto, a EPS não pode ser vista apenas como um sistema muito eficaz para produzir educação, mas como uma comunidade humana que se preocupa com a saúde de todos os seus membros: professores, alunos e pessoal não docente, incluindo todos que se relacionam com a comunidade escolar e com a qualidade do meio em que vivem. Dessa maneira, todas as escolas podem promover a saúde e a proteção do meio ambiente.

A escola saudável deve, então, ser entendida como um espaço vital gerador de autonomia, participação, crítica e criatividade, para que o escolar tenha a possibilidade de desenvolver suas potencialidades físicas, psíquicas, cognitivas e sociais (WHOE, 1995).

Mediante a criação de condições adequadas para a construção do conhecimento, recreação, convivência e segurança, e apoiada pela participação da comunidade educativa, a escola pode favorecer a adoção de estilos de vida saudáveis e condutas de proteção ao meio ambiente (Colômbia, 1997), e também deve contribuir para a formação de cidadãos críticos e aptos para lutar pela transformação da sociedade e melhoria das condições de vida de todos.

A ideia de uma escola promotora da saúde é o reconhecimento implícito de que a educação em saúde e a educação ambiental não se fazem apenas por meio do currículo explícito, parte do programa escolar, mas a partir de ações pedagógicas e de ações de prevenção e promoção da saúde, e de conservação do meio ambiente dirigidas à comunidade, bem como pelo apoio mútuo entre escola, famílias e comunidade, a partir do conceito ampliado de Educação. No entanto, se o que se ensina não tiver como base os valores e a prática diária das escolas ou da comunidade, as mensagens se enfraquecem e não alcançarão seus objetivos. Para levar a proposta da EPS adiante, deve-se dar atenção ao modo como se ensina e se participa da vida da escola.

Teoricamente, as EPS são aquelas que contam com um edifício seguro e confortável, com água potável, instalações sanitárias adequadas e uma atmosfera psicológica positiva para a aprendizagem; que possibilitam um desenvolvimento humano saudável; estimulam relações humanas construtivas e harmônicas e promovem atitudes positivas, conducentes à saúde (OPAS, 1998). Na prática, entretanto, nem sempre isso vem ocorrendo.

Uma parte significativa da função dessas escolas é oferecer conhecimentos e destrezas que promovam o cuidado da própria saúde e ajudem a prevenir comportamentos de risco e impeçam a degradação ambiental. Esse enfoque facilita o trabalho conjunto de todos os integrantes da comunidade educativa, unidos sob um denominador comum: melhorar a saúde e a qualidade de vida das gerações atuais e futuras. As escolas não podem ser mudadas da noite para o dia, mas é preciso ser constante no trabalho empreendido. As pequenas mudanças vão se somando e, aos poucos, transformam-se em grandes mudanças.

Três tarefas a serem realizadas são muito importantes e servem de ponto de partida para o processo (Pelicioni e Torres, 1999), como se poderá identificar a seguir.

1. Desenvolver um plano escolar de educação e promoção da saúde que inclua:
   - O desenho de um currículo especial flexível, de modo que os temas saúde e meio ambiente sejam ensinados transversalmente e respondam às necessidades específicas dos alunos daquela localidade e faixa etária específica
   - A capacitação dos docentes e demais funcionários da escola para se apropriarem dos objetivos, conteúdos e métodos da educação e da promoção da saúde, e da educação ambiental
   - O desenvolvimento de um sistema de valores entre os estudantes e seus familiares, docentes, funcionários e comunidade onde a instituição está inserida que seja coerente com o conceito de EPS, de modo a contribuir para criação, execução e manutenção de políticas públicas adequadas.
2. Estabelecer uma relação estreita com as famílias, procurando:
   - Consultar os pais ou responsáveis sobre assuntos de particular interesse e relevância, principalmente aqueles relacionados com as áreas de saúde e meio ambiente
   - Informar sobre as finalidades e objetivos que a escola pretende atingir

- Envolver os pais no processo de ensino-aprendizagem de seus filhos, utilizando materiais e estratégias cuidadosamente preparados, que possibilitem o diálogo, assim como a realização de atividades conjuntas.

3. Integrar a escola com a comunidade, de modo a:
   - Incluir o pessoal dos serviços de saúde e de meio ambiente locais no planejamento e implementação das ações preventivas a serem desenvolvidas a partir da escola
   - Divulgar o trabalho desenvolvido na escola para a comunidade e contatar pessoas para troca de experiências
   - Mobilizar recursos materiais e humanos que existam na comunidade para que a escola e seus entornos sejam saudáveis
   - Envolver o pessoal não docente, porteiros, merendeiras, agentes comunitários e lideranças locais nas atividades e na execução de programas escolares para a promoção e educação em saúde e ambiental, assim como nas ações de capacitação e de suporte à EPS.

Aprendizagens significativas e transformadoras

A aquisição de conteúdos relativos à saúde e ao meio ambiente, o ensino de procedimentos e a formação de valores são essenciais na preparação dos estudantes para a tomada de decisões racionais e efetivas para a manutenção de uma vida saudável. Assim, é necessário não apenas oferecer informações verdadeiras, atuais e confiáveis, mas promover um processo de assimilação dessas informações.

Qualquer conhecimento será mais facilmente incorporado se for resultado de discussões sobre problemas reais vivenciados pelos alunos na comunidade. Além disso, quando as questões levantadas são solucionadas pelos próprios estudantes, por meio de ações por eles sugeridas, permite-se que estes passem a se responsabilizar e a viver essa experiência de maneira mais concreta. Por essa razão, é preciso enfatizar os enfoques de ensino que se baseiem na participação dos estudantes como sujeitos ativos de sua aprendizagem, requisito imprescindível para a construção de conhecimentos significativos e perenes. As técnicas preferidas para atingir os objetivos de Promoção da Saúde Escolar envolvem as discussões em grupo, o

estudo de caso e projetos de trabalho comunitário, entre outros, que vão além do âmbito da sala de aula e que implicam necessariamente na integração da escola com os serviços de saúde e de meio ambiente.

É claro que a informação por si só não leva as pessoas a adotarem estilos de vida saudáveis, a lutar pela melhoria de suas condições de vida e ambientais, nem a modificar práticas que conduzam à doença. Por isso, apesar de ser um aspecto imprescindível da educação, a informação deve ser trabalhada de modo a permitir a promoção de aprendizagens significativas para que estas funcionem como agentes de transformação. Nesse sentido, as EPS estão preocupadas com a formação de jovens com espírito crítico, capazes de refletir sobre os valores, a situação social e os modos de vida que favoreçam a saúde e o desenvolvimento humano, e que mantenham íntegro o meio ambiente (Pelicioni e Torres, 1999).

Assim, o desafio da educação, tomado a partir dos pressupostos da EPS, é, então, o de propiciar bases para a compreensão da realidade, a fim de que se possa transformá-la. Segundo Focesi (1990, p. 19),

> A função da escola é, principalmente, criar condições para que o escolar realmente esteja motivado a se educar, colaborando no desenvolvimento de capacidades que lhe permitam atuar como cidadão na luta para a transformação e melhoria de vida.

Uma parte essencial desse processo é o reconhecimento de que existe uma grande diversidade de enfoques para tratar os problemas e que é necessário analisar as circunstâncias em que ocorrem e procurar solucioná-los de maneira participativa e democrática.

Esse novo modelo educativo deve alcançar a todos, igualmente, sem exclusão de raça, gênero, deficiência física ou mental, situação econômica ou localização geográfica, procurando reduzir as desigualdades de acesso que existem.

Cada escola é uma combinação particular de elementos físicos, culturais, emocionais e sociais que lhe outorgam um caráter especial e que definem o processo de ensino-aprendizagem a ser desenvolvido, determinando a qualidade da educação que se pretende (Pelicioni e Torres, 1999). É preciso, portanto, que as escolas elaborem planos de estudo e ação de acordo com suas necessidades, prioridades e oportunidades concretas, levando em conta as potencialidades existentes.

Além disso, é necessário que contem com professores capacitados e atentos para promover ambientes saudáveis e com serviços de apoio adequados, e que o processo de ensino-aprendizagem ocorra em um ambiente saudável e motivador (Pelicioni e Torres, 1999). Apesar de a participação dos professores ser fundamental para a implementação satisfatória da estratégia da EPS, Bicudo-Pereira *et al.* (2003) atestam que: "o que se observa é que essas propostas ainda são centradas nos alunos, deixando à margem dos processos educativos em saúde os professores e os demais sujeitos que constituem a comunidade escolar. Em alguns documentos, o docente sequer é citado; ele simplesmente não tem lugar". Portanto, "o professor aparece em um plano meramente operacional, como um parceiro ou como um recurso importante para a viabilização, implementação e o desenvolvimento das propostas [...]".

Assim, os próprios professores, como população-alvo, ainda são pouco abordados nas intervenções e, portanto, ainda não foram "descobertos" pelos demais profissionais da área da saúde como um sujeito ou trabalhador que possui necessidades específicas e merece ocupar um lugar mais bem definido nas propostas da EPS.

Escola saudável e serviços de saúde

A função das EPS não se limita aos aspectos preventivos, mas deve também estabelecer um sistema de referência para atendimento de casos, fazendo alianças com as famílias, a comunidade e o setor público, e colocando em prática estratégias comuns.

Dessa maneira, a promoção da saúde, no âmbito escolar, apresenta três componentes principais:

- A educação em saúde na escola com enfoque integral, que procura responder às necessidades dos alunos em cada etapa de seu desenvolvimento, inclui desde a formação da autoestima dos alunos, como a capacidade de adquirir hábitos higiênicos, até o estímulo à adoção de um modo de vida saudável. Não se limita à transmissão de informações, mas busca desenvolver conhecimentos, habilidades e destrezas que contribuam para a adoção de estilos de vida mais saudáveis

- A criação de entornos saudáveis, ambientes físicos seguros, limpos e estruturalmente apropriados e que assegurem uma atmosfera psicossocial harmoniosa e estimulante, sem agressões nem violência verbal, física ou psicológica. Isso determina o clima emocional e as interações sociais que afetam o bem-estar e a produtividade dos estudantes e do pessoal da comunidade escolar
- A provisão de serviços de saúde que, organizados permitirão o crescimento e o desenvolvimento infantil (OPAS, 1996b; OPAS, 1998).

Em relação à provisão de serviços de saúde, de acordo com as ideias da Escola Promotora da Saúde (OMS, 1997), deverão, entre seus objetivos:

- Prevenir as enfermidades mais comuns por meio de exames médicos constantes
- Contribuir para a educação sobre os diversos aspectos que conduzam a uma vida saudável e para esclarecer concepções erradas ou superstições sobre a saúde
- Prover primeiros socorros e cuidados de emergência
- Promover saúde mental e emocional
- Orientar crianças e adolescentes com deficiências físicas e mentais
- Vigiar e ajudar a melhorar o estado nutricional dos alunos
- Controlar a imunização
- Assegurar um entorno saudável
- Prevenir doenças sexualmente transmissíveis, tabagismo e gravidez precoce, alcoolismo, drogadição, anorexia e suicídio.

Esses objetivos poderão ser alcançados mediante a realização de ações preventivas, incluindo orientação nutricional e alimentação suplementar; revisões periódicas da saúde dos estudantes; de ações de educação em saúde sexual e reprodutiva dirigida aos alunos; cursos de atualização em educação ambiental e educação em saúde dirigidos a professores e profissionais de saúde; integração entre os profissionais dessas áreas para o desenvolvimento de práticas conjuntas nas escolas; e estabelecimento de um sistema de vigilância sanitária, epidemiológica e ambiental, bem como um sistema de referência e contrarreferência, entre outras.

É necessário compreender a variedade de fatores que podem afetar a saúde, o meio ambiente e, consequentemente, a qualidade de vida das pessoas. Essas devem ser as bases para que a educação e a promoção da saúde sejam colocadas em prática (Espanha, 1995). No Brasil, já existem várias experiências em curso (Brasil, 2006).

A implementação da iniciativa da EPS ou Escola Saudável pode contribuir para o estabelecimento de um ambiente saudável quando conta com a participação de toda a comunidade escolar e de seu entorno, ou seja, profissionais de saúde e de educação, professores, estudantes, pais e líderes comunitários nos esforços de promoção da saúde. Assim, é importante o aprimoramento destes para que compreendam o modo pelo qual poderão contribuir para a saúde e a educação dos estudantes (OMS, 1998).

A EPS pretende prevenir enfermidades físicas e mentais; produzir maior rendimento escolar; fomentar relações interpessoais adequadas na comunidade educativa; contribuir para que o ambiente físico de trabalho seja ameno e saudável e reduzir os gastos sociais e econômicos no sistema educativo. Além disso, e principalmente, a proposta das escolas promotoras de saúde é formar gerações de cidadãos éticos com conhecimentos, habilidades e destrezas necessárias para promover e cuidar de sua saúde, de sua família e comunidade, assim como criar e manter ambientes de vida, de estudo e de convivência saudáveis (OPAS, 1996b).

Todos esses benefícios podem ser alcançados por qualquer escola, por menor que seja, mediante viabilização de ações que respondam às necessidades e problemas da instituição e da população usuária (pais, alunos e equipe escolar), desde que haja um compromisso real da comunidade educativa nesse sentido.

Referências bibliográficas

Adriano, J. R.; Werneck, G. A. F.; Santos, M. A.; et al. A construção de cidades saudáveis: uma estratégia viável para a melhoria da qualidade de vida? Ciência & Saúde Coletiva, v. 5, n. 1, p. 53-62, 2000.

Akerman, M.; Mendes, R.; Bógus, C. M.; et al. Avaliação em promoção da saúde: foco no município saudável. Revista de Saúde Pública, v. 36, n. 5, p. 638-646, 2002.

Antonovsky, A. The salutogenic model as a theory to guide health promotion. Health Promotion International, v. 11, p. 11-18, 1996.

Bicudo-Pereira, I. M. T.; Penteado, R. Z.; Bydlowski, C. R. Escolas promotoras de saúde: onde está o papel do professor? Saúde em Revista, v. 5, n. 11, p. 29-34, 2003.

Blumenshine, S. L.; et al. Children's school performance: impact of general and oral health. Journal of Public Health Dentistry, v. 68, n. 2, p. 82-87, 2008.

Brasil. Ministério da Saúde. Promoção da saúde: Declaração de Alma-Ata, Carta de Ottawa, Declaração de Adelaide, Declaração de Sundsvall, Declaração de Santafé de Bogotá, Declaração de Jacarta, Rede de Megapaíses e Declaração do México. Brasília: Ministério da Saúde, 2001. 112 p.

Brasil. Ministério da Saúde. Promoção da Saúde. Carta de Ottawa, Declaração de Adelaide, de Sundsvall e de Bogotá. Brasília: MS, 1996. p. 19-26.

Brasil. Ministério da Saúde. Organização Pan-americana da Saúde. Escolas promotoras de saúde: experiências do Brasil. Brasília: Ministério da Saúde, 2006. 272 p. (Série Promoção da Saúde, 6).

Colômbia. Secretaria Distrital da Saúde de Santa Fé de Bogotá. Escuela saludable. Santa Fé de Bogotá, 1997. p. 12.

Colquhoun, D. Complexity and the health promoting school. In: Clift, S.; Jensen, B. B. (Ed.). The health promoting school: international advances in theory, evaluation and practice. Copenhagen: Danish University of Education Press, 2006. p. 41-53.

Dooris, M. Healthy settings: challenges to generating evidence of effectiveness. Health Promotion International, v. 21, n. 1, p. 55-65, 2006.

Dooris, M. Holistic and sustainable health improvement: the contribution of the settings-based approach to health promotion. Perspectives in Public Health, v. 129, n. 1, p. 29-36, 2009.

Dooris, M. Joining up settings for health: a valuable investment for strategic partnerships? Critical Public Health, v. 14, n. 1, p. 37-49, 2004.

Dooris, M.; Dowding, G.; Thompson, J.; et al. The settings-based approach to health promotion. In: Tsouros, A. et al. (Ed.). Health promoting universities: concept, experience and framework for action. Copenhagen: WHO Regional Office for Europe, 1998.

Dooris, M.; Poland, B.; Kolbe, L.; et al. Healthy settings. Building evidence for the effectiveness of whole system health promotion-challenges and future directions. In: McQueen, D. V.; Jones, C. M. (Ed.). Global perspectives on health promotion effectiveness. New York: Springers, 2007. p. 327-352.

Espanha. Ministério de Educación y Ciencia; Ministério de Sanidade y Consumo. Promoción de la salud de la juventud europea. La educación para la salud en el ámbito educativo: manual de formación para el profesorado y otros agentes educativos. Madrid: Ministério de Educación y Ciencia; Ministério de Sanidade y Consumo, 1995. p. 21-33.

Ferraz, S. T. A pertinência da adoção da filosofia de cidades saudáveis no Brasil. Saúde Debate, v. 41, p. 45-50, 1993.

Focesi, E. Educação em saúde: campos de atuação na área escolar. Revista Brasileira de Saúde Escolar, v. 1, p. 19-21, 1990.

Flynn, B. C. Healthy cities: toward worldwide health promotion. Annu. Rev. Public Health, v. 17, p. 299-309, 1996.

Fundação Oswaldo Cruz. Diálogos intersetoriais para cidades saudáveis. Disponível em: <http://www.fiocruz.br/omsambiental/cgi/cgilua.exe/sys/start.htm?infoid=438&sid=13>. Acesso em: 05 mar. 2018.

Galea, G.; Powis, B.; Tamplin, S. A. Healthy islands in the Western Pacific: international settings development. Health Promotion International, v. 15, n. 2, p. 169-178, 2000.

Gentile, M. Os desafios do município saudável. Revista de Promoção da Saúde, v. 1, n. 1, p. 12-13, 1999.

Green, J.; Tones, K. Health promotion: planning and strategies. 2. ed. London: Sage, 2010.

Green, L. W.; Poland, B. D.; Rootman, I. The settings approach to health promotion. In: Poland, B. D.; Green, L. W.; Rootman, I. (Ed.). Settings for health promotion: linking theory and practice. California: Sage, 2000. 384 p.

Grytten, J.; et al. Longitudinal study of dental health behaviors and other caries predictors in early childhood. Community Dentistry and Oral Epidemiology, v. 16, n. 6, p. 356-359, 1988.

Hancock, T. Healthy cities and communities: past, present and future. National Civic Review, v. 86, n. 1, p. 11-21, 1997.

Hancock, T. The evolution, impact and significance of the healthy cities/healthy communities movement. Journal of Public Health Policy, v. 14, n. 1, p. 5-18, 1993.

Hancock, T.; Duhl, L. Promoting health in the urban context. WHO Healthy Cities Papers. n. 1. Copenhagen: FADL, 1988.

Hancock, T.; Duhl, L. Healthy cities: promoting health in the urban context. WHO Healthy Cities Papers. n. 1. Copenhagen: FADL, 1986.

Keinert, T. M. M. Planejamento governamental e políticas públicas: a estratégia "cidades saudáveis". Saúde e Sociedade, v. 6, n. 2, p. 55-64, 1997.

Larchick, R.; Chance, E. W. Teacher performance and personal life stressors: implications for urban school administrators. National Forum of Teacher Education Journal, v. 14E, n. 3, p. 1-12, 2004.

Leger, L. S. Health promoting setting: from Ottawa to Jakarta. Health Promotion International, v. 12, n. 2, p. 99-101, 1997.

Ley, A. J. A history of building control in England and Wales 1840-1990. Coventry: RICS Books, 2000.

Malik, A. M. Cidades saudáveis: estratégia em aberto. Saúde e Sociedade, v. 6, n. 2, p. 19-30, 1997.

Mendes, R. Cidades saudáveis no Brasil e os processos participativos: os casos de Jundiaí e Maceió. [Tese de Doutorado]. São Paulo: Faculdade de Saúde Pública da Universidade de São Paulo, 2000.

Mendes, E. V. Uma agenda para a saúde. 2. ed. São Paulo: Hucitec, 1999.

Mota, R. M. M.; et al. Panorama das cidades/municípios saudáveis no Brasil. São Paulo: Faculdade de Saúde Pública da USP; Organização Pan-americana de Saúde, 1998.

Muirhead, V.; Locker, D. School performance indicators as proxy measures for school dental treatment needs: a feasibility study. Journal of Public Health Dentistry, v. 66, n. 4, p. 269-272, 2006.

Mullen, P. et al. Settings as an important dimension in health education/promotion policy, programs, and research. Health Education Quarterly, v. 22, p. 329-345, 1995.

Organização Mundial da Saúde. Glossário de promoção da saúde. Genebra: OMS, 1998. p. 23.

Organização Mundial da Saúde. Relatório do comitê de peritos da OMS sobre promoção e educação abrangentes em saúde. Genebra: OMS, 1997. (Série de Relatórios Técnicos, 870).

Organización Pan-americana de la Salud. El movimiento de municipios saludables: una estrategia para la promoción de la salud en América Latina. Washington: OPAS, 1996a. 17 p.

Organización Pan-americana de la Salud. Escuelas promotoras de la salud: entornos saludables y mejor salud para las generaciones futuras. Washington: OPAS, 1998. (Comunicación para la Salud, 13).

Organização Pan-Americana da Saúde. Municípios, cidades e comunidades saudáveis: recomendações sobre avaliação para formuladores de políticas nas Américas. Washington: OPAS, 2005. 38 p.

Organización Pan-americana de la Salud. Primera reunión y asamblea constitutiva – Red Latino Americana de Escuelas Promotoras de Salud. Memoria. San Jose (Costa Rica). Promoción de la salud mediante las escuelas – iniciativa mundial de la salud escolar. Washington: OPAS, 1996b. p. 22-5.

Organização Pan-Americana de Saúde. Rede dos centros colaboradores da OPAS/OMS no Brasil: potencialidades e perspectivas. Washington: OPAS, 2010. 162 p.

Organização Pan-Americana de Saúde. Divisão de Promoção e Proteção da Saúde. Municípios e comunidades saudáveis. Guia dos prefeitos para promover qualidade de vida. Brasília: OPAS, W. R. Kellog Foundation, 2003.

Pelicioni, M. C. F. A escola promotora da saúde. Tese (Livre-docência em Saúde Pública) – Faculdade de Saúde Pública da Universidade de São Paulo, São Paulo, 2000.

Pelicioni, M. C. F.; Torres, A. L. A escola promotora de saúde. São Paulo: Departamento de Práticas de Saúde Pública, 1999. (Série Monográfica, 12 – Eixo Promoção da Saúde.).

Pratt, J.; Gordon, P.; Plamping, D. Working whole systems: putting theory into practice in organisations. 2. ed. Oxon: Radcliffe Publishing, 2005.

Silva, C. M. C.; Meneghim, M. C.; Pereira, A. C.; et al. Educação em saúde: uma reflexão histórica de suas práticas. Ciênc. Saúde Coletiva, v. 15, n. 5, p. 2539-2550, 2010.

Sperandio, A. M. G. O processo de construção da rede de municípios potencialmente saudáveis. Campinas: R. Vieira, 2003. v. 1.

Sperandio, A. M. G. A; et al. Caminho para a construção coletiva de ambientes saudáveis: São Paulo, Brasil. Ciências & Saúde Coletiva, v. 9, n. 3, p. 643-654, 2004.

Tones, B. K. Socialisation, health career and the health education of schoolchild. Journal of the Institute of Health Education, v. 17, n. 1, p. 23-28, 1979.

Tones, K.; Tilford, S. Health promotion: effectiveness, efficiency and equity. 3. ed. Cheltenham: Nelson Thornes, 2002.

Wenzel, E. A comment on settings in health promotion. Internet Journal of Health Promotion, 1997. Disponível em: < http://ldb.org/setting.htm>. Acesso em 24 abr. 2018.

Westphal, M. F. Municípios saudáveis: aspectos conceituais. Saúde & Sociedade, v. 6, n. 2, p. 9-18, 1997.

Whitelaw, S.; et al. 'Settings' based health promotion: a review. Health Promotion International, v. 16, n. 4, p. 339-353, 2001.

World Health Organization. Bangkok charter for health promotion in the globalized world. Geneva: WHO, 2005

World Health Organization. Community Empowerment with Case Studies from the South-East Asia Region. Community Empowerment Conference Working Document. Prepared for the 7th global conference for health promotion: 'Promoting Health and Development, Closing the Implementation Gap'; 2009.

World Health Organization. Health Promotion Glossary. Geneva: WHO, 1998.

World Health Organization. I International Conference on Health Promotion. Ottawa Charter for Health Promotion. Ottawa: WHO, 1986.

World Health Organization. Integrated Management of Healthy Settings at the District Level. Report of an Intercountry Consultation; 7-11 May 2001, Gurgaon, India. New Delhi: World Health Organization Regional Office for South-East Asia, 2002.

World Health Organization. Jakarta Declaration on Health Promotion into the 21 st Century. Geneva: WHO, 1997.

World Health Organization. Sundsvall Statement on Supportive Environments for Health. Geneva: WHO, 1991.

World Health Organization Europe. The Overall Progress of the ENHPS Project. January-December, 1994. Geneva: WHO, 1995. p. 21

World Health Organization Europe. World Health Organization. Healthy cities around the world: an overview of the. Healthy cities movement in the six WHO regions. Geneva: WHOE, 2003.

Yunes, J. A criatividade da população é muito maior que a dos técnicos de gabinete. Revista de Promoção Saúde, v. 1, p. 6-8, 1999.

3 Capital Social e Saúde | Análise Crítica e Implicações para a Promoção da Saúde na América Latina

Jaime Camilo Sapag Munõz de la Peña

Introdução

A promoção da saúde busca contribuir para a obtenção dos melhores níveis possíveis de desenvolvimento, saúde, qualidade de vida e equidade para a população. Para tanto, propõe-se a enfrentar os desafios reais de um contexto dinâmico, fornecendo uma resposta abrangente e eficaz, considerada uma abordagem adequada para os determinantes sociais da saúde. Nessa busca, o conceito de capital social ou seus componentes, de acordo com evidências recentes, poderia ter um papel promissor em favor dos objetivos da promoção da saúde. Entretanto, essas evidências incipientes não são conclusivas e é fundamental analisá-las cuidadosamente, levando em consideração a realidade específica da América Latina.

Este capítulo analisa criticamente e discute aspectos centrais relativos ao conceito de capital social e sua possível relevância para o desenvolvimento da promoção da saúde na América Latina, do ponto de vista da saúde populacional e considerando a abordagem de determinantes sociais da saúde. Por fim, identifica desafios concretos para que se possa avançar em termos de pesquisa e ação em promoção da saúde, avaliando a importância dos aspectos sociais em saúde, indo além do debate conceitual sobre o capital social e considerando a necessidade de enfrentar problemas estruturais, inclusive os relacionados com a dinâmica do poder e as injustiças que facilitam a perpetuação das desigualdades.

Nos últimos anos, tem havido um crescente interesse em incorporar explicitamente os determinantes sociais da saúde às ações de promoção da saúde (Robertson, 2017; Baum *et al.*, 2009). Nesse sentido, é fundamental considerar as desigualdades sociais e os fatores estruturais vinculados às dinâmicas de poder e às injustiças que tendem a se perpetuar (Breilh, 2003; Navarro, 2009). Ao mesmo tempo, discute-se a relevância das inter-relações sociais como potencial fator de proteção em saúde. Isso tem sido há muito explorado (Arango Panesso, 2008; Iriarte *et al.*, 2002) e hoje assume efeito especial, quando a abordagem dos determinantes sociais é de primordial importância nas ações de saúde pública (Donkin *et al.*, 2017; CSDH, 2008). Como promover dinâmicas sociais saudáveis que permitam facilitar os processos de organização em favor da transformação para alcançar uma sociedade mais justa e, ao mesmo tempo, como as relações sociais podem significar um recurso de proteção na esfera psicossocial comunitária que promova a saúde são questões altamente transcendentes.

Nesse contexto, o conceito de capital social e seu possível impacto na promoção da saúde podem ser relevantes (Hawe e Shiell, 2000). Diversos estudos realizados nos últimos anos sugerem a existência de uma relação potencialmente favorável entre capital social e saúde (Kawachi *et al.*, 2013; Kawachi *et al.*, 2008). Entretanto, ainda não existem evidências suficientemente conclusivas, e é necessário um debate crítico e esclarecido sobre o tema (Perry *et al.*, 2008). No contexto da América Latina, em especial, a pesquisa nessa área é escassa (Kripper e Sapag, 2009). Além disso, também é necessário atentarmos para as particularidades socioculturais do contexto, o que poderia implicar que a relação entre capital social e saúde não ocorra exatamente da mesma maneira em outros contextos (Sapag e Kawachi, 2007).

Este capítulo aborda a seguinte pergunta: Qual papel, se houver algum, poderia ser atribuído ao capital social na promoção da saúde na América Latina? Com base em uma revisão bibliográfica sobre o tema, bem como no pensamento crítico do autor, são nossos objetivos:

- Analisar o conceito de promoção da saúde no contexto epidemiológico da América Latina
- Resumir alguns dos principais desafios da promoção da saúde na região
- Revisar o conceito de capital social
- Analisar as evidências existentes em relação a capital social e saúde na América Latina, bem como suas limitações
- Levantar algumas conclusões e implicações para a ação em promoção da saúde na região.

Situação da saúde e determinantes sociais na América Latina

A situação da saúde na América Latina caracteriza-se pela coexistência de doenças infecciosas e problemas nutricionais com outras condições como doenças cardiovasculares, câncer, problemas de saúde mental, acidentes, entre outros (OPS, 2017). Isso ocorre no contexto de uma população ainda jovem, mas que está envelhecendo progressivamente, existindo o desafio de responder adequada e simultaneamente às necessidades prioritárias, como os problemas de saúde materno-infantis, as condições de saúde da população adulta e a complexidade dos problemas de saúde do idoso, com ênfase na promoção e na prevenção.

Recentemente, tem sido dada atenção especial aos determinantes sociais da saúde e ao modo como as normas sociais e as políticas e práticas sistemáticas muitas vezes geram desigualdades, as aceitam ou até mesmo as promovem, direta ou indiretamente, favorecendo uma distribuição injusta de poder, riqueza e recursos sociais relevantes para a saúde (CSDH, 2008). Uma série de determinantes sociais e ambientais, como o progresso econômico, a transfor-

mação social e a rápida urbanização, tem afetado a dinâmica da saúde na América Latina (López Arellano *et al.*, 2008). A seguir, são apresentados alguns exemplos para ilustrar a importância desses determinantes no contexto da região.

Pobreza e distribuição de renda

Apesar de alguns progressos econômicos nos últimos anos, a pobreza e a injustiça social persistem ou até pioram nos países da América Latina. Os níveis de pobreza na região em 2016 foram da ordem de 30,7% (CEPAL, 2018). Os principais elementos relacionados com as altas taxas de pobreza incluem níveis profundos de injustiça social, déficits nas políticas de distribuição equitativa de renda e/ou recursos, ineficiência na formulação e implementação de políticas econômicas e sociais, abuso de poder, deficiências no sistema educacional, problemas de acesso e uso de energia, baixas taxas de crescimento, entre outros. A América Latina é uma das regiões mais desiguais do mundo em termos de renda, acesso a bens e serviços sociais e políticas de participação (CEPAL, 2016).

Educação

Em 2016, estima-se que o analfabetismo entre pessoas com mais de 15 anos na América Latina e no Caribe tenha sido de quase 6,5% (UNESCO; IEU, 2017). Contudo, além dessa taxa, é importante destacar que, embora tenha havido um aumento progressivo da cobertura da universalização da educação básica, ainda existem limitações quanto à qualidade da educação e ao acesso universal a ela em outros níveis. Por outro lado, as possibilidades de educação e desenvolvimento na região estão muito associadas à pobreza, à desnutrição, aos problemas de saúde, ao trabalho infantil, à migração e às próprias desigualdades socioeconômicas e culturas dos países (Martínez *et al.*, 2014).

Emprego

De acordo com a Organização Internacional do Trabalho (OIT, 2017), a taxa média de desemprego regional no final de 2017 foi de 8,4%, o que corresponde, em valores absolutos, a 26,4 milhões de desempregados. É importante considerar as variações nas distintas sub-regiões e países, bem como as diferenças observadas na taxa de emprego de acordo com a idade e o sexo. Igualmente, é importante considerar no centro da análise a forte precariedade existente em muitos trabalhos, além da informalidade e das desigualdades na situação de emprego (Julián, 2014; OIT, 2008). Trata-se de um problema complexo, com um papel central na saúde e no qual a classe social é determinante, o que deve ser considerado ao propormos possíveis ações de melhoria (Muntaner *et al.*, 2012).

Urbanização

Aproximadamente 81% da população da América Latina vive em zonas urbanas, o que representa o maior nível de urbanização dos países em desenvolvimento (CEPAL, 2017). Muitas das cidades da região cresceram além de sua capacidade de prestar serviços adequados. Essa situação envolve problemas sociais que afetam direta ou indiretamente a saúde da população (Galea e Vlahov, 2005).

Gênero

É importante considerar as diferenças relacionadas com o sexo que podem afetar os padrões de incidência e prevalência de diferentes doenças; entretanto, ao falar de gênero, nos referimos a um conjunto de elementos que vão muito além do meramente biológico. As desigualdades de gênero influenciam diretamente o exercício de direitos, papéis e responsabilidades, bem como a disponibilidade de oportunidades. A discriminação que afeta as mulheres na América Latina, por exemplo, ocorre em diferentes áreas (CEPAL, 2010), como trabalho, participação na tomada de decisões em diversos contextos (em casa, na política etc.), economia, cultura, saúde sexual e reprodutiva, entre outras. Isso também se reflete, por exemplo, na violência contra a mulher, nas limitações de acesso ao desenvolvimento, e no fenômeno denominado "feminização da pobreza" (Gammage, 2002). Tudo isso tem implicações profundas na saúde (Gaviria e Rondon, 2010). É necessário nos atentarmos às estruturas patriarcais ainda existentes na América Latina, bem como à história da militarização em alguns países, ao autoritarismo e ao machismo, e ao modo como tudo isso afeta o desenvolvimento desigual de mulheres e homens, trazendo implicações para a saúde (Leslie, 2000). O PNUD-ONU Mulheres (2017) elaborou um documento de análise regional sobre a necessidade de avançar no desenvolvimento de políticas de erradicação da violência contra as mulheres na América Latina e no Caribe.

Populações indígenas e afrodescendentes

Entre 45 e 50 milhões de indígenas, pertencentes a mais de 600 grupos étnicos (OPS, 2004; Montenegro e Stephens, 2006), e mais de 120 milhões de pessoas de ascendência africana vivem atualmente na América, o que representa quase 33% da população total da região (Busso *et al.*, 2005). Estatísticas mais recentes sobre a saúde dos povos indígenas e afrodescendentes na América Latina podem ser encontradas em OPS-CEPAL (2013).

Apesar de sua presença histórica e sua valiosa contribuição para a identidade e o desenvolvimento da América Latina, os povos indígenas estão em uma situação muito vulnerável e sofrem discriminação. Por exemplo, em quase todos os países, os índices de pobreza de grupos indígenas e afrodescendentes são mais elevados que os do resto da população (Casas *et al.*, 2001). Em particular, as pesquisas sobre promoção da saúde no contexto dos povos indígenas são escassas (Incayawar, 2007).

Saúde populacional e promoção da saúde | Abordagem sobre os determinantes sociais na América Latina

A saúde populacional ocupa-se especialmente dos resultados de saúde e do modo como esses resultados são distribuídos na população, dos padrões relacionados com os determinantes sociais da saúde e das interações entre eles, bem como das intervenções e políticas que podem ter impactos populacionais (CSDH, 2008).

Propõe-se uma abordagem que busca melhores condições de saúde e bem-estar para toda a população e, ao mesmo tempo, luta contra as desigualdades entre os grupos populacionais (Health Canada, 2001). Para atingir tais objetivos, a saúde populacional reconhece a importância e atua sobre e/ou considera a ampla gama de condições individuais e coletivas que determinam a saúde, incluindo fatores sociais, econômicos, ambientais; práticas pessoais de saúde; capacidades individuais; base biológica e genética; e o desenvolvimento infantil precoce e os serviços de saúde (Health Canada, 2001; CPHI, 2009). As estratégias de ação, nessa abordagem, baseiam-se em uma avaliação dos potenciais riscos e benefícios para toda a população, bem como para grupos específicos dentro dela, considerando-se o ciclo de vida e uma perspectiva ecológica.

É necessário compreender melhor o papel das interações e normas sociais como um possível recurso a ser usado para enfrentar os principais desafios relacionados com a saúde da população e para desenvolver uma estratégia eficaz que vise a compartilhar o poder e garantir a justiça social, dando uma resposta estrutural às necessidades de saúde a partir da perspectiva dos determinantes sociais da saúde. Tal resposta deve considerar fatores como equidade, qualidade de vida e de emprego, economia, moradia, meio ambiente, cultura, redes comunitárias, paz e inclusão social e, eventualmente, capital social (Health Canada, 2006).

Promoção da saúde | Desafios regionais

A promoção da saúde é considerada um processo de primordial importância para o enfrentamento adequado dos atuais desafios de saúde populacional nos diversos países. Visa a exercer um impacto positivo na saúde, na equidade e na qualidade de vida da população, além de contribuir para o desenvolvimento em todos os seus planos. Para isso, requer a implementação de estratégias sustentáveis, intersetoriais e culturalmente apropriadas, que abordem os níveis macro, meso e microssocial, desde políticas públicas até a ação cotidiana no desenvolvimento comunitário. Para a promoção da saúde, os resultados obtidos são transcendentais, mas o processo em si e as características complexas e dinâmicas do contexto também são essenciais. Essa abordagem ficou retratada nas diversas Cartas Internacionais de Promoção da Saúde: Ottawa (OMS, 1986), Adelaide (OMS, 1988), Sundvall (OMS, 1991), Jacarta (OMS, 1997), Cidade do México (OMS, 2000), Bangkok (OMS, 2005), Nairobi (OMS, 2009), Helsinque (OMS, 2013) e Xangai (OMS, 2016).

A promoção da saúde representa uma proposta de desenvolvimento que incorpora uma perspectiva social e de valor (Diclemente e Crosby, 2002). Nesse sentido, a equidade, a inclusão social, a diversidade étnico-cultural, a perspectiva de gênero, o respeito aos direitos humanos e o cuidado com o meio ambiente, por exemplo, são parte de sua essência.

A promoção da saúde dedicada a influenciar os "estilos de vida" individuais ou modificá-los

não é suficiente. A promoção da saúde deve incorporar com mais força as variáveis sociais e políticas de modo a gerar e assegurar as condições para que os indivíduos, as famílias e as comunidades possam se desenvolver em um ambiente favorável à saúde e coerente. É cada vez mais evidente a urgente necessidade de abordar os determinantes sociais nas ações de promoção da saúde para alcançar melhores resultados de saúde, qualidade de vida e equidade (Rose, 1985; Wilkinson e Marmot, 2003; Berkman *et al.*, 2014). Dessa maneira, é necessário intensificar a discussão sobre esse tema e abrir linhas e iniciativas que sigam essa direção. Participar ativamente do desenvolvimento de intervenções adequadas para influenciar favoravelmente os determinantes sociais da saúde é um desafio importante em cada comunidade e cada país, mas também em toda a América Latina e, certamente, em todo o mundo. Para alcançar um impacto estrutural, deve-se dar ênfase no trabalhar com bases da justiça e da igualdade social. É necessário, então, o desenvolvimento do conhecimento nesse campo, bem como a reflexão crítica e a implementação efetiva de propostas inovadoras nessa linha adequadas para a realidade da América Latina.

É importante, no contexto dessa abordagem moderna da promoção da saúde, assegurar a produção e o uso do conhecimento disponível, por meio da avaliação e documentação do que tem sido feito e da consideração das melhores evidências disponíveis sobre as "melhores", "boas" ou "promissoras" práticas de promoção da saúde que incluam os determinantes sociais (Kahan e Goodstadt, 2005).

Nesse sentido, é essencial revisar e avaliar a vasta experiência existente na América Latina em relação à promoção da saúde (Arroyo, 2016; Whittemore e Buelow, 1999) e, em especial, a busca protagonista por mudança social significativa (Freire, 1972; Freire, 1973). A esse respeito, vale mencionar que a ideia de promover a saúde buscando mudanças substanciais no nível dos determinantes sociais não é nova na América Latina (Breilh, 2003; López Arellano *et al.*, 2008) e, então, é necessário avaliar a experiência prévia e incorporar as lições aprendidas ao desenvolvimento atual da promoção da saúde.

Existe o interesse de compreender melhor a influência que as relações sociais poderiam exercer sobre a saúde dos indivíduos e das comunidades, e como elas poderiam ser um recurso para o desenvolvimento de intervenções eficazes e a realização de uma mudança social positiva. Portanto, a revisão do conceito de capital social e da maneira como ele poderia ser integrado como um recurso nas estratégias atuais de promoção da saúde é um campo aberto a ser explorado.

Capital social e saúde | Perspectivas na América Latina

A seguir, revisamos o conceito de capital social e alguns de seus principais escopos.

Definição e operacionalização do conceito de capital social

O conceito de capital social tem recebido atenção crescente no âmbito da epidemiologia social e da saúde pública desde os anos 1990. Definir capital social ainda é um assunto em debate, o que pode ser refletido na discussão crítica existente na literatura a respeito. Entretanto, na maioria dos estudos existentes sobre saúde pública que abordam o capital social, os seguintes aspectos costumam ser considerados em sua definição:

- Os níveis de confiança
- A participação comunitária
- As redes sociais individuais e comunitárias
- A cooperação e/ou reciprocidade.

O capital social tenta descrever as forças que determinam o nível e a qualidade da dinâmica social (Kawachi *et al.*, 2013; Kawachi *et al.*, 2008; McKenzie e Harpham, 2006). Bourdieu (1985) define o capital social como a soma das relações sociais que permitem o acesso diferenciado a recursos sociais, como emprego e oportunidades educacionais, fundamentais na definição de classes e nas desigualdades estruturais existentes nas sociedades. Coleman (1988) enfatiza a natureza supraindividual do capital social e o considera como um elemento inerente à estrutura das relações sociais. Putnam (1993), por sua vez, com base em estudos sobre o desempenho dos governos regionais na Itália, considera cinco elementos principais na definição de capital social:

- Redes comunitárias: quantidade e densidade
- Identidade cívica local: sensação de pertencimento, de solidariedade e de igualdade com os demais

- Compromisso cívico: participação e uso das redes comunitárias
- Reciprocidade e normas de cooperação: senso de obrigação de ajudar os outros junto à confiança de que tal ajuda será retribuída no futuro (reciprocidade)
- Confiança na comunidade.

É essencial, ao revisar o conceito de capital social, não deixar de lado dois aspectos críticos (Carpiano, 2008; Wakefield e Poland, 2005): os recursos existentes ou potenciais na rede social que possam ser usados individual ou coletivamente e a dinâmica de poder e como as pessoas podem ter acesso ou não aos recursos com base na rede. Nesse sentido, é importante não perder de vista a contribuição de Bourdieu (1986), que destacou ambos os aspectos em sua visão teórica do capital social. Por outro lado, a definição de Putnam tende a dar menos importância a esses aspectos (Carpiano, 2008).

Cohen e Prusak (2001) definem capital social como "o conjunto das conexões ativas entre as pessoas (incluindo a confiança, a compreensão mútua e os comportamentos e valores compartilhados) que unem os membros das redes e comunidades humanas e também dá a eles poder para tornar possíveis a ação cooperativa e a participação".

Contudo, ainda há discussão sobre se o capital social deve ser conceituado principalmente como uma característica das sociedades, bairros e grupos (capital social ecológico) ou como uma propriedade dos indivíduos (capital social individual). As duas abordagens se complementam e, provavelmente, essa distinção entre fatores ecológicos e individuais pode ser algo artificial, pois se trata de um sistema complexo de relações, no qual o indivíduo e a comunidade interagem entre si. Entretanto, do ponto de vista da saúde populacional e da saúde pública, o olhar coletivo é especialmente importante.

De modo complementar, pode-se dizer que, embora haja alguma concordância sobre o capital social se referir aos recursos individuais e comunitários que podem ser acessados por meio de conexões sociais, existem dois focos ou ênfases diferentes para definir e abordar o capital social (Kawachi e Subramanian, 2018). Por um lado, a abordagem centrada na coesão social, na qual os recursos são enfatizados como a solidariedade coletiva, as normas e a possibilidade de mobilização coletiva em favor de benefícios mútuos, e, por outro, a abordagem centrada nas redes, baseada nos recursos das redes e nos recursos sociais (Moore e Kawachi, 2017).

Tipos de capital social

Vários autores fazem distinção entre os tipos de capital social (McKenzie e Harpham, 2006; Kawachi *et al.*, 2008). Por um lado, há o capital social estrutural; por outro, o capital social cognitivo. O capital social estrutural inclui as relações, redes, associações e instituições que vinculam pessoas e grupos que podem contribuir para a cooperação. Por sua vez, o capital social cognitivo transpõe a estrutura visível e refere-se aos valores, às normas, à confiança interpessoal e à reciprocidade, à sensação de pertencimento, ao altruísmo e à responsabilidade cívica que podem existir no coletivo. Está mais relacionado com o que as pessoas sentem e valorizam, e é reforçado pela cultura, pela ideologia e pelas crenças.

O exposto anteriormente está em estreita relação com duas escolas ou visões sobre o capital social (Kawachi, 2006): uma que enfatiza a coesão social, destacando os atributos coletivos ou comunitários do capital social, o efeito ou a influência do contexto sobre os indivíduos, e não as características individuais daqueles que compõem esse grupo. A coesão social (Berkman *et al.*, 2014) representa um conceito mais amplo que o de capital social, que abrange a ausência de conflitos sociais potencialmente presentes e a existência de fortes laços sociais, incluindo a confiança e as normas de reciprocidade (como capital social), as associações que contribuem para a superação das fragmentações sociais (sociedade civil) e o funcionamento adequado das instituições.

A outra escola centrada na teoria de "redes" enfatiza a importância dos recursos concretos disponíveis na rede social para os indivíduos, como os canais de informações, influência etc. As medições de capital social, a partir da perspectiva de coesão social, se concentrarão na confiança e na reciprocidade. Por outro lado, na abordagem de redes, incidirão sobre a análise egocêntrica das redes (que analisa, no nível do indivíduo, as ligações em termos de sua função e/ou estrutura) ou uma análise de toda a rede social, por exemplo, por meio de medidas sociométricas das redes, descrevendo o sistema com todos os atores da rede, e não a partir da perspectiva individual (Lakon *et al.*, 2008).

Da mesma maneira, existe outra classificação relevante que identifica o capital social tipo *bonding* (de união), o capital social tipo *bridging* (de ponte) e o capital social tipo *linking* (de ligação).

O capital social tipo *bonding* refere-se aos recursos existentes ou aos quais se tem acesso dentro de grupos sociais cujos membros são semelhantes (homogêneos), como em termos de identidade ou classe social e/ou origem étnica, entre outros aspectos – por exemplo, familiares, amigos e conhecidos semelhantes. Normas rígidas e vínculos sociais estreitos, bem como a exclusividade e a lealdade caracterizam esse tipo de capital social. Por sua vez, o capital social tipo *bridging* refere-se a grupos sociais de diversas origens (heterogêneos) em que os vínculos são mais frágeis, e está relacionado com o acesso a recursos entre grupos diferentes. Uma maneira particular de capital social tipo *bridging* é o capital social tipo *linking*, que se refere às conexões entre indivíduos e grupos que interagem por meio de gradientes de poder ou autoridade na sociedade (Szreter e Woolcock, 2004). O capital social tipo *linking* está especificamente relacionado com os processos de empoderamento que poderiam influenciar nos determinantes estruturais da saúde, criando a possibilidade de as organizações obterem recursos, ideias ou informações, e assim ter influência nas decisões políticas.

Após revisar o conceito de capital social, é necessário analisar a relação entre capital social e saúde. Em especial, o que sabemos sobre essa possível relação? Quais mecanismos explicariam tal relação? Quais são as deficiências em relação ao uso do conceito de capital social em saúde? Quais são as evidências concretas existentes sobre capital social e saúde na América Latina?

Capital social e saúde | Evidências internacionais e hipóteses explicativas

Há uma vasta e intensa linha de pesquisa sobre capital social e suas diversas possíveis áreas de impacto, como o desenvolvimento social e a superação da pobreza (Fukuyama, 1995; Green *et al.*, 2000), o fortalecimento da educação (Field, 2005) ou a redução da criminalidade (Sampson *et al.*, 1997). Todavia, o que sabemos sobre a relação entre capital social e saúde?

Nos últimos anos, foram realizados estudos que sugerem uma possível e estreita relação entre eles: países, cidades e comunidades com níveis mais elevados de capital social apresentariam maior expectativa de vida e níveis mais baixos de morbidade e de mortalidade (tanto geral quanto por causas específicas), bem como melhor autopercepção de saúde e saúde mental (Lomas, 1998; Kawachi *et al.*, 2008). O capital social poderia exercer um efeito sobre a etiologia dos problemas de saúde ou os fenômenos que modulam sua manifestação, bem como sobre os processos de recuperação e, especialmente, prevenção e promoção da saúde (McCulloch, 2001; Lofors e Sundquist, 2007). Entretanto, essa relação ainda não é conclusiva, por isso é importante ser prudente quanto às suas implicações. Além disso, alguns estudos sugerem que o capital social poderia exercer um efeito positivo sobre a saúde, em alguns casos, e negativo, em outros (Villalonga-Olives e Kawachi, 2017; Carpiano, 2007).

Entretanto, é válido mencionar que algumas pesquisas demonstram que o efeito do capital social na saúde seria consistentemente mais relevante em contextos com maiores desigualdades sociais (como na América Latina); por sua vez, o impacto do capital social na saúde das sociedades mais igualitárias seria menor (Islam *et al.*, 2006a; Islam *et al.*, 2006b). Uma explicação para esse achado seria que os países mais igualitários costumam ter um sistema de proteção social mais forte e acessível em termos de assistência médica, educação, seguro-desemprego, entre outros aspectos, e, portanto, o capital social em si teria um papel menos relevante (Kim *et al.*, 2008).

Os principais mecanismos pelos quais o capital social teria um impacto positivo na saúde são:

- Condutas favoráveis à saúde: o capital social poderia influenciar os comportamentos de saúde de membros da comunidade facilitando a difusão mais rápida e/ou mais eficaz das informações sanitárias ou aumentando a probabilidade de adoção de hábitos saudáveis pela população e exercendo o controle social sobre as condutas de risco (como a violência ou o abuso de substâncias; Berkman e Kawachi, 2000)
- Acesso aos serviços e oportunidades: um maior nível de capital social na população poderia aumentar as possibilidades de acesso aos serviços de saúde e sociais; ao mesmo tempo, a melhor saúde (p. ex., saúde mental) poderia elevar os níveis de capital social (Sartorius, 2003), gerando um círculo virtuoso.

Com a existência de maiores níveis de capital social, as comunidades tenderiam a se integrar melhor e isso facilitaria sua organização proativa para a busca harmoniosa de recursos e iniciativas que favorecessem sua comunidade. Da mesma maneira, estariam em melhores condições de lutar contra possíveis cortes de orçamento dos serviços locais e proteger seus direitos. Estariam, por exemplo, mais preparados para exigir que seu direito de acesso à atenção primária de maior qualidade e outros serviços sociais seja garantido do melhor modo (Sampson *et al.*, 1997)

- Processos psicossociais: os altos níveis de capital social facilitariam o desenvolvimento de mecanismos psicossociais de proteção nos indivíduos, ajudando-os a lidar com os estressores da vida e protegendo-os de doenças. Esses processos psicossociais relacionados principalmente com o capital social cognitivo surgiriam da interação social dentro da comunidade. Assim, o capital social poderia contribuir para o aumento dos níveis de apoio social, que, por sua vez, atuaria como um fator de proteção. Por exemplo, Patel *et al.* (2018) apresentam, como uma das hipóteses para explicar um dos mecanismos que justificaria a relação observada entre desigualdades e depressão, que as desigualdades afetariam o capital social e isso aumentaria o risco de depressão. Vários estudos mostram a importância do apoio social para a saúde (Uchino, 2006); entretanto, ainda não há evidências empíricas suficientes para demonstrar de modo inequívoco qual desses mecanismos é o mais importante e como eles podem interagir uns com os outros.

Capital social e saúde | Evidências na América Latina

Como indicado anteriormente, ao analisar o capital social e os resultados em saúde, é preciso considerar a realidade do contexto; portanto, é fundamental rever qual o estado da arte no que se refere à relação entre capital social e saúde na América Latina.

Uma revisão sistemática da literatura sobre o tema (Kripper e Sapag, 2009) identificou um total de 15 artigos, dos quais 11 eram de pesquisa original e 4 de revisão. Os artigos originais encontrados referiam-se à realidade de seis países e se concentravam em cinco áreas de saúde:

- Mortalidade e expectativa de vida
- Saúde mental
- Traumas
- Estado nutricional
- Vacinação.

Os resultados dessa revisão não permitem confirmar plenamente a existência de uma relação positiva entre capital social e saúde; porém, há alguns achados que sugerem a provável existência dessa relação em certos aspectos da saúde. Em particular, os resultados demonstram com relativa clareza que o nível de capital social existente em determinada população ou comunidade estaria positivamente relacionado com um melhor estado de saúde mental (Poblete *et al.*, 2008) e menor risco de trauma dentário decorrente de acidentes (Patussi *et al.*, 2006). Contudo, as evidências são menos claras e menos diretas em relação à mortalidade, à expectativa de vida e ao estado nutricional, e um tanto contraditórias em relação a imunizações.

Complementarmente, outro estudo (Sapag e Kawachi, 2010), de corte transversal, em nível ecológico e individual, avaliou a possível relação entre capital social e resultados de saúde com base em informações de nove países da América Latina (Argentina, Brasil, Chile, Colômbia, República Dominicana, México, Peru, Uruguai e Venezuela). Foram utilizadas informações sobre capital social provenientes da Pesquisa Mundial de Valores (*World Values Survey*) de 14.591 adultos com mais de 18 anos, as quais foram comparadas com informações do mesmo período sobre expectativa de vida ao nascer, taxa de mortalidade infantil, taxa de mortalidade em menores de 5 anos e materna (análise no nível ecológico) e autopercepção de saúde (análise no nível individual). Os resultados indicam que a confiança se correlacionou significativamente com a expectativa de vida na comparação em nível nacional, e se correlacionou favoravelmente e de modo marginalmente significativo com a taxa de mortalidade materna. A participação em grupos voluntários ou em igrejas não se correlacionou com os indicadores agregados de saúde da população. No plano individual, a maior confiança se correlacionou de maneira positiva e significativa com uma melhor percepção da saúde em cinco dos nove países. Em suma, a confiança interpessoal apresentou relação mais clara. Os resultados desse estudo devem ser considerados com cautela em virtude de suas limitações metodológicas.

Desde então, novos estudos foram publicados para complementar e aprofundar os achados disponíveis até 2009. Como exemplos, podemos citar alguns resultados específicos e relevantes com base em evidências publicadas sobre a América Latina até hoje: dois estudos transversais, um do México (Idrovo, 2005) e outro da Colômbia (Idrovo, 2006), avaliaram a relação entre o capital social e a mortalidade ou a expectativa de vida. Embora os resultados não sejam conclusivos, ressaltam a importância de entender o capital social em cada contexto como um recurso que pode ter um efeito favorável ou desfavorável e, por sua vez, identificam e discutem como a violência pode estar relacionada. A importância da violência como barreira ao desenvolvimento da saúde pública na região é reconhecida (Briceño-León, 2005).

Também existem evidências preliminares de um estudo realizado em Santiago, no Chile (Sapag *et al.*, 2008), sobre o potencial papel favorável do componente *confiança* do capital social na autopercepção de saúde. Outro estudo realizado na Argentina (Ronconi *et al.*, 2012) também constatou uma relação favorável entre capital social e melhor autopercepção da saúde.

Igualmente, em termos de saúde mental, ao revisar os estudos publicados na Colômbia (Harpham *et al.*, 2004), Bolívia (Godoy *et al.*, 2006), Peru (De Silva *et al.*, 2007) e Chile (Poblete *et al.*, 2008), é possível concluir que o capital social cognitivo (a confiança, em particular) poderia ter um efeito de proteção, especificamente em relação à depressão e à ansiedade, e estaria associado com maiores níveis de bem-estar psicológico. Em um estudo com dados do Chile, Riumallo-Herl *et al.* (2014) identificaram que níveis baixos de capital social estariam associados com uma maior probabilidade de depressão na população adulta. Além disso, o capital social cognitivo teria um efeito mais determinante.

Por sua vez, evidências recentes destacam o possível papel de proteção ou influência do capital social em comportamentos humanos relacionados com a saúde (Lindström, 2008), como quanto ao uso de álcool (Ahnquist *et al.*, 2008), tabaco (Patterson *et al.*, 2004) e outras drogas (Lundborg, 2005), atividade física (Ueshima *et al.*, 2010), nutrição (Locher *et al.*, 2005), atividade sexual (Crosby *et al.*, 2003), entre outros. No caso da América Latina, existem poucos estudos sobre o tema, como um estudo de Mitchell e Bossert (2007), que constatou que distintos tipos de confiança (capital social cognitivo) – a confiança social e a institucional – demonstraram efeitos opostos sobre a vacinação infantil. Enquanto a confiança social geral esteve associada a uma redução na probabilidade de ter sido vacinado, a confiança institucional se relacionou com o aumento dessa probabilidade. Outro estudo (Sapag *et al.*, 2010) realizado em bairros de baixo nível socioeconômico em Santiago, no Chile, identificou uma relação potencial inversa entre o nível de confiança percebido pelos vizinhos e o tabagismo, bem como o número de cigarros, sugerindo um possível papel protetor da confiança em relação ao tabagismo.

Quanto ao capital social e desastres naturais, uma pesquisa (Flores *et al.*, 2014) realizada no contexto do terremoto ocorrido em Pisco, no Peru, determinou que o capital social cognitivo funcionaria como um fator protetor em relação ao desenvolvimento de transtorno de estresse pós-traumático. Entretanto, não se observou uma relação favorável quanto ao capital social estrutural. Por outro lado, Dussaillant e Guzmán (2014) realizaram uma pesquisa sobre a confiança no contexto do terremoto ocorrido no sul do Chile em 2010, identificando a complexidade do fenômeno e a maneira como o capital social existente é posto à prova nesses eventos, os quais, por sua vez, também podem ser transformados em uma oportunidade para o desenvolvimento do capital social.

Curiosamente, outros autores, como Massey e Aysa-Lastra (2011), identificaram uma relação entre capital social e o fenômeno migratório de pessoas de países da América Latina para os EUA. Por sua vez, Côté *et al.* (2015) abordam a temática da migração e do capital social a partir de uma perspectiva de gênero.

Recentemente, uma pesquisa qualitativa (Perez-Brumer *et al.*, 2017) realizada em Lima, no Peru, sobre o vírus da imunodeficiência humana (HIV) e a vulnerabilidade de mulheres transgênero concluiu que o capital social pode desempenhar um papel fundamental na promoção de estratégias de resiliência social que contribuam para a redução do estigma e da percepção de vulnerabilidade, o apoio ao acesso a serviços de saúde e para ações de prevenção e tratamento do HIV.

Por outro lado, uma pesquisa sobre o contexto pós-conflito na Nicarágua (Brune e Bossert, 2009) constatou que altos níveis de capital social se correlacionaram com algumas condutas favoráveis à saúde. Além disso, Dinesen *et al.* (2013) evidenciaram que o capital social cognitivo atuaria como um fator protetor e o capital social estrutural, como um fator de risco em relação à violência no contexto da Guatemala pós-conflito.

Há um crescente interesse, no mundo e na região, pela relação entre capital social e o tratamento de doenças crônicas não transmissíveis em adultos. Martínez-Herrera *et al.* (2015), por exemplo, pesquisaram sobre os significados do capital social em pessoas com diabetes melito tipo 2 na Colômbia. No Chile, por sua vez, um estudo de Riumallo-Herl *et al.* (2014) sugere que baixos níveis em três dimensões do capital social (apoio social, confiança generalizada e confiança na vizinhança) estariam associados a uma maior probabilidade de desenvolver hipertensão arterial e/ou diabetes em pessoas com 45 anos ou mais.

Por último, é importante mencionar que a questão do capital social e saúde dos idosos na região também foi aprofundada. Por exemplo, na Colômbia, um estudo (Lucumí *et al.*, 2015) detectou altos níveis de desintegração social que afetariam a saúde e a qualidade de vida dessa população. Além disso, Ponce *et al.* (2014) detectaram um papel central de aspectos do capital social nos níveis de satisfação com a vida em idosos no Chile.

Um estudo recente (Vincens *et al.*, 2018) sugere que o capital social coletivo ou comunitário, mais que o individual, pode exercer um impacto no gradiente social de saúde na América Latina, contribuindo para explicar (ou eventualmente combater) as desigualdades em saúde.

Embora as evidências sobre o papel do componente *participação* do capital social na saúde sejam um tanto contraditórias e inconclusivas, é fundamental avaliar a importância que a participação pode ter nos processos de mudança em saúde (Delgado Gallego *et al.*, 2005), incluindo o desenvolvimento de processos de reforma (Méndez e López, 2010; Vásquez *et al.*, 2002). A participação pode desempenhar um papel facilitador nos processos coletivos a favor da saúde e nas intervenções associadas. Por exemplo, os conselhos de saúde no Brasil contribuíram para a formação e o crescimento de associações de bairros e grupos relacionados com algumas doenças específicas, e conseguiram obter maior e melhor acesso à assistência médica (Labra, 2002). O estudo de Hurtado *et al.* (2011) identificou uma relação favorável com um nível melhor de saúde autopercebida, tanto em relação à filiação a associações quanto em relação ao capital social cognitivo.

Na mesma linha, outra pesquisa na Bolívia (Yuasa *et al.*, 2015) identificou, no contexto de um projeto visando ao fortalecimento da saúde e bem-estar em uma comunidade de Santa Cruz, que os participantes com maior autoeficácia também apresentavam níveis mais elevados de capital social. Por sua vez, no Equador (Orozco *et al.*, 2014; 2015), um estudo analisou o efeito do capital social nas práticas em propriedades rurais e seu potencial impacto na saúde, especialmente com relação ao papel e à função das organizações sociais e de comunicação. Em El Salvador (Nickels *et al.*, 2016) foram encontradas evidências promissoras sobre um programa de autoajuda para famílias, em que o capital social teria um efeito relevante em termos de benefícios que poderiam ser essenciais para alcançar os objetivos de saúde mental e saúde comunitária.

Em síntese, os resultados existentes até o momento proporcionam evidências preliminares sobre a relevância do capital social como determinante da saúde na região. Entretanto, ainda é necessário realizar mais pesquisas para obter resultados mais conclusivos que permitam esclarecer quando e como a perspectiva de capital social deve (se é que deve) ser integrada à promoção da saúde na América Latina. Além disso, devemos levar em conta as limitações dos estudos encontrados, entre elas:*

- O uso de várias definições para capital social
- A falta de validação de instrumentos – embora recentemente tenha havido alguns esforços para a adaptação e validação de instrumentos na região (Souto *et al.*, 2016; Alvarado *et al.*, 2015; Fernández Niño *et al.*, 2014; Paiva *et al.*, 2014) – e problemas conceituais na avaliação de capital social (De Silva *et al.*, 2006)
- As particularidades das populações avaliadas, que dificultam a generalização
- A falácia ecológica – erro potencial que ocorreria ao assumir que os resultados obtidos de um estudo ecológico seriam obtidos igualmente em um estudo baseado em observações individuais (Borja-Aburto, 2000)
- As fragilidades inerentes aos estudos transversais, que não permitem resultados conclusivos.

Como dito previamente, é provável que a influência do capital social na saúde seja mais forte em sociedades menos igualitárias (Kim *et al.*, 2008). Considerando as fortes desigualdades presentes na maioria dos países da América Latina, podemos acreditar que o papel do capital social na saúde teria importância especial. Dessa maneira, é relevante propor como o capital social orientado adequadamente poderia ser um ingrediente favorável à mobilização social progressiva para a obtenção de mudanças estruturais e de maior igualdade.

Além de considerar os avanços e as limitações quanto ao desenvolvimento de pesquisas sobre capital social e saúde, também é fundamental considerar as próprias limitações do conceito de capital social no contexto de saúde, conforme abordado a seguir.

Limitações do conceito de capital social no contexto de saúde

Os benefícios potenciais do capital social na saúde pública ainda são controversos. Além disso, o conceito de capital social e sua abrangência têm sido amplamente criticados por diversas razões, como:

- Falta de clareza da definição: existem várias definições de capital social e de áreas de sobreposição com outros conceitos sociais, como apoio social, redes sociais, eficácia coletiva, coesão social etc. Isso dificulta a comunicação, as decisões metodológicas e a análise dos resultados das pesquisas, fazendo os resultados serem equivocadamente generalizados como positivos ou negativos e o potencial do capital social em saúde ser superestimado ou subvalorizado
- Problemas metodológicos: além das implicações metodológicas derivadas da diversidade de definições de capital social existentes, há também as dificuldades práticas envolvidas na mensuração de um conceito essencialmente intangível; os problemas da hipótese de que, a partir do agrupamento das percepções individuais, seja possível ter uma abordagem ecológica; a falta de um ins-

---

* Para obter mais informações sobre as limitações genéricas de muitos estudos, além da América Latina, sugere-se revisar a próxima seção sobre Limitações do conceito de capital social no contexto de saúde.

trumento de medição validado (Harpham *et al.*, 2002); a dificuldade de entender o conceito em contextos diversos, em que as características, a dinâmica social, a história e a cultura da população são variadas; e o fato de a maioria dos estudos ser de corte transversal, limitando naturalmente a possibilidade de se chegar a uma conclusão sobre a causalidade. Nesse sentido, é importante enfatizar que é possível que as pessoas mais saudáveis consigam alcançar maiores níveis de capital social tendo maior confiança em si mesmas e nos outros, sendo mais proativas na participação e mais abertas à cooperação por se sentirem menos vulneráveis

- Ponto de vista político: o uso do conceito (e, especialmente, seu mau uso) poderia distrair a sociedade e os tomadores de decisões da importância de abordar fatores estruturais que exigem respostas urgentes, como desigualdades de renda, abusos de poder, entre outros (Navarro, 2002; Muntaner, 2004). Corre-se o risco potencial de transferir as responsabilidades do Estado para as pequenas comunidades, favorecendo certa passividade na busca de respostas abrangentes e estruturais para os problemas de desenvolvimento, as desigualdades e as necessidades de saúde. O interesse de algumas instituições internacionais (p. ex., instituições relacionadas com assistência financeira e técnica) no assunto de determinantes sociais e capital social é visto com suspeita por diversos atores e como uma desculpa para não intervir nas mudanças estruturais (Navarro, 2009), abrindo espaços de crítica ativa de alguns pesquisadores quanto ao conceito de capital social (ou a seu potencial uso inadequado). Sobre essa questão, também é válido indicar que outros argumentam que as comunidades com altos níveis de capital social e fortes associações cívicas estariam em melhor posição para lutar contra a pobreza (Narayan e Pritchett, 1999) e obter uma transformação social, inclusive estrutural. Nesse sentido, o capital social poderia ser um recurso potencial. Além da opinião que cada leitor tem a esse respeito, é evidente que o capital social não deve ser considerado como "a solução", tampouco como desculpa para deixarmos de lado as alternativas válidas existentes para alcançar uma mudança social real e substantiva que favoreça a promoção da saúde

- Capital social como fator de risco: em algumas circunstâncias, o capital social poderia se comportar como um fator de risco (Portes, 1998). Por exemplo, certos grupos ligados ao crime organizado ou algumas facções podem ter altos níveis de capital social, mas não necessariamente usá-lo para fins socialmente positivos ou para o bem comum, além de interesses individuais ou grupais, ou a possibilidade de que fortes vínculos entre alguns membros da comunidade possam excluir outros. Uma revisão sistemática da literatura (Villalonga-Olives e Kawachi, 2017) identifica vários dos possíveis efeitos negativos do capital social, com base na explicação de Portes (1998), confirmando que o capital social pode ter efeitos positivos ou negativos de acordo com as realidades particulares de cada contexto, grupo populacional, indivíduo e condição

- Origem externa do conceito: a origem e a maioria dos estudos sobre capital social são provenientes da América do Norte e Europa. É arriscado o uso desse conceito sem reconhecer as diferenças entre os contextos em termos de cultura e dinâmica de poder social. Por essa razão é tão importante a existência de estudos e discussão sobre o assunto na América Latina.

Sem dúvida, é fundamental reconhecer todas essas limitações. Em especial, é imperativo abordar em um nível macro os processos sociais e econômicos que influenciam a saúde, incluindo questões de poder e justiça social. É necessário dar maior ênfase ao papel da política social e da proteção social na promoção da solidariedade vertical (capital social).

Capital social e promoção da saúde | Implicações para a ação

Uma publicação, há pouco mais de dez anos, já discutia o potencial papel do capital social na promoção da saúde na região (Sapag e Kawachi, 2007), incluindo uma perspectiva histórica sobre o tema e a discussão de como o capital social poderia ser um recurso concreto que se articula a outros para ajudar a alcançar os objetivos da promoção da saúde. A Figura 3.1 apresenta um resumo esquemático sobre saúde e abordagem de determinantes, com ênfase nos determinantes sociais da saúde e no desafio da promoção da saúde como articuladora e protagonista de mudanças em todos os níveis a fim de alcançar melhor saúde e desenvolvimento, com uma perspectiva de equidade. Em particular, apresenta o capital social vinculado aos determinantes sociais e também como um potencial recurso para o desenvolvimento da promoção da saúde na América Latina. A seguir, o assunto é abordado mais profundamente.

É preciso considerar que o capital social pode operar em diferentes níveis: micro (individual/familiar), meso (bairro, povoado, cidade) e macro (nacional/mundial). É importante indicar que havia certos aspectos-chave que poderiam contribuir para o desenvolvimento ou fortalecimento do capital social em determinado contexto (Pridmore *et al.*, 2007). Da mesma maneira, deve-se notar que certas condições do contexto eram necessárias para facilitar o impacto positivo do capital social sobre a saúde, entre elas: os marcos legais e regulatórios, o contexto político e de governança, as características socioculturais e as condições socioeconômicas (Pridmore *et al.*, 2007).

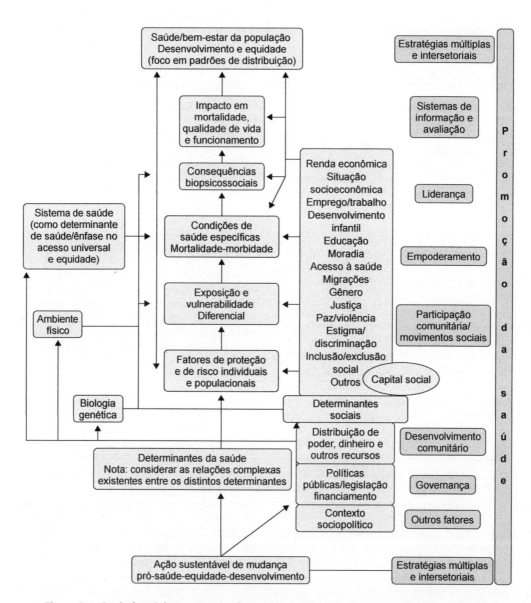

Figura 3.1 Capital social e promoção da saúde no contexto dos determinantes da saúde.

Qualquer iniciativa que envolva o capital social como um potencial recurso a favor da promoção da saúde deve reconhecer as bases estruturais das desigualdades sociais e como elas influenciam a saúde, além do efeito da dinâmica de poder e da política em favorecer e/ou manter tais injustiças. A possibilidade é integrar o capital social em uma estratégia ativa, visando a mudar essas dinâmicas de poder e, ao mesmo tempo, assegurar que os processos comunitários sejam gerados ou fortalecidos, a partir da base, para alcançar impacto em todos os níveis: micro, meso e macro. O efeito do capital social na promoção da saúde pode ser muito limitado, ou até mesmo prejudicial, se não for abordado de uma perspectiva integral, que inclua os demais determinantes da saúde.

A seguir, são apresentadas algumas ideias concretas para a ação.

Capital social como potencial recurso para a mudança estrutural nos determinantes sociais da saúde

É fundamental incorporar o contexto mais amplo da política e da economia nos modelos de análise e estratégias de ação. O capital social pode influenciar o empoderamento dos grupos e comunidades e a ação dos governos e suas decisões em relação ao desenvolvimento e à implementação de políticas de mudança social. Em particular, poderia ter um impacto em termos de governança (Hufty, 2006). O capital social pode, eventualmente, afetar (idealmente, de modo favorável), por exemplo, o apoio a políticas redistributivas ou de seguro universal de saúde nos países da América Latina. A participação dos cidadãos está relacionada com o compromisso político e com as possibilidades para fazer frente às desigualdades sociais. A partir de uma abordagem de saúde populacional, questões relacionadas com o poder e a justiça são fundamentais para realmente avançar rumo a uma melhor situação de saúde.

Implementação de uma estratégia ativa para o desenvolvimento do capital social em todos os níveis, com ênfase no fortalecimento da confiança

As evidências apresentadas sugerem que a confiança seria o componente do capital social mais relacionado com resultados de saúde positivos. A confiança pode facilitar o conhecimento e o respeito mútuo, reduzindo o estigma e a discriminação que afetam o acesso à saúde e à qualidade de vida de muitas pessoas. Ao mesmo tempo, a confiança pode ser essencial para promover a participação nas organizações e a reciprocidade (intercâmbio), bem como a eficácia nas ações de solidariedade. Recentemente, Joubert (2009) propôs um novo paradigma para a promoção da saúde mental com base na construção de confiança em vez do medo. Essa estratégia deveria promover o capital social dos sistemas de apoio existentes, incluindo amigos, vizinhos, organizações etc., e vinculá-lo a objetivos específicos de desenvolvimento, qualidade de vida e promoção da saúde, de maneira integral. No campo da saúde mental, há uma grande expectativa quanto ao impacto de intervenções baseadas no capital social.

Em particular, Flores *et al.* (2018), a partir de uma revisão sistemática da literatura sobre o assunto, analisaram várias intervenções, concluindo que se trata de um campo promissor, ainda com poucos estudos, com resultados demonstrados principalmente em curto e médio prazo, mas no qual são necessárias mais evidências, em especial quanto ao impacto e sustentabilidade na saúde mental no longo prazo. Sem dúvida, é uma área que requer avanços globais e na América Latina, principalmente.

A construção do capital social implica um processo que visa a obter uma mudança na comunidade e na sociedade por meio do aumento das alianças entre pessoas e instituições, que envolvam os membros das comunidades em todos os seus níveis. Cada novo passo deve ser dado de acordo com as necessidades e possibilidades locais e de modo a evitar a exclusão das subpopulações. Também é necessário incentivar a participação social e a confiança para dar forma a serviços de saúde conforme as necessidades locais. O desenvolvimento dos conselhos de saúde locais da comunidade é uma alternativa que deve ser considerada.

Valorização e reconhecimento da cultura e dos contextos como aspectos centrais para a integração do capital social em ações favoráveis à saúde

Como já foi dito, é evidente que a relação entre capital social e saúde varia em diferentes populações e contextos. Na América Latina, cada país tem suas próprias particularidades e culturas e, mesmo dentro dos países, existem subpopulações e culturas locais que devem ser consideradas antes de aplicar uma estratégia com base no capital social. É preciso prestar atenção especial à realidade das populações afrodescendentes e indígenas. As situações de violência também devem ser consideradas e como elas afetam a expressão e, eventualmente, a dinâmica da relação entre capital social e saúde.

Ações de colaboração multi/intersetorial

É necessário implementar e/ou fortalecer múltiplas estratégias e ações sustentáveis de promoção da saúde nos distintos contextos (p. ex., os locais de trabalho) e em todos os níveis, tendo em conta a interação entre todos os fatores determinantes da saúde e os mecanismos disponíveis ou necessários para facilitar a colaboração mútua (Blas e Sivasankara Kurup, 2010). Isso implica tratar da questão do capital social, mas com uma abordagem que inclua todos os atores relevantes e considere outros determinantes da saúde, como emprego, gênero, moradia etc. Considerando que tanto a promoção da saúde quanto o capital social podem ter efeitos positivos sobre a saúde, bem como em outras áreas de melhoria, sua inclusão integral e bem articulada em uma agenda regional para o desenvolvimento social sustentável deve ser considerada.

Geração de evidências locais e troca de conhecimentos sobre capital social e promoção da saúde na região

São necessárias mais e melhores evidências sobre capital social e saúde, em todos os níveis e, especialmente, mais pesquisas na região sobre capital social e promoção da saúde. É preciso conceber e implementar intervenções-piloto muito bem avaliadas, que contribuam para o fortalecimento dos programas nacionais ou regionais em termos de capital social e promoção da saúde; para tanto, são necessários estudos longitudinais e o uso de métodos mistos (qualitativos e quantitativos). Isso contribuirá para um processo de aprendizagem culturalmente apropriado na América Latina, que permitirá saber como e em que medida o capital social pode ou não ser relevante para a saúde e, especialmente, como pode ser integrado (ou não) na prática da promoção da saúde na região.

Considerações sobre as ideias concretas para a ação

Conforme exposto anteriormente, a ação deve ocorrer em um contexto de transformação positiva das estratégias de desenvolvimento e promoção da saúde, incluindo uma forte visão crítica, o desenvolvimento das competências e capacidades necessárias e, certamente, o compromisso e a ação dos indivíduos e comunidades. Isso inclui o fortalecimento de movimentos sociais, buscando influenciar de modo favorável e estrutural os governos e a tomada de decisões em todos os níveis para gerar ações concretas, que incluam a mobilização real de recursos (não apenas sociais), de maneira coerente e harmoniosa, e que permitam uma mudança social para maior equidade, melhor saúde e qualidade de vida para todos.

Conclusões e desafios

A promoção da saúde oferece uma excelente alternativa para responder de modo precoce e substancial aos desafios relacionados com o contínuo bem-estar-doença e reconhece a importância especial dos determinantes sociais da saúde em todos os níveis. O conceito de capital social é relativamente novo no campo da saúde pública e pode ser considerado um recurso potencial em favor da saúde. Entretanto, apesar do possível impacto favorável que o capital social pode exercer sobre a saúde, é muito importante reconhecer as limitações do conceito ao analisar suas possíveis implicações na área de promoção da saúde.

As evidências existentes até o momento sobre capital social e saúde na América Latina são crescentes e sugerem que o capital social teria um papel potencial na saúde, mas variável de acordo com o contexto e o resultado em saúde avaliado. Ao mesmo tempo, aparentemente os distintos componentes do capital social teriam um impacto diferente sobre os resultados em saúde. Dessa maneira, é fundamental dispor de informações diferenciadas sobre o efeito de cada um dos componentes do capital social (confiança, reciprocidade, participação, redes) sobre diversos resultados de saúde em diferentes lugares. O capital social ou algum de seus componentes poderia se comportar como um fator de risco em saúde em determinadas circunstâncias. Como ocorre com qualquer recurso (p. ex., humano ou econômico), não basta contar com ele para ter resultados positivos; o mais importante é como esse recurso – neste caso, o capital social – é usado em cada contexto.

Até o momento, a confiança (capital social cognitivo) é o componente que demonstra uma relação mais consistentemente positiva com a saúde, por isso pode ser um fator de proteção importante ao considerar as estratégias de promoção da saúde. Isso implicaria definir modos de trabalhar a confiança social de maneira ativa, vinculando-a a processos favoráveis à saúde.

O capital social não deve ser visto como um elemento isolado ou como a panaceia para resolver os problemas de saúde atuais. Em particular, o desafio parece ser integrá-lo (se for pertinente) a uma estratégia mais ampla de promoção da saúde, que permita alcançar um impacto estrutural nos determinantes sociais da saúde na América Latina para enfrentar/prevenir as desigualdades e promover a justiça social. Deve-se ter em mente que é necessário obter maior conhecimento e evidências significativas em nível regional sobre a relação entre capital social e saúde para poder avançar com mais clareza em sua consideração para as ações de promoção da saúde na região.

Referências bibliográficas

Ahnquist, J.; Lindström, M.; Wamala, S. P. Institutional trust and alcohol consumption in Sweden: the Swedish National Public Health Survey. BMC Public Health, v. 13, n. 8, p. 283, 2008.

Alvarado, R.; et al. Social capital and mental health in representative sample of Chilean workers. Revista de la Facultad de Ciencias Médicas de la Universidad Nacional de Córdoba, v. 72, n. 4, p. 227-235, 2015.

Arango Panesso, Y. Referentes socio-históricos latinoamericanos: contribución a los fundamentos políticos de la promoción de salud. Revista Cubana de Salud Pública, v. 34, n. 1, 2008. Disponível em: <http://www.scielosp.org/scielo.php?script=sci_arttext&pid=S0864-34662008000100017&lng=en>. Acesso em: 17 maio 2018.

Arroyo, H. V. La promoción de la salud en América Latina: apuntes históricos, estructuras y políticas nacionales. Santiago: FLACSO, 2016.

Baum F.; et al. Social vaccines to resist and change unhealthy social and economic structures: a useful metaphor for health promotion. Health Promotion International, v. 24, n. 4, p. 428-433, 2009.

Berkman, L. F.; Kawachi, I. (Eds.). Social epidemiology. New York: Oxford University Press, 2000.

Berkman, L. F.; Kawachi, I.; Glymour, M. M. (Ed.). (2014). Social epidemiology. 2nd ed. Oxford: Oxford University Press, 2014.

Blas, E.; Sivasankara Kurup, A. Equity, social determinants and public health programmes. Geneva: WHO, 2010.

Borja-Aburto, V. H. Estudios ecológicos. Salud Pública de México, v. 42, p. 6, p. 533-538, 2000.

Bourdieu, P. The forms of capital. In: Richardson, J. G. (Ed.). Handbook of theory and research for sociology of education. New York: Greenwood, 1986. p. 241-258.

Bourdieu, P. The forms of social capital. In: Richardson, G. (Ed.). Handbook of theory and research for the sociology of education. New York: Greenword, 1985.

Breilh, J. Epidemiología crítica: ciencia emancipadora e interculturalidad. Buenos Aires: Lugar Editorial, 2003.

Briceño-León, R. Urban violence and public health in Latin America: a sociological explanatory model. Cadernos de Saúde Pública, v. 21, n. 6, p. 1629-1664, 2005.

Brune, N. E.; Bossert, T. Building social capital in post-conflict communities: evidence from Nicaragua. Social Science & Medicine, v. 68, p. 5, p. 885-893.

Busso, M.; Cicowiez, M.; Gasparini L. Ethnicity and the millennium development goals. Centro de Estudios Distributivos, Laborales y Sociales (CEDLAS). Buenos Aires: Universidad Nacional de la Plata, 2005.

Canadian Population Health Initiative. What is population health? 2009. Disponível em: < https://secure.cihi.ca/free_products/cphi_enewsletter_200907_e.pdf>. Acesso em: 13 jul. 2018.

Carpiano, R. M. Actual or potential neighborhood resources for health. What can Bordieu offer for understanding mechanism linking social capital to health? In: Kawachi, I.; Subramanian, S. V.; Kim, D. (Ed.). Social capital and health. New York: Springer, 2008. p. 83-93.

Carpiano, R. M. Neighborhood social capital and adult health: an empirical test of a Bourdieu-based model. Health Place, v. 13, n. 3, p. 639-655, 2007.

Casas, J. A.; Dachs, J. N.; Bambas, A. Health disparities in Latin America and the Caribbean: the role of social and economic determinants. Washington: Pan American Health Organization, 2001.

Cohen, D.; Prusak, L. In good company: how social capital makes organizations work. Boston, MA: Harvard Business School Press, 2001.

Coleman, J. S. Social capital in the creation of human capital. American Journal of Sociology, v. 94, p. S95-S120, 1988.

Comisión Económica para América Latina y El Caribe. Observatorio de Igualdad de Genero de América Latina y El Caribe. 2010. Disponível em: < https://oig.cepal.org/es>. Acesso em: 13 jul. 2018.

Comisión Económica para América Latina y El Caribe. La matriz de la desigualdad social en América Latina. Santiago de Chile: ECLAC, 2016.

Comisión Económica para América Latina y El Caribe. Estimaciones y proyecciones de población total, urbana y rural, y económicamente activa. 2017. América Latina – Revisión 2017. CELADE – División de Población de la CEPAL. Revisión 2017. Disponível em: <https://www.cepal.org/es/temas/proyecciones-demograficas/estimaciones-proyecciones-poblacion-total-urbana-rural-economica-mente-activa>. Acesso em: 18 fev. 2018.

Comisión Económica para América Latina y El Caribe (CEPAL). Panorama Social de America Latina 2017. Santiago de Chile: ECLAC, 2018.

Commission on Social Determinants of Health. Closing the gap in a generation: health equity through action on the social determinants of health. Final Report of the Commission on Social Determinants of Health. Geneva: World Health Organization, 2008.

Côté, R. R.; et al. The effects of gendered social capital on U.S. migration: a comparison of four Latin American countries. Demography, v. 52, n. 3, p. 989-1015, 2015.

Crosby, R. A.; et al. Social capital as a predictor of adolescent's sexual risk behaviour: a state level exploratory. AIDS Behavior, v. 7, n. 3, p. 245-252, 2003.

De Silva, M. J.; et al. Psychometric and cognitive validation of a social capital measurement tool in Peru and Vietnam. Social Science Medicine, v. 62, n. 4, p. 941-953, 2006.

De Silva, M. J.; et al. Social capital and mental health: a comparative analysis of four low income countries. Social Science & Medicine, v. 64, n. 1, p. 5-20, 2007.

Delgado Gallego, M. E.; et al. Participación social en salud: conceptos de usuarios, líderes comunitarios, gestores y formuladores de políticas en Colombia. Una mirada cualitativa. Revista Española de Salud Pública, v. 79, p. 697-707, 2005.

Diclemente R.; Crosby, R. A.; Kegler, M. C. (Ed.). Emerging theories in health promotion practice and research: strategies for improving public health. San Francisco: Jossey-Bass, 2002.

Dinesen, C.; et al. Violence and social capital in postconflict Guatemala. Revista Panamericana de Salud Pública, v. 34, n. 3, p. 162-168, 2013.

Donkin, A.; et al. Global action on the social determinants of health. BMJ Global Health, v. 3, suppl. 1, p. e000603, 2017.

Dussaillant, F.; Guzmán, E. Trust via disasters: the case of Chile's 2010 earthquake. Disasters, v. 38, n. 4, p. 808-832.

Fernández Niño, J. A.; et al. Social capital in rural areas: adaptation to Spanish and factor validation of a scale. Ciência e Saúde Coletiva, v. 19, n. 7, p. 2207-2214.

Field, J. Social capital and lifelong learning. Bristol: Policy Press, 2005.

Flores, E. C.; Carnero, A. M.; Bayer, A. M. Social capital and chronic post-traumatic stress disorder among survivors of the 2007 earthquake in Pisco, Peru. Social Science Medicine, v. 101, p. 9-17, 2014.

Flores, E. C.; et al. Mental health impact of social capital interventions: a systematic review. Social Psychiatry and Psychiatric Epidemiology, v. 53, n. 2, p. 107-119, 2018.

Freire, P. Education for critical consciousness. New York: Seabury, 1973.

Freire, P. Pedagogy of the oppressed. New York: Herder & Herder, 1972.

Fukuyama, F. Trust: the social virtues and the creation of prosperity. New York: Free Press, 1995.

Galea, S.; Vlahov, D. Handbook of urban health: populations, methods, and practice. New York: Springer, 2005.

Gammage, S. La dimensión de género en la pobreza, la desigualdad y la reforma macroeconómica en América Latina. In: Ganuza, E.; Taylor, L.; Morley, S. (Ed.). Política macroeconómica y pobreza: América Latina y El Caribe. Madrid: Cepal; PNUD, 2002.

Gaviria, S. L.; Rondon, M. B. Some considerations on women's mental health in Latin America and the Caribbean. International Review of Psychiatry, v. 22, p. 4, p. 363-369, 2010.

Godoy, R. A.; et al. Does village inequality in modern income harm the psyche? Anger, fear, sadness, and alcohol consumption in a pre-industrial society. Social Science Medicine, v. 63, n. 2, p. 359-72, 2006.

Green, G.; et al. Social capital, health and economy in South Yorkshire Coalfield Communities. Sheffield: Center for Regional Economic and Social Research, 2000.

Harpham, T.; Grant, E.; Rodriguez, C. Mental health and social capital in Cali, Colombia. Social Science Medicine, v. 58, n. 11, p. 2267-2277, 2004.

Harpham, T.; Grant, E.; Thomas, E. Measuring social capital within health surveys: key issues. Health Policy and Planning, v. 17, n. 1, p. 106-111, 2002.

Hawe, P.; Shiell, A. Social capital and health promotion: a review. Social Science & Medicine, v. 51, n. 6, p. 871-885, 2000.

Health Canada. The population health template: key elements that define a population health approach (Draft). Ottawa: Health Canada Population and Public Health Branch, Strategic Policy Directorate, 2001. Disponível em: <http://www.phac-aspc.gc.ca/ph-sp/pdf/discussion-eng.pdf>. Acesso em: 14 out. 2010.

Health Canada. Social capital and health: maximizing the benefits. Health Policy Research Bulletin, issue 12, 2006.

Hufty, M.; Báscolo, E.; Bazzani, R. Gobernanza en salud: un aporte conceptual y analítico para la investigación. Cadernos de Saúde Pública, Rio de Janeiro, v. 22, p. S35-S45, 2006.

Hurtado, D.; Kawachi, I.; Sudarsky, J. Social capital and self-rated health in Colombia: The good, the bad and the ugly. Social Science & Medicine, v. 72, n. 4, p. 584-590, 2011.

Idrovo, A. J. Income inequality, corruption, and life expectancy at birth in Mexico. Revista de Salud Publica, v. 7, n. 2, p. 121-129, 2005.

Idrovo, A. J. Social capital, violent deaths, and cancer mortality in Colombia: a population approach. Revista de Salud Publica, v. 8, n. 1, p. 38-51, 2006.

Incayawar, M. Indigenous peoples of South America: inequalities in mental health care. In: Kamaldeep, B.; Bhugra D. (Ed.). Culture and mental health: a comprehensive textbook. London: Hodder Arnold, 2007. p. 185-190.

Iriarte, C.; Waitzkin, H.; Breilh, J. Medicina social latinoamericana: aportes y desafíos. Revista Panamericana de Salud Pública, v. 12, n. 2, 2002.

Islam, M. K.; et al. Does it really matter where you live? A panel data multilevel analyisi of Swedish municipality level social capital on individual health-related quality of life. Health Economics, Policy and Law, v. 1, p. 209-235, 2006b.

Islam, M. K. et al. Social capital and health: does egalitarianism matter? A literature review. International Journal for Equity in Health, v. 5, n. 3, 2006a.

Joubert, N. Improving the health of Canadians 2009: exploring positive mental health. Complementary article to the Canadian Institute for Health Information's Report. 2009. Disponível em: <http://secure.cihi.ca/cihiweb/products/Complementary_Joubert_Final_Eng_20Feb2009.pdf>. Acesso em: 14 out. 2010.

Julián, D. La precariedad laboral, modernidad y modernización capitalista: una contribución al debate desde América Latina. Revista Trabajo y Sociedad, n. 23, p. 147-168, 2014.

Kahan, B.; Goodstadt, M. The IDM manual: a guide to the IDM (Interactive Domain Model) best practices approach to better Health Centre for Health Promotion. 3. ed. Toronto: University of Toronto, 2005.

Kawachi, I.; Subramanian, S. V.; Kim, D. (Ed.). Social capital and health. New York: Springer, 2008.

Kawachi, I.; Subramanian, S. V. Social epidemiology for the 21st century. Social Science Medicine, v. 196, p. 240-245, 2018.

Kawachi, I.; Takao, S.; Subramanian, S. V. (Ed.). Global perspectives on social capital and health. New York: Springer, 2013.

Kawachi, I. Commentary: social capital and health: making the connections one step at a time. International Journal of Epidemiology, v. 35, n. 4, p. 989-993, 2006.

Kim, D.; Subramanian, S. V.; Kawachi, I. In: Kawachi, I.; Subramanian, S. V.; Kim, D. (Ed.). Social capital and health. New York: Springer, 2008. p. 139-190.

Kripper, C. E.; Sapag, J. C. Capital social y salud en América Latina y el Caribe: una revisión sistemática. Revista Panamericana de Salud Publica, v. 25, n. 2, p. 162-170, 2009.

Labra, M. E. Social capital and health councils in Brazil: a virtuous circle? Cadernos de Saúde Pública, v. 18, p. 47-55, 2002.

Lakon, C. M.; Godette, D. C.; Hipp, J. R. Network-based approaches for measuring social capital. In: Kawachi, I.; Subramanian, S. V.; Kim, D. (Ed.). Social capital and health. New York: Springer, 2008. p. 63-81.

Leslie, H. Conceptualising and addressing the mental health impacts of gender roles in conflict and peacemaking. Development Bulletin, v. 53, p. 65-69, 2000.

Lindström, M. Social capital and health-related behaviors. In: Kawachi, I.; Subramanian, S. V.; Kim, D. (Ed.). Social capital and health. New York: Springer, 2008. p. 215-238.

Locher, J. L. (Ed.). Social isolation, support and capital and nutritional risk in an older sample: Ethnic and gender differences. Social Science & Medicine, v. 47, p. 1181-1188, 2005.

Lofors, J.; Sundquist, K. Low-linking social capital as a predictor of mental disorders: A cohort study of 4.5 million Swedes. Social Science & Medicine, v. 64, n. 1, p. 21-34, 2007.

Lomas, J. Social capital and health: implications for public health and epidemiology. Social Science & Medicine, v. 47, n. 9, p. 1181-1188, 1998.

López Arellano, O.; Escudero, J. C.; Dary Carmona, L. Los determinantes sociales de la salud: una perspectiva desde el Taller Latinoamericano de Determinantes Sociales de la Salud, ALAMES. Medicina Social, v. 3, n. 4, p. 323-325, 2008.

Lucumí, D. I. et al. Social capital, socioeconomic status, and health-related quality of life among older adults in Bogotá (Colombia). Journal of Aging and Health, v. 27, n. 4, p. 730-750, 2015.

Lundborg, P. Social capital and substance use among Swedish adolescents: an explorative study. Social Science & Medicine, v. 61, n. 6, p. 1151-1158, 2005.

Martínez, R.; Trucco, D.; Palma, A. El analfabetismo funcional en América Latina y el Caribe Panorama y principales desafíos de política. Santiago: ONU, 2014. (Serie Políticas Sociales, 198).

Martínez-Herrera, E.; Moreno-Mattar, O.; Dover, R. V. The meaning of "individual" social capital for diabetics receiving care in a Colombian city. Cadernos de Saúde Pública, v. 31, n. 4, p. 837-849, 2015.

Massey, D. S.; Aysa-Lastra, M. Social capital and international migration from Latin America. International Journal of Population Research, n. 834145, p. 1-18, 2011.

McCulloch, A. Social environments and health: cross sectional national survey. British Medical Journal, v. 323, n. 7306, p. 208-209, 2001.

McKenzie, K.; Harpham, T. (Ed.). Social capital and mental health. London: JKF, 2006.

Méndez, C. A.; López, J. J. Community participation in health: the challenge in Chile. Revista Panamericana de Salud Pública, v. 27, n. 2, p. 144-148, 2010.

Mitchell, A. D.; Bossert, T. J. Measuring dimensions of social capital: evidence from surveys in poor communities in Nicaragua. Social Science & Medicine, v. 64, n. 1, p. 50-63, 2007.

Montenegro, R.; Stephens, C. Indigenous health in Latin America and the Caribbean. Lancet, v. 367, p. 1859-1869, 2006. (Indigenous Health Series, 2).

Moore, S.; Kawachi, I. Twenty years of social capital and health research: a glossary. Journal of Epidemiology and Community Health, n. 71, n. 5, p. 513-517, 2017.

Muntaner, C.; et al. Clase social y salud en America Latina. Revista Panamericana de Salud Pública, v. 31, n. 2, p. 166-175, 2012.

Muntaner, C. Commentary: social capital, social class, and the slow progress of psychosocial epidemiology. International Journal of Epidemiology, v. 33, p. 674-680, 2004.

Narayan, D.; Pritchett, L. Cents and sociability: household income and social capital in rural Tanzania. Economic Development and Cultural Change, v. 47, n. 4, p. 871-989, 1999.

Navarro, V. A critique of social capital. International Journal of Health Services, v. 32, n. 3, 423-432, 2002.

Navarro, V. What we mean by social determinants of health. International Journal of Health Services, v. 39, n. 3, p. 423-441, 2009.

Nickels, S. V.; et al. A qualitative exploration of a family self-help mental health program in El Salvador. International Journal of Mental Health Systems, v. 10, p. 26, 2016.

Organização Mundial da Saúde. 1st Global Conference on Health Promotion. Ottawa: OMS, 1986.

Organização Mundial da Saúde. 2nd Global Conference on Health Promotion. Adelaide: OMS, 1988.

Organização Mundial da Saúde. 3rd Global Conference on Health Promotion. Sundsvall: OMS, 1991.

Organização Mundial da Saúde. 4th Global Conference on Health Promotion. Jakarta: OMS, 1997.

Organização Mundial da Saúde. 5th Global Conference on Health Promotion. Mexico: OMS, 2000.

Organização Mundial da Saúde. 6th Global Conference on Health Promotion. Bangkok: OMS, 2005.

Organização Mundial da Saúde. 7th Global Conference on Health Promotion. Nairobi: OMS, 2009.

Organização Mundial da Saúde. 8th Global Conference on Health Promotion. Helsinki: OMS, 2013.

Organização Mundial da Saúde. 9th Global Conference on Health Promotion. Shanghai: OMS, 2016.

Organización de las Naciones Unidas para la Educación, la Ciencia y la Cultura. Instituto de Estadísticas. Bases de datos y publicaciones estadísticas. Disponível em: <http://estadisticas.cepal.org/cepalstat/WEB_CEPALSTAT/estadisticasIndicadores.asp?idioma=e>. Acesso: 18 fev. 2018.

Organización Internacional del Trabajo. World of work report 2008. Income inequalities in the age of financial globalization. Geneva: ILO, 2008.

Organización Internacional del Trabajo. El panorama laboral en America Latina y El Caribe. Lima: OIT, 2017.

Organización Panamericana de la Salud; Comisión Económica para América Latina y El Caribe. La salud de los pueblos indígenas y afrodescendientes en América Latina: Boletín Estadístico. 2013. Disponível em: <http://iris.paho.org/xmlui/bitstream/handle/123456789/28264/AFbol_afroindigena_spa.pdf?sequence=1&isAllowed=y>. Acesso em: 18 fev. 2018.

Orozco, F.; Mota, E.; Cole, D. C. Organisational participation and health among smallholder farmers: a longitudinal study in a Latin American context. BMJ Open, v. 4, n. 10, p. e004641, 2014.

Orozco, F.; Mota, E. L.; Cole, D. C. Social capital and health information in the context of small scale farmers' livelihoods. Salud Colectiva, v. 11, n. 2, p. 177-189, 2015.

Paiva, P. C.; et al. Development and validation of a social capital questionnaire for adolescent students (SCQ-AS). PloS One, v. 9, n. 8, p. e103785, 2014.

Pan American Health Organization. Evaluation of the international decade of the World's indigenous peoples: health of indigenous peoples in the Americas. Washington, DC: PAHO, 2004.

Pan American Health Organization; World Health Organization. Health in the Americas. Washington: PAHO, 2017.

Patel, V.; et al. Income inequality and depression: a systematic review and meta-analysis of the association and a scoping review of mechanisms. World Psychiatry, v. 7, n. 1, p. 76-89, 2018.

Patterson, J. M. et al. Associations of smoking prevalence with individual and area level social cohesion. Journal of Epidemiology & Community Health, v. 58, p. 692-697, 2004.

Pattussi, M. P.; Hardy, R.; Sheiham, A. Neighborhood social capital and dental injuries in Brazilian adolescents. American Journal of Public Health, v. 96, n. 8, p. 1462-1468, 2006.

Perez-Brumer, A. G.; et al. Leveraging social capital: multilevel stigma, associated HIV vulnerabilities, and social resilience strategies among transgender women in Lima, Peru. Journal of the International AIDS Society, v. 20, n. 1, p. 21.462, 2017.

Perry, M.; et al. Social capital and health care experiences among low-income individuals. American Journal of Public Health, v. 98, n. 2, p. 330-336, 2008.

Poblete, F.; Sapag, J.; Bossert, T. Capital social y salud mental en comunidades urbanas de nivel socioeconómico bajo, en Santiago, Chile. Nuevas formas de entender la relación comunidad-salud. Revista Médica de Chile, v. 136, p. 230-239, 2008.

Ponce, M. S.; Rosas, R. P.; Lorca, M. B. Social capital, social participation and life satisfaction among

Chilean older adults. Revista de Saúde Pública, v. 48, n. 5, p. 739-749, 2014.

Portes, A. Social capital: its origins and applications in modern sociology. Annual Review of Sociology, v. 24, p. 1-24, 1998.

Pridmore, P.; et al. Social capital and healthy urbanization in a globalized world. Journal of Urban Health, v. 84, suppl. 3, p. i130-143, 2007.

Programa das Nações Unidas para o Desenvolvimento; ONU Mulheres. Del compromiso a la acción: políticas para erradicar la violencia contra las mujeres América Latina y el Caribe. Documento de análisis regional. Panama: PNUD-ONU Mujeres, 2017.

Putnam, R. Making democracy work: civic traditions in modern Italy. Princeton, NJ: Princeton University Press, 1993.

Riumallo-Herl, C. J.; Kawachi, I.; Avendano, M. Social capital, mental health and biomarkers in Chile: assessing the effects of social capital in a middle-income country. Social Science & Medicine, v. 105, p. 47-58, 2014.

Robertson, G. 2017: a new era for health promotion or just another year? Global Health Promotion, v. 24, n. 1, p. 3-4, 2017.

Ronconi, L.; Brown, T. T.; Scheffler, R. M. Social capital and self-rated health in Argentina. Health Economics, n. 21, n. 2, p. 201-208, 2012.

Rose, G. Sick individuals and sick populations. International Journal of Epidemiology, v. 14, p. 32-38, 1985.

Sampson, R. J.; Raudenbush, S. W.; Earls, F. Neighborhoods and violent crime: a multilevel study of collective efficacy. Science, v. 277, p. 918-924, 1997.

Sapag, J. C.; et al. Social capital and self-rated health in urban low income neighbourhoods in Chile. Journal of Epidemiology Community Health, v. 62, n. 9, p. 790-792, 2008.

Sapag, J. C.; Kawachi, I. Social capital and health promotion in Latin America. Revista de Saúde Pública, v. 41, n. 1, p. 139-149, 2007.

Sapag, J. C.; Kawachi, I. Social capital and health in Latin America: ecological and individual level analyses. World Medical & Health Policy, v. 2, iss. 1, article 16. Disponível em: <http://www.psocommons.org/wmhp/vol2/iss1/art16>. Acesso em: 18 maio 2018.

Sapag, J. C.; et al. Tobacco smoking in urban neighborhoods: exploring social capital as a protective factor in Santiago, Chile. Nicotine & Tobacco Research, v. 12, n. 9, p. 927-936, 2010.

Sartorius, N. Social capital and mental health. Current Opinion in Psychiatry, v. 16, Suppl. 2, p. 101-105, 2003.

Souto, E. P.; et al. (2016). Factor structure validity of the social capital scale used at baseline in the ELSA-Brasil study. Cadernos de Saúde Pública, v. 21, n. 32, n. 7, 2016.

Szreter, S.; Woolcock, M. Health by association? Social capital, social theory, and the political economy of public health. International Journal of Epidemiology, v. 33, n. 4, p. 650-667, 2004.

Uchino, B. N. Social support and health: A review of physiological processes potentially underlying links to disease outcomes. Journal of Behavioral Medicine, v. 29, n. 4, p. 377-387, 2006.

Ueshima, K.; et al. Does social capital promote physical activity? A population-based study in Japan. PLoS One, v. 5, n. 8, p. e12135, 2010.

Vásquez, M. L.; et al. (2002). Los procesos de reforma y la participación social en salud en América Latina. Gaceta Sanitaria, v. 16, n. 1, p. 30-38, 2002.

Villalonga-Olives, E.; Kawachi, I. The dark side of social capital: a systematic review of the negative health. Social Science & Medicine, v. 194, p. 105-127, 2017.

Vincens, N.; Emmelin, M.; Stafström, M. Social capital, income inequality and the social gradient in self-rated health in Latin America: a fixed effects analysis. Social Science & Medicine, v. 196, p. 115-122, 2018.

Wakefield, S. E. L.; Poland, B. Family, friend, or foe? Critical reflections on the relevance and role of social capital in health promotion and community development. Social Science & Medicine, v. 60, p. 2819-2832, 2005.

Whittemore, A. A.; Buelow, J. Health and health promotion in Latin America: a social changeperspective. In: Bracht, N. (ed.). Health promotion at the community level: new advances. 2. ed. Newbury Park: SAGE, 1999. p. 199-218.

Wilkinson, R.; Marmot, M. (Ed.). Social determinants of health: the solid facts. 2nd ed. Copenhagen: WHO, 2003.

Yuasa M, Shirayama Y, Osato K, Miranda C, Condore J, Siles R. (2015). Cross-sectional analysis of self-efficacy and social capital in a community-based healthy village project in Santa Cruz, Bolivia. BMC Int Health Hum Rights., 15:15.

4 Pesquisa Científica | Características e Contribuições para a Promoção da Saúde

Andréa Focesi Pelliccioni • Renata Ferraz de Toledo •
Américo Focesi Pelicioni • Júlio César de Moraes •
Maria Cecília Focesi Pelicioni

Introdução

O que é uma pesquisa científica? Para que serve uma pesquisa? O que devemos pesquisar? Constantemente nos deparamos com perguntas como essas e poucas vezes temos tido respostas claras e convincentes.

Para alguns autores, pesquisar é adotar um conjunto de procedimentos científicos de investigação da realidade baseados em raciocínio lógico em busca de respostas para problemas anteriormente propostos.

A atividade científica desenvolve-se motivada por nossa curiosidade, por nossas indagações, na procura de explicações quando nos defrontamos com algo que não conseguimos entender no todo ou em parte. A pesquisa científica pode ser realizada também em decorrência da observação de conflito entre teorias explicativas.

Toda pesquisa tem como intenção a construção de conhecimentos a respeito de determinado objeto de estudo, ou mesmo sua reconstrução sob uma nova óptica, e vem atender à necessidade de se conhecer e compreender determinada questão em profundidade. A partir daí, contribui para o desenvolvimento da ciência, para a busca de soluções de problemas concretos ou, em muitos casos, para ambos. Por meio do conhecimento e diagnóstico da realidade, nossas ações poderão orientar-se para a transformação dessa mesma realidade.

Para Gil (2002), a pesquisa exige planejamento para conferir mais eficiência à investigação, ou seja, para que, por meio de um processo sistematizado, se possa alcançar as metas estabelecidas e em determinado prazo.

Qualquer campo da ciência apresenta sempre problemas novos, passíveis de serem estudados. Para isso, é imprescindível fazer o levantamento bibliográfico a respeito do tema/problema de interesse para ver quais são as informações existentes e os achados mais recentes sobre o assunto.

As pesquisas sempre estão inseridas em determinado contexto histórico-sociológico e ligadas a um conjunto de valores, ideologia, concepção de ser humano e de mundo que constituem esse contexto e que fazem parte também daquele que exerce essa atividade, ou seja, do pesquisador (Pádua, 2003).

É justamente em decorrência do caráter histórico do processo de produção de conhecimento que encontramos as diferentes concepções de ciência e de método.

A natureza do tema ou problema da pesquisa, o enfoque dado pelo pesquisador e o nível de aprofundamento pretendido determinarão o tipo de abordagem a ser empregada na investigação – quantitativa, qualitativa ou qualiquantitativa.

Na abordagem quantitativa, a natureza da realidade investigada é objetiva; conhecer significa quantificar, medir e, para tal, utiliza instrumentos padronizados de coleta de dados e, preferencialmente, procedimentos estatísticos na sua análise, como porcentagem, média, moda, desvio-padrão, coeficiente de correlação, entre outros.

Já na abordagem qualitativa, a realidade investigada é subjetiva e busca-se a compreensão de significados. Os dados coletados, na maioria das vezes, são narrativos e não numéricos; portanto, procedimentos estatísticos não estão no centro do processo de análise do problema. Essa abordagem é muito empregada, por exemplo, para verificar as representações sociais, crenças, opiniões, práticas sociais, valores, expectativas e características de determinado grupo de pessoas, entre outras possibilidades.

A pesquisa de abordagem qualitativa apresenta duas tendências, segundo Dyniewicz (2006): aquelas de caráter fenomenológico e aquelas de pesquisa social originadas do materialismo histórico e dialético. Ambas têm especificidades e propósitos distintos.

A fenomenologia baseia-se em autores como Husserl, Heidegger, Merleau-Ponty, Paul Ricoeur, Sartre e descreve um fenômeno que se quer compreender em profundidade, além das aparências, para intervir. É o estudo da experiência de vida de uma pessoa, por isso exige relação direta com o sujeito, não sendo possível realizá-la em grupo.

O método dialético baseia-se em autores como Kant, Hegel, Marx e Engels, e procura compreender como as pessoas vivem em sociedade ou em situação social específica. Busca apreender os significados a partir da fala do próprio sujeito, bem como compreender a realidade para transformá-la. Exige a participação ativa dos indivíduos na pesquisa, tanto pesquisador como sujeitos pesquisados.

Para alguns autores, não há distinção entre as abordagens quantitativa e qualitativa, pois consideram que a pesquisa quantitativa também é qualitativa.

Por fim, na pesquisa de abordagem quali-quantitativa, podem ser utilizadas estratégias e procedimentos das duas abordagens anteriores.

Conforme já dito, diversos fatores socioculturais e mesmo subjetivos acabam influenciando na atividade científica. Por exemplo, a crença de um cientista em determinada teoria, sua maneira de ver a realidade, suas experiências anteriores, seus interesses profissionais ou pessoais por fama, poder, *status* e reputação, ou mesmo em prol de segmentos sociais menos favorecidos, injustiçados, oprimidos, entre outros, po-

dem influenciar a escolha do tema de pesquisa e seu desenvolvimento. Daí a exigência de que a pesquisa científica seja metodologicamente correta, clara e controlada por regras rígidas, de modo a permitir ser testada por outros pesquisadores e cientistas com interesses políticos e sociais diversos.

As pesquisas podem ser classificadas de diversas maneiras, por exemplo, em função de seus objetivos, procedimentos de coleta de dados, aplicabilidade prática dos resultados obtidos a curto prazo, entre outras.

Conforme a finalidade imediata da pesquisa, pode-se classificá-la em pura (ou básica) e aplicada. No primeiro caso, o pesquisador busca aprofundar o conhecimento de determinado objeto sem que haja a intenção de aplicar de maneira prática, a curto prazo, os conhecimentos resultantes da pesquisa. No segundo caso, o pesquisador desenvolve a pesquisa com a intenção de encontrar aplicações práticas imediatas, muitas vezes buscando soluções para problemas existentes no cotidiano.

Entretanto, pelo fato de a ciência ser extremamente dinâmica, pode acontecer de uma pesquisa caracterizada inicialmente como *pura*, no decorrer de seu desenvolvimento acabar gerando conhecimentos aplicáveis a curto ou médio prazo. O inverso também é possível, ou seja, no desenvolvimento da pesquisa aplicada pode-se chegar a uma nova teoria. De qualquer maneira, é preciso enfatizar que ambas são importantes e devem ser valorizadas.

Conforme seus objetivos gerais, por exemplo, as pesquisas podem ser classificadas como exploratórias, descritivas ou explicativas (Andrade, 1999; Gil, 2002).

A pesquisa exploratória constitui a fase inicial de qualquer tipo de investigação científica. Tem por finalidade principal conferir mais dados e informações a respeito de determinado tema de pesquisa, possibilitar sua delimitação, ajudar na formulação de hipóteses e objetivos, e na clarificação de conceitos.

A pesquisa descritiva, como o próprio nome diz, objetiva a descrição das características de determinada população ou fenômeno, ou então a identificação de relações existentes entre variáveis, sem que haja manipulação ou intervenção nestas.

A pesquisa explicativa, por sua vez, é bastante complexa. Busca identificar relações de causalidade, isto é, quais fatores determinam ou contribuem para a ocorrência de determinados fenômenos. É o tipo de pesquisa que mais aprofunda o conhecimento da realidade na tentativa de explicar a razão, os motivos pelos quais determinados fenômenos ocorrem.

As pesquisas também podem ser classificadas de acordo com seus procedimentos de coleta de dados (Gil, 2002; 2014), conforme descrito a seguir.

Pesquisa bibliográfica

É realizada a partir de fontes "secundárias", ou seja, material que já foi trabalhado por outros autores e que se tornou público. Por exemplo, livros, artigos científicos, dicionários, enciclopédias, jornais, impressos, teses, mapas, gravações, entre outros.

Pesquisa documental

É desenvolvida a partir de materiais em "estado bruto", quer dizer, documentos que ainda não foram analisados ou que podem sofrer um novo tratamento analítico, de acordo com os objetivos do pesquisador. Por exemplo, fotografias, documentos conservados em arquivos de órgãos públicos e instituições privadas, publicações parlamentares, contratos, dados estatísticos, mapas, desenhos, gravações, ofícios, prontuários médicos, relatórios, jornais, entre outros.

Pesquisa-ação

De acordo com Thiollent (2011), a pesquisa-ação é "um tipo de pesquisa social com base empírica, concebida e realizada em estreita associação com uma ação ou com a resolução de um problema coletivo e no qual os pesquisadores e os participantes representativos da situação ou do problema estão envolvidos de modo cooperativo ou participativo", tendo um papel ativo nas decisões e na resolução do problema encontrado, bem como no acompanhamento de todo o processo e na avaliação. Nesse tipo de pesquisa, a relação entre produção de conhecimento e ação está no cerne da metodologia da pesquisa social.

Pesquisa-participante

Alguns autores tratam as expressões *pesquisa-ação* e *pesquisa-participante* como sinônimas (Gil, 2002). Para outros autores, há algumas diferenças. Embora ambas envolvam a participação de representantes da situação problematizada, na pesquisa-participante a produção de conhecimento não necessariamente precisa estar vinculada a uma ação direta (Minayo *et al.*, 2005).

Levantamento (*survey*)

Neste tipo de investigação, as informações são coletadas interrogando-se diretamente todos os sujeitos do universo da pesquisa ou uma amostra significativa, selecionada por meio de procedimentos estatísticos. Para levantar os dados, são utilizados, por exemplo, questionários, formulários, entrevistas e observação sistemática.

Estudo de caso

Caracteriza-se pelo estudo em profundidade de um ou poucos objetos de pesquisa, de modo a permitir seu conhecimento em detalhes. A unidade-caso pode ser, por exemplo, uma pessoa, um animal, uma família, uma comunidade, uma instituição e até mesmo um conjunto de processos ou relações.

Pesquisa experimental

É desenvolvida em um ambiente controlado pelo pesquisador, testando-se variáveis para verificar se são capazes de influenciar em determinado objeto de pesquisa e de que maneira isso ocorre. No campo da saúde, em especial na epidemiologia, realiza-se esse tipo de pesquisa por meio de ensaios clínicos controlados em que o pesquisador pode, por exemplo, testar hipóteses de associações entre causas e efeitos, e avaliar a eficácia de procedimentos diagnósticos, preventivos ou terapêuticos (Almeida Filho e Rouquayrol, 2002).

A seguir conheceremos melhor a pesquisa-ação e três técnicas de pesquisa muito utilizadas na área da saúde: grupo focal, mapa falante e Delbecq-Van de Ven.

Pesquisa-ação

A expressão pesquisa-ação (*action research*) tem como seu precursor Kurt Lewin, em seus estudos organizacionais e educacionais realizados no contexto do pós-guerra, em 1946, quando trabalhava para o governo norte-americano. Suas primeiras pesquisas objetivavam mudanças nos hábitos alimentares da população, bem como nas atitudes dos norte-americanos em relação às minorias étnicas. Pautava-se por valores como: relações democráticas; participação; direitos individuais, culturais e étnicos; tolerância; e ainda a importância de decisões grupais (Franco, 2005).

Na América Latina, já em um contexto ampliado de produção de conhecimentos, tanto a pesquisa-ação quanto a pesquisa participante, enquanto metodologias científicas, de maneira geral, surgiram na década de 1970, com as experiências de Paulo Freire, João Bosco Guedes Pinto, Carlos Rodrigues Brandão, Danilo Strech, entre outros, que estavam preocupados com a participação dos grupos sociais considerados excluídos das tomadas de decisões para a solução de problemas que lhes diziam respeito, tendo, portanto, um conteúdo bastante politizado.

Desde a sua origem, a pesquisa-ação desenvolveu-se de várias maneiras e passou a ser utilizada em diferentes áreas do conhecimento. Tripp (2005) relata estudo feito por Deshler e Ewarl (1995), no qual foram identificados os seguintes campos de aplicação dessa metodologia: administração; desenvolvimento comunitário; mudança organizacional e ensino; mudança política, conscientização e empoderamento; agricultura; negócios bancários; saúde e geração de tecnologia. Estudo realizado por Toledo (2012) sobre a aplicabilidade da pesquisa-ação nas áreas da educação, saúde, ambiente e na interface dessas, entre 1990 e 2010, mostrou uma crescente utilização dessa metodologia nessas áreas, especialmente na educação, e uma tendência de emergência a partir do século 21.

Embora originadas no mesmo contexto histórico e denominadas por muitos autores como pesquisa-ação-participante, a pesquisa-ação e a pesquisa participante apresentam algumas diferenças. Ambas envolvem a participação de representantes da situação problematizada em todas as etapas do seu desenvolvimento, porém a pesquisa-ação está voltada à capacidade de ação, ou seja, à realização de intervenções sociais orientadas para a resolução de um problema, enquanto na pesquisa participante a produção de conhecimento não necessariamente precisa estar vinculada a uma ação direta (Thiollent, 2011; Minayo *et al.*, 2005; Tripp, 2005).

Kurt Lewin (1946), citado por Franco (2005), considerava a pesquisa-ação um processo de espiral cíclico com três fases:

- Planejamento, que envolve reconhecimento da situação
- Tomada de decisão
- Encontro de fatos (*fact-finding*) sobre os resultados da ação, os quais devem ser incorporados na fase seguinte de retomada do planejamento e assim sucessivamente.

Dessa maneira, por meio dessas espirais, as ações tornam-se cada vez mais ajustadas às necessidades coletivas. Para Tripp (2005), a pesquisa-ação pode ser considerada uma maneira de investigação-ação que utiliza técnicas de pesquisa consagradas, como as presentes no modelo de espiral cíclico – planejamento, implementação e avaliação, com vistas a informar a ação que se decide tomar para melhorar a prática.

Thiollent (2011) ressalta que a ação deve ser definida em função dos interesses e das necessidades encontradas, e que todas as partes ou grupos interessados na situação ou nos problemas investigados devem ser consultados.

Considera-se ainda que determinados elementos ou critérios para o desenvolvimento de uma pesquisa-ação, como sua flexibilidade metodológica, o nível de participação e cooperação dos sujeitos e pesquisadores e entre si, e a combinação de múltiplos instrumentos de pesquisa contribuem para adequações e o atendimento de demandas cognitivas ou práticas no decorrer do processo e, consequentemente, para melhor compreensão da dinâmica organizacional e para o alcance dos objetivos propostos (Toledo *et al.*, 2014; Toledo e Giatti, 2015).

Sobre esse aspecto, Pimenta (2005) considera que na pesquisa-ação os sujeitos envolvidos em determinada problemática e em dado contexto constituem um grupo com objetivos comuns, no qual assumem papéis diversos, inclusive o de pesquisadores.

Ainda no tocante à participação, Tripp (2005) ressalta a importância da ética para que os sujeitos envolvidos não sejam prejudicados; afirma que ao longo do processo devem ser verificados quais cuidados o pesquisador tomou para que estes não fossem enganados, manipulados ou explorados. Segundo o autor, para que a participação seja positiva, a proposta de pesquisa-ação deve:

- Tratar de assuntos de interesse mútuo
- Basear-se em um compromisso compartilhado de realização da pesquisa
- Possibilitar que todos os envolvidos participem ativamente da maneira que desejarem
- Partilhar o quanto for possível o controle sobre os processos da pesquisa
- Produzir uma relação de custo-benefício igualmente benéfica para todos
- Estabelecer procedimentos de inclusão para a decisão de questões relativas à justiça entre os participantes.

O envolvimento direto de pesquisadores e atores sociais representativos da problemática, no decorrer do processo de pesquisa-ação, promove ainda uma relação de troca de saberes e conhecimentos.

Para Chizzotti (2006), a ação proposta pela pesquisa-ação visa a mudanças no "mundo real" e requer disciplina para alcançar efeitos relacionados com a construção de conhecimentos.

A pesquisa-ação, portanto, não é constituída apenas da ação ou participação, sendo necessário também produzir conhecimentos, adquirir experiências, contribuir para a discussão e avançar acerca dos problemas levantados. A relação entre conhecimento e ação está no centro da problemática metodológica da pesquisa social voltada à ação coletiva.

Gil (2014) considera que, pelo fato de a pesquisa-ação requerer o envolvimento de representantes das organizações sociais ou da comunidade na solução de um problema prático ou no desenvolvimento de um projeto educativo, a implementação de ações é favorecida.

Nesse sentido, ressaltamos que, por meio desse processo de pesquisa e intervenção, as pessoas envolvidas em determinada problemática e que participam da busca de soluções beneficiam-se não só com os resultados da pesquisa, mas também durante seu desenvolvimento, o que é próprio da metodologia da pesquisa-ação, pois como afirma Barbier (2002), ela requer uma reflexão constante sobre a ação.

Pimenta (2005) destaca ainda o forte potencial da pesquisa-ação na transformação das práticas institucionais, bem como no encaminhamento de transformações das políticas públicas. Da mesma maneira, Sato e Santos (2003) afirmam que a pesquisa-ação pretende realizar ações efetivas de transformação no campo social. Sobre esse aspecto, esses mesmos autores lembram das críticas que frequentemente recaem sobre o possível caráter transformador da pesquisa-ação: podemos transformar uma sociedade inteira? Argumentam, porém, com base nos pressupostos de Thiollent, que é necessário estabelecer qual o grupo em que as transformações poderão ocorrer (escolas, bairros ou pequenas comunidades, entre outros).

Objetivando distingui-la da prática rotineira e da pesquisa científica tradicional, Tripp (2005) elencou algumas características da pesquisa-ação: inovadora, contínua, proativa estrategicamente, participativa, intervencionista,

problematizadora, deliberada, documentada, compreendida e disseminada.

De acordo com Franco (2005), a direção, o sentido e a intencionalidade da transformação que se pretende com a pesquisa-ação conferem a ela abordagens diferentes, e a autora apresenta três delas:

- Colaborativa: quando a busca de transformação é solicitada pelo grupo de referência aos pesquisadores
- Crítica: quando a transformação é percebida como necessária a partir dos trabalhos iniciais dos pesquisadores
- Estratégica: quando a transformação é previamente planejada, sem a participação dos sujeitos.

Kincheloe (1997) denomina também como pesquisa-ação crítica uma abordagem investigativa, diretamente associada à teoria crítica da educação, e que tem como pressuposto a produção de conhecimentos a partir de reflexão. Para o autor, por meio de transformações cognitivas, os sujeitos serão capazes de promover mudanças em suas práticas.

Essa concepção, porém, para Monteiro *et al.* (2000), tem suas limitações, pois trabalha com a ideia de um pesquisador ideal que desconsidera seu papel coletivo – e sabemos que mudanças comportamentais individuais nem sempre contribuem para a transformação da realidade em que se está inserido.

Estudos realizados por Pimenta (2005) identificam ainda uma abordagem denominada pesquisa-ação crítico-colaborativa, em que o papel do pesquisador, por meio de sua participação no processo, é cientificizar um processo de mudança inicialmente desencadeado pelos sujeitos envolvidos em determinada realidade, mas que se desenvolve por meio da construção cognitiva da experiência e reflexão crítica coletiva, voltada para a emancipação dos sujeitos.

Outra categorização é apresentada por Tripp (2005) em função da natureza dos projetos de pesquisa-ação:

- Técnica: uma abordagem pontual, na qual o pesquisador se utiliza de uma prática já existente e a implementa em sua esfera de atuação visando à sua melhoria
- Prática: o pesquisador escolhe ou projeta as mudanças em função de sua experiência e de suas ideias, e a partir de concepções pro-

fissionais que têm sobre o que será melhor para seu grupo

- Política: objetiva-se mudar ou analisar o "sistema dominante"
- Socialmente crítica: passa a existir quando se acredita que o modo de agir do "sistema dominante" é realmente injusto e precisa ser mudado
- Emancipatória: objetiva explicitamente mudar o *status quo* em uma escala mais ampla, atingindo o grupo social como um todo.

Tripp (2005) ressalta que essas características muitas vezes se sobrepõem; as chamadas pesquisa-ação socialmente crítica e pesquisa-ação emancipatória, por exemplo, não deixam de ser políticas, e da mesma maneira, a dita emancipatória é também essencialmente crítica. O autor completa afirmando que essas modalidades podem estar presentes ao longo do desenvolvimento de um mesmo projeto de pesquisa-ação.

Destacamos, por fim, conforme Santos (2011), que a pesquisa-ação se constitui como uma das mais eficazes alternativas de reinvenção do papel das universidades no mundo atual, pois permite um processo dialético com a sociedade enquanto transcende e contempla conjuntamente os principais objetivos de realização dessas instituições, que são pesquisa, extensão e ensino.

Técnicas de pesquisa

A seguir veremos três técnicas de pesquisa desenvolvidas de maneira participativa, utilizadas para a realização de diagnósticos situacionais, ou seja, para que possamos conhecer melhor determinado contexto a partir da perspectiva das pessoas envolvidas – seus interesses, sentimentos, conhecimentos, crenças, experiências, opiniões, entre outros. Essas técnicas são denominadas grupo focal, Delbecq-Van de Ven e mapa falante.

Elas são utilizadas em pesquisas científicas de abordagem qualitativa e podem ser úteis, por exemplo, para identificar problemas em determinado local, bem como possíveis soluções, avaliar ações desenvolvidas ou em andamento, para o planejamento de programas ou atividades educativas.

Entre suas principais vantagens estão:

- Podem ser utilizadas com diferentes grupos e faixas etárias

- São democráticas, pois permitem a livre expressão e a participação de todos os envolvidos
- Podem ser desenvolvidas em pouco tempo
- Têm baixo custo
- Conferem respostas imediatas
- Podem ser realizadas com um número grande de participantes, desde que divididos em pequenos grupos de discussão.

Grupo focal

É composto por um grupo de seis a dez participantes (chamados "sujeitos da pesquisa"), convidados pelo(s) pesquisador(es) para participar de uma discussão focada em determinados tópicos, por meio da qual são coletados os dados da pesquisa (Iervolino e Pelicioni, 2001).

Tal qual ocorre com todas as pesquisas que envolvam seres humanos, esta também requer a assinatura do termo de consentimento livre e esclarecido (TCLE).

Em linhas gerais, a técnica do grupo focal assemelha-se a uma entrevista coletiva com duração máxima de 90 min. O pesquisador responsável pela condução da reunião é chamado moderador.

O moderador fará perguntas previamente formuladas com base nos objetivos da pesquisa e deverá conduzir a reunião de modo a garantir a livre expressão de todos, evitando que alguém deixe de falar ou que fale excessivamente em detrimento de outros participantes. Deve-se deixar claro que as respostas de todos os participantes são importantes e que devem ser expressas mesmo que não sejam compartilhadas pela maioria, pois representam o pensamento de um segmento da sociedade.

Ao elaborar o roteiro de questões, deve-se tomar o cuidado de abarcar todos os aspectos relevantes do assunto, sem que haja um número excessivo de questões que poderiam demandar mais tempo do que o previsto e tornar a aplicação da técnica cansativa. É recomendável realizar um pré-teste para verificar se as perguntas do roteiro estão sendo compreendidas adequadamente e se não estão provocando dubiedade no entendimento.

O pré-teste do roteiro de questões deve ser feito com uma população que tenha características semelhantes às do grupo que se pretende pesquisar e deve ser realizado tão somente com a finalidade de avaliar e aferir o instrumento da pesquisa (roteiro). Assim, as respostas dadas por ocasião do pré-teste não poderão ser aproveitadas posteriormente.

Além do moderador, o grupo focal requer a atuação do relator, responsável por anotar as respostas dos sujeitos da pesquisa (mesmo que ocorra gravação ou filmagem), e um observador, cujo papel será o de registrar a comunicação não verbal existente durante a reunião.

A comunicação não verbal pode ser muito reveladora e tão importante quanto a comunicação verbal para a análise do(s) pesquisador(es). Determinada pergunta pode suscitar, por exemplo, uma significativa troca de olhares, manifestação de nervosismo, concordância, discordância por parte de uma única pessoa ou de várias, riso, choro, entre outros. Essas manifestações não verbais podem sugerir a necessidade de um aprofundamento em determinado item pesquisado, inclusive por meio de outras técnicas de pesquisa, como entrevistas individuais ou aplicação de questionários.

É interessante que a reunião seja gravada ou filmada mediante o consentimento dos participantes para que possa ser revista e analisada em detalhes posteriormente. Mesmo com os recursos técnicos, os papéis do relator e observador são fundamentais e não devem ser subtraídos, pois podem ocorrer falhas ou ruídos na gravação/filmagem, ou ser difícil a identificação da expressão verbal (ou não verbal) de determinada pessoa. Além disso, o relator e o observador, enquanto pesquisadores junto ao moderador, irão analisar e discutir as informações coletadas por meio da técnica.

No grupo focal, é importante que a identidade de cada sujeito seja mantida em sigilo, porém, quando o relator e o observador fizerem as anotações, cada um dos participantes deverá ser identificado por um número ou nome fictício, de modo que se possa discriminar o que disse determinada pessoa.

Deve-se tomar muito cuidado com o esclarecimento de dúvidas durante o grupo focal, a fim de não interferir nas respostas dos participantes. Durante a sessão, o moderador deve ater-se apenas ao esclarecimento das perguntas do roteiro, quando necessário, ou seja, quando o participante demonstrar não ter compreendido a questão formulada. As dúvidas que surgirem referentes ao tema abordado não deverão ser respondidas imediatamente, mas ao término da reunião ou em outra data.

Delbecq-Van de Ven

A técnica desenvolvida por Andre Delbecq e Andrew Van de Ven, no início dos anos 1970, também conhecida como técnica do grupo nominal, consiste em um processo coletivo e democrático de tomada de decisão para grupos de diversos tamanhos, por meio da expressão da opinião de cada participante e da eleição das ideias consideradas mais relevantes pelo grupo.

Pode ser utilizado para facilitar a decisão, estimular a criatividade, levantar necessidades, gerar ideias a respeito de determinado problema, identificar situações, dificuldades ou barreiras à ação.

Tem também contribuído para o planejamento de programas educativos que partam da identificação de interesses expressos por diferentes grupos populacionais, permitindo sua participação efetiva.

São etapas do processo (Candeias, 1984):

- Organizar pequenos grupos com seis a nove participantes que sejam representativos da comunidade em estudo. Embora juntos, no mesmo espaço, esses participantes não deverão discutir o tema ou interagir nas fases iniciais do processo. Cada grupo deve, preferencialmente, ser assistido por um monitor, que agirá como facilitador do processo. O monitor poderá ser inclusive um dos participantes do grupo, emitindo opinião e votando nos momentos oportunos

- Formular a todos uma pergunta previamente preparada que deverá ser escrita de modo que todos possam vê-la (em lousa, cartolina ou *flip-chart*). Idealmente, o pesquisador poderá fazer testes-piloto para verificar quais frases provocam modelos de respostas mais adequadas ao assunto abordado

- Pedir que cada participante se mantenha em silêncio, reflita individualmente sobre o assunto proposto e redija duas respostas em um papel. Algumas variações da técnica recomendam até cinco respostas por participante, mas vale lembrar que isso poderia gerar um número muito grande de respostas, o que dificultaria a manipulação adequada dos dados e a execução das etapas seguintes. Por outro lado, o uso de uma única resposta por participante poderia empobrecer os resultados

- Após um período adequado para que todos terminem a tarefa (em geral, cerca de 10 min), cada pessoa deverá apresentar suas respostas em voz alta para o grupo. Nessa fase, ainda não há discussão entre os participantes nem argumentação em favor das respostas dadas. Se necessário, há apenas pedidos de esclarecimento para melhor entendimento das respostas. Os participantes podem ser encorajados a escrever nos papéis novas ideias que possam surgir a partir das respostas dos outros participantes, e ao final da primeira rodada de respostas, essas novas contribuições também poderão ser expostas ao grupo. Alternativamente, quando houver alto risco de constrangimento ou de represália contra os participantes, a declaração aberta das respostas pode ser substituída pela devolução não identificada do papel com as respostas dos participantes, em um processo que garanta o anonimato

- O monitor deverá, então, escrever todas as respostas dadas na lousa (cartolina ou *flip-chart*), procurando não alterar a maneira como as frases foram redigidas por seus autores ou, se necessário, para melhor compreensão, alterando-as minimamente. Deverá também numerar cada resposta. Nesse momento, o monitor ou os demais participantes poderão sugerir o agrupamento de respostas similares ou com o mesmo significado
- Em seguida, diante de todas as respostas coletadas no pequeno grupo, cada participante deverá eleger preliminarmente as cinco principais, colocando-as em um papel na ordem decrescente de importância. Nesse momento, cada membro ainda não poderá interagir com os outros e deverá atribuir os seguintes valores às respostas escolhidas:
  - 1ª resposta: 5 pontos (considerada a mais importante)
  - 2ª resposta: 4 pontos
  - 3ª resposta: 3 pontos
  - 4ª resposta: 2 pontos
  - 5ª resposta: 1 ponto
- Os papéis com as respostas escolhidas e seus respectivos pontos devem ser então recolhidos, e cada item anotado deve ter seus pontos somados
- Identificando-se os cinco itens mais votados, os resultados deverão ser apresentados e discutidos pelos membros dos pequenos grupos
- Feito isso, dever-se-á, então, reunir em plenária os veredictos de todos os pequenos grupos, desprezando as pontuações originais e identificando categorias semelhantes para as diversas respostas

- Por fim, dever-se-á proceder a uma nova votação, semelhante ao processo anterior, selecionando os itens mais votados pelo grupo como um todo, listando-os em ordem decrescente de modo a permitir que todos acompanhem as escolhas. O resultado final deverá ser discutido em plenária.

Mapa falante

Esta técnica foi implementada desde a década de 1970 pela Fundação Colômbia Nuestra e aplicada em projetos na América Latina com algumas alterações. Diz respeito a uma representação gráfica da realidade de uma comunidade ou da região elaborada coletivamente por pessoas interessadas em conhecer e resolver os problemas identificados. Na representação, são ilustrados elementos geográficos, habitações, pessoas, serviços disponíveis, entre outros. É recomendável a sua aplicação quando se deseja a participação da população na realização do diagnóstico de determinada situação que os envolve, e na formulação de planos e programas de ações, visando a mudar a situação diagnosticada (Pelicioni, 1996; São Paulo, 1993; Toledo, 2006).

De acordo com o tema selecionado podem ser ilustradas em cartolinas (ou papel pardo) situações ou a dinâmica de certos processos, por exemplo, diarreia infantil.

Pode-se, por exemplo, indicar as famílias que tiveram membros com diarreia em determinado período, fontes de água utilizadas (tipo, qualidade, localização), distância entre as fontes e os domicílios, meios de utilização da água, fatores de contaminação, crenças, relações entre os locais de disposição de excretas e as fontes de água (São Paulo, 1993). Essas informações dispostas graficamente na cartolina constituem o "mapa".

A principal vantagem desta técnica se refere à utilização de representações gráficas da própria população, o que permite trabalhar com pessoas de todos os níveis de escolarização, inclusive analfabetas.

Os códigos de representação não precisam de uma "tradução" do técnico, pois é a partir da apresentação oral do mapa pelas pessoas envolvidas que se inicia o diálogo, a análise das relações de causalidade entre os elementos e a problemática que se apresenta. As pessoas que não participaram inicialmente podem integrar-se facilmente a partir da leitura dos mapas (São Paulo, 1993).

Outras vantagens referem-se à sistematização e socialização do conhecimento e o dimensionamento dos problemas comunitários, bem como a possibilidade de dinamização de atividades organizativas na comunidade.

De posse das informações obtidas no processo, dispõe-se de subsídios para a definição do trabalho educativo. São etapas do processo:

1. A comunidade é subdividida em pequenos grupos de quatro ou cinco pessoas.
2. São distribuídas entre os participantes cartolinas ou pedaços de papel pardo, canetas/lápis e fita adesiva. Pode-se também disponibilizar revistas para recortar, cola e tesoura.
3. Cada pequeno grupo encarrega-se de discutir e representar graficamente em parte ou no todo (só o quarteirão ou a comunidade onde mora) a problemática sugerida.
4. Terminada a tarefa, elege-se um porta-voz de cada grupo para explicar aos demais o que está representado no mapa. É importante que os mapas dos grupos permaneçam expostos para que todos os vejam.
5. Depois que todos os grupos se apresentarem, os técnicos/pesquisadores poderão contribuir com a elaboração de versões mais acabadas e resumidas que respeitem as falas originais, e conduzir o grupo na análise e discussão da problemática em questão, inserindo novas informações, quando necessário.
6. A cada fase do processo educativo, novos mapas poderão ser elaborados e incorporados.

Considerações finais

Entre os objetivos da promoção da saúde, está o fortalecimento das pessoas enquanto sujeitos sociais para que sejam proativos em relação à melhoria de suas condições de vida. Acreditamos que o uso de estratégias de pesquisa como as apresentadas neste capítulo possa contribuir para esse processo, por serem capazes de promover a construção e reconstrução de conhecimentos de maneira dialógica, a partir de uma reflexão crítica da realidade local com vistas à sua transformação.

Referências bibliográficas

Almeida Filho, N.; Rouquayrol, M. Z. Introdução à epidemiologia. 3. ed. Rio de Janeiro: Medsi, 2002.

Andrade, M. M. Introdução à metodologia do trabalho científico. 4. ed. São Paulo: Atlas, 1999.

Barbier, R. A pesquisa-ação. Brasília: Plano, 2002.

Candeias, N. M. F. Diagnóstico social: método Delbecq-Van De Ven. Disciplina Educação em Saúde. São Paulo: Faculdade de Saúde Pública da USP, 1984. Mimeografado.

Chizzotti, A. Pesquisa em ciências humanas e sociais. 8. ed. São Paulo: Cortez, 2006.

Deshler, D.; Ewert, M. Participatory action research: traditions and major assumptions. Ithaca, NY: Cornell Participatory Action Research Network, 1995.

Dyniewicz, A. M. Abordagem com enfoque qualitativo na coleta, processamento e análise de informações. Apostila do Curso de Avaliação de Efetividade de Promoção à Saúde – Pontifícia Universidade Católica do Paraná, União Internacional de Promoção de Saúde e Educação para Saúde e Ministério da Saúde. Curitiba: PUC-PR, 2006, 17 p.

Franco, M. A. S. Pedagogia da pesquisa-ação. Educação e Pesquisa, São Paulo, v. 31, n. 3, p. 483-502, 2005.

Gil, A. C. Como elaborar projetos de pesquisa. 4. ed. São Paulo: Atlas, 2002.

Gil, A. C. Métodos e técnicas de pesquisa em educação ambiental. In: Philippi Junior, A.; Pelicioni, M. C. F (Ed.). Educação ambiental e sustentabilidade. 2. ed. Barueri: Manole, 2014. p. 627-651.

Iervolino, A. S.; Pelicioni, M. C. F. A utilização do grupo focal como metodologia qualitativa na promoção da saúde. Revista da Escola de Enfermagem da USP, v. 35, n. 2, p. 115-121, 2001.

Kincheloe, J. L. A formação do professor como compromisso político. Mapeando o pós-moderno. Porto Alegre: Artes Médicas, 1997.

Minayo, M. C. S.; et al. Métodos, técnicas e relações em triangulação. In: Minayo, M. C. S.; Assis, S.; Souza, E. R. (Org.). Avaliação por triangulação de métodos: abordagem de programas sociais. Rio de Janeiro: Fiocruz, 2005. p. 71-103.

Monteiro, S. B.; et al. Considerações críticas sobre a concepção de pesquisa-ação em Joe Kincheloe. 2000. Disponível em: <http://www.anpcd.org.br/sites/default/files/2_consideracoes_criticas_sobre_a_concepcao_de_pesquisa-acao_em_joe_kincheloe.pdf>. Acesso em: 18 abr. 2018.

Pádua, E. M. M. Metodologia da pesquisa: abordagem teórico-prática. 9. ed. Campinas: Papirus, 2003.

Pelicioni, A. F. Metodologia participativa em capacitação de agentes indígenas de saúde. In: II Conferencia Latino-americana de Educación para la Promoción de la Salud, 1996, Santiago de Chile. Resumenes – II Conferencia Latino-americana de Educación para la Promoción de la Salud. Santiago de Chile: Oficina Regional Latino-americana – Unión Internacional de Promoción y Educación para la Salud, 1996. v. 1. p. 198-199.

Pimenta, S. G. Pesquisa-ação crítico-colaborativa: construindo seu significado a partir de experiências com a formação docente. Educação e Pesquisa, São Paulo, v. 31, n. 3, p. 521-539, 2005.

Santos, B. S. A Universidade no século XXI: para uma reforma democrática e emancipatória da Universidade. 3. ed. São Paulo: Cortez, 2011.

São Paulo. Secretaria do Estado da Saúde. Centro de Apoio ao Desenvolvimento de Assistência Integral à Saúde – CADAIS. Educação em saúde: coletânea de técnicas. São Paulo: SES, 1993.

Sato, M.; Santos, J. E. Tendências nas pesquisas em educação ambiental. In: Noal, F.; Barcelos, V. (Org.). Educação ambiental e cidadania: cenários brasileiros. Santa Cruz do Sul: EDUNISC, 2003. p. 253-283.

Thiollent, M. Metodologia da pesquisa-ação. 18. ed. São Paulo: Cortez, 2011.

Toledo, R. F. A pesquisa-ação nas áreas da educação, saúde e ambiente: um panorama de seu desenvolvimento nas universidades públicas paulistas. In: Toledo, R. F.; Jacobi, P. R. (Org.). A pesquisa-ação na interface da saúde, educação e ambiente: princípios, desafios e experiências interdisciplinares. São Paulo: Annablume, 2012. p. 41-60.

Toledo, R. F. Educação, saúde e meio ambiente: uma pesquisa-ação no Distrito de Iauaretê do Município de São Gabriel da Cachoeira/AM. Tese (Doutorado em Saúde Pública) – Faculdade de Saúde Pública da USP, São Paulo, 2006.

Toledo, R. F.; Giatti, L. L.; Jacobi, P. R. A pesquisa-ação em estudos interdisciplinares: análise de critérios que só a prática pode revelar. Interface (Botucatu On-line), v. 18, n. 51, p 633-646, 2014.

Toledo, R. F.; Giatti, L. L. Challenges to participation in action research. Health Promotion International, v. 30, n. 1, p. 162-173, 2015.

Tripp, D. Pesquisa-ação: uma introdução metodológica. Educação e Pesquisa, São Paulo, v. 31, n. 3, p. 443-466, 2005.

5 Considerações Teóricas e Aproximação às Estratégias Metodológicas em Educação em Saúde com Base na Promoção

Maria Elisabete Guazzelli • Isabel Maria Teixeira Bicudo Pereira

Introdução

Antes de tentarmos falar sobre estratégias metodológicas em educação em saúde com base na promoção, precisamos pensar nos diferentes significados aí presentes. Em primeiro lugar, quando falamos em estratégias metodológicas, estamos falando de instrumentos, recursos e dinâmicas; enfim, um grande número de caminhos dos quais podemos lançar mão para tentarmos atingir determinados objetivos.

Importa então ter clareza sobre quais objetivos desejam ser alcançados e por que desejamos alcançá-los, se esses objetivos são exclusivamente nossos, se são inerentes ao grupo, e se existe clareza nos desdobramentos e dinâmicas que desencadeiam esses objetivos. Assim, as estratégias metodológicas que são cotidianamente utilizadas e discutidas nem sempre estão acompanhadas de uma contextualização consciente e clara, de um elenco de objetivos discutidos, pensados e repensados. Comumente, as estratégias metodológicas ocupam no cenário em questão o papel de protagonista, de espaço central, negligenciando por vezes as reais necessidades e as características culturais e pessoais dos atores ali inseridos.

Desde já, então, é possível pensar que não existem receitas prontas para a eleição ou uso de estratégias metodológicas. Elas serão escolhidas a partir do panorama em que estamos inseridos. E elas devem contemplar possibilidades de adaptação e adequação, em um diálogo constante entre os sujeitos, as necessidades e os fatos novos e relevantes que os encontros interpessoais, potencialmente, trazem.

Falamos em estratégias metodológicas que, no momento, estão voltadas à educação, em particular à educação em saúde. Aprendemos a olhar para educação e para a saúde como fatos dados, como objetos fechados em si mesmos. Como são cotidianos, quase nunca os olhamos como os objetos polissêmicos que são. Entendemos, frequentemente, educação e saúde como objetos fechados, absolutos, indiscutíveis ou inquestionáveis. Residem nessa crença muitas das causas de nossos tropeços nos manejos das esferas educativas em saúde.

Finalmente, propomo-nos a pensar nesse processo educativo sob a égide da promoção em saúde, que também esconde questões complexas, de natureza ambígua ou ambivalente. Na tarefa de viabilizar a eleição das estratégias metodológicas em educação em saúde a partir do conceito de promoção, faremos alguns movimentos de discussão.

Em nosso primeiro movimento, nós nos direcionaremos rumo às tensões, divergências e ambiguidades presentes nos conceitos de educação, saúde e promoção.

Nosso segundo movimento será em direção às representações sociais em torno de educação, saúde e promoção nas sociedades complexas. Acreditamos que, para refletir sobre as práticas educativas e promocionais em saúde e as estratégias para alcançar os objetivos traçados, não podemos deixar de contemplar a questão da sociedade complexa. Nesse contexto, buscaremos discutir os conflitos, as possibilidades de diálogos e soluções no cenário da educação em saúde.

No terceiro movimento, pensaremos na questão das subjetividades, da intersubjetividade e das representações sociais envolvidas em todo o processo educativo, e nos signos e símbolos aí presentes.

Finalmente, caminharemos em direção às questões prementes para eleger as estratégias metodológicas, desde a identificação e compreensão dos cenários até a efetivação das ações educativas.

Conceitos de educação, saúde e promoção | Reflexões sobre tensões, divergências e ambiguidades presentes

Palavras como educação, saúde e promoção, tão presentes cotidianamente na área da saúde, podem esconder significados que acabam por comprometer ou mesmo impedir a efetivação das dinâmicas e dos objetivos pretendidos. Eleger estratégias significa escolher instrumentos. Mas de nada valem os instrumentos se não tivermos clareza de para onde desejamos chegar. Muitas vezes, aliás, nem sabemos ao certo onde estamos exatamente ao lidar com "saúde".

Se pensarmos de forma acrítica e não distanciada, podemos ser traídos por posturas assistencialistas, distanciadas das necessidades reais do grupo com o qual estamos atuando. Vários autores têm se ocupado em apontar ambiguidades e ambivalências presentes nos discursos em torno da promoção e da educação em saúde. Castiel (2004), entre eles, fala das divergências e fragilidades discursivas presentes em muitos dos conceitos amplamente usados no cotidiano das sociedades complexas. Ele destaca que determinados aspectos da vida contemporânea são discutidos sem que se atente sobre as controvérsias e os distintos entendimentos que certas definições desencadeiam, ou que pelo menos suscitam. Por outro lado, discursos ambíguos, fragmentários, que, a partir de certos recortes pretendem explicar o todo, acabam por se tornar referência até serem rapidamente substituídos por outro(s).

As definições em torno de saúde, doença, normalidade, anormalidade ou doença e o esteio que lhes dão origem ocuparam grandes pensadores como Foucault, em *O Nascimento da Clínica* (2004) e *História da Loucura* (2007), ou Canguilhem, em *O Normal e o Patológico* (2006). Canguilhem (2006) já contrariava o pensamento dominante da época. Para ele, o estado patológico era, antes, uma nova dimensão da vida, uma estrutura individual modificada. As reações patológicas implicam uma relação com um meio novo, mais limitado, no qual o doente não consegue responder às exigências do meio, como fazia em uma situação anterior. A questão da normalidade é tomada em Canguilhem (2006) como ponto de referência; o estado de doença se constituía em uma norma de vida inferior, em que um estado flexível anterior institui novas regulações e adaptações.

Fato é que saúde e doença são conceitos construídos a partir de conjunturas culturais, sociais e econômicas, guardando, portanto, definições construídas de forma mutante, variável. Se os conceitos mudam segundo seu tempo e lugar, também as perspectivas e as ações atreladas ao manejo desses conceitos são mutáveis. Canguilhem (2006) lembra que a abordagem médica no século 19 pretendia apenas restabelecer o estado vital inicial do paciente, do qual a doença o havia afastado. O século 20, entretanto, decide pela tentativa de impedir o surgimento da doença em uma perspectiva preventivista, além de tentar aumentar o padrão de normalidade.

A saúde refere-se, portanto, a padrões sociais construídos, aceitos, estimados e desejados. Trata-se de um conceito carregado de subjetividade. Para Canguilhem (2006), a saúde corresponde a uma ordem implicada não só na esfera biológica da vida, mas a um modo de vida; por isso, a saúde proporciona um sentimento de segurança, de poder enfrentar o risco como uma segurança verdadeira contra os riscos. Algumas demandas em Saúde Pública inserem-se nesse pressuposto. A disciplina higiênica inscreve-se em uma ambição sociopolítico-médica de regulamentar, por meio do autocontrole e do autocuidado, a vida das pessoas. A saúde, para além das dimensões pessoais, está modulada pelas relações sociais, intersubjetivas.

Portanto, a saúde não obedece a padrões universais ou únicos. Perder a saúde, buscar a saúde ou promover a saúde não se resumem apenas a ordenar uma série de ações que gerem bem-estar ou que evitem riscos. É viabilizar e oportunizar condições de escolha e de construção. A relação da saúde com a cultura, segundo Canguilhem (2006), não se restringe à obediência irrestrita à norma. Pela intermediação cultural, o ser humano subordina-se à cultura, incorporando o universo simbólico e as condições consideradas desejáveis. Ele se insere em uma ética, uma estética e uma normatização e normalização vigentes.

Desse modo, a saúde está sempre relacionada com a maneira pela qual os sujeitos de uma sociedade interagem com os eventos da vida. Esses valores são absorvidos ao longo da vida, desde o nosso nascimento, e trazem com eles experiências afetivas, emocionais e respostas e ações corporais; é por meio deles que lidamos com os acontecimentos, com os desejos, com as formas de dar sentido ao mundo.

Nessa perspectiva, para o processo de constituição do sujeito, os encontros interpessoais são fundamentais. É no encontro com o outro que o sujeito se depara e assimila o desejável e o indesejável dos comportamentos sociais. É por meio dessa relação interpessoal que nos inserimos no universo simbólico e normativo. Quando a pessoa não consegue dar um sentido ao que lhe acontece, ou quando uma proposição não encontra eco em seu conjunto de crenças e valores, ele experimenta estranhamento, impedimento à adesão, falta de sentido.

De fato, as concepções de saúde refletem os valores sociais dominantes da cultura e da época. Esse é um conceito que não se limita a uma única ciência, seguindo, por sua vez, filiações conceituais dentro de ciências diferentes. Mantém – e esse é um aspecto fundamental – relações estreitas com os saberes não científicos e com práticas sociopolíticas. De fato, cada conceito tem sua história, sendo resultado de conjunturas específicas que o constroem e o corrigem.

Se os conceitos sobre saúde estão fortemente medializados por tensões socioculturais, não poderia ser diferente em relação à "educação" e à "promoção". No contexto vivido nas sociedades pautadas pelo sistema produtivo, a doença ganha um contorno particular e reivindica a produção de respostas preventivas e reativas. A doença, tomada enquanto ameaça à vida, aponta para a morte. A morte configura-se como um paradoxo em uma sociedade marcada pelas ideias de acúmulo de capital e adiamento dos prazeres. Lefevre (2007) coloca que ao não

morrer biológico soma-se o *não morrer social*; trata-se de um traço muito característico das formações sociais contemporâneas, que consiste em evitar a todo custo estar doente. Estar doente significa, nessa lógica, não pertencer, estar fora da dinâmica social. Para o autor, o sistema produtivo de saúde apresenta uma interface de produção preventiva, na qual são oferecidos mercadorias e serviços de saúde para ampliar ainda mais o grau de saúde, mesmo para aqueles sujeitos aparentemente já saudáveis.

Lefevre (2007) considera que, nessa perspectiva, são colocadas duas possibilidades de abordagem. Por um lado, a perspectiva conservadora, sob a qual a doença será tomada como uma constante, uma fatalidade, e deve ser enfrentada por meio da tecnologia, controlando, minimizando e evitando sua manifestação, tanto nas esferas individuais quanto na coletiva. Por outro lado, ele fala de uma possibilidade dialética, em que a abordagem tecnológica pode coexistir com a busca das suas causas e com o enfrentamento destas, para que doenças venham a cessar pelo desaparecimento de suas causas.

Nessa lógica, a promoção de saúde pressupõe uma concepção que não restrinja a saúde à ausência de doença, nem à prestação de serviços clínico-assistenciais, mas que seja capaz de atuar sobre as condições de vida da população, a partir de ações intersetoriais envolvendo a educação, o saneamento básico, a habitação, a renda, o trabalho, a alimentação, o meio ambiente, o acesso a bens e serviços essenciais, o lazer, entre outros determinantes sociais da saúde.

Como aponta Castiel (2004), os conceitos em torno da promoção de saúde acabaram por sofrer impactos ou deturpações de interpretações. Eles são muito frequentemente usados para descrever atividades específicas dirigidas a metas particulares, com forte ênfase na gestão racional da saúde das populações. A maior ênfase da retórica promocional da saúde está em estimular a *saúde positiva*, prevenir doenças mais do que tratá-las, desenvolver indicadores de desempenho com base em objetivos específicos, usar a mídia para *colocar no mercado* comportamentos e atitudes (estilos de vida) saudáveis, focar no trabalho com comunidades em estímulo à respectiva participação nas proposições, com vistas a desenvolver ambientes saudáveis e, também, diminuir os crescentes gastos na assistência à saúde.

Por sua vez, o respectivo controle dos riscos relacionados com o estilo de vida tende a reduzir a promoção de saúde como algo ligado à esfera privada, da responsabilidade dos indivíduos, colocada em termos de escolhas comportamentais. O alcance limitado de tal enfoque pode levar à culpabilização dos atores envolvidos nesse processo, ao considerá-los exclusivos responsáveis pela saúde. Desse modo, as determinações sociopolíticas e econômicas ficam desatreladas, mascaradas; os governos e os formuladores de políticas permanecem isentos enquanto o ônus pela situação de saúde recai sobre os indivíduos.

Não estamos considerando que abordagens que preconizam mudanças de hábitos e comportamentos não tragam benefícios e efeitos positivos à saúde das pessoas que eventualmente conseguem alterar seus padrões de exposição aos riscos. Devemos, contudo, reconhecer que medidas que caminham nessa direção trazem resultados muito aquém daqueles esperados. Há algo que resiste a corresponder aos objetivos dos programas de monitoramento de fatores de risco comportamental.

Castiel (2004) salienta que a promoção de saúde adota uma gama de estratégias políticas que abrangem desde posturas conservadoras até perspectivas críticas ditas radicais ou libertárias. Em uma perspectiva conservadora, as estratégias de promoção de saúde desejam direcionar indivíduos a assumirem a responsabilidade por sua saúde, reduzindo assim o peso financeiro na assistência de saúde. Sob uma perspectiva reformista, a promoção da saúde atua como estratégias que pretendem desencadear mudanças na relação entre cidadãos e o Estado, pela ênfase em políticas públicas e ação intersetorial, e ainda pode constituir-se sob uma perspectiva libertária, que busca mudanças sociais mais profundas. Por isso, esse autor ressalta que, muitas vezes, as discussões conceituais e as ações em promoção de saúde são frágeis, pois transitam sobre terrenos teóricos de difícil compatibilização: postura paternalista caminhando *pari passu* com dinâmicas de natureza participativa, e enfoque individual compartilhando o mesmo espaço que o enfoque coletivo.

Os enfoques conservadores ou libertários atrelados à promoção de saúde estão centrados em determinada perspectiva construída a partir dos valores culturais vigentes em determinado grupo cultural, acerca do que deve ser uma *boa* sociedade. A boa sociedade pode ser concebida de maneiras diferentes, conforme distintas vias filosóficas e sociopolíticas, da mesma maneira que o ser humano ideal pode ser definido a partir de variadas ópticas.

Nas perspectivas mais conservadoras, a sociedade ideal está pautada por ser, por um lado, produtiva, competitiva e consumidora no mundo das economias globalizadas, com suas inevitáveis tensões e geração de comportamentos compulsivos, atuando sobre a saúde das pessoas e, por outro lado, ser comedida em seus estilos de vida, procurando buscar suportes sociais para compensar a solidão produzida pela hipervalorização do individualismo que marca as relações nas sociedades ocidentais contemporâneas.

Entre as estratégias de promoção em saúde concebidas sob uma perspectiva conservadora, prevalecem as abordagens de caráter médico-preventivo, uma abordagem educacional dos comportamentos em saúde com o emprego de modelos instrumentais, *operativos* de natureza prescritiva, com vistas a intervenções. Desse modo, estabelecem-se vínculos entre atitudes e comportamentos e situações de risco ou proteção à saúde, adotando-se uma configuração causal, que tem como pano de fundo o estabelecimento de modelos de saúde ideais. Nesse molde, entre os papéis atribuídos ao profissional de saúde está o de levar informações e/ou conhecimentos científicos, tomados como essenciais para atingir o desenvolvimento humano, o progresso e a sustentação da ordem social.

Os modelos comportamentais de caráter conservador defendem que o empoderamento psicológico e a capacitação dos indivíduos podem ser obtidos por meio da exposição a informações. Nessa lógica, acredita-se que uma vez que estejam diante de um conhecimento científico, os atores envolvidos possam – e devam – fazer escolhas conscientes, pautadas pelo domínio da razão, em uma clara visão positivista.

Mas é possível pensarmos na promoção de saúde a partir de uma perspectiva libertária. Nesse foco, a atenção em saúde desloca-se do enfoque biologizante, e as formas de interpretar as necessidades e implantar as ações configuram-se de modo contextual, histórico, coletivo, amplo. Desistimos da ideia de meramente controlar os fatores de risco e comportamentos individuais, voltando-nos à ação política, direcionada ao coletivo.

O deslocamento da responsabilização individual pela promoção de saúde em direção à mobilização pelo estabelecimento de políticas públicas favoráveis à saúde, criação de ambientes propícios, fortalecimento da ação comunitária, desenvolvimento de habilidades pessoais e reorientação dos serviços sanitários torna-se, então, uma prerrogativa, mas nem sempre facilmente alcançável.

Nessa perspectiva, surgem novas figuras linguísticas que também reivindicam mais reflexão, apesar de seu uso cotidiano e até aleatório. Entre os objetivos elencados, destacamos:

- Promover a responsabilidade social em matéria de saúde
- Ampliar a capacitação das comunidades e dos indivíduos
- Aumentar a "inversão" no desenvolvimento da saúde
- Assegurar a infraestrutura necessária à promoção de saúde e fortalecer sua base científica
- Reorientar os sistemas e serviços de saúde.

A participação da população e o fomento à instituição de mecanismos democráticos para a tomada de decisão, implementação e avaliação das políticas públicas coloca os gestores e os profissionais de saúde como facilitadores e colaboradores dentro desse processo.

A Organização Mundial da Saúde (OMS) destaca os seguintes princípios como norteadores da promoção de saúde: concepção holística, intersetorialidade, empoderamento, participação social, equidade, ações multiestratégicas e sustentabilidade. A concepção holística determina que as iniciativas de promoção fomentem a saúde física, mental, social e espiritual, e pressupõe a compreensão ampliada de saúde. A saúde é tomada como fenômeno produzido socialmente, cabendo ações de âmbito coletivo no cotidiano da população, extrapolando o campo específico da assistência médico-curativa. Esse princípio enfatiza a determinação social, econômica e ambiental, mais do que puramente biológica ou mental da saúde.

A operacionalização da promoção exige a cooperação entre os diferentes setores envolvidos e a articulação de suas ações: legislação, sistema tributário e medidas fiscais, educação, habitação, serviço social, cuidados primários em saúde, trabalho, alimentação, lazer, agricultura, transporte, planejamento urbano etc. Essa perspectiva, portanto, extrapola aquela que credita exclusivamente aos sujeitos envolvidos a responsabilidade pela promoção da saúde. Ela envolve estratégias que mobilizem a ação governamental, tanto em nível local como nacional.

O empoderamento e a participação social são destacados como princípios-chave, sendo a participação social efetiva e concreta estabelecida como objetivo essencial da promoção de saúde. A participação é compreendida como o envolvimento dos atores diretamente interessados – membros da comunidade e organizações afins, formuladores de políticas, profissionais da saúde e de outros setores e agências nacionais e internacionais – no processo de eleição de prioridades, tomada de decisões, implementação e avaliação das iniciativas. A participação exige consulta contínua, diálogo e troca de ideias entre indivíduos e grupos, tanto leigos como profissionais. É do âmbito da promoção investir na formação de cidadãos e trabalhar para instituir espaços verdadeiramente democráticos, em especial no nível local, de modo a desenvolver políticas que partam dos problemas e necessidades de saúde identificados e que possam ser continuamente avaliadas e revisadas a partir deles.

Nessa perspectiva, a disseminação da informação e a educação são bases para a tomada de decisão e componentes importantes da promoção de saúde, sem se configurarem como estratégias suficientes em si mesmas, particularmente em relação ao empoderamento. É preciso que os sujeitos envolvidos migrem de um estado de sensação de impotência, internalizada pelos indivíduos perante as iniquidades de poder, em direção ao poder de decisão, definição e ação.

Representações sociais | Sociedade complexa

O homem é um ser social, um ser gregário, marcado pelo desejo de se inserir e se perceber pertinente a um grupo. Ele faz uso, recria, perpetua um conjunto de signos e de símbolos que se presta a identificar não só esse pertencimento, mas também os papéis por ele desempenhados dentro desse grupo. Trata-se de um universo cognitivo, afetivo e simbólico existente antes de sua existência. Esses códigos estão sempre ligados à ação, à conduta individual e coletiva, pois ela cria as relações de sentido. Nossa sociedade é marcada pela coexistência complexa de códigos e discursos culturais diferentes, a partir de múltiplas origens e de funcionamento diverso. Tensões, conflitos, fusões e exclusões estão perenemente presentes. Diferentes maneiras de ver, viver, falar e representar o mundo estão aí presentes.

Entretanto, os discursos presentes no cenário da promoção de saúde por vezes ignoram esse contexto peculiar às sociedades complexas, usando a expressão "comunidade". Para Castiel (2004), a ideia de comunidade pode ser demarcada pela localidade geográfica, com altos teores de homogeneidade, compartilhando-se interesses, afinidades, trocas simbólicas, laços relacionais solidários. Ao lidarmos com determinados grupos, nem sempre nos deparamos com uma comunidade. Frequentemente, nós estamos diante de pessoas que não compartilham de um repertório homogêneo de valores, símbolos e signos.

A heterogeneidade dos grupos pode passar ao largo de nossas preocupações. Nem sempre nos damos conta de que ela está presente mesmo entre aqueles que percebemos como nossos pares. Não se trata apenas do evento dos encontros interculturais, tão cotidiano entre nós. Trata-se do surgimento e da disseminação do individualismo.

Rodrigues (1999) traz algumas considerações tão importantes quanto complexas em relação à elaboração gradativa da noção de indivíduo nas sociedades ocidentais. Ela ocorreu a partir de sucessivas separações de corpos – corpos estes que cada vez mais se tornaram representantes de seres humanos individuais. Esse processo de transformação acontece determinado por tensões históricas, políticas e econômicas, atreladas ao modelo liberal. No imaginário capitalista, cada homem se tornou proprietário privado de si mesmo e dos rumos de sua vida, e é justamente sobre a ilusão de que cada um é responsável por si, da posse do próprio corpo e da própria vida que o capitalismo se funda.

Essa estruturação social e a crescente formatação do homem em indivíduo foram acompanhadas pela primazia do corpo, que se prestou cada vez mais para o trabalho e para a produção. Em decorrência dessa dinâmica, a saúde ganhou um papel de destaque e a morte tornou-se assustadora, já que representa o desaparecimento da individualidade. Como essa sociedade de *indivíduos* se pauta pela valorização da acumulação e pelo adiamento do prazer, a presença da morte assusta e vulnerabiliza porque põe em cheque os paradigmas da sociedade do capital. O sonho materialista de crescimento e progresso perde o sentido frente à morte, fato inexorável.

Velho (1987) alerta que o processo de individualização pode ocorrer em maior ou menor escala, em qualquer sociedade, e que em algumas delas ele será mais valorizado e incentivado. De qualquer modo, o processo de individualização não se dá fora de normas e padrões, por mais que a liberdade individual possa ser valorizada. Quando ele vai de encontro às fronteiras simbólicas de determinado universo cultural, ou mesmo quando as ultrapassa, ele será enquadrado como desvio e até estigmatização. Há, portanto, limites e regras, mais ou menos explícitas, para a individualização. As manifestações da individualidade não são livres; elas têm lastros e ligas que as atam à esfera de categorias mais amplas do universo cultural.

A individualização presta-se ao autocontrole e ao autocuidado, garantindo uma obediência ao modelo vigente, sem que conscientemente seja percebida como tal. Ela é compreendida como um benefício, uma garantia de preservação das liberdades individuais, o que não garante que não seja fonte de conflitos, pois cria uma hegemonia entre o pensar-se e o sentir-se livre. Quando falamos de modelos conservadores em promoção de saúde, referimo-nos justamente a esse contexto.

A individualização faz brotar, no entanto, uma sensação constante de isolamento e de não pertencimento, de modo que o sujeito se sinta constantemente desarticulado, desenraizado. Esse processo produz também a sensação de perda de comunidade. O processo de individualização, ao modelar sujeitos autodefinidos e autocontrolados com imensos mundos interiores e subjetivos instituídos de modo isolado e separado do resto, determinou comportamentos e atitudes por meio dos quais esses sujeitos buscam incessantemente identidades fugazes, frágeis, inconsistentes e incertas. Embora as pessoas tenham que escolher entre diferentes grupos de referência de identidade, sua escolha implica a forte crença de que quem escolhe não tem outra opção melhor a não ser o grupo específico a que pertence.

Dentro das perspectivas da promoção em saúde, a questão do pertencimento e do enraizamento é bastante importante, mas nem sempre óbvia. O pertencer a um grupo traz consigo grande carga de dilemas e angústias. Entre essas angústias, está a polarização entre o desejo de se sentir integrado/incluído e o desejo por se diferenciar. Se, por um lado, pertencer à comunidade proporciona acolhimento, suportes emocionais, harmonia de interesses e compartilhamento de aspirações, por outro lado, podemos experimentar a sensação de opressão ou de perda, ou comprometimento dos próprios traços identitários.

Devemos levar em conta também que uma nova ordem comunitária surge resultante das redes de interação, das formas de conexão das comunidades contemporâneas. Ao empregarem novas tecnologias em comunicação, as comunidades também se tornam fluidas, alterando suas inserções no tempo e no espaço, descentralizadas e erigindo novas dimensões éticas e políticas. Em meio a essas novas modalidades de comunicação e de relações interpessoais surgem rituais de encontros fugazes, prioritariamente presentes para diminuir as ansiedades geradas pela solidão cotidiana e pelas sensações de não pertencimento e de desenraizamento.

No entanto, essas novas relações falham em proporcionar a mínima segurança para lidar com as carências inerentes à condição humana e a sensação de impotência do indivíduo contemporâneo, bem como não permitem a real formação de comunidades éticas. Dispersam os movimentos de sociabilidade e acabam por manter o ambiente de solidão que reassume rapidamente seu posto ao final desses rituais.

Castiel (2004) destaca a complexidade e as repercussões dos frágeis laços que unem os sujeitos em nossa sociedade. Ele afirma que nas sociedades cosmopolitas ocidentais há um recuo significativo no papel das tradições e o consequente enfraquecimento de rituais coletivos. Predominam formas consideradas mais autônomas, dinâmicas e individualistas de construir identidades plásticas e, portanto, cambiáveis ao longo das trajetórias em aberto da vida. Essa interface das relações sociais em nosso tempo não pode ser negligenciada quando pensamos na educação em saúde pautada pela óptica da promoção. Aprisionada na ideologia da liberdade individual, acaba por prevalecer a obrigação de escolher durante todo o tempo vetores produtores de identidade constituídos pelos estilos de vida e pelos muitos cuidados em optar por escolhas saudáveis.

Encontros intersubjetivos e promoção em saúde

Se desejarmos abdicar de um modelo de educação pautado por uma visão biologizante ou médica da saúde, ou de modelos meramente pautados pela culpabilização dos atores e pela redução aos estilos de vida, é necessário pensarmos na questão da subjetividade e da intersubjetividade. Esses aspectos têm sido muito debatidos, e não é nosso objetivo aprofundar uma discussão nesse sentido, apesar de considerarmos a urgência dessas questões, em particular quando pensamos em saúde. No entanto, algumas ideias em torno da subjetividade e intersubjetividade devem ser colocadas, pois são determinantes para a eleição de estratégias metodológicas.

Dissemos anteriormente que saúde é um evento cultural, carregado de subjetividade. Vale reforçar e relembrar que o homem é um ser simbólico, que atribui representações aos eventos significados. A subjetividade é produto das redes da história, descentrada do indivíduo; ela é coletiva e nunca individual, é inventada e atende a interesses determinados. A subjetividade é produzida nos registros coletivos da sociedade e da cultura, por meio de mecanismos e estratégias das mais diversas, definindo modos de existência regulados por leis, verdades, crenças, valores, configurando formas de vida que definem as formas de o sujeito se experienciar no mundo. A invenção de formas de vida nada mais é do que a produção de subjetividades. As representações sociais são formas por meio das quais os sujeitos se situam, explicam e se explicam dentro do mundo.

As subjetividades conferem sentidos aos eventos e prestam-se como explicações, justificativas. A realidade não é um dado objetivo, mas o que chamamos de realidade é efeito de um processo de objetivação que remete às práticas concretas dos homens. Os textos, os saberes, a subjetividade e a cultura não são dotados de um sentido intrínseco, absoluto e único a ser desvelado. Fora dessa rede de sentidos, o sujeito experimenta a fragilidade, o caos, a falta de inserção. A cultura pode ser pensada sob a perspectiva de um legado recebido e também como transmissão de hábitos e costumes de uma geração a outra, mas não aceitos simplesmente de modo passivo. Existe um processo de recepção e de apropriação cultural dos objetos, utilizados de diferentes formas. A realidade não é recebida como um arquivo e congelada em uma memória em espaços estanques. As realidades sociais são sempre construídas e não simplesmente repassadas. Isso permite a possibilidade de revisitar antigas crenças e costumes e, em alguma dimensão, questioná-los.

Em uma sociedade complexa, não há um sistema simbólico unificado e aceito de modo igual pelos membros de determinada classe, de um gênero específico, de uma faixa etária ou de qualquer outro grupo. As regras podem ser compartilhadas por um grupo, mas cada um as vivencia de uma maneira diferente. Um indivíduo cumpre algumas, rompe com outras, segue normas de outros grupos, apropria-se de modos de existência de outras categorias sociais, produz bifurcações, linhas de fuga às práticas instituídas. Por outro lado, a cultura e a subjetividade naturalizam circunstâncias, impedindo um afastamento crítico pelos sujeitos.

A organização das representações sociais e da subjetividade configura também o espaço das intersubjetividades. Não estando posto em um vazio social, o homem compartilha esse mundo com os outros que lhe servem de parâmetro, apoio, contraponto, muitas vezes de modo convergente, outras de modo conflituoso. As representações sociais são, portanto, fundamentais para a vida cotidiana, pois circulam nos discursos, nas mídias, nos comportamentos, nas atitudes, nas instituições e nos equipamentos sociais. É importante considerar que os sujeitos, longe de serem meros suportes de estruturas, têm de ser tomados em consideração em sua condição de agente ou ator, de fazer algumas escolhas e tomar algumas decisões, mesmo que de modo limitado.

A dialética ou tensão dessa relação homem/sociedade pode ser captada, por exemplo, pela distinção entre representações individuais e representações coletivas, sendo as primeiras, por estarem vinculadas à experiência individual, mais variáveis e incomunicáveis: são percepções, sensações, imagens localizadas na consciência de cada indivíduo, não podem nunca se constituir em base segura para a formação dos conceitos passíveis de serem partilhados e comunicados entre os indivíduos. Já as representações coletivas, não tendo como substrato as consciências individuais, são produtos da consciência coletiva e, portanto, mais impessoais e resistentes à mudança. Deve-se con-

siderar também que algumas dessas redes de significação estão mais fortemente arraigadas, sendo, portanto, mais rígidas ou menos flexíveis ou mutáveis. A consideração de que seus modos de vida e seu mundo correspondem a suas expectativas ou àquelas mais valorizadas pelo grupo pode diminuir o questionamento e a possibilidade de mudanças.

Uma vez compreendido como se atualiza a subjetividade e como funcionam os modos de subjetivação e de intersubjetivação, cabe pensar a ação dos sujeitos no campo da saúde.

Estratégias metodológicas em educação em saúde

É preciso levar em conta, a partir das considerações anteriores, que o estabelecimento de estratégias metodológicas exige uma compreensão ampla e dialética das percepções em torno da saúde vigentes no grupo-alvo. Negligenciar as diferentes percepções presentes entre os diferentes atores pode resultar em uma visão adulterada e parcial do cenário. Pensar o grupo como uma comunidade homogênea, além de impedir a discussão de pontos nevrálgicos, pode comprometer o surgimento de ideias, decisões e iniciativas. É preciso reconhecer que nas sociedades complexas, *pari passu* às formas homogêneas de ver e significar o mundo, circulam representações divergentes, muitas vezes conflitantes.

O encontro dos diferentes atores deve permitir aos sujeitos envolvidos repensarem suas crenças e valores; o encontro interpessoal na esfera da educação em saúde a partir dos princípios da promoção pode permitir que os atores se conheçam mais, por suas perspectivas, suas necessidades, bem como potencialidades, angústias e ansiedades. O reconhecimento das alteridades e da vasta possibilidade de trocas que o espaço intersubjetivo permite não pode ser desvalorizado.

A hipervalorização dos conhecimentos dos peritos, dos discursos científicos e do papel dos *experts* também não contribui para atingir os objetivos da promoção de saúde. Não se trata de abdicar desses saberes, mas sim colocá-los como instrumentos entre tantos outros. É preciso ter em mente que há uma grande quantidade de informações contraditórias em torno da saúde que sinalizam para sentidos antagonistas. Além disso, é evidente que são muitas as necessidades que emanam nestes tempos, e parece que elas só podem ser satisfeitas mediante consideráveis riscos de perdas ou mesmo insatisfação de outras necessidades. Vivenciamos um excesso de recursos, produtos, conhecimentos, serviços – o mundo acena com um sem-número de estímulos permeados por baixas possibilidades reais de acesso, muitas incertezas e ansiedades. Diante desse quadro, proliferam especialistas com a função de nos orientar diante das manifestações da incerteza dos tempos atuais. Contudo, em meio às tentativas de resolver problemas dessa maneira, surgem novos problemas.

Organizar os cenários e as dinâmicas da educação em saúde de modo a permitir a identificação de problemas, perspectivas e experiências significativas para os sujeitos do grupo é uma questão fundamental. É preciso admitir a posição de que os sujeitos são capazes de assumir o processo educativo, podendo trabalhar em parceria e corresponsabilidade.

O profissional que se propõe a trabalhar em educação em saúde sob a égide da promoção deve pensar em uma mediação: seu papel é o de facilitador, incentivador e motivador do processo. Cabe-lhe garantir que os temas eleitos e as questões levantadas sejam discutidos, relacionados, organizados e manipulados até que façam parte da rede de significados e se constituam de modo a permitir ações.

Desenvolver a reflexão crítica, identificar os campos de dificuldades e de capacidades, estimular a identificação de estratégias e recursos é fundamental nessa perspectiva, que exige uma estratégia metodológica participativa, ativa. Entretanto, esse conjunto de recursos ativos só pode surtir frutos se as metas estiverem claras, se as dualidades ou ambiguidades forem reconhecidas e se o espaço dialético for permitido.

As dinâmicas em educação em saúde devem acontecer em um espaço que permita, favoreça e estimule o debate e o enfrentamento de tudo o que constitui o ser, a existência, as evoluções, as transformações, o dinamismo, evocando uma realidade temporal e espacialmente contextualizada.

O trabalho em equipe é fundamental, tanto na identificação de expectativas quanto na busca de soluções. Para isso, o uso de técnicas que integrem o grupo e que incentivem a participação é fundamental. Palestras impessoais, organizadas a partir da perspectiva unilateral do educador, sem que se permita a interlocução, não cabem em um projeto de promoção de saúde. Reiterar estilos de vida proibitórios,

individualistas, organizados em discursos que culpabilizam os sujeitos pouco ou em nada contribuem para metas emancipadoras.

Antes, a atitude respeitosa, o interesse e a preocupação em compreender as suas perspectivas podem contribuir muito mais favoravelmente para o processo educativo.

Instrumentos pedagógicos ativos como dramatizações, grupos de oposição e debates, estudos do meio, grupos formulando e respondendo questões, visitas a locais de interesse e simulações permitem, mais do que o desenvolvimento de conteúdos cognitivos, rever atitudes, estimular a capacidade de ação e intervenção. O empoderamento e a participação só podem ser estimulados se os sujeitos se sentirem aptos à ação e à palavra. Portanto, não basta o acesso a um conjunto de informações. É necessário viabilizar as práticas, os posicionamentos, as ações. Por isso, as estratégias escolhidas pelo educador devem respeitar os objetivos eleitos a cada encontro, bem como as especificidades do grupo, a atmosfera presente em dado momento. Isso implica que o educador deve ter sensibilidade e, simultaneamente, conhecer e dominar técnicas que possam ser utilizadas nas dinâmicas educativas.

Facilitar a apresentação do grupo é um aspecto muito relevante. Esse momento do processo enseja que os membros do grupo se conheçam em clima descontraído, que se minimizem os comportamentos apáticos, que sejam expressas as expectativas ou problemas que afetam o clima ou o desempenho do grupo, que se destaquem elementos do imaginário e que se minimizem ou diluam percepções preconceituosas. Apresentação simples, apresentação cruzada, complemento de frases e desenhos em grupo são exemplos de estratégias metodológicas que se prestam a esses objetivos.

A abordagem de conteúdos e informações não depende apenas de aulas expositivas. Debates, discussões em torno de situações cotidianas escolhidas a partir dos participantes, dramatizações, dinâmicas de grupo, leituras e recursos audiovisuais contribuem para que essas informações ultrapassem a esfera teórica e mobilizem emoções e afetos, fundamentais para o aprofundamento de uma atitude reflexiva.

Finalmente, a educação em saúde pautada pela promoção deve prever momentos de avaliação e análise em torno do processo. Em si, esse já é um exercício crítico, que permite aos atores opinar, rever, atualizar, questionar e reencaminhar suas ações.

Referências bibliográficas

Canguilhem, G. O normal e o patológico. Rio de Janeiro: Forense Universitária, 2006.

Castiel, L. D. Promoção de saúde e a sensibilidade epistemológica da categoria comunidade. Revista de Saúde Pública, v. 38, n. 5, p. 615-22, 2004.

Foucault, M. A história da loucura. São Paulo: Perspectiva, 2007.

Foucault, M. O nascimento da clínica. Rio de Janeiro: Forense Universitária, 2004.

Lefevre, F.; Lefevre, A. M. C. Saúde como negação da negação: uma perspectiva dialética. Physis., v. 17, n. 1, p. 15-28, 2007.

Rodrigues, J. C. O corpo na história. Rio de Janeiro: Fiocruz, 1999.

Velho, G. Individualismo e cultura: notas para uma antropologia da sociedade contemporânea. Rio de Janeiro: Zahar, 1987.

6 Comunicação e Saúde | Desafios para um Pensar-Fazer em Sintonia com o SUS

Inesita Soares de Araujo • Janine Miranda Cardoso

Primeiras aproximações

Em trabalho anterior (Araújo e Cardoso, 2007), buscamos sistematizar o que vínhamos até aquele momento pesquisando e ensinando sobre o campo da Comunicação e Saúde. Desde então se passaram dez anos, muito mais foi escrito por nós e outros autores,* algumas novas áreas e temas de interesse se apresentaram ou ganharam mais destaque. No entanto, as questões que lá estavam se mantiveram atuais porque se apoiavam principalmente em um debate mais profundo, que persiste ainda hoje e com bastante força. Nesse debate, a pergunta que nos toca e que buscamos sempre responder é: qual a comunicação que queremos e precisamos para fortalecer a democracia, o Sistema Único de Saúde (SUS) e para apoiar as lutas por mais justiça social e mais respeito aos direitos humanos? Assim, parece-nos bastante significativo debater a comunicação à luz dos princípios do SUS. Como sabemos, ele materializa um projeto mais amplo, o da Reforma Sanitária, e desde sua criação foi concebido como uma política de Estado. Embora registre avanços importantes, nunca foi inteiramente assumido como tal, principalmente no que se refere a seu financiamento e, consequentemente, a sua sustentabilidade e permanência. Hoje, são ainda maiores os obstáculos e resistências que se encontram ao contrapormos as teses neoliberais hegemônicas que, no Brasil e no mundo, vêm representando o aumento da concentração de riquezas e a geração de desigualdades crescentes, enquanto preconizam o encolhimento do Estado. Para nós, pensar comunicação em sintonia com o SUS significa entendê-la como prática social e política pública inseparável de um projeto de sociedade ético, comprometido com a distribuição equânime de oportunidades, capitais e de poderes materiais e simbólicos.

Esse não tem sido, porém, o modo mais corrente de lançar um olhar para a comunicação nas instituições de saúde. Por conta de uma longa trajetória de práticas difusionistas e por força das abordagens ainda dominantes, a comunicação ainda é vista principalmente por sua face instrumental, ou seja, o manejo de um conjunto de técnicas e tecnologias envolvidas na transmissão de informações. Em geral, são informações produzidas ou selecionadas pelas autoridades sanitárias, a partir de um diagnóstico de problemas de saúde a serem enfrentados (Silva Júnior, 2007).

Partimos do pressuposto de que a população ou segmentos dela ignoram essas informações e que, uma vez divulgadas, conseguiremos reverter o problema, total ou parcialmente, ou conseguir apoio para determinada ação. Assim, tradi-

---

* Seria impossível referir a esta ou aquela publicação, em um universo hoje já bem extenso. De modo geral e não exaustivo, os pesquisadores agregados em torno do Programa de Pós-graduação em Informação e Comunicação em Saúde e do Laboratório de Pesquisa em Comunicação e Saúde (Icict/Fiocruz), do Grupo Técnico de Comunicação e Saúde (Abrasco) e alguns vinculados aos cursos de saúde coletiva da UFBA e da UnB têm se mostrado profícuos em sua produção.

cionalmente e ainda hoje, apesar das mudanças introduzidas pelas tecnologias digitais que modificaram as possibilidades de produção e circulação de informação, temos as instituições de saúde (e demais falas autorizadas) ocupando os principais lugares de emissor, enquanto o polo receptor abriga a população, em diferentes configurações. Esse modelo comunicacional também confere importância estratégica às assessorias de comunicação ou de imprensa, cuja principal missão tem sido dar visibilidade às instituições e suas realizações, ao mesmo tempo em que responde às demandas dos meios de comunicação (Araújo *et al.*, 2008).

O problema não está na necessária divulgação de informações sobre saúde, muito menos em ter planos e equipes que garantam a comunicação e visibilidade de qualquer instituição, agrupamento ou movimento social. Qual é o problema, então?

A resposta não é única nem fácil, e é a essa discussão que nos propomos. Podemos adiantar alguns dos elementos que serão considerados, como a visão instrumental que descontextualiza a linguagem e os processos comunicacionais de suas bases sociais e a consideração de apenas dois polos da comunicação, emissor-receptor – o que além de excluir outras vozes, implanta uma relação assimétrica entre os que sabem, falam e definem prioridades e aqueles que, em tese, não sabem, não criam, não falam e não são ouvidos. Deles se espera fundamentalmente que sigam as orientações e as medidas de saúde transmitidas pelas mensagens. Para atingirem seu objetivo junto ao público-alvo, bastaria que essas mensagens utilizassem linguagem clara e adequada, assim como os meios de comunicação apropriados.

Esses componentes retratados tão rapidamente e em conjunto parecem extremados, quase caricatos. Pode-se alegar que essa não é a realidade absoluta do SUS, principalmente nos locais onde avançam, por exemplo, as experiências de participação social, educação popular e as estratégias de atenção à saúde centradas no cuidado e na integralidade. Concordamos com essas ponderações, mas sem perder de vista que o núcleo dessa matriz transferencial ainda predomina entre nós, principalmente sem deixar de perceber que embora muitas concepções e estratégias venham sendo modernizadas – tecnológica, midiática e/ou publicitariamente –, o poder de fala, a exemplo de tantos outros pode-

res, permanece extremamente concentrado em nossa sociedade, excluindo do debate público parcelas significativas da população, em especial os grupos mais vulneráveis e empobrecidos, com pouco ou nenhum poder de pressão e visibilidade pública.

Sabemos que esse cenário, porém, mesmo sendo hegemônico, não é homogêneo nem imune às pressões e negociações, inclusive as que partem dos grupos e movimentos sociais, das instâncias de participação e controle social no SUS. Pouco a pouco vamos ouvindo outras vozes, além daquelas institucionalizadas, que ocupam o espaço discursivo da saúde. É o caso dos movimentos sociais que expressam a diversificação de estratégias e atores sociais e, muitas vezes, outras racionalidades, entrelaçados com as reivindicações por maior participação nas políticas públicas, movimento que ganha força com a possibilidade de circulação de outras vozes que as tecnologias digitais trazem. Encontramos também iniciativas de setores que antes, em virtude da força naturalizante dos modelos, nem cogitavam considerar a comunicação como um tema relevante a ser refletido, problematizando suas práticas e buscando novas perspectivas. Este livro é um bom exemplo dessa realidade.

Desejamos que nosso texto possa acrescentar mais tempero nessas reflexões e contribuir para a ampliação de debate sobre as relações entre a comunicação e a saúde, suas potencialidades e desafios. Pensamos que tomar os princípios do SUS como referência pode nos ajudar a entender melhor a comunicação que buscamos e a fortalecer práticas mais descentralizadas, que dialoguem e tornem visíveis os diferentes contextos e experiências existentes no país. Além disso, que também possibilitem perceber como as práticas comunicativas são estruturantes das relações de toda ordem, sociais, institucionais e de poder, e em que medida podem, a despeito de nossas melhores intenções, fortalecer maneiras de pensar e fazer comunicação que seguem na contramão dos objetivos do próprio SUS e de um projeto verdadeiramente democrático de sociedade.

Não vamos discorrer sobre as bases teóricas de nossa proposta; apenas indicaremos em seu decorrer as principais ideias que guiam nosso modo de ver e fazer comunicação. Todavia, já apresentamos um ponto de partida fundamental, que é, ao mesmo tempo, um fio condutor: o de perceber a comunicação não como mera transmissão de informações, mas como relação – relação entre pessoas, ideias, textos, projetos, temporalidades e sentidos que nem sempre são concordantes ou simultâneos. Portanto, relações que envolvem conflitos, divergências, tensões e negociações. Dessa percepção derivam outras, entre elas a de que qualquer ato ou processo de comunicação faz parte de uma realidade social mais ampla, que envolve um conjunto diversificado de vozes e interesses. Dito de outro modo, nunca somos os primeiros ou os únicos a falar sobre algum assunto, e quando produzimos ou lemos um livro, fazemos ou assistimos a um programa de rádio, televisão ou mergulhamos no universo da internet ou em qualquer outro texto, estamos de alguma maneira dialogando com parte desse repertório social que nos antecede.

Comunicação, assim pensada, envolve muitas faces e dimensões. Sendo relação, requer um enfoque relacional e multidimensional para sua melhor compreensão e prática.

Comunicação, saúde e reforma sanitária

Antes de falar do SUS e de seus princípios, temos que recordar de alguns antecedentes importantes para entender por que lidamos com comunicação e saúde como dois campos sociais* complexos e estratégicos. Os dois têm características e trajetórias singulares, mas mantêm relações históricas e mutuamente constitutivas que nos permitem demarcar um espaço social ainda em formação, o campo da comunicação e saúde.

Historicamente, no Brasil, a comunicação, assim como a educação, vem sendo convocada para favorecer a adoção das medidas preconizadas pelas autoridades sanitárias para debelar ou prevenir agravos à saúde de grupos e indivíduos. Tomando como marco as práticas de educação e comunicação que emergem na saúde pública no início do século 20, podemos vê-las, sem dificuldade, como meios de controle da sociedade a partir de diferentes instituições, visando especialmente aos grupos resistentes à racionalidade e a valores hegemônicos. Assim, após as campanhas sanitárias nos primeiros anos do século passado, com medidas repressivas e de coerção direta, nas décadas seguintes os caminhos da saúde e da comunicação passaram a se cruzar com frequência, aproximando conhecimentos, práticas e profissionais que mais adiante delineariam novos perfis, técnicas e métodos (Cardoso, 2001).

Contudo, não se trata de uma evolução natural e linear, pois essas relações são feitas e refeitas em determinadas conjunturas socio-históricas, segundo determinados paradigmas de conhecimento e modelos de intervenção sanitária. O saldo, no entanto, reúne muitas e importantes aquisições incorporadas nessa trajetória: se nas primeiras teorias do início do século passado, a comunicação era vista como um processo linear e automático, no qual a mensagem atingiria o público como uma "bala" de efeitos certeiros, sem mediações, mais adiante as pesquisas passaram a perceber a relevância do conhecimento e da cultura local, do uso de tecnologias e linguagens apropriadas e da importância do papel mediador exercido por líderes e agentes comunitários (Mattelart e Mattelart, 1999). As práticas e concepções foram se aperfeiçoando, mas as características principais dessa matriz difusionista continuam fortes na atualidade e apresentando os mesmos problemas.

Já falamos da perspectiva instrumental e tecnicista, assim como da bipolaridade emissor-receptor, que exclui da cena comunicacional todas as outras vozes e discursos sociais envolvidos com o tema. Vejamos algumas outras, como a unidirecionalidade, comumente chamada e criticada como a "comunicação de mão única"; a linearidade, que configura a ideia de um modo de transmissão, como se a mensagem seguisse em linha reta, em um ambiente sem ruídos e interferências; e o objetivo a ser alcançado – a mudança de comportamento e cumprimento de normas sanitárias, previamente traçados, que esvazia a comunicação de sua densidade e potência como prática social e a deixa apartada dos contextos políticos, culturais, institucionais e das relações de saber nas quais está inserida. Perde-se de vista que a comunicação é, por essas características, simultaneamente, um direito humano inalienável e espaço estratégico das sociedades contemporâneas.

De modo geral e simplificado, podemos afirmar que o modelo informacional, representado na Figura 6.1, fornece a base de sustentação para essas práticas e concepções.

---

* À maneira de Pierre Bourdieu, entendemos o campo social como um espaço estruturado de relações, no qual forças de poder desigual lutam para transformar ou manter suas posições (Bourdieu, 1989; 1996; 1997).

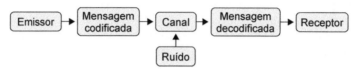

Figura 6.1 Adaptação do modelo informacional (Shannon e Weaver). Adaptada de Araújo e Cardoso (2007).

A familiaridade que todos temos diante desses elementos é um dos efeitos de sua hegemonia, fazendo parecer natural algo que foi construído em determinados contextos históricos, segundo objetivos e interesses específicos. Apesar de incluir componentes importantes do processo de comunicação, esse modelo, originariamente pensado para comunicação entre máquinas, deixa de fora fatores constituintes da comunicação entre pessoas e grupos, como a capacidade de simbolizar, a diversidade de experiências e de contextos sociais, políticos e institucionais nos quais as práticas de comunicação acontecem. Consequentemente também não consideram as diferenças e assimetrias de saber e poder entre os participantes, assim como as lógicas e interesses distintos, muitas vezes antagonistas, que não raro inviabilizam a própria comunicação. Isso está de acordo com as bases funcionalistas de um modelo de sociedade harmoniosa e sem lugar para os conflitos. Assim, serão considerados ruídos esses e quaisquer outros fatores ou eventos que possam contrariar a ideia de que a comunicação flui sem alterações entre aqueles que compartilham a mesma língua.

As lutas pela democratização do país e pela Reforma Sanitária, que deram origem à construção do SUS, favoreceram a crítica das tradicionais práticas de comunicação e educação, abrangendo seus objetivos exclusivos de difusão de normas, condutas e valores estabelecidos pelas autoridades sanitárias, assim como seus métodos autoritários e unidirecionais. Movimentos, entidades e lideranças sociais passaram a reivindicar o direito de participar da vida pública, a buscar visibilidade e a mobilizar apoios em uma atuação que questionou a exclusividade da fala oficial na definição dos rumos da saúde pública no Brasil. Dessa maneira, em muitos momentos, a luta por maior participação trouxe à tona as reivindicações por acesso às informações governamentais, às novas e antigas tecnologias, assim como pelo direito de expressar opiniões e disputar lugar nos espaços públicos midiatizados.

Nesses 30 anos, muito foi feito e algumas mudanças significativas não podem ser subestimadas. A trajetória do movimento social para enfrentamento da epidemia de HIV/AIDS, iniciado no Brasil durante o governo Collor, tem sido frequentemente apontada como exemplo, por sua capacidade de crítica, mobilização e articulação em redes em escala planetária, e também pelos riscos e desafios, dada a força dos interesses da "indústria da AIDS" e crescimento da epidemia entre os grupos e países mais vulneráveis. Se durante um bom período a AIDS foi um dos poucos, se não o único tema da saúde a merecer investimentos constantes em estratégias de comunicação, atualmente outras questões importantes alcançam mais permanência na agenda sanitária, contando ou mesmo sendo impulsionada por diversos movimentos e entidades. É o caso de, entre outros temas, hanseníase, tuberculose, dengue, drogas e, muito recentemente, a epidemia do vírus Zika, que obrigou uma revisão das práticas de comunicação e evidenciou a extrema desigualdade em relação a vários ângulos das práticas de saúde e de comunicação, acentuando um debate que já está em curso, o da relação da comunicação com o processo de determinação social e com o negligenciamento em saúde.

Por outro lado, no âmbito dos conselhos, fóruns e conferências de saúde, a comunicação e a informação não cessaram de ser associadas como dimensões centrais da construção da gestão participativa, seja na relação com gestores ou para manter ativa a ligação com as bases que representam. Em quase todas as práticas e espaços de saúde – na assistência e no hospital; na promoção da saúde, nos centros urbanos ou nas cidades do interior; nas equipes de saúde, nas ações individuais ou coletivas – a comunicação foi apontada como aspecto importante a ser considerado. Também no campo regulador, importantes disputas estão em curso, principalmente relacionadas com a propaganda – de medicamentos, alimentos e drogas lícitas, e muito recentemente o tema da alimentação infantil – e com a internet. Ainda assim, atestando a força dos modelos hegemônicos, no vasto campo das ações de comunicação empreendidas por serviços e programas governamentais e não governamentais, tem prevalecido a ideia da comunicação como transferência de informações, ainda que com inovações metodológicas e tecnológicas, secundada e fortalecida por um movimento intenso de terceirização das equipes de comunicação, que fortalece ainda mais a presença no âmbito comunicacional de interesses privados não comprometidos com os interesses incorporados e defendidos pelo SUS. Por que e de que maneira essa perspectiva contraria as principais teses do SUS? É o que veremos com mais detalhes a seguir.

Princípios do SUS como princípios da comunicação no SUS

Universalidade na comunicação

Em 1986, um dos lemas mais significativos da 8ª Conferência Nacional de Saúde, síntese de todo o movimento social que levou ao SUS, é o que afirma a saúde como direito de todos os cidadãos, sendo sua garantia dever do Estado brasileiro. Mesmo sabendo o quanto ainda falta para que o direito seja efetivo, não se pode subestimar a importância desse princípio fundador do SUS. Pensando comunicacionalmente, um primeiro desdobramento é entender a comunicação também como direito de todos. Seria lógico, mas não é nada simples nem garantido.

Em primeiro lugar, porque contraria nossa trajetória histórica de concentrar riquezas, poderes e oportunidades. Contraria também a tradição sanitária de pensar e exercitar a comunicação como prerrogativa quase exclusiva das instituições e serviços de saúde. A população, tida como "público-alvo", "receptores" da comunicação institucional, pouco ou nenhum acesso teve aos meios e espaços de expressão e debate. Entende-se por que a democratização da comunicação é reivindicada por movimentos de saúde, junto ao acesso ampliado e facilitado às informações necessárias para a participação e o controle sociais. Nessa luta, movimentos e entidades reivindicam também o direito de falar, de serem tratados como interlocutores e não apenas como destinatários de mensagens e campanhas.

Por outro lado, a expansão acelerada da internet tem levado muitas pessoas a depositarem aí suas esperanças da democratização da informação. Parece não haver dúvidas quanto à potencialidade da rede para maior capilaridade e horizontalidade das trocas e interações. Todavia, é preciso considerar que essas redes não estão imunes às relações de poder que atravessam a sociedade e as práticas virtuais. É preciso não perder de vista que, a par do ritmo avassalador das inovações e convergências tecnológicas, ainda é bastante recente a experimentação social do chamado ciberespaço. Lembrando os processos de consolidação de outras tecnologias e de suas potencialidades de democratizar ou não relações sociais, não parece ser possível ainda generalizar a percepção de que as práticas propiciadas pelas tecnologias digitais assumem uma configuração mais horizontal, favorecendo a pluralidade e a autonomia, pois há vários sinais e mesmo constatações de processos de concentração da capacidade de circulação de conteúdos. Um dos exemplos mais significativos é o marco civil da internet, sob ataque desde sua aprovação, em 2014. As ameaças visam principalmente à manutenção da neutralidade da rede, que impede que as operadoras definam os conteúdos que circulam na rede e a proteção à privacidade do internauta.

Não obstante essas considerações, as experiências em rede, nas quais as conexões acontecem em várias direções e ritmos, de modo simultâneo, favorecem o ideal de superação da comunicação transferencial de que falávamos antes: linear, bipolar e unidirecional. Para nós, independentemente da tecnologia que lhe dá suporte, a comunicação é uma rede formada por muitos fios, que correspondem às vozes sociais que expressam discursos, opiniões, saberes e sentimentos diferentes que circulam em muitas e variadas direções. Essa dinâmica caracteriza todos os processos comunicacionais, mesmo os não virtuais, pois essa riqueza de vozes e conexões está presente na comunicação, seja mediada por tecnologias ou não. Longe das separações estanques de emissor e receptor, nos aproximamos de interlocutores, que produzem e fazem circular discursos com os quais se identificam, ao mesmo tempo em que são tocados por outros. A Figura 6.2 representa uma comunicação em rede, multidirecional, multipolar, descentrada e plural, em sintonia com o princípio de universalidade.

Retomando as teses da 8ª Conferência Nacional de Saúde, se concordamos que os direitos à educação, informação e comunicação –

liberdade de expressão – são indissociáveis do direito à saúde, então é forçoso reconhecer que a democratização da comunicação no Brasil deve ocupar um lugar de destaque na agenda da reforma sanitária e na agenda política do país.

Equidade na comunicação

Se o direito à saúde é universal, as necessidades de saúde são profundamente diferenciadas na desigual sociedade brasileira. Talvez por isso um dos princípios mais difíceis de levar à prática seja o da equidade, pois ele chama a atenção para as desigualdades nas condições de vida e saúde e também para a necessidade de tratar diferentemente os desiguais.

Do ponto de vista da comunicação, considerar as especificidades coloca em primeiro plano a necessidade de conhecer a diversidade de contextos e interlocutores, noções capitais para nossa proposta.

Comunicar é muito mais do que falar-ouvir ou compartilhar a mesma língua: sem medo de errar, podemos afirmar que a capacidade de se comunicar é dada pela capacidade de contextualizar. As palavras e ações adquirem sentido(s) sempre em contextos específicos, mas se os contextos constituem as possibilidades de comunicação, também são continuamente transformados por elas, ou seja, qualquer texto falado, escrito, televisionado etc. interfere nesses mesmos contextos. Na Figura 6.2, a ondulação dos fios é uma tentativa de assinalar que os sentidos não estão prontos e definidos nas palavras, mas estão em transformação permanente, sempre dependentes dos interlocutores e seus contextos. Ora, se é assim, o contexto é uma questão central a ser considerada não só no momento em que produzimos uma estratégia ou um meio de comunicação, mas também em sua circulação e apropriação social. Isso vale tanto para impressos (cartazes, folhetos, livretos, filipetas, entre outros) como para televisivos, radiofônicos ou materiais veiculados em meios digitais.

São vários os contextos e, além daqueles sabidamente importantes – como histórico, político, cultural, econômico, institucional, sanitário –, outros são igualmente relevantes para as práticas de comunicação:

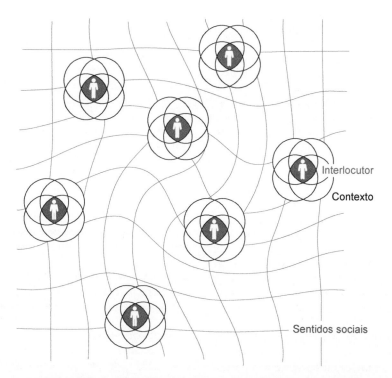

Figura 6.2 Comunicação em rede. Adaptada de Araújo (2002).

- Textual: os textos que existem no mesmo tempo ou espaço, influenciando e participando da rede de sentidos possíveis (p. ex., os cartazes fixados na parede de um posto de saúde)
- Intertextual: considera os textos de que lembramos e que funcionam como elos de uma corrente, fortalecendo determinados sentidos (p. ex., quando há remissão ao discurso religioso, fazendo as doenças serem associadas a uma praga ou castigo)
- Existencial: fala da pessoa no mundo, sua trajetória e sua vida atual (os grupos com os quais se identifica, as experiências, as possibilidades de acesso à educação e à saúde, a relação anterior com políticas públicas etc.)
- Situacional: fala da posição ocupada por cada um de nós em relação ao seu interlocutor no momento da comunicação (Araújo, 2000; 2002).

Na área da saúde, temos uma longa tradição de produção de materiais, porém as demais dimensões do circuito social da comunicação – circulação e apropriação – não obtêm ainda a mesma atenção, embora mereçam, porque tão importante quanto garantir que as informações estejam disponíveis, é compreender que a comunicação só se cumprirá plenamente quando essas informações forem apropriadas (tornadas próprias) pelas pessoas e grupos. Estamos falando de processos singulares, mas muito pode ser feito para que as condições e possibilidades dessa apropriação sejam melhores para aqueles, por exemplo, que moram longe ou não dispõem de tecnologias, desde o telefone até a internet. Essa dimensão é um elemento central para a conquista de mais equidade.

Um pouco antes, expomos que todos nós somos interlocutores, alternando as posições de emissor, receptor e atuando na circulação de ideias e propostas. Todavia, não dispomos das mesmas possibilidades para expressá-las e defendê-las, ou seja, participar da vida pública, interferir no debate sobre assuntos e políticas de nosso interesse. Para caracterizar essa diferenciação fundamental, a Figura 6.3 introduz na nossa perspectiva de comunicação uma espiral: os grupos posicionados mais ao centro da espiral detêm mais poder de produzir e circular seus discursos, percepções e propostas para a sociedade, o que significa mais poder de se fa-

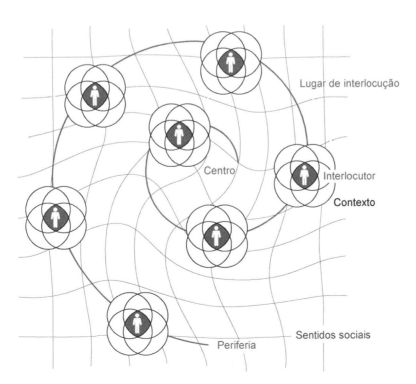

Figura 6.3 Comunicação em rede, com posições diferentes de poder. Adaptada de Araújo (2002).

zerem ouvir e serem reconhecidos. Por outro lado, quanto mais periféricas as posições, mais dificuldades de se fazer ouvir e ser levado em consideração, tornando muito diferentes as condições de participação. Essas ideias complementam-se com um outro conceito central, o de lugar de interlocução, que indica o lugar que cada interlocutor ocupa no momento da comunicação, lugar que determina sua quota de poder nessa relação (Araújo, 2006). Aqui novamente entra em cena a ideia da comunicação como parte importante da determinação social, pois quem está na periferia do direito de falar e ser levado em consideração tem condições mais desfavoráveis de participação, portanto do exercício da voz ativa, condição *sine qua non* de cidadania.

Podemos dizer então que estender o princípio da equidade para a comunicação implica o compromisso com a redistribuição do poder – o poder de produzir e de fazer circular suas ideias.

Integralidade da comunicação

O debate acerca dos muitos sentidos da integralidade tem sido um dos mais férteis na saúde. Ao estabelecer vínculos com diversos aspectos e práticas de saúde, a integralidade funciona como uma ponte e como uma espécie de barreira à tendência de reduzir fenômenos e processos, assim como a tornar as intervenções tópicas e descontextualizadas. Nessa perspectiva, tem sido trazidas à tona questões como o reconhecimento, a atenção e a escuta do outro, a recusa ao fechamento dos sentidos, à fragmentação do conhecimento e ao privilegiamento excludente das falas autorizadas, todas elas caras àqueles que defendem uma comunicação ampliada. Por quê?

Por um lado, porque há grandes afinidades entre o caráter multidimensional da atenção e do cuidado com o da comunicação, já que esta última sempre envolve muito mais do que informações ou conhecimentos objetivos, mas experiências, saberes, afetos, memórias, lutas, expectativas e relações.

Assim, o princípio da integralidade nos ajuda a perceber a comunicação não como mera transmissão de mensagens com significados já dados, mas como práticas sociais nas quais os sentidos são construídos. E isso ocorre quando estamos produzindo qualquer texto (um programa de rádio, televisão ou um *blog*, elaborando um cartaz, fazendo grafitagem nos muros, tirando uma fotografia ou participando de um debate), quando estamos envolvidos em sua circulação (conversando com um amigo, distribuindo fôlderes) e quando deles estamos nos apropriando.

Então, a ideia de integralidade nos ajuda a recuperar e a enfatizar a totalidade do circuito comunicativo – produção, circulação e apropriação. Ao contrário dos enfoques que priorizam a produção/emissão, a visão integral da comunicação nos ajuda a considerar todo o ciclo comunicacional e a perceber o quanto as instituições fragmentam suas práticas nessa área.

Por outro lado, também nos interessa o olhar crítico com que a integralidade trata a especialização profissional excessiva no campo da saúde. Em geral, a comunicação é delegada ao "especialista", seja ele jornalista, publicitário, radialista ou relações públicas. Contudo, à medida que percebemos que a maioria das práticas de saúde inclui um forte componente de comunicação, é fácil perceber o quanto seus profissionais estão diretamente envolvidos também nas práticas de comunicação, seja na atenção básica ou especializada, para a prevenção ou promoção da saúde, ou mesmo sem se dar conta ou planejar essas atividades. Em outras palavras, além do compromisso e conhecimento especializados dos comunicadores, aqui também é preciso um trabalho multiprofissional, que articule vários conhecimentos e olhares. Aliás, olhar para as equipes de saúde sob o ângulo da comunicação pode ser um bom exercício para perceber nesse microcosmo as características que temos sublinhado em qualquer prática de comunicação:

- A importância dos contextos: macro e micro, passados e presentes
- A importância das relações: de saber e de poder, mas também os afetos, as afinidades culturais, pessoais
- Como cada fala traz para a conversa outras vozes: autores que leram, ditados populares que reforçam uma opinião, lembranças de outros episódios
- O quanto o silêncio pode ser expressivo.

Descentralização da comunicação

Descentralizar para nós é parte do movimento mais amplo de desconcentrar poder e não deve ser confundido com a negação das responsabilidades do Estado na garantia do direito à saúde. Vendo desse modo, essa diretriz se opõe à concentração dos meios de produção, do capital econômico, da política e da cultura que caracterizam a sociedade brasileira. Se a concentração econômica salta aos olhos em várias estatísticas, nem sempre nos damos conta do quanto (e como) o direito de falar e de ser ouvido é também fortemente concentrado, excluindo-se amplas parcelas da população do debate público.

Apesar dos esforços de muitos e de algumas conquistas importantes, a comunicação permanece centralizada e vertical, cabendo ao Ministério da Saúde a maior parte dos recursos destinados à comunicação. De Brasília, organizam-se as campanhas massivas – de cartazes das campanhas nacionais de vacinação aos *spots* de TV –, depois distribuídas ou veiculadas aos muitos *Brasis* existentes entre o Oiapoque e o Chuí. Com raras exceções que confirmam a regra, os municípios permanecem com poucos recursos materiais e humanos para ativar a produção mais próxima aos diversos contextos locais. Essa situação fortalece a modalidade campanhista de comunicação e com ele a abordagem fragmentada, tópica e descontextualizada de informações sobre doenças, trazendo dificuldades para uma ampliação real do debate público sobre saúde.

Nossa aposta é de que a descentralização fortaleça algumas experiências embrionárias, mas muito promissoras. Nelas se viabiliza a abertura de canais locais de expressão, circulação e escuta, o que envolve não só a distribuição mais equânime de recursos, bem como o reconhecimento dos diversos atores e contextos, na definição de prioridades, temas, formatos etc. A descentralização é uma condição de possibilidade para uma comunicação universal, equânime e integral.

Hierarquização | Comunicação em vários níveis

O princípio da hierarquização nos ajuda a desfazer uma interpretação equivocada de que a comunicação não seria atribuição dos órgãos de nível mais central. Sem abrir mão da necessidade de fortalecer a capacidade comunicativa no nível local, em setores governamentais e não governamentais, é importante ter claro que os órgãos centrais têm um papel destacado a desempenhar.

Do nosso ponto de vista, muito mais do que promover campanhas, produzidas em agências publicitárias a serviço do Ministério da Saúde e disseminadas para todo o país, os órgãos de nível central deveriam apoiar técnica e financeiramente os Estados e municípios em seu esforço comunicativo e, estes, os movimentos e as organizações locais, principalmente aqueles mais periféricos. Pensada desse modo, a hierarquização fortaleceria diretamente a possibilidade do exercício dos demais princípios e diretrizes, no âmbito da comunicação. No entanto, essa mudança nada tem de fácil e nossa tradição autoritária e paternalista ajuda a entender as dificuldades de levar à prática as propostas nessa direção, reivindicadas em inúmeros fóruns da saúde.

Tão importante quanto a crítica é ampliar e iluminar experiências que buscam iniciativas em que os princípios do SUS orientem também suas práticas de comunicação. A realização de editais para financiamento da produção audiovisual, as mostras para dinamizar sua circulação e a constituição de redes de comunicadores locais são exemplos de práticas que podem favorecer a emergência e reconhecimento de outras comunidades discursivas (Maingueneau, 1993; Araújo, 2000; 2002), termo que designa grupos e indivíduos que produzem, fazem circular discursos, com eles se identificam e por eles são reconhecidos. As comunidades discursivas são muito variadas, mas nenhuma delas é homogênea: sejam setores do Ministério ou Secretarias de Saúde, conselhos, ONG ou movimentos de saúde, sempre haverá forças em disputas por afirmar sua percepção da realidade, mesmo que o discurso seja aparentemente uno e coeso, elemento necessário, em maior ou menor grau, para a construção de uma identidade coletiva. Como vimos na Figura 6.2, as comunidades ocupam posições variadas, de acordo com o maior e o melhor acesso às condições de produção e circulação dos discursos que produzem. A hierarquização da comunicação, em uma perspectiva que integre os princípios da descentralização, a equidade e a universalidade, pode favorecer a adoção de mecanismos redistributivos, contribuindo para que a polifonia se faça ouvir, principalmente amplificando vozes tradicionalmente excluídas do debate e das políticas públicas.

Participação social

É difícil separar tudo o que já foi dito da participação e controle social no SUS, pois sem comunicação universal, equitativa, integral, descentralizada e hierarquizada, dificilmente teremos uma participação como a desejada, e vice-versa.

Como princípio transversal, a gestão participativa pressupõe a presença ativa de diferentes representações nos conselhos e conferências de saúde, organizados do nível local ao nacional, de modo a participar no planejamento, implantação e fiscalização das políticas públicas de saúde. Os Conselhos de Saúde têm caráter deliberativo e contam com a participação de representantes dos gestores, usuários e trabalhadores da saúde (50% de representantes dos usuários e 50% de representantes dos gestores, profissionais da saúde e do setor privado).

A participação, no entanto, vai além dos conselhos e conferências, precisando de outros meios e instâncias, sem as quais a própria representatividade fica ameaçada (Oliveira, 2006). Todavia, o que vai aos conselhos, tanto as demandas e dificuldades quanto as experiências em curso, são importantes indicadores de como se tem podido lidar com o desafio da comunicação (Cardoso, 2005). Merece destaque, por exemplo, a demanda crescente por mais e melhor acesso a informações que permitam exercer efetivamente o controle social e a reivindicação por recursos materiais e tecnológicos que possibilitem melhor comunicação com os grupos que representam, com a sociedade e entre os próprios conselhos (Brasil, 2005; 2006).

O cotidiano das ações e serviços merece atenção redobrada, pois aí, mesmo no nível mais simples de participação, o direito de ser ouvido e considerado é frequentemente sonegado tanto à população quanto aos trabalhadores da saúde em posições mais periféricas. A comunicação tem um papel importante a cumprir, podendo potencializar a participação, desde que a estratégia principal busque a interlocução, ampliando os espaços e o diálogo com as diferentes vozes (Teixeira *et al.*, 2016).

Reflexões sobre a mídia

Antes de terminar, queremos retomar com mais atenção a relação com a mídia, tanto por sua natureza transversal a tantas reivindicações quanto pelo papel central que desempenha em nossa sociedade.

Embora seu poder e sua centralidade sejam inquestionáveis, os debates sobre a mídia despertam polêmicas acaloradas, que acabam polarizadas em duas correntes principais. Uma que, destacando serem os meios de comunicação concessões públicas, reivindica mais espaço para os temas da saúde, do SUS e da experiência do controle social, criticando não só a invisibilidade desses temas e atores sociais na chamada grande mídia (jornais de grande circulação, redes de televisão), como a cobertura tendenciosa, a favorecer os interesses mercantis e, como fontes, as autoridades sanitárias e as elites políticas e econômicas. Outra, descrente da possibilidade de contornar tamanha assimetria, prioriza caminhos alternativos, como a comunicação interpessoal no cotidiano dos serviços e das comunidades, assim como o uso de mídias alternativas, como as rádios comunitárias e agora fortemente utilizando os recursos dos aparelhos celulares, com prioridade para temas ligados à realidade local.

Do nosso ponto de vista, a discussão não pode se dar em termos excludentes, já que as políticas e ações relativas à saúde incluem e precisam considerar essas diferentes dimensões e possibilidades de comunicação. Ademais, lembremos nosso ponto de partida: comunicação é relação e tem múltiplas dimensões. Para sermos coerentes, não podemos nem reduzir a comunicação à mídia nem considerar a mídia desvinculada da sociedade, de outros campos e das forças sociais. Por esse caminho, devem ser revitalizadas tanto a crítica à mídia brasileira quanto a mobilização dos diferentes setores, inclusive o da saúde, para sua democratização.

Pensando a partir do campo da saúde, quais desafios a mídia nos coloca? Como conciliar a necessidade e a oportunidade de usar os meios de comunicação com a preocupação com uma comunicação universal, integral e equitativa, descentralizada e que favoreça a participação?

Sabemos que os discursos da mídia, principalmente o discurso informativo, têm regras próprias de funcionamento. A construção da notícia, por exemplo, é um processo complexo, que envolve critérios de seleção do *que*, de *quem* e do *como* merece ser vista e ouvida. Em outras palavras, quais temas, opiniões e vozes devem ou não ter lugar na agenda e debate público, o que extrapola, em muito, a pretensa objetividade e imparcialidade do jornalismo. A mídia não é um espaço homogêneo: não só abriga suas próprias disputas, como é permeável a outros embates sociais. Tem, contudo, uma propriedade singular, já que é, simultaneamente, um espaço que confere visibilidade social e um ativo participante do jogo movido por seus próprios interesses, lógicas e dispositivos.*

---

* Um livro que traz diversos artigos referentes ao tema é *Saúde e jornalismo* (Lerner e Sacramento, 2015).

Diferentemente do que as empresas de comunicação se esforçam por demonstrar, são poucas as possibilidades de interlocução e, quando são abertas, a participação se dá em espaços controlados, no tempo e na forma, como carta ou *e-mail* do leitor, consultas ou votação em opções predefinidas. Fairclough (2001) chama essas iniciativas de "democratização simulada", já que temos uma aparente relação entre iguais, pois aqueles elementos que explicitam posições hierárquicas são atenuados. Esse e outros autores, aliás, assinalam que esse processo está disseminado na sociedade como um todo, embora não da mesma maneira nem com os mesmos resultados. Fairclough sublinha que, cada vez mais, os cuidados com as práticas e políticas de linguagem – um processo que Foucault chamou de *tecnologização discursiva* – pode ser percebido em diferentes práticas sociais, como nas práticas educativas, na relação médico-paciente, nas entrevistas de seleção de pessoal.

Todas essas considerações não devem nos levar, no entanto, a abrir mão da construção de estratégias que construam lugares de interlocução mais autorizados e mais legitimados, alterando assim a composição de forças no cenário midiático (Araújo e Cardoso, 2007). Indo além, cabe aqui a extensão do fundamento da participação e controle social, que se busca construir no SUS, também para as definições e gestão das políticas públicas de comunicação. É um terreno difícil de avançar, pois não só as empresas de comunicação e agências de publicidade, mas significativa parte dos comunicadores veem qualquer tentativa nesse sentido como sinônimo de censura.

A despeito das resistências e da magnitude dos interesses que seriam contrariados, esse é um bom combate, do qual sairia ganhando a democracia brasileira, e a própria relação entre mídia e sociedade poderia se beneficiar dessa concepção, à medida que esta exercesse seu direito de garantir que sua diversidade – ideológica, política, cultural – pudesse ali estar representada. Por essas razões, e

> [...] na mesma lógica que atribui à mídia o estatuto de "quarto poder", denominação que designa o controle, em nome da sociedade, dos poderes constituídos, já se fala em "quinto poder": aquele que seria exercido pela sociedade sobre a mídia. O campo da saúde pode – e deve – desenvolver suas próprias estratégias de exercício desse poder, tanto pelas vias da luta

política como pela da luta simbólica (que não se dissocia da política, certamente) (Araújo e Cardoso, 2007).

Alguns movimentos parecem indicar que o rádio tem sido um instrumento nesse sentido. Tendo sido, em outros tempos, uma tecnologia poderosa e inovadora, perdeu prestígio como meio de comunicação nas políticas públicas, com o advento da televisão e da internet. Agora, ressurge revigorado em mais de uma modalidade: o rádio na internet; em movimentos que questionam o monopólio das concessões públicas; em dispositivos de alcance geográfico limitado e caráter comunitário; ou operando em rede, a partir de um núcleo de produção central, com espaço de adaptação aos contextos locais.

Por outro lado, as imensas possibilidades comunicacionais abertas pelas tecnologias digitais e *on-line* também se apresentam ao campo da saúde como lugares possíveis do exercício de uma comunicação mais horizontal, que favoreça a expressão e circulação de uma pluralidade de pontos de vista e de demandas por saúde, comunicação e políticas públicas de um modo geral. No contraponto, permitem a abertura de canais de escuta, porque as pessoas estarão falando nos diversos espaços, mas de nada adiantará se não tivermos prontos para escutar o que estão dizendo. Em outras palavras, hoje temos mais oportunidades de fazer com que a comunicação seja efetivamente interlocução. E, mais uma vez, ajudaria muito nessa tarefa ter os princípios do SUS como pontos de ancoragem.

Últimas aproximações

Pensar a comunicação em saúde articulada aos princípios do SUS nos parece um modo promissor para superar os modelos tradicionais e fortalecer os movimentos de mudanças. Desse ponto de vista, envolve o compromisso com reivindicações e proposições que vêm sendo amadurecidas e expressas nos diversos fóruns da saúde.

Ao longo deste capítulo abordamos diferentes concepções de comunicação, querendo principalmente demonstrar o quanto elas interferem em nossas práticas e possibilidades de transformar a realidade e de construir propostas de emancipação. Se, ao propormos uma estratégia de comunicação, tivermos em mente o que defendemos aqui, veremos que algumas novas questões surgirão e outras ganharão novos contornos. Por exemplo, será importante não só ter claros os objetivos a alcançar, as questões que queremos abordar, mas, igualmente, contextualizar nossa própria iniciativa. Para isso, uma pergunta se impõe, de saída: quem mais, além de nós, fala sobre o assunto junto aos nossos interlocutores? Considerando a polifonia social e a diversidade de interesses na sociedade, um ponto de partida básico é que não somos os únicos nem os primeiros a falar. Essa postura nos coloca a necessidade de mapear os discursos e propostas existentes, definindo alianças, parcerias e distâncias.

Seguindo adiante, tão importante quanto saber *o que dizer* será ter claro *para quem será dito*: não no sentido de conseguir "persuadir o público", mas de buscar conhecer e nos aproximar de nossos interlocutores. Para isso, é preciso avançar para além do pouco que nos mostram os perfis sociodemográficos e que, às vezes, tomados como máximas, nos levam a equívocos ou a reforçar estereótipos. Por exemplo, em uma pesquisa que realizamos com jovens cariocas de dois bairros populares (Araújo *et al.*, 2003), percebemos em uma mesma comunidade diferenças profundas entre grupos que, segundo as médias estatísticas, seriam bastante homogêneos, pois moravam na mesma rua, estudavam na mesma escola, pertenciam a famílias com perfil socioeconômico bastante parecidos. No entanto, identificamos dois grupos antagonistas – os jovens "funkeiros" e os "integrados" –, no sentido de que a identidade de um se apoiava fortemente na oposição ao outro. Nessa pesquisa, interessada em metodologias de avaliação de políticas e práticas de comunicação para a promoção da saúde e prevenção da AIDS, esses grupos relacionaramse de maneiras específicas com profissionais e pesquisadores, desenvolveram estratégias totalmente diferenciadas, expressando diferenças claras quanto a preferências e expectativas de vida. No conjunto, deixaram bastante claro que dificilmente seriam atraídos por uma mesma estratégia de comunicação. Permitem perceber, como um dos principais resultados da pesquisa e desafios a serem enfrentados pelas equipes locais de saúde, a necessidade de identificar, sob a aparente homogeneidade de idade, condição social e mesmo de gênero, a existência de diferenças muito significativas.

Embora muito se fale de inclusão e empoderamento, sabemos que não é nada fácil abrir espaço para a diversidade e protagonismo social efetivo no dia a dia das instituições e programas de saúde. Um passo importante nesse sentido, porém, é desnaturalizar as ideias e valores que sustentam cotidianamente as muitas desigualdades que nos caracterizam. Esperamos ter contribuído para esse movimento.

Bibliografia

Aguiar, R.; Araújo, I. S. A mídia em meio às "emergências" do vírus Zika: questões para o campo da Comunicação e Saúde. Revista Eletrônica de Comunicação, Informação & Inovação em Saúde, v. 10, p. 1-15, 2016.

Araújo, I. A reconversão do olhar: prática discursiva e produção dos sentidos na intervenção social. São Leopoldo: Unisinos, 2000.

Araújo, I. S. Comunicação e saúde. In: Martins, C. M.; Stauffer, A. B. (Org.). Educação e saúde. Rio de Janeiro: EPSJV; Fiocruz, 2007. p. 101-124.

Araújo, I. S. Mercado simbólico: interlocução, luta, poder – um modelo de comunicação para políticas públicas. Tese (Doutorado em Comunicação) – Universidade Federal do Rio de Janeiro, Rio de Janeiro, 2002.

Araújo, I. S. Os tambores do Olimpo e os tambores da Grécia: por melhores lugares de interlocução. In: Fausto Neto, A. (Org.). Os mundos das mídias: leituras sobre a produção de sentidos midiáticos. João Pessoa: Editora da UFPB, 2006. p. 233-251.

Araújo, I. S.; et al. Promoção da saúde e prevenção do HIV/AIDS no município do Rio de Janeiro: uma metodologia de avaliação para políticas e estratégias de comunicação. Relatório de Pesquisa. Rio de Janeiro: Cict/Fiocruz, 2003.

Araújo, I. S.; Cardoso J. M. Comunicação e Saúde. Rio de Janeiro: Editora Fiocruz, 2007.

Araújo, I. S.; Cardoso J. M., Murtinho R. A comunicação no Sistema Único de Saúde: cenários e tendências. Revista Latinoamericana de Ciencias de la Comunicación, v. 10, p. 104-115, 2008.

Araújo, I. S.; Moreira A. L.; Aguiar, R. Doenças negligenciadas, comunicação negligenciada. Apontamentos para uma pauta política e de pesquisa. Revista Eletrônica de Comunicação, Informação & Inovação em Saúde, v. 6, p. 738, 2013.

Bourdieu, P. O poder simbólico. Lisboa: Difel, 1989.

Brasil. Ministério da Saúde. Conselho Nacional de Saúde. Coletânea de comunicação e informação em saúde para o exercício do controle social. Brasília: Ministério da Saúde, 2006. 156 p.

Brasil. Ministério da Saúde. Conselho Nacional de Saúde. Relatório da 15ª Conferência Nacional de Saúde.

Brasil. Ministério da Saúde. Conselho Nacional de Saúde. Seminário de comunicação, informação e informática em saúde. Relatório. Brasília: Ministério da Saúde, 2005. 88 p.

Cardoso, J. M. Comunicação, saúde e discurso preventivo: reflexões a partir de uma leitura das campanhas nacionais de AIDS veiculadas pela TV (1987-1999). Dissertação (Mestrado em Comunicação) – Universidade Federal do Rio de Janeiro, Rio de Janeiro, 2001. 212 p.

Cardoso, J. M. Comunicação e saúde: desafios para fortalecer nos conselhos de saúde. In: Brasil. Ministério da Saúde. Conselho Nacional de Saúde. Coletânea de comunicação e informação em saúde para o exercício do controle social. Brasília: Ministério da Saúde, 2005. p. 44-55.

Diniz, D. Zika: do sertão nordestino à ameaça global. Rio de Janeiro: Civilização Brasileira, 2016.

Fairclough, N. Discurso e mudança social. Brasília: UnB, 2001.

Lerner, K.; Sacramento, I. (Org.). Saúde e jornalismo: interfaces contemporâneas. Rio de Janeiro: Fiocruz; Faperj, 2015.

Maingueneau, D. Novas tendências em análise do discurso. Campinas: Unicamp; Pontes. 1993.

Mattelart, A.; Mattelart, M. História das teorias da comunicação. São Paulo: Loyola, 1999.

Oliveira Neto, A. Comunicação comunitária e saúde: a possibilidade de sintonia em uma só estação rumo à democratização dos espaços da mídia e do SUS. Dissertação (Mestrado em Saúde Coletiva) – Universidade do Estado do Rio de Janeiro, Rio de Janeiro, 2010.

Oliveira, V. C. Desafios e contradições comunicacionais nos Conselhos de Saúde. In: Brasil. Ministério da Saúde. Conselho Nacional da Saúde. Coletânea de Comunicação e Informação em Saúde para o Exercício do Controle Social. Brasília: Ministério da Saúde, 2006.

Silva Júnior, A. G.; Alves, C. A. Modelos assistenciais em saúde: desafios e perspectivas. In: Morosini, M. G. C.; Corbo, A. D. A. (Org.). Modelos de atenção e a saúde da família. Rio de Janeiro: EPSJV; Fiocruz, 2007. p. 27-41. v. 4.

Teixeira, R. R. et al. Apoio em rede: a Rede HumanizaSUS conectando possibilidades no ciberespaço. Interface (Botucatu), Botucatu, v. 20, n. 57, p. 337-348, 2016.

7 Comunicação em Saúde e Promoção de Práticas Integrativas e Complementares

Paula C. Ischkanian • Maria Cecília Focesi Pelicioni

Introdução

No Brasil, o campo da saúde tem enfrentado, há décadas, uma crise gerada por uma gestão econômica, no que diz respeito aos investimentos, desproporcional à sua demanda. A falta de investimento no Sistema Único de Saúde (SUS) dificulta o acesso da população aos serviços de saúde e fortalece o sucateamento da saúde pública.

Recentemente, Bahia (2017) afirmou que as principais intervenções para adequar e modernizar a rede pública de saúde têm sido mínimas, racionadas e alocadas segundo critérios, muitas vezes não estratégicos e sem planejamento, mencionando que a construção de unidades novas e o sucateamento das tradicionais têm atendido primeiro às necessidades das empreiteiras e demais interesses escusos, bem como das inaugurações político-partidárias em detrimento das demandas de saúde.

Segundo a autora, a competência técnica e o apoio político nem sempre estiveram conjugados nas distintas gestões de saúde do Brasil. Dependiam de que houvesse uma oferta adequada tanto de consultas e exames quanto de leitos e terapia intensiva, e os custos dessa visão foram se tornando cada vez mais altos.

Promoção, educação e comunicação em saúde

Há muito tempo, sabe-se que o investimento na promoção e a educação em saúde poderão efetivamente reduzir o volume de pessoas e os custos provenientes desse tipo de atendimento na rede pública. No entanto, quase nada foi feito nesse sentido.

Entre as medidas mais adequadas para resolver a crise da saúde vigente, destacam-se: um posicionamento político claro e favorável ao SUS constitucional; a desprivatização, que significa investir mais no setor público do que no privado, uma gestão eficiente e planejada voltada para a saúde, incluindo desde a formação de recursos humanos e inserção profissional qualificada valorizando boas condições de trabalho e remuneração, até a realização de ações baseadas no conceito ampliado de saúde, considerando-se alternativas de atendimento mais eficazes e menos onerosas, voltadas para a prevenção de doenças e promoção da saúde, e uma comunicação igualitária sobre os problemas de saúde e a atenção oferecida.

De acordo com Teixeira (2004), a comunicação em saúde refere-se ao estudo e uso de recursos estratégicos de comunicação para informar e influenciar decisões para a promoção da saúde dos indivíduos e das comunidades. Pensar a comunicação em saúde alinhada ao SUS pressupõe entendê-la como prática social e política pública. No entanto, as instituições de saúde ainda dominantes, como as instituições estatais desse setor, denominadas instituições médicas (Luz, 2014), fazem da comunicação apenas transmissão de informações, em geral produzidas ou selecionadas pelas autoridades sanitárias (Araújo e Cardoso, 2015).

Embora a promoção da saúde seja uma área estrategicamente mais importante, as mensagens podem ter finalidades diferentes, isto é, além de promover e educar para a saúde, também se pretende evitar riscos e ajudar a lidar com ameaças, sugerir e recomendar mudanças, informar sobre a saúde e sobre as doenças, recomendar medidas preventivas e atividades de autocuidado, entre outras ações (Teixeira, 2004).

Importância da comunicação em saúde

Para a comunicação da saúde, a ação educativa atua em dimensões que vão além da emissão e recepção da informação. Apesar de Santos (2005) compreender que a ação educativa engloba os processos de ensino e aprendizagem mediados pelo processo de comunicação e que, por sua vez, englobam os conceitos de emissão e recepção da informação, a aprendizagem só acontece quando a recepção da mensagem é compreendida e incorporada ao universo conceitual e/ou comportamental do indivíduo.

Segundo Pelicioni (2005), a informação é parte imprescindível da educação, pois permite a promoção de aprendizagens significativas. Assim, para que o conhecimento seja incorporado, deve ser promovida, além da disseminação das informações, a participação efetiva das pessoas nas discussões e soluções elaboradas por elas mesmas.

O importante é ter a informação e transformá-la em conhecimento capaz de gerar mudanças e melhorar a vida das pessoas (Werthein, 2004). Essa ideia pactua com a definição originária de *comunicar* – "agir em comum" ou "deixar agir o comum" – dando sentido a vincular, relacionar, concatenar, organizar ou deixar-se organizar pela dimensão constituinte, intensiva e pré-subjetiva do ordenamento simbólico do mundo (Sodré, 2014, p. 9).

Para Fontes (2008, p. 149), é fundamental considerar a função da mídia: "a grande mídia conserva a função social de consolidar a coesão do conjunto da classe dominante, assim como de assegurar a adesão dos subalternos". O autor convida-nos à reflexão acerca das modalidades de hegemonia e contra-hegemonia para analisar não apenas os meios de convencimento, de formação e de pedagogia, mas também de comunicação e de difusão de visões de mundo e de modalidades de adestramento para o trabalho. O autor questiona as maneiras de ser coletivas e as clivagens que as atravessam, investigando sua adequação aos processos de dominação, assim como as contradições que essas modalidades suscitam, lembrando que a hegemonia se reveste discretamente de exercício de coerção, por meio da violência aberta ou simbólica.

Nessa direção, existe grande quantidade de autores interessados em alertar, por meio de seus artigos, sobre a existência hegemônica da mídia.

Segundo Paiva (2008, p. 163), "hegemônico é aquilo que vigora de uma maneira totalizadora e ditatorial". A autora encontra na teoria de Gramsci mais um entendimento sobre a hegemonia, como um modo de poder caracterizado por uma postura totalizante, generalizada, mas que só é possível existir a partir do consentimento e aceitação dos demais. Isso faz pensar no âmbito da formação dos profissionais e na grade curricular dos cursos da área da saúde, os quais não têm dado muita importância ao processo de comunicação e de educação em saúde, especialmente no que tange à relação profissional de saúde *versus* usuário do serviço de saúde, como se espera que ocorra nas relações democráticas.

Podendo ser "compreendida e reivindicada como um direito humano" (Filho, 2008, p. 234), a comunicação constitui um componente determinante e comum a diversas esferas sociais. Diretamente associada à construção de identidades e produção de sentidos advindos das relações cotidianas, é capaz de contribuir para a valorização de outros direitos humanos essenciais ao desenvolvimento da sociedade, como os das áreas da saúde e da educação. Na Declaração Universal dos Direitos Humanos, Art. 19, destaca-se a afirmação de que "todo homem tem direito à liberdade de opinião e expressão" (Filho, 2008, p. 235).

Importância da educação em saúde

Assim como a comunicação deve ser democrática, a educação também precisa permitir a construção do conhecimento com a própria diversidade do saber. Para Pelicioni *et al.* (2008), o processo educativo inicia na família e tem sua continuidade nas diversas instituições, como a escola e outros grupos sociais nos quais as pessoas participam, sofrendo também influência da mídia, que contribui para o reforço das suas ideias.

A educação libertadora e problematizadora exige a superação da contradição educador-educando; caso contrário, não é possível estabelecer a relação dialógica indispensável à construção do conhecimento e a aproximação das premissas da promoção da saúde (Freire, 1987).

O objetivo da educação, na perspectiva da promoção da saúde, é criar condições para que se desenvolva uma atitude de reflexão crítica comprometida com a ação e a transformação social, considerando que em todos os espaços onde se dê a relação humana ocorra a troca de sentidos e de significados.

Dessa maneira, conclui-se que, para a promoção e a educação em saúde, o processo comunicacional é essencial, e a formação em saúde precisa ampliar seu campo do conhecimento nessa área de modo a atender a complexidade inerente ao ser humano. Para isso, ele precisa ser visto em sua totalidade, e quando um agravo à sua saúde acontecer, devem ser consideradas todas as dimensões.

Muitas vezes, por trás da prática da educação em saúde, encontra-se uma ideologia autoritária e velada por um discurso democrático; por isso, utilizar uma teoria emancipatória e problematizadora da educação, conforme proposto por Freire (2011), uma perspectiva dialógica e crítica que possibilite acesso à informação nos programas de saúde voltados à população, terá influência direta nos resultados a serem alcançados (Pelicioni *et al.*, 2008).

Para que a educação se efetive, é preciso que o sujeito social esteja motivado e incorpore os conhecimentos adquiridos, os quais, então, se tornarão parte de sua vida e serão transferidos para a prática cotidiana (Pelicioni, 2000; Pelicioni *et al.*, 2008. Essa ação educativa deverá ocorrer pela comunicação e pelo diálogo, se pretender atingir realmente o sujeito inserido em sua realidade histórica, respeitando-se a autonomia e a dignidade de cada um. Somente dessa maneira a educação poderá incorporar novos significados e novos valores sem cair no autoritarismo.

> A Educação é considerada um fator fundamental na geração de mudanças políticas, econômicas e sociais, que são essenciais para que se alcance saúde para todos [...] é uma prática social e socializadora orientada para a formação integral das pessoas. É um processo de construção do conhecimento [...] deve atingir igualmente a população em geral, suas lideranças, os gestores públicos, os políticos, os legisladores e os movimentos sociais organizados (Pelicioni *et al.*, 2008, p. 170-171).

Hegemonicamente, grande parte dos processos de educação continua centrada em modelos verticais de repasse de informações, e as mudanças no processo de gestão do trabalho são operadas, muitas vezes, em uma dimensão político-administrativa. Como consequência, pouca atenção é dada aos mecanismos e tecnologias cotidianos e à dimensão do trabalho vivo em ato, como considera Merhy (2002), ao destacar que o trabalho em saúde acontece no encontro entre sujeitos e nas relações sociais, isto é, ele é produzido em ato, daí ser considerado um trabalho vivo.

De acordo com Foucault (1996, p. 44), "todo sistema de educação é uma maneira política de manter ou de modificar a apropriação dos discursos, com os saberes e os poderes que eles trazem consigo". Nesse sentido, Freire (2011, p. 47) afirma que "ensinar não é transferir conhecimento, mas criar as possibilidades para a sua própria produção ou construção". Para o pedagogo brasileiro, esse saber necessário não pode ser somente apreendido nas dimensões ontológica, política, ética, epistemológica e pedagógica, mas deve ser constantemente testemunhado ou vivido pelos envolvidos no processo do conhecimento. Portanto, a educação está envolvida com a promoção do próprio indivíduo, e não como instrumento de ajuste ao ambiente concreto. "O conhecimento fundamentado na experiência pessoal também é compatível com a ideia de atividade, construção, consciência de si e do mundo" (Cunha e Pezzato, 2015, p. 272).

O objetivo da educação, na perspectiva da promoção da saúde, é criar condições para que se desenvolva uma atitude de reflexão crítica comprometida com a ação e a transformação social, considerando que em todos os espaços onde se dá a relação humana ocorre uma troca de sentidos e de significados.

No conjunto de relações em que cada pessoa está inserida, ela pode desenvolver, a partir de uma educação crítica e transformadora da realidade, competências e habilidades para o fortalecimento da autonomia e de sua emancipação. Em concordância com isso, Demo (2000) afirma que os processos educativos devem trabalhar as contradições do mundo contemporâneo, contribuindo para o desenvolvimento de competências e habilidades no indivíduo, de modo que o instrumentalize para participar e utilizar os conhecimentos e tais habilidades para responder às suas necessidades, inclusive as que dizem respeito à sua saúde.

Paiva (2008) afirma que o principal papel de um movimento contra-hegemônico está em se fazer pensar e em promover uma reflexão crítica e ampla cujo escopo essencial é o de libertar as consciências. Um dos problemas causados por uma sociabilidade forjada é a redução da participação popular a âmbitos estreitos, bem como o bloqueio ao cenário democrático e certa blindagem à política que impede transformações substantivas na vida social; configuração atual que corresponde à hegemonia do capital monetário. Dessa maneira, a população segue distanciada da reflexão crítica, ainda que mantida em movimento, mas envolvida em causas fragmentadas; isso significa forjar uma sociabilidade e um civismo débil, desprovidos de um horizonte político mais amplo e efetivamente transformador (Fontes, 2008).

Importância da promoção da saúde

De acordo com Bydlowski *et al.* (2004), a promoção da saúde propõe estratégias baseadas na democratização das informações e em um esforço conjunto de toda a sociedade para que os problemas sejam superados, por meio de descentralização do poder, ações multidisciplinares e intersetoriais, e a participação da população na elaboração de políticas públicas favoráveis à tomada de decisão sobre a própria saúde.

A promoção da saúde é um processo de capacitação da comunidade para atuar na melhoria de sua qualidade de vida e saúde, incluindo uma maior participação no controle desse processo (Brasil, 2002). Baseia-se no conceito ampliado de saúde compreendido como resultante das condições de vida e trabalho da população, bem como de um conjunto de fatores sociais, econômicos, políticos, culturais, comportamentais e biológicos (Pelicioni, 2000; Brasil, 2002).

De acordo com Westphal (2015), a promoção da saúde, além de incluir uma ação educativa que age amplamente no processo saúde-doença, oferece uma visão, um conceito de saúde positiva que deve ser incorporado pelos profissionais de todos os seguimentos para que, ao tratar as pessoas com agravos à saúde, possam fortalecê-las para lidar com as dificuldades e vencê-las, retornando à vida com felicidade e qualidade. Isso será possível se profissionais da saúde e parceiros de outros setores adotarem estratégias e modos de ação, ora semelhantes, ora diferentes das ações tradicionais utilizadas na saúde pública.

Uma efetiva promoção da saúde inclui uma ação coordenada entre diferentes segmentos da sociedade (governo, população, iniciativa privada, mídia, organizações voluntárias e não governamentais), visando a proporcionar situações conducentes à saúde, bem como assegurar a oportunidade de o indivíduo conhecer e controlar os fatores que influenciam sua saúde para melhorar suas condições de vida (Pelicioni, 2000; Restrepo, 2002; Buss, 2003; Czeresnia, 2003).

"A comunidade deve ter o direito e a responsabilidade de tomar decisões que sejam viáveis" e que se conjuguem a favor da vida de seus membros; para isso, tem que ser preparada, pois os indivíduos só aprendem a participar, participando. A participação depende, portanto, de uma educação democrática e libertadora (Pelicioni e Pelicioni, 2007).

As ideias da promoção da saúde, ao serem implementadas pela educação em saúde, buscam respeitar o caráter político de formação para a cidadania ativa e para a ação capaz de transformar a realidade social, além de buscar melhoria da qualidade de vida.

Ao analisar o processo saúde-doença, percebemos que a saúde é resultado dos modos de organização da produção, do trabalho e da sociedade em determinado contexto histórico.

O aparato biomédico não tem conseguido alterar os condicionantes nem determinantes mais amplos desse processo, atuando em um modelo de atenção e cuidado marcados ainda, na maior parte das vezes, pela centralidade dos sintomas, portanto com o foco na doença, diferentemente da visão positiva da saúde preconizada pela promoção da saúde (Brasil, 2010).

Para Neto e Kind (2011), a promoção da saúde apresenta-se como uma inclinação decisiva no campo das políticas de saúde no Brasil e em grande parte dos países preocupados com sistemas nacionais de saúde para sua população. Segundo Carvalho (2008), deve ser compreendida como uma agenda integrada e multidisciplinar cujo objetivo principal é estimular mudanças na assistência à saúde, na gestão local de políticas públicas e na proteção e desenvolvimento social para todos.

Parte do desenvolvimento social se dá com o processo de transformação da sociedade e, de acordo com a Política Nacional de Promoção da Saúde, "o processo de transformação da sociedade é também o processo de transformação da saúde e dos problemas sanitários" (Brasil, 2010, p. 9).

A partir de uma visão integral e multidisciplinar do ser humano, a promoção da saúde considera que o contexto familiar, comunitário, social e ambiental faz parte das condições de saúde das pessoas e, por isso, procura-se desenvolver conhecimentos, habilidades e destrezas para o cuidado com a saúde, bem como desenvolver ações para evitar situações de risco em todas as oportunidades educativas. Assim, facilita-se a participação de todos os integrantes da comunidade educacional na tomada de decisões, não apenas como um resultado de sua capacidade crítica e reflexiva, mas também colaborando para a promoção de relações socialmente igualitárias, democráticas e solidárias, reforçando-se o espírito de comunidade e dos direitos humanos (OPAS, 1996 *apud* Pelicioni, 2005).

As ideias da promoção da saúde, ao serem implementadas pela educação em saúde, buscam respeitar o caráter político de formação para a cidadania ativa e para ação capaz de transformar a realidade social, além de buscar melhoria da qualidade de vida. O controle e a responsabilidade do indivíduo sobre a sua própria saúde e a saúde da comunidade devem fazer parte de sua preparação nesse processo formativo, levando-se em conta o desenvolvimento das habilidades individuais para possibilitar uma participação efetiva, qualificada e ética na vida social.

Guazelli e Pereira (2015) consideram ser do âmbito da promoção investir na formação de cidadãos e trabalhar para instituir espaços verdadeiramente democráticos com o propósito de desenvolver políticas que partam dos problemas e necessidades de saúde identificados por todos, sendo avaliadas e revisadas continuamente. Essas ações evitariam que discursos aparentemente democráticos fossem, na realidade, repletos de autoritarismo.

Política Nacional de Promoção da Saúde

Neto e Kind (2011) afirmam que o campo da saúde tem sofrido sistematicamente modificações pelas políticas públicas, entre as quais a Política Nacional de Promoção da Saúde (PNPS), e pelos debates estimulados por elas, os quais visam à gestão mais voltada ao cuidado e menos à assistência, sobretudo para a promoção da saúde da população.

Nos últimos anos, a PNPS no Brasil tem intensificado a atuação dos profissionais de saúde na perspectiva de promoção da qualidade de vida e na ampliação das oportunidades para práticas saudáveis (Brasil, 2006a). Nesse sentido, a Portaria n. 2.446/GM/MS, de 11 de novembro de 2014, que redefine a PNPS, apresenta como um dos objetivos específicos a valorização dos saberes populares e tradicionais, e as práticas integrativas e complementares por meio das quais se promove um diálogo direto com a Política Nacional de Práticas Integrativas e Complementares (PNPIC).

Apesar da realidade de saúde vigente no país, há atualmente um movimento em favor da integração de práticas não convencionais no SUS que tem conquistado, desde 2006, com a criação da PNPIC, um espaço importante para a saúde pública. Esse movimento tem se dado por meio da realização de Conferências Nacionais de Saúde e das recomendações da Organização Mundial da Saúde (OMS) aos Estados-membros para formulação de políticas visando à integração de sistemas médicos complexos e recursos terapêuticos, também chamados de medicina tradicional e complementar/alternativa (MT/MCA) ou práticas integrativas e complementares (PIC; Brasil, 2017).

Medicina tradicional e complementar (ou alternativa)

Segundo a OMS (2013), medicina tradicional é o conjunto de conhecimentos e habilidades baseados nas teorias, crenças e experiências de diferentes culturas, sendo estas explicáveis – ou não. São utilizadas para manutenção da saúde e prevenção de doenças, bem como para diagnosticar, tratar ou melhorar as condições de manejo das doenças físicas e mentais.

Os termos para medicina complementar ou medicina alternativa referem-se a um amplo conjunto de práticas de cuidados de saúde que não faz parte da tradição ou da medicina convencional; entretanto, está plenamente integrado ao sistema de saúde predominante no país. Todavia, os profissionais de saúde que usam práticas da medicina tradicional e os da medicina complementar uniram esses dois termos visando a incluir produtos, técnicas e profissionais de saúde que atuam com práticas de saúde não convencionais.

O crescimento da medicina tradicional e complementar (MTC) tem sido estimulado por instituições que existem especificamente para o fomento desse saber científico. Em alguns países, a referência à medicina não convencional apresenta diferentes terminologias, como é o caso da National Center for Complementary and Alternative Medicine (NCCAM) nos EUA, que define MTC como "um grupo de diversas intervenções médicas e de cuidados de saúde, práticas, produtos ou disciplinas que não são geralmente considerados parte da medicina convencional" (NHI, 2011, p. 1), cujo termo é representado pela medicina complementar e alternativa (CAM, do inglês *complementary and alternative medicine*).

O NCCAM tem por missão especificar, por meio de investigação científica, o uso seguro das intervenções da MTC, bem como esclarecer seu papel na melhoria dos cuidados e das condições de saúde em geral. A partir de evidências científicas, ajudar na tomada de decisões por parte dos usuários, dos profissionais de saúde e gestores na formulação de políticas de saúde a respeito do uso e da integração da CAM com a medicina convencional (NHI, 2011).

Para que o desenvolvimento de práticas de saúde não convencionais que fazem parte da medicina tradicional ou complementar/alternativa avance em âmbito mundial, a OMS (2002) publicou o documento *Estratégia da OMS para medicina tradicional 2002-2005*. Mais tarde, em 2014, foi publicado o documento *Estratégia da OMS para medicina tradicional 2014-2023*, apresentando um aprofundamento mediante os objetivos anteriores. Desse modo, é interessante explicar algumas terminologias utilizadas para referir-se à medicina não convencional.

Assim como a OMS vem propondo estratégias para o uso e desenvolvimento da MTC, o NCCAM elaborou, em 2011, o documento *Third strategic plan 2011-2015: exploring the science of complementary and alternative medicine* (Terceiro plano estratégico 2011-2015: explorando a ciência da medicina alternativa e complementar), no qual apresentou estratégias para alcançar cinco objetivos visando ao progresso da CAM. O primeiro deles referiu-se ao avanço das pesquisas que investigam práticas de intervenções na dimensão corpo-mente e no aumento da oferta de disciplinas pertinentes à CAM. O segundo objetivo estimulou o avanço nas investigações sobre produtos naturais utilizados por ela. Como terceiro objetivo, recebeu enfoque a ampliação da compreensão dos padrões de realidade dos usuários, dos resultados do uso e da integração da CAM no sistema de atenção e promoção da saúde. O quarto ob-

jetivo proposto foi melhorar a capacidade do campo científico em realizar pesquisa com teor rigoroso sobre a CAM. Por último, desenvolver e divulgar informações objetivas, baseadas em evidências sobre as intervenções com a CAM.

Embora apresentem terminologias diferentes, a MTC e a CAM indicam a mesma realidade, pois convergem na oposição à medicina convencional.

Percebe-se, portanto, um movimento mundial a favor do uso e da integração das medicinas tradicional e complementar junto à medicina convencional, e a importância no investimento de pesquisas científicas e políticas públicas, como exposto igualmente no documento da OMS, apresentado a seguir.

Em 2014, o documento *Estrategia de la OMS sobre medicina tradicional 2014-2023* (OMS, 2013) destacou que, a fim de melhorar a segurança e a prática qualificada da MTC, deve haver um esforço dos Estados-membros em elaborar políticas e regulamentações relativas a qualidade, quantidade, acreditação e estruturas de formação dos profissionais das medicinas denominadas não convencionais, visando, porém, em particular, aos profissionais da medicina moderna que as utilizam.

A estratégia de 2014-2023 propõe um aprofundamento dos quatro objetivos básicos estabelecidos no documento anterior (*Estrategia de la OMS sobre medicina tradicional 2002-2005*), sendo eles:

1. No âmbito da política: no sentido de integrar, sempre que possível, a MTC nos sistemas nacionais de saúde mediante o desenvolvimento e aplicação de políticas e programas afins.
2. Da segurança, eficácia e qualidade: promovendo e ampliando as bases de conhecimento, oferecendo assessoria sobre as normas que regulam as medicinais tradicionais e maior garantia da qualidade na sua utilização.
3. Do acesso: aumentando a disponibilidade e acessibilidade da MTC, especialmente à população de baixa renda.
4. Do uso racional: promovendo o uso terapêutico desse tipo de prática entre os profissionais de saúde e os usuários do serviço (OMS, 2013).

Da mesma maneira, o Ministério da Saúde reconhece que as PIC contemplam tais sistemas médicos complexos e recursos terapêuticos, compactuando assim com as premissas da OMS para o fortalecimento e a ampliação da medicina tradicional complementar/alternativa no SUS.

Como já mencionado, a MTC oferece uma abordagem de cuidado integral do ser humano e tem tanto linguagem quanto terapêuticas próprias. Em vários países onde os profissionais a exercem, estes recebem formação específica, caracterizando-se como profissão independente ou como formação complementar às diversas profissões da área da saúde (Brasil, 2006b).

Após 11 anos de sua criação, a PNPIC ampliou, a partir da Portaria n. 849 de 27 de março de 2017, o número de práticas em seu escopo inserindo mais 14 práticas integrativas e complementares, aumentando de cinco para 19 as ofertadas pelo SUS à população brasileira, a fim de fortalecer as medicinais tradicionais complementares. São elas: Homeopatia, Fitoterapia e Plantas Medicinais, Medicina Chinesa/Acupuntura, Medicina Antroposófica e Termalismo Social e Crenoterapia; a ampliação inclui a Arteterapia, a Medicina Ayurvédica, a Biodança, a Dança Circular, a Meditação, a Musicoterapia, a Naturopatia, a Osteopatia, a Quiropraxia, a Reflexoterapia, o Reiki, a Shantala, a Terapia Comunitária Integrativa e a Ioga.

No Brasil, profissionais da Naturologia, Enfermagem, Fisioterapia, entre outros cursos, além de médicos acupunturistas, homeopatas e antroposóficos, vêm, cada vez mais, especializando-se em Medicina Integral e adotando as PIC, assumindo desse modo outras racionalidades médicas (RM).*

Apesar disso, a oferta das PIC no SUS e na saúde pública em geral ainda representa um grande desafio, principalmente pela pouca abrangência dessa temática nos cursos de formação dos profissionais de saúde e também pela falta de comunicação entre os profissionais de saúde e os usuários, assim como entre os próprios profissionais de saúde. Esse distanciamento tem sido parte dos obstáculos para o alcance dos objetivos propostos, não apenas pela PNPIC, mas, de modo global pela OMS.

A OMS reconheceu importantes avanços, entre eles o aumento no número de Estados-membros que dispõem de programas de formação superior em MTC, incluindo licenciaturas, mestrados e doutorados, envolvendo 39 Estados-membros, o que representa 30% de crescimento, conforme mostra a Figura 7.1.

Atenção à saúde | Realidade brasileira

No Brasil, a atenção à saúde é realizada a partir de leis, serviços e políticas públicas controladas por meio do SUS. Mesmo dispondo de importantes dados técnicos da OMS sobre a formação e a investigação da medicina tradicional no mundo, ainda não tem sido possível acompanhar tais dados no SUS. Essa atenção só será eficaz se, para isso, ela contar com profissionais de saúde qualificados. Esse então é o papel das instituições de ensino superior (IES), que têm de preparar profissionais capazes de atender às demandas e necessidades da população.

Os cursos de graduação da área de saúde em geral não têm contemplado em suas grades curriculares disciplinas que abarquem, no mínimo, o referencial teórico de outras RM, como o conhecimento da Medicina Tradicional Chinesa, Medicina Ayurvédica, Medicina Tibetana, Medicina Antroposófica e as Práticas Integrativas e Complementares, com exceção do

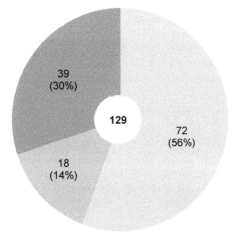

Figura 7.1 Formação universitária em Medicina Tradicional Complementar (MTC). Adaptada de OMS (2013).

---

* Sistema estruturado de determinado tipo de medicina capaz de apresentar cinco dimensões específicas principais, todas interligadas e interdependentes entre si: doutrina médica, dinâmica vital (ou fisiologia), morfologia (ou anatomia), sistema de diagnose e sistema de intervenção terapêutica (Luz, 1996).

curso de Naturologia. O curso de Enfermagem, apesar de ser pioneiro no uso das PIC, essencialmente está inserido no campo da biomedicina, que se reduz à dimensão biológica.

A falta de informação e divulgação sobre a oferta do serviço de medicina tradicional e complementar na saúde pública não tem favorecido sua solidificação e tampouco promovido a educação em saúde, que é de competência obrigatória da formação acadêmica e profissional.

A educação não ocorre sem que haja uma boa comunicação, no entanto, a comunicação, em geral, é ainda ineficiente na área da saúde. Compactuamos com Araújo e Cardoso (2015, p. 116), para quem "a linguagem e os processos comunicacionais são descontextualizados de suas bases sociais e apenas dois polos da comunicação, emissor-receptor, têm sido considerados".

Promover uma visão de saúde ampla, positiva, pautada nos princípios vitalistas por meio da educação e da comunicação em saúde pode contribuir para aumentar as condições de mudança no entendimento do processo saúde-adoecimento por parte dos usuários, fortalecendo-os mediante as dificuldades pertinentes a doenças degenerativas, como o câncer, e não necessariamente fatais, além de agenciar a construção do conhecimento das PIC entre eles.

As falhas na formação em saúde têm dificultado a boa comunicação e a divulgação das PIC, visto que o conhecimento sobre elas não tem sido contemplado.

Diante desse quadro, torna-se importante conhecer e refletir sobre os impedimentos para que ocorra uma boa comunicação das PIC como tratamento complementar ao tratamento convencional* e buscar responder as seguintes questões de base:

- Como tem se dado a comunicação entre os profissionais de saúde e os usuários das práticas integrativas e complementares no SUS?
- Quais desafios se apresentam nesse cenário?
- Nesse sentido, o que pode ser feito para melhorar a realidade?

Qualquer mudança nesse cenário caótico depende diretamente de uma educação em saúde que contemple novas disciplinas, o que seria pos-sível com a oferta curricular das PIC e de outras racionalidades de saúde nos cursos de formação da área de saúde, como tem ocorrido nos cursos de bacharelado em Naturologia, por exemplo.

Como afirmam Bydlowski *et al.* (2004, p. 18), ainda "há a necessidade de uma transformação da sociedade como um todo, com mudanças na estrutura dos relacionamentos humanos e nos próprios indivíduos". Vale ressaltar também que a necessidade de transformação das universidades que graduam na área da saúde, ao mesmo tempo que tem sido espaço de construção do conhecimento, também o é de alienação, pois discute muito pouco, ou quase nada, a crise estabelecida na saúde, o sucateamento do SUS e a integração de outras racionalidades de saúde.

Além disso, essa necessidade de transformação, na perspectiva da promoção, da educação e da comunicação em saúde, continua sendo um desafio para a mudança de paradigma da saúde. Para Silva (2013, p. 139), esse tipo de desafio não significa uma ruptura com o modelo biologicista, com o conceito de saúde ou a busca por novas abordagens terapêuticas, "o desafio da saúde é o mesmo presente na atualidade: o de construir um novo paradigma".

Tudo isso pressupõe melhorar a maneira de comunicar e a participação da comunidade em todo o processo. É preciso levar em conta a participação da população como ato fundamental nos processos comunicacionais nos espaços de saúde, o que vai contribuir individual e coletivamente na educação em saúde para a visão integral do ser humano, conforme esclarecem Zombini e Pelicioni (2015, p. 749): "O SUS, além de seu caráter universal e descentralizado abrindo espaço para a participação comunitária, privilegia práticas de saúde destinadas à visão integral do indivíduo". Ao levar-nos à reflexão sobre a teoria de ação comunicativa de Habermas, possibilita percebermos que em uma ação comunicativa, ao se considerar a interação social, reconhece-se a importância do diálogo na busca de soluções, ou seja, "que as pessoas interagem e por meio da linguagem, organizam-se socialmente buscando o consenso" (Zombini e Pelicioni, 2015, p. 749).

Considerações finais

Sabemos que a informação por si só não é capaz de promover o processo educativo crítico e transformador das realidades sociais e o incen-

---

* Com base na medicina convencional ou medicina moderna, inserida no método científico que integra em si os conceitos e princípios da física newtoniana, do cartesianismo, de base intervencionista e hospitalocêntrica.

tivo à mudança na condição de vida das pessoas. Para tal, é preciso investir fundamentalmente na educação da sociedade.

A falta de informação e divulgação sobre a oferta de atendimento com as PIC na área da saúde pública não tem favorecido sua solidificação e tampouco promovido a educação em saúde, que é uma das competências obrigatórias da formação acadêmica e profissional.

Para a promoção e a educação em saúde, o processo comunicacional é, portanto, essencial e a formação em saúde precisa incluir esse campo do conhecimento de modo a atender à complexidade inerente ao ser humano.

Encontrar possibilidades e criar condições para reconhecer que a hegemonia do campo da saúde tem prejudicado e limitado a inserção e a comunicação das PIC na saúde pública facilitaria a abertura para o diálogo entre os diferentes saberes, sendo este um dos principais desafios da medicina tradicional e complementar.

Bibliografia

Araújo, I. S.; Cardoso, J. M. Comunicação e saúde: desafios para um pensar-fazer em sintonia com o SUS. In: Pelicioni, M. C. F.; Mialhe, F. L. (Ed.). Educação e promoção da saúde: teoria e prática. São Paulo: Santos, 2015. 878 p.

Bahia, L. O sucateamento do SUS é consequência da lógica das empreiteiras e dos esquemas político-partidários [entrevista] in Revista IHU on-line, 2017. Disponível em: <http://www.ihu.unisinos. br/159-noticias/entrevistas/567646-o-sucateamento-do-sus-e-consequencia-da-logica-das-empreiteiras-e-dos-esquemas-politico-partidarios-entrevista-especial-com-ligia-bahia>. Acesso em: 19 set. 2017.

Brasil. Ministério da Saúde. Secretaria de Atenção à Saúde. Departamento de Atenção Básica. Política Nacional de Práticas Integrativas e Complementares em Saúde. Brasília: Ministério da Saúde, 2017. Disponível em: <http://dab.saude.gov.br/portal-dab/ape_pic.php?conteudo=praticas_integrativas>. Acesso em: 20 set. 2017.

Brasil. Ministério da Saúde. Secretaria de Atenção à Saúde. Departamento de Atenção Básica. Política Nacional de Práticas Integrativas e Complementares no SUS – PNPIC-SUS. Brasília: Ministério da Saúde, 2006b. 92 p. (Série B, Textos Básicos de Saúde).

Brasil. Ministério da Saúde. Secretaria de Políticas de Saúde. Projeto promoção da saúde. As cartas da promoção da saúde. Brasília: Ministério da Saúde, 2002. 55 p. (Série B, Textos Básicos em Saúde).

Brasil. Ministério da Saúde. Secretaria de Vigilância em Saúde. Secretaria de Atenção à Saúde. Política Nacional de Promoção da Saúde. Brasília: Minis-

tério da Saúde, 2006a. 60 p. (Série B. Textos Básicos de Saúde).

Brasil. Ministério da Saúde. Secretaria de Gestão do Trabalho e da Educação na Saúde. Curso de Facilitadores de Educação Permanente em Saúde: unidade de aprendizagem – análise do contexto da gestão e das praticas de saúde. Brasília: Ministério da Saúde, 2005.

Buss, P. M. Uma introdução ao conceito de promoção da saúde. In: Czeresnia, D.; Freitas, C. M. (Ed.). Promoção da saúde: conceitos, reflexões, tendências. Rio de Janeiro: Fiocruz, 2003. p. 15-37.

Bydlowski, C. R.; Westphal, M.F.; Pereira, I. M. T. B. Promoção da saúde. Porque sim e porque ainda não! Saúde e Sociedade, [S.l.], v. 13, n. 1, p. 14-24, 2004. Disponível em: <http://www.revistas.usp.br/sausoc/article/view/7104/8576>. Acesso em: 29 ago. 2015.

Carvalho, A. I. Princípios e prática da promoção da saúde no Brasil. Cadernos de Saúde Pública, Rio de Janeiro, v. 24, n. 1, p. 4-5, 2008.

Cunha, R. C. O. B.; Pezzato, L. M. Práticas educativas e produção de sentido. Comunicação e Saúde: desafios para um pensar-fazer em sintonia com o SUS. In: Pelicioni, M. C. F.,; Mialhe, F. L. (Ed.). Educação e promoção da saúde: teoria e prática. São Paulo: Santos, 2015. 838 p.

Czeresnia, D. O conceito de saúde e a diferença entre prevenção e promoção. In: Czeresnia, D.; Freitas, C. M. (Ed.). Promoção da saúde: conceitos, reflexões, tendências. Rio de Janeiro: Fiocruz, 2003. p. 39-53.

Demo, P. Educação e conhecimento: relação necessária, insuficiente e controversa. Petrópolis: Vozes, 2000.

Filho, A. V. C. As políticas públicas de comunicação em busca de novos sujeitos históricos. In: Coutinho, E. G. (Org.). Comunicação e contra-hegemonia: processos culturais e comunicacionais de contestação, pressão e resistência. Rio de Janeiro: Editora UFRJ, 2008. p. 276.

Fontes, V. Intelectuais e mídia – quem dita a pauta? In: Coutinho, E. G. (Org.). Comunicação e contra-hegemonia: processos culturais e comunicacionais de contestação, pressão e resistência. Rio de Janeiro: Editora UFRJ; 2008. 280 p.

Foucault, M. A ordem do discurso. São Paulo: Edições Loyola, 1996.

Freire, P. Pedagogia do oprimido. 17. ed. Rio de Janeiro: Paz e Terra, 1987. 107 p.

Freire, P. Pedagogia da autonomia: saberes necessários à prática educativa. São Paulo: Paz e Terra, 2011. 143 p.

Guazelli, M. E.; Pereira, I. M. T. B. Considerações teóricas e uma aproximação às estratégias metodológicas em educação em saúde com base na promoção. In: Pelicioni, M. C. F.; Mialhe, F. L. (Ed.). Educação e promoção da saúde: teoria e prática. São Paulo: Santos, 2015. 838 p.

Luz, M. T. A arte de curar versus a ciência das doenças: história social da homeopatia no Brasil. São Paulo: Dynamis Editorial, 1996. 342 p.

Merhy, E. Saúde: a cartografia do trabalho vivo. São Paulo: Hucitec, 2002. 189 p.

National Center for Complementary and Integrative Health. NCCAM Third strategic plan: 2011-2015. Exploring the science of complementary and alternative medicine. Maryland: Department of Health and Human Services, 2011. 59 p.

Neto, J. L. F.; Kind, L. Promoção da saúde: práticas grupais na estratégia saúde da família. São Paulo: Hucitec; Belo Horizonte: Fapemig; 2011. 182 p.

Netto, J. P. Universidade, caldo de cultura pós-moderno e a categoria de hegemonia. In: Coutinho, E. G. (Org.). Comunicação e contra hegemonia: processos culturais e comunicacionais de contestação, pressão e resistência. Rio de Janeiro: Editora UFRJ, 2008. 280 p.

Organización Mundial de la Salud. Estrategia de la OMS sobre medicina tradicional 2002-2005. Ginebra: OMS, 2002, 78 p. Disponível em: <http://apps.who.int/iris/bitstream/10665/67314/1/WHO_EDM_TRM_2002.1_spa.pdf>. Acesso em: 20 set. 2017.

Paiva, R. Contra – mídia – hegemônica. In: Coutinho, E. G. (Org.). Comunicação e contra hegemonia: processos culturais e comunicacionais de contestação, pressão e resistência. Rio de Janeiro: Editora UFRJ, 2008. 280 p.

Pelicioni, M. C. F. A educação ambiental para uma escola saudável. In: Philippi Junior, A.; Pelicioni, M. C. F. (Ed.). Educação ambiental e sustentabilidade. Barueri: Manole, 2005. 878 p.

Pelicioni, M. C. F.; et al. A educação e a comunicação para a promoção da saúde. In: Rocha, A. A.; Cesar, C. L. G. (Ed.). Saúde pública: bases conceituais. São Paulo: Atheneu, 2008. 368 p.

Pelicioni, M. C. F. Educação em saúde e educação ambiental: estratégias de construção para a escola promotora da saúde. Tese (Livre-docência em Saúde Pública) – Faculdade de Saúde Pública da Universidade de São Paulo, São Paulo, 2000.

Pelicioni, M. F. C.; Pelicioni, A. F. Educação e promoção da saúde: uma retrospectiva histórica. Mundo da Saúde, São Paulo, v. 31, n. 3, p. 320-328, 2007.

Restrepo, H. E. Conceptos y definiciones. In: Restrepo, H. E.; Málaga, H. Promoción de la salud: como construer vida saludable. 2. ed. Bogotá: Panamericana, 2002. p. 24-32.

Santos, S. O. princípios e técnicas de comunicação. In: Philippi Junior, A.; Pelicioni, M. C. F. (Ed.). Educação ambiental e sustentabilidade. Barueri: Manole, 2005. 878 p.

Silva, A. E. M. Naturologia: um diálogo entre saberes. Curitiba: Prismas, 2013. 194 p.

Sodré, M. A ciência do comum. Notas para o método comunicacional. Petrópolis: Vozes, 2014. 323 p.

Teixeira, J. A. C. Comunicação em saúde: relação técnicos de saúde: utentes. Análise Psicológica, Lisboa, v. 22, n. 3, p. 615-620, 2004. Disponível em: <http://www.scielo.gpeari.mctes.pt/scielo.php?script=sci_arttext&pid=S0870-82312004000300021&lng=pt&nrm=iso>. Acesso em: 10 jul. 2012.

Werthein, J. Novas tecnologias e a comunicação democratizando a informação. Observatório da Sociedade da Informação. UNESCO Brasília Office – Representação da UNESCO no Brasil. Brasília, 2004. (Versão abreviada de pronunciamento por ocasião do III Congresso Brasileiro de Comunicação no Serviço Público "Novas Tecnologias e a Comunicação no Serviço Público: democratizando a informação" São Paulo, 28 e 29 de agosto de 2003).

Westphal, M. Prefácio. In: Pelicioni, M. C. F.; Mialhe, F. (Org.). Educação e promoção da saúde: teoria e prática. São Paulo: Santos, 2015. 878 p.

World Health Organization. Traditional Medicine Strategy 2014-2023. Geneva: WHO, 2013. Disponível em: <http://www.who.int/medicines/areas/traditional/definitions/en/>. Acesso em: 28 jan. 2016.

Zombini, E. V.; Pelicioni, M. C. F. Classe hospitalar: uma estratégia para a promoção da saúde da criança durante a hospitalização. In: Pelicioni, M. C. F.; Mialhe, F. L. (Ed.). Educação e promoção da saúde: teoria e prática. São Paulo: Santos, 2015. 838 p.

8 Letramento em Saúde e Promoção da Saúde

Fábio Luiz Mialhe • Katarinne Lima Moraes •
Virginia Visconde Brasil • Helena Alves de Carvalho Sampaio

Introdução

Este capítulo aborda o letramento em saúde, expressão do termo inglês *health literacy* traduzida para o português. O conceito e o campo de estudos do letramento em saúde ainda não apresentam um consenso entre os pesquisadores, entretanto, envolve muito mais do que a simples habilidade de ler as informações em saúde, ou seja, compreende habilidades influenciadas pela cultura e pela sociedade, como saber ouvir, ler, escrever, expressar-se oralmente, habilidades de numeramento* e de tomar decisões relacionadas com a saúde. Por isso, a Organização Mundial da Saúde (OMS) o incluiu como um dos determinantes sociais da saúde (Rootman e Gordon-El-Bihbety, 2008; WHO, 2008). Baixos níveis de letramento em saúde estão relacionados com o aumento da mortalidade (Cavanaugh *et al.*, 2010; Moser *et al.*, 2015) e da taxa de hospitalização (Wu *et al.*, 2013); à menor utilização de serviços de saúde preventivos (Aboutmatar *et al.*, 2013); à baixa adesão medicamentosa (Berkman *et al.*, 2011); à dificuldade para se comunicar com profissionais de saúde (Kripalani *et al.*, 2010); a piores desfechos no au-

togerenciamento de agravos crônicos (Heijmans *et al.*, 2015) e ao aumento das iniquidades em saúde (Logan *et al.*, 2015).

Assim, o letramento em saúde é considerado um recurso fundamental para a vida e está intrinsecamente associado ao conceito de empoderamento (*empowerment*) pessoal e comunitário, princípios estratégicos fundamentais do movimento de promoção da saúde (Kanj e Mitic, 2009).

No documento *Promoting health in the sustainable development goals: health for all and all for health,* fruto da 9ª Conferência Internacional de Promoção da Saúde realizada em Xangai, China, em novembro de 2016, a OMS ratifica a importância do letramento em saúde como um dos elementos essenciais para a promoção da saúde e para a realização plena das ambições sociais, econômicas e ambientais da Agenda para o Desenvolvimento Sustentável de 2030, além de ser agente promotor da redução das iniquidades em saúde (WHO, 2016).

Assim, é urgente que os serviços de saúde no Brasil, bem como em outros países da América Latina, que ainda apresentam uma boa parcela de jovens e adultos analfabetos ou analfabetos funcionais (Unesco/Oreal, 2000; IBOPE, 2011; INAF, 2011), reavaliem seus processos de comunicação com esses usuários a fim de torná-los acessíveis e compreensíveis por todos.

Não se pretende aqui esgotar o tema, dada sua grande complexidade, mas apresentar ao leitor uma visão geral dos conceitos e ideias que permeiam esse campo de conhecimento e propor algumas estratégias de intervenção visando a melhorar os níveis de letramento em saúde da população.

---

* O termo *numeramento* é um neologismo que advém da palavra inglesa *numeracy*, que foi traduzida para o português brasileiro primeiramente como "alfabetização numérica" (Mendes e Granado, 2007). No âmbito da saúde, o numeramento é definido como "o grau de capacidade que os indivíduos têm para acessar, processar, interpretar, comunicar e agir com informações em saúde: numéricas, quantitativas, gráficas, bioestatísticas e probabilísticas" (Golbeck *et al.*, 2005). Cada uma dessas cinco habilidades matemáticas são categorizados em quatro níveis que variam de acordo com a sua funcionalidade em: básico, computacional, analítico e estatístico (Golbeck *et al.*, 2005).

De *literacy* a letramento

O termo *letramento* é um neologismo procedente da palavra inglesa *literacy*, introduzido na língua portuguesa brasileira na metade da década de 1980. No entanto, só em 2009 tornou-se um verbete do dicionário com definição de "incorporação funcional das habilidades a que conduz o aprender a ler e escrever" (Houaiss e Villar, 2009).

Uma das primeiras aparições da palavra *letramento* em nosso país parece ter ocorrido no livro de Mary Kato, intitulado *No mundo da escrita: uma perspectiva psicolinguística*, publicado em 1986 (Mortatti, 2004; Soares, 2009).

A palavra também aparece, em 1995, no livro de Ângela Kleiman, intitulado *Os significados do letramento: uma nova perspectiva sobre a prática social da escrita*, e em várias publicações posteriores, entre elas, *Letramento: um tema em três gêneros*, que já se encontra em sua terceira edição (Soares, 2009), *Educação e letramento* (Mortatti, 2004) e, mais recentemente, *Alfabetismo e letramento no Brasil: 10 anos do INAF* (Ribeiro *et al.*, 2015).

Letramento e alfabetização são dois processos inseparáveis e interdependentes (Tfouni, 2006). Apesar de haver uma tradução de ambos como se fossem sinônimos em alguns documentos, eles não são intercambiáveis enquanto conceito. A alfabetização diz respeito à aquisição do código escrito, ou seja, às habilidades para leitura e escrita (Soares, 2008; 2009). Esse processo não significa a incorporação das práticas de leitura e escrita. O desenvolvimento dessas competências no âmbito da vida social é que se denomina letramento (Soares, 2008).

Assim, visto que o fenômeno do letramento "cobre uma vasta gama de conhecimentos, habilidades, capacidades, valores, usos e funções sociais" (Soares, 2009), é quase impossível formular-se uma única definição precisa e universal. Além do mais, verificam-se atualmente a identificação e o estudo de diferentes tipos de letramentos em vários contextos. Portanto, uma pessoa pode ser considerada letrada dentro de determinado contexto de termos e conteúdos, mas funcionalmente iletrada quando é requerida a compreender conceitos ou termos não familiares, como é o caso daqueles encontrados nos vários contextos da saúde.*

Para a Organização das Nações Unidas para a Educação, a Ciência e a Cultura (Unesco), o letramento envolve uma série contínua de aprendizagens, visando a possibilitar que um indivíduo alcance seus objetivos, desenvolva seus conhecimentos e potencial, bem como participe totalmente da comunidade e da sociedade mais ampla (Unesco, 2005). Cada vez mais, novas formas de letramento necessárias à vida moderna são levadas em conta no currículo, em particular aquelas relacionadas com novas tecnologias, como letramento digital, letramento em informação, letramento em mídia e letramento em redes sociais etc.

Estudos sobre o letramento

Os primeiros estudos de avaliação direta de competências relacionadas com o campo do letramento realizaram-se nos EUA entre 1917 e 1990, e vários levantamentos foram feitos com militares, verificando-se quais tipos de recrutas deveriam ser aceitos e quais serviços seriam apropriados a eles. Também foram feitos estudos com civis, avaliando a proporção da população que não dispunha das competências mínimas para uma participação integral na sociedade e no mercado de trabalho. Visto que, nessa época, o conceito de letramento estava associado com uma condição que a pessoa tinha ou não, eram falhos em reconhecer a complexidade do problema do letramento e, portanto, avaliavam, na verdade, o número de adultos iletrados (Kirsch *et al.*, 2002; Schwartzberg *et al.*, 2005).

Com o passar dos anos, em virtude da evolução conceitual sofrida pelo fenômeno do *letramento*, os estudos passaram a explorar a natureza e a extensão das habilidades de letramento em suas populações por meio de inquéritos populacionais (Tabela 8.1).

No Brasil, a principal preocupação dos governantes diz respeito aos níveis de alfabetização da população, verificados, por exemplo, a partir dos levantamentos realizados pelo Instituto Brasileiro de Geografia e Estatística (IBGE), que considera "analfabeto funcional" a pessoa com menos de 4 anos de estudo (Ferrari, 2002). Por outro lado, os estudos do Indicador de Alfabetismo Funcional (INAF), realizados pelo Instituto Paulo Montenegro e a ONG Ação

---

* Contextos da saúde aqui se referem a todas as situações em que os indivíduos tomam contato e interagem com

objetos, medicamentos, informações, intervenções, profissionais e sistemas de saúde.

Tabela 8.1 Inquéritos populacionais para avaliação do nível de letramento.

País (ano)	Inquérito	Público-alvo	Principais resultados
EUA (1992)	National Assessment of Adult Literacy (NAAL)	Maiores de 16 anos	Metade da população norte-americana apresentou baixo nível de letramento Associação da escolaridade com o nível de letramento em saúde e associação negativa da idade com níveis de letramento em saúde
Canadá, EUA, Irlanda, Alemanha, França, Suécia, Holanda, Polônia e Suíça (1994; 1996; 1998)	International Adult Literacy Survey (IALS)	16 a 65 anos	Suécia apresentou melhores níveis de letramento em saúde que os demais países e, ainda, ratificou a associação entre escolaridade, idade e letramento em saúde já evidenciada na NALS
EUA (2003)	2nd National Assessment of Adult Literacy (NAAL)	Maiores de 16 anos	Nesta segunda avaliação, foi incluída a avaliação do aspecto saúde e identificou-se que 36% dos norte-americanos apresentavam baixo nível de letramento

Educativa, desde 2001, têm procurado identificar as habilidades de letramento da população brasileira entre 15 e 64 anos de idade, a partir da aplicação de entrevistas e testes cognitivos em amostras representativas. O estudo considera analfabeta funcional "a pessoa que, mesmo sabendo ler e escrever, não tem as habilidades de leitura, de escrita e de cálculo necessárias para viabilizar seu desenvolvimento pessoal e profissional" (INAF, 2009).

No INAF (2016) são definidos cinco níveis de alfabetismo:

1. Analfabetismo: corresponde à condição dos que não conseguem realizar tarefas simples que envolvam a leitura de palavras e frases ainda que uma parcela dos analfabetos consiga ler números familiares (números de telefone, preços etc.).
2. Alfabetismo – nível rudimentar: corresponde à capacidade de localizar uma ou mais informações explícitas, expressas de modo literal, em textos muito simples, explorando situações familiares do cotidiano doméstico; comparar, ler e escrever números familiares; resolver problemas simples do cotidiano, envolvendo operações matemáticas elementares; reconhecer sinais de pontuação pelo nome ou função (p. ex., vírgula ou exclamação).
3. Alfabetismo – nível elementar: corresponde à capacidade de selecionar uma ou mais unidades de informação em textos de extensão média, realizando pequenas inferências; resolver problemas envolvendo números da ordem de milhar; comparar ou relacionar

informações numéricas ou textuais expressas em gráficos ou tabelas simples, envolvendo situações do cotidiano doméstico ou social; reconhecer significado de representação gráfica de direção ou sentido de uma grandeza (como valores negativos ou abaixo daquele tomado como referência).
4. Alfabetismo – nível intermediário: pessoas neste nível localizam informação expressa de modo literal em textos diversos; resolvem problemas matemáticos mais complexos (como porcentagens e proporções) da ordem de milhões, os quais exigem critérios de seleção de informações, elaboração e controle em situações diversas (valor total de compras, cálculo de juros simples, entre outros); interpretam e elaboram síntese de textos diversos, reconhecendo evidências e argumentos e relacionando e confrontando o conteúdo com casos particulares e sua própria opinião; reconhecem o efeito de sentido de escolhas léxicas ou sintáticas, de figuras de linguagem ou sinais de pontuação.
5. Alfabetismo – nível proficiente: conseguem elaborar textos de maior complexidade com base em contextos diversos; opinam sobre posicionamento ou estilo de autores de textos; interpretam tabelas e gráficos envolvendo mais de duas variáveis, compreendendo diferentes modos de representação e efeitos de sentido; resolvem situações-problema relativos a tarefas de contextos diversos, que envolvem diversas etapas de planejamento, controle e elaboração, relacionados com os resultados parciais e o uso de inferências.

Os níveis analfabeto e rudimentar equivalem ao analfabeto funcional e os níveis elementar, intermediário e proficiente ao alfabetizado funcionalmente. No último levantamento (realizado em 2015) constataram-se 27% de analfabetos funcionais e 73% de alfabetizados funcionalmente, indicando uma manutenção da situação detectada no levantamento anterior, de 2011 (INAF, 2016).

A exemplo de levantamentos anteriores, a situação encontrada guarda relação com aspectos como escolaridade e idade, havendo mais analfabetos funcionais entre aqueles com menos anos de estudo e mais velhos (INAF, 2016).

O INAF é considerado um importante passo para a compreensão e difusão do fenômeno letramento; permitirá, no futuro, avaliar o quanto se avançou em relação a ele. Contudo, precisa ir além dos muros acadêmicos, necessita ser conhecido e compreendido por todos, para que assim atinja de fato seu objetivo de subsidiar políticas públicas educacionais e culturais (Ribeiro, 2004).

Letramento em saúde (*health literacy*)

O termo *health literacy* foi publicado pela primeira vez em 1974, em um documento intitulado *Health education as social policy*, e redigido por Scott Simonds. Nele, o autor discute a importância de os estudantes tornarem-se *literate in health* da mesma maneira que se tornavam *literate* em outras disciplinas, levantando a questão da importância da educação em saúde para o sistema educacional e o da saúde (Simonds, 1974 *apud* Ratzan, 2001).

Entretanto, poucas referências ao termo podem ser encontradas na literatura até 1992, ano em que foram divulgados os resultados da pesquisa da National Adult Literacy Survey, realizado nos EUA, na qual se identificou que grande parcela dos adultos norte-americanos era "funcionalmente iletrada" (*functionally illiterate*) ou apresentava baixos níveis de letramento. Esse fato despertou o interesse dos pesquisadores norte-americanos sobre os possíveis impactos que a falta de *letramento* poderia exercer na saúde das populações (Lee *et al.*, 2004).

Para avaliar esses aspectos, médicos afiliados ao Emory University e a UCLA Medical Centre, ambos localizados nos EUA, conduziram um estudo de 2 anos de duração para testar as habilidades de leitura e de matemática requeridas para atuar, de maneira satisfatória, no sistema de cuidados em saúde, por meio de um instrumento conhecido como *Test of Functional Health Literacy in Adults* (TOFHLA), desenvolvido para mensurar as habilidades de letramento em saúde de adultos que falavam as línguas inglesa e espanhola (Williams *et al.*, 1995; Speros, 2005). Assim, nesse estudo, o termo *health literacy* ressurgiu e foi definido como "a habilidade de executar tarefas relacionadas com a saúde que requerem habilidades de leitura e computacionais", referindo-se àqueles indivíduos que têm capacidades de letramento específicas para atuarem de maneira satisfatória no contexto da saúde.

Em revisão da literatura até o ano de 2012, foram identificadas 17 definições de letramento em saúde (Tabela 8.2) e, entre elas, as mais referenciadas pela literatura foram as mais antigas, propostas pela American Medical Association (AMA, 1999) e pela OMS (Sørensen *et al.*, 2012).

Numerosos estudos relacionados com a área do letramento em saúde foram publicados na literatura médica internacional na última década e, em busca rápida na base de dados *Pubmed*, utilizando apenas as palavras *health literacy*, em agosto de 2017, mais de onze mil trabalhos relacionados com o tema foram encontrados, mesmo não havendo ainda um consenso entre os estudiosos sobre as definições, objetivos e os meios de mensurá-lo. Uma análise superficial sobre os títulos dos estudos indexados nessa base aponta diversidade de abordagens, desde o enfoque de aspectos conceituais e revisões, até o desenvolvimento e validação de instrumentos para aferição do letramento em saúde em diferentes países e avaliação de resultados de aplicação dos pressupostos do letramento em saúde como meio de empoderamento da população em variados contextos de promoção da saúde e prevenção e controle de doenças específicas.

Para Rudd (2015), considerando a diversidade de definições e contextos, já é hora de escolher a que melhor abrange o constructo; a autora chama a atenção para um novo olhar para o papel dos profissionais de saúde, sem colocar o letramento apenas no âmbito da capacidade do indivíduo. Assim, ela nos convoca a indagar em que extensão a definição e as medidas de aferição relacionadas incluem as interações entre indivíduos, materiais e mensagens desenvolvidas e uti-

Tabela 8.2 Definições de letramento em saúde identificadas em revisão sistemática.

Autor (ano)	Definição
WHO (1998)	"Habilidades cognitiva e social que determinam a motivação e a capacidade dos indivíduos de obter acesso, compreender e utilizar a informação de maneira a promover e manter uma boa saúde"
American Medical Association (1999)	"Constelação de habilidades, incluindo a capacidade de executar tarefas básicas de leitura e numeramento necessárias para a funcionalidade no ambiente de saúde"
Nutbeam (2000)	"Competências pessoais, cognitivas e sociais que determinam a capacidade dos indivíduos para obter acesso, compreender e usar a informação para promover e manter a boa saúde"
IOM (2004)	"Capacidade dos indivíduos para obter, processar e compreender informações de saúde e serviços necessários para tomada de decisões de saúde apropriadas"
Kickbusch et al. (2006)	"Capacidade de tomar decisões de saúde apropriadas no contexto da vida cotidiana, na comunidade, no local de trabalho, no sistema de saúde, nas relações de consumo e no cenário político. É uma estratégia de empoderamento crítico para aumentar o controle de uma população sobre a sua saúde, a sua capacidade de buscar informações e a capacidade para assumir a responsabilidade"
Zarcadoolas et al. (2003; 2005; 2006)	"Ampla gama de habilidades e competências que as pessoas desenvolvem, buscando compreender, avaliar e utilizar informações e conceitos de saúde para tomada de decisões apropriadas, reduzindo riscos de saúde e aumentando a qualidade de vida"
Paasche-Orlow e Wolf (2007)	"Posse de habilidades individuais necessárias para a tomada de decisões relacionadas com a saúde, o que significa que o letramento em saúde deve ser sempre analisado no contexto das tarefas específicas a serem realizadas [...] ressaltando a importância do reconhecimento contextual do letramento em saúde"
European Commission (2007)	"Capacidade de ler, filtrar e compreender a informação de saúde, a fim de formar juízos de valor"
Pavlekovic (2008)	"Capacidade de obter, interpretar e compreender as informações e serviços básicos de saúde, e a competência para utilizar essas informações a fim de melhorar a saúde"
Rootman e Gordon-El-Bihbety (2008)	"Capacidade de acessar, compreender, avaliar e utilizar informações para promover, manter e melhorar a saúde nos diversos cenários ao longo do curso da vida"
Ishikawa e Yano (2008)	"Conhecimento, competências e habilidades relacionadas à interação com o sistema de saúde"
Mancuso (2008)	"Um processo que se desenvolve ao longo de toda a vida e abrange os atributos de competência, compreensão e comunicação. Os atributos de letramento em saúde estão relacionados a habilidade, estratégia e capacidade incorporadas no âmbito das competências necessárias para atingir o letramento em saúde"
Australian Bureau of Statistics (2008)	"Conhecimento e habilidades necessárias para compreender e utilizar informações relativas a questões de saúde, como drogas e álcool, prevenção e tratamento de doenças, segurança e prevenção de acidentes, primeiros socorros, emergências e manutenção de uma vida saudável"
Yost et al. (2009)	"Grau de capacidade individual para ler e compreender materiais impressos relacionados à saúde; identificar e interpretar informações apresentadas em formato gráfico (mapas, gráficos e tabelas) e realizar operações matemáticas a fim de tomar decisões e realizar cuidados de saúde apropriados"
Adams et al. (2009a)	"Capacidade de compreender e interpretar o significado das informações de saúde na forma escrita, falada ou digital e como isso motiva as pessoas a considerar ou desconsiderar as ações relativas à saúde"
Adkins et al. (2009)	"Capacidade para obter informações por diferentes formas de comunicação, utilizando uma variedade de habilidades para alcançar os objetivos relacionados à saúde"
Freedman et al. (2009)	"Grau em que indivíduos e grupos obtêm, compreendem, avaliam e agem sobre as informações necessárias para tomar decisões no âmbito da saúde pública que beneficiam a comunidade"

Fonte: Sørensen et al. (2012).

lizadas pelos profissionais de saúde e as normas, políticas e práticas dentro das instituições. Dessa maneira, devemos aumentar o foco sobre a capacidade dos profissionais e das instituições em viabilizar o acesso à informação e o engajamento mais ativo da população.

No Brasil, ainda são poucos os estudos realizados na área do *health literacy*, traduzidos ou como "alfabetização em saúde", "literacia em saúde" ou "letramento em saúde" (Carthery-Goulart *et al.*, 2009; Apolinario *et al.*, 2012; 2013; 2014; Machado *et al.*, 2014; Santos *et al.*, 2015; Martins *et al.*, 2015; Sampaio *et al.*, 2015; Rocha e Lemos, 2016; Santos e Portella, 2016; Campos, 2017; Moraes *et al.*, 2017; Martins, 2017; Santos *et al.*, 2017; Rocha *et al.*, 2017; Quemelo *et al.*, 2017).

Tipos de letramento e letramento em saúde

Nutbeam (2000) afirma que o letramento em saúde envolve um conjunto de habilidades complexas necessárias para o indivíduo "funcionar" de maneira adequada nos contextos da saúde. Assim, acreditar que esse campo de estudo se restringe apenas às habilidades dos indivíduos de lerem e entenderem as informações em saúde é apresentar uma visão muito estreita da questão. Para entender sua complexidade, o autor inicialmente propõe a divisão do campo do letramento em três tipos, classificados em (Freebody e Luke, 1990; Nutbeam, 1999; 2000):

- Básico ou funcional: refere-se às habilidades básicas de leitura e escrita que permitem ao indivíduo funcionar efetivamente em situações do dia a dia
- Comunicativo/interativo: refere-se às habilidades cognitivas e de letramento mais avançadas, as quais, junto com as habilidades sociais, podem ser utilizadas para permitir a participação ativa nas atividades diárias para extrair informações e deduzir os significados provenientes de diferentes modos de comunicação, bem como para aplicar novas informações para mudar circunstâncias
- Crítico: habilidades cognitivas mais avançadas ainda, que, com as habilidades sociais, podem ser aplicadas para criticamente analisarem as informações e utilizá-las para exercer maior controle sobre os eventos e as situações da vida.

Para Nutbeam (2000), tais classificações indicam que os diferentes níveis de letramento progressivamente permitem aos indivíduos alcançarem maiores níveis de autonomia e empoderamento. A progressão entre os níveis não depende apenas do desenvolvimento cognitivo, mas também do nível de exposição aos diferentes tipos de informações ou mensagens (métodos e conteúdos de comunicação). Essas habilidades poderiam ser desenvolvidas por meio do sistema de educação formal e por meio de experiências informais (Nutbeam, 1999; 2000).

Tomando como base as divisões dos tipos de letramento já apresentados, Nutbeam propôs também categorizar o campo do letramento em saúde em três diferentes níveis, os quais também refletem graus crescentes de autonomia e empoderamento pessoais para agir nos contextos da saúde (Tabela 8.3). Esses três níveis continuam atuais e são utilizados por Duell *et al.* (2015) na avaliação de instrumentos disponíveis para aferição do letramento em saúde, como será visto mais adiante.

Apesar de o letramento em saúde ser significativamente mediado pelas habilidades de letramento básicas, é importante reconhecer que altos níveis de letramento não são garantia de que a pessoa responderá de modo desejável às atividades educativas e de comunicação em saúde. Assim, quando do planejamento das atividades educativas nos serviços, é importante trabalhar o letramento crítico a partir das ideias de Paulo Freire e daqueles que desenvolveram programas educativos baseados nos métodos do pedagogo. Os estudos demonstram que, quando se trabalham atividades educativas baseadas na "consciência crítica", mesmo daqueles que têm poucas habilidades de leitura e escrita, o impacto na melhoria de suas condições de vida é maior do que quando das atividades tradicionalmente conhecidas como "educação bancária" (Wallerstein e Bernstein, 1988; Wallerstein, 2002; Nutbeam, 1999; 2000; Freire, 2006).

Da mesma maneira que ocorre no campo do letramento em geral, a progressão de um nível de letramento em saúde a outro não depende apenas do desenvolvimento cognitivo, mas também do quanto a pessoa está exposta a diferentes modos de comunicação e conteúdos das mensagens, tanto na mídia em geral como nos serviços de saúde (Nutbeam, 1999).

Tabela 8.3 Classificação dos níveis de letramento em saúde e suas implicações para as ações de promoção da saúde.

Nível de letramento em saúde e objetivos educacionais	Habilidades	Conteúdos da educação em saúde	Resultados/consequências	Exemplos de atividades	Nível de letramento em saúde e objetivos educacionais
Nível 1: letramento em saúde básico ou funcional (*functional health literacy*) Objetivo: comunicação da informação	Habilidades básicas de leitura e escrita para entender e seguir mensagens simples em saúde, de modo a tornar eficiente seu desempenho nas situações do dia a dia	Transmissão de informações factuais sobre os riscos para a saúde e a utilização dos serviços de saúde	Melhora dos conhecimentos sobre os riscos à saúde e os serviços de saúde, adesão às ações prescritas	Aumento da participação da população em programas de saúde (triagens, imunizações)	Transmissão de informações por meio dos canais já existentes, nas oportunidades de contatos pessoais e por meio das mídias disponíveis
Nível 2: letramento em saúde interativo ou comunicativo (*interactive health literacy*) Objetivo: desenvolvimento de habilidades pessoais	Habilidades cognitivas e de letramento mais avançadas que, em conjunto com competências sociais, podem ser utilizadas para participar ativamente nas atividades do dia a dia, extrair e selecionar informações de diferentes formas de comunicação e dar-lhes significados, e aplicar novas informações para mudar situações	Além das informações citadas, oportunidades para o desenvolvimento de habilidades em ambientes apoiadores ou favoráveis (*supportive environment*) para isso	Melhora da capacidade de agir de forma independente, a partir dos conhecimentos adquiridos, melhorando a motivação e a autoconfiança	Melhora da capacidade de influenciar as normas sociais e interagir com grupos sociais	Adequar a comunicação em saúde para necessidades específicas: promoção de processos grupais ou comunitários de autoajuda e suporte social, combinação de diferentes canais de comunicação
Nível 3: letramento em saúde crítico (*critical health literacy*) Objetivo: empoderamento (*empowerment*) pessoal e comunitário	Habilidades cognitivas e de letramento ainda mais avançadas e que, em conjunto com habilidades sociais, podem ser aplicadas para analisar as informações em saúde que se recebe de maneira crítica, utilizando-a para exercer mais controle sobre os eventos que ocorrem nas diversas situações da vida	Além das informações citadas, a provisão de informações sobre os determinantes sociais e econômicos que impactam na saúde, e as oportunidades para realizar mudanças políticas e/ou organizacionais	Melhoria da resiliência individual a adversidades socioeconômicas	Melhora na capacidade de agir nos determinantes socioeconômicos que incidem sobre a saúde, melhora nos níveis de *empowerment* comunitário	Provisão de conselhos técnicos para apoiar e sustentar o desenvolvimento de ações comunitárias, comunicação aos líderes comunitários, facilitação do desenvolvimento comunitário

Adaptada de Nutbeam (2000). Reproduzida, com permissão, de Oxford University Press.

Como visto, o avanço dos níveis de letramento em saúde permite que as pessoas interajam com o contexto da saúde, que pode compreender desde a adoção de estilos de vida saudáveis, o melhor uso dos serviços de saúde até um papel mais ativo na luta contra os determinantes sociais da saúde. Entretanto, segundo Nutbeam (1999), o uso potencial da educação como ferramenta para mudanças sociais e ações políticas tem sido um pouco obscurecido atualmente. Assim, é necessário redescobrir a importância da educação em saúde, bem como expandir os conteúdos e os métodos utilizados por ela até então. Além disso, serão necessárias alianças entre os setores da saúde e da educação, visando a aumentar os níveis de letramento da população.

A partir da análise dos tipos de letramento em saúde (funcional, interativo e crítico) e da amplitude das definições encontradas internacionalmente para o termo, Nutbeam (2008) afirma que esse campo de conhecimentos em geral é abordado pelos estudiosos como um fator de risco à saúde ou como um recurso para a saúde.

Além das classificações de Nutbeam, Jochelson (2008) identificou três conceitualizações para o letramento em saúde, a partir de um estudo de revisão: funcional, conceitual e como empoderamento. Neste último, o foco está na interação entre letramento e poder, situando o indivíduo em seu contexto social, sugerindo que o letramento é uma troca de contestações entre indivíduos mais e menos poderosos, instituições e contextos políticos. O fortalecimento da "cidadania ativa para a saúde" por meio do compromisso dos cidadãos com a promoção da saúde e esforços envolve os indivíduos para que: compreendam seus direitos como pacientes e fortaleçam suas habilidades de "navegar" por meio dos sistemas de saúde; ajam como consumidores informados sobre a saúde, os riscos sobre os produtos, serviços, as opções dos prestadores de cuidados de saúde; ajam individualmente ou coletivamente para melhorar a saúde por meio do voto, da advocacia e da associação com movimentos sociais.

Letramento em saúde como um fator de risco à saúde

Muitas das pesquisas originais que avaliam as relações entre baixos níveis de letramento e tomadas de decisões pelos pacientes, adesão aos regimes terapêuticos propostos e capacidade de autogerir a doença tiveram origem nos EUA.

Na literatura norte-americana, o termo *health literacy* é comumente utilizado para descrever e explicar as relações entre os níveis de letramento dos usuários e suas habilidades para aderirem aos regimes terapêuticos prescritos (Nutbeam, 2000). Nesse contexto, o baixo nível de letramento é considerado um fator de risco à saúde e, por isso, necessita ser manejado pelos profissionais durante o processo de cuidados à saúde. Essa abordagem sugere que os usuários apresentando níveis adequados de letramento funcional em saúde (*adequate functional health literacy*) são capazes de aplicar as habilidades de letramento para materiais relacionados com a saúde, como prescrições, cartões de agendamento de consultas, bulas e frascos de medicamentos (Nutbeam, 2000).

O Institute of Medicine (IOM) reconhece a importância do contexto social para as tomadas de decisões em saúde, quando afirma que o *health literacy* " está baseado na habilidade de interação dos indivíduos com os contextos ligados à saúde, o sistema de saúde, o sistema de educação e os amplos fatores socioculturais em casa, no trabalho e na comunidade" (IOM, 2004). Propõe que a responsabilidade e as oportunidades para o aperfeiçoamento dos níveis de letramento em saúde deveriam ser compartilhadas por todos os setores sociais. Assim, tanto fatores individuais (educação, linguagem, cultura, habilidades de comunicação e interação) como sociais (habilidades da mídia, mercado, sistema de saúde) e agências governamentais de provimento de informações apropriadas em saúde podem exercer influência nos níveis de letramento em saúde da população (Nutbeam, 2008).

Para avaliar o nível de letramento em saúde, o IOM considera quatro domínios: conhecimentos culturais e conceituais; habilidades de fala e escuta; habilidades de leitura e escrita; e habilidades de numeramento. Assim, a definição limita o problema do letramento à competência e à capacidade dos indivíduos, falhando em discutir o papel e a contribuição dos sistemas de saúde nesse processo (Speros, 2005).

Por meio da aplicação de instrumentos voltados a avaliar os níveis de *health literacy* em nível individual, como o *Rapid Estimate of Adult Literacy in Medicine* (REALM) e o *Test of Functional Health Literacy in Adults* (TOFHLA), pesquisadores têm observado associações entre os resultados desses testes e resultados em saúde. Assim, quanto pior o resultado nos testes, piores os estados de saúde, menor a capacidade de os indivíduos efetivamente conseguirem cuidar de suas doenças crônicas, menor o nível de aderência às prescrições medicamentosas e a outros conselhos de saúde, menor a participação em programas de saúde e também maior o uso de cuidados hospitalares (Davis *et al.*, 1993; Parker *et al.*, 1995; Nutbeam, 2008; Eichler *et al.*, 2009).

Para Nutbeam (2008), as definições do IOM e da American Medical Association (AMA) consideram o letramento em saúde como um fator de risco à saúde que deve ser identificado e manejado. O autor elaborou um modelo conceitual de letramento em saúde como risco, apresentado na Figura 8.1. O modelo inicia-se com a avaliação dos conhecimentos prévios relevantes e/ou habilidades individuais de letramento em saúde por meio de algum instrumento. Esses dados servem para que os serviços e os profissionais reflitam, planejem e implementem práticas de comunicação mais sensível às necessidades daqueles usuários que apresentam baixos níveis de letramento em saúde. O desenvolvimento de práticas organizacionais e profissionais sensíveis a esse fato melhora o acesso dos usuários aos serviços de saúde e à qualidade das interações entre usuários e profissionais de saúde. Isso permite que o profissional forneça educação em saúde ao paciente de maneira adequada às suas necessidades e capacidades individuais, fazendo este aumentar suas capacidades de autocontrole e aperfeiçoar suas capacidades de aderir aos cuidados recomendados que, por sua vez, conduzirão a uma melhora dos resultados em saúde, associados a cuidados clínicos implementados de modo eficaz.

Portanto, nesse modelo, o nível de letramento em saúde do indivíduo ou população é considerado um fator de risco para as condições clínicas dos usuários e, consequentemente, apresentará impactos nos custos para os sistemas de saúde.

Letramento em saúde como um recurso para promover a saúde

Outra abordagem conceitual do letramento em saúde tem origens na saúde pública e no movimento de promoção da saúde. Essa conceituação decorre de um entendimento sobre o papel da educação e da comunicação em saúde para o desenvolvimento de competências para diferentes meios de ação (pessoal, social e am-

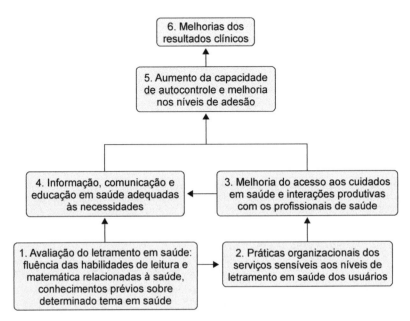

Figura 8.1 Modelo conceitual de letramento em saúde como risco à saúde. Adaptada de Nutbeam (2008).

biental). Nesse modelo, o letramento em saúde é considerado um meio para capacitar os indivíduos a exercerem maior controle sobre sua saúde e todo o conjunto de determinantes pessoais, sociais e ambientais que incidem sobre a saúde (Nutbeam, 2008).

Nessa perspectiva, o letramento em saúde é um recurso a ser construído a partir de ações de educação e comunicação em saúde, objetivando construir e apoiar melhores níveis de empoderamento nas tomadas de decisões em saúde, contrastando, portanto, com a conceituação apresentada na Figura 8.1. Pesquisas que apoiam essas ideias têm avançado de modo significativo, principalmente em países como os do Reino Unido, Austrália e Canadá (Rootman e Ronson, 2005; Australian Bureau of Statistics, 2006; Murray *et al.*, 2008; Adams *et al.*, 2009b; Jordan *et al.*, 2010). Desenvolvem-se apoiadas na definição de letramento em saúde da OMS, mais orientada para a prática da promoção da saúde, abrangendo elementos de empoderamento pessoal e ação.

Dessa maneira, para a OMS,

> O letramento em saúde representa as competências cognitivas e sociais que determinam a motivação e a habilidade dos indivíduos para conseguirem o acesso, a compreensão e o uso da informação de forma a que promovam e mantenham a boa saúde (Nutbeam, 1998, p. 10).

A OMS ainda complementa as explicações do conceito, afirmando que:

> O letramento em saúde implica o alcance de níveis de conhecimentos, habilidades pessoais e confiança necessários para efetuar ações para melhorar a saúde pessoal e comunitária por meio de mudanças nos estilos de vida pessoais e nas condições de vida. Assim, o letramento em saúde significa mais do que ser capaz de ler panfletos e fazer apontamentos. Melhorando o acesso das pessoas às informações em saúde e em suas capacidades de utilizá-las de forma efetiva, letramento em saúde é um processo crítico para o empoderamento (Nutbeam, 1998, p. 10).

Nessa perspectiva mais ampla, o letramento em saúde significa mais do que ser capaz de ler panfletos e fazer apontamentos. Ele compreende um conjunto de habilidades que permite às pessoas participarem mais ativamente na sociedade, além de aumentarem o controle dos eventos do dia a dia que podem impactar na saúde (Nutbeam, 2008).

Para explicar essa concepção, foi elaborado um modelo conceitual de letramento em saúde como recurso para a saúde, apresentado na Figura 8.2. O modelo inicia com o reconhecimento dos conhecimentos e capacidades prévias, conduzindo as atividades de educação e comunicação em saúde adequadas. Nesse ponto, o modelo varia de modo significativo em relação ao primeiro, pois, aqui, o propósito da educação em saúde é direcionado ao desenvolvimento de conhecimentos e capacidades pessoais relevantes e às habilidades interpessoais e sociais. O letramento em saúde é considerado, desse modo, o resultado das ações de educação e comunicação, em vez de um fator que pode influenciar o resultado. As pessoas que apresentam melhores níveis de letramento em saúde terão habilidades e capacidades que as possibilitarão se engajarem em uma série de ações voltadas a melhorar sua saúde, incluindo os comportamentos pessoais, bem como em ações sociais para a saúde e a capacidade de influenciar outros para que tomem decisões saudáveis (como parar de fumar ou participar de programas preventivos e triagens). Essas ações, portanto, não terão como resultado apenas a melhoria do estado de saúde, mas também uma ampla extensão de opções e oportunidades para a saúde (Nutbeam, 2008). Esse entendimento do letramento em saúde, portanto, não é constituído apenas por conceitos derivados dos campos do letramento funcional e numeramento, mas revela-se como um importante componente para o empoderamento individual e comunitário.

> [...] revela-se como um importante componente para o *empowerment* pessoal e social, uma vez que contribui decididamente para que as pessoas se tornem capazes de identificar e de tomar consciência das suas próprias necessidades de saúde, e saibam desenvolver as competências adequadas não só para promoverem as ações conducentes às mudanças para ambientes mais saudáveis, mas também para conduzirem as suas próprias mudanças de comportamento para adquirirem estilos de vida mais saudáveis [tradução nossa].

Por fim, há que se destacar que, apesar de o termo ter sido inicialmente usado na área de educação em saúde há mais de 35 anos, há menos de uma década é que foi proposto como um importante conceito para o movimento de promoção da saúde (Nutbeam, 2000; Kickbusch, 2001).

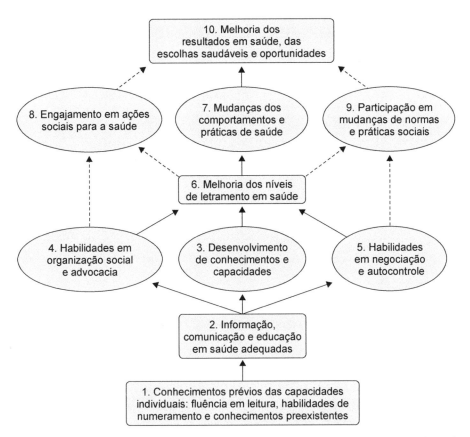

Figura 8.2 Modelo conceitual de letramento em saúde como um recurso para a saúde. Adaptada de Nutbeam (2008).

Em função da multidimensionalidade do fenômeno, nos últimos anos estudiosos do assunto têm proposto modelos conceituais para facilitar a compreensão do letramento em saúde e, assim, possibilitar sua mensuração (IOM, 2004; Baker, 2006; Zarcadoolas *et al.*, 2006; Paasche-Orlow e Wolf, 2007; Berkman *et al.*, 2010).

A OMS, em seu documento *The solid facts: health literacy*, publicado em 2013, adota como modelo conceitual do letramento em saúde aquele desenvolvido pela dra. Kristine Sørensen (Sørensen *et al.*, 2012; Figura 8.3). Ele apresenta em diversos círculos concêntricos os fatores proximais e distais que podem influenciar o letramento em saúde, bem como as vias que fazem as conexões entre o letramento em saúde e os resultados em saúde.

O centro do modelo apresenta as competências relacionadas com o processo de acessar, compreender, avaliar e aplicar as informações sobre saúde. O acesso refere-se à habilidade do indivíduo em procurar, encontrar e obter informações. A compreensão refere-se à habilidade de compreender a informação em saúde que foi acessada. A avaliação descreve a habilidade de interpretar, filtrar, julgar e avaliar a informação em saúde que foi acessada. A aplicação refere-se à habilidade de comunicar e utilizar a informação para tomar uma decisão em prol da manutenção e/ou melhora da saúde. Cada uma dessas competências representa uma importante dimensão do letramento em saúde, requer qualidades cognitivas específicas e depende da qualidade da informação fornecida. O acesso à informação em saúde depende da compreensão da informação, de tempo para compreendê-la e da confiabilidade dada a ela pelo indivíduo. Já a compreensão da informação depende das expectativas, da utilidade percebida, da individualização dos resultados esperados e da interpretação das causalidades envolvidas. Por sua vez, o processamento e a avaliação da informação

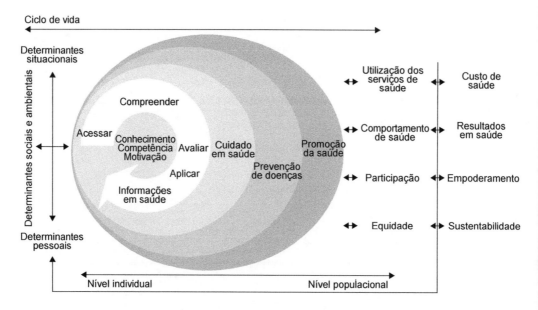

Figura 8.3 Modelo conceitual do letramento em saúde segundo Kristine Sørensen (2012).

dependem da complexidade desta, do uso de jargões e palavras difíceis, e da compreensão das informações (Sørensen *et al.*, 2012).

De acordo com os autores, esse processo gera conhecimento e habilidades que capacitam as pessoas a navegarem entre os três domínios do *continuum* da saúde, representado na Figura 8.3 pelos diversos círculos. O domínio 1 refere-se ao indivíduo que está doente ou é um paciente do sistema de cuidados em saúde. O domínio 2 refere-se ao indivíduo sob risco de determinada doença e que participa de algum sistema/serviço de prevenção. O domínio 3 refere-se ao papel ou comportamento dos cidadãos em relação aos esforços da promoção da saúde na comunidade, no local de trabalho, no sistema educacional, na arena política e no mercado. Ao passar por essas diversas etapas do letramento em saúde, o indivíduo torna-se cada vez mais preparado para assumir o controle sobre sua saúde, pois saberá adquirir a informação necessária, compreender essa informação, analisá-la criticamente e agir para superar as barreiras pessoais, estruturais, sociais e econômicas da saúde. Como as demandas contextuais mudam ao longo do tempo e a capacidade de navegar pelo sistema de saúde depende do desenvolvimento cognitivo e psicossocial, bem como das experiências anteriores e atuais, as habilidades e competências do letramento em saúde desenvolvem-se durante todo o ciclo de vida e estão associadas à aprendizagem ao longo da vida (Sørensen *et al.*, 2012).

Além dos componentes do letramento em saúde, o modelo na Figura 8.3 apresenta também os principais fatores que impactam o letramento em saúde e suas consequências na saúde. Os fatores que impactam o letramento em saúde foram divididos em distais, incluindo determinantes sociais e ambientais (p. ex., cultura, situação demográfica, linguagem, forças políticas, normas sociais) e proximais, que estão associados a determinantes pessoais (p. ex., idade, etnia, gênero, nível socioeconômico, escolaridade) e determinantes situacionais (p. ex., suporte social, influências familiares e dos pares, uso de mídias e ambiente físico). O letramento em saúde está fortemente associado com o nível de escolaridade dos indivíduos, bem como com o letramento geral (Sørensen *et al.*, 2012).

No plano individual, um baixo de nível de letramento em saúde poderá levar a comunicações ineficientes que, por sua vez, resultarão em erros e baixa qualidade do cuidado em saúde, bem como riscos à saúde dos indivíduos que procuram pelos serviços de saúde. No plano coletivo, as pessoas que apresentam melhores níveis de letramento em saúde apresentarão maior capacidade de participar no desenvolvimento de diálogos públicos e privados sobre assuntos relacionados com a saúde, a odontologia, o conhecimento científico e as crenças culturais. A melhoria dos níveis de letramento em saúde construirá progressivamente maior autonomia e empoderamento em nível pessoal e, em nível coletivo, maior equidade e mudanças sustentáveis na saúde pública (Sørensen *et al.*, 2012).

Koh *et al.* (2013) propuseram um modelo de cuidado letrado em saúde abrangendo um aspecto mais operacional da discussão sobre o tema, incluindo os princípios do modelo norte-americano de cuidado. Desse modo, os autores estabelecem uma ligação entre tópicos inseridos no modelo de cuidado tradicional e como isso pode ser desenvolvido e avaliado ao se pretender implantar um modelo de cuidado letrado em saúde. Sugerem estratégias em relação a: organização do cuidado em saúde, suporte para o automanejo, desenho do sistema de atendimento, suporte à decisão, sistemas de informação clínica e utilização de recursos da comunidade.

Avaliação dos níveis de letramento em saúde

Até o momento, existem diversos instrumentos desenvolvidos com a finalidade de avaliar os níveis de letramento em saúde, e muitos deles são baseados na aferição do letramento funcional em saúde.

Os instrumentos de aferição do letramento funcional em saúde são basicamente divididos em dois tipos: testes de reconhecimento das palavras e testes de compreensão das palavras.

Os testes de reconhecimento das palavras são considerados bons preditores de habilidades gerais de leitura e são apropriados para indivíduos que apresentam algum grau de fluência na língua. Neles, o usuário lê em voz alta uma lista de palavras e, por isso mesmo, são facilmente aplicáveis, tornando os testes mais comumente utilizados para identificar pessoas com dificuldades de leitura nos contextos de saúde (Schwartzberg *et al.*, 2005). A maioria dos testes foi desenvolvida para a língua inglesa, e alguns também para a língua espanhola. Os testes de reconhecimento de palavras não avaliam o quanto elas foram compreendidas em seu sentido ou qual a habilidade dos indivíduos em agir a partir da informação escrita; eles apenas avaliam a habilidade de reconhecimento das palavras e de sua pronúncia.

A lógica por trás dos testes de reconhecimento de palavras é que, se os usuários têm problemas em pronunciar as palavras contidas nos instrumentos de avaliação, provavelmente terão dificuldades de entendê-las, além de outras mais complexas. Desse modo, os usuários podem apresentar dificuldades para entender as informações contidas em materiais educacionais impressos e/ou emitidas verbalmente pelo profissional durante uma consulta (Doak *et al.*, 1996; Schwartzberg *et al.*, 2005).

Até 2014, eram conhecidos 51 instrumentos para mensuração do letramento em saúde (Haun *et al.*, 2014). Nesse estudo, a aferição de letramento em saúde foi avaliada quanto às suas propriedades psicométricas e dimensões conceituais. A pesquisa abrangeu até o ano de 2013 e foram encontrados 26 instrumentos de aferição do letramento em saúde em geral, 15 sobre conteúdo ou doença-específicos e 10 para grupos populacionais específicos. Os autores consideraram que a maioria dos instrumentos apresentou limitações quanto aos procedimentos de validação realizados, quanto à abrangência das dimensões conceituais incluídas, quanto à informação sobre propriedades psicométricas-chave e quanto ao modo de administração.

Entre os instrumentos identificados nessa revisão, destacam-se, pelo grande número de publicações relacionado com o rastreamento do letramento em saúde de acordo com IOM, os instrumentos apresentados na Tabela 8.4.

Todos esses testes são para rastreamento do letramento funcional em saúde. O *Wide Range Achievement Test Revised* 3 (WRAT-R3) foi desenvolvido fora da área médica, mas utilizado para avaliar habilidades de leitura na área da saúde. Ele leva de 3 a 5 min para ser aplicado e sua maior limitação refere-se ao nível de dificuldade para populações com pouca escolaridade. Outros como o *Literacy Assessment for Diabetes* (LAD) e o *Medical Achievement Reading Test* (MART) também são testes de reconhecimento de palavras desenvolvidos para serem utilizados na área da saúde.

O teste de reconhecimento de palavras mais conhecido e aplicado em estudos na área da saúde é o *Rapid Estimate of Adult Literacy in Medicine* (REALM) e sua versão reduzida, o *Rapid Estimate of Adult Literacy in Medicine-Revised* (REALM-R), ambos desenvolvidos especificamente para a triagem de usuários

Tabela 8.4 Principais instrumentos para mensuração do letramento funcional em saúde, identificados por revisão da literatura (IOM, 2013) e os disponíveis em língua portuguesa.

Instrumentos	Autor (ano)	Versão em português
Wide Range Achievement Test (WRAT)	Jastak e Wilkinson (1993)	–
Rapid Estimate of Adult Literacy in Medicine (REALM) – inglês/espanhol	Davis *et al.* (1993)	–
Test of Functional Health Literacy in Adults (TOFHLA)	Nurss *et al.* (1995); Parker *et al.* (1995)	–
Short Test of Functional Health Literacy in Adults (S-TOFHLA)	Nurss *et al.* (1995)	–
Brief Test of Functional Health Literacy in Adults (B-TOFHLA)	Nurss *et al.* (1995); Baker *et al.* (1999)	Carthery-Goulart *et al.* (2009)
Medical Achievement Reading Test (MART)	Hanson-Divers (1997)	–
Literacy Assessment for Diabetes (LAD)	Nath *et al.* (2001)	–
National Assessments of Adult Literacy (NAAL)	National Center for Education Statistics (NCES; 2003)	–
Newest Vital Sign (NVS)	Weiss *et al.* (2005)	–
Stieglitz Informal Reading Assessment of Cancer Text (SIRACT)	Agre *et al.* (2006)	–
Short Assessment of Health Literacy for Spanish-speaking Adults (SAHLSA)	Lee *et al.* (2006)	Apolinário *et al.* (2012)
Rapid Estimate of Adult Literacy in Dentistry (REALD-30)	Lee *et al.* (2007)	Junkes (2013)
Health Activities Literacy Scale (HALS)	Ruud (2007)	–

com baixos níveis de *letramento* nos contextos relacionados com a saúde (Schwartzberg *et al.*, 2005; Mancuso, 2009).

O REALM foi desenvolvido por Davis *et al.* (1991) e é um teste de reconhecimento de palavras composto por 125 termos. Ele é considerado um dos primeiros instrumentos para estimar os níveis de letramento dos usuários na atenção básica. O teste pode ser realizado e seus resultados avaliados em menos de 3 min por pessoal treinado. Os usuários são solicitados a ler em voz alta tantas palavras quanto conseguirem, iniciando pela primeira palavra. O número de palavras pronunciadas corretamente é convertido em uma escala de pontuação que classifica os indivíduos em vários níveis de escolaridade. O teste leva em média 3 a 5 min para ser administrado (Davis *et al.*, 1991; Schwartzberg *et al.*, 2005; Mancuso, 2009).

Bass *et al.* (2003) desenvolveram o *Rapid Estimate of Adult Literacy in Medicine-Revised* (REALM-R), que contém oito palavras a serem reconhecidas. A validade do teste, estabelecida

a partir da correlação entre ele e o REALM-R e WRAT-R, foi considerada questionável (r = 0,64). Apesar das vantagens do REALM, o teste não consegue avaliar se os usuários compreendem as palavras que leem, apenas avalia suas habilidades de leitura.

A fim de solucionar esse problema, outros testes foram desenvolvidos para avaliar o quanto o usuário compreende as palavras presentes em um texto. Entre eles, o mais famoso e utilizado é o *Test of Functional Health Literacy in Adults* (TOFHLA) e sua versão reduzida, o *Short TOFHLA* (S-TOFHLA). Ambos foram desenvolvidos originalmente para a língua inglesa, entretanto o TOFHLA apresenta também uma versão em espanhol (Parker *et al.*, 1995).

O TOFHLA foi o segundo instrumento a surgir na literatura após o REALM e especificamente elaborado para avaliar os níveis de *functional health literacy*, ou seja, as habilidades de leitura e compreensão de materiais comumente encontrados no meio de saúde, por parte dos usuários. Desenvolvido por Parker *et al.* (1995), o instrumento testa a habilidade de o indivíduo ler passagens, frases e números, utilizando para isso textos reais extraídos dos contextos da saúde, como aqueles contidos em frascos de medicamentos, resultados de exames e cartões de agendamento de consultas. Além de avaliar a compreensão de leitura (e não apenas a habilidade de pronunciar as palavras corretamente), o TOFHLA é um dos poucos instrumentos que também avalia a compreensão de conceitos matemáticos (*numeracy*), ou seja, a capacidade de operar, em situações práticas, com informações que envolvem quantificação, medidas, representações espaciais e tratamento de dados, um componente essencial para que o paciente seja letrado em saúde.

Em 1999, foi criada uma versão reduzida do teste, denominado *Short* TOFHLA (S-TOFHLA), com a intenção de reduzir o tempo de sua aplicação (Baker *et al.*, 1999). Ele leva 12 min para ser administrado e seus resultados avaliados (Baker *et al.*, 1999), apresentando confiabilidade e validade semelhantes à versão completa do TOFHLA. O S-TOFHLA é composto por 36 itens na parte de compreensão textual e por quatro questões na seção de testes envolvendo informações numéricas. Para a língua portuguesa, Carthery-Goulart *et al.* (2009), pioneiramente no Brasil, validaram transculturalmente o S-TOFHLA em uma amostra de 312 participantes na cidade de São Paulo. As versões em inglês e em espanhol do S-TOFHLA foram traduzidas e adaptadas à realidade brasileira, especialmente no que se refere à parte de compreensão de textos, de modo a transmitir informações sobre o sistema de saúde brasileiro. Quando as frases precisaram ser modificadas para esse propósito, a mesma estrutura foi mantida, usando alternativas que fossem foneticamente semelhantes ou que pertencessem à mesma classe gramatical.

A versão brasileira do S-TOFHLA pareceu uma ferramenta adequada para medir os níveis de *letramento em saúde* em indivíduos brasileiros. O teste é simples e de rápida aplicação (cerca de 10 min). O grande número de indivíduos classificados como analfabetos funcionais nesse teste destaca a importância de se adotarem medidas especiais para ajudá-los a compreender adequadamente orientações para cuidados de saúde.

Os instrumentos REALM e o TOFHLA são ferramentas úteis para triagem de usuários em ambientes ambulatoriais, porém avaliam apenas alguns domínios seletivos que são interpretados como marcadores mais gerais do nível de letramento dos indivíduos (Baker, 2006).

Atualmente, de acordo com recente atualização de um repositório coordenado pela Universidade de Boston (*Health Literacy Tool Shed*) e por institutos independentes de pesquisas, como o *RTI International* e o *Communicate Health* – os quais selecionam os instrumentos de mensuração do letramento em saúde com base em revisões sistemáticas revisadas por pares e, ainda, incluem informações sobre propriedades psicométricas de cada instrumento –, há 129 instrumentos disponíveis para mensuração do letramento em saúde no mundo.

Para Mancuso (2009), visto que o letramento em saúde é mais do que o reconhecimento de palavras e habilidades de leitura e numeramento, as medidas e os instrumentos existentes não alcançam completamente o conceito do letramento em saúde em termos de linguagem, contexto, cultura, comunicação e tecnologia. Assim, parece que ainda não há uma medida que considere todo o conjunto de habilidades e conhecimentos associados ao campo do letramento em saúde. Outro problema que se observa é que alguns confundidores potenciais, como ansiedade ao teste, angústia em virtude da doença ou déficits cognitivos não são levados em consideração quando da aplicação e avaliação dos resultados dos testes.

As discussões sobre como formular os melhores instrumentos para avaliar esse campo ainda estão em aberto, bem como alguns questionamentos: será que apenas um teste deveria ser utilizado de maneira generalizada para todas as condições/situações avaliadas? Ou será que os testes deveriam ser desenvolvidos de modo específico para determinada condição médica, avaliando, por exemplo, o letramento em saúde para usuários com problemas de diabetes, cardíacos, renais, odontológicos etc.? Parece que a última proposta seria mais aceitável e fidedigna. Da mesma maneira, será que apenas um teste deveria ser utilizado para avaliar as habilidades básicas de letramento como leitura, escrita e numeramento?

Atualmente, já existem alguns instrumentos desenvolvidos para avaliar as características de letramento em saúde para áreas de nutrição, diabetes, câncer e saúde bucal (Nath *et al.*, 2001; Diamond, 2007; Gong *et al.*, 2007; Lee *et al.*, 2007;

Micheala *et al.*, 2007; Sabbahi *et al.*, 2009). Além disso, é provável que diferentes instrumentos sejam utilizados para pessoas com idades diferentes, levando-se em conta os contextos em que serão aplicados. Por exemplo, a avaliação dos níveis de letramento em saúde de estudantes de um curso de graduação será completamente diferente da avaliação de pessoas idosas com doenças crônicas.

Tentativas de construção de instrumentos mais abrangentes têm sido realizadas. Na Austrália, o *Health Literacy Questionnaire* (HLQ) é um instrumento multidimensional, elaborado com base na definição de letramento em saúde adotada pela OMS, qual seja, "habilidades cognitivas e sociais que determinam a motivação e a capacidade dos indivíduos para acessar, compreender e utilizar informações de maneira a promover e manter uma boa saúde" (WHO, 1998, p. 10). Tendo por base esse conceito, os autores utilizaram o *validity-driven process* para elaboração dos domínios do HLQ, metodologia que inclui técnicas de abordagens qualitativas e quantitativas para avaliação e seleção dos itens do instrumento. Essa avaliação foi realizada tanto por profissionais de saúde quanto por usuários dos serviços de saúde australianos (Osborne *et al.*, 2013).

O instrumento é composto por nove escalas capazes de mensurar o acesso e a utilização de informações sobre saúde, e ainda possibilita a operacionalização do modelo teórico de letramento em saúde proposto por Nutbeam, considerado a abordagem dominante na saúde pública (Bo *et al.*, 2014; Osborne *et al.*, 2013). Trata-se de uma abordagem multinível que determina três níveis de letramento em saúde: funcional, interativo e crítico. Isso permite ao instrumento diferenciar as habilidades necessárias para obter e usar informações, de modo que levem progressivamente à maior autonomia e ao empoderamento na tomada de decisões relacionadas com a saúde (Nutbeam, 2009).

Além disso, instrumentos como o *Health Literacy Survey – EU* (HLS-EU) e o *Information for Support and Health Action Questionnaire* (ISHA-Q) são apontados como multidimensionais, pois exploram os três tipos de letramento em saúde propostos por Nutbeam: letramento funcional, interativo e crítico (Nutbeam, 2000).

O instrumento HLS-EU é composto por 47 questões desenvolvidas de acordo com um modelo conceitual que integra três domínios da saúde: cuidados de saúde (16 questões), promoção da saúde (16 questões) e prevenção das doenças (15 questões), além de quatro níveis do letramento, ou seja: processamento da informação; acesso; compreensão; avaliação e utilização da informação, considerados essenciais para a tomada de decisões em saúde. A combinação dos domínios com os níveis de letramento resulta em uma matriz de análise do letramento em saúde constituído de 12 subíndices, os quais são operacionalizados nas 47 questões do instrumento.

Outra revisão sistemática de estudos publicados que utilizou instrumentos de aferição de letramento em saúde foi realizada por Duell *et al.* (2015), a fim de identificar quais os mais adequados para aplicabilidade na prática clínica. Foram selecionadas 64 publicações para análise, as quais incluíam a utilização de 43 instrumentos de aferição de letramento em saúde. Os autores avaliaram tais instrumentos segundo os elementos propostos por Nutbeam (2000), constatando que apenas três abrangiam os elementos funcional, comunicativo e crítico. Os autores destacaram a importância do desenvolvimento de instrumentos mais apropriados e abrangentes e sugeriram que até que isso ocorra, o *Newest Vital Sign* poderia ser utilizado, pois envolve aferição também de numeramento, e instrumentos que aliaram essa dimensão pareceram mais apropriados em identificar um inadequado letramento em saúde.

Fatores limitantes do letramento em saúde

Como já mencionado, o letramento em saúde é influenciado por um conjunto de fatores interdependentes, sendo eles do âmbito individual, interpessoal e da organização dos serviços de saúde (Rudd, 2013). A seguir, apresentamos, de maneira sucinta, como esses fatores limitam o letramento em saúde.

Fatores individuais

Estudos têm evidenciado que o letramento em saúde é fortemente influenciado por fatores individuais, como baixa escolaridade (Carthery-Goulart *et al.*, 2009; Cavanaugh *et al.*, 2009; IOM, 2009; Osborn *et al.*, 2010; Wright *et al.*, 2011; Apolinario *et al.*, 2012; Moraes *et al.*, 2017) e idade avançada (Kutner *et al.*, 2006; Paasche-Orlow e Wolf, 2007), e ainda por fatores culturais, como em populações de imigrantes que não têm fluência na língua local (Berkman *et al.*, 2011; Becerra *et al.*, 2017).

Esses indivíduos geralmente apresentam poucas habilidades de letramento, o que limita suas habilidades em interagir de maneira satisfatória com os serviços de saúde. Em geral, carecem de um senso de autoempoderamento (*self-empowerment*), criando situações em que simplesmente aceitam, de modo passivo, o que o sistema de saúde lhes oferece, em vez de procurarem obter do sistema o que eles querem e precisam, de modo mais ativo (Wallerstein, 1992). Além disso, como já discutido, muitos usuários, cientes de suas limitadas habilidades de letramento e letramento em saúde, frequentemente declaram ter vergonha da limitação e até tentam escondê-la dos profissionais de saúde (Schwartzberg *et al.*, 2005).

Assim, educar o usuário para que alcance níveis desejados de autoempoderamento é essencial para que ele tenha habilidades necessárias para aumentar a probabilidade de tomar conhecimento das informações necessárias e aplicáveis aos seus contextos e, portanto, alcançar o nível de cuidado de que necessita, reduzindo as desigualdades em saúde e diminuindo sua condição de vulnerabilidade em saúde (Roter *et al.*, 1997; Wallerstein, 2002).

É importante destacar que algumas situações cotidianas vivenciadas pelos indivíduos nos cenários de saúde são apontadas na literatura como agravantes para acentuar ainda mais limitados níveis de letramento em saúde:

- Alta quantidade de medicamentos: atualmente, muitos pacientes fazem uso de vários tipos de medicamentos, alguns variando de 5 a 10 ou mais, criando um grande potencial para confusão na dosagem e na administração dos fármacos, visto que muitas das instruções contidas nos produtos apresentam muitos jargões profissionais ou linguagem de difícil compreensão para o leigo. Para piorar o problema, o uso correto da medicação requer instruções, muitas vezes complexas, sobre a dosagem, a frequência diária de ingestão, o momento da ingestão em relação às refeições (antes ou depois), entre muitas outras. Tais orientações, algumas vezes, podem ser difíceis até mesmo para um indivíduo adulto que disponha das habilidades de leitura relativas ao terceiro ano do ensino

fundamental, para o qual a tarefa será quase impossível de ser realizada de maneira adequada caso não tenha apoio de outra pessoa com nível de escolaridade mais alto (Schwartzberg *et al.*, 2005)

- Tempo de consulta: ao mesmo tempo em que os regimes terapêuticos estão ficando cada vez mais complexos, exigindo mais explicações, os profissionais da área da saúde vêm despendendo menos tempo com os usuários. Segundo Cherry *et al.* (2003), o tempo médio que o profissional gasta em uma consulta é de apenas 17 min. Mann *et al.* (2001) verificaram que, mesmo para pacientes com mais de 85 anos de idade, os quais frequentemente apresentavam uma alta taxa de problemas médicos complexos, o tempo médio da consulta era em torno de 22 min, sendo a maior parte do tempo utilizada para questões biomédicas, exames clínicos e preenchimento de papéis. Segundo o estudo de Roter *et al.* (1997), apenas 8% do tempo da consulta era dedicado a responder questões dos usuários ou a esclarecer detalhes de suas condições médicas ou dos tratamentos a que estavam sendo submetidos

- Autogerenciamento da condição de saúde: atualmente, o tempo de internação nos hospitais vem diminuindo; após uma internação, a maioria do tempo de recuperação do usuário geralmente se dá em casa. Entretanto, em geral é requerida dos usuários a habilidade de seguir as instruções entregues na forma escrita e redigidas, muitas vezes, de modo inelegível (O'Shea, 2001). Por outro lado, o provimento de instruções efetivas, mesmo para problemas médicos ou procedimentos mais complicados, como um transplante, por exemplo, pode ser disponibilizado ao usuário com habilidades de letramento limitadas utilizando-se programas educativos que apresentem estratégias apropriadas e personalizadas a cada caso (Blanchard, 1998). Infelizmente, tais programas personalizados não são disponibilizados para a maioria dos usuários

- Fragmentação dos cuidados em saúde: usuários com doenças crônicas necessitam, por vezes, consultar vários profissionais de especialidades diferentes, que geralmente trabalham em lugares distintos e que não se comunicam entre si com frequência. Isso faz o usuário assumir a responsabilidade de fazer a interconexão e interpretar todo o conjunto de informações e planos de tratamento entre os vários profissionais. Esses usuários que apresentam habilidades de letramento limitadas e/ou pouca compreensão dos conceitos médicos discutidos durante uma consulta, têm dificuldade de integrar todas as informações recebidas de profissionais e contextos distintos (Schwartzberg *et al.*, 2005)

- Sistemas de saúde e preenchimento de documentos: para os usuários receberem os cuidados dos serviços públicos ou privados de saúde, devem registrar de maneira adequada, ou seja, preencher formulários de cadastramento, de consentimento para a realização de algum procedimento ou mesmo de termos de consentimento livre e esclarecido, no caso de pesquisas. Em todos os casos, observa-se que, muitas vezes, os formulários são elaborados em níveis de complexidade linguística altos, ou seja, equivalentes aos de pessoas que estudaram até o segundo ou terceiro ano do Ensino Médio. Entretanto, vários estudos confirmam que uma porção significativa de usuários que procuram os sistemas de saúde, principalmente os públicos, apresenta nível de letramento abaixo da quinta série do Ensino Fundamental (Spandorfer *et al.*, 1995; Paasche-Orlow e Wolf, 2007).

Fatores ligados aos sistemas/serviços de saúde | *Health Literacy Responsive*

Pesquisas sobre letramento em saúde têm dado ênfase ao indivíduo e pouco tem se discutido o contexto onde este está inserido (Rudd, 2015). No entanto, é preciso pensar na maneira como os sistemas de saúde dispensam cuidados para os mais diferentes níveis de letramento em saúde, ou seja, como respondem às diversas necessidades de letramento em saúde dos usuários – *Health Literacy Responsiveness* (Rudd, 2015).

Health Literacy Responsiveness é definido como a maneira com que as organizações de saúde facilitam o acesso, a compreensão e o uso de informações e serviços que permitam cuidar de sua saúde (Branch *et al.*, 2012). Isso significa atribuir ao letramento em saúde valor organizacional crucial para os serviços de saúde. No entanto, esse reconhecimento do papel crucial que a organização dos serviços de saúde tem na melhora das condições de letramento em saúde

dos indivíduos ainda é pouco descrito na literatura (Rudd, 2015).

Por isso, foram elencados dez atributos que uma organização de saúde deve ter para prestar o cuidado nas mais diferentes condições de letramento em saúde da população (Branch *et al.*, 2012).

1. Ter liderança que faça o letramento em saúde integrar a missão, a estrutura e as operações da instituição.
2. Integrar o letramento em saúde no planejamento, nas medidas de avaliação, segurança do paciente e melhoria da qualidade.
3. Dispor de trabalhadores para implementar e monitorar o letramento em saúde.
4. Incluir os usuários dos serviços na concepção, implementação e avaliação das informações e serviços de saúde.
5. Atender às necessidades dos usuários com diferentes competências de letramento em saúde, evitando a estigmatização.
6. Usar estratégias de letramento em saúde nas relações interpessoais de comunicações e reiterar o entendimento de tudo entre os pontos de contato.
7. Fornecer o acesso fácil a informações sobre saúde, serviços e assistência de navegação.
8. Desenvolver e distribuir impressos audiovisuais e mídia social de fácil compreensão e ação de letramento em saúde.
9. Apontar situações de alto risco, incluindo cuidados e informações sobre medicamentos.
10. Comunicar claramente o que os planos de saúde irão cobrir e o que os indivíduos terão de pagar pelos serviços.

Esses atributos são necessários, tendo em vista a complexidade dos serviços de saúde destinados à população.

Fatores ligados aos profissionais de saúde

Os profissionais de saúde também podem contribuir de maneira significativa para aumentar as dificuldades experimentadas por usuários com letramento limitado. De modo frequente, observa-se que os profissionais de saúde apresentam compreensão limitada sobre o nível de letramento dos pacientes para entenderem determinados conceitos e informações em saúde. Nesse sentido, muitos profissionais utilizam termos técnicos, como "ulcerações", "palpitações" ou "esclerose", assumindo que os usuários apresentam familiaridade com tais termos. Entretanto, os usuários em geral não apresentam o mesmo vocabulário e conhecimentos daqueles que diariamente leem textos e trabalham na área da saúde, como é o caso dos profissionais.

Além disso, esses profissionais, premidos pela falta de tempo, não se asseguram se realmente houve compreensão das informações apresentadas. Estudos realizados nos EUA indicam que os médicos norte-americanos geralmente tendem a controlar o encontro profissional-usuário, formulando questões diretas sobre os problemas de saúde do usuário, em vez de focar a comunicação nas necessidades e compressões deles (Bensing *et al.*, 2003; Ohtaki *et al.*, 2003). Assim, apenas uma pequena parte do tempo de consulta é reservada para responder às dúvidas dos pacientes e instruí-los sobre os detalhes de sua condição médica ou sobre o tratamento a que estão sendo submetidos (Roter *et al.*, 1997; Beck *et al.*, 2002). Estudos brasileiros, como o de Albuquerque e Roffé (2008), também verificaram o quanto a autoridade da posição do "doutor" pode gerar sentimentos de inferiorização e mágoa por parte dos usuários. Em um estudo realizado por McLafferty *et al.* (2006), na Faculdade de Medicina da Southern Illinois University, os autores analisaram quais elementos específicos da comunicação entre médicos e usuários eram relevados pelos últimos para não recomendarem os serviços profissionais aos seus familiares ou amigos.

As maiores falhas relatadas pelos usuários sobre os comportamentos dos médicos durante os encontros, representando lapsos de comunicação foram: não demonstrar interesse pelo usuário como uma "pessoa" (52%); não explicar de maneira adequada as suas condições médicas (52%); não convidar ou estimular o usuário a fazer perguntas sobre suas condições de saúde ou tratamento (40%); não responder adequadamente às questões feitas pelo usuário (36%); utilizar palavras que o usuário não entendia (28%) (McLafferty *et al.*, 2006).

Por isso, atualmente, há uma tendência de se investigar qual o nível de letramento em saúde dos estudantes e profissionais de saúde (Mullan *et al.*, 2017). Essas iniciativas demonstram a preocupação em preparar profissionais para lidar com os diversos níveis de letramento da população.

Intervenções para a melhoria dos níveis de letramento em saúde

O letramento em saúde é um conceito relacional. Por isso, otimizar o letramento em saúde não significa apenas melhorar as habilidades individuais de leitura e escrita, e sim proporcionar que esse indivíduo consiga interagir com pessoas e seu ambiente, aumentando o seu poder e voz mediante sua condição de saúde (Rudd e Anderson, 2006). No entanto, recente revisão da literatura tem evidenciado que a maioria das intervenções tem sido realizada apenas no cenário clínico, com foco no desenvolvimento de habilidades do letramento funcional para desempenho de tarefas, em detrimento do envolvimento da comunidade (usuários) – profissionais e gestores de saúde (Nutbeam *et al.*, 2017).

A interação gestores de saúde, profissionais, e indivíduos/comunidade é crucial para o desenvolvimento de intervenções efetivas para melhoria dos níveis de letramento em saúde (Rudd e Anderson, 2006; Dodson *et al.*, 2015; Sørensen, 2016). Por isso, muitas propostas de intervenção para melhoria dos desfechos em saúde têm adotado o modelo ecológico social que defende que as intervenções em saúde devem envolver dois ou mais níveis do modelo: individual; interpessoal; organizacional; comunidade e macropolítica (McLeroy *et al.*, 1988), pois os multiníveis reforçam-se mutuamente e, consequentemente, são capazes de produzir efeitos mais sustentáveis (McCormack *et al.*, 2017). Essa tendência tem sido aplicada também em intervenções para melhoria dos níveis de letramento em saúde da população. A Figura 8.4 apresenta um modelo integrado de relação entre o letramento em saúde e o envolvimento do indivíduo.

A partir desse modelo, foram elaboradas cinco possíveis intervenções para cada um dos níveis que podem melhorar o letramento em saúde e o envolvimento do paciente no cuidar (Tabela 8.5).

Tais propostas descrevem intervenções mais abrangentes capazes de alcançar os três tipos de letramento propostos por Nutbeam (2000): funcional, interativo e crítico. Algumas ações/sugestões já estão em implementação em cada um desses níveis, conforme descrito a seguir.

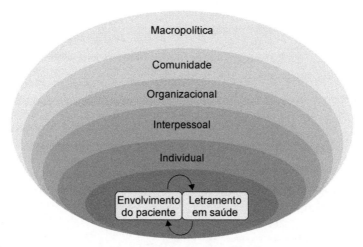

Figura 8.4 Integração entre o letramento em saúde e o envolvimento do indivíduo.

Tabela 8.5 Fatores que influenciam e as intervenções que podem melhorar o letramento em saúde e o envolvimento do indivíduo, de acordo com o modelo ecológico social.

Nível de influência	Fatores de influência	Intervenções para solucionar as limitações
Individual	Conhecimentos relacionados com a saúde; atitudes, crenças de saúde, incluindo o fatalismo; percepções de risco e os benefícios; valores e preferências para o nível de envolvimento; habilidades de letramento em saúde	Uso de práticas recomendadas em linguagem simples e princípios claros de comunicação na forma escrita; estratégias de visualização de dados; sessões de educação em saúde; auxílios para a tomada de decisão do indivíduo
Interpessoal	Habilidades de comunicação, apoio social	Comunicação centrada no indivíduo; escuta atenta; normas sociais; visitas de saúde em grupo; grupos de apoio a usuários/clientes e familiares; tomada de decisões compartilhadas com os trabalhadores da saúde
Organizacional	Planejamento e implementação de infraestrutura, integração e coordenação de sistemas	Treinamento de pessoal, aprimoramento da força de trabalho (p. ex., intérpretes), cuidado em equipe e coordenação de cuidados, *layout* e sinalização do ambiente físico; iniciativas de força de trabalho (p. ex., educadores de saúde, auxiliares), registros médicos eletrônicos; programas de assistência ao usuário; programas para incentivar os profissionais de saúde em seu desempenho (p. ex., pagamento por desempenho)
Comunitário	Programas baseados na comunidade, integração da saúde pública e sistemas de saúde	Campanhas de *marketing* social, comunicação eletrônica (p. ex., aplicativos e *sites* com informações em saúde em linguagem simples); meios de comunicação de massa; advocacia em saúde; "influenciadores" das mídias sociais; pesquisas participativas baseadas nas comunidades
Macropolítico	Políticas públicas, regulamentações, regulamentos e incentivos legais, prestação de contas, dependência de políticas baseadas em evidências	Lei de cuidados acessíveis, cuidados baseados em valores, programas de reembolso a danos (p. ex., negligência), adoção de diretrizes clínicas

Adaptada de McCormack *et al.* (2017).

Individual

- Considerar que baixos níveis de letramento e mesmo o analfabetismo podem gerar vergonha aos usuários/clientes e, com isso, minimizar as possibilidades de engajamento no cuidado
- Alguns estudos têm sugerido a necessidade de mensuração do nível de letramento em saúde da população (Patel *et al.*, 2011; Cawthon *et al.*, 2014) para evidenciar as limitações em relação ao acesso, compreensão e uso das informações e serviços de saúde. No entanto, essa mensuração requer análise cautelosa dos resultados para que, em vez de auxiliar na melhoria dos níveis de letramento, acentue ainda mais a condição de vulnerabilidade dos indivíduos
- Informar a equipe de saúde sobre os usuários com baixos níveis de letramento e solicitar o empenho de todos para ajudá-lo. Por exemplo, a aproximação com o usuário pode ser feita da seguinte maneira:
  - "Nós gostaríamos de dar a você alguns materiais escritos sobre diabetes, mas muitos dos nossos pacientes têm dificuldades para lê-los"
  - "A leitura de materiais escritos também é difícil para você?"
  - "Há alguém na sua família que o(a) ajude a ler as prescrições contidas nas bulas/frascos de medicamentos?"
- Esteja atento quando o paciente necessitar de ajuda e questione: "Posso ajudá-lo a preencher este formulário?". O objetivo não é estigmatizar os usuários com poucas capacidades de leitura, mas individualizar o cuidado, com base nas necessidades dos usuários que não conseguem ler bem (Hixon, 2004).

Individual/interpessoal/organizacional

- Desenvolver e distribuir impressos audiovisuais e mídia social de fácil compreensão e ação de letramento em saúde
- Conferir se as sinalizações e a linguagem utilizada estão claras para os usuários. Na sala de espera, que sinais e instruções existem nas paredes e prateleiras? Como são as características dos materiais educativos escritos, comumente utilizados pelas equipes na sala de exame ou de consulta? São de fácil compreensão? São legíveis? Lembre-se de que problemas de visão podem ser compli-

cadores para a leitura, por isso devem ser impressos em tamanho de letra maior, como uma fonte 14 a 16 do *Word* (Hixon, 2004; Hinoraka e Paasche-Orlow, 2008; Protheroe *et al.*, 2015)
- Existem recomendações para que os materiais escritos sejam desenvolvidos em linguagem equivalente à de estudantes que estejam cursando a 5ª série do Ensino Fundamental (em geral, crianças entre 10 e 11 anos) ou menos. Além disso, é muito importante suplementá-los com figuras ou outras formas de comunicação não escrita. Centenas de estudos têm demonstrado que os níveis de legibilidade dos materiais educacionais voltados aos usuários frequentemente excedem a capacidade de compreensão da população-alvo a que se destinam, ou seja, são redigidos em linguagem voltada a estudantes de nível médio ou superior. Assim, os profissionais também devem ter o cuidado de avaliar como está o nível de legibilidade de outros materiais impressos disponibilizados aos usuários, como receitas médicas, cartões de agendamento de consultas, formulários, termos de consentimento, folhetos e fôlderes educativos, entre outros (Schwartzberg *et al.*, 2005; Mialhe e Costa Silva, 2008; Alonso *et al.*, 2010; Protheroe *et al.*, 2015)
- Utilizar estratégias para melhorar a compreensão e a comunicação entre o usuário e o profissional.

Algumas ações que já estão sendo realizadas podem ser vistas no Quadro 8.1.

Comunitário

- Usar mídias sociais para promoção de informações de saúde de fácil compreensão. Nos últimos anos, é cada vez maior o número de pessoas que utilizam as mídias sociais para acesso à informação (Li, 2010). Isso não é diferente para informações em saúde. As mídias sociais fornecem ferramentas para compartilhar informações, debater questões de políticas e práticas de saúde, promover comportamentos de saúde, envolver-se e interagir com pacientes e cuidadores (Moorhead *et al.*, 2013)
- Criar *web pages*; páginas em mídias sociais podem facilitar o acesso e o uso da informação, principalmente para adolescente e adultos (WHO, 2016)

126 Parte 1 • Bases Conceituais da Educação e da Promoção da Saúde

Quadro 8.1 Estratégias de comunicação entre usuários/clientes e profissionais.

Habilidades clínicas (remova as complexidades desnecessárias)

- Comunique-se utilizando linguagem clara e simples:
  - Utilize palavras claras/óbvias e mantenha a estrutura das sentenças simples
  - Evite o uso de jargões
  - Os jargões podem ser tanto termos médicos/técnicos (p. ex., anemia, displasia, carboidratos etc.), como palavras difíceis/não usuais, como circundar, congregar, incidência, entre outras, que podem dificultar a compreensão por pessoas que não são da área da saúde, pois não apresentam contato diário com esse tipo de terminologia
- Limite os itens discutidos:
  - Foque a discussão nas duas ou três ideias mais importantes e reitere estas mensagens. Uma quantidade muito grande de informações ou muitas opções pode ser sufocante, algumas vezes resultando em decisões inconsistentes com os valores dos usuários
- Repita as informações importantes:
  - Seja específico
- Provenha informações claras e específicas, tipo "passo a passo", para a condição em questão:
  - As informações devem ser apropriadas para responder à questão: "O que eu necessito fazer?"
- Leve em consideração a perspectiva do usuário e investigue quais pontos não ficaram claros
- Utilize várias formas de comunicação
- Apresente as informações mais importantes por meio de uma variedade de modalidades de comunicação:
  - A combinação de figuras e comunicação oral e escrita tem se mostrado importante para melhorar o entendimento das informações em saúde, em determinados contextos. Outras formas de mídia, como vídeos ou materiais interativos baseados no uso do computador também podem ser efetivos
- Pense como um educador:
  - Seja criativo e cative o usuário
  - Estimule os usuários a fazerem perguntas
- Provenha um ambiente que seja conducente ao aprendizado e ao questionamento:
  - Pais com baixos níveis de letramento podem fazer menos perguntas e estarem menos aptos a descrever as possíveis barreiras às recomendações profissionais. O usuário pode sentir vergonha de dizer ao profissional que não entendeu as informações recebidas. Assim, questões como "Você entendeu?" podem, de fato, inibir possíveis discussões. Em vez disso, considere a possibilidade de questionar tipo: "Eu lhe fiz várias perguntas. E você, que perguntas tem para mim?"
- Ask Me 3:
  - É uma campanha norte-americana, proveniente de instituições sem fins lucrativos, que visa a promover a comunicação em saúde por meio do incentivo aos usuários para que façam três perguntas toda a vez que tiverem um encontro com profissionais da área da saúde. São elas: Qual é o meu maior problema? O que eu necessito fazer? Por que é importante para mim fazer isso? Mais informações sobre o programa encontram-se no site <http://www.npsf.org/askme3>
  - Aprenda a confirmar a compreensão dos usuários
- Confirme a compreensão dos usuários por meio do método "mostre-me" ou "ensine-me" (Schilinger et al., 2003):
  - Peça ao usuário, ao pai ou ao cuidador, dependendo do caso, para falar ou demonstrar a informação apresentada. Utilize um processo interativo, corrija os equívocos e faça o usuário ou cuidador redeclarar a informação até que a compreensão seja confirmada
- Desenvolva compreensões compartilhadas:
  - Explore as atitudes, crenças e a compreensão de seus pacientes e seus familiares. Encontre, em conjunto, soluções para os possíveis desafios ou barreiras para se alcançar cuidados melhores em saúde

Adaptado de Hironaka e Paasche-Orlow (2008).

- Criar plataformas dinâmicas que possibilitem a interação do paciente com o profissional de saúde. Em países desenvolvidos, há diversos programas para autogerenciamento de agravos crônicos que utilizam plataformas interativas (Lorig, 2012). No Brasil, já temos algumas iniciativas como o sistema desenvolvido para atendimento a distância de pacientes com doença renal crônica pré-dialítica, como ilustrado na Figura 8.5 (Fernandes et al., 2015).

Macropolítica

Diversos países já avançaram no desenvolvimento de políticas públicas, estratégias e diretrizes para promover o letramento em saúde da população (Sørensen, 2016). Infelizmente, no Brasil, até o momento, não há iniciativa do Mi-

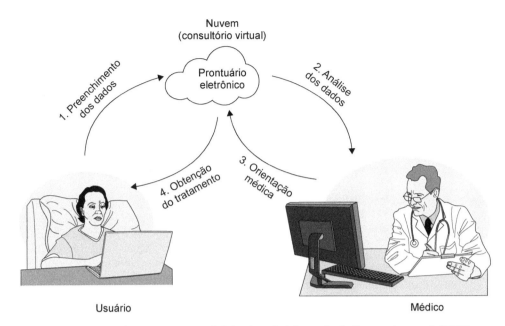

Figura 8.5 Plataforma para consultório virtual. Adaptada de Fernandes et al. (2015).

nistério da Saúde para se discutir a inserção do letramento em saúde como elemento essencial nas práticas de saúde. Entre as principais iniciativas da atualidade, destacam-se:

- *National action plan to improve health literacy in 2010* – EUA
- *Health literacy for Chinese citizens – basic knowledge and skills* – China
- *A framework for health literacy* – Nova Zelândia
- *Health promotion board in Singapore* – Singapura
- *Austrian health targets* – Áustria
- *Making it easy – A health literacy action plan for Scotland* – Escócia.

Intervenções de letramento geral com impacto no letramento em saúde

Promoção das habilidades de leitura e letramento para crianças pequenas

As habilidades de letramento dos pais ou cuidadores podem ser um fator de risco importante para a saúde das crianças. Pais, avós ou outros cuidadores de crianças normais e aquelas com necessidades especiais geralmente recebem uma quantidade enorme de informações complexas sobre os cuidados preventivos para crianças, incluindo esquemas nutricionais e de imunizações, e os profissionais geralmente superestimam o nível de letramento em saúde das famílias que atendem (Sanders et al., 2009).

Fazer a dosagem adequada, para as crianças, de medicamentos vendidos sem a necessidade de receita médica, por exemplo, pode ser mais difícil para os familiares, que provavelmente utilizam colheres, copos, xícaras e outros instrumentos para dosagem que não apresentam a padronização correta para essa finalidade.

Estudos também têm verificado que muitos cuidadores de crianças pequenas apresentam dificuldades em entender as medicações ou instruções de mistura de formulações em pó (Yin et al., 2007, 2008; Lokker et al., 2009). Assim, as crianças com doenças crônicas apresentam grande chance de apresentarem piores estados de saúde, dependendo das habilidades de letramento de seus cuidadores.

Portanto, dada a dependência entre ambos, existe tendência crescente de considerar a importância do letramento em saúde coletivo, ou seja, de todas as pessoas responsáveis pelos cuidados em saúde com a criança, incluindo a própria criança e seus pais, membros da família, equipe escolar e outras pessoas do convívio (Sanders et al., 2009). Estudos de letramento têm encontrado fortes associações entre os níveis de escolaridade da mãe e seu engajamento em atividades de letramento em casa com as crianças em idade pré-escolar, como ler textos para ela, exercício que está associado à melhoria do desenvolvimento da linguagem da criança e à emergência precoce das habilidades de linguagem e letramento (Raikes *et al.*, 2006; Schum, 2007).

O programa *Reach-Out-And-Read*, que encoraja as habilidades de letramento precoce por meio do provimento de livros às crianças durante as visitas médicas, é um exemplo de como os livros podem ser utilizados para promover o desenvolvimento da linguagem, mesmo se as habilidades de leitura dos pais são limitadas (Willis *et al.*, 2007). Além disso, outras medidas podem ser tomadas, como reduzir a complexidade das informações em saúde voltadas às crianças (por meio de vídeos, desenhos e figuras), melhorar a comunicação profissional com as crianças, facilitar a condução dos familiares dentro do sistema de saúde e melhorar diretamente os níveis de letramento em saúde dos familiares e crianças. Como exemplos, pode-se estimular a visita dos agentes de saúde ou outros profissionais às residências das pessoas que não podem se deslocar até os serviços, incentivar a participação das pessoas em atividades educativas nas unidades e a incorporação de conteúdos ligados à saúde nos currículos escolares, como o Programa Saúde na Escola (PSE; Brasil, 2004).

Promoção das habilidades de leitura e letramento para adultos e idosos

Dados do National Assessment of Adult Literacy (NCES, 2003) sugerem que os pais com poucas habilidades de letramento muito provavelmente não realizam atividades de leitura para suas crianças pequenas, durante 5 dias por semana ou mais, além de apresentarem menor probabilidade de terem filhos entre as idades de 3 a 5 anos que reconhecessem o alfabeto (NCES, 2005).

Dessa maneira, é importante que informações sobre programas de letramento para adultos na comunidade também sejam divulgadas pelos profissionais que trabalham nos sistemas de saúde a todas as famílias atendidas, de uma maneira sensibilizadora e não estigmatizante, a fim de que o adulto tenha habilidades de letramento para cuidar de sua própria saúde e também da de sua família. No Brasil, um exemplo interessante que une alfabetização de adultos e saúde é o projeto Alfabetizando com Saúde, da

Prefeitura Municipal de Curitiba (PR). A iniciativa consiste em ensinar adultos a ler e a escrever a partir de material didático elaborado por técnicos das Secretarias Municipais de Saúde e da Educação, e as aulas são ministradas no fim da tarde ou à noite em unidades municipais de saúde (Unesco, 2009). A iniciativa já foi premiada pela Unesco e tem como foco a promoção da alfabetização como condição prévia para a educação sobre saúde e prevenção de doenças.

Considerações finais

Apesar de o termo letramento em saúde (*health literacy*) ter sido utilizado há mais de 30 anos, apenas recentemente foi proposto como um componente importante do movimento de promoção da saúde, enfatizando o conceito de empoderamento pessoal e comunitário.

Hoje, é considerado não apenas uma competência particular das pessoas, mas um entre os vários fatores determinantes que impactam na qualidade de vida das populações. Indivíduos com poucas habilidades de leitura, comunicação escrita e oral e numeramento, além de se beneficiarem menos das atividades tradicionais de educação em saúde, terão menos habilidades de agirem de maneira satisfatória em prol de sua saúde a partir das informações recebidas (Nutbeam, 2008).

Apesar de ainda ser mais fácil conceituar o letramento em saúde do que mensurá-lo na prática clínica, se quisermos aprimorar a comunicação e a relação com os usuários, é melhor assumirmos que todos nós experimentamos algum grau de dificuldade de compreender as informações em saúde. Assim, os serviços de saúde precisam desenvolver estratégias para facilitar a comunicação com os usuários a fim de promover maior independência dos cidadãos nas tomadas de decisões relacionadas com a saúde. Nesse sentido, o letramento em saúde trabalha com o respeito aos direitos, ao acesso e à transparência nos serviços de saúde (Kickbusch, 2008).

Estratégias voltadas a promover o letramento em saúde deverão ser indissociáveis de outras mais amplas e intersetoriais, voltadas a prover a alfabetização, o letramento, o numeramento e as habilidades de linguagem na população. O sistema educacional apresenta um importante papel social no desenvolvimento de currículos que contemplem conhecimentos sobre o corpo humano, a manutenção da saúde, o funcionamento, a disponibilidade e a acessibilidade dos sistemas de saúde, bem como orientações sobre atitudes dos usuários em caso de os serviços não funcionarem adequadamente. Os cursos de graduação na área da saúde, da mesma maneira, devem comprometer-se, também, com a (re)formulação de disciplinas e práticas voltadas a melhorar a comunicação profissional-usuário.

Além disso, os profissionais de saúde devem ter um papel mais ativo na formulação e implementação de políticas internas e externas aos serviços de saúde, visando a transpor as barreiras de comunicação que dificultam o acesso e a compreensão das informações, principalmente para os grupos mais vulneráveis. Por fim, há a necessidade de que as atividades educativas em saúde sejam repensadas e planejadas dentro da filosofia da promoção da saúde, com o intuito de fortalecer a participação dos usuários em processos sociais e políticos, empoderando-os para o exercício do controle social e para o combate às causas das iniquidades em saúde.

Bibliografia

Aboumatar, H.; et al. The impact of health literacy on desire for participation in healthcare, medical visit communication, and patient reported outcomes among patients with hypertension. Journal of General Internal Medicine, v. 28, n. 11, p. 1469-1476, 2013.

Adams, R. J.; et al. Risks associated with low functional health literacy in an Australian population. Medical Journal of Australia, v. 191, n. 10, p. 530, 2009b.

Adams, R.; et al. Health literacy: a new concept for general practice? Australian Family Physician, v. 38, p. 144-147, 2009a. Disponível em: <http://www.racgp.org.au/afp/2009/march/health-literacy/>. Acesso em: 2 maio 2018.

Adkins, N.; Corus, C. Health literacy for improved health outcomes: effective capital in the marketplace. Journal of Consumer Affairs, v. 43, n. 2, p. 199-222, 2009.

Agre, P.; Stieglitz, E.; Milstein, G. The case for development of a new test of health literacy. Oncology Nursing Forum, v. 33, n. 2, p. 283-289, 2006.

Albuquerque, M. C.; Roffé, R. The asymmetrical relationship between the health care professional and the patient in public hospitals. International Journal of Bioethics, v. 19, n. 1-2, p. 165-179, 205-206, 2008.

Alonso, L. M.; Aguilera, C.; Perez, M. Readability of diabetes education materials. Salud Uninorte, v. 26, n. 1, 2010.

American Medical Association. Ad Hoc Committee on Health Literacy for the Concil on Scientific Affairs. Health literacy. Journal of the American Medical Association, v. 281, n. 6, p. 52-57, 1999.

Apolinario, D.; et al. Cognitive predictors of limited health literacy in adults with heterogeneous socioeconomic backgrounds. Journal of Health Psychology, v. 3, p. 1-13, 2014.

Apolinario, D.; et al. Detecting limited health literacy in Brazil: development of a multidimensional screening tool. Health Promotion International, p. 1-10, 2013.

Apolinario, D.; et al. Short assessment of health literacy for portuguese – speaking adults. Revista de Saúde Pública, v. 46, n. 4, p. 702-711, 2012.

Araújo, V. D. L.; Glotz, R. E. O. O letramento digital enquanto instrumento de inclusão social e democratização do conhecimento: desafios atuais. Revista Científica de Educação a Distância, v. 2, n. 1, p. 26, 2009.

Atkinson, P. M.; et al. Reach out and read: a pediatric clinic-based approach to early literacy promotion. Journal of Pediatric Health Care, v. 16, n. 1, p. 10-15, 2002.

Australian Bureau of Statistics. Health literacy, Australia, 2009. Disponível em: < http://www.ausstats.abs.gov.au/ausstats/subscriber.nsf/LookupAttach/4102.0Publication30.06.093/$File/41020_Healthliteracy.pdf >. Acesso em 13 jul. 2010.

Australian Bureau of Statistics. In adult literacy and life skills survey. Summary results. Canberra: Australian Bureau of Statistics, 2008.

Baker, D. W. The meaning and the measure of health literacy. Journal of General Internal Medicine, v. 21, n. 8, p. 878-883, 2006.

Baker, D. W.; et al. Development of a brief test to measure functional health literacy. Patient Education and Counseling, v. 38, p. 33-42, 1999.

Baker, D. W.; et al. Health literacy and the risk of hospital admission. Journal of General Internal Medicine, v. 13, p. 791-798, 1998.

Bass, P. F.; Wilson, J. F.; Griffith, C. H. A shortened instrument for literacy screening. Journal of General Internal Medicine., v. 18, n. 12, p. 1036-1038, 2003.

Becerra, B. J.; Arias, D.; Becerra, M. B. Low health literacy among immigrant Hispanics. Journal of Racial and Ethnic Health Disparities, v. 4, n. 3, p. 480-483, 2017.

Beck, R. S.; Daughtridge, R.; Sloane, P. D. Physician-patient communication in the primary care office: a systematic review. The Journal of the American Board of Family Practice, v. 15, n. 1, p. 25-38, 2002.

Bensing, J. M.; Roter, D. L.; Hulsman, R. L. Communication patterns of primary care physicians in the United States and the Netherlands. Journal of General Internal Medicine, v. 18, n. 5, p. 335-342, 2003.

Berkman, N. D.; Davis, T. C.; McCormack, L. Health literacy: what is it? Journal of Health Communication, v. 15, n. 9, p. 9-19, 2010.

Berkman, N. D.; et al. Low health literacy and health outcomes: an updated systematic review. Annals of Internal Medicine, p. 155, 2011.

Blanchard, W. A. Teaching an illiterate transplant patient. Nephrology Nursing Journal, v. 25, n. 1, p. 69, 1998.

Bo, A.; et al. National indicators of health literacy: ability to understand health information and to engage actively with healthcare providers – a population-based survey among Danish adults. BMC Public Health, v. 14, n. 1, p. 1095-1106, 2014.

Brach, C.; et al. Ten attributes of health literate health care organizations. National Academy of Sciences. Washington: IOM, 2012. 27 p.

Brasil. Ministério da Saúde. Programa Saúde na Escola, 2004. Disponível em: <http://dtr2004.saude.gov.br/dab/programa_saude_na_escola.php>. Acesso em: 7 mar. 2010.

Calheta, P. P. Oficinas de linguagem e letramento infantil: uma proposta de ação na saúde coletiva. In: Berberian, A. C.; Angelis, C. C. M.; Massi, G. (Org.). Letramento – referências em saúde e educação. São Paulo: Plexus, 2006. p. 299-319.

Campos, A. A. L. Risco para um exame citopatológico do colo do útero alterado e letramento funcional em saúde em mulheres assistidas pela estratégia de saúde da família. 2017. Dissertação (Mestrado em Saúde Coletiva) – Universidade Federal de Juiz de Fora, Juiz de Fora, 2017.

Canadian Council on Learning. Health literacy in Canada: a healthy understanding; 2008. 38 p. Disponível em: < http://www.en.copian.ca/library/research/ccl/health/health.pdf>. Acesso em: 2 maio 2018.

Carthery-Goulart, M. T.; et al. Performance of a Brazilian population on the test of functional health literacy in adults. Revista de Saúde Pública, v. 43, n. 4, p. 631-638, 2009.

Carvalho, G. S. Criação de ambientes favoráveis para a promoção de estilos de vida saudáveis. In: Pereira, B. O.; Carvalho, G. S. (Ed.). Actividade física, saúde e lazer: a infância e estilos de vida saudáveis. Lisboa: Lidel, 2006. p. 19-37.

Cavanaugh, K. L.; et al. Low health literacy associates with increased mortality in ESRD. Clinical Journal of the American Society of Nephrology, v. 21, n. 11, p. 1979-1985, 2010. Disponível em: <http://jasn.asnjournals.org/content/21/11/1979.abstract>. Acesso em: 2 maio 2018.

Cavanaugh, K. L.; et al. Patient dialysis knowledge is associated with permanent arteriovenous access use in chronic hemodialysis. Clinical Journal of the American Society of Nephrology, v. 4, n. 5, p. 950-956, 2009.

Cawthon, C.; et al. Implementing routine health literacy assessment in hospital and primary care patients. The Joint Commission Journal on Quality and Patient Safety, v. 40, n. 2, p. 68-76, 2014.

Cherry, D. K.; Burt, C. W.; Woodwell, D. A. National Ambulatory Medical Care Survey: 2001 Summary. Advance data from vital and health statistics. n° 337. Hyattsville: National Center for Health Statistics, 2003.

Chew, L. D.; Bradley, K. A.; Boyko, E. J. Brief questions to identify patients with inadequate health literacy. Family Medicine, v. 36, n. 8, p. 588-594, 2004.

Cutilli, C. C. Health literacy: what we need to know. Orthopaedic Nursing, v. 24, n. 3, p. 227-233, 2005.

D'Ambrósio, U. Etnomatemática: elo entre as tradições e a modernidade. Belo Horizonte: Autêntica, 2005.

Davis T. C.; et al. Rapid assessment of literacy levels of adult primary care patients. Family Medicine, v. 23, p. 433-5, 1991.

Davis, T. C.; et al. Health literacy and cancer communication. CA: A Cancer Journal for Clinicians, v. 52, n. 3, p. 134-149, 2002.

Davis, T. C.; et al. Rapid estimate of adult literacy in medicine: a shortened screening instrument. Family Medicine, v. 25, p. 391-395, 1993.

Descardeci, M. A. A. S. Pedagogia e letramento: questões para o ensino da língua materna. In: Semana de Pedagogia de Semana de Letras, 2002, Curitiba. Curitiba: Universidade Tuiuti do Paraná, 2002. Disponível em: <http://www.utp.br/mestradoemeducacao/pubonline/descardeciart.html>. Acesso em: 2 maio 2018.

DeWalt, D. A.; et al. Literacy and health outcomes: a systematic review of the literature. Journal of General Internal Medicine, p. 1228-1239, 2004.

Diamond, J. J. Development of a reliable and construct valid measure of nutritional literacy in adults. Nutrition Journal, v. 6, n. 1, p. 5, 2007.

Doak C. C.; Doak, L. G.; Root, J. H. Teaching patients with low-literacy skills. 2. ed. Philadelphia: JB Lippincott, 1996.

Dodson, S.; Good, S.; Osborne, R. (Ed.). Health literacy toolkit for low- and middle-income countries: a series of information sheets to empower communities and strengthen health systems. New Delhi: WHO, 2015.

Duell, P.; et al. Optimal health literacy measurement for the clinical setting: a systematic review. Patient education and counseling, v. 98, n. 11, p. 1295-1307, 2015.

Educational Testing Service. Test content for health activities literacy tests. New Jersey: ETS Princeton. Disponível em: <www.ets.org>. Acesso em: 2 maio 2018.

Eichler, K.; Wieser, S.; Brügger, U. The costs of limited health literacy: a systematic review. International Journal of Public Health, v. 54, n. 5, p. 313, 2009.

Estrada, C. A.; et al. Anticoagulant patient information material is written at high readability levels. Stroke, v. 31, p. 2966-2970, 2000.

European Commission. Together for health: a strategic approach for the EU 2008-2013. COM(2007) 630 final. Brussels: EU, 2007.

Fernandes N. M. S.; et al. Telemedicine: development of a distance care system for pre-dialysis chronic kidney disease patients. Jornal Brasileiro de Nefrologia, v. 37, n. 3, p. 349-358, 2015.

Ferrari, A. R. Analfabetismo e níveis de letramento no Brasil: o que dizem os censos? Educação e Sociedade (Campinas), v. 23, n. 81, p. 21-48, 2002.

Freebody, P., Luke, A. Literacies programs: debates and demands in cultural context. Prospect: An Australian Journal of TESOL, v. 5, n. 3, p. 7-16, 1990.

Freedman, D. A.; et al. Public health literacy defined. American Journal of Preventive Medicine, v. 36, n. 5, p. 446-451, 2009.

Freire, P. Pedagogia do oprimido. 45. ed. São Paulo: Paz e Terra, 2006.

Gal, I.; et al. Adult numeracy and its assessment in the ALL survey: a conceptual framework and pilot results. Written by the Team of the ALL Numeracy Team. Liaison and consultant for Statistics Canada: Yvan Clermont. Ottawa: Statistics Canada, 2003.

Golbeck, A. L.; Ahlers-Schmidt, C. R.; Paschal, A. M.; et al. A definition and operational framework for health numeracy. Am J Prev Med, v. 29, n. 4, p. 375-376, 2005.

Gong, D. A.; et al. Development and testing of the test of functional health literacy in dentistry (TOFHLiD). Journal of Public Health Dentistry, v. 67, n. 2, p. 105-112, 2007.

Griebeler, I. H.; Maragno, C. A. D.; Mengue S. S. Letramento em saúde. In: Salão de Iniciação Científica da UFRGS, XXI., 2009. Resumos... Sessão: bioética, ensino e pesquisa na saúde. Resumo 230. Disponível em: <http://www.propesq.ufrgs.br/sic2009/resumos/Salao2009/CS2009.pdf>. Acesso em: 2 maio 2018.

Hanson-Divers, E. C. Developing a medical achievement reading test to evaluate patient literacy skills: a preliminary study. Journal of Health Care for the Poor and Underserved, v. 8, n. 1, p. 56-69, 1997.

Haun, J. N.; et al. Health literacy measurement: an inventory and descriptive summary of 51 instruments. Journal of Health Communication, v. 19, Suppl. 2, p. 302-333, 2014.

Health Literacy Tool Shed. A database of health literacy measures. Boston, 2017. Disponível em: <https://healthliteracy.bu.edu/>. Acesso em: 2 maio 2018.

Heijmans, M.; et al. Functional, communicative and critical health literacy of chronic disease patients and their importance for self-management. Patient Education and Counseling, v. 98, n. 1, p. 41-48, 2015.

Hironaka L. K.; Paasche-Orlow, M. K. The implications of health literacy on patient-provider communication. Archives of Disease in Childhood, v. 93, n. 5, p. 428-432, 2008.

Hixon, A. L. Functional health literacy: improving health outcomes. American Family Physician Journal, v. 69, p. 2077-2078, 2004.

Houaiss, A.; Villar, M. Dicionário Houaiss da língua portuguesa. Rio de Janeiro: Objetiva, 2009.

Indicador de Alfabetismo Funcional. Estudo especial sobre alfabetismo e mundo do trabalho. São Paulo: Ação Educativa; Instituto Paulo Montenegro; IBOPE Inteligência, 2016. 26 p.

Indicador de Alfabetismo Funcional. Indicador de alfabetismo funcional. Principais resultados: ação do Ibope pela Educação. São Paulo: Instituto Paulo Montenegro, 2009. 18 p.

Infante, M. I. Alfabetismo funcional en siete países de América Latina. Santiago: Unesco, 2000. 193 p. Disponível em: <http://unesdoc.unesco.org/images/0012/001214/121483so.pdf>. Acesso em 13 jul. 2018.

Institute of Medicine. Health literacy: a prescription to end confusion. Washington: The National Academics Press, 2004.

Institute of Medicine. Health literacy: improving health, health systems, and health policy around the world: workshop summary. Washington: The National Academies Press, 2013. 235 p.

Institute of Medicine. Measures of health literacy: workshop summary. Washington, DC: The National Academics Press, 2009. 142 p.

Instituto Brasileiro de Opinião Pública e Estatística. Indicador nacional de alfabetismo funcional (INAF BRASIL 2011): principais resultados. São Paulo: Ação Educativa; Instituto Paulo Montenegro; IBOPE Inteligência, 2011. 25 p.

Ishikawa, H.; Yano, E. Patient health literacy and participation in the health-care process. Health Expect, v. 11, n. 2, p. 113-122, 2008.

Jastak, S.; Wilkinson, G. Wide Range Achievement Test – revised 3. Wilmington: Jastak Associates, 1993.

Jochelson, K. Health literacy review paper. London: National Social Marketing Centre, 2008.

Jordan, J. E.; Buchbinder, R.; Osborne, R. H. Conceptualising health literacy from the patient perspective. Patient Education and Counselling, v. 79, n. 1, p. 36-42, 2010.

Junkes, M. C. Tradução, adaptação transcultural para língua portuguesa do Brasil e validação da versão brasileira do REALD-30 (Rapid estimate of adult literacy in dentistry). Dissertação (Mestrado em Odontologia) – Universidade Federal do Paraná, Curitiba, 2013. 74 p.

Kanj, M.; Mitic, W. 7th Global conference on health promotion. Promoting health and development: closing the implementation gap. Nairobi: WHO, 2009. 46 p.

Kickbusch, I. Health literacy: addressing the health and education divide. Health Promotion International, v. 16, n. 3, p. 289-297, 2001.

Kickbusch, I. Invest in health literacy: enabling choices for health in modern societies. In: Health Literacy Conference Report. European Patients' Forum Spring Conference, 2008.

Kickbusch, I.; Wait, S.; Maag, D. Navigating health: the role of health literacy. London: Alliance for Health and the Future; International Longevity Centre, 2006.

Kirsch, I. The International Adult Literacy Survey (IALS): understanding what was measured. Research Report RR-01-25. Princeton, NJ: Statistics and Research Division of the Educational Testing Service, 2001.

Kirsch, I.; et al. Adult literacy in America: a first look at the findings of the National Adult Literacy Survey. 3. ed. Washington: National Center for Education; U.S. Department of Education, 2002.

Klasco, R. K. (Ed.). USP DI: Drug information for the healthcare professional. Massachusetts: Thomson Micromedex, 2003.

Koh, H. K.; et al. A proposed 'health literate care model' would constitute a systems approach to improving patients' engagement in care. Health Affairs, v. 32, n. 2, p. 357-367, 2013.

Kripalani, S.; et al. Health literacy and the quality of physician-patient communication during hospitalization. Journal of Hospital Medicine, v. 5, n. 5, p. 269-275, 2010.

Kutner, M.; et al. The health literacy of America's adults: results from the 2003 National Assessment of Adult Literacy. Washington: US Department of Education; National Center for Education, 2006.

Lee, J. Y.; et al. Development of a word recognition instrument to test health literacy in dentistry: the REALD-30-a brief communication Journal of Public Health Dentistry, v. 67, n. 2, p. 94-98, 2007.

Lee, S.; et al. Development of an easy-to-use Spanish health literacy test. Health Services Research Journal, v. 41, p. 1392-1412, 2006.

Lee, S.-Y.; Arozullah, A.; Cho, Y. Health literacy, social support, and health: a research agenda. Social Science & Medicine, v. 58, n. 7, p. 1309-1321, 2004.

Li, C. Groundswell: winning in a world transformed by social technologies. Strategic Direction, v. 26, n. 8, 2010.

Logan, R. A.; et al. Health literacy: a necessary element for achieving health equity. Washington: Institute of Medicine, 2015. 8 p.

Lokker, N.; et al. Parental misinterpretations of over-the-counter pediatric cough and cold medication labels. Pediatrics, v. 123, n. 6, p. 1464-1471, 2009.

Lorig, K. Becoming an active self-manager. In: Lorig, K.; et al. (Ed.). Living a healthy life with chronic conditions: self-management of heart disease, arthritis, diabetes, depression, asthma, bronchitis, emphysema, and other physical and mental health conditions. 4. ed. Palo Alto: Bull Publishing Company, 2012. p. 15.

Machado, A. L. G.; et al. Instrumentos de letramento em saúde utilizados nas pesquisas de enfermagem com idosos hipertensos. Revista Gaúcha de Enfermagem, v. 35, n. 4, p. 101-107, 2014.

Mancuso, J. M. Assessment and measurement of health literacy: an integrative review of the literature. Nursing & Health Sciences, v. 11, n. 1, p. 77-89, 2009.

Mancuso, J. M. Health literacy: a concept/dimensional analysis. Nursing & Health Sciences, v. 10, n. 3, p. 248-255, 2008.

Mann, S.; Sripathy, K.; Siegler, E. L.; et al. The medical interview: differences between adult and geriatric outpatients. Journal of the American Geriatrics Society, v. 49, n. 1, p. 65-71, 2001.

Maragno, C. A. D. Associação entre letramento em saúde e adesão ao tratamento medicamentoso. 2009. Dissertação (Mestrado em Ciências Farmacêuticas) – Universidade Federal do Rio Grande do Sul, Porto Alegre, 2009. Disponível em: <http://www.lume.ufrgs.br/handle/10183/18582>. Acesso em: 2 maio 2018.

Martins, N. F. F.; et al . Letramento funcional em saúde e adesão à medicação em idosos: revisão integrativa. Rev. Bras. Enferm., v. 70, n. 4, p. 868-874, 2017.

McCormack, L.; Thomas, V.; Lewis, M. A.; et al. Improving low health literacy and patient engagement: a social ecological approach. Patient Education and Counseling, v. 100, n. 1, p. 8-13, 2017.

McLafferty, R. B.; et al. Surgeon communication behaviors that lead patients to not recommend the surgeon to family members or friends: analysis and impact. Surgery, v. 140, n. 4, p. 616-624, 2006.

McLeroy, K. R.; Bibeau, D.; Steckler, A. K. G. An ecological perspective on health promotion programs. Health Education Quartely, v. 15, n. 4, p. 351-377, 1988.

Mendes, J.; Granado, R. Múltiplos olhares: matemática e produção do conhecimento. São Paulo: Musa, 2007.

Mialhe, F. L.; Costa Silva, C. M. Estratégias para a elaboração de impressos educativos em saúde bucal. Arquivos em Odontologia, v. 44, n. 2, p. 81-87, 2008.

Micheala, J.; Lee, J. Y.; Rozier, R. G. Oral health literacy among adult patients seeking dental care. The Journal of the American Dental Association, v. 138, n. 9, p. 1199-1208, 2007.

Moorhead, S. A.; et al. A new dimension of health care: systematic review of the uses, benefits, and limitations of social media for health communication. Journal of Medical Internet Research, v. 15, n. 4, 2013.

Moraes, K. L.; et al. Functional health literacy and knowledge of renal patients on pre-dialytic treatment. Revista Brasileira de Enfermagem, v. 70, n. 1, p. 155-162, 2017.

Morris, N. S.; et al. The single item literacy screener: evaluation of a brief instrument to identify limited reading ability. BMC Family Practice, v. 24, p. 7-21, 2006.

Mortatti, M. R. L. Educação e letramento. São Paulo: Editora UNESP, 2004. 136 p.

Moser, D. K.; et al. Health literacy predicts morbidity and mortality in rural patients with heart failure. Journal of Cardiac Failure, v. 21, n. 8, p. 612-618, 2015.

Mullan, J.; et al. Health literacy amongst health professional university students: a study using the Health Literacy Questionnaire. Education Sciences, v. 7, n. 2, p. 54, 2017.

Murray, T.; et al. Health literacy in Canada: a healthy understanding. Ottawa: CCL, 2008.

Nath, C. R.; et al. Development and validation of a literacy assessment tool for persons with diabetes. The Diabetes Educator, v. 27, n. 6, p. 857-864, 2001.

National Center for Education Statistics. Department of Education. The 2003 National Assessment of Adult Literacy (NAAL). Washington: National Center for Education Statistics, 2003.

National Center for Education Statistics. Highlights from the 2003 International Adult Literacy and Lifeskills Survey (ALL). Issue Brief, May 2005, p. 1-3.

Neri, A. L. Idosos no Brasil: vivências, desafios e expectativas na terceira idade. São Paulo: Perseu Abramo, 2007. 288 p.

Nielsen-Bohlman, L.; Panzer, A. M.; Kindig, D. A. (Ed.). Health literacy: a prescription to end confusion. Institute of Medicine. Washington: The National Academies Press, 2004.

Nurss, J. R.; et al. Test of functional health literacy in adults. Hartfort: Peppercorn Books and Press, 1995.

Nurss, J. R.; et al. Test of functional health literacy in adults. Hartfort: Peppercorn Books and Press, 1995.

Nutbeam, D. Defining and measuring health literacy: what can we learn from literacy studies? International Journal of Public Health, v. 54, n. 5, p. 303-305, 2009.

Nutbeam, D. Health literacy as a public health goal: a challenge for contemporary health education and communication strategies into the 21st century. Health Promotion International, v. 15, n. 3, p. 259-267, 2000.

Nutbeam, D. Health promotion glossary. Health Promotion International, v. 13, p. 349-364, 1998.

Nutbeam, D. Literacies across the lifespan: health literacy. Literacy & Numeracy Studies, v. 9, n. 2, p. 47-56, 1999.

Nutbeam, D. The evolving concept of health literacy. Social Science & Medicine, v. 67, n. 12, p. 2072-2078, 2008.

Nutbeam, D.; McGill, B.; Premkumar, P. Improving health literacy in community populations: a review of progress. Health Promotion International, 2017. E-pub ahead of print.

O'shea, H. S. Teaching the adult ostomy patient. Journal of Wound Ostomy & Continence Nursing, v. 28, n. 1, p. 47-54, 2001.

Ohtaki, S.; Ohtaki, T.; Fetters, M. D. Doctor-patient communication: a comparison of the USA and Japan. Family Practice, v. 20, n. 3, p. 276-282, 2003.

Organization for Economic Co-operation and Development and Statistics Canada (OECD). Literacy in the information age. Final report of the International Adult Literacy Survey. Paris: OECD, 2000.

Osborn, C. Y.; et al. Health literacy in the context of HIV treatment: Introducing the brief estimate of health knowledge and action (BEHKA) – HIV version. AIDS and Behavior, v. 14, n. 1, p. 181-188, 2010.

Osborne, R. H.; et al. The grounded psychometric development and initial validation of the Health Literacy Questionnaire (HLQ). BMC Public Health, v. 13, p. 658-674, 2013.

Paasche-Orlow, M. K.; et al. How health care systems can begin to address the challenge of limited literacy. Journal of General Internal Medicine, v. 21, n. 8, p. 884-887, 2006.

Paasche-Orlow, M. K.; Wolf, M. S. The causal pathways linking health literacy to health outcomes American Journal of Health Behavior, v. 31, n. 1, p. S19-S26, 2007.

Pan, M. Letramento escolar e processos subjetivos. In: Berberian, A. C.; Angelis, C. C. M.; Massi, G. (Org.). Letramento: referências em saúde e educação. São Paulo: Plexus, 2006. p. 66-116.

Parker, R. M.; et al. The test of functional health literacy in adults: a new instrument for measuring patients' literacy skills. Journal of General Internal Medicine, v. 10, n. 10, p. 537-541, 1995.

Passamai, M. P. B.; et al. Letramento funcional em saúde: reflexões e conceitos. Interface – Comunicação, Saúde, Educação, v. 16, n. 41, p. 301-314, 2012.

Patel, P. J.; et al. Testing the utility of the newest vital sign (NVS) health literacy assessment tool in older African-American patients. Patient Education and Counseling, v. 85, n. 3, p. 505-507, 2011.

Pavlekovic, G. Health literacy. Programmes for training on research in public health for South Eastern Europe. 2008. 4 p.

Protheroe, J.; Estacio, E. V.; Saidy-Khan, S. Patient information materials in general practices and promotion of health literacy: an observational study of their effectiveness. British Journal of General Practice, v. 65, n. 632, p. e192-e197, 2015.

Quemelo, P. R. V.; et al. Literacia em saúde: tradução e validação de instrumento para pesquisa em promoção da saúde no Brasil. Cadernos de Saúde Pública, v. 33, n. 2, 2017.

Raikes, H.; et al. Mother-child bookreading in low-income families: correlates and outcomes during the first three years of life. Child Development, v. 77, n. 4, p. 924-953, 2006.

Ratzan S. C. Health literacy: communication for the public good. Health Promotion International, v. 16, n. 2, p. 207-214, 2001. Disponível em: <http://heapro.oxfordjournals.org/content/16/2/207.abstract>. Acesso em: 2 maio 2018.

Ribeiro, M. C. S. A.; et al.. Perfil sociodemográfico e padrão de utilização de serviços de saúde para usuários e não usuários do SUS-PNAD 2003. Ciência & Saúde Coletiva, v. 11, n. 4, p. 1011-1022, 2006.

Ribeiro, V. Letramento no Brasil, reflexões a partir do INAF 2001. 2. ed. São Paulo: Global, 2004. 287 p.

Ribeiro, V. M.; Lima, A. L. I.; Batista A. A. G. Alfabetismo e letramento no Brasil: 10 anos do INAF. Belo Horizonte: Autêntica, 2015. 478 p.

Ribeiro, V. M.; Lima, A. L. I.; Batista, A. A. G. Alfabetismo e letramento no Brasil: 10 anos do INAF. Belo Horizonte: Autêntica, 2015.

Rocha, P. C.; Lemos S. M. A. Conceptual aspects and factors associated with functional health literacy: a literary review. Revista CEFAC, v. 18, n. 1, p. 214-225, 2016.

Rocha, P. C.; Rocha, D. C.; Lemos, S. M. A. Functional health literacy and quality of life of high-school adolescents in state schools in Belo Horizonte. CoDAS, v. 29, n. 4, 2017.

Rootman, I.; Gordon-El-Bihbety, D. A vision for a health literate Canada: report of the expert panel on health literacy. Ottawa: Canadian Public Health Association, 2008. Disponível em: <https://www.cpha.ca/vision-health-literate-canada-report-expert-panel-health-literacy>. Acesso em: 2 maio 2018.

Rootman, I.; Ronson, B. Literacy and health research in Canada: where have we been and where should we go? Canadian Journal of Public Health; Revue Canadienne de Santée Publique, S62-S77, 2005.

Roter, D. L.; et al. Communication patterns of primary care physicians. Journal of American Medical Association, v. 277, n. 4, p. 350-356, 1997.

Roter, D. L.; Stashefsky-Margalit, R.; Rudd, R. Current perspectives on patient education in the US. Patient Educ Couns, v. 44, n. 1, p. 79-86, 2001.

Roter, D. L.; Stewart, M.; Putnam, S. M.; et al. Communication patterns of primary care physicians. JAMA, v. 277, n. 4, p. 350-356, 1997.

Rudd, R. E. Health literacy skills of US adults. American Journal of Health Behavior, v. 31, S8-S18, 2007.

Rudd, R. E. Needed action in health literacy. Journal of Health Psychology, v. 18, 2013.

Rudd, R. E. The evolving new concept of health literacy: new direction for health literacy studies. Journal of Communication in Healthcare, v. 8, n. 1, p. 7-9, 2015.

Rudd, R. E.; Anderson, J. E. The health literacy environment of hospitals and health centers. Partners for action: making your healthcare facility literacy-friendly. Boston: National Center for the Study of Adult Learning and Literacy (NCSALL), 2006.

Sabbahi, D. A.; et al. Development and evaluation of an oral health literacy instrument for adults. Community Dentistry and Oral Epidemiology, v. 37, n. 5, p. 451-462, 2009.

Sampaio, H. A. C.; et al. Letramento em saúde de diabéticos tipo 2: fatores associados e controle glicêmico. Ciência & Saúde Coletiva, v. 20, n. 3, 2015.

Sanders, L. M.; et al. Literacy and child health: a systematic review. Archives of Pediatrics & Adolescent Medicine, v. 163, n. 2, p. 131-140, 2009.

Santos, J. E. M.; et al. Comprehension of the education handout and health literacy of pacemaker users. Revista Brasileira de Enfermagem, v. 70, n. 3, p. 633-639, 2017.

Santos, M. I. P. O.; et al. Letramento funcional em saúde na perspectiva da Enfermagem Gerontológica: revisão integrativa da literatura. Revista Brasileira de Geriatria e Gerontologia, v. 18, n. 3, p. 651-664, 2015.

Santos, M. I. P. O.; Portella, M. R. Conditions of functional health literacy of an elderly diabetics group. Revista Brasileira de Enfermagem, v. 69, n. 1, p. 156-164, 2016.

Santos, W. L. P. Letramento em química, educação planetária e inclusão social. Química Nova, v. 29, n. 3, p. 611-620, 2006.

Schillinger, D.; Piette, J.; Grumbach, K.; et al. Closing the loop: Physician communication with diabetic patients who have low health literacy. Archives of Internal Medicine, v. 163, n. 1, p. 83-90, 2003.

Schum, R. L. Language screening in the pediatric office setting. Pediatric Clinics of North Amarica, v. 54, n. 3, p. 425-436, 2007.

Schwartzberg, J. G.; Vangeest, J. B.; Wang, C. C. (Ed.). Understanding health literacy. Implications for medicine and public health. Chicago: American Medical Association Press, 2005. 253 p.

Simon, H. K. Caregiver knowledge and delivery of a commonly prescribed medication (albuterol) for children. Archives of Pediatrics & Adolescent Medicine, v. 153, p. 615-618, 1999.

Simonds, S. K. Health education as social policy. Health Education Monographs, v. 2, p. 1-25, 1974.

Soares, M. Alfabetização e letramento. São Paulo: Contexto, 2008.

Soares, M. Letramento um tema em três gêneros. 3. ed. Belo Horizonte: Autêntica, 2009. 128 p.

Sørensen, K. Health literacy is a political choice: a health literacy guide for politicians. Netherlands: Global Health Literacy Academy; 2016. 32 p.

Sørensen, K.; et al. Health literacy and public health: a systematic review and integration of definitions and models. BMC Public Health, v. 12, n. 1, p. 1-13, 2012.

Spandorfer, J. M.; et al. Comprehension of discharge instructions by patients in an urban emergency department. Annals of Emergency Medicine, v. 25, n. 1, p. 71-74, 1995.

Speros, C. Health literacy: concept analysis. Journal of Advanced Nursing, v. 50, n. 6, p. 633-640, 2005.

Tfouni, L. V. Adultos não alfabetizados em uma sociedade letrada. São Paulo: Cortez, 2006.

United Nations Educational Scientific and Cultural Organization. Education for all global monitoring report. Fontenoy: Unesco Publishing, 2005.

United Nations Educational Scientific and Cultural Organization. Unesco Institute for Lifelong Learning. Effectiveliteracypractice,2009.Disponívelem:<http://www.unesco.org/uil/litbase/?menu=4&programme=2>. Acesso em: 2 maio 2018.

United Nations Educational, Scientific and Cultural Organization; Oficina Regional de Educación para América Latina y Caribe. Alfabetismo funcional en siete países de América Latina. Santiago: UNESCO, 2000.

United Nations Organization for Education, Science and Culture. Aspects of literacy assessment: topics and issues from the UNESCO Expert Meeting, 10-12 June. Paris: UNESCO, 2003.

United Nations Organization for Education, Science and Culture. Literacy is the best remedy. The UNESCO Courier. n. 7. 2008. Disponível em: <http://unesdoc.unesco.org/images/0017/001798/179880e.pdf>. Acesso em: 2 maio 2018.

United Nations Organization for Education, Science and Culture. O desafio da alfabetização global: um perfil da alfabetização de jovens e adultos na metade da década das Nações Unidas para a alfabetização 2003-2012. Brasília: Unesco, 2009. 79 p.

Valer, L. D. B.; Paskulin, M. G. Alfabetização em saúde de pessoas idosas. In: Salão de Iniciação Científica da UFRGS, XXI. 2009. Resumos... Sessão: Políticas e práticas em saúde e enfermagem II. Resumo 42. Disponível em: <http://www.propesq.ufrgs.br/sic2009/resumos/Salao2009/CS2009.pdf>. Acesso em: 2 maio 2018.

Wallace, L. S.; et al. Brief report: screening items to identify patients with limited health literacy skills. Journal of General Internal Medicine, v. 21, n. 8, p. 874-877, 2006.

Wallerstein, N. Empowerment to reduce health disparities. Scandinavian Journal of Public Health, v. 30, suppl. 59, p. 72-77, 2002.

Wallerstein, N. Health and safety education for workers with low literacy or limited English skills. American Journal of Industrial Medicine, v. 22, n. 5, p. 751-765, 1992.

Wallerstein, N.; Bernstein, E. Empowerment education: Freire's ideas adapted to health education. Health Education Quarterly, v. 15, n. 4, p. 379-394, 1988.

Weiss, B. D. Health literacy: a manual for clinicians. Chicago: American Medical Association, 2003.

Weiss, B. D.; Mays, M. Z.; Martz, W.; et al. Quick assessment of literacy in primary care: the newest vital sign. The Annals of Family Medicine, v. 3, n. 6, p. 514-522, 2005.

Williams, M. V.; et al. Inadequate functional health literacy among patients at two public hospitals. Journal of American Medical Association, v. 274, n. 21, p. 1677-1682, 1995.

Willis, E.; Kabler-Babbitt, C.; Zuckerman, B. Early literacy interventions: reach out and read. Pediatric Clinics of North America, v. 54, n. 3, p. 625-642, 2007.

Wilson, F. L. Are patient information materials too difficult do read? Home Health Nurse, v. 18, p. 107-115, 2000.

World Health Organization. Commission on Social Determinants of Health – final report (CSDH). Geneva: World Health Organization, 2008. Disponível em: <http://www.who.int/social_

determinants/thecommission/finalreport/en/index.html>. Acesso em 2 maio 2018.

World Health Organization. Commission on Social Determinants of Health. Closing the gap in a generation: health equity through action on the social determinants of health. Geneva: World Health Organization, 2008.

World Health Organization. Global Conference on Health Promotion, 9th. Policy brief 4: Health literacy. Geneva: World Health Organization, 2016. p. 1-9.

World Health Organization. Health literacy and health promotion: definitions, concepts and examples in the Eastern Mediterranean regions. Individual Empowerment Conference Working Document. Prepared for the 7th Global Conference for Health Promotion: Promoting Health and Development, Closing the Implementation Gap, 2009. Disponível em: <http://www.who.int/healthpromotion/conferences/7gchp/Track1_Inner.pdf>. Acesso em: 2 maio 2018.

World Health Organization. Health promotion glossary. Geneva: World Health Organization, 1998.

Wright, J. A.; et al. Development and results of a kidney disease knowledge survey given to patients with CKD. American Journal of Kidney Diseases, v. 57, n. 3, p. 387-395, 2011.

Wu, J-R.; et al. Low literacy is associated with increased risk of hospitalization and death among individuals with heart failure. Journal of General Internal Medicine, v. 28, n. 9, p. 1174-1180, 2013.

Yin, H. S.; et al. Association of low caregiver health literacy with reported use of nonstandardized dosing instruments and lack of knowledge of weight-based dosing. Ambulatory Pediatrics, v. 7, n. 4, p. 292-298, 2007.

Yin, H. S.; et al. Randomized controlled trial of a pictogram-based intervention to reduce liquid medication dosing errors and improve adherence among caregivers of young children. Archives of Pediatrics & Adolescent Medicine, v. 162, n. 9, p. 814-822, 2008.

Yost, K. J.; et al. Bilingual health literacy assessment using the talking touchscreen/la pantalla parlanchina: development and pilot testing 2009. Patient Education and Counseling, v. 75, issue 3, p. 295-301, 2009. Disponível em: <http://www.sciencedirect.com/science/article/pii/S0738399109001414>. Acesso em: 2 maio 2018.

Zarcadoolas, C.; Pleasant, A.; Greer, D. Advancing health literacy: a framework for understanding and action. San Francisco: Jossey-Bass, 2006. 368 p.

Zarcadoolas, C.; Pleasant, A.; Greer, D. S. Elaborating a definition of health literacy: a commentary. Journal of Health Communication, v. 8, suppl. 1, p. 119-120, 2003.

Zarcadoolas, C.; Pleasant, A.; Greer, D. S. Understanding health literacy: an expanded model. Health Promotion International, v. 20, n. 2, p. 195-203, 2005.

9 Habilidades para a Vida como Estratégia de Promoção da Saúde

Mônica de Andrade • Maria Luiza Corrêa •
Lucas Ribeiro Marques Campos de Oliveira •
Gladys Herrera Patiño • Iván Darío Chahín Pinzón

Introdução

Promoção da saúde é o nome dado ao processo de capacitação da comunidade para atuar na melhoria de sua qualidade de vida e de saúde, incluindo uma maior participação no controle desse processo (WHO, 1986). Considera que a saúde seja o resultado de um conjunto de fatores relacionados com as condições de vida da população, tendo como requisitos a educação, o saneamento básico, a habitação, a renda, o trabalho, a alimentação, o meio ambiente, o acesso a bens e serviços, com ações intersetoriais que envolvam a promoção de equidade e de justiça social.

As ações de promoção da saúde estão relacionadas com cinco campos de atuação: políticas públicas saudáveis, criação de ambientes favoráveis à saúde, desenvolvimento de habilidades pessoais, reorientação dos serviços de saúde e reforço da ação comunitária (WHO, 1986).

Entre as ações de promoção da saúde, a autonomia das pessoas para atuar na melhoria de sua qualidade de vida e saúde é fundamental, e pode ser desenvolvida por meio de habilidades pessoais e da capacitação da comunidade.

O desenvolvimento de habilidades individuais e coletivas fortalece as iniciativas pessoais e sociais para a transformação participativa da realidade a fim de promover a saúde e o bem-estar.

Os ambientes favoráveis incluem as dimensões físicas, ecológicas, psicossociais e culturais. São núcleos de trabalhos para ensinar a cuidar de si mesmo e da comunidade, com iniciativas como cidades e municípios saudáveis (Tsouros, 1995), escolas promotoras de saúde, universidades promotoras de saúde (OPAS, 2006), entre outras.

A iniciativa Escolas Promotoras de Saúde é uma estratégia integral e integradora para o fornecimento de serviços de saúde escolar que transcendam a atenção médica tradicional e se fundamentem em ações de promoção da saúde no âmbito escolar. Adota os princípios: "1. Educação para a saúde com enfoque integral, incluindo o desenvolvimento de habilidades para a vida; 2. Criação e manutenção de ambientes físicos e psicossociais saudáveis; e 3. Oferta de serviços de saúde, alimentação saudável e vida ativa" (OPAS, 2006).

Como uma das estratégias para promover a educação, a Organização Mundial da Saúde (OMS) elaborou um guia para facilitar o desenvolvimento e implementação de programas de educação para crianças e adolescentes em escolas. Esses programas têm o propósito de desenvolver as seguintes habilidades para a vida: autoconhecimento, relacionamento interpessoal, empatia, lidar com os sentimentos, lidar com o estresse, comunicação eficaz, pensamento crítico, pensamento criativo, tomada de decisão e resolução de problemas (WHO, 1997).

As habilidades para a vida podem auxiliar no desenvolvimento de capacidades emocionais, sociais e cognitivas, proporcionando aos indivíduos lidar com situações conflituosas do cotidiano de maneira mais assertiva.

O objetivo deste capítulo é refletir sobre o papel das habilidades para a vida no desenvolvimento de habilidades pessoais, um campo de ação da promoção de saúde.

Habilidades para a vida

A habilidade *autoconhecimento* foi definida como a capacidade de reconhecimento que cada indivíduo tem de si mesmo, de suas habilidades e de seus limites.

Uma das dinâmicas que pode ser utilizada para a habilidade de autoconhecimento está baseada em perguntas como:

- Quem sou?
- O que desejo?
- Que vida eu quero?
- O que devo fazer para conseguir o que quero?

Esses questionamentos permitem o autoconhecimento e a identificação de recursos pessoais para conseguir dar um direcionamento à própria existência (WHO, 1997; Minto *et al.*, 2006; Castellanos e Pinzón, 2012).

A habilidade *relacionamento interpessoal* foi identificada como a habilidade para fazer, manter, aprofundar e terminar relacionamentos. Relacionamentos interpessoais negativos têm um impacto negativo na saúde física e emocional das pessoas, resultando em baixos índices de qualidade de vida (WHO, 1997; Minto *et al.*, 2006; Castellanos e Pinzón, 2012).

A habilidade *empatia* é definida como a capacidade de se colocar no lugar do outro, imaginando como este se sente, procurando compreender e não julgar. A empatia é uma habilidade importante, pois facilita a compreensão das reações, emoções e opiniões de outras pessoas. Tornar-se mais empático significa aumentar a capacidade de entender e aceitar o que motiva o comportamento das pessoas. Exercer a empatia pode aumentar a capacidade de compreender o outro, diminuir julgamentos e melhorar os relacionamentos (WHO, 1997; Minto *et al.*, 2006; Castellanos e Pinzón, 2012).

O *manejo dos sentimentos e emoções* é uma habilidade relacionada com a capacidade de reconhecer as próprias emoções e as emoções do outro; tomar consciência do quanto elas influenciam o comportamento e como manejá-las adequadamente.

Aprender a lidar com as emoções e com os sentimentos é importante, pois ambos fazem parte do mundo afetivo, e isso permite tornar-se consciente, facilita a organização interna e direciona atitudes coerentes com as situações vivenciadas (WHO, 1997; Minto *et al.*, 2006; Castellanos e Pinzón, 2012).

O manejo do estresse é uma habilidade relacionada com a capacidade de reconhecer as fontes de estresse e identificar as ações para reduzi-las ou eliminá-las (Minto *et al.*, 2006).

A habilidade *comunicação assertiva* significa expressar assertivamente as opiniões, os sentimentos, as necessidades e os desejos. A comunicação assertiva fundamenta-se no direito inalienável do ser humano de se expressar, afirmar o que é importante e considerar o que importa para o outro (WHO, 1997; Minto *et al.*, 2006; Castellanos e Pinzón, 2012).

A habilidade *pensamento crítico* é a capacidade de analisar informações e/ou situações a partir de diferentes ângulos. Desenvolver o pensamento crítico permite questionar, criar e usar mecanismos com base no autocuidado, no cuidado do outro e no cuidado coletivo (WHO, 1997; Minto *et al.*, 2006; Castellanos e Pinzón, 2012).

A habilidade *pensamento criativo* é a capacidade de explorar alternativas disponíveis e ser capaz de responder com flexibilidade às situações diárias. O pensamento criativo permite inventar algo novo, inovar o conhecido, e abrir mão de esquemas de pensamentos e de condutas habituais e automáticas (WHO, 1997; Minto *et al.*, 2006; Castellanos e Pinzón, 2012).

A habilidade *tomada de decisões* permite analisar os benefícios, os riscos e as consequências de uma situação. Tomar decisões é fazer algo para realizar o que se deseja (WHO, 1997; Minto *et al.*, 2006; Castellanos e Pinzón, 2012).

A habilidade *resolução de problemas* é a habilidade de enfrentar construtivamente as situações adversas, utilizando capacidades pessoais e recursos do meio (WHO, 1997; Minto *et al.*, 2006; Castellanos e Pinzón, 2012).

Promoção da saúde por meio de habilidades para a vida

Desde a publicação do documento da OMS (WHO, 1997) sobre a adoção das habilidades para a vida, o texto original foi lido, modificado, ajustado, transformado e implementado por várias organizações, governos, escolas e comunidades em vários países.

Existem motivos para pensar que a iniciativa se mantém vigente em âmbito escolar e que, além disso, ingressa em outros setores como os de desenvolvimento social, cultural e cidadão. Na saúde, a abordagem *habilidade para a vida* se mantém vigente? Existem relações entre a promoção da saúde (PS) e as habilidades para a vida? Há alguma ponte que as conecte?

Essas perguntas motivaram a escrita deste capítulo. Serão abordadas as possíveis respostas de dois pontos distintos e complementares. De um lado, o olhar teórico, por meio do qual se apresentam os suportes teóricos da PS e das habilidades para a vida. Do outro lado, o olhar da prática das habilidades para a vida em escolas, universidades, comunidades, organizações, empresas e demais locais de atuação de políticas públicas. Cada vertente dará sua contribuição. Ao final, serão revisadas para verificarmos se existem ou não pontes de conexão, bem como a solidez e a pertinência dos conceitos e práticas.

Como promover as habilidades para a vida nas instituições de ensino, nas organizações e nas empresas? Essa pergunta tem norteado o trabalho da Educação-Experimentação (EDEX), uma organização sem fins lucrativos que desde 1973 trabalha com ações socieducativas em diversos territórios ibero-americanos. Dessa experiência foram extraídos alguns relatos para servirem de matéria-prima para esta reflexão.

Evidências

O desenvolvimento das habilidades para a vida pode ocorrer em situações educacionais diversas. Existem desde atividades que promovem conferências de 30 min, até aquelas que desenvolvem processos educativos que duram anos. Existem projetos em zonas rurais e urbanas, em lugares com grande desenvolvimento tecnológico e em outros onde apenas se dispõe de algumas horas de energia elétrica a cada dia. Em alguns casos, os projetos são motivados pelos riscos e vulnerabilidades que envolvem o consumo de drogas, por exemplo, e em outros pelo desejo de fortalecer a convivência; existem projetos de educação voltados para a sexualidade ou para possibilidades de construir uma carreira profissional com melhor empregabilidade.

Várias experiências têm sido relatadas e é possível verificar a crescente presença do enfoque de habilidades para a vida nos modelos educativos de diversos países da América Latina e Europa, nos distintos projetos de desenvolvimento social, nos documentos de ONG e nas agendas das Nações Unidas.

O Projeto "Rostos, vozes e lugares" foi uma iniciativa da Organização Pan-Americana da Saúde (OPAS/OMS) para alcançar os Objetivos de Desenvolvimento do Milênio nas Américas (OPAS, 2010). Importantes experiências provenientes desse projeto serão descritas a seguir.

Mudanças na sociedade atual | Percepções sobre o contato com as habilidades para a vida

Guatemala

Glenda tem 13 anos e vive na zona rural da Guatemala. Em sua escola, participa há 3 meses de um trabalho com o Programa Retomemos. Ao perguntar o que ela escolheria se pudesse regressar ao ventre materno, entre ser homem ou mulher, respondeu:

> Seria o que sou, porque os homens querem ter duas mulheres e como as mulheres se sentem inferiores, dominadas pelos homens, não podem fazer nada e têm que viver ali. O mundo está mudando, também nós teremos que mudar, podemos ter as mesmas possibilidades deles, nos darmos o respeito.

Colômbia

Desde 2014, a Colômbia vem fortalecendo as capacidades da população camponesa que foi exposta a mais de 50 anos de conflito armado. Haviam investido em geração de renda e de tecnologia nos processos econômicos ligados ao gado e ao turismo. Um ano depois, a comunidade fez um pedido especial à equipe da Agência de Cooperação para Desenvolvimento Sustentável do Governo Alemão (GIZ):

> Queremos aprender a conviver, saber como ter melhores relações humanas.

Afirmaram que eles haviam esquecido essas habilidades em decorrência das adversidades da guerra, cujo fim já avistavam. Depois de 2 dias de treinamento em habilidades para a vida, um grupo de 30 pessoas compartilhava suas conquistas:

> Aprendi que todos temos formas diferentes de ver as coisas e que nem sempre teremos razão.

> Isso nos permite crescer como pessoas e como grupo, porque não é fácil entrarmos em um acordo.

> Aprendemos a compartilhar e a mostrarmos como somos.

> Me proponho a ser eu mesma, a iniciar uma carreira e a fazer tudo o que não pude em 40 anos de matrimônio, me proponho a ser feliz, feliz, feliz.

O grupo alcançou em poucas horas o saber que desejava: o da convivência. Compreendeu que a confiança é como um tecido, no qual se avança lenta e cuidadosamente e caminharam para as primeiras "costuras" relacionais já realizadas.

Panamá

A partir de 2014, a prefeitura da Cidade do Panamá propôs seu trabalho no campo da cultura, considerando-a como motor do desenvolvimento da cidade. Entre as distintas atividades, empreenderam o fortalecimento das bibliotecas comunitárias e das pessoas que as conduziam. As 17 mulheres que formavam essa equipe foram convocadas para o processo de capacitação em habilidades para a vida que incluiu momentos presenciais e *on-line*, assim como apoio para a formulação de projetos a serem aplicados nos estabelecimentos em que trabalhavam. Um ano e meio depois da realização desse projeto, o processo foi avaliado:

> Temos mudado as atitudes em relação às crianças que se comportam mal, antes os negligenciávamos ou não os deixávamos entrar. Agora não só os deixamos entrar, como também prestamos atenção neles e no que causa aqueles comportamentos. Temos dado conta que o comportamento da criança obedece a algo.

Isso revela que nessas bibliotecas não só se aprende a ler livros, mas também a ler as pessoas e a vida.

Costa Rica

Desde 2010, a Costa Rica tem incluído em sua agenda o desenvolvimento da promoção da saúde e de habilidades para a vida como estratégia para promover o empoderamento. Em 2015, em Osa, aconteceu o Encontro Regional de Habilidades para a Vida, na região de Brunca, em que participaram aproximadamente 150 pessoas. O encontro foi uma oportunidade para compartilhar o aprendizado e a prática de diferentes experiências em 5 anos de trabalho. Cinco meninas e meninos de Osa que ali estavam com sua professora e três praticantes nos contaram que faziam parte de um grupo-"problema" em sua escola e que graças a um pedido de auxílio feito por sua professora, decidiram trabalhar as habilidades para a vida a partir do programa "La aventura de la vida". Depois de alguns meses, encontraram os resultados espe-

rados: o clima da aula e a aprendizagem melhoraram e o grupo-problema se transformou, a ponto de não acreditarem nas atitudes que tinham antes. Esse trabalho tem sido parte de uma cuidadosa rede de alianças tecidas ao sul da Costa Rica desde muitos anos. Isso explica a presença de distintas entidades, como o Patronato Nacional da Infância (PANI), o Instituto sobre Alcoolismo e Farmacodependência (IAFA), a Caja Costa-ricense de Seguro Social (CCSS), o Ministério da Educação Pública, as administrações municipais, a OPAS/OMS, entre outras, sempre sob liderança do Ministério da Saúde e sua direção regional.

México

Desde 2016, a Secretaria de Educação Pública da Cidade do México promove a capacitação para a implementação de um novo modelo de educação, no qual as habilidades para a vida são estratégias centrais. Essa capacitação ocorre no âmbito da Direção Geral de Inovação e Fortalecimento Acadêmico (DGIFA), da qual fazem parte mais de 2 mil docentes inscritos, que aproveitam a oportunidade do novo modelo para transformar a aula em um espaço de aprendizagem emocional. Depois de 3 meses de trabalho com as habilidades para a vida, um grupo de 200 docentes expressou suas conquistas:

> Julgo menos as pessoas que não pensam como eu, sou mais flexível quando as coisas não saem como planejado.

> O que me falta é acabar com os preconceitos, isto é algo que estava atrapalhando a minha vida e eu não tinha identificado.

> Quero promover mais diálogos, criar aulas ativas que motivem os alunos e que os façam a participar da aula com mais alegria.

> Retornou a vontade de ser melhor.

Essas histórias são advindas das experiências recentes da EDEX em sua tarefa de formação em habilidades para a vida. O que têm em comum? O que chama a atenção nesses relatos, em especial quando nós os observamos com a lente da PS?

As experiências relatadas permitiram identificar alguns pontos em comum. Em uma primeira categoria de relatos, alguns apontam pessoas e grupos que observam problemas relacionados com a *convivência*. Identificaram em suas relações características de machismo, "grupo-problema" ou preconceitos e se dispuseram a desenvolver outros modos de interações, de escuta, de questionamento, propondo e buscando compreender opiniões diferentes para discuti-las, levando em conta a razão e a emoção, sem agressão. Relataram aprender a viver juntos.

Em uma segunda categoria, o cuidar aparece como elemento central. Os relatos transparecem também que as pessoas aprendem a cuidar de si e dos outros. No mundo da educação e da saúde, com frequência o cuidado aos demais se sobrepõe ao autocuidado. Como afirma Boff (1999), "A ética do cuidado protege, potencia, preserva, cura e previne. Por sua natureza não é agressiva e quando intervém na realidade o faz tomando em consideração às consequências benéficas ou maléficas da intervenção". Os relatos revelam o cotidiano em que essa ética propõe "o cuidado como um paradigma que se opõe à dominação. É aquela relação que se preocupa e se responsabiliza pelo outro, que se envolve e se deixa envolver com a vida em suas muitas formas, que mostra a solidariedade e compaixão, cura feridas passadas e previne feridas futuras" (Boff, 1999).

A terceira categoria é transformar. Nas cinco experiências apresentadas, existem pessoas que enxergam uma parte de sua realidade como problema, mas não ficam paralisadas queixando-se e nem se acostumam a ela. Confiam em sua capacidade para transformá-la e transformar-se, gradualmente, juntando capacidades pessoais e da comunidade. Aprendem que nem sempre podem mudar as pessoas e as circunstâncias, mas que podem aprender a transformar a maneira com que se relacionam com elas e consigo mesmas. Trata-se de experiências que percebem as mudanças psicossociais (consigo, com os outros, com o ambiente). Esta é a dimensão política das habilidades para a vida. Não se trata somente das capacidades individuais, mas também de capacidades coletivas capazes de transformar o que é necessário, mais apropriado da dignidade e integridade da vida humana e das outras formas de vida do planeta.

Expectativas

Uma sociedade integrada por pessoas e coletivos capazes de conviver, cuidar e transformar parece ter um horizonte desejável, aspirante a uma cidadania ativa e disposta a ser regida pelo respeito aos direitos humanos. Representa uma declaração de como o coletivo mostra que a diversidade é uma soma e não um restante quando se trata de promover a liberdade e as oportunidades; que lembra o dever e o desejo de se comportar fraternalmente.

São vários os aspectos que permitem que, no trabalho em habilidades para a vida, os verbos conviver, cuidar e transformar se conjuguem em: políticas públicas, aspirações políticas, novas conquistas, metodologias de aprendizagem e trabalho participativas e inclusivas, empoderamento das pessoas e grupos para sugerir mudanças.

As experiências narradas mostram que pessoas e coletivos formados nas habilidades para a vida podem empreender mudanças, conviver e cuidar. Entretanto, por si próprias, as habilidades para a vida contribuem pouco e necessitam unir-se a uma ética de cuidado e inclusão de todas as pessoas, sem que nenhuma se perceba com menos direitos, liberdades e oportunidades que as demais, mas sim capazes de protagonizar relações saudáveis, dignas e humanas.

A promoção da saúde, formalizada na *Carta de Ottawa*, oferece o suporte ético, social e político que pode contribuir para o direcionamento do trabalho com as habilidades para a vida. A promoção da saúde representaria a pergunta "o que é para ser feito?", enquanto as habilidades para a vida representariam "como?" e "para quê?" ser feito.

A *Carta de Ottawa* considera o que é preciso para a promoção da saúde física, mental e social: saber identificar aspirações, satisfazer necessidades e modificar favoravelmente o ambiente (WHO, 1986). As habilidades para a vida direcionam o "como":

- Identificar as aspirações: desenvolvendo autoconhecimento, manejo dos sentimentos e emoções, manejo do estresse
- Satisfazer as necessidades: aprimorando relacionamento interpessoal, empatia, comunicação assertiva
- Modificar favoravelmente o ambiente: valendo-se de pensamento crítico, pensamento criativo, tomada de decisões, resolução de problemas.

"Para que" utilizar essas habilidades? Para aprender a conviver, cuidar e transformar, enfim, tornar o movimento para a saúde possível.

O que une as habilidades para a vida com a promoção da saúde é o caminho do empoderamento pessoal e coletivo. Desse modo, percebe-se que a tarefa não é só dos profissionais da saúde, mas que todos os setores da sociedade devem se envolver nesse processo. Isso significa que as pessoas têm, entre outras, a capacidade pessoal e coletiva para "tomar as rédeas" da própria saúde, tomando decisões sobre seus comportamentos e intervindo nos contextos desfavoráveis.

Na Oitava Conferência realizada em Helsinki, em 2013, um trecho complementa o texto da *Carta de Ottawa*: "o processo de capacitação da comunidade para atuar na melhoria de sua qualidade de vida e saúde, incluindo uma maior participação no controle deste processo *e sobre seus determinantes*". Isso deixa claro que não basta que cada pessoa cuide de sua vida, mas que requer uma ação pessoal e coletiva para intervir sobre os aspectos sociais, econômicos e ambientais que determinam o estado de saúde.

Esta é conexão proposta, o fortalecimento das capacidades de empoderamento das pessoas e coletivos para que intervenham e transformem suas vidas e contextos.

O trabalho com as habilidades para a vida foi proposto pela OMS em 1993 para ser desenvolvido nas escolas com crianças e jovens em situações de riscos psicossociais (p. ex., o abuso de drogas). Com o passar dos anos, essas fronteiras foram se ampliando. Atualmente, as ações acontecem também em organizações comunitárias, corporações e empresas, com pessoas de diferentes idades, dentro e fora do âmbito educativo. São trabalhados temas de prevenção ao risco do *bullying*, da gravidez indesejada na adolescência, da formação de gangues, ou tendo em vista anseios para a boa convivência, cidadania ativa, construção de ambientes psicossociais saudáveis no trabalho, entre outros.

Considerações finais

No trabalho com as habilidades para a vida, tendo em vista as diferentes experiências relatadas e acompanhadas, ficou evidente a necessidade de fortalecer as capacidades coletivas, bem como de ampliar as ações para pessoas de todas as idades e diferentes cenários da vida.

Entre as ampliações que se mostraram necessárias, um objetivo permanece intacto: fortalecer a capacidade das pessoas para conviver, cuidar e transformar. Isso significa que cada vez mais o trabalho em habilidades para a vida procura meios pelos quais as pessoas e suas organizações possam tomar as rédeas de sua própria saúde e intervir em seus determinantes. Isso não significa que o trabalho com as habilidades para a vida seja a fonte de soluções para todos os problemas ou uma maneira de eliminá-los. Na realidade, o trabalho com habilidades para a vida fortalece capacidades para navegar em um mundo de mudanças, para enfrentar desafios e aumentar a gama de possíveis respostas.

A formação nessas habilidades permite exercitar a inteligência emocional, aprender a cada dia a ter uma melhor relação com o que se é e preparar o terreno para essa pessoa transformar-se no que quer ser; também é possível saber como conectar-se adequadamente com as outras pessoas e como compreender e transformar o contexto para construir melhores condições para uma vida digna, feliz e saudável.

Um modo de ver ampliado pode transformar um diagnóstico de câncer em uma oportunidade para reconciliar-se com a vida ou uma vivência em situação de extrema pobreza em um trampolim para mobilizar-se e mobilizar os outros para redução da miséria na comunidade e no mundo. O trabalho com as habilidades para a vida estabelece que qualquer situação, fato ou circunstância de vida pode ser sempre uma oportunidade para crescer e aprender ou para desconstruir e desaprender, de acordo com a necessidade do acontecimento.

Referências bibliográficas

Boff, L. Saber cuidar: ética do humano – compaixão pela Terra. Petrópolis: Vozes, 1999.

Castellanos, L. M.; Pinzón, I. D. C. Habilidades para la vida. Manual para aprenderlas y enseñarlas. 8. ed. Bilbao: Editora EDEX, 2012.

Minto, E. C.. et al. Ensino de habilidades de vida na escola: uma experiência com adolescentes. Psicologia em Estudo, v. 11, n. 3, p. 561-568, 2006.

Organização Pan-americana da Saúde. Rostos, vozes e lugares. OPS/OMS para alcançar os Objetivos de Desenvolvimento do Milênio nas Américas. Washington: OPAS, 2010.

Organização Pan-americana da Saúde. Escolas Promotoras de Saúde: fortalecimento da iniciativa regional. Estratégias e linhas de ação 2013-2012. Washington: OPAS, 2006. (Série Promoção da Saúde, 4).

Tsouros, A. D. The WHO Healthy Cities Project: state of the art and future plans, Health Promotion International, v. 10, n. 2, p. 133-141, 1995.

World Health Organization. Life skills education for children and adolescents in schools. 1997. Disponível em: <http://apps.who.int/iris/bitstream/10665/63552/1/WHO_MNH_PSF_93.7A_Rev.2.pdf>. Acesso em 19 abr. 2018.

World Health Organization. Ottawa Charter. Geneva: WHO, 1986.

10 Alimentos Orgânicos e a Promoção da Saúde | Problematização do Conceito de Alimento Saudável

Elaine de Azevedo

Introdução

Sob uma perspectiva intersetorial, exploraremos a relação entre alimento orgânico (e o sistema agroalimentar no qual ele é produzido), as diretrizes da segurança alimentar e nutricional e as premissas da promoção da saúde, assim como proposto por Azevedo e Pelicioni (2012a; 2012b).

Este capítulo inicia-se com uma breve explanação sobre as diretrizes da agricultura orgânica. Serão exploradas, posteriormente, as repercussões negativas do sistema agroalimentar moderno que levam ao questionamento de sua viabilidade e ao fortalecimento da agricultura familiar orgânica (AFO), estreitando sua relação com a promoção da saúde. A seguir, propõe-se uma análise do movimento de promoção da saúde e de segurança alimentar e nutricional. Por fim, analisaremos as discussões que envolvem a relação entre promoção da saúde e agricultura orgânica, a partir dos âmbitos ambiental e social, e exploraremos a temática da qualidade alimentar dos orgânicos, sob as premissas da promoção da saúde humana.

Agricultura orgânica

A agricultura orgânica (AO) tem como objetivos a autossustentação da propriedade agrícola no tempo e no espaço; a maximização dos benefícios sociais para o agricultor; a minimização da dependência de energias não renováveis na pro-

dução; a oferta de produtos saudáveis e de elevado valor nutricional, isentos de qualquer tipo de contaminantes que ponham em risco a saúde do consumidor, do agricultor e do meio ambiente; o respeito à integridade cultural dos agricultores; e a preservação da saúde ambiental e humana. Alimentos orgânicos são aqueles isentos de insumos artificiais como fertilizantes sintéticos, agrotóxicos, drogas veterinárias (hormônios, antibióticos, entre outras) e organismos geneticamente modificados. Durante o processamento dos alimentos, é proibido o uso das radiações ionizantes e de aditivos químicos sintéticos (Brasil, 2007).

O sistema orgânico não faz uso de insumos sintéticos, como os adubos químicos e os agrotóxicos, as drogas veterinárias, hormônios e antibióticos e os organismos geneticamente modificados.[*] No processamento, é proibido o

---

[*] Ressalta-se que o termo "isento de contaminantes" deve ser problematizado, pois, mesmo que a produção dos alimentos orgânicos não utilize esses insumos, não é possível garantir a ausência total de contaminantes químicos por problemas relacionados com a contaminação ambiental com produtos persistentes e também por derivação e proximidade de propriedades convencionais e de rios e lençóis freáticos poluídos. Essa afirmação sinaliza uma das inúmeras controvérsias envolvidas na discussão do alimento orgânico, abordadas em estudo de Souza *et al.* (2012). É importante ressaltar que o consumidor de alimentos orgânicos acaba, na verdade, contribuindo para uma transição agroecológica que anseia por um futuro livre de venenos para as gerações futuras.

uso das radiações ionizantes e de aditivos químicos sintéticos. O manejo animal orgânico visa à prevenção de doenças e o fortalecimento do animal. É admitido o semiconfinamento, respeitando-se, entretanto, seu bem-estar. O animal se movimenta em espaço adequado, procria e tem contato com luz natural. A alimentação é variada, com pastagem e grãos de origem orgânica. Ressalta-se que os sistemas de produção orgânica de animais mantidos confinados, que recebem somente ração orgânica e que são tratados com terapias naturais, não contemplam toda a abordagem do manejo ideal que prioriza a manutenção do comportamento natural da espécie, a prevenção de doenças e o bem-estar animal. Esse sistema industrial orgânico, que desqualifica o bem-estar animal e consome grande quantidade de energia à base de petróleo, deve ser questionado.

A relação entre a agricultura orgânica e a familiar não pode ser dissociada no contexto brasileiro, pois 80% do que é consumido no país provém da agricultura familiar e 90% da produção orgânica brasileira provém da agricultura familiar (Brasil, 2006). Segundo o Ministério de Abastecimento, Pecuária e Agricultura (MAPA; Brasil, 2008), existiam, em 2008, 15 mil produtores atuando com agricultura orgânica, em uma área estimada em 800 mil hectares. O MAPA afirma que esse número cresce progressivamente, seguindo as mudanças no perfil do consumidor e o aumento crescente da demanda por produtos considerados promotores da saúde humana. Outra razão para estreitar tal relação é que a AFO pode embasar o conceito de saúde social, muito importante para a promoção da saúde.

O crescimento do sistema orgânico (bem como o questionamento do sistema agroalimentar dominante) tornou-se mais visível sob a emergência das controvérsias alimentares provenientes da natureza contestada da industrialização do sistema agroalimentar, dos escândalos alimentares nas duas últimas décadas (vaca louca, dioxina no frango, febre aftosa, gripes aviária e suína, bem como a recente crise da indústria da carne de 2017) e das discussões sobre as sementes transgênicas e as biotecnologias. Entretanto, as repercussões do sistema agroalimentar moderno transpassam as questões dos riscos alimentares e podem ser analisadas em diferentes dimensões, como será feito a seguir.

Sistema agroalimentar moderno

A Revolução Industrial promoveu grandes mudanças nas práticas agrícolas e na sociedade rural entre o final do século 18 e início do século 19, objetivando o aumento da produção de alimentos. As relações sociais e econômicas tornaram-se cada vez mais complexas, intensificou-se a industrialização e, como consequência dessas mudanças, acentuaram-se os processo de êxodo rural e de urbanização, e as cidades passaram a depender do meio rural para garantir suas necessidades de consumo alimentar.

As relações comerciais de caráter intercontinental fortaleceram-se e os alimentos próprios de determinado ambiente foram transportados para outros territórios, adaptando-se a condições climáticas semelhantes. Isso promoveu o intercâmbio de preparações culinárias, favorecendo a incorporação de alimentos e dietas regionais exógenas por diferentes culturas (Ramos e Storel, 2001).

Essas mudanças estimularam o surgimento de um sistema agroalimentar concebido sob a égide da Modernidade, estruturado gradativamente a partir da modificação tecnológica do processo de produção e transformação dos alimentos.

Friedmann e McMichael (1989) utilizam a expressão *regime alimentar* para definir determinados períodos da história do capitalismo que imprimiram mudanças no modo de produção e consumo dos alimentos. Na atualidade, tem-se o desenvolvimento do chamado terceiro regime alimentar mundial, denominado corporativo-ambiental, antecedido pelo regime industrial-mercantil, cujas bases foram construídas segundo os referenciais preconizados pela Revolução Verde, visando à produção de alimentos em larga escala para atender às demandas crescentes do mercado (Moreira, 1995). O pacote tecnológico dessa Revolução, incorporado por muitos países em desenvolvimento como o Brasil, caracterizou-se por intensa utilização de insumos agrícolas na produção como sementes híbridas selecionadas, fertilizantes sintéticos e agrotóxicos; por mudanças no manejo animal com base no confinamento e no uso de drogas veterinárias; pela mecanização das lavouras e pelo desenvolvimento da agroindústria. Tal processo teve origem nos EUA e no Canadá, países que desenvolveram a agricultura industrial com subsídios conferidos ao setor agrícola e exportaram tais tecnologias para muitos países, sobretudo os do hemisfério sul (Friedmann, 2000).

O atual regime caracteriza-se pela globalização financeira voltada para a produção, liberando os capitais do sistema agroalimentar das regulações dos Estados nacionais. Nessa lógica, localidades são incluídas ou excluídas segundo o pensamento neoliberal, e as matérias-primas e a mão de obra são utilizadas nos processos produtivos de acordo com as reais possibilidades de obtenção de lucro por parte de grupos envolvidos com as transações comerciais. A produção agrícola tende a ser cada vez mais verticalizada, com a integração das atividades da agricultura às atividades da indústria de alimentos pelos complexos agroindustriais e a intensificação das tecnologias (Ramos e Storel, 2001; Friedmann e McMichael, 1989).

A perspectiva da produção de alimentos em massa continua. Diante de novos riscos à saúde associados a esse modelo de produção, cada vez mais registrados por especialistas e veiculados pela mídia, surgem, dentro do próprio sistema agroalimentar, determinados nichos de mercado. Tais categorias especiais de alimentos são vinculadas à proposta de uma dieta mais saudável e natural, com preços e acesso também diferenciados (Friedmann, 2000).

É fundamental mencionar que as descobertas e as concepções científicas obtidas no final do século 19 e no último século desempenharam um papel muito importante em todo o processo. As áreas técnicas da Agronomia e da Veterinária influenciaram o processo de concepção da chamada revolução química da agricultura; de modo semelhante, as descobertas científicas e o desenvolvimento da ciência da nutrição, com base no conceito de caloria e na análise quantitativa dos nutrientes, contribuíram para o moderno processo de racionalização, enfatizando "a mensuração, o cálculo, a predição e a organização sistemática" (Beardsworth e Keil, 1997). A proposta de Liebig para a composição dos adubos minerais tinha por base prover o solo dos nutrientes necessários para a promoção de um estado nutricional adequado e garantir, assim, a manutenção da saúde da população.

Atualmente, considerando-se todo o aparato técnico-científico, passam a ser de interesse da agroindústria as inovações tecnológicas que aperfeiçoam os processos de transformação do alimento e/ou sua distribuição e comercialização em grande escala, com a possibilidade da sua oferta ao longo de todo o ano.

Dessa maneira, o sistema agroalimentar moderno enfatizou uma dinâmica de "mercadorização" do alimento, estimulando sua venda com agregação de valor conforme propriedades que lhe são atribuídas e que garantem seu consumo por parcelas da população de maior poder aquisitivo. Por outro lado, tal sistema passou a disponibilizar produtos alimentícios de baixo custo, nutricionalmente desequilibrados e com alta densidade calórica, acessíveis para a maior parte dos estratos sociais (Arnaiz, 2005).

Além de se mostrar distanciado do compromisso com a garantia do direito humano a uma alimentação adequada e saudável, o atual modelo de produção e de consumo de alimentos tem gerado crises sucessivas em diferentes dimensões, conforme se apresentará a seguir.

Repercussões socioeconômicas

Para Lamarche (1993), o desenvolvimento da agropecuária moderna, ao objetivar essencialmente o aumento da eficiência tecnológica e comercial, estimulou a superprodução, cujos efeitos incidiram no dinamismo da atividade produtiva. Tal dimensão econômica se entrelaça intimamente com a dimensão social, pois a modernização priorizou a grande propriedade agrícola, reduzindo a necessidade de força de trabalho e promovendo a exclusão social e o agravamento do quadro de pobreza rural, com consequências perceptíveis no meio urbano.

No Brasil, o processo de modernização da agricultura teve origem na década de 1950, com o início das importações dos meios de produção utilizados no hemisfério norte. No entanto, foi somente na década de 1960 que esse processo se consolidou a partir da implantação de um setor industrial voltado para a produção de equipamentos e insumos agrícolas. O incentivo governamental mediante o crédito rural, nesse período, foi um elemento essencial para o fortalecimento da agricultura moderna no país (Oliveira, 2002). Na década de 1970, as dificuldades de incorporação dos insumos na produção em virtude de seu alto custo e o acúmulo de dívidas dos agricultores familiares aceleraram a entrega de suas terras aos bancos e promoveram o abandono do campo. O processo teve uma continuidade acentuada nas décadas de 1980 e 1990 (Soto, 2002). Apesar da tendência de estabilização desse quadro, o Censo Demográfico de 2010 verificou um aumento no grau de urbanização, que passou de 81,2% em 2000, para 84,4% em 2010 (IBGE, 2010).

Outra questão que contribuiu para o agravamento desse quadro diz respeito à falta de terras para a agricultura familiar, sendo esse um problema histórico em diversos países do mundo, sobretudo no Brasil. Em 2006, os resultados do censo agropecuário mostraram que a estrutura agrária brasileira, caracterizada pela concentração de terras em grandes propriedades rurais, não sofreu alterações significativas nos últimos vinte anos. A manutenção da desigualdade na distribuição de terras se expressa na comparação das informações de três censos agropecuários: na comparação entre 1985, 1995 e 2006, as propriedades com menos de 10 hectares ocupavam apenas 2,7% da área total dos estabelecimentos rurais, enquanto os estabelecimentos com mais de 1.000 hectares concentravam mais de 43% da área total nos três censos agropecuários. Tal situação, vinculada a uma ausência de políticas de apoio à produção da agricultura familiar em virtude da priorização dada pelos governos às grandes propriedades rurais voltadas para a exportação, contribuiu para a desestruturação de muitos estabelecimentos e para a migração de muitas famílias rurais.

Apesar desse quadro, de acordo com o Censo Agropecuário de 2017, a agricultura familiar é a base da economia de 90% dos municípios brasileiros com até 20 mil habitantes. Além disso, é responsável pela renda de 40% da população economicamente ativa do Brasil e por mais de 70% dos brasileiros ocupados no campo. A agricultura familiar ainda produz 70% do feijão nacional, 34% do arroz, 87% da mandioca, 46% do milho, 38% do café e 21% do trigo. O setor é responsável por 60% da produção de leite e por 59% do rebanho suíno, 50% das aves e 30% dos bovinos. Os dados mostram também que a agricultura familiar brasileira é a 8ª maior produtora de alimentos do mundo.

Além do impacto ambiental das monoculturas vinculadas ao agronegócio, sua existência encontra-se vinculada a um modelo de abastecimento alimentar que precisa vencer grandes distâncias para o escoamento de produtos. Para que tal formato de distribuição ocorra, grandes empresas comercializadoras de alimentos assumem esse processo nos centros urbanos. Em geral, essas instituições recebem a maior parte da renda da venda dos alimentos, restando aos agricultores valores que não remuneram o seu trabalho de maneira adequada (Green, 2009).

Afora os problemas agrícolas e agrários próprios de cada localidade, o processo de globalização da economia vem incidindo na agricultura dos países em desenvolvimento, intensificando a problemática já apresentada. A importação de alimentos a preços inferiores aos custos de produção da agricultura familiar tem contribuído também para a desestruturação dos sistemas produtivos (Friedmann, 2000; Schejtman, 2000).

A dependência das tecnologias agropecuárias e a continuidade da concentração elevada de terras por parte de uma minoria, juntamente a uma insuficiência de políticas públicas de apoio à agricultura familiar e camponesa, contribuíram para a manutenção histórica da pobreza rural. Dados do Instituto Brasileiro de Geografia e Estatística (IBGE, 2003) ressaltam que, em 2003, o Brasil contava com 40 milhões de pessoas (quase 23% da população) com renda *per capita* inferior a um dólar (caracterizadas pelo Banco Mundial como extremamente pobres). Nesse período, tal contingente chegou a representar 44,8% da população rural brasileira. Apesar de mudanças sociais importantes terem sido verificadas no país a partir de então, com a saída de 22 milhões de brasileiros da situação da extrema pobreza, reduzindo-se em quase 50% a taxa de pobreza rural, desafios ainda persistiram para o fortalecimento da agricultura familiar e sua real inclusão em um processo de desenvolvimento sustentável (Caisan, 2014).

É importante ressaltar que na ausência de condições de vida adequadas como consequência da migração para o ambiente urbano, as famílias rurais tendem a apresentar grande dificuldade de inserção em novos postos de trabalho, sobretudo em virtude dos baixos índices de escolarização observados no meio rural brasileiro. De acordo com dados de 2006, a grande maioria dos agricultores não foi alfabetizada ou então sabe apenas ler e escrever, mas não apresenta nenhum tipo de estudo formal (39%), ou ainda tem ensino fundamental incompleto (43%), totalizando mais de 80% do segmento (IBGE).

Diante de tais questões, vislumbra-se nitidamente que o compromisso do atual sistema agroalimentar não objetiva a promoção da segurança alimentar e nutricional da população mundial nem a inclusão social do agricultor familiar, mas sim a manutenção de uma complexa dinâmica de caráter econômico que promove, cada vez mais, a concentração de capital pelas oligarquias transnacionais que predominam no setor. Com vistas a um controle cada vez maior da área de alimentos, ocorre também uma expansão do monopólio de sementes, interferindo na soberania alimentar dos povos e promovendo erosão da agrobiodiversidade. Atualmente, seis grandes corporações detêm as patentes de cinco das variedades de grãos mais consumidas em todo o mundo – arroz, trigo, milho, soja e sorgo (Caisan, 2014).

Repercussões na dimensão ambiental

O uso excessivo e indiscriminado dos insumos químicos e a mecanização provocam erosão, desmatamento, poluição das águas, do solo, dos alimentos e do ar e perda da biodiversidade, aumentando assim o risco de desgaste dos recursos naturais. O transporte de alimentos por longas distâncias e a criação confinada de animais determinam gastos energéticos e custos ambientais que não podem ser desconsiderados.

Na atualidade, a produção convencional de alimentos é um dos maiores fatores de desequilíbrio ambiental, e os especialistas das áreas de nutrição, saúde coletiva e meio ambiente devem se tornar mais conscientes desse fato, alertando consumidores e promovendo estudos sobre as repercussões dos contaminantes da agricultura sobre a saúde, que no momento se concentram no uso funcional de agrotóxicos.

Segundo a Agência Brasileira de Notícias (Moreira, 2015), o Brasil é o maior consumidor de agrotóxicos desde 2009, o que representa 19% do mercado mundial. Entre os anos de 2000 e 2010, o consumo de agrotóxicos brasileiro foi de 190% em relação aos 93% do mercado internacional. Dados obtidos por diferentes instituições e divulgados pelo Conselho Nacional de Segurança Alimentar e Nutricional (CONSEA) registram que a evolução da taxa de consumo de agrotóxicos no Brasil passou de 7,5 kg/hectare em 2005 para 15,8 kg/hectare em 2010. O maior percentual foi verificado nas propriedades rurais com mais de 100 hectares, das quais cerca de 80% fazem uso dos biocidas (CONSEA, 2013).

Além do emprego de agrotóxicos na agricultura, outras questões, relacionadas com as repercussões do padrão agropecuário sobre a biodiversidade, precisam ser discutidas. A agricultura convencional, por meio do uso de agrotóxicos e herbicidas, é um fator-chave para a redução da abundância de insetos, de plantas e de sementes nativas, e que, em consequência, contribui para o declínio de espécies de pássaros que vivem nas áreas rurais. O efeito tóxico desses biocidas danifica também a vida aquática.

No que diz respeito à influência do sistema produtivo moderno sobre as mudanças climáticas, dados fornecidos pelo relatório do Painel Intergovernamental sobre Mudança do Clima já mostravam que o dióxido de carbono resultante da queima de combustíveis e do impacto causado pelas queimadas na agricultura contribui atualmente com 55% dos gases do efeito estufa; o gás metano, 20 vezes mais potente que o CO_2, proveniente do confinamento animal, também aparece como efeito causal; e o óxido nitroso, 300 vezes mais potente que o CO_2, resultante do uso de fertilizantes e das queimadas na agricultura, contribui com 6% das emissões (REDD+ Brasil, 2016).

Em relação à biodiversidade alimentar, é importante mencionar a ocorrência de modificações no marco legal que regulamenta as questões relacionadas com o uso das sementes. Tal processo tem desencadeado diversas ações e políticas agrícolas que tendem a promover efeitos negativos sobre o ambiente e sobre a capacidade de produção dos agricultores familiares. Encontra-se em tramitação, desde 2015, uma proposta de lei (PL n. 827/2015) para liberação da tecnologia de restrição do uso genético que visa a impedir a reutilização de sementes nas safras seguintes, obrigando os agricultores a realizar sua compra periodicamente. Outra questão diz respeito à liberação precoce das sementes transgênicas no Brasil, o que pode provocar diversos problemas, como a polinização cruzada e a dispersão descontrolada dessas sementes no ambiente e o consequente risco de contaminação de outros cultivares. Além disso, tal liberação afeta a capacidade de produção dos agricultores, tornando-os dependentes das indústrias detentoras das patentes das sementes utilizadas (Cordeiro *et al.*, 2008; Cordeiro, 2007).

Repercussões na dimensão cultural

A ideologia que sustentou o sistema agroalimentar moderno proveniente dos países do hemisfério norte não considerou os saberes agrícolas tradicionais e a racionalidade ecológica dos agricultores dos países do hemisfério sul, ajustada à complexidade de cada meio rural e à identidade cultural construída pelos agricultores a partir de seu ambiente.

Ao analisar essa dimensão, vislumbram-se as mudanças no modo de viver dos agricultores que alteraram negativamente sua saúde e sua qualidade de vida. Muitas dessas mudanças são também extensivas aos moradores do meio urbano ou interferem diretamente sobre eles. O sistema de produção e as práticas alimentares autóctones e características de cada território, distintas sob a perspectiva cultural, sofreram também alterações em função da modernização da agricultura e industrialização dos alimentos. Assim, a tendência alimentar dominante baseia-se em dietas padronizadas, influenciadas por uma perspectiva mercadológica que desconsidera a territorialidade dos hábitos alimentares e o patrimônio alimentar (Azevedo, 2004).

Repercussões para a saúde

Também a área da saúde sofreu os efeitos da adoção desse padrão. Dados da área de saúde pública mostram que a população do continente americano vive uma epidemia crescente de doenças não transmissíveis. Por outro lado, doenças transmissíveis consideradas extintas, como a malária, a tuberculose, as infecções respiratórias e as diarreias, ainda matam (Alleyne, 2001). Essas doenças concentram-se especialmente entre a população socialmente vulnerável, cujo padrão técnico moderno de produção de alimentos contribuiu significativamente para formar. O mundo ainda sofre com problemas de desigualdade social e, consequentemente, com os riscos relacionados com a falta de alimentos. Outros riscos para a saúde humana são democráticos e atingem todas as classes sociais. São riscos relacionados com a contaminação das águas e do solo, além da modificação da qualidade dos alimentos consumidos. O declínio da quantidade de nutrientes, especialmente micronutrientes, em muitos alimentos provenientes dos métodos convencionais de plantio, irrigação e uso intensivo de agrotóxicos e fertilizantes, está demonstrado em pesquisas realizadas por Davis *et al.* (2004) e White e Broadley (2005).

O impacto dos agrotóxicos sobre a saúde constitui um dos assuntos relacionados com o tema mais pesquisados. Trata-se da questão da alta persistência dessas substâncias no ambiente, o que faz seus princípios ativos serem incorporados pelos organismos vivos e se acumulem ao longo da cadeia alimentar, fato que pode resultar em teores elevados nos seres humanos, além de casos de intoxicação aguda em virtude do contato direto com os produtos.

A questão da toxicidade dos alimentos é preocupante, pois não há informações suficientes e seguras sobre o poder cumulativo, o efeito combinado, a mutabilidade (capacidade de sofrer mudanças em seu nível de toxicidade após a ingestão) e as possibilidades de interação no organismo humano dos inúmeros contaminantes utilizados no sistema agroalimentar. Portanto, não é possível estabelecer inter-relações precisas e imediatas entre as consequências do consumo dessas substâncias a longo prazo e as diferentes enfermidades. Além disso, essas substâncias são, muitas vezes, ofertadas em doses acima das recomendadas e sem controle adequado por parte dos sistemas de vigilância. A maioria dos países adota sistemas de avaliação para estimar, cientificamente, o risco para a saúde humana da presença de substâncias químicas em alimentos. No Brasil, esse sistema de controle tem muitas falhas e permite brechas que não devem deixar os especialistas e consumidores tranquilos. As abordagens de gestão de risco variam dependendo da origem do produto químico: adicionado intencionalmente ao alimento ou resultado da contaminação acidental.

De acordo com o Relatório do Programa de Análise de Resíduos de Agrotóxicos em Alimentos (PARA) de 2011-2012, 28% das amostras de alimentos analisadas pela Agência Nacional de Vigilância Sanitária (Anvisa, 2012) apresentaram-se insatisfatórias, com os limites de agrotóxicos acima do permitido ou com agrotóxicos não permitidos para determinadas culturas. Segundo dados da Anvisa, 434 ingredientes ativos estão registrados e são permitidos no Brasil. Torna-se importante, ainda, fazer uma reflexão sobre a definição da quantidade de resíduos permitidos para consumo humano, considerando a interação e a sinergia que pode ocorrer entre os princípios ativos utilizados em uma mesma cultura.

Para a Organização das Nações Unidas para a Agricultura e a Alimentação (FAO, 2002) e para a agência de vigilância estadunidense Food and Drug Administration (FDA, 2016), a avaliação da exposição deveria ser ampliada de modo a considerar as diferenças nos hábitos alimentares entre os países. Essas organizações recomendam ainda que os países realizem análises baseadas no estudo da dieta total (EDT) para avaliar a exposição da população em geral e de grupos vulneráveis, como as crianças, a contaminantes químicos. O método EDT estima a ingestão dietética de elementos químicos e de nutrientes por meio de análises diretas em amostras de alimentos preparados que reflitam os hábitos dietéticos médios de grupos populacionais.

Segundo Carneiro *et al.* (2015, p. 29), as noções de limite máximo de resíduos (LMR) ou de ingestão diária aceitável (IDA) que tranquilizam alguns especialistas (e também não são aplicadas no controle dos pesticidas no Brasil) são vulneráveis e integram o "amplo repertório da retórica da ocultação"* que envolve os contaminantes do sistema agroalimentar moderno, uma vez que são derivadas de

> [...] um enfoque cartesiano indevidamente aplicado a um objeto de estudo complexo como a toxicologia, mas extremamente funcional para transmitir a ideia de confiança em supostos limites de tolerância relacionados à contaminação por agrotóxicos dos alimentos e da água de consumo humano.

Os dados sobre o uso de agrotóxicos são alarmantes em nosso país: 22 dos 50 princípios ativos mais empregados aqui são banidos em outros países; a Agência de Vigilância Sanitária dos Alimentos alertou, em 2013, que 64% dos alimentos estavam contaminados por agrotóxicos. Segundo o Ministério da Saúde, 34.147 notificações de intoxicação por agrotóxico foram registradas de 2007 a 2014. O Sindicato Nacional das Empresas de Aviação Agrícola mostra que aumento do uso de agrotóxicos entre 2000 e 2012 foi de 288%. É importante ressaltar que o valor de 12 bilhões de dólares foi o faturamento da indústria de agrotóxicos no Brasil em 2014 (Carneiro *et al.*, 2015).

---

* Para Carneiro *et al.* (2015), o divórcio entre a ética e os interesses comerciais que envolvem a indústria de venenos da agricultura e a prática científica exerce papel central na produção da retórica da ocultação. Os autores alertam que "pesquisas independentes apresentam evidências suficientes para a imposição de limites ao uso comercial de determinados princípios ativos, mas são frequentemente consideradas não conclusivas pelos pares alinhados à academia domesticada. Em nome da boa ciência, estudos complementares são solicitados, postergando-se indefinidamente a validação científica de informações comprometedoras das estratégias comerciais das indústrias. Dessa forma, o sistema de poder que sustenta a irracionalidade dos agrotóxicos é institucionalmente caucionado, assegurando a continuidade de negócios privados bilionários que se fazem em detrimento do interesse público" (p. 29).

Grande parte das pesquisas na área de contaminantes da agricultura é relacionada com o uso funcional dos agrotóxicos, ou seja, entre agricultores e produtores rurais. Entretanto, os agrotóxicos podem estar relacionados com intoxicações ocupacionais e não ocupacionais.

Diversos estudos citados por Azevedo (2012) e por Carneiro *et al.* (2015), com base em fontes como a Organização Pan-Americana de Saúde (OPAS) e a Organização Mundial da Saúde (OMS), demonstram os variados efeitos de agrotóxicos sobre a saúde humana, na forma de contaminação do leite materno, alguns tipos de câncer, imunodepressão, doença de Parkinson, depressão, dermatites e outros efeitos neurotóxicos retardados, aborto e problemas congênitos, infertilidade, malformação congênita, problemas respiratórios, lesões hepáticas, arritmias cardíacas, lesões renais e neuropatias periféricas. As repercussões anteriormente mencionadas são quantitativamente modestas diante do número de substâncias usadas no sistema agroalimentar convencional, cujos efeitos não são devidamente estudados.

A FAO (2016) lançou um plano de ação que alertou sobre o aumento da resistência antimicrobiana global (AMR) considerada pela organização como uma grande ameaça para a saúde humana e animal, uma vez que o uso abusivo de antibióticos na pecuária se constitui ameaça aos avanços da medicina e da veterinária modernas.

Azevedo (2012) alertou para os efeitos dos fertilizantes sintéticos na etiologia de linfomas não Hodgkin, de metemoglobinemia, de câncer de bexiga, de ovário, de útero e colorretal; destacou também os sintomas de rinite, urticária, angioedema, asma e alergias relacionados com o consumo de variados aditivos químicos sintéticos usados na indústria alimentar, além dos sintomas de insônia, irritabilidade, dor de cabeça, fotofobia e tremores musculares vinculados ao uso de fármacos veterinários, como os piretroides presentes no leite, e à ação carcinogênica dos produtos provenientes da irradiação. São muitas preocupações para pouco interesse e pouco apoio institucional em pesquisar a toxicidade dos contaminantes do sistema agroalimentar moderno.

Os estudos mencionados anteriormente são modestos diante da quantidade de substâncias usadas no atual sistema agroalimentar. Os efeitos de adubos nitrogenados, de outros aditivos sintéticos e de antibióticos e fármacos veterinários devem ser mais bem delineados e conhecidos; também há necessidade de mais estudos que avaliem os efeitos do impacto das tecnologias sobre a saúde humana, entre elas a irradiação de alimentos, a transgenia e a nanotecnologia (despontando como opção de produção de alimentos em escala nanométrica em laboratórios).

Promoção de saúde e segurança alimentar e nutricional

As diversas conceituações disponíveis para a promoção da saúde podem ser reunidas em dois grandes grupos. No primeiro deles, a promoção da saúde consiste nas atividades dirigidas à transformação dos comportamentos dos indivíduos, focando nos seus estilos de vida e localizando-os no seio das famílias e, no máximo, no ambiente das culturas da comunidade em que se encontram. Nesse caso, os programas ou atividades de promoção da saúde tendem a concentrar-se em componentes educativos, primariamente relacionados com riscos comportamentais passíveis de mudanças, que estariam, pelo menos em parte, sob o controle dos próprios indivíduos – por exemplo, o hábito de fumar, a dieta, as atividades físicas, a direção perigosa no trânsito. Nessa abordagem, fugiriam do âmbito da promoção da saúde todos os fatores que estivessem fora do controle dos indivíduos; o que, entretanto, vem caracterizar a promoção da saúde modernamente é a constatação do papel protagonista dos determinantes gerais sobre as condições de saúde, em torno da qual se reúnem os conceitos do segundo grupo. Este sustenta-se no entendimento de que a saúde é produto de um amplo espectro de fatores relacionados com a qualidade de vida, incluindo um padrão adequado de alimentação e nutrição, de habitação e saneamento; boas condições de trabalho; oportunidades de educação ao longo de toda a vida; ambiente físico limpo; apoio social para famílias e indivíduos; estilo de vida responsável; e um espectro adequado de cuidados de saúde. Suas atividades estariam, então, mais voltadas ao coletivo de indivíduos e ao ambiente, compreendido em um sentido amplo, de ambiente físico, social, político, econômico e cultural, por meio de políticas públicas e de condições favoráveis ao desenvolvimento da saúde (as escolhas saudáveis serão as mais fáceis) e do reforço (*empowerment*) da capacidade dos indivíduos e das comunidades (Buss, 2000, p. 175).

O ideário da promoção da saúde trabalha com a noção de "responsabilização múltipla", seja pelos problemas, seja pelas soluções propostas para estes, combinando "ações do Estado (políticas públicas saudáveis); da comunidade (reforço da ação comunitária); de indivíduos (desenvolvimento de habilidades pessoais); do sistema de saúde (reorientação do sistema de saúde); e de parcerias intersetoriais" (Buss, 2000, p. 165).

Desse modo, a perspectiva de práticas de intervenção interdisciplinares e intersetoriais está implícita nesse campo de estudo, liberando cada vez mais a ação hegemônica do médico (e da área da saúde como um todo) mediante as questões de saúde e doença. Sob esse ponto de vista, pode-se afirmar que novos agentes de saúde despontam no campo e nas práticas políticas da agronomia, da ecologia, das ciências sociais, da economia, da educação, entre outras ciências. Assim, fortalece-se a concepção visionária de Virchow (*apud* McNeely, 2002), quando afirmou que "a Medicina é uma ciência social e a política é a prática da Medicina em larga escala".

O ideário da promoção da saúde se preocupa também em considerar todos os saberes nos processos decisórios; ou seja, o saber do especialista desmonopoliza-se e passa a respeitar e incluir os saberes dos leigos, o saber local, o tradicional e o oculto, seguindo um processo conhecido como democratização da ciência.

O campo de promoção da saúde é um legítimo campo político no qual a saúde é um meio para atingir a dignidade social e minimizar a pobreza e a exclusão social. Para Pelicioni (2005, p. 328), tal campo deve ser inserido "na agenda de prioridades dos políticos e dirigentes em todos os níveis e setores, chamando-lhes a atenção para as consequências que suas decisões podem ter no campo da saúde e suas responsabilidades políticas com a qualidade de vida". Tal perspectiva pode contribuir para atuar sobre as causas da desigualdade social e produzir saúde e desenvolvimento sustentável em nível local.

Ao analisar o conceito de alimentação saudável na perspectiva das atuais políticas públicas brasileiras, fica claro que novas dimensões vêm sendo incorporadas. A questão do acesso ao alimento, foco das políticas anteriores, é ampliada pelas preocupações que envolvem a sua qualidade, bem como as condições de cultivo, os componentes culturais e os aspectos socioambientais relacionados com a produção de alimentos e com a sua origem.

Para iniciar tal discussão, apresentam-se a seguir as principais características de uma alimentação saudável, assumidas pela Coordenação Geral da Política de Alimentação e Nutrição do Ministério da Saúde Brasileiro (Pinheiro *et al.*, 2005, p. 3).

1. Respeito e valorização às práticas alimentares culturalmente identificadas: o alimento tem significações culturais diversas que precisam ser estimuladas. A soberania alimentar deve ser fortalecida por meio deste resgate.

2. Garantia de acesso, sabor e custo acessível [...].

3. Variada: fomentar o consumo de vários tipos de alimentos que forneçam os diferentes nutrientes necessários para o organismo [...].

4. Colorida: como forma de garantir a variedade principalmente em termos de vitaminas e minerais [...].

5. Harmoniosa: em termos de quantidade e qualidade dos alimentos consumidos para o alcance de uma nutrição adequada considerando os aspectos culturais, afetivos e comportamentais.

6. Segura: do ponto de vista de contaminação físico-química e biológica e dos possíveis riscos à saúde.

O conceito de alimentação saudável apresentado incorpora alguns componentes culturais, além da preocupação pela segurança do alimento e inclui questões que envolvem sua origem e a contaminação química, além da biológica. Tal dimensão é ainda ampliada por uma perspectiva socioambiental contemplada na política nacional de Segurança Alimentar e Nutricional (SAN).

Tal política, elaborada pelo Conselho Nacional de Segurança Alimentar e Nutricional (CONSEA), é constituída por ações planejadas para garantir a oferta e o acesso aos alimentos para o conjunto da população, promovendo a nutrição e a saúde ao mesmo tempo. Segundo o CONSEA, a alimentação adequada e saudável é a realização de um direito humano básico, com garantia ao acesso permanente e regular, de maneira socialmente justa, a uma prática alimentar adequada aos aspectos biológicos e sociais dos indivíduos, de acordo com o ciclo de vida e as necessidades alimentares especiais, pautada no referencial tradicional local. Deve atender aos princípios da variedade, do equilíbrio, da moderação e do prazer (sabor) e considerar as dimensões de gênero e etnia e os

modos de produção ambientalmente sustentáveis, livre de contaminantes físicos, químicos, biológicos e de organismos geneticamente modificados. Entre as diretrizes da SAN, aparecem a conservação da biodiversidade e a utilização sustentável dos recursos no processo de produção de alimentos, a promoção da agricultura familiar e das práticas de agroecologia.

Ressalta-se que o componente "adequado" abrange os aspectos do desenvolvimento social e econômico baseado no modelo de produção de alimentos que expresse a soberania alimentar e que, ao mesmo tempo, estimule a revalorização de métodos tradicionais de manejo e gestão ambiental, com base nos conhecimentos acumulados de populações locais em sua íntima convivência com o meio natural e a otimização dos recursos disponíveis nos distintos lugares para atender à necessidade de reprodução biológica e social dos seres humanos (CONSEA, 2007).

Percebe-se então, nesse contexto de reestruturação e ampliação conceitual dentro da Política Nacional de Segurança Alimentar e Nutricional (PNSAN), que os alimentos orgânicos produzidos pela Agricultura Familiar, sob a ótica da Agroecologia, são privilegiados como alimentos saudáveis e incorporam componentes socioambientais em seu conceito. Assim como diversas políticas sociais, a PNSAN vem sendo desqualificada e precarizada desde 2016, fato que exige atenção por parte da sociedade, uma vez que o Brasil encontra-se em eminência de retornar ao Mapa Mundial da Fome, do qual saiu em 2014. O risco se deve a uma combinação de fatores que surgiram entre 2015 e 2017, como alta do desemprego, avanço da pobreza, corte de beneficiários do Bolsa Família e congelamento dos gastos públicos por até 20 anos (PEC 241).

Agricultura familiar orgânica e promoção da saúde

Primeiramente, é importante ressaltar que a relação que se deseja estabelecer aqui não é entre alimentos orgânicos e saúde, mas sim entre agricultura orgânica e saúde. Considera-se essencial pensar que todo alimento está inserido em um determinado sistema produtivo com repercussões e objetivos particulares. Pensar somente o alimento desvinculado dessa inserção é assumir uma perspectiva reducionista de análise. Sob um enfoque sistêmico de saúde que acolhe as diretrizes dos ideários da segurança alimentar e nutricional, e da promoção da saúde, é possível afirmar que a agricultura orgânica, mais precisamente a agricultura familiar orgânica, tem sua maior potência e relaciona-se tanto com o contexto ambiental quanto com o sociocultural da promoção de qualidade de vida.

Condicionantes sociais e ambientais são essenciais para construir a relação entre agricultura orgânica e promoção da saúde. Mesmo com o fortalecimento dos movimentos de saúde coletiva no Brasil e de promoção de saúde no Canadá, na década de 1970, que resgataram a essencialidade dos diferentes determinantes e condicionantes do processo saúde-doença, as repercussões socioambientais do padrão produtivo dominante não ganharam a devida importância na área da saúde. Isso se torna mais instigante se pensarmos que o Brasil ainda é um país com perfil fortemente agrícola e que grande parte da população urbana tem vínculos com o meio rural (especialmente aquela mais vulnerável socialmente e foco de diferentes programas na área de saúde pública). Assim, as intervenções da área da chamada "velha" saúde pública parecem ter sido, essencialmente, encontrar soluções para muitas mazelas urbanas que se originaram no meio rural.

A mais explorada relação entre alimentos orgânicos e promoção da saúde humana foca na ideia da oferta de alimentos de qualidade, com baixa toxicidade e melhor valor nutricional, que apresentam ação preventiva contra doenças carenciais e não transmissíveis. Esse enfoque será discutido a seguir, mas pode-se afirmar que tal relação se mostra vulnerável, pois se fundamenta em revisões sistemáticas de ensaios clínicos randomizados baseados em uma ciência de caráter positivista e epidemiológico que não abarca a complexidade da temática da qualidade dos alimentos produzidos em sistemas agroalimentares sustentáveis.

Dimensão da saúde ambiental e agricultura orgânica familiar

O conceito de ecologia colabora para expandir a noção de saúde ambiental, central para discutir agricultura orgânica. Segundo a OMS, a saúde ambiental é a parte da saúde pública que se ocupa das formas de vida, das substâncias e das condições em torno do ser humano que podem exercer alguma influência sobre sua saúde e bem-estar (Brasil, 1999).

É possível afirmar que o sistema agroalimentar moderno é um dos maiores responsáveis pelo desequilíbrio ambiental do planeta, se considerarmos que nele se incluem a indústria de insumos e tecnologia agropecuários e a indústria alimentar. O uso excessivo e indiscriminado dos insumos químicos e a mecanização aumentam o risco de desgaste dos recursos naturais e provocam erosão, desmatamento, poluição das águas, do solo, dos alimentos e do ar e perda da biodiversidade. O transporte de alimentos por longas distâncias e a criação confinada de animais determinam gastos energéticos e custos ambientais que têm um forte impacto sobre a saúde humana.

Com a agricultura orgânica, diferentemente, percebe-se o ambiente como um agroecossistema cujo modelo conceitual de organismo vivo se centra na qualidade das águas, do ar e do solo, na saúde da planta, no controle biológico (com consequente manutenção da biodiversidade), na diversificação das propriedades, na produção animal integrada ao sistema (preconizando o bem-estar e a prevenção de doenças do animal), no rendimento ótimo em todos os níveis, em lugar do rendimento máximo, e no controle do uso de fontes de energia não renováveis no sistema produtivo.

Variados estudos publicados nos periódicos *Agriculture, Ecosystems & Environment* e na *Revista Brasileira de Agroecologia*, compilados por Azevedo e Pelicioni (2012a), indicam a contribuição das propriedades orgânicas para a promoção de um desempenho ambiental positivo que repercuta positivamente na saúde coletiva. Os estudos se concentram em resultados que relacionam as unidades de produção orgânica com a autossuficiência energética e a economia de carbono e minimização de liberação de gases de efeito estufa (com consequente impacto sobre o equilíbrio do clima e a qualidade do ar). As mesmas autoras mostram outras pesquisas que comprovam que práticas de agricultura orgânica implicam aumento da biodiversidade nos agroecossistemas, conservação da paisagem e da vida selvagem, incremento da qualidade do solo, conservação da fertilidade e estabilidade do sistema, maior controle de erosão, manutenção da qualidade de águas superficiais e profundas e ausência de poluição por agrotóxicos.

O caminho mostra a necessidade de uma sociedade orientada por uma razão ecossocial, baseada na justiça ambiental como solução para a crise na agricultura e como alternativa ao desenvolvimento rural fundamentado no sistema agroalimentar moderno. O equilíbrio do ambiente está irremediavelmente ligado ao conceito de saúde humana, e a agricultura orgânica torna-se um instrumento essencial na promoção da saúde ambiental. Os conceitos de ecologia e meio ambiente saudável não se sustentam sem a introdução do ser humano nesse ambiente e, por isso, uma abordagem de saúde social se faz pertinente.

Dimensão da saúde social e agricultura orgânica familiar

Discutir o potencial da agricultura orgânica na promoção de saúde social e no resgate cultural exige uma reflexão sobre os vínculos entre tal sistema e a agricultura familiar. Não se ignora a existência de uma vastidão de tipos de agricultura familiar, porém será apresentada aqui uma parcela das unidades familiares marcadas por sua lógica voltada para a reprodução da família, que busca o desenvolvimento de sistemas diversificados de produção agrícola, a economia no consumo de energia proveniente de derivados do petróleo e a preservação da flora e da fauna nativas, além de privilegiar a diversidade biológica e a maior densidade de áreas verdes. Esse é o perfil de agricultura familiar que pode dialogar com as premissas da agricultura sustentável.

A produção orgânica é adequada para os agricultores familiares que constituem a maioria dos pobres do mundo. Os agricultores orgânicos são menos dependentes dos recursos externos e obtêm colheitas mais altas e estáveis, e, portanto, maior renda. Estudos feitos na África, Ásia e América Latina indicam que eles ganham mais do que os agricultores convencionais. Um estudo citado pelo Secretário-geral da Conferência das Nações Unidas sobre Comércio e Desenvolvimento (Unctad) e ex-diretor-geral da Organização Mundial do Comércio (OMC), Supachai Panitchpakdi (2012), que analisou 114 casos na África, revela que uma conversão das fazendas para produção orgânica leva a um aumento da produtividade em 116%.

A diversificação e a complexidade próprias dos ecossistemas agrícolas ecologicamente equilibrados tornam esses sistemas inviáveis economicamente, quando operados com base na produção em larga escala, realizada pelo trabalho assalariado. A interação da pecuária com a agricultura, a rotação de culturas e o controle de pragas e doenças são mais facilmente manejáveis com base no trabalho familiar. A utilização da mão de obra familiar e o uso de insumos produzidos internamente na propriedade viabilizam a permanência dos agricultores na atividade (Guanziroli *et al.*, 2001). Por essa ótica, a agricultura familiar pode ser apresentada como alternativa para a viabilização econômica da agricultura orgânica, um dos aspectos mais objetivos da noção de qualidade de vida.

Karam (2001) afirma que a agricultura orgânica, mais do que ecológica e tecnologicamente sustentável, representa para a agricultura familiar uma estratégia para a manutenção do modo de vida rural, da própria condição social (uma vez que implica valorização do conhecimento do agricultor), das tomadas de decisão da família, da troca/intercâmbio de trabalho, sementes e conhecimento com outros agricultores, o que significa, em última instância, uma atitude política diante das condições da vida social. A preservação desse modo de vida rural caminha com uma discussão que foca na construção de novas ruralidades, termo que diz respeito ao meio social rural, relevando as especificidades de sua construção social e de modos de vida específicos.

Diferentes estudos indicaram, na percepção dos agricultores familiares que adotaram em seus estabelecimentos rurais a agricultura orgânica e ecológica, modificações importantes relativas a seu trabalho para a promoção da saúde de suas famílias, da saúde do consumidor que compra seus produtos e também para a manutenção do ambiente.

Estudos de caso sobre associações de agricultores apresentadas em Azevedo e Pelicioni (2012a) registraram que, com a prática da agroecologia e de diferentes métodos de agricultura familiar sustentável, houve a retomada de uma produção maior e mais diversificada de alimentos para autoconsumo familiar e para fornecimento ao consumidor, redução da dependência de compra de produtos industrializados, resgate ou incorporação de determinadas práticas alimentares locais e saudáveis e registro de uma percepção positiva sobre o estado geral de saúde da família após determinado tempo de conversão da propriedade rural à agroecologia, além da obtenção de incremento na renda monetária familiar.

As autoras também mostraram estudos variados de alternativas agroecológicas viáveis do ponto de vista socioeconômico que se apresentam como tecnologia de baixo impacto ambiental, como fonte de renda e emprego e como fortalecimento de relações familiares para segmentos marginalizados da sociedade. São iniciativas que promovem práticas democráticas, participação popular, fixação de famílias rurais, geração de renda, fortalecimento de gestões associativas e autossustentáveis, erradicação do trabalho infantil e valorização do espaço rural e do patrimônio alimentar sob um amplo conceito de qualidade de vida e saúde rural coletiva. Todas essas dimensões só podem ser compreendidas como dimensões de saúde dentro de um enfoque sistêmico que complexifica esse conceito.

Tais estudos mostram que o agricultor familiar, antes relegado a papel secundário no processo produtivo, reassume condições para resgatar uma nova maneira de produção de alimentos de qualidade que, em um contexto de organização social mais justo e solidário, promove a saúde humana, a cultura local, o desenvolvimento sustentável e a qualidade de vida.

É extremamente atual e importante o desenvolvimento do sistema familiar orgânico de produção que depende de novas construções que devem surgir da confrontação de saberes de agricultores familiares e de sistemas de pesquisa e de desenvolvimento agrorrural, além de um trabalho efetivo de desenvolvimento, movido por uma rede interdisciplinar e intersetorial que deve incluir as áreas da saúde e da nutrição.

A agricultura familiar orgânica é uma ferramenta poderosa para alcançar os objetivos de desenvolvimento do milênio (ODM), particularmente os referentes à redução da pobreza e à preservação do meio ambiente. No momento, ainda é um nicho de mercado, pois usa cerca de 2% das terras agrícolas do planeta. Entretanto, seu potencial ainda não foi totalmente explorado, pois há desafios para que os países em desenvolvimento aproveitem essas oportunidades, particularmente na construção de capacidades produtivas, acesso aos mercados e obstáculos à importação (Panitchpakdi, 2012).

O conceito de qualidade de vida dialoga com o conceito de promoção da saúde e transita em um campo semântico polissêmico por estar, de um lado, relacionado com modos, condições e estilos de vida e, de outro, com ideias de desenvolvimento sustentável, de ecologia humana, de desenvolvimento, de direitos humanos e sociais sob uma síntese cultural dos elementos que determinam como a sociedade considera seu padrão de conforto e bem-estar. Tem sido aproximado ao grau de satisfação encontrado na vida familiar, amorosa, social e ambiental e à própria estética existencial (Minayo *et al.*, 2000).

As discussões sobre o desenvolvimento rural foram recorrentemente marcadas pela visão moderna, que atribuiu prioritariamente a qualidade de vida do agricultor ao seu acesso à tecnologia, ao progresso econômico e à segurança financeira, sem considerar as dinâmicas culturais. Entretanto, atualmente, a discussão de desenvolvimento rural sustentável considera as peculiaridades do mundo rural dentro do contexto cultural de cada comunidade. Algumas dessas peculiaridades, como a proximidade da natureza, o caráter artesanal da atividade e o caráter das relações humanas, embasam uma discussão fértil sobre qualidade de vida no meio rural e sobre a inserção da agricultura familiar no contexto de produção orgânica de alimentos. A necessidade emergencial de preservar o meio ambiente entra em conflito com o modelo de produção dominante. Por outro lado, essa necessidade possibilita a convergência de olhares em direção ao mundo rural. Esses olhares percebem, então, que as peculiaridades desse mundo passam a ser vistas como aspectos positivos de qualidade de vida.

Também merece destaque o olhar que percebe a agricultura como atividade biológica e não industrial. Esse vínculo é essencial para se repensar a relação da agricultura familiar orgânica com a promoção de vida com qualidade; do ponto de vista do conceito de qualidade de vida, o rural ganha outra dimensão. Ele passa a ser visto como um lugar autêntico e rico em tradições. Um espaço de revitalização e de promoção de valores sociais.

A agricultura familiar orgânica, analisada na dimensão de preservação ambiental e cultural, torna-se uma estratégia para a reintrodução da natureza no meio rural e na atividade agrícola. Isso porque o sistema orgânico, ao retomar métodos de produção que respeitem os princípios naturais dos ecossistemas envolvidos e ao considerar a cultura local rural, está de alguma maneira reaproximando os indivíduos que vivem nesse ambiente da consciência e mostrando que a natureza é parte da essência humana.

Nessa perspectiva, o meio rural tende a se configurar como um espaço de promoção de qualidade de vida para a sociedade rural e urbana. Entretanto, o rural só pode ganhar tal dimensão se o sistema produtivo adotado tiver a mesma percepção dessa noção, ou seja, deve ter como prioridade a preocupação de preservar o meio ambiente, dignificar socialmente o agricultor, valorizar a cultura local e o saber tradicional e produzir alimentos saudáveis. Todos esses aspectos se inter-relacionam na discussão sobre qualidade de vida. É aqui que a agricultura familiar orgânica se insere, compreendida como alternativa produtiva, como movimento social e como estratégia de desenvolvimento rural e urbano onde se vive com melhor qualidade.

A natureza preservada repercute positivamente na qualidade de vida do meio urbano. O citadino também pode se beneficiar desse modo de produção, na medida em que é provido de alimentos mais saudáveis, solo, ar e água de melhor qualidade. Acredita-se que um processo de revitalização e reorganização social do meio rural pode gerar mais qualidade de vida no meio urbano, em cidades mais equilibradas em seu número de habitantes, em menores índices de desemprego e menos violência – aspectos intrinsicamente relacionados com a saúde humana.

Agricultura orgânica e dimensão da saúde humana

As considerações sobre a saúde humana já apresentadas partem das premissas de que são inegáveis as repercussões do modo de produção agrícola sobre o estado geral de saúde da população e de que a alimentação é um dos principais fatores de promoção da saúde humana e da qualidade de vida.

Uma das questões centrais da agricultura orgânica se relaciona com a produção de alimentos de qualidade capazes de prevenir doenças. Entretanto, como já mencionado, tal relação se mostra bastante vulnerável, uma vez que se baseia em uma perspectiva científica reducionista que acaba por minimizar diferenças entre o valor nutricional de alimentos orgânicos e convencionais, além de desqualificar o amplo contexto de saúde anteriormente discutido. Para Carneiro *et al.* (2015), nos estudos sobre toxicidade dos alimentos, prevalece igualmente o enfoque cartesiano indevidamente aplicado a um objeto de estudo como a toxicologia.

Há ainda poucas pesquisas a longo prazo que analisam a saúde dos consumidores de produtos orgânicos. Os estudos mais efetivos nessa área devem ser a longo prazo, o que implica altos recursos financeiros e comprometimento duradouro de cientistas. Além disso, envolvem diferentes variáveis, pois os determinantes do processo saúde-doença são múltiplos e devem ser analisados em diferentes dimensões. Desse modo, uma dieta equilibrada é apenas um componente da saúde, que é igualmente determinada por variados aspectos de condições e estilos de vida saudáveis.

Dois estudos europeus seguem tais premissas. Um estudo de coorte prospectivo desenvolvido na Suécia com 330 crianças provenientes de famílias com um "estilo de vida antroposófico" comparadas com famílias "convencionais" teve como foco investigar a incidência de alergia durante a infância. Ressalta-se que um estilo de vida antroposófico é caracterizado por uma proposta de educação baseada na pedagogia Waldorf, que evita a escolarização precoce, se preocupa em preservar a infância e o ritmo das crianças; as famílias restringem o uso de medicamentos alopáticos, vacinas e antibióticos, e preconizam padrões alimentares específicos que incluem preferência por alimentos orgânicos/biodinâmicos. As crianças foram acompanhadas desde o período fetal até a idade de 2 anos. As crianças de famílias com estilo de vida antroposófico tiveram 75% de redução do risco de sensibilização alérgica e também diminuição de hipersensibilidade alimentar durante os dois primeiros anos de vida em comparação com crianças de famílias convencionais (Stenius *et al.*, 2011). Na mesma direção, o estudo de Alfven *et al.* (2006) incluiu cerca de 14 mil crianças de 5 a 13 anos em cinco países europeus (Áustria, Alemanha, Holanda, Suécia e Suíça) filhos de famílias agricultores orgânicos e biodinâmicos, de famílias com o mesmo estilo de vida antroposófico e de um grupo-controle. Como no anterior, as crianças Waldorf apresentaram menor prevalência de sintomas alérgicos e sensibilização a agentes externos, embora não tenha sido consistente em todos os países. Esses achados não implicam somente o consumo de alimentos orgânicos e biodinâmicos. Todo o estilo de vida tende a ser responsável por esse tipo de efeito protetor, e não somente o consumo de alimentos, e isso deve ser levado em conta em estudos futuros que devem analisar múltiplos aspectos no longo prazo.

No *Relatório do Parlamento Europeu* (European Parliament, 2016), afirma-se que os consumidores orgânicos, em geral, assumem dietas e estilos de vida mais saudáveis, utilizam mais vegetais, consomem mais fibras e menos carnes processadas, exercitam-se mais e fumam menos – o que não implica unicamente o consumo de orgânicos.

De acordo com Azevedo (2012), várias pesquisas mostraram que os estudos comparativos entre a saúde de consumidores habituais de alimentos orgânicos e a daqueles que consomem habitualmente alimentos convencionais apresentaram grande número de variáveis não controladas (como hábitos de vida mais saudáveis), comprometendo as conclusões apresentadas.

Autores de outros estudos identificados também se esforçaram em relacionar o consumo de orgânicos com a prevenção de diferentes doenças (Stenius *et al.*, 2011; Fagerstedt *et al.*, 2016; Torjusen *et al.*, 2014; Brantsaeter *et al.*, 2015; Christensen *et al.*, 2013; Bradbury *et al.*, 2014; Schinasi e Leon, 2014; Baudry *et al.*, 2015a-b). No entanto, o *Relatório do Parlamento Europeu* assumiu uma posição de cautela e comentou a escassez de tais estudos e a necessidade de realizar mais pesquisas prospectivas de longo termo (European Parliament, 2016).

O documento menciona a existência de estudos epidemiológicos em andamento que podem mudar esse quadro de incertezas e sugere que o conceito de resiliência individual poderia ser amplificado sob os parâmetros de uma dieta orgânica. Mesmo que as conclusões do documento apresentem uma fragilidade na relação dieta orgânica e prevenção de doenças, seus autores parecem estar atentos à relação assumida entre a área da saúde e a da agricultura orgânica, uma vez que a resiliência se caracteriza pela capacidade de o indivíduo responder às demandas da vida de maneira positiva, apesar das adversidades cotidianas. Resumindo, a resiliência é uma combinação entre os atributos do indivíduo e de seu ambiente familiar, sociocultural e ambiental (Noronha *et al.*, 2009).

A preocupação do ser humano contemporâneo com sua saúde, além das questões ambientais e sociais, direcionam, hoje, pelo menos parte do sistema alimentar para a produção de víveres limpos e saudáveis, de caráter regional, com sabor e qualidade nutricional preservados, produzidos com baixo impacto ambiental e social. Um número crescente de consumidores organizados começou a exigir mudanças que têm levado a uma expansão dos orgânicos; assim, torna-se importante abordar a qualidade desses alimentos.

Qualidade dos alimentos orgânicos

O enfoque de qualidade dos orgânicos gera uma discussão interessante quando se aborda a relação qualidade *versus* rendimento máximo. A fertilização com adubos nitrogenados, base da agricultura convencional, visa ao aumento da produtividade, mas isso não significa, necessariamente, aumento na qualidade do produto final. Além disso, o que se entende por qualidade dos alimentos é permeado por subjetividades e expectativas individuais. Um alimento de qualidade para um vegetariano pode ter um significado bem diferente do que para um indivíduo que deseja perder peso ou para aquele que se preocupa com os impactos negativos do sistema agroalimentar.

Ao abordar a controversa noção de qualidade dos alimentos orgânicos explorada na revisão de Souza *et al.* (2012), é preciso levar em conta quatro aspectos a serem avaliados: valor nutricional, características sensoriais, durabilidade e toxicidade.

De modo resumido, pode-se dizer que os alimentos orgânicos tendem a durar mais, são percebidos como mais saborosos e os métodos de higienização e processamento utilizados buscam manter sabor, odor e textura originais. São alimentos com melhor (não maior) qualidade nutricional – especialmente no teor de minerais, têm mais quantidade de fitoquímicos e compostos fenólicos nos vegetais, além de gordura de melhor qualidade nos orgânicos de origem animal. Além disso, não apresentam resíduos de agrotóxicos e fertilizantes sintéticos, de hormônios e fármacos veterinários usados na produção animal, ou aditivos químicos, vitaminas e minerais sintéticos e resíduos de substâncias radioativas resultantes do processamento dos alimentos. Portanto, são alimentos com menor toxicidade e maior teor de substâncias antioxidantes benéficas, fatos comprovados por unanimidade nos estudos da área. Revisão de pesquisadores da Newcastle University mostra que os alimentos orgânicos contêm quatro vezes menos pesticidas do que os alimentos convencionais. Tal redução, aliada ao aumento de até 60% no teor de alguns antioxidantes e componentes fenólicos, mostra o papel ativo da dieta orgânica na prevenção de doenças crônicas e neurodegenerativas (Baranski *et al.*, 2014). Mesmo diante dessas evidências, percebe-se bastante relutância em assumir tal ação nas revisões sobre o tema.

Infelizmente, poucas pesquisas recentes têm sido conduzidas. Há falta de interesse e apoio institucional para pesquisar orgânicos. De maneira geral, os interesses que envolvem pesquisa com alimentos são múltiplos, pois mobilizam poderosas indústrias de insumos e tecnologia agrícola, além das indústrias de alimentos e química. Afinal, a quem interessa comprovar a superioridade dos alimentos orgânicos?

Valor nutricional dos alimentos orgânicos

Desde 1920, quando os fertilizantes químicos começaram a ser usados comercialmente em larga escala, tem havido denúncias de que a agricultura convencional produz colheitas de alimentos menos nutritivos. Em torno de 1940, o movimento orgânico europeu começou a ganhar forças, em parte pela crença de que eram mais saudáveis. Entretanto, a dúvida com relação à superioridade do valor nutricional dos orgânicos persiste.

Quanto às comparações sobre valor nutricional, muitos fatores e variáveis devem ser considerados nas pesquisas, como o tempo de produção orgânica, o restabelecimento da vida do solo que vai influenciar diretamente na qualidade do alimento produzido e o tipo de sistema orgânico utilizado. Além disso, outros aspectos podem influenciar as pesquisas, como a variabilidade de fatores externos, como luz solar, temperatura, chuva, armazenamento e transporte, que influenciam diretamente o conteúdo de nutrientes de plantas. O desempenho de sistemas produtivos orgânicos e convencionais deve ser estudado na propriedade de origem. Entretanto, o grau de controle nessas instâncias é menor do que nos laboratórios. Assim, é possível perceber o grau de dificuldade em planejar estudos efetivos, analisar os resultados e comparar alimentos provenientes de diferentes sistemas produtivos.

A abordagem analítica de valor nutricional dos alimentos foca na quantidade dos macronutrientes produtores de calorias (carboidratos, gorduras e proteínas) sintetizados a partir da fotossíntese, tendo intensa relação com a luz solar (e menos com o solo). Portanto, se a quantidade de macronutrientes em uma planta é afetada pela luz solar, não se deve esperar diferença significativa em seus valores na comparação entre alimentos orgânicos e convencionais. Já no teor de minerais, que depende da qualidade do solo, espera-se encontrar diferenças, uma vez que o solo orgânico é comprovadamente superior no equilíbrio de diferentes micronutrientes, em comparação com os solos adubados exclusivamente com nitrogênio, fósforo e potássio.

De modo geral, espera-se que os orgânicos apresentem valor nutricional balanceado, pois são produzidos em solo mais rico e equilibrado. Sabe-se que a desmineralização dos solos está relacionada com a produção de plantas de baixo teor mineral. A técnica de sulcar a terra com o arado, importada dos países frios, interfere na fertilidade do solo, produz plantas débeis e alimentos de baixa qualidade nutricional. Apesar de a dieta ocidental ser muito variada, as deficiências de micronutrientes são cada vez mais comuns e, como consequência, aumentam as doenças carenciais e a saúde humana entra em declínio. Pode-se dizer que a qualidade do solo reflete e define a saúde de quem ingere os alimentos nele cultivados.

Estudos das Universidades do Texas e de Illinois, compilados por Azevedo (2012), mostram que o nível de micronutrientes em diferentes alimentos vegetais diminuiu consideravelmente da última metade do século passado. Os pesquisadores associam tal declínio aos métodos convencionais de plantio, irrigação e uso intensivo de agrotóxicos e fertilizantes, além do uso de sementes híbridas e transgênicas.

Essa questão precisa ser aprofundada em novos estudos. Além do aumento das carências nutricionais, também se percebe a crescente utilização de suplementos e cápsulas de minerais e vitaminas sintéticas, ação paliativa e sinalizadora de que a dieta não tem sido capaz de oferecer os nutrientes necessários para manter a ingestão adequada de micronutrientes. Apesar de pouco mencionadas nas interferências da saúde coletiva, para além do enriquecimento de alimentos e uso de suplementação, equilibrar o solo e rever o impacto das técnicas agrícolas convencionais são ações estruturais para interferir no processo de inadequação e carências nutricionais.

Mesmo com algumas evidências favoráveis, a superioridade dos orgânicos, no quesito valor nutricional, ainda se apresenta bastante controversa e tem por base estudos de revisões sistemáticas de ensaios clínicos randomizados, como apresentado a seguir.

Alimentos orgânicos de origem vegetal

Em 2009, duas revisões realizadas abordaram a discussão sobre o valor nutricional comparativo entre alimentos orgânicos e convencionais; uma delas, francesa, é mais favorável, e a outra, inglesa, expõe argumentos contra a superioridade dos orgânicos em termos nutricionais, o que mostra controvérsias no campo de estudo. Desde lá, houve outra revisão, em 2014, que defende a superioridade dos orgânicos, e um relatório de 2016, que chegou muito perto das mesmas conclusões do estudo britânico.

Em 2009, a Agência Francesa de Segurança Sanitária de Alimentos, a Agence Française de Sécurité Sanitaire des Aliments (AFSSA), realizou uma avaliação do valor nutricional dos alimentos, cujos pontos centrais podem ser resumidos em:

- Tubérculos, raízes e folhas de vegetais contêm maior teor de matéria seca
- Vegetais como batata, couve, cenoura, beterraba, alho-poró, alface, cebola, aipo e tomate apresentam maior teor de ferro e magnésio
- Batata, alho-poró, couve e aipo contêm maiores teores de vitamina C
- Tomates, cenoura e leite orgânico apresentam maior teor de betacaroteno.

Em frutas orgânicas, não foram encontrados maiores teores de minerais ou vitaminas. Maiores quantidades de fitoquímicos foram encontradas em maçãs, pêssegos, peras, laranjas, cebolas, tomates, batatas, pimentões, azeite de oliva (compostos fenólicos), vinho (resveratrol) e tomates (ácido salicílico; Lairon, 2010). Tal resultado é sustentado por diferentes estudos disponíveis em Azevedo (2012) e pela revisão de Baranski et al. (2014), que mostram que plantas orgânicas produzem mais substâncias antioxidantes, componentes fenólicos e fitoquímicos em geral, constituintes de seu próprio sistema de defesa ativado quando a planta tem que mobilizar seu sistema imunológico para se defender de pragas e condições adversas. Como esperado, aparentemente, não há diferenças na quantidade de proteína e carboidratos nos dois

tipos de alimentos, apesar de a revisão francesa demonstrar maior teor de matéria seca em algumas amostras de orgânicos.

No mesmo ano, a Agência de Vigilância Sanitária dos Alimentos do Reino Unido, a Food Standards Agency (FSA), encomendou e publicou uma revisão de pesquisas sobre a comparação entre o valor nutricional de orgânicos e convencionais, na qual os pesquisadores da Nutrition and Public Health Intervention Research Unit da London School of Hygiene & Tropical Medicine afirmaram não haver evidências de benefícios para a saúde, em relação ao valor nutricional, por causa do consumo de orgânicos, em comparação com o consumo de alimentos convencionais. Com base nessas evidências, Dangour et al. (2009) conduziram uma pesquisa que atestou que eles não são de relevância para a saúde pública. Tal conclusão é bastante polêmica e reverbera pouco com as complexas diretrizes da nova saúde pública. Apesar da importância de estimular pesquisas comparativas do valor nutricional entre orgânicos e convencionais, esses estudos, por si só, não são capazes de avaliar as condições de saúde das pessoas e não podem definir se um alimento é ou não de relevância para a saúde pública. Somente a perspectiva de um amplo conceito de saúde coletiva pode dar conta de inserir os orgânicos como promotores da saúde e não se resumir apenas em uma análise reducionista de seu valor nutricional.

O *Relatório do Parlamento Europeu* (European Parliament, 2016) que se debruçou sobre as implicações do consumo de orgânicos sobre a saúde humana compactua com a reticência do estudo inglês e indica que o conteúdo de nutrientes é afetado pelo sistema agrícola em uma limitada extensão somente, com exceção do teor de componentes fenólicos, que chega a ser 20% superior nos orgânicos.

Alimentos orgânicos de origem animal

Resultados de estudos e revisões compilados em Azevedo (2012) reiteram a premissa de que os alimentos de origem animal – carnes, ovos, leite e derivados – apresentam gordura de qualidade superior. Srednicka-Tobe et al. (2016) endossaram esses estudos em revisão mais recente. Isso é esperado para animais não sedentários, que recebem alimentos ajustados para sua espécie, procriam naturalmente e são expostos ao sol.

Citando as mesmas revisões inglesa e francesa exploradas anteriormente, o resultado da revisão da FSA mostra que os produtos orgânicos de origem animal contêm maior teor de ácidos graxos poli-insaturados. O estudo mostra ainda que os dados relacionados com os teores de carboidratos, proteínas e vitaminas são insuficientes, mas que os sistemas orgânicos produzem alimentos de origem animal com altos padrões de qualidade (Lairon, 2010).

A revisão da FSA admite superioridade nas taxas de ácidos graxos poli-insaturados (2,1 a 27,8% mais altas), resultado compartilhado com a AFSSA (Lairon, 2010; Dangour *et al.*, 2009). Além disso, a revisão do FSA mostra teores de ácido linoleico conjugado e ômega-3 entre 10 e 60% mais altos, encontrados em carne, leite e derivados orgânicos. No caso do leite orgânico, os teores de vitamina E são maiores do que nos convencionais.

O *Relatório do Parlamento Europeu* (European Parliament, 2016) está em sintonia com os dois estudos de 2009 e conclui que o leite e os laticínios orgânicos têm um maior teor de ácidos graxos poli-insaturados ômega-3, em razão do manejo dos animais orgânicos, criados livremente e no pasto. O mesmo é aparentemente verdadeiro para as carnes, embora a base da evidência seja mais fraca em virtude da menor quantidade de estudos.

Esse resultado alerta para a importância de se considerar a origem da gordura e o sistema no qual os animais foram produzidos para além das abordagens restritivas desse nutriente. Os orgânicos de origem animal fazem parte de uma alimentação saudável, desde que ingeridos com equilíbrio, em uma dieta rica em fibras e víveres de origem vegetal orgânica, e em um contexto de qualidade de vida que inclua exercícios físicos, não fumar e o controle de álcool e estresse. A recorrente indicação de produtos industrializados *light* e *diet*, com baixo teor de colesterol, margarinas ou gorduras artificiais não tem sido capaz de promover a saúde nem de prevenir a obesidade e as doenças cardiovasculares. Essa abordagem deve ser considerada pelos especialistas em nutrição humana.

Características sensoriais e durabilidade dos alimentos orgânicos

Os estudos mais recentes disponíveis em Azevedo (2012) que pesquisam a superioridade em características sensoriais e maior durabilidade dos alimentos orgânicos datam da década de 1990 e início dos anos 2000. Por isso, é necessário que sejam realizadas mais pesquisas para estabelecer essa relação.

A análise dos aspectos sensoriais de qualidade é complexa, pois é subjetiva a característica de um alimento que determina a aceitabilidade do consumidor. Talvez por causa disso, assume-se que não há diferença de aspectos sensoriais entre orgânicos e convencionais. Entretanto, nos estudos mencionados, características de sabor e coloração mais intensas em verduras e frutas, além de tecidos e cascas mais firmes em ovos e carnes e maior durabilidade foram observadas nos alimentos de origem orgânica, principalmente os *in natura*.

Com relação à durabilidade, de maneira geral, espera-se que os orgânicos durem mais, uma vez que a adubação sintética nitrogenada leva a um aumento no teor de água dos vegetais, tornando tais alimentos mais perecíveis; ou seja, havendo menor umidade e teor de água livre, espera-se menor grau de proliferação bacteriana e de deterioração precoce.

Toxicidade | Contaminação biológica e química dos orgânicos

Os parcos estudos que se debruçam sobre a relação orgânicos e saúde humana mostram que a alimentação orgânica tem efeito positivo na incidência de eczema em crianças de até 2 anos de idade que se alimentam (bem como suas mães) à base de laticínios orgânicos, bem como no quesito fertilidade de agricultores orgânicos (Azevedo, 2012). Uma vez que muitos pesticidas são disruptores endócrinos, uma dieta isenta dessa classe de agrotóxicos deve apresentar um bom efeito sobre a fertilidade masculina. No *Relatório do Parlamento Europeu* (European Parliament, 2016), são mencionados estudos que comprovam menor risco de doenças alérgicas em crianças e um potencial efeito benéfico sobre o sobrepeso e a obesidade entre adultos que consomem orgânicos.

Ainda que os estudos sobre a relação alimentos orgânicos e saúde humana sejam escassos, os efeitos dos agrotóxicos sobre a saúde humana levam a afirmar que o consumo de orgânicos pode ser uma das estratégias de prevenção de muitas dessas disfunções.

Alerta-se que efeitos de outros contaminantes além dos agrotóxicos precisam ser mais bem delineados. Também são necessários estudos que avaliem os efeitos das tecnologias sobre a saúde humana, entre eles a irradiação de alimentos, a transgenia e a nanotecnologia.

É importante destacar a complexidade de se analisar contaminantes químicos nos alimentos e a dificuldade de relacionar tais substâncias com a etiologia de enfermidades. Por isso, as legislações sobre alimentos orgânicos consideram que, diante de um possível perigo à saúde, a substância ou a tecnologia deve ser evitada, respeitando-se o princípio da precaução, que tem sido tomado como referência em muitas discussões que envolvem riscos ambientais e para a saúde humana.

Diferentemente dos aspectos sensoriais, os critérios de inocuidade não são opcionais nem negociáveis, e são eles que merecem maior destaque por parte de órgãos reguladores, mesmo sabendo que a decisão final de consumir ou não o alimento é sempre do consumidor, com base em critérios pessoais, influências reflexivas e construções sociais de inocuidade, risco ou perigo.

Considerações finais

A ideia de que o alimento orgânico é mais saudável – ou melhor – do que os alimentos convencionais só pode ser compreendida sob a ótica da ampliação do conceito de saúde, considerando os impactos do sistema agroalimentar moderno para além da saúde humana, mas também sobre o bem-estar animal, a segurança alimentar e nutricional, os patrimônios culturais alimentares e a sustentabilidade ambiental. Diante dessa complexa arena que envolve o conceito de alimento saudável e adequado com base na sustentabilidade, já discutido por Azevedo e Rigon (2016), qualquer argumentação sobre a superioridade de um alimento com base em estreitos determinantes quantitativos se torna irrelevante. Assume-se aqui que, para compreender o conceito de alimento saudável, é necessário complexificar o conceito de saúde sob uma perspectiva cultural e socioambiental, considerar o sistema agroalimentar no qual o alimento é produzido e assumir as premissas e objetivos da segurança alimentar e nutricional e da promoção da saúde.

O rótulo do alimento saudável, de apelo funcional, com base na visão energético-quantitativa pode tornar-se inconsequente quando se assume que a dieta, como um todo, e o conjunto de práticas de vida saudáveis, inclusive aquelas com componentes políticos, culturais, econômicos e socioambientais, são o verdadeiro fator determinante de uma condição de saúde.

Bibliografia

Agência Nacional de Vigilância Sanitária. Relatório anual do Programa Nacional de Análise de Resíduos de Agrotóxicos em Alimentos. Brasília: Agência Nacional de Vigilância Sanitária, 2012.

Alfvén et al. Allergic diseases and atopic sensitization in children related to farming and anthroposophic lifestyle – the PARSIFAL study. Allergy, v. 6, n. 14, p. 414-421, 2006.

Alleyne, G. A. O. Health and the quality of life. Revista Panamericana de Salud Pública, n. 9, v. 1, p. 1-6, 2001.

Arnaiz, M. G. Em direção a uma nova ordem alimentar? In: Canesqui, A. M.; Garcia, R. W. D. (Org.). Antropologia e nutrição: um diálogo possível. Rio de Janeiro: Fiocruz, 2005. p. 147-164.

Azevedo, E. Alimentação e modos de vida saudável. Saúde em Revista, Piracicaba, v. 6, n. 13, p. 31-36, 2004.

Azevedo, E. Alimentos orgânicos: ampliando conceitos de saúde humana, social e ambiental. São Paulo: SENAC, 2012.

Azevedo, E.; Pelicioni, M. C. F. Agroecologia e promoção da saúde no Brasil. Revista Panamericana de Salud Pública, Pan American Journal of Public Health, v. 31, p. 290-295, 2012b.

Azevedo, E.; Pelicioni, M. C. F. Promoção da saúde, sustentabilidade e agroecologia: uma discussão intersetorial. Saúde e Sociedade, v. 20, p. 715-729, 2012a.

Azevedo, E.; Rigon, S. A. Sistema alimentar com base no conceito de Sustentabilidade. In: Taddei, JA; Lang, RMF; Longo-Silva, G; Toloni, MHA. (Org.). nutrição em saúde pública. São Paulo: Rubio, 2016, p. 467-478.

Baranski, M.; et al. Higher antioxidant and lower cadmium concentrations and lower incidence of pesticide residues in organically grown crops: a systematic literature review and meta-analyses. British Journal of Nutrition, v. 112, n. 5, p. 794-811, 2014.

Baudry, J.; et al. Contribution of organic food to the diet in a large sample of French adults (the Nutri-Net-Sante Cohort Study). Nutrients, v. 7, n. 10, p. 8615-8632, 2015a.

Baudry, J.; et al. Health and dietary traits of organic food consumers: results from the NutriNet-Sante study. British Journal of Nutrition, v. 114, n. 12, p. 2064-2073, 2015b.

Beardsworth, A.; Keil, T. Sociology on the menu. London: Routledge, 1997.

Bradbury, K. E.; et al. Organic food consumption and the incidence of cancer in a large prospective study of women in the United Kingdom. British Journal of Cancer, v. 110, n. 9, p. 2321-2326, 2014.

Brantsaeter, A. L.; et al. Organic food consumption during pregnancy and hypospadias and cryptorchidism at birth: the Norwegian mother and child cohort study (MoBa). Environmental Health Perspectives, v. 124, n. 3, p. 357-364, 2015.

Brasil. Câmara Interministerial de Segurança Alimentar e Nutricional. Balanço das ações do Plano Nacional de Segurança Alimentar e Nutricional 2012 – 2015. Brasília: Caisan, 2014.

Brasil. Decreto nº 6323, de 27 de dezembro de 2007. Regulamenta a Lei nº 10.831, de 23 de dezembro de 2003, que dispõe sobre a agricultura orgânica, e dá outras providências. Diário Oficial da União, Brasília, DF, 28 dez. 2007, Seção 1, p. 2.

Brasil. Ministério da Saúde. Política nacional de saúde ambiental para o setor saúde. Brasília: Secretaria de Políticas de Saúde, 1999.

Brasil. Ministério da Saúde. Secretaria de Políticas de Saúde. Projeto Promoção da Saúde. As cartas da promoção da saúde. Brasília: Ministério da Saúde, 2002. Disponível em: <http://bvsms.saude.gov.br/bvs/publicacoes/cartas_promocao.pdf>. Acesso em: 5 abr. 2009.

Brasil. Ministério de Agricultura, Pecuária e Abastecimento. Produção e comércio de orgânicos têm novas regras. 2008. Disponível em: < http://www.clicrbs.com.br/eleicoes2008/jsp/default.jspx?uf=1&local=1&action=noticias&id=1720748&section=Not%EDcias>. Acesso em: 2 jan. 2008.

Brasil. Ministério de Desenvolvimento Agrário. Produtos orgânicos da agricultura familiar. Brasília: Ministério de Desenvolvimento Agrário, 2006.

Brasil. Ministério do Desenvolvimento Agrário. Agricultura familiar do Brasil é 8ª maior produtora de alimentos do mundo. 2018. Disponível em: <http://www.brasil.gov.br/noticias/economia-e-financas/2018/06/agricultura-familiar-brasileira-e-a-8a-maior-produtora-de-alimentos-do-mundo>. Acesso em 6 set. 2018.

Buss, P. M. Promoção da saúde e qualidade de vida. Ciência & Saúde Coletiva, Rio de Janeiro, v. 5, n. 1, p. 163-178, 2000.

Carneiro, F. F.; et al. (Org.) Dossiê ABRASCO: um alerta sobre os impactos dos agrotóxicos na saúde. Rio de Janeiro: EPSJV; São Paulo: Expressão Popular, 2015.

Carvalho, S. R. Saúde coletiva e promoção da saúde: sujeito e mudança. São Paulo: Hucitec, 2005.

Christensen, J.S.; et al. Association between organic dietary choice during pregnancy and hypospadias in offspring: a study of mothers of 306 boys operated on for hypospadias. Journal of Urology, v. 189, n. 3, p. 1077-1082, 2013.

Conselho Nacional de Segurança Alimentar e Nutricional. Relatório final. GT Alimentação Adequada e Saudável. 2007.

Conselho Nacional de Segurança Alimentar e Nutricional. Análise de indicadores de segurança alimentar e nutricional. Brasília: CONSEA, 2014. 100 p.

Conselho Nacional de Segurança Alimentar e Nutricional. Exposição de motivos nº 003/2013. Brasília: CONSEA, 2013.

Cordeiro, A. Biodiversidade cercada: quem é dono. In: De Boef, W.; et al. (Org.). Biodiversidade e agricultores: fortalecendo o manejo comunitário. Porto Alegre: LPM, 2007. p. 193-207.

Cordeiro, A.; Alves, A. C.; Ogliari, J. B. Challenges for co-existence in small-scale farming: the case of maize in Brazil. In: Breckling, B.; Reuter, H.; Verhoeven, R. Implications of GM-crop cultivation at large spatial scales. Theorie in der Ökologie 14. Frankfurt: Peter Lang, 2008. p. 134-139.

Dangour A et al. Comparison of putative health effects of organically and conventionally produced foodstuffs: a systematic review. Report for the Food Standards Agency. Nutrition and Public Health Intervention Research Unit London School of Hygiene & Tropical Medicine, 2009. Disponível em: <http://www.nutriwatch.org/04Foods/fsa/health.pdf>. Acesso em: 25 ago. 2009.

Davis, D.; Epp, M. D.; Riordan, H. D. Changes in USDA food composition data for 43 garden crops, 1950 to 1999. Journal of the American College of Nutrition, v. 23, n. 6, p. 669-682, 2004.

European Parliament. Swedish University of Agricultural Sciences (SLU). Centre for Organic Food and Farming (EPOK). Human health implications of organic food and organic agriculture, 2016. Disponível em: <http://www.europarl.europa.eu/RegData/etudes/STUD/2016/581922/EPRS_STU(2016)581922_EN.pdf>. Acesso em: 5 jan. 2017.

Fagerstedt, S.; et al. Anthroposophic lifestyle is associated with a lower incidence of food allergen sensitization in early childhood. The Journal of Allergy and Clinical Immunology, v. 137, n. 4, p. 1253-1256, 2016.

Food and Drug Administration. Total Diet Study. 2016. Disponível em: <http://www.fda.gov/Food/FoodSafety/FoodContaminantsAdulteration/TotalDiet Study/default.htm>. Acesso em: 23 mar. 2012.

Friedmann, H. Economia mundial de alimentos sustentável. In: Belik, W.; Maluf, R. S. (Org.). Abastecimento e segurança alimentar – os limites da liberalização. Campinas: IE/UNICAMP, 2000. p. 1-21.

Friedmann, H.; McMichael, P. Agriculture and state system. Sociologia Ruralis, v. 29, n. 2, p. 93-117, 1989.

Green, D. Da pobreza ao poder – como cidadãos ativos podem mudar o mundo. São Paulo: Cortez, 2009.

Guanziroli, C.; et al. Agricultura familiar e reforma agrária no século XXI. Rio de Janeiro: Garamond, 2001.

Instituto Brasileiro de Geografia e Estatística. Censo Agropecuário 2006. Rio de Janeiro: IBGE, 2006.

Instituto Brasileiro de Geografia e Estatística. Censo Demográfico 2010. Rio de Janeiro: IBGE, 2010.

Instituto Brasileiro de Geografia e Estatística. Pesquisa Nacional por Amostra de Domicílios. Rio de Janeiro: IBGE, 2003.

Karam, K. F. Agricultura orgânica: estratégia para uma nova ruralidade. Tese (Doutorado em Maio Ambiente e Desenvolvimento) – Universidade Federal do Paraná, Curitiba, 2001. 232 f.

Lairon, D. Nutritional quality and safety of organic food: a review. Agronomy for Sustainable Development, v. 30, n. 1, p. 33-40, 2010.

Lamarche, H. (Coord.). A agricultura familiar: comparação internacional – uma realidade multiforme. Campinas: Editora da Unicamp, 1993.

McNeely, I. F. Medicine on a Grand scale: Rudolf Virchow, liberalism, and the public health. London: The Welcome Trust Centre for the History of Medicine at University College London, 2002. (Occasional Publication, n. 1).

Minayo, M. C. S.; Hartz, Z. M. A.; Buss, P. M. Qualidade de vida e saúde: um debate necessário. Associação Brasileira de Pós-Graduação em Saúde Coletiva, v. 5, n. 1, p. 7-18, 2000.

Moreira, M. Brasil é o maior consumidor de agrotóxico do mundo. In: Radioagência Nacional EBC, 2015. Disponível em: <http://radioagencianacional.ebc.com.br/geral/audio/2015-12/brasil-e-o-maior-consumidor-de-agrotoxico-do-mundo>. Acesso em: 7 maio 2017.

Moreira, R. J. Pensamento científico, cultura e Eco-92: alguns significados da questão ambiental. Revista da Associação Brasileira da Reforma Agrária, v. 23, n. 1, p. 14-39, 1995.

Noronha, M. G. R. C. S.; et al. Resiliência: nova perspectiva na promoção da saúde da família?. Ciência & Saúde Coletiva, v. 14, n. 2, p. 497-506, 2009.

Nunes, E. Saúde coletiva: uma história recente de um passado remoto In: Campos, G. W. S.; Minayo, M. C. S.; Akerman, M.; Drumond Junior, M.; Carvalho, Y. M. Tratado de saúde coletiva. Rio de Janeiro, São Paulo: Fiocruz, Hucit, 2006. p. 295-315.

Oliveira, A. U. A agricultura brasileira: desenvolvimento e contradições. In: Becker, B. et. al. (Org.). Geografia e meio ambiente. 3. ed. São Paulo: HUCITEC, 2002. p. 280-306.

Organização das Nações Unidas para a Agricultura e a Alimentação. The FAO Action Plan on Antimicrobial Resistance 2016-2020. Supporting the food and agriculture sectors in implementing the Global Action Plan on Antimicrobial Resistance to minimize the impact of antimicrobial resistance, 2016. Disponível em: <http://www.fao.org/3/a-i5996e.pdf>. Acesso em: 10 mar. 2017.

Organização das Nações Unidas para a Agricultura e a Alimentação (FAO). Conferencia Paneuropea de FAO/OMS sobre Inocuidad y Calidad Alimentaria. 2002. Disponível em: <http://www.fao.org/3/a-x6865s.pdf>. Acesso em: 10 abr. 2017.

Panitchpakdi, S. Agricultura orgânica para produzir mais e melhor, 2012. Disponível em: <http://www.plurale.com.br/site/noticias-detalhes.php?cod=3409&codSecao=2>. Acesso em: 13 jul. 2018.

Pelicioni, M. C. F. Promoção da saúde e meio ambiente: uma trajetória técnico-política. In: Philippi Junior, A.; Pelicioni, M. C. F. Educação ambiental e sustentabilidade. Barueri: Manole, 2005.

Pinheiro, A. R. O.; Recine, E.; Carvalho, M. F. (Coord.); Ministério da Saúde. Secretaria de Assistência à Saúde. Departamento de Atenção Básica. Coordenação-Geral da Política de Alimentação e Nutrição. O que é uma alimentação saudável? Considerações sobre o conceito, princípios e características: uma abordagem ampliada. Brasília: Ministério da Saúde, 2005. Disponível em: <http://200.214.130.94/nutricao/documentos/o_que_e_alimentacao_saudavel.pdf>. Acesso em: 5 out. 2008.

Ramos, P.; Storel, A. O. R. O açúcar e as transformações nos regimes alimentares. Caderno de Debates. Revista do NEPA/UNICAMP, v. 8, p. 37-54, 2001.

REDD+ Brasil. Ministério do Meio Ambiente. Florestas, desmatamento e mudança do clima. 2016. Disponível em: <http://redd.mma.gov.br/pt/o-que-e-redd>. Acesso em: 07 jun. 2018.

Schejtman, A. Dilemas (reales o falsos) que enfrenta el enfoque de la política alimentaria. In: Belik, W.; Maluf, R. S. (Org.). Abastecimento e segurança alimentar – os limites da liberalização. Campinas: IE/UNICAMP, 2000. p. 23-36.

Schinasi, L.; Leon M. E. Non-Hodgkin lymphoma and occupational exposure to agricultural pesticide chemical groups and active ingredients: a systematic review and meta-analysis. Int J Environ Res Public Health, v. 11, n. 4, p. 4449-4527, 2014.

Soto, W. H. G. A produção de conhecimento sobre o "mundo rural" no Brasil –As contribuições de José de Souza Martins e José Graziano da Silva. Santa Cruz do Sul: EDUNISC, 2002.

Souza, A. A.; et al. Alimentos orgânicos e saúde humana: estudo sobre as controvérsias. Revista Panamericana de Salud Publica, v. 31, p. 513-517, 2012.

Srednicka-Tobe, D.; et al. Composition differences between organic and conventional meat: a systematic literature review and meta-analysis. British Journal of Nutrition, v. 11, n. 6. p. 994-1011, 2016.

Stenius et al. Lifestyle factors and sensitization in children – the ALADDIN birth cohort. Allergy, v. 66, n. 10, p. 1330-1338, 2011.

Torjusen, H.; et al. Reduced risk of pre-eclampsia with organic vegetable consumption: results from the prospective Norwegian mother and child cohort study. BMJ Open, v. 4, n. 9, p. 006143, 2014.

White, P. J.; Broadley, M. R. Historical variation in the mineral composition of edible horticultural products. Journal of Horticultural Science & Biotechnology, v. 80, n. 6, p. 660-667, 2005.

11 Vigilância Sanitária como Prática de Proteção e Promoção da Saúde em Contingências de Risco

Nicolina Silvana Romano-Lieber • Renato Rocha Lieber

Introdução

Mesmo nas situações mais primitivas de organização social, as condições de saúde da população mobilizam alguma forma de atenção por parte de seus integrantes. Viver implica manter relações, não apenas sociais, mas também naturais. Tanto em um caso como em outro, ninguém pode negar que perigos e ameaças subsistem enquanto se vive. Por outro lado, a forma pública de lidar com esses perigos, de maneira que cada esforço individual possa trazer o maior benefício coletivo, muda ao longo do tempo, enriquecendo o rol de opções. Tabus e interdições, quando questionados, vão dando lugar às leis e regulamentos. Debates em relação aos novos hábitos e às formas tradicionais de viver podem promover reflexões. Demandas por intervenção são estimuladas, de forma que a busca se dá não apenas em manter e proteger, mas também em melhorar as condições de saúde em prol de uma vida melhor. Assim, as condições sanitárias, enquanto objeto de uma vigilância, demandam muito mais que a simples conciliação com as leis e os regulamentos. As condições sanitárias constituem um estado dentro de um processo cujo curso pode ser mantido ou alterado, para melhor ou para pior, em função do conhecimento, da capacidade de ação das pessoas e das contingências na vida de cada um. Esse cenário de incerteza traduz a condição de risco em que se vive. Nele, vive-se a apreensão pelo desconhecido. Mas na incerteza vivem-se também os desejos e as esperanças, cujos caminhos para realização podem ser evidenciados pelas ações de promoção da saúde.

O propósito deste capítulo é mostrar como a Vigilância Sanitária (VISA) se instituiu no Brasil nos tempos recentes e confrontar seus preceitos atuais com as propostas de Proteção e Promoção da Saúde (PPS). Como a VISA se organiza orientada pela noção de risco, é propósito também mostrar como essa situação de incerteza pode ser mais bem conduzida conforme o preconizado pela PPS.

Após uma breve revisão dos conceitos e formas de ação preconizados na PPS e na VISA, examina-se uma possível interface entre esses conhecimentos e, por fim, discutem-se as contribuições, à luz dos principais desafios em que se encontra a VISA.

Prevenção, proteção e promoção da saúde

Proteger e promover são ações de significados distintos, não devendo ser confundidas com prevenção. Entre outros significados, *proteger* traduz "amparo, colocar-se a salvo de perigos externos", enquanto *prevenir* denota "preparar, chegar antes de; dispor de maneira que evite (dano, mal)" (Ferreira, 1986 *apud* Czeresnia, 2009). No campo da saúde, a prevenção exige uma ação antecipada. Em termos científicos, a ação de prevenção deve conduzir-se conforme a história natural da doença, interrompendo o seu curso. *Promover*, por sua vez, denota movimento, traduzido como "dar impulso a; fomentar" (Ferreira, 1986 *apud* Czeresnia, 2009). Enquanto as estratégias de prevenção enfatizam um conhecimento acumulado em situações específicas para proteção geral da saúde, a promoção busca fomentar melhorias nas condições mais gerais de vida e trabalho, demandando abordagem multifatorial e buscando capacitar melhor o indivíduo para as ameaças contingentes à sua saúde.

A proposta conceitual de promoção da saúde tem origem em Sigerist (1946). Este foi um dos primeiros autores a fazer referência ao termo promoção da saúde, quando definiu quatro tarefas básicas da medicina: promoção da saúde, prevenção de doenças, recuperação dos enfermos e reabilitação. Conclamando um esforço organizado da sociedade para além da cura médica, Sigerist afirmou que "a saúde se promove proporcionando condições de vida decentes, boas condições de trabalho, educação, cultura física e formas de lazer e descanso".

Embora essa colocação pioneira mudasse o foco de atenção da doença para o doente, a tradição de prevenção de doenças não pode até então ser superada, dada a força do paradigma construído pela bacteriologia e a eficiência dos seus instrumentos, como a vacina (Cassell, 1986).

As tentativas de superação desse paradigma já vinham sendo esboçadas desde as primeiras décadas do século 20, tentando-se associar o fenômeno das doenças epidêmicas às condições de classe, vida e trabalho. Segundo Terris (1992), esse movimento caracterizou uma segunda revolução epidemiológica, promovida por movimentos de medicina social na Inglaterra e de Saúde Pública nos EUA.

Em 1965, Leavell e Clark (1976) retomam a perspectiva de prevenção e promoção de uma forma sistemática. Eles enfrentam o paradigma da bacteriologia ao introduzirem o entendimento da doença enquanto resultado de um processo dinâmico, associado à ideia de multicausalidade. Ao relativizar o significado de normalidade e saúde, Leavell e Clark (1976) enfatizam a necessidade de atenção para com os indivíduos aparentemente saudáveis, enquanto o entendimento de múltiplas causas para as doenças sugere a lógica de intervenção nas diferentes esferas da vida e do trabalho. Fazendo uso da epidemiologia, eles utilizam o conceito de promoção ao desenvolverem a história natural da doença, que comportaria três níveis de prevenção, com cinco componentes distintos:

- Primária: promoção da saúde e proteção específica
- Secundária: diagnóstico precoce e pronto atendimento; limitação da invalidez
- Terciária: reabilitação.

Todavia, esse modelo mostrou-se limitado para doenças crônicas não transmissíveis, uma vez que centrava a prevenção e a promoção principalmente na família e no grupo mais imediato ao sujeito. Com o relatório Lalonde, produzido pelo governo canadense em 1974, ficou claro que o modelo ecológico (agente, ambiente, hospedeiro), base da bacteriologia, não apresentava suficiência explicativa para aquelas novas doenças que passaram a predominar. Com o novo modelo de campo de saúde, foi possível esclarecer a importância do ambiente físico e do estilo de vida nessas afecções.

A partir da década de 1970, o conceito de promoção da saúde foi sendo aperfeiçoado, graças ao desenvolvimento conceitual exposto em várias conferências internacionais, como as de Ottawa (1986), Adelaide (1988), Sundsval/Suécia (1991), Jakarta (1997), México (2000), Bangcoc (2005) e Nairobi (2009), e nacionais (p. ex., a de 2002).

Por consenso, caracteriza-se hoje como promoção da saúde (Buss, 2009) a constatação do papel protagonizante dos determinantes gerais sobre as condições de saúde. A saúde é o resultado de um amplo espectro de fatores relacionados com a qualidade de vida, incluindo um padrão adequado de alimentação e nutrição, habitação e saneamento, boas condições de trabalho, oportunidades de educação ao longo da vida, ambiente físico limpo, apoio social para famílias e indivíduos, estilo de vida responsável e um espectro adequado de cuidados de saúde. Com enfoque no coletivo de indivíduos e em seu ambiente, a promoção da saúde destacará a importância das políticas públicas e dos ambientes favoráveis ao desenvolvimento da saúde e do reforço da capacidade dos indivíduos e das comunidades (*empowerment*).

Práticas da promoção da saúde

As práticas que compõem o campo da promoção da saúde podem ser agrupadas em práticas voltadas à prevenção, à proteção e à promoção, propriamente.

As práticas voltadas à prevenção são as abordagens tradicionais destinadas a evitar a ocorrência de doenças ou agravos específicos e suas complicações e sequelas. Em geral, são ações de alcance individual, embora repercutam no nível coletivo. Seguem a prescrição clássica da história natural das doenças, pressupondo as ações de prevenção primária, secundária e terciária, conforme Leavell e Clark (1976). A prevenção primária, compreendendo a eliminação ou redução das causas das doenças na fase pré-clínica, distingue-se das demais enquanto clínicas, como a prática terapêutica (prevenção secundária) e a redução de sequelas e reabilitação (prevenção terciária).

As práticas voltadas à proteção da saúde são ações específicas com a finalidade de proteger indivíduos ou grupos contra doenças ou agravos. Enquanto a prevenção se foca na intensidade dos riscos, a proteção busca incrementar as defesas do sujeito ou da coletividade, tanto na diversidade de opções como na capacidade de cada uma. A redução da vulnerabilidade (p. ex., condicionamento físico) é um exemplo de proteção individual, enquanto campanhas de vacinação se prestam à proteção coletiva.

Práticas sob ação difusa, sem alvo determinado, contra um agravo ou risco específico são entendidas como práticas de promoção, propriamente. Busca-se, nesse caso, a melhoria global no estado de bem-estar ou qualidade de vida do grupo ou da comunidade.

Estratégias de implementação da promoção da saúde

A proteção e a promoção da saúde atuam em diferentes campos da saúde, como na formulação de políticas públicas saudáveis, na criação de ambientes favoráveis à saúde, no reforço da ação comunitária, no desenvolvimento de habilidades pessoais e na reorientação do sistema de saúde. Para tanto, sua ação depende de estratégias para implementação de seus programas. Entre as diferentes propostas, pode-se destacar:

* Ação política intersetorial e pluri-institucional (governo, empresas e organizações não governamentais)
* Comunicação social e *marketing* sanitário
* Desenvolvimento comunitário (*empowerment*)
* Educação em saúde, em caráter presencial e a distância: envolve comunicação midiática (*marketing* em saúde), escolas promotoras de saúde e reforço às ações comunitárias

* Mudança organizacional (estrutura e cultura)
* Integração operacional entre as vigilâncias ambiental, sanitária e epidemiológica: envolve o controle dos riscos ambientais (físicos, químicos, biológicos e sociais) e o controle de danos (epidemias e endemias)
* Reorganização da atenção à saúde individual: envolve organização do sistema em seus níveis, (re)organização do processo de trabalho médico ambulatorial e hospitalar e implementação da assistência laboratorial e farmacêutica.

Vigilância sanitária no Brasil

O desenvolvimento da vigilância das condições sanitárias teve um percurso singular no Brasil, sem paralelo em outros países. Graças aos sucessivos movimentos de reorganização política ocorridos, o Brasil alcançou, enquanto aspiração, uma proposta abrangente e articulada para as ações de vigilância. A linha mestra entre essas transformações integradoras foi a organização do Sistema Único de Saúde (SUS). A formulação de seus objetivos, diretrizes e políticas foi um modo de atender à Constituição Federal de 1988, que, em seu Art. 6º, estabeleceu a saúde como direito social e individual; nos Art. 196 a 200, definiu a saúde como

> [...] direito de todos e dever do Estado, garantido mediante políticas sociais e econômicas que visem à redução do risco de doença e de outros agravos e ao acesso universal e igualitário às ações e serviços para sua promoção, proteção e recuperação. (Brasil, 1988)

Até 1988, a Vigilância Sanitária (VISA) era definida em um caráter essencialmente normativo, entendida como

> Um conjunto de medidas que visam elaborar, controlar a aplicação e fiscalizar o cumprimento de normas e padrões de interesse sanitário relativo a portos, aeroportos e fronteiras, medicamentos, cosméticos, alimentos, saneantes e bens, respeitada a legislação pertinente, bem como o exercício profissional relacionado com a saúde. (Costa e Rozenfeld, 2000, p. 15)

Com os novos dispositivos constitucionais, a Lei n. 8.080, de 19 de setembro de 1990, também chamada "Lei Orgânica da Saúde", organizou o SUS e definiu a VISA como:

> [...] um conjunto de ações capaz de eliminar, diminuir ou prevenir riscos à saúde e de intervir nos problemas sanitários decorrentes do meio ambiente, da produção e circulação de

bens e da prestação de serviços de interesse da saúde, abrangendo:

I – o controle de bens de consumo que, direta ou indiretamente se relacionem com a saúde, compreendidas todas as etapas e processos, da produção ao consumo; e

II – o controle da prestação de serviços que se relacionam direta ou indiretamente com a saúde. (Brasil, 1990)

Ao adotar grande parte das propostas formuladas na 8ª Conferência Nacional de Saúde de 1986, os constituintes de 1988 permitiram uma maior democratização do acesso à saúde no país. A evolução conceitual da VISA, formulada pela nova lei, possibilitou a convergência nesse objetivo, ao destacar uma natureza proativa em caráter preventivo, em detrimento de uma atuação meramente conformativa em fatos dados, como vinha sendo até então. Isso foi possível na medida em que a VISA passou a situar-se no âmbito da produção e do consumo, em que conflitos diversos geram circunstâncias de contingência, traduzindo incerteza ou risco. Em um Estado moderno, democrático, operando dentro da economia de mercado, ao órgão regulador cabe reconhecer essas peculiaridades da organização social, em que interesses econômicos nem sempre convergem com os interesses coletivos em saúde.

Embora configurada sob a perspectiva de prevenção e controle, a VISA não perde seu poder de polícia, inerente ao Estado, ao fazer cumprir leis, normas e regulamentos. Liberdades individuais são restringidas em benefício de um interesse público assegurado pelo Poder Judiciário, fato este decorrente das condições assimétricas entre a produção, comercialização e consumo, tanto na capacidade econômica como no conhecimento dos riscos, circunstâncias que expõem a vulnerabilidade da população e obrigam a iniciativa de intervenção do Estado nas condições sanitárias para proteger a saúde.

Envolvida em fatos decorrentes das relações de produção e consumo, a VISA se depara, evidentemente, com a maneira de se entender a natureza desses mesmos fatos. Alguns autores, como Costa e Rozenfeld (2000), argumentam que, como o modo de produção capitalista é movido pelo lucro, criando o imperativo de produzir e de vender, geram-se, pela propaganda, necessidades fictícias ou artificiais sempre crescentes, sem correlação com a melhoria do bem-estar da população. O consumo estaria, portanto, em descompasso com as reais necessidades das pessoas, estabelecido pela organização social e sem se basear em escolhas livres e conscientes. Embora, à primeira vista, essa posição possa refletir a angústia de alguns e o prazer de outros, é necessário, antes de tudo, explicitar o que se entende por bem-estar, necessidade ou escolhas livres e conscientes. Em uma perspectiva fenomenológica, por exemplo, o filósofo Ortega-Gasset, de acordo com Costa e Rozenfeld (2000), entendeu bem-estar como algo além do "estar". Para ele, estar é uma condição própria de qualquer ser vivo, mas bem-estar seria uma exclusividade da condição humana. Assim, enquanto aos seres vivos é necessário o alimento para "estar" no mundo, ao homem cabe a refeição, cujo conteúdo vai muito além de um conjunto de nutrientes. Em outras palavras, é próprio da natureza humana o acesso ao supérfluo, e não apenas o atendimento do necessário. É a possibilidade de individualização desse desejo, superando incessantemente suas necessidades, que converte o homem em uma pessoa. A escolha torna-se livre e consciente justamente por não derivar de uma necessidade natural ou biológica, nem de outras mais decorrentes de racionalidades impostas por um entendimento externo ao sujeito responsável. Em síntese, o sujeito só pode ser livre e consciente quando detiver autonomia de suas necessidades, puder fazer escolhas guiadas pelo conhecimento e responder por suas consequências.

Dimensões e práticas na vigilância sanitária

A VISA, enquanto órgão do Estado, dispõe de diversas dimensões, de maneira a cobrir as diferentes interfaces em que se requer sua atuação. A prática da VISA decorre de uma ação articulada dentro do espaço dessas dimensões, identificadas como política, ideológica ou social; tecnológica; e normativa ou jurídica.

A dimensão política, ideológica ou social decorre do caráter público da VISA. Suas ações movem-se em decorrência de motivações justificadas nos interesses coletivos, uma opção ideológica. Ao interagir em situações de conflito entre esses interesses e outros mais, como é próprio em uma economia de mercado, a VISA constrange o modo de produção econômico-social por meio de uma ação do Estado. A legitimidade dessas ações decorre de sua compatibilidade com as políticas públicas e da atenção com as demandas coletivas que a sociedade organizada prioriza em função das ameaças percebidas.

A dimensão tecnológica decorre do emprego e do fomento do uso do conhecimento técnico-científico atualizado. Com isso, as práticas, recomendações, normas e padrões técnicos ganham fundamentação empírica, guiada por teorias científicas. Dessa forma, a avaliação de processos, eventos e agravos, assim como os prognósticos de risco minimizam arbitrariedades por parte daqueles que expressam julgamentos. Ao mesmo tempo, o uso da ciência aprimora a qualidade no âmbito da produção e do atendimento e estimula a articulação dos diferentes setores envolvidos com a saúde, tanto intra como extragovernamental.

A dimensão normativa ou jurídica, concebida dentro da interface da ética, do direito civil e penal, institui a forma e os preceitos da ação policial. A dimensão normativa compreende obrigatoriedades e recomendações, formalizando os deveres relativos à aplicação de medidas punitivas. Diante da ameaça à saúde pública, sob a forma de risco à saúde ou de crimes contra o cidadão, a VISA deve atuar de forma própria, bem como requerer a atuação das demais esferas de governo. São tarefas tradicionais da VISA inspecionar, julgar, notificar o infrator, autuar, lavrar termos de aplicação de penalidades, licenciar estabelecimentos expedindo ou cassando alvarás, entre outras, bem como são seus interlocutores permanentes as entidades intra e extragovernamentais, como Ministério Público, Polícia de Defesa do Consumidor, Poder Judiciário, conselhos de classe e outros órgãos de defesa do consumidor.

Contingências de riscos à saúde

Em uma perspectiva histórica, o olhar da vigilância esteve tradicionalmente voltado para o controle de conformidade nos processos de produção e de serviços oferecidos à população. Compartilhando um entendimento de que a não conformidade representava um risco, popularizou-se a ideia de que o controle desse risco ou mesmo a segurança estaria sendo alcançada com o cumprimento de normas e regulamentos. Com isso, a VISA consolidou sua atuação controlando riscos à saúde a partir do controle dos riscos no uso de medicamentos, alimentos, hemoderivados, vacinas, cosméticos, saneantes, agrotóxicos etc.

O consumo de recursos naturais e outras intervenções sobre o meio ambiente podem trazer riscos à saúde humana e à saúde animal, como é o caso da destinação dos resíduos, quer sejam industriais ou dos serviços de saúde. Na circulação internacional de pessoas e produtos, existe risco de introdução de novas doenças para a população humana e animal, além de risco para a agricultura, tornando necessárias ações sanitárias em portos, aeroportos e fronteiras.

Todavia, os riscos à saúde decorrem de condições de incerteza que se observam nos diversos níveis de relação que a população estabelece ao satisfazer suas necessidades. Essas condições de incerteza não estão apenas nas condições de adequação dos produtos e nas formas de serviço utilizadas, mas também no estado de saúde ou de vulnerabilidade de cada indivíduo ou grupo populacional. Com isso, o risco de fato se estabelece a partir das relações observadas ou previstas.[*]

Além disso, há situações em que a regulamentação disponível, por si mesma, é incapaz de "controlar" o risco. No caso da introdução de novas tecnologias, por exemplo, com alguma frequência não se sabe nem mesmo quais são os efeitos à saúde esperados a longo prazo. Produtos e serviços que vinham atendendo a normas e prescrições se mostram nocivos com o tempo, impondo a mobilização do órgão de controle para restrições do uso.[**] Embora a estatística possa ser útil nesse caso, por estabelecer risco, não há dado algum, a rigor, para se configurar probabilidades com relação às inovações simplesmente.

Assim, a preservação e a melhoria das condições sanitárias exigem uma gestão de risco. Esta inclui etapas bem definidas, como: a caracterização do risco, quando se identifica o perigo e se avalia o risco associado a ele; a aceitação ou rejeição do risco estabelecido, quando se observam valores compartilhados que atendem uma

---

[*] Em 2008, verificou-se interdição nos EUA para importação e consumo de um produto à base de leite em pó e trigo produzido por uma multinacional no Brasil. Embora atendesse aos padrões sanitários brasileiros de contaminação por agrotóxicos, o órgão americano o classificou como impróprio, pois se destinava predominantemente à alimentação de lactentes, caso em que se prevê contaminação zero naquele país (Galvão e Pinho, 2008).

[**] Em 18 de abril de 2001, a Agência Nacional de Vigilância Sanitária (Anvisa) emitiu nota comunicando a retirada do mercurocromo do mercado brasileiro, por conter mercúrio em sua fórmula, o qual pode causar danos no sistema nervoso. O produto estava no mercado havia várias décadas (Marra, 2001).

política pública; e, finalmente, o estabelecimento de medidas de controle, que pressupõem não apenas procedimentos, restrições ou permissões, mas também formas de acompanhamento e monitoramento dos resultados.

O gerenciamento de risco, em suas diferentes etapas, se faz essencialmente a partir da comunicação de risco, observada de diferentes formas, na melhor conformidade com as necessidades e possibilidades de cada interlocutor. Ela pressupõe também um caráter biunívoco, em que há efetiva participação sob diálogo. É a partir desse pressuposto que se pode construir a participação popular, desenvolver a cidadania e permitir o efetivo controle social, como se espera em sociedades democráticas. É também sob esse pressuposto dialógico que o profissional de saúde se habilita a apreender os detalhes das relações de risco na população e o universo das possibilidades do seu controle.

A VISA conta com vários instrumentos de comunicação de riscos, alguns menos e outros mais dialógicos. Bulas de medicamento, rótulos com composição dos alimentos, exigência de receita médica, controle de propaganda e restrição de fumo em lugares públicos são formas de comunicação de risco. Assim são também as consultas públicas das agências, bem como os sistemas de informação que acolhem a comunicação de efeitos adversos de medicamentos. Também é nesses termos que deve ser entendido o procedimento de denúncias populares, essencialmente uma forma de comunicação de riscos, mas na qual raramente o denunciante se vê merecedor de algum retorno.

Articulação entre as práticas de promoção da saúde e de vigilância sanitária

Graças à sua configuração mais recente, a prática da VISA converteu-se em um importante recurso de promoção da saúde. Com seu foco nas relações de produção e consumo, a VISA habilita-se diretamente à prevenção, principalmente à prevenção primária, voltada para eliminação ou redução das causas das doenças em sua fase pré-clínica.

Em relação à proteção, conforme se entende na promoção da saúde, a ação da VISA, embora se expresse no nível individual, volta-se sempre para o interesse coletivo. Enquanto ação de Estado, a VISA reduz a vulnerabilidade da população ao ampará-la dos desvios e das não conformidades que ameaçam as condições sanitárias e colocam a saúde em risco.

Com seu caráter amplo e compreendendo ações que perpassam diferentes níveis e formas de relação, a VISA habilita-se às ações de promoção em todas as escalas e em todas as interfaces que se estabelecem no setor de saúde. Tanto em seus mediadores mais imediatos, compreendendo os prestadores de serviços para recuperação e reabilitação da saúde, como em toda a cadeia de recursos ligados aos produtos, insumos e serviços relacionados com a saúde, é a ação da VISA que pode promover padrões de qualidade, modificando práticas e rotinas, fato que se repete nas demais áreas de abrangência, como o meio ambiente, o ambiente de trabalho e a circulação internacional de transportes, cargas e pessoas.

Todavia, é sob o pressuposto do risco que a prática da VISA pode alcançar os propósitos de promoção de saúde na forma mais efetiva. Ao reconhecer as condições de produção e consumo como essencialmente incertas e ao admitir que o entendimento de uma condição sanitária não pode excluir a situação do sujeito que a ela se submete, a VISA ganha uma perspectiva de fomento em prol da ação de controle dos riscos em todos os níveis, nas possibilidades de cada um.

Não é sem razão, portanto, que tanto as práticas de vigilância como as de promoção destacam a comunicação social entre os seus determinantes. É a comunicação social, aplicada desde um simples envolvimento midiático até a educação em saúde, que se presta como recurso ao desenvolvimento comunitário (*empowerment*) previsto na promoção da saúde. Em contrapartida, é a Lei n. 8.080/1990 que dá competência à vigilância sanitária e epidemiológica para identificar e divulgar os fatores condicionantes e determinantes de saúde; para divulgar o nível de saúde da população e das condições ambientais; e para organizar e coordenar o sistema de informações em saúde.

Práticas específicas previstas na VISA exibem o potencial para atender os objetivos mais gerais da promoção da saúde, como o foco nas condições de vida e trabalho e uma atenção mais local e circunstanciada das necessidades em saúde. Com a Lei n. 8.080/90, as vigilâncias sanitárias e epidemiológicas organizaram-se de forma regionalizada e passaram a cobrir em suas atribuições a elaboração de normas técnicas e o estabelecimento de padrões de qualidade para a promoção da saúde do trabalhador.

Desafios da vigilância sanitária

A mudança verificada na proposta da VISA aponta para algumas tendências e muitos desafios. O maior deles, certamente, é a mudança da cultura institucional, resultado de décadas de adequação a um modelo que se distanciou da percepção social para sua importância e potencial de atuação. Em sintonia com as mudanças, mas na carência de recursos, a VISA ainda tem se concentrado mais na prestação de serviços decorrentes da demanda espontânea, tanto no setor produtivo como no atendimento de denúncias e acidentes.

A situação traduz uma clara carência por desenvolvimento teórico-conceitual e metodológico. Trata-se não apenas de incorporar novas tecnologias de gestão, ou melhor, capacitar os recursos humanos; trata-se, sobretudo, de a VISA se aperceber como agente gestor de situações de incerteza, nas quais riscos à saúde raramente são eliminados sem gerar outros riscos, e o posicionamento proativo da promoção da saúde é uma forma de minimizá-los. Uma tarefa dessa magnitude exige um esforço multidisciplinar, mas também um pensamento estratégico capaz de articular os recursos disponíveis e antecipar-se aos riscos ainda não percebidos, na forma de uma "inteligência sanitária".

Novos desafios decorrem de novos problemas que demandam inteligência sanitária. Esse é o caso da avaliação das consequências decorrentes da introdução de novas tecnologias, na forma de produtos, aparelhos e serviços. Com o país inserido na economia globalizada, diferentes implicações podem ser antevistas. Padrões sanitários devem ser revistos, diante das exigências externas e, ao mesmo tempo, riscos desconhecidos podem ser esperados, por decorrência de práticas mercantis desleais e oportunistas. Com isso, o desafio à VISA de gerir a distribuição desigual da exposição ao risco alcança maior escala. Além da desigualdade a ser minorada no acesso aos bens e serviços de saúde, aos produtos de qualidade e à água e ao ambiente saudáveis, o órgão deve preparar-se para as exportações mundiais dirigidas aos países de economia periférica. Dispondo de regulamentações frágeis, essas nações ficam sujeitas às exportações de rejeitos de toda ordem, inclusive lixo tóxico.

Trata-se, portanto, de um largo processo de planejamento e ação, calcado na realidade sanitária do país. Seu ponto de partida deve ser a análise da situação de saúde, cujos indicadores epidemiológicos tradicionais se mostrarão sempre insuficientes. A superação do paradigma da ação centrada na doença exige mudanças de perspectiva na interpretação dos dados, inovação dos questionamentos e das propostas de intervenção, alocação de novos recursos e de novas práticas comunicativas e configuração de novas responsabilidades em todos os níveis e esferas, inclusive a do consumidor.

Considerações finais

A rigor, as ações da VISA sempre buscaram atender parte dos objetivos da promoção da saúde. Quando um agente sanitário procede a verificações frequentes dos níveis de contaminantes em produtos, ambientes ou componentes de medicamentos, buscando constatar um padrão mínimo de nocividade conforme estabelecido, ele faz prevenção primária de riscos específicos ou de proteção da saúde mediante riscos inespecíficos. Em outro momento, quando o mesmo agente controla a qualidade de alimentos, a segurança de produtos industriais ou de ambientes de trabalho, ele faz promoção da saúde, pois se busca com isso a preservação de processos normais de vida biológica e social (Almeida Filho, 2008).

Todavia, a proteção e a promoção da saúde exigem mais que ações pontuais em entes isolados, como em um processo de aferição de adequações. Para alcançar a promoção da saúde, a VISA requer ruptura com o modelo tradicional normativo e fiscalizador e comprometimento com um papel social regulador abrangente, como se faz necessário nas modernas sociedades industriais. Esse objetivo maior depende de uma perspectiva diferente. Quando se toma a promoção da saúde como uma "articulação de saberes técnicos e populares e a mobilização de recursos institucionais e comunitários, públicos e privados, para o enfrentamento e resolução de problemas de saúde e seus determinantes" (Buss, 2009), fica claro que o caminho de superação é possível e necessário.

Em resumo, enquanto a VISA limitar-se à prevenção, entendida pela saúde pública como intervenção voltada para evitar a ocorrência de um problema específico, ela posiciona-se aquém das suas possibilidades. Todavia, ao buscar a promoção da saúde, que não se dirige para uma dada doença ou agravo específico, a VISA terá condições de incrementar o bem-estar, cumprindo o que se espera de um modelo de atenção que promova intervenção nos determinantes sociais e proteção contra os riscos à saúde (Paim, 2008).

Bibliografia

Almeida Filho, N. O. Conceito de saúde e a vigilância sanitária: notas para a compreensão de um conjunto organizado de práticas de saúde. In: COSTA, E. A. Vigilância sanitária: desvendando o enigma. Salvador: Edufba, 2008. p. 19-43.

Brasil. Constituição (1988). Constituição da República Federativa do Brasil, 1988. Brasília: Senado Federal, Centro Gráfico, 1988.

Brasil. Lei n. 8.080, de 19 de setembro de 1990. Dispõe sobre as condições para a promoção, proteção e recuperação da saúde, a organização e o funcionamento dos serviços correspondentes e dá outras providências. Diário Oficial da União, Brasília, DF, 20 set. 1990. Seção1, p. 18055.

Buss, P. M. Uma introdução ao conceito de promoção da saúde. In: Czeresnia, D.; Freitas, C. M. (Org.). Promoção da saúde: conceitos, reflexões, tendências. 2. ed. Rio de Janeiro: Fiocruz, 2009. p. 19-42.

Cassell, E. J. Ideas in conflict: the rise and fall (and rise and fall) of new views of disease. Daedalus, v. 115, p. 19-41, 1986.

Costa, E. A. Vigilância sanitária: desvendando o enigma. Salvador: Edufba, 2008.

Costa, E. A. Vigilância sanitária: proteção e defesa da saúde. 2. ed. São Paulo: Sobravime, 2004.

Costa, E. A.; Rangel, S. M. L. (Org.). Comunicação em vigilância sanitária: princípios e diretrizes para uma política. Salvador: Edufba, 2007.

Costa, E. A.; Rozenfeld, S. Constituição da vigilância sanitária no Brasil. In: Rozenfeld, S. (Org.). Fundamentos da vigilância sanitária. Rio de Janeiro: Fiocruz, 2000. p. 15-40.

Czeresnia, D. O conceito de saúde e a diferença entre prevenção e promoção. In: Czeresnia, D.; Freitas, C. M. (Org.). Promoção da saúde: conceitos, reflexões, tendências. 2. ed. rev. e amp. Rio de Janeiro: Fiocruz, 2009. p. 43-58.

De Seta, M. H.; Pepe, V. L. E.; Oliveira O'dwyer, G. (Org.). Gestão e vigilância sanitária: modos atuais do pensar e fazer. Rio de Janeiro: Fiocruz, 2006.

Eduardo, M. B. P. Vigilância sanitária. São Paulo: USP/FSP, 1998. v. 8. (Série Saúde & Cidadania).

Galvão, V. Q.; Pinho M. EUA apreendem lotes de Farinha Láctea Nestlé. Folha de S. Paulo, 30 de outubro de 2008. Disponível em: <https://www1.folha.uol.com.br/fsp/cotidian/ff3010200824.htm>. Acesso em 6 set. 2018.

Leavell, H.; Clark, E. G. Medicina preventiva. São Paulo: McGraw-Hill Brasil, 1976.

Lucchese, G. Globalização e regulação: os rumos da VISA no Brasil. Brasília: Anvisa, 2008.

Marra, L. Ministério da Saúde proíbe a venda de mertiolate e mercurocromo. Folha de S. Paulo, 17 de abril de 2001. Disponível em: <https://www1.folha.uol.com.br/folha/cotidiano/ult95u27155.shtml>. Acesso em 6 set. 2018.

Ortega Y Gasset, J. Meditação da técnica. Rio de Janeiro: Livro Ibero-Americano, 1963.

Paim, J. S.; Costa, E. A. Modelos assistenciais: reformulando o pensamento e incorporando a proteção e a promoção da saúde. In: Costa, E. A. (Org.). Vigilância sanitária: desvendando o enigma. Salvador: Edufba, 2008. p. 61-75.

Sigerist, H. E. The place of the physician in modern society. Proceedings of the American Philosophical Society, v. 90, p. 275-279, 1946.

Terris, M. Concepts of health promotion: dualities in public health theory. Journal of Public Health Policy, v. 13, p. 267-276, 1992.

Vecina Neto, G.; Marques, M. C. C.; Figueiredo, A. M. Vigilância sanitária no Brasil. In: CAMPOS, G. W. S.; et al. (Org.). Tratado de saúde coletiva no Brasil. São Paulo: Hucitec; Rio de Janeiro: Fiocruz, 2006. p. 689-713.

12 Importância do Saneamento à Promoção da Saúde | Impactos da Carência e Caminhos para a Transformação da Realidade Brasileira

Raul Graça Couto Pinho • Aline Matulja

Introdução

O saneamento é um direito essencial garantido constitucionalmente no Brasil. Esse reconhecimento legal é reflexo das profundas implicações desses serviços para a sociedade, na medida em que sua carência pode influenciar de forma negativa o bem-estar da população, principalmente em termos de saúde, qualidade de vida, educação, trabalho, economia, biodiversidade e disponibilidade hídrica. Entretanto, a realidade traduzida em um déficit de 34 milhões de brasileiros sem acesso à água, mais de 100 milhões de pessoas sem coleta dos esgotos e somente 42% dos esgotos tratados (Brasil, 2015) revela o atraso da agenda nacional em saneamento.

Apesar de o Brasil ter, hoje, o 9º maior produto interno bruto (PIB) do mundo, está na 75ª posição do índice de desenvolvimento humano (IDH), de acordo com números de 2015. Em um terceiro *ranking*, o de pessoas sem acesso a banheiro ou sanitário, lançado pelo Fundo das Nações Unidas para a Infância (Unicef) e Organização Mundial da Saúde (OMS), o país, que foi sede da Copa do Mundo de 2014 e das Olimpíadas em 2016, está em 7º lugar, com uma fatia de 18 milhões de brasileiros sem acesso a banheiro.

Os números apresentados deflagram incoerência entre o crescimento econômico e a qualidade de vida da população, apontando-se a necessidade da compreensão de que as ações de saneamento devem estar inseridas no contexto amplo da qualidade de vida. Para Toledo e Pelicioni (2009), o conceito de *qualidade de vida* contempla a capacidade da sociedade em proporcionar oportunidades de realização pessoal aos indivíduos nos sentidos *psíquico*, *social* e *espiritual*, simultaneamente à garantia de um padrão de vida aceitável.

Assim, transformar o quadro atual brasileiro, em termos de acesso aos serviços de saneamento, significa empreender esforços em promoção da saúde que permeiem o dia a dia das populações urbanas e rurais. Assim, as decisões técnicas são igualmente tão importantes quanto as dimensões como educação e colaboração social para planejamento, gestão e regulação dos serviços. O diálogo entre atores é fundamental para potencializar resultados e mediar interesses.

Observando os dados nacionais da falta de saneamento, é possível compreendermos a gravidade da situação atual e repensarmos mecanismos para melhor contribuir à universalização do saneamento. Nesse sentido, o Instituto Trata Brasil (ITB), uma Organização da Sociedade Civil de Interesse Público (OSCIP), realiza, desde 2007, estudos e pesquisas que visam contribuir para a construção de sólidas bases de argumentos que demonstrem a importância do saneamento para a qualidade de vida da população. A partir desses estudos, verificam-se o aumento da visibilidade da questão do saneamento nos meios de comunicação e consequentes movimentos de ampliação da consciência coletiva, bem como de responsabilização da esfera pública nessa questão.

Assim, este capítulo se dirige a pesquisadores, sociedade civil organizada, poder público (municipal, estadual e federal), profissionais de saúde e da educação, agentes comunitários e todos aqueles que atuam no campo da promoção da saúde, a fim de cumprir com os seguintes objetivos: apresentar a relação entre saneamento e promoção da saúde por meio do contexto legal e do quadro atual brasileiros; e indicar perspectivas para atuação dos atores a fim de integrar os esforços para a universalização do saneamento no Brasil.

Conceitos de saneamento e seu contexto jurídico nacional

Desde o início do século passado, a relação entre saúde pública e saneamento é estabelecida e difundida pela OMS. Em 1920, Winslow escreveu:

> Saúde pública é a ciência e a arte de evitar doenças, prolongar a vida e desenvolver saúde física, mental e a eficiência, através de esforços organizados da comunidade para o saneamento do meio ambiente, o controle das infecções na comunidade, a organização dos serviços médicos e paramédicos para o diagnóstico precoce e o tratamento preventivo de doenças, e o aperfeiçoamento da máquina social que irá assegurar a cada indivíduo, dentro da comunidade, um padrão de vida adequado à manutenção da saúde. (Winslow, 1920, p. 23)

Ao longo das últimas décadas, esse conceito vem sendo aprimorado e a saúde ambiental recebe atenção enquanto campo de atuação da saúde pública: "Saúde Ambiental é o campo de atuação da saúde pública que se ocupa das formas de vida, das substâncias e das condições em torno do ser humano, que podem exercer alguma influência sobre a sua saúde e o seu bem-estar" (Brasil, 1999).

Para Souza *et al.* (2007), o saneamento tem duas dimensões:

- Preventiva, enquanto intervenção de engenharia e educação ambiental para colocar obstáculos à transmissão de doenças e garantia da salubridade ambiental
- Promocional da saúde, como intervenção multidimensional (física, social, econômica, política e cultural) no ambiente, voltada para ações integradas que sustentem e adaptem os sistemas de engenharia ao contexto local, articulando os setores da sociedade para o seu fortalecimento.

No nível federal, o conceito utilizado legalmente é o de *saneamento básico*. A Lei Federal n. 11.445, de 2007, que dispõe sobre as diretrizes nacionais para o saneamento básico, define saneamento básico como

> [...] conjunto de serviços, infraestruturas e instalações operacionais de:
> *a)* abastecimento de água potável [...] desde a captação até as ligações prediais e respectivos instrumentos de medição;
> *b)* esgotamento sanitário: [...] coleta, transporte, tratamento e disposição final adequados dos esgotos sanitários, desde as ligações prediais até o seu lançamento final no meio ambiente;
> *c)* limpeza urbana e manejo de resíduos sólidos: [...] coleta, transporte, transbordo, tratamento e destino final do lixo doméstico e do lixo originário da varrição e limpeza de logradouros e vias públicas;
> *d)* drenagem e manejo das águas pluviais, [...] transporte, detenção ou retenção para o amortecimento de vazões de cheias, tratamento e disposição final das águas pluviais drenadas nas áreas urbana (Brasil, 2007).

Essa definição surge para preencher a lacuna de regulamentação que, de certa forma, encaminhou a trajetória de abandono com relação ao saneamento na vida dos brasileiros. Trata-se de uma lei moderna, pois traz fundamentos, objetivos, diretrizes e instrumentos que orientam a gestão do saneamento à permanência e continuidade das ações.

Destacam-se nessa estrutura três elementos-chave (Matulja *et al.*, 2009):

- Os princípios de universalização, controle social e equidade que formalizam o saneamento como bem público e a participação social como condicionante à gestão
- Um novo arranjo institucional para o município, formado por um conselho, um ente regulador e fiscalizador dos serviços, além do órgão prestador dos serviços

- O Plano Municipal de Saneamento Básico como instrumento norteador da gestão, dos investimentos e da prestação dos serviços de indispensável elaboração pelo município para o acesso aos recursos.

Além disso, a Lei n. 11.445/2007 compõe, junto a outras Políticas Nacionais, um arcabouço jurídico para o desenvolvimento sustentável. Encontram-se ligações entre essa lei e as Leis Federais n. 10.257, de 2001, que institui o Estatuto das Cidades; n. 8.080, de 1990, que dispõe sobre as condições para promoção, proteção e recuperação da saúde; n. 9.795, de 1999, que institui a Política Nacional de Educação Ambiental; e n. 9.433, de 1997, que institui a Política Nacional de Recursos Hídricos.

Essas ligações são explícitas em princípios como universalidade, integralidade, equidade, transparência, participação social, direito à qualidade de vida e ao ambiente saudável. Essas relações são necessárias à integração na gestão pública de bens comuns e denotam o potencial para sinergia e consequente ampliação dos resultados setoriais (Silva e Silva, 2009).

Quadro atual e impactos da falta de saneamento no Brasil

A seguir, apresentamos uma síntese dos resultados das pesquisas do Trata Brasil, realizadas entre 2007 e 2017, com objetivo de identificar potenciais impactos sociais da falta de saneamento à realidade brasileira, a partir de dados disponíveis em bases como: Pesquisa Nacional por Amostra de Domicílios (PNAD/IBGE), Pesquisa de Orçamentos Familiares/Instituto de Geografia e Estatística (POF/IBGE), Censos Escolar e Demográfico (IBGE), Perfil Municipal/IBGE, Banco de Dados do Sistema Único de Saúde (DATASUS), Instituto de Pesquisa Econômica Aplicada (IPEA), entre outros.

É bastante frequente no trabalho com comunidades de baixa renda, observarmos, juntamente às lideranças locais, que a falta de coleta de esgoto e de outros serviços de saneamento às residências ou mesmo a poluição do rio/lago/represa que as abastece é uma demanda importante para a melhoria da vida ali. Entretanto, é mais raro que os dados de entrada dos postos de saúde e hospitais, bem como os de mortalidade sejam traduzidos em relação à falta de saneamento. Aproximadamente 7 crianças morrem todos os dias vítimas de diarreia

e 700 mil pessoas são internadas em hospitais públicos a cada ano por doenças relacionadas com a falta de esgotamento sanitário adequado.

Por meio dos dados de Saúde Percebida da PNAD (2003), foi levantado que a proporção de pessoas que estiveram acamadas, sem possibilidade de trabalhar ou estudar nas 2 semanas que antecederam a pesquisa, foi de 4,33% da população sem saneamento para 3,79% do resto da população (ITB; FGV, 2007).

A reduzida oportunidade de prosperar da população em condições sociais precárias fica explícita nos resultados relacionados à escolaridade: a taxa média de acesso à rede coletora de esgotos dos que estudam 12 ou mais anos é 70,83%, enquanto para aqueles com menos anos de estudo (1 a 3 anos) o acesso é de 25,57%.

Quando comparados dados entre uma área saneada e outra sem o provimento dos serviços, constatou-se que, a composição de um cenário desfavorável reduz o aproveitamento escolar em 18% e também a frequência ao trabalho em 11%.

As maiores vítimas dessa carência são as crianças de 1 a 6 anos que vivem em favelas, conforme demonstra a pesquisa com base na PNAD (2003) e no Censo Demográfico (IBGE, 2000): a chance de uma criança moradora de favela morrer antes de completar 6 anos é 28,2% superior àquelas em melhores condições. Os critérios de definição de uma favela para os efeitos da PNAD incluem a carência no atendimento aos serviços essenciais como água, esgoto e energia elétrica. As chances de a mulher ter um filho nascido morto em áreas sem infraestrutura adequada é de 23,8%.

Em 2007, a morbidade registrada na infância por doenças parasitárias ou infecciosas, ou seja, proporção de crianças de 1 a 4 anos de idade que adoeceram por esses motivos, foi de 23,3%, segundo os dados do Sistema de Informações Hospitalares do SUS. Embora essa proporção ainda seja expressivamente alta, demonstra um avanço se comparada aos mesmos dados de anos anteriores (1998-2006), conforme representado na Figura 12.1. Essa melhoria pode ser reflexo da criação do Ministério das Cidades, em 2003, e da Lei Federal n. 11.445/2007, antigas demandas pendentes desde a década de 1980, que justificam o aumento do índice de acesso à rede geral de esgotos para 4,18% ao ano, entre 2007 e 2008, enquanto no período anterior de 1992 a 2006 se registrava crescimento de apenas 1,31% ao ano. Na Figura 12.2, é visível essa aceleração na velocidade de redução do déficit do saneamento básico a partir de 2007.

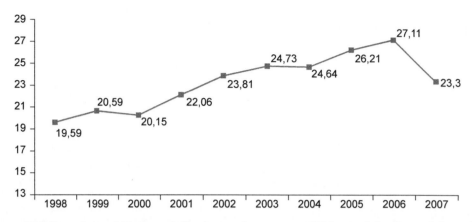

Figura 12.1 Taxa de morbidade na infância por doenças parasitárias ou infecciosas. Adaptada de ITB; FGV (2007).

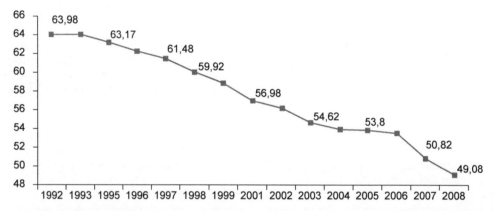

Figura 12.2 Déficit de acesso à rede de coleta de esgoto no Brasil. Adaptada de ITB; FGV (2009a), a partir dos dados da PNAD/IBGE.

Apesar de o sofrimento da população pela falta de saneamento ser fator essencial para a priorização das ações governamentais rumo à universalização do saneamento, é preciso compreender, ademais, os impactos econômicos e culturais da questão, a fim de identificarmos demandas específicas para efetivação dos investimentos.

Segundo Sampaio (2007), os impactos ocasionados pela falta de saneamento devem-se à falta de investimentos e terminam por aumentar os gastos públicos incoerentemente e por gerar impactos sociais negativos. Segundo o estudo "Benefícios econômicos e sociais da expansão do saneamento no Brasil", realizado pelo ITB, a cada R$ 1.000 que se investe na expansão da infraestrutura de saneamento, a sociedade brasileira obtém R$ 1.700 de retorno social a longo prazo (ITB; EX ANTE, 2017). Esse estudo levantou os ganhos que a sociedade teria ao universalizar os serviços de água e esgoto, levando-se em conta os benefícios em geração de emprego e renda, impactos na saúde, efeitos do aumento de produtividade escolar e no trabalho, valorização imobiliária e incremento à atividade turística.

No Brasil, gasta-se 0,09% do PIB com saneamento básico e cerca de 1,76% com saúde, conforme representa a curva do gráfico da Figura 12.3 (ITB; FGV, 2008a). Ocorre que os gastos com saneamento configuram investimentos preventivos e têm efeitos ao bem-estar da população percebidos de médio a longo prazo. Já os gastos em saúde para a cura de doenças decorrentes da falta de saneamento são paliativos, não solucionando o problema em sua raiz.

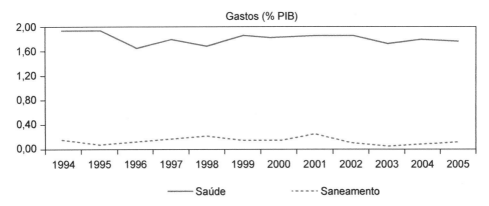

Figura 12.3 Curvas comparativas dos gastos federais em saneamento e saúde. Adaptada de IPEA (2005). Observação: o percentual do PIB corresponde a itens do gasto federal com saneamento e saúde.

A gênese da falta de investimentos está na desinformação do poder público e da população em geral em relação à importância do saneamento, colocando-o em último plano diante das demandas sociais.

Em parceria com o Ibope Inteligência, o ITB realizou em 2009 uma pesquisa envolvendo 1.008 entrevistas com moradores das 79 cidades brasileiras com mais de 300 mil habitantes, universo que concentra 70 milhões de brasileiros e, consequentemente, maior produção de esgotos e resíduos não tratados (ITB; FGV, 2009b). Entre seus principais resultados, a pesquisa revelou que 31% não souberam definir *saneamento básico*, embora a maioria das pessoas demonstre conhecer o tema.

Ainda, 28% dos entrevistados desconheciam o destino do esgoto de sua cidade e 22% acreditavam que os esgotos seguiam para uma estação de tratamento; na opinião de apenas 32%, os esgotos não tratados seguiam para os rios. Os entrevistados que ainda não possuíam o serviço de escoamento ligado à rede coletora de esgotos mostraram-se interessados ao atendimento, mas 50% não se expressaram dispostos a pagar pelo serviço e o colocaram em 7º lugar em ordem de priorização de demandas. A primeira colocação ficou com saúde (49%), seguida de segurança (46%), drogas (40%), educação (28%), emprego (27%), calçamento e pavimentação (11%) e limpeza pública (11%).

Os entrevistados demonstraram conhecimento sobre os impactos negativos gerados pela falta de serviços de coleta e tratamento de esgoto. Os mais citados foram: doenças e problemas de saúde (70%), mau cheiro (41%), presença de ratos (36%), presença de insetos (27%) e poluição de rios (14%).

Esses dados de percepção demonstram a incoerência entre o conhecimento da população sobre o tema e como priorizam as ações e as cobram do poder público. Os resultados da oferta dos serviços de saneamento são menos visíveis e imediatos do que outras prioridades (saúde, segurança, controle de drogas, educação, emprego, calçamento e pavimentação), pois estão diluídos em um resultado final do ganho em qualidade de vida.

Outro fator que aumenta a insegurança de investimentos no setor é a inadimplência no pagamento de faturas, que pode causar insustentabilidade financeira aos sistemas implantados. A POF/IBGE permite analisar atraso de luz, gás, água e esgoto tomados conjuntamente. Verificou-se que, da amostra, entre os que têm contas de água e esgoto, 45,65% atrasaram as contas da casa no ano anterior à pesquisa (ITB; FGV, 2008b).

A resposta a tal insegurança está na própria Lei do Saneamento, que preconiza a adequação tarifária e a adoção de subsídios, de modo a ampliar o acesso em localidades de baixa renda. O recorte das áreas chamadas irregulares, onde vivem mais de 11 milhões de pessoas (IBGE, 2010), está entre os maiores desafios do saneamento no Brasil, em virtude da sobreposição de demandas sociais básicas e consequente maior exposição da população a agravos à saúde. A pesquisa "Saneamento em áreas irregulares nas grandes cidades brasileiras" demonstra que

> [...] mesmo diante de condições adversas, os moradores demonstraram que gostariam de se conectar aos serviços de água e esgoto, além de informar sua disposição a pagar no tocante às tarifas desses serviços (ITB, 2016, p. 17).

Do total de moradores entrevistados, 75% responderam que estavam interessados em pagar até R$ 24 para serem conectados às redes de esgoto, demonstrando que há caminhos para a modelagem de sistemas justos de cobrança pelos serviços.

Caminhos para a transformação da realidade atual | Olhar realista

Hoje, é possível termos um olhar mais otimista sobre a transformação da realidade brasileira em falta de saneamento: o Brasil tem mecanismos de investimento e políticas públicas que possibilitam a permanência e continuidade dos avanços dos anos de 2007 e 2008. Entretanto, é preciso implementar políticas no nível local com qualidade – mais do que isso, é preciso que a sociedade como um todo assuma as responsabilidades da escolha por uma trajetória sustentável de desenvolvimento.

Entendendo o conceito de promoção da saúde como "o processo de capacitação da comunidade para atuar na melhoria da qualidade de vida e saúde, incluindo maior participação no controle desse processo", definido na Primeira Conferência de Promoção da Saúde em 1986 (OMS, 1986), fica claro que o alcance da universalização do saneamento depende do preparo dos atores para o cumprimento de seus papéis na sociedade.

Esse processo de preparo envolve uma estratégia pedagógica para formação e capacitação de uma gama de atores como: poder público local (executivo, legislativo e judiciário), lideranças sociais, agentes comunitários e as comunidades de maneira geral, para a atuação política de tomada de decisão, visando a esclarecer a importância do saneamento para a vida coletiva e, assim, aumentar a efetividade do planejamento e gestão dos serviços.

Para isso, os atores devem inteirar-se dos espaços de discussão sobre saneamento e promoção da saúde existentes em seus territórios ou construir esse espaço, como conselhos, conferências, grupos temáticos, entre outros. É fundamental conhecer as diretrizes nacionais para o saneamento e verificar os avanços e demandas de saneamento junto às comunidades do município. Outro passo importante é viabilizar a elaboração participativa do Plano Municipal de Saneamento Básico, por meio de um Termo de Referências, uma exigência legal a ser cumprida por todos os municípios brasileiros, conforme sinaliza a Cartilha do Saneamento (ITB, 2009a).

Para isso, é preciso manter em evidência informações sobre os impactos sociais da falta de saneamento, bem como sobre os direitos e deveres cidadãos no cotidiano (ITB, 2009b). Verificamos nesse momento a importância dos meios de comunicação para ações educativas voltadas para uma urgente ampliação em mobilização social.

Há algumas experiências de sucesso disponíveis para pesquisa em que comunidades assumem o dever de dialogar com o poder público para a cobrança de seus direitos e a prática de seus deveres. A comunidade de Vila Dique, localizada na adjacência do Aeroporto Salgado Filho em Porto Alegre, Rio Grande do Sul, é um exemplo disso. A conjuntura entre a necessidade de ampliação da pista do aeroporto e as reivindicações sobre a situação precária das moradias, inundações, presença de esgoto a céu aberto e má gestão dos resíduos sólidos viabilizou recursos do Programa de Aceleração do Crescimento (PAC) direcionados à transferência de 1.476 famílias para um conjunto habitacional provido de infraestrutura completa dos serviços de saneamento. A transformação da realidade de lá é clara aos olhos de qualquer cidadão, quebrando o antigo tabu de que os investimentos em saneamento sejam invisíveis, conforme ilustram as Figuras 12.4 e 12.5.

Em 2008, o Projeto Trata Brasil na Comunidade promoveu parcerias com lideranças locais, envolveu moradores, autoridades e capacitou jovens para a realização de um amplo levantamento das condições de saneamento, saúde, educação e renda dessa população. Os resultados da pesquisa revelaram, por meio de dados do posto saúde local e entrevistas com os moradores, a relação entre as doenças de veiculação hídrica – como diarreia e verminoses – e as condições de vida da população. A mobilização social em torno da temática contribuiu para a promoção da consciência e articulação da comunidade, a qual assumiu um importante papel no acompanhamento das etapas relacionadas ao investimento público na coleta e tratamento de esgoto (ITB, 2008).

Outro exemplo foi o projeto de mobilização social para o saneamento na comunidade de Patos, localizada no município de Milagres do Maranhão (Figura 12.6), escolhida como piloto para

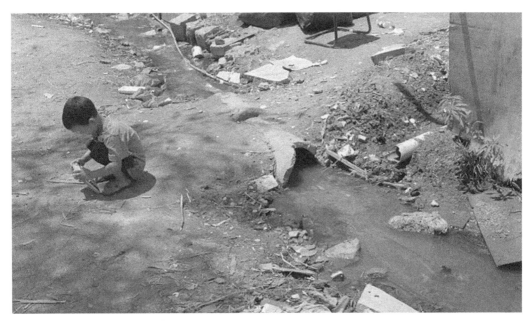

Figura 12.4 Retrato da realidade de Vila Dique antes dos serviços de saneamento.

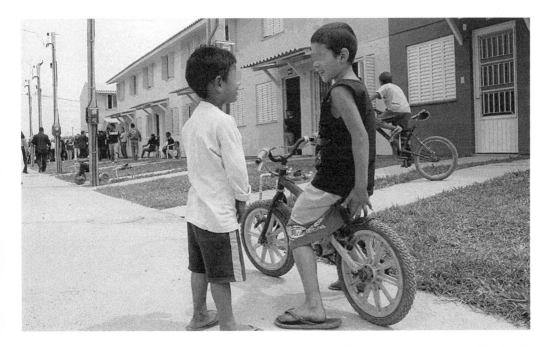

Figura 12.5 Retrato da realidade das famílias transferidas de Vila Dique ao Conjunto Habitacional, providas dos serviços de saneamento.

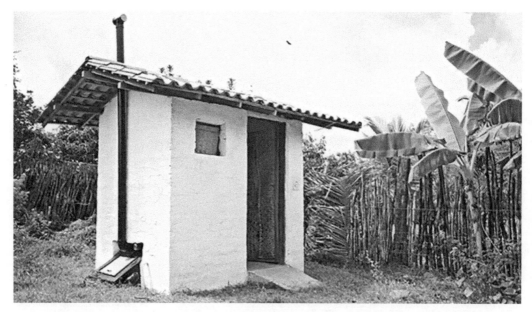

Figura 12.6 Banheiro instalado na comunidade de Patos, em Milagres do Maranhão.

a prototipagem do projeto Banheiros Mudam Vidas, criado em parceria com a Unicef. Nessa comunidade, 90% dos moradores não tinham banheiros e praticavam defecação a céu aberto. A tecnologia social foi desenvolvida a partir de três pilares: educação, engajamento comunitário e cultura local. O projeto recrutou oito jovens e mentores técnicos que, durante 6 meses, estudaram alternativas para criar um sistema de baixo custo e alta eficiência. O resultado foi uma adaptação do modelo Bason, incluindo sistema de controle de odores e vetores e reúso de águas cinzas, com cabine construída por meio de técnicas locais de adobe e trançado de palha de carnaúba. Treze unidades do banheiro seco desenvolvido foram construídas em sistema de mutirão com a população, simultaneamente a um programa de atividades de educação sanitária e ambiental envolvendo crianças, professores da rede pública de ensino e agentes de saúde. Além de ter alcançado um preço até quatro vezes menor do que a construção de um sistema convencional, os indicadores de avaliação do projeto demonstraram taxa acima de 90% de adesão entre os usuários após os primeiros 6 meses de uso.

Considerações finais

Ao finalizar esta reflexão, esperamos que o cenário do saneamento aqui tecido contribua para o processo de mobilização nacional à promoção da saúde, condição para o bem-viver de um país que se comprometeu internacionalmente e não logrou alcançar metas como as relacionadas aos Objetivos do Milênio das Nações Unidas. Os investimentos necessários à universalização até 2035 dos serviços de coleta e tratamento de esgotos são estimados em R$ 314 bilhões ou uma média anual de R$ 15 bilhões (ITB; EX ANTE, 2017). Trata-se, sobretudo, de um desafio cultural, pedagógico e político às comunidades brasileiras, visto que, mantidos os níveis atuais de investimentos, levaremos mais de 50 anos para que todos os lares brasileiros contem com tratamento de esgotos.

Bibliografia

Brasil. Lei n. 11.445, de 5 de janeiro de 2007. Estabelece diretrizes nacionais para o saneamento básico; altera as Leis n. 6.766, de 19 de dezembro de 1979, 8.036, de 11 de maio de 1990, 8.666, de 21 de junho de 1993, 8.987, de 13 de fevereiro de 1995; revoga a Lei n. 6.528, de 11 de maio de 1978; e dá outras providências. Diário Oficial da União, Brasília, DF, 8 jan. 2007.

Brasil. Ministério da Saúde. Política nacional de saúde ambiental para o setor saúde. Brasília: Secretaria de Políticas de Saúde, 1999.

Brasil. Programa de Modernização do Setor Saneamento. Sistema Nacional de Informações sobre Saneamento: diagnóstico dos serviços de água e esgotos – 2015. Brasília: Secretaria Nacional de Saneamento Ambiental, 2015.

Instituto Brasileiro de Geografia e Estatística. Censo demográfico 2010: aglomerados subnormais. Disponível em: <https://censo2010.ibge.gov.br/agsn/>. Acesso em: 3 jul. 2017.

Instituto de Pesquisa Econômica Aplicada. Diretoria de Estudos e Políticas Sociais. Gastos Federais em Saúde e Saneamento. 2005.

Instituto Trata Brasil. Cartilha de saneamento: planos municipais ou regionais. Exigência legal. São Paulo: ITB, 2009a. v. 2.

Instituto Trata Brasil; Ibope Inteligência. Percepções sobre o saneamento básico. Sumário Executivo. São Paulo: ITB; Ibope, 2009.

Instituto Trata Brasil. Saneamento em áreas irregulares nas grandes cidades brasileiras. São Paulo: ITB, 2016.

Instituto Trata Brasil. Trata Brasil na comunidade: projeto piloto de acompanhamento dos impactos da falta de saneamento nos indicadores saúde, educação, trabalho e renda. Comunidade Vila Dique. Porto Alegre, Rio Grande do Sul. Outubro de 2008. Relatório. São Paulo: ITB, 2008. 50 p.

Instituto Trata Brasil. Trata Brasil na comunidade: projeto piloto de acompanhamento dos impactos da falta de saneamento nos indicadores saúde, educação, trabalho e renda. Comunidade Vila Dique. Porto Alegre. Rio Grande do Sul. Novembro de 2009. Relatório. São Paulo: ITB, 2009b. v. 2.

Instituto Trata Brasil; Fundação Getulio Vargas. Trata Brasil: saneamento e saúde. Relatório. Rio de Janeiro: ITB; FGV, 2007. 163 p.

Instituto Trata Brasil; Fundação Getulio Vargas. Trata Brasil: saneamento, educação, trabalho e turismo. Relatório. Rio de Janeiro: ITB; FGV, 2008a. 137 p.

Instituto Trata Brasil; Fundação Getulio Vargas. Trata Brasil: saneamento, saúde e o bolso do consumidor. Relatório. Rio de Janeiro: ITB; FGV, 2008b. 205 p.

Instituto Trata Brasil; Fundação Getulio VARGAS. Trata Brasil: impactos sociais da falta de saneamento nas principais cidades brasileiras. Relatório. Rio de Janeiro: ITB; FGV, 2009b. 121 p.

Instituto Trata Brasil; Fundação Getulio Vargas. Trata Brasil: a falta que o saneamento faz. Relatório. Rio de Janeiro: ITB; FGV, 2009a. 126 p.

Instituto Trata Brasil; Ex Ante Consultoria Econômica. Benefícios econômicos e sociais da expansão do saneamento no Brasil. São Paulo: Ex Ante, 2017.

Matulja A.; et al. Construção de um termo de referências para o Plano Municipal de Saneamento de Urubici-SC a partir de um Modelo de Governança. In: Simpósio Brasileiro De Recursos Hídricos, 18. Anais... Campo Grande: Associação Brasileira de Recursos Hídricos, 2009. 19 p.

Organização Mundial Da Saúde. The Ottawa Charter for Health Promotion. First International Conference on Health Promotion. Ottawa, Ca. 17-21 Novembro, 1986. Disponível em: <http://www.who.int/healthpromotion/conferences/previous/ottawa/en/>. Acesso em 5 abr. 2018.

Organización Mundial De La Salud (OMS). Evaluación de los costos y beneficios de los mejoramientos del agua y del saneamiento a nivel mundial. Sinopsis. Ginebra: OMS, 2004. 6 p.

Sampaio, B.; Sampaio, Y. Influências políticas na eficiência de empresas de saneamento brasileiras. Economia Aplicada [online], v. 11, n. 3, p. 369-386, 2007.

Silva, J.; Silva, D. A sinergia das leis de desenvolvimento sustentável como um instrumento de governança da água. In: Encontro Internacional Sobre A Gestão Integrada Da Água: Instrumentos Para Agir. Anais... Sherbrooke QC, Ca., Université de Sherbrooke, 2009.

Souza, C. M. N.; Freitas, C. M.; Moraes, L. R. S. Discursos sobre saneamento, saúde e ambiente na legislação: uma análise de conceitos e diretrizes. Engenharia Sanitária e Ambiental, v. 12, p. 371-379, 2007.

Toledo, R. F.; Pelicioni, M.C. F. O papel da educação para a promoção da saúde. In: Giatti, L. L. (Org.). Fundamentos de saúde ambiental. Manaus: Ufam, 2009. p. 324-348.

Winslow, C. E. A. The untilled fields of public health. Science, v. 51, n. 1306, p. 23-50, 1920.

13 Práticas Educativas e Produção de Sentido no Ensino

Renata Cristina Oliveira Barrichelo Cunha • Luciane Maria Pezzato

Introdução

Aprender, ensinar, criar, apreciar, produzir instrumentos, desenvolver hábitos, conviver, entre outros processos requerem sempre produção de sentidos. Construímos e buscamos sentidos para nossas atividades e relacionamentos como modo de organizar nossas percepções e experiências, instituindo nossa realidade, nossa visão de mundo. Produzindo sentidos e organizando o mundo, construímos a nós mesmos, no intercâmbio sujeitos-realidade.

Atribuir sentido é uma necessidade imperativa para compreendermos e atuarmos no mundo em que vivemos, extraindo lições das experiências e investindo nos processos de conhecimento que continuamente se fazem necessários para atuarmos apropriadamente e respondermos aos desafios da realidade.

O campo da educação enquanto conjunto de práticas sociais mediante as quais um grupo assegura que seus membros adquiram a experiência e o conhecimento historicamente acumulado e culturalmente organizado (Coll, 1994) exige uma discussão sobre sentido. Do mesmo modo, a educação em saúde como um conjunto de práticas pedagógicas articuladas às práticas de saúde, que se dá nas relações entre sujeitos sociais portadores de diferentes saberes (Pedrosa, 2001) e ocorre em espaços diferentes (públicos ou privados), em contatos formais (consultas individuais, grupos organizados nas unidades de saúde e visitas domiciliares) e informais, também supõe a mesma discussão.

Embora possamos distinguir que as práticas em educação e saúde podem ser pensadas em duas perspectivas – formal e informal ou, em outras palavras, espontânea e proposta –, a questão do sentido vem à tona quando admitimos que os processos pedagógicos não são neutros, uma vez que conhecimentos e valores não são determinações da natureza, mas produção da cultura dos homens.

O sentido, portanto, se dá pela consciência dos propósitos ou, em outras palavras, à medida que o sujeito se sente afetado pela experiência educativa.

Bondia (2002) afirma que experiência é tudo aquilo que "nos passa, ou que nos toca, ou que nos acontece, e ao nos passar nos forma e nos transforma" e acrescenta que

> a experiência, a possibilidade de que algo nos aconteça ou nos toque, requer um gesto de interrupção, um gesto que é quase impossível nos tempos que correm: requer parar para pensar, parar para olhar, parar para escutar, pensar mais devagar, olhar mais devagar, e escutar mais devagar; parar para sentir, sentir mais devagar, demorar-se nos detalhes, suspender a opinião, suspender o juízo, suspender a vontade, suspender o automatismo da ação, cultivar a atenção e a delicadeza, abrir os olhos e os ouvidos, falar sobre o que nos acontece, aprender a lentidão, escutar aos outros, cultivar a arte do encontro, calar muito, ter paciência e dar-se tempo e espaço.

Produzir sentido no contexto de práticas educativas pressupõe, além do destacado por Bondia, que os sujeitos compreendam e se engajem nas dinâmicas não só para se apropriarem do conhecimento, mas para expressarem crenças e modos de pensar e agir, tornarem-se cientes das possibilidades de sua reflexão e ação, e para experimentarem novos modos de viver e conviver.

Para Perrenoud (1995), todas as pessoas estão sempre buscando o sentido no dizer e no fazer, mas não existe uma necessidade geral e permanente para aprender. Cada indivíduo tem vontades e necessidades singulares, às vezes vagas e efêmeras, que podem desaparecer ou reforçar-se, pois a variabilidade, a arbitrariedade e a instabilidade das vontades e necessidades estão inscritas nas histórias pessoais e nas diferentes culturas. Assim, é preciso reconhecer que não existe cumplicidade cultural anterior a qualquer prática educativa e trabalho pedagógico.

O sentido de uma tarefa, de um projeto, de um problema a resolver, depende dos interesses e desejos que consegue satisfazer e só pode ser construído na interação com outras pessoas: na cultura familiar, entre os pares, nos grupos que se frequenta, no grupo social mais amplo.

> O sentido, no que diz respeito aos recursos de que uns e outros dispõem para pensarem e interpretarem a experiência, para se apropriarem das informações, para negociarem as normas ou as tarefas, para se implicarem com proveito próprio nas situações pedagógicas, não escapa às diferenças culturais e às desigualdades sociais (Perrenoud, 1995).

Perrenoud (1995) argumenta que o sentido se constrói sobre o vivido, em situação, a partir do diálogo e da relação intelectual e afetiva entre os membros da situação de aprendizagem. A adesão ou oposição, a implicação ou a indiferença dependem da negociação do nível de exigência, da estruturação da situação didática, das tarefas e do ritmo de trabalho. É preciso considerar, portanto, que o sentido não se constrói de uma só vez e não é definitivo, sendo necessário mediar essa produção, reforçá-la, considerando-se a situação ou a relação, as necessidades, a identidade cultural, as possibilidades dos sujeitos.

O compromisso com as práticas educativas em saúde e com a produção de sentidos solicita uma articulação estreita entre os referenciais do campo da educação e do campo da saúde para que, a partir desse "novo" referencial teórico formado, os profissionais de saúde possam se apropriar e incorporá-lo às demais ferramentas necessárias para o desenvolvimento das suas ações.

Neste capítulo, trataremos dos processos pedagógicos e práticas educativas formais e propositadas na área da saúde. Cabe ressaltar, no entanto, que quaisquer práticas educativas formais são ações intencionalizadas, pressupondo consciência dos fins e objetivos, e coerência entre os encaminhamentos propostos, o contexto de produção e essas finalidades.

É a atenção a esses aspectos que pode cooperar para a construção dos sentidos de ensinar e para as aprendizagens dos sentidos nas atividades educativas coletivas ou individuais do trabalho em saúde.

Sentidos de ensinar

As concepções epistemológicas em relação à origem e à natureza do conhecimento determinam a compreensão de aprendizagem, que influenciam a prática didática e a metodologia de ensino do educador de qualquer área. Segundo Becker (2004), essas concepções podem ser discriminadas a partir de três matrizes: empirista, apriorista e psicogenética.

Na perspectiva empirista, o conhecimento é construído pela força das sensações – o mundo determina o sujeito. A concepção apriorista reconhece o conhecimento como resultado das estruturas prévias à experiência (estruturas inatas), como a bagagem hereditária e o nível maturacional. Ambas as concepções veem o sujeito como um ser passivo. Em contrapartida, na concepção psicogenética, o conhecimento é compreendido como construção a partir das ações (motoras e mentais) e coordenações de ações. Nessa perspectiva, o conteúdo só pode ser assimilado mediante estruturas cognitivas previamente construídas por esse processo ativo.

Cortella (1999, p. 98), de outro modo, argumenta que o conhecimento não se dá por revelação ou descoberta, como se estivesse pronto e escondido em outra instância, dependendo de o sujeito retirar o "véu que o encobre", mas é produção dos homens no intercâmbio com outros homens. Explicita que a relação de conhecimento é uma relação entre sujeito que conhece o objeto a ser conhecido no contexto de uma produção social e histórica.

> O conhecimento e, nele, a verdade, são construções históricas, sociais e culturais. São resultantes do esforço de um grupo determinado de homens e mulheres (com os elementos disponíveis na sua cultura e no tempo em que vivem) para construir referências que orien-

tem o sentido da ação humana e o sentido da existência (Cortella, 1999).

São justamente as concepções de conhecimento – entendidas como determinação apriorista, forjada na experiência ou como construção interna, concebidas como revelação/descoberta ou produção histórica e social – que estão subjacentes às diversas tendências educacionais ou abordagens de ensino e que podem orientar os educadores da saúde na proposição de práticas coerentes e consistentes.

Vários autores já se ocuparam da sistematização desses enfoques e o leitor pode encontrar esses exercícios nas obras de Saviani (1980), Pozo (2002) e Bordenave e Pereira (1995).

Neste capítulo, optamos por apresentar as abordagens de ensino na perspectiva de Mizukami (2003), no diálogo com Not (1993) e Becker (2005), entre outros autores, enfatizando as relações entre concepção de conhecimento e práticas educativas, enfocando a produção de sentido. Fundamentalmente, as abordagens dos processos de ensino podem ser reconhecidas a partir da abordagem tradicional, comportamentalista, humanista, cognitivista e sociocultural.

A referência para pensarmos a abordagem tradicional, segundo as concepções de Snyders (1974), é a visão de homem como uma *tabula rasa*, uma folha de papel em branco, onde imagens e informações fornecidas pelo ambiente são impressas. O mundo é concebido como algo externo ao indivíduo, que existe independentemente dele, e que poderá ser conhecido a partir de processos de transmissão de conhecimentos. A escola, por excelência, complementada por outras ações educativas, é responsável pela sistematização desses conhecimentos considerados prontos e privilegia a memorização e o ajustamento social. A educação tem, portanto, a função de instrução e é sistematizada por meio da exposição, demonstração e cópia de modelos, aferindo a aprendizagem a partir do critério de aquisição-reprodução, empregando exames seletivos e notas que correspondem a níveis de aquisição do patrimônio cultural. Ignoram-se as diferenças individuais e o professor situa-se no centro da prática educativa. A relação professor-aluno é estabelecida verticalmente e a didática pode ser resumida em "dar e tomar" a lição (Mizukami, 2003).

Not (1993) chama a atenção para os pressupostos do ensino por transmissão, tão comuns às práticas educativas, incluindo as de saúde, traduzido nas aulas expositivas, palestras, seminários e demonstrações: acredita-se que se pode aprender do exterior e que é possível transmitir conhecimentos; que o ensino é uma ação para modelar um saber e que supõe, portanto, um exercício de imitação e repetição. Not (1993) argumenta que o conhecimento não é uma marca, uma cópia da realidade, mas uma construção interna.

Outra abordagem fundamentada no empirismo, que supõe a força dos sentidos e da experiência como condições de aprendizagem, é o comportamentalismo. Como a abordagem anterior, a perspectiva comportamentalista está fundada na transmissão de conhecimentos, na visão de homem como *tabula rasa*, na hierarquia entre professores e alunos (Becker, 2005).

Mizukami (2003) sintetiza os princípios decorrentes das pesquisas de Skinner, sistematizando as principais ideias da abordagem comportamentalista. O sujeito é concebido como produto do meio, um "recipiente" de informações e reflexões. O conhecimento é compreendido como resultado da experiência, como cópia de algo que é dado no mundo externo. A escola e demais ações educativas têm por função reforçar os comportamentos desejados, objetivando que o indivíduo se torne, a longo prazo, autocontrolável. O último fim da educação, além de ligado à transmissão cultural, está relacionado com os aspectos mensuráveis e observáveis da instrução. Para dar conta dessa tarefa, a dinâmica de ensino-aprendizagem é orientada pelas relações de recompensa e controle (teoria do reforço). Assim, a aprendizagem é programada para dirigir os alunos, segundo passos determinados. É o professor quem planeja o ensino de acordo com critérios de economia de tempo, esforços e custos, propondo sequências de atividades (módulos instrucionais) e recorrendo à tecnologia de ensino. A avaliação, nessa perspectiva, busca verificar os comportamentos finais adquiridos. Depreende-se, portanto, que a didática está comprometida com o planejamento das contingências de reforço. Not (1993) destaca, entretanto, que nem tudo é programável e que não é suficiente racionalizar os procedimentos para atingir a perfeição esperada. O educando, na abordagem comportamentalista, é visto como cumpridor de tarefas e não é estimulado para criar e inventar.

Como se pode notar, as perspectivas tradicional e comportamentalista seguem uma matriz epistemológica de natureza empirista e, embora possam ser discriminadas peculiaridades, ambas concordam com o conceito de que aprender é reproduzir a realidade e a estrutura do mundo.

Essa matriz é recorrente na maioria das ações educativas em saúde, em que a transmissão de conhecimentos é o objetivo principal da prática educativa. Os sujeitos são considerados meros receptores da informação, tendo desconsiderados seus conhecimentos prévios em uma ação verticalizada e assimétrica. Para superar essas limitações, faz-se necessário ampliar a compreensão do processo ensino-aprendizagem considerando-se as abordagens humanista, cognitivista e sociocultural.

A abordagem humanista tem como representantes mais significativos os psicólogos Rogers e Neill. Diferentemente do sujeito entendido como *tabula rasa*, na abordagem humanista o homem é encarado como "arquiteto de si mesmo", um projeto permanente e inacabado, que elabora e constrói seu conhecimento. O mundo não é simplesmente uma realidade objetiva a ser compreendida cientificamente, mas, sobretudo, um fenômeno subjetivo. Assim, o mundo é concebido como produção do homem e o conhecimento é fundamentado pela experiência pessoal e subjetiva, considerada natural e inerente à atividade humana. A educação passa a ser vista como possibilidade de crescimento pessoal, interpessoal e intergrupal, visando à construção da autonomia, com ênfase na aceitação e compreensão mútuas. À ação educativa cabe oferecer condições para esse "vir a ser", o que não se pode fazer sem se organizar dentro de princípios democráticos. O ensino "centrado no aluno" (não diretivo) e a ideia de aprendizagem como envolvimento pessoal e autodescoberta são coerentes com a proposta de professor como facilitador da aprendizagem e de um educando responsável pelos próprios objetivos de aprendizagem. A metodologia enfoca a pesquisa de conteúdos no contexto de uma atmosfera de liberdade de aprendizagem, o que dá menos importância à avaliação, que deixa de valorizar a padronização de produtos de aprendizagem, prestigiando a autoavaliação. Em síntese, esse modelo didático orienta-se pelas relações de autenticidade, de compreensão empática e apreço.

A abordagem cognitivista, orientada pelos princípios de Piaget e Bruner, de acordo com Mizukami (2003), vê o homem como um sistema aberto, suscetível a reestruturações sucessivas, segundo fases de desenvolvimento. Em uma perspectiva interacionista, enfatiza que o homem modifica o mundo e se modifica simultaneamente. Nesse sentido, o conhecimento é visto como produto da interação sujeito-mundo, sobretudo como atividade e construção (ação e transformação). A educação, que valoriza a socialização e a cooperação, objetiva a construção da autonomia intelectual e moral. A escola representa uma oportunidade de aprender por si próprio (investigação) e deve estruturar-se com base nos estágios de desenvolvimento. A aprendizagem supõe atividade do sujeito e um processo de assimilação a esquemas mentais prévios. O ensino exige a organização de atividades "desequilibradoras" e ao professor cabe propiciar condições para reciprocidade intelectual e cooperação, respeitando as características estruturais dos educandos, que são vistos como sujeitos ativos, responsáveis pela pesquisa e busca de respostas. A metodologia prevê a atividade do educando como centro do processo, enfatizando a construção de operações mentais, a investigação e o trabalho em grupo. A avaliação é subordinada a uma norma qualitativa pretendida. A referência didática é o trabalho em grupo (pesquisa), diretividade sequencial e interesse pela tarefa.

Essa abordagem, chamada por Becker (2005) de "pedagogia centrada na relação", resgata a importância dos conteúdos e a autoridade do saber do professor, bem como a experiência do educando, como sua capacidade de construir conhecimento. Nega-se, portanto, o autoritarismo do professor e do próprio educando.

Finalmente, de acordo com Mizukami (2003), temos a abordagem sociocultural, cujo nome de destaque é Paulo Freire. O homem é compreendido como sujeito elaborador e criador de conhecimento, um homem concreto e contextualizado, situado no e com o mundo. Como na abordagem cognitivista, a perspectiva da relação homem-mundo é interacionista, considerando-se o mundo como construção social e histórica. A elaboração e o desenvolvimento do conhecimento estão ligados ao processo de conscientização: o homem reflete sobre seu contexto e com ele se compromete. A educação, nesse sentido, está implicada com a promoção do próprio indivíduo e não como instrumento de ajuste ao ambiente concreto; seu objetivo é criar condições para que se desenvolva uma atitude de reflexão crítica comprometida com a ação e a transformação social. A escola representa um espaço de conscientização e crescimento, devendo contribuir com a consciência da realidade para transformá-la. Diálogo, engajamento, desenvolvimento da consciência crítica e liberdade orientam a relação de ensino-aprendizagem. Professor e aluno relacionam-se de modo horizontal, buscando construir a parceria necessária para superação da conscientização ingênua (perceber as contradições da sociedade), o que pressupõe uma metodologia ativa, dialógica e crítica. Considera-se a cultura do educando, e a avaliação é representada pela autoavaliação e avaliação mútuas. A didática persegue uma prática problematizadora (desvelamento da realidade) e dialógica.

Nota-se que algumas abordagens são incompatíveis, como a tradicional e a humanista ou a comportamentalista e a cognitivista, pois suas matrizes epistemológicas e psicológicas são distintas. As abordagens tradicional e comportamentalista são complementares e podemos arriscar afirmar que as perspectivas cognitivista, humanista e sociocultural também o são.

Podemos defender um sujeito da aprendizagem que é um sistema aberto, um projeto inacabado, um elaborador de conhecimento. O cognitivismo e o interacionismo reconhecem o mundo como experiência subjetiva e como construção dialética homem-realidade. O conhecimento fundamentado na experiência pessoal também é compatível com a ideia de atividade, construção, consciência de si e do mundo. Da mesma maneira, podemos aproximar as visões de educação que têm como horizonte a construção da autonomia. As três abordagens concordam que a função da escola é oferecer condições para o crescimento dos educandos, prestigiando as particularidades das fases de desenvolvimento, a cultura e os conhecimentos dos educandos, e os princípios democráticos. Assim, o professor é considerado o mediador das situações de ensino, devendo levar em conta os interesses, necessidades e expectativas dos estudantes e, por meio de diálogo e cooperação, criar uma atmosfera de iniciativa, experimentação, trabalho em grupo e investigação.

Podemos encontrar algumas experiências nos serviços públicos de saúde que utilizam abordagens participativas e buscam novas bases teóricas para o desenvolvimento de ações educativas em saúde, as quais requerem um entendimento da sociedade enquanto processo dialético de viver-morrer, de saúde-doença, do indivíduo-coletivo. Propõem ações planejadas pautadas em relações horizontais, considerando os educandos como sujeitos ativos no processo de produção e elaboração de conhecimento, buscando explorar sua autonomia e criticidade perante o conteúdo a ser aprendido (Vasconcelos, 2001).

No que se refere às abordagens participativas, não se pode deixar de destacar as contribuições da "pedagogia da problematização" concebida por Bordenave* e introduzida na saúde pública por meio das capacitações pedagógicas para instrutor e supervisor da área da saúde, promovidas pelo Ministério da Saúde nas décadas de 1980 a 1990.

No manual dessa capacitação, encontramos o texto *Alternativas pedagógicas*, de Bordenave (Brasil, 1982), que posteriormente aparecerá nos manuais do Ministério da Saúde com o título *Alguns fatores pedagógicos* (Brasil, 1994). Os textos apresentam, em uma linguagem acessível ao leitor da área da saúde, uma primeira aproximação com referenciais do campo da educação: a pedagogia de transmissão, do condicionamento e da problematização. A responsabilidade pela popularidade desse texto, que se confunde com a popularidade da capacitação, entre os profissionais de saúde que passaram pelo processo, no nosso entender, está relacionada principalmente com o notório "método do arco" apresentado pelo autor ao se referir à contribuição de Charles Maguerez (Bordenave e Pereira, 1995).

Aprendizagens do sentido

A compreensão da dupla referência – o conhecimento que está sendo socializado e o conhecimento do indivíduo que aprende – é condição para a organização das práticas educativas.

Assim, o planejamento dessas práticas exige que consideremos o conteúdo a ser socializado

---

* Juan Díaz Bordenave, consultor internacional em Educação na área da Agricultura e Extensão Rural, é autor, junto de Adair Martins Pereira, de *Estratégias de ensino-aprendizagem* (1995). Sua "pedagogia da problematização" dialoga com as produções de Paulo Freire (1987; 2000) e Demerval Saviani (1980; 1989), e com o referencial piagetiano, e influenciou sobremaneira as práticas educativas na área da saúde, ao inovar os métodos de "formação profissionalizante", que até então se baseavam nos "treinamentos em serviço" (Santos e Souza, 1989).

na perspectiva do sujeito destinatário da ação. É a ideia do sujeito que aprende e como aprende que precisa definir a metodologia a ser utilizada para cada conteúdo específico. Para uma atividade ser bem-sucedida, faz-se necessário inicialmente tomar o sujeito como referência, e não o conteúdo. O ponto de partida deve ser "para quem ensino" antes de "o que ensino".

Nessa linha de pensamento, Pozo (2002) argumenta que "os cenários de aprendizagem e instrução muitas vezes não foram pensados levando em conta as características dos aprendizes e mestres". Esse é o desafio a ser enfrentado nas práticas educativas em saúde.

As abordagens tradicional e comportamentalista referem-se a um sujeito moldado pelo meio e não são compatíveis com as recentes pesquisas em educação e psicologia. Por outro lado, pretendemos valorizar a concepção de sujeito ativo, portador de conhecimentos próprios em cada fase de desenvolvimento, que busca compreender o mundo para nele intervir. Consideramos fundamentais as contribuições das abordagens humanista e sociocultural pelas possibilidades de nos fazer pensar sobre a relação entre processos de conhecimento e conscientização, entre reflexão e ação, entre identidade e coletividade. Contudo, para fundamentar o modo como os sujeitos aprendem com a finalidade de ajustarmos nossas práticas educativas aos sujeitos destinatários das ações, reforçaremos alguns pressupostos e fundamentos da abordagem cognitivista de modo a, ao final do texto, discutirmos implicações didáticas consequentes. De acordo com a concepção piagetiana, o conhecimento é produto da atividade do sujeito. Isso significa que o conhecimento não se dá por "absorção" e "transmissão", mas por construção e reelaboração.

Segundo Aebli (1978), Not (1993) e Becker (2005), conhecer um objeto/situação é agir sobre ele(a) e transformá-lo(a). As estruturas de conhecimentos são resultados do processo de interação entre o mundo do sujeito e o mundo do objeto, interação ativada pela ação do sujeito. Conhecer implica atividade e construção de relações, processos indispensáveis para a organização e adaptação ao meio.

Wadsworth (1996) explica como se dá essa construção. Quando nascem, os indivíduos apresentam esquemas reflexos que dão suporte à sua adaptação ao mundo. À medida que o sujeito se desenvolve, os esquemas tornam-se mais numerosos e diferenciados, menos sensórios e mais elaborados. Os esquemas são as estruturas mentais ou cognitivas pelas quais os indivíduos intelectualmente se adaptam e organizam o meio; são o equivalente a conceitos ou categorias, isto é, a conjuntos de processos que se modificam com o desenvolvimento mental. Os esquemas são, nessa concepção, estruturas intelectuais que organizam os eventos como eles são percebidos pelo indivíduo e classificados em grupos, de acordo com características comuns.

Quando um indivíduo é confrontado com um estímulo ou um novo conhecimento, seu trabalho cognitivo é tentar "encaixá-lo" em um esquema disponível. Esse movimento de apropriação é definido como processo de "assimilação". Este é o processo cognitivo pelo qual uma pessoa integra um novo dado perceptual, motor ou conceitual nos esquemas ou padrões de comportamentos já existentes. A assimilação pode ser vista como o processo cognitivo de colocar (classificar) novos elementos em esquemas existentes, o que possibilita a ampliação dos esquemas já construídos.

Mas esse não é o único processo em atividade. Concomitantemente, existe um processo de "acomodação" dos conhecimentos às estruturas disponíveis. O processo de acomodação corresponde à criação de novos ou à modificação de velhos esquemas, a fim de incorporar um novo estímulo.

Ambas as ações – assimilação e acomodação – resultam em uma modificação na estrutura cognitiva (esquemas) ou no seu desenvolvimento. Durante a assimilação, o indivíduo impõe sua estrutura disponível aos estímulos que estão sendo processados, ou seja, os estímulos são forçados a se ajustar à estrutura da pessoa. Na acomodação, é o inverso: a pessoa é forçada a mudar sua estrutura para acomodar os novos estímulos. Uma vez modificada a estrutura cognitiva, o estímulo é prontamente assimilado. A assimilação é sempre o fim, o produto.

A partir do referencial piagetiano, Wadsworth (1996) explica que a aproximação interessada do sujeito, que mobiliza os conhecimentos prévios do indivíduo, provoca mudanças no que já possui. Para aprender, é necessário integrar, modificar, estabelecer relações e coordenar esquemas de conhecimentos já adquiridos.

Essas transformações supõem experiências de "conflito cognitivo", que acionam um processo autorregulador, cujos instrumentos são a assimilação e a acomodação. A passagem do desequilíbrio ao equilíbrio, segundo Piaget, constitui o processo de "equilibração".

Assimilação, acomodação e equilibração são processos simultâneos que ocorrem nas várias fases de desenvolvimento. Os estudos e pesquisas de Piaget apontam para características específicas nos diferentes estágios de desenvolvimento. Wadsworth (1996) discute amplamente os estágios, destacando a particularidade do comportamento motor no período sensório-motor (0 a 2 anos de idade); o desenvolvimento da linguagem e o desenvolvimento conceitual no estágio pré-operacional (2 a 7 anos de idade); a dependência da experimentação concreta para o desenvolvimento do pensamento lógico no estágio das operações concretas (7 a 11 anos de idade); a ampliação do raciocínio lógico à resolução de todas as classes de problemas, própria do estágio das operações formais (11 a 15 anos de idade).

Piaget pesquisou o desenvolvimento do pensamento de crianças e adolescentes, mas sua compreensão de como se dá a aprendizagem pode ser transferida para a formação de adultos. Os adultos também aprendem assimilando e acomodando conhecimentos, e sua história de vida, permeada por experiências e crenças, orienta a construção de sentido para a aprendizagem.

Na área de educação, Placco e Souza (2006) realizaram, com a colaboração de outros pesquisadores, um estudo sobre como aprende o adulto professor. Suas conclusões podem ser consideradas para orientar o planejamento das práticas educativas da área de saúde dirigidas a outros adultos.

Para responderem à questão "Aprendemos como e quando?", sistematizaram algumas possibilidades: aprende-se no confronto de ideias e ações; experimentando, errando e acertando; ouvindo a experiência dos outros; recorrendo à memória do que é conhecido e vivido; estudando, questionando, clareando posições; escrevendo sobre determinado assunto; dissecando o novo, subdividindo-o e juntando-o de outra maneira (análise e síntese); exercitando e refletindo sobre a prática; acumulando ideias e testando-as; pesquisando; refletindo sobre o próprio modo de aprender; entre outros.

Nessa perspectiva, aprender supõe interação e diálogo, bem como mobilização dos conhecimentos anteriores e reflexão sobre a própria experiência.

Aprender é um investimento cognitivo e afetivo que depende de múltiplas interlocuções para que pontos de vista possam ser negociados, garantindo a produção de conhecimentos e sentidos cada vez mais criativos e críticos.

Para as autoras, há quatro características da aprendizagem de adultos que devem ser consideradas na proposição de práticas educativas dirigidas a esses sujeitos. A primeira delas é considerar a experiência dos indivíduos como ponto de partida e de chegada da aprendizagem, pois há uma vivência anterior e essas experiências vão influenciar na formação de novos conceitos. É a experiência que permite tornar o conhecimento significativo, por meio das relações que desencadeia. A segunda característica diz respeito ao que é significativo, uma vez que aprender envolve interação de significados cognitivos e afetivos; o que foi aprendido tem de fazer sentido para o sujeito, no contexto de suas aprendizagens e de seus conhecimentos e, ao mesmo tempo, mobilizar interesses, motivos e expectativas. A terceira característica refere-se ao que direciona o adulto aprendiz, pois a formação é *proposital*; o sujeito admite uma necessidade, uma carência a superar, algo específico a desenvolver, conhecimentos a adquirir. Por fim, a quarta característica é o componente de deliberação: aprender decorre de uma escolha deliberada de participar ou não de determinado processo.

Freire (2000) também é uma referência importante na educação de adultos, e com ele aprendemos a importância do respeito aos saberes dos educandos, o reconhecimento e a assunção da identidade cultural, saber escutar, disponibilidade para o diálogo e tomada consciente de decisões. Além disso, o autor nos lembra que a educação é ideológica e uma maneira de intervenção no mundo, que exige risco, aceitação do novo e rejeição a qualquer modo de discriminação.

É essa consideração ao universo e repertório de conhecimentos construídos ao longo das experiências dos indivíduos que aproxima a pesquisa de Placco e Souza e a pedagogia de Freire dos pressupostos construtivistas que defendem a aprendizagem como processo de construção de conhecimentos, e não de mera reprodução de informações e ideias, conferindo ao sujeito o *status* de protagonista de seu percurso de aprendizagem.

Nessa perspectiva construtivista, Solé e Coll (1996) esclarecem que aprendemos quando somos capazes de elaborar uma representação pessoal sobre um objeto da realidade ou conteúdo que pretendemos aprender. Ressaltam, ainda, que interpretamos o novo de maneira peculiar, a partir dos conhecimentos prévios disponíveis, de modo a poder interpretar as novas situações e torná-las próprias. Concorrem, evidentemente, aspectos motivacionais e afetivo-relacionais e a própria dinâmica de relações estabelecidas em torno da tarefa, ou seja, o vínculo construído entre educador e educando, que compartilham de um mesmo propósito e interesse mútuo em relação a um conhecimento.

Além de Piaget, outro representante da abordagem cognitivista é Ausubel. Para o autor, na leitura feita por Moreira e Masini (1982), a aprendizagem significa organização e integração do material à estrutura cognitiva. Sua teoria defende que novas ideias e informações podem ser aprendidas quando conceitos relevantes e inclusivos estão disponíveis na estrutura cognitiva do indivíduo, funcionando como pontos de ancoragem – entendidos como pontos de sustentação e base – para essas novas ideias e conceitos.

Chama a atenção que o fator isolado mais importante a influenciar na aprendizagem é aquilo que o educando já sabe. A aprendizagem é significativa quando o material pode ser relacionado, de maneira substantiva e não arbitrária, com uma estrutura cognitiva que possui antecedentes.

O *Manual para operacionalização das ações educativas* no SUS admite que um dos problemas e desafios encontrados por aqueles que trabalham com educação e saúde é justamente a desconsideração do universo conceitual da população, achando que tudo depende da transmissão do conhecimento técnico (Secretaria de Estado da Saúde de São Paulo, 2001).

Sobre esse desafio, Valla (2000, p. 12) apresenta duas questões a serem dimensionadas quando o assunto é a interação com a população: "A primeira, é que nossa dificuldade de compreender o que os membros das chamadas classes subalternas estão dizendo está relacionado muito mais com nossa postura do que com questões técnicas, como, por exemplo, linguística". Ele chama a atenção para nossa dificuldade de perceber/aceitar/sentir que as pessoas usuárias dos nossos serviços de saúde, moradores da periferia, sejam capazes de "produzir conhecimento". A segunda questão levantada é que "parte da nossa compreensão do que está sendo dito decorre da nossa capacidade de entender quem está falando", isso porque Valla entende que dentro dessa população menos favorecida coexistem diferentes grupos, cada um com seus referenciais culturais.

Coll (1994) insiste que a construção de significados depende das relações entre o que se aprende e o que já se domina e que construímos significados integrando ou assimilando o novo material de aprendizagem aos esquemas que já possuímos de compreensão da realidade. Ao relacionar o que já sabemos com o que estamos aprendendo, os esquemas de ação e de conhecimento modificam-se e, ao modificarem-se, adquirem novas potencialidades como fonte futura de atribuição de significados.

Solé (1996) concorda com esses aspectos e destaca que, para que as atividades tenham sentido para os educandos, é preciso partir daquilo que ele possui, potencializando e conotando positivamente esse conhecimento; colocar desafios ao alcance dos educandos; possibilitar ajudas necessárias; garantir que o educando possa mostrar-se progressivamente mais autônomo; e valorizar esforços, resultados e capacidades.

É importante destacar a contribuição de Vygotsky para ampliar a compreensão do fenômeno da aprendizagem. Piaget e Ausubel estão centrados na discussão da relação sujeito-objeto no processo de construção de conhecimento. Vygotsky também defende o conhecimento como construção e elaboração pessoal, mas enfatiza a relação e a interação com outras pessoas como origem do processo de aprendizagem e desenvolvimento humanos, conferindo importância à linguagem. Vygotsky, quando discute o desenvolvimento cultural da criança, aponta que toda função aparece primeiro em nível social e, depois, em nível individual. Para o autor, o processo de interiorização significa que a "transformação de um processo interpessoal em um processo intrapessoal implica o uso de signos e supõe uma evolução complexa em que ocorre uma série de transformações qualitativas na consciência da criança" (Jobim e Souza, 1994).

Onrubia (1996) discute um dos principais conceitos de Vygotsky e que se constitui como referência importante no planejamento e acompanhamento das práticas formativas: o conceito de zona de desenvolvimento proximal (ZDP).

A ZPD é definida como a distância entre o nível de resolução de uma tarefa que uma pessoa pode alcançar atuando independentemente e o nível que pode alcançar com a ajuda de um colega mais competente ou experiente nessa tarefa, como o professor, um colega ou, no nosso caso, um profissional da saúde qualificado para essa atividade. Em termos gerais, a ZDP poderia ser compreendida como o espaço no qual, graças à interação e ajuda de outros, uma pessoa pode trabalhar e resolver um problema ou realizar uma tarefa de maneira, e em um nível, que não seria capaz de ter individualmente.

É relevante admitir que a ZDP pode desencadear o processo de construção, modificação, enriquecimento e diversificação de esquemas. É uma zona criada a partir da própria interação (não é um dado ou uma propriedade) em função da tarefa ou questão. A ZDP não é um espaço fixo ou estático, mas dinâmico, em constante processo de mudança em função da interação.

Uma "ajuda ajustada" pressupõe criar uma ZDP. O ensino como ajuda ajustada, segundo Onrubia (1999), é aquele que leva em conta os esquemas de conhecimentos dos educandos; toma como ponto de partida os significados e os sentidos de que os educandos dispõem em relação a esse conteúdo; e provoca desafios que os levam a questionar esses significados/sentidos e forçam modificações.

O ensino como ajuda ajustada está, portanto, conectado aos conhecimentos do aluno, buscando mobilizar e ativar esses esquemas, forçando sua reestruturação. Esse ajuste à situação de aprendizagem implica conhecer e considerar as características do educando e seu estágio de desenvolvimento, o que a teoria de Piaget contribui de maneira significativa.

De acordo com Zabala (1996, p. 165), orientado pelo enfoque construtivista, uma intervenção é educativa quando:

- Nos permite conhecer os conhecimentos prévios dos alunos em relação aos novos conteúdos da aprendizagem
- Os conteúdos são colocados de tal modo que sejam significativos e funcionais para os alunos
- Podemos inferir que os conteúdos são adequados para o nível de desenvolvimento dos alunos
- Aparece como um desafio acessível para o aluno, isto é, quando considera suas competências atuais e as faça avançar com a ajuda necessária; quando permita criar zonas de desenvolvimento proximal e nelas intervir

- Provoque um conflito cognitivo e promova a atividade mental do aluno, necessária ao estabelecimento de relações entre os novos conteúdos e os conhecimentos prévios
- Fomente uma atitude favorável, isto é, que seja motivadora em relação à aprendizagem de novos conteúdos
- Estimule a autoestima e o autoconceito em relação às aprendizagens propostas, isto é, que com ela o aluno possa experimentar que aprendeu em algum grau, que seu esforço valeu a pena
- Ajude a fazer o aluno adquirir destrezas relacionadas com aprender a aprender e que lhe permita ser cada vez mais autônomo em suas aprendizagens.

Contudo, nos serviços de saúde (e em muitas escolas), encontramos uma realidade muito distante dos pressupostos apresentados por Zabala (1996), pois, como já apontado,

> [...] em geral, o profissional de saúde considera o seu dever cumprido, uma vez que "passou as informações" [...]. Nessa maneira de perceber Educação em Saúde, espelha-se a postura paternalista, pois [...] quer no angelicanismo messiânico de ajudar aos pobres, ensinando-lhes como cuidar de sua saúde, quer, mais explicitamente, subestimando o saber popular como inferior, quer sentindo e agindo como detentor de um saber técnico, inacessível às classes exploradas, o profissional de saúde mantém uma relação de dominação com sua clientela, reforçando a grande contradição interna do sistema, o qual seja, enquanto nega o saber das práticas populares, nega também aos dominados o acesso aos recursos técnicos e as práticas chamadas científicas [...]. Essas ocultações dificultam a tomada de consciência e de sua potencialidade, por parte da população [...]. O educador de saúde, nas práticas tradicionais, parece não ter ainda percebido que o conhecimento não é só produzido por aqueles que ensinam (Nascimento e Rezende, 1988).

Admitir que o conhecimento é produzido por aqueles que ensinam e por aqueles que aprendem, a partir do encontro entre esses "mundos", como afirmou o educador Paulo Freire (1981), implica assumir que "o conhecimento nasce e se desenvolve à medida que as pessoas pensam e refletem sobre a experiência vivida em todas as práticas".

No cotidiano das atividades educativas em saúde, os educadores deparam-se com grandes dificuldades: como contribuir para que os sujeitos da prática educativa reflitam sobre as suas experiências, como fazer para que as atividades tenham um caráter de intervenção, ou seja, produzam sentidos, transformem realidades?

A produção de sentidos, assim como modos de enfrentamento relativos ao processo saúde-doença e fracasso-sucesso escolar, ainda se constituem desafios para os profissionais de saúde e de educação comprometidos com a emancipação e o exercício da cidadania.

Implicações didáticas

O ponto de partida para discutirmos as implicações didáticas coerentes com o já anunciado e revisto é assumir a proposição de Solé (1996) de que quando aprendemos e ao mesmo tempo que aprendemos estamos forjando nossa maneira de nos ver, de ver o mundo e de nos relacionarmos com ele.

Consideremos com Aebli (1978) que para aprender é preciso entrar em "atividade", e que o ensino verbalista, orientado por explicações e demonstrações não necessariamente consegue suscitar no aluno esse engajamento. Quando os educandos não compreendem o que os educadores fazem ou dizem e somente recitam o que lhes foi ensinado, ocorre uma estereotipia da ação. Nesse caso, crianças, jovens ou adultos não são capazes de transferir as aprendizagens, aplicando apenas o que foi visto e automatizado nos contextos exatos em que foram ensinados. Compreender não é repetir, mas assimilar/acomodar com vistas a reestruturações sucessivas.

A primeira implicação didática a ser destacada é, portanto, a consideração dos conhecimentos prévios e da atividade do educando como referências centrais. Os educandos, respeitadas as suas características e condições de aprendizagem, precisam operar em torno de atividades significativas que mobilizem seus conhecimentos prévios, enfrentando o desafio de trabalhar com situações/noções dotadas de características novas.

Assegurar aprendizagens significativas (que mantêm vínculo entre o novo material de aprendizagem e os conhecimentos prévios do educando), de acordo com Coll (1994), depende de o conteúdo ser potencialmente significativo e de uma atitude favorável do educando para aprender significativamente (motivação). Uma segunda implicação didática diz respeito à cooperação. Quando o trabalho é cooperativo, o grupo exige que o educando adote uma infinidade de pontos de vista, abandonando a rigidez de sua perspectiva. A essa capacidade de intercâmbio entre os membros de um grupo, em que cada um é capaz de compreender o ponto de vista do outro e adaptar sua ação ou contribuição verbal à dele, Piaget chamou de "reciprocidade de pensamento". O intercâmbio de ideias (criança-criança, criança-adulto) exige que o pensamento seja organizado de maneira operatória (móvel e coerente).

Reconhecer que os conteúdos têm naturezas diversas e que por conta disso exigem intervenções específicas é uma terceira implicação didática. Para Zabala (1996), os conteúdos podem ser divididos em três grupos, a serem desenvolvidos simultaneamente: conteúdos conceituais, referentes a fatos, conceitos, princípios; conteúdos procedimentais, relacionados com o "como fazer"; e conteúdos atitudinais, representados por valores, normas e atitudes.

Os conteúdos referentes a fatos, como informações sobre nomes, datas, símbolos de objetos ou acontecimentos particulares, exigem estratégias de aprendizagem simples e geralmente ligadas a atividades de memorização por repetição verbal. Os conteúdos referentes a conceitos e princípios, como conceito de saúde-doença, a função dos compostos fluoretados ou a estrutura da placa bacteriana, já exigem uma grande dose de compreensão e atividade intensa do educando para poder estabelecer relações entre os novos conteúdos e sua estrutura organizativa. O recurso "repetição verbal" de suas definições ou descrições não garante a significatividade da aprendizagem dada à complexidade desses conteúdos. É preciso colocar o educando diante de experiências ou situações que potencializem a atividade cognitiva. É importante destacar que as aprendizagens sobre conteúdos de conceitos e princípios nunca podem ser consideradas definitivas, pois novas experiências e situações permitirão novas elaborações e enriquecimentos.

O aprendizado de procedimentos técnicos, muito comuns nos cursos da área da saúde, que necessitam de destrezas e habilidades (p. ex., realizar curativos, aplicar injeção, esculpir restauração, aferir pressão arterial, esterilizar instrumentais, realizar procedimentos cirúrgicos, entre outros), implica estratégias de aprendizagem de ações, e isso comporta atividades de repetição significativas e contextualizadas (execução compreensiva).

No que diz respeito aos conteúdos atitudinais, não é difícil admitir que as estratégias didáticas de repetição verbal, atividades experimentais ou de repetição de ações não são as mais apropriadas. Os processos de aprendizagem devem abranger os campos cognitivos, afetivos e comportamentais. O componente afetivo adquire importância capital, pois aquilo que pensa, sente e como se comporta uma pessoa não depende apenas do que está socialmente estabelecido, mas, sobretudo, das relações pessoais que cada indivíduo estabelece com o objeto de atitude ou valor.

Admitindo que a experiência familiar e social é extremamente diversificada e responde, em grande parte, pela disponibilidade e atitudes mediante situações educativas, é preciso ainda, como recomenda Perrenoud (1995), criar uma cultura comum e discutir abertamente a relação com o saber, com o trabalho, as diferenças, preferências, curiosidades e, a partir disso, um contrato claro. Um contrato passível de negociações, interessado em aperfeiçoar os modos de gerir as atividades e fazer ajustamentos. A quarta implicação pode ser sintetizada na consideração da diversidade e consequente diversificação de propostas, e no empenho na construção de um projeto comum de aprendizagem, flexível e ajustável.

As quatro implicações são contempladas nos princípios orientadores de Raths (*apud* Zabala (1996), a saber:

- Em iguais condições, uma atividade é preferível a outra se permite que o aluno tome decisões razoáveis sobre como desenvolvê-la e veja as consequências dessa escolha
- Em iguais condições, uma atividade é preferível a outra se atribui ao aluno um papel ativo em sua realização
- Em iguais condições, uma atividade é preferível a outra se exige do aluno uma pesquisa de ideias, processos intelectuais, acontecimentos ou fenômenos de ordem pessoal ou social e o estimula a envolver-se nela
- Em iguais condições, uma atividade é preferível a outra se obriga o aluno a interagir com sua realidade
- Em iguais condições, uma atividade é preferível a outra se pode ser realizada por alunos de diversos níveis de capacidade e com interesses diferentes
- Em iguais condições, uma atividade é preferível a outra se obriga o aluno a examinar,

em um novo contexto, uma ideia, um conceito, uma lei etc. que já conhece
- Em iguais condições, uma atividade é preferível a outra se obriga o aluno a examinar ideias ou acontecimentos normalmente aceitos sem questionamento pela sociedade
- Em iguais condições, uma atividade é preferível a outra se coloca o aluno e o educador em uma posição de êxito ou crítica
- Em iguais condições, uma atividade é preferível a outra se obriga o aluno a reconsiderar e rever seus esforços iniciais
- Em iguais condições, uma atividade é preferível a outra se obriga a aplicar e dominar regras significativas, normas ou disciplinas
- Em iguais condições, uma atividade é preferível a outra se oferece ao aluno a possibilidade de planejá-la com outros, participar do seu desenvolvimento e compara os resultados obtidos
- Em iguais condições, uma atividade é preferível a outra se for relevante para os propósitos e interesses explícitos dos alunos.

Soligo (2007) destaca dez questões a considerar no decorrer do trabalho pedagógico: favorecer a construção da autonomia intelectual dos educandos; considerar a diversidade na sala de aula e atendê-la; favorecer a interação e a cooperação; analisar o percurso de aprendizagem e o conhecimento prévio dos educandos; mobilizar a disponibilidade para a aprendizagem; articular objetivos de ensino e objetivos de realização dos educandos; criar situações que aproximem, o máximo possível, a "versão escolar" e a "versão social" das práticas e dos conhecimentos que se convertem em conteúdos na escola; organizar racionalmente o tempo; organizar o espaço em função das propostas de ensino e aprendizagem; selecionar materiais adequados ao desenvolvimento do trabalho; avaliar os resultados obtidos e redirecionar as propostas se eles não forem satisfatórios.

As quatro implicações destacadas, apoiadas nos princípios de Zabala (1996) e nas questões postas por Soligo (2007), nos obrigam a concluir, finalmente, que o sentido se constrói e se apresenta sempre como provisório. A produção de sentido nas práticas educativas requer atenção e consideração do universo cultural dos sujeitos e comunicação permanente sobre desejos, expectativas e necessidades. Cada sujeito precisa poder responder à pergunta "Que sentido faz tudo isso?" e, não sendo possível, contar com mediadores comprometidos com a produção de desejo e sentido.

Diante dessas colocações e no que se refere especificamente às ações educativas em Saúde, indicamos a necessidade de se repensar a postura do profissional de saúde enquanto educador, pois as relações que permeiam as práticas de educação em saúde ainda são, em sua maioria, assimétricas, normatizadoras e disciplinadoras de condutas, com predomínio de palestras orientadas pela transmissão de "receitas" de autocuidado, às vezes seguidas de advertências que, inclusive, ameaçam consequências posteriores (L'Abbate *et al.*, 1992; Oliveira, 1997).

Westphal e Chiesa (1995) fazem uma crítica a essa situação existente nos serviços de saúde.

> Essa prática reforça a ideia de que a responsabilidade da saúde é exclusivamente do indivíduo, recaindo sobre ele a culpa pela ocorrência de agravos preveníveis. Com isso, desconsidera-se a situação em que se encontram as instituições de prestação de assistência à saúde do setor público para atender às necessidades de saúde da população, bem como as condições de vida dos indivíduos que determinam a exposição maior ou menor aos riscos de adoecer e morrer.

O grande desafio colocado, hoje, para as práticas educativas em saúde é dar conta da diversidade cultural existente nas populações, fruto da extensão territorial do país e de diferenças sociais significativas.

Ayres (2002), em um ensaio que busca sistematizar as lições aprendidas no campo da prevenção de duas décadas da epidemia da síndrome da imunodeficiência humana (AIDS), no contexto da experiência brasileira, apresenta algumas lições, das quais apresentamos as três a seguir:

- "Terrorismo não funciona": as ameaças afastam e geram mais discriminação e preconceito; é a possibilidade de superação da doença e da dificuldade que leva as pessoas a interagir, construir, produzindo sentido
- "Prevenção não se ensina": como lembra Paulo Freire (2000), ninguém ensina nada a ninguém, mas todos aprendem com todos
- "Não somos sem o outro": o aprendizado é encontro, é ser e estar sujeito diante do outro, tendo um "objeto da aprendizagem" como razão da interação; é diálogo que só existe com/na presença do outro.

É o diálogo justificado pelo querer bem ao mundo, aos homens, à vida que nos permite afirmar que a produção de sentido nas práticas educativas em saúde não pode deixar de se constituir como "encontro em que se solidarizam o refletir e o agir de seus sujeitos endereçados ao mundo a ser transformado e humanizado" (Freire, 1987).

Bibliografia

Aebli, H. Didática psicológica: aplicação à didática da psicologia de Jean Piaget. 3. ed. São Paulo: Nacional, 1978.

Ayres, J. R. C. M. Práticas educativas e prevenção de HIV/AIDS: lições aprendidas e desafios atuais. Interface: Comunicação, Saúde e Educação, Botucatu, v. 6, n. 11, p. 11-14, 2002.

Becker, F. Conhecimento: transmissão ou construção? In: Romanowsky, J. P.; et al. (Org.). Conhecimento local e conhecimento universal: pesquisa, didática e ação docente. v. 1. Curitiba: Champagnat, 2004.

Becker, F. Epistemologia do professor: o cotidiano da escola. 12. ed. Petrópolis: Vozes, 2005.

Boff, L. A águia e a galinha. Petrópolis: Vozes, 1997.

Bondia, J. L. Notas sobre a experiência e o saber de experiência. Revista Brasileira de Educação, p. 20-28, 2002.

Bordenave, J. D.; Pereira, A. M. Estratégias de ensino-aprendizagem. 16. ed. Petrópolis: Vozes, 1995.

Brasil. Ministério da Saúde. Capacitação Pedagógica para Instrutor/Supervisor – Área da Saúde. Brasília: Ministério da Saúde, 1982.

Brasil. Ministério da Saúde. Coordenação Geral de Desenvolvimento de Recursos Humanos para o SUS. Capacitação Pedagógica para Instrutores/ Supervisores – Área da Saúde. Brasília: Ministério da Saúde, 1994.

Coll, C. Aprendizagem escolar e construção de conhecimento. Porto Alegre: Artes Médicas, 1994.

Cortella, M. S. A escola e o conhecimento: fundamentos epistemológicos e políticos. 2. ed. São Paulo: Cortez; Instituto Paulo Freire, 1999.

Freire, P. Educação como prática da liberdade. 12. ed. São Paulo: Paz e Terra, 1981.

Freire, P. Pedagogia da autonomia: saberes necessários e prática educativa. 15. ed. São Paulo: Paz e Terra, 2000.

Freire, P. Pedagogia do oprimido. 17. ed. Rio de Janeiro: Paz e Terra, 1987.

Jobim e Souza, S. Infância e linguagem: Bakhtin, Vygotsky e Benjamim. Campinas: Papirus, 1994.

L'Abbate, S.; et al. Educação em saúde como um exercício de cidadania. Saúde em Debate, Londrina, n. 37, p. 81-85, 1992.

Mizukami, M. G. N. O ensino: as abordagens do processo. São Paulo: EPU, 2003.

Moreira, M. A.; Masini, E. F. S. A aprendizagem significativa: a teoria de David Ausubel. São Paulo: Moraes, 1982.

Nascimento, E.; Rezende, A. L. M. Criando histórias, aprendendo saúde: uma experiência com crianças de classes populares. São Paulo: Cortez, 1988.

Not, L. Ensinando a aprender: elementos da psicodidática geral. São Paulo: Summus, 1993.

Oliveira, M. L. Concepções, dificuldades e desafios nas ações educativas em saúde para escolares no Brasil. Divulgação em Saúde para Debate, Londrina, n. 18, p. 43-50, 1997.

Onrubia, J. Ensinar: criar zonas de desenvolvimento proximal. In: Coll, C et al. O construtivismo na sala de aula. São Paulo: Ática, 1996.

Pedrosa, J. I. S. Avaliação das práticas educativas em saúde. In: Vasconcelos, E. M. (Org.). A saúde nas palavras e nos gestos: reflexões da rede de educação popular e saúde. São Paulo: Hucitec, 2001.

Pereira, A. L. F. As tendências pedagógicas e a prática educativa nas ciências da saúde. Cadernos de Saúde Pública, v. 19, n. 5, p. 1527-1534, 2003.

Perrenoud, P. Ofício de aluno e sentido do trabalho escolar. Porto: Porto Editora, 1995.

Placco, V. M. N. S.; Souza, V. L. T (Org.). Aprendizagem do adulto professor. São Paulo: Loyola, 2006.

Pozo, J. I. Aprendizes e mestres: a nova cultura da aprendizagem. Porto Alegre: Artmed, 2002.

Raths, J. Teaching without specific objectives. In: Magoon, R. A. (Ed.). Education and psychology. Columbus (Ohio): Meurill, 1973.

Santos, I.; Souza, A. A. Formação de pessoal de nível médio pelas instituições de saúde: Projeto Larga Escala, uma experiência em construção. Saúde em Debate, Londrina, n. 24, p. 61-65, 1989.

Saviani, D. Educação: do senso comum à consciência filosófica. São Paulo: Cortez, 1980.

Saviani, D. Escola e democracia. Campinas: Autores Associados, 1989.

Saviani, N. Saber escolar, currículo e didática: problemas da unidade conteúdo/método no processo pedagógico. 3. ed. Campinas: Autores Associados, 2000.

Secretaria de Estado de Saúde de São Paulo. Manual para operacionalização das ações educativas no SUS. Educação e saúde: planejando as ações educativas – teoria e prática. São Paulo: SES, 2001. Disponível em: <ftp://ftp.cve.saude.sp.gov.br/doc_tec/educacao.pdf>. Acesso em 13 jul. 2018.

Snyders, G. Pedagogia progressista. Coimbra: Almedina, 1974.

Solé, I. Disponibilidade para a aprendizagem e sentido da aprendizagem. In: Coll, C.; et al. (Ed.). O construtivismo na sala de aula. São Paulo: Ática, 1996.

Solé, I.; Coll, C. Os professores e a concepção construtivista. In: Coll, C.; et al. (Ed.). O construtivismo na sala de aula. São Paulo: Ática, 1996.

Soligo, R. Dez importantes questões a considerar: variáveis que interferem nos resultados do trabalho pedagógico. 2007. Disponível em: <http://www.ocesc.org.br/cooperjovem/arquivos/leitura.pdf>. Acesso em: 13 jul. 2018.

Valla, V. V. Procurando compreender a fala das classes populares. In: Valla, V. V. (Org.). Saúde e educação. Rio de Janeiro: DP&A, 2000.

Vasconcelos, E. M. (Org.). A saúde nas palavras e nos gestos: reflexões da rede de educação popular e saúde. São Paulo: Hucitec, 2001.

Wadsworth, B. J. Inteligência e afetividade da criança na teoria de Jean Piaget. 4. ed. São Paulo: Pioneira, 1996.

Westphal, M. F.; Chiesa, A. M. A sistematização de oficinas educativas problematizadoras no contexto dos serviços de saúde. Saúde em Debate, v. 46, p. 19-22, 1995.

Zabala, A. Os enfoques didáticos. In: Coll, C.; et al. (Ed.). O construtivismo na sala de aula. São Paulo: Ática, 1996.

14 Problematizando a Problematização | Notas sobre uma Prática Educativa Crítica em Saúde

Helena Maria Scherlowski Leal David • Sonia Acioli

Problematização

O termo *problematização* foi sendo de tal maneira incorporado às práticas pedagógicas formais da formação em saúde e nos processos de educação permanente desenvolvidos no âmbito das políticas públicas de saúde, que se encontra, de certo modo, naturalizado. Ninguém vê problemas em problematizar, mas talvez nem todos tenham clareza sobre o que a incorporação desse conceito significa e implica, em termos de postura ético-política, para a prática do educador. Vale, portanto, debruçar-se sobre o termo, examinar algumas de suas origens e mesmo alguns outros conceitos que lhe são sinônimos, já que a postura problematizadora pode se utilizar de outros descritores.

Talvez seja mais fácil iniciarmos por uma breve discussão sobre o que não é problematizar: fazer uma leitura imediata e simplista da realidade e, na prática pedagógica, partir do princípio de que existem conteúdos e ações a serem aprendidos, bastando para isso que esses conteúdos sejam apropriadamente disseminados. A ênfase, em uma educação não problematizadora, recai, portanto, no ato de ensinar, e desloca o peso da ação para o professor. Se este ensina bem, as pessoas aprendem.

No Brasil, o uso do termo é fortemente vinculado à pedagogia libertária desenvolvida por Paulo Freire, à qual daremos mais atenção adiante. O pensamento freireano é um ponto de convergência de propostas educativas inseridas em espaços e com intencionalidades diversas, quais sejam, da formação para o trabalho, da educação popular junto a movimentos sociais e da formação acadêmica. É em especial seu caráter humanista e seu estilo quase poético que atuam como elemento agregador, que fazem a defesa de um processo de ensino-aprendizagem dialógico ser um elemento comum às diversas abordagens e espaços nos quais se explicita a influência da pedagogia freireana. As ideias de Paulo Freire persistem, e não apenas no Brasil, já que animam um sem-número de iniciativas educativas na América Latina e mundo afora.

A raiz do termo *problematização*, assim como da ação *problematizar* é a palavra *problema*. Nem sempre se encontra o substantivo *problematização*, podendo estar presente apenas o verbo em alguns dicionários. As definições de alguns léxicos são: exposição de algo como problema; dar caráter ou feição de problema a, tornar problemático, complicado, difícil ou pôr em dúvida, questionar; dar forma de problema a; tornar problemático. A forte conotação vinculada à palavra *problema* implica uma interpretação valorativa negativa do termo; em um dos dicionários, encontrou-se o exemplo de seu uso como o de criar ou aumentar um problema que na realidade é insignificante. Por isso, problematizar pode ser visto, por algumas pessoas, como complicar as coisas, ou criar problemas onde estes não existem. Ou, em linguagem popular, buscar "chifres em cabeça de burro". As críticas podem, então, se deslocar para um suposto caráter solipsista do processo de problematização, no qual entrariam em jogo percepções e visões a partir de insatisfações ou questões apenas pessoais, por parte de pessoas "complicadas" ou "reclamonas".

Vale considerar alguns aspectos filosóficos e históricos: a perspectiva de olhar as coisas e, em especial, a vida sociopolítica como um problema remete a tradições filosóficas da Antiguidade, mas se dissemina, no mundo acadêmico ocidental, sobretudo a partir da tradição teórica crítica cuja vertente mais difundida foi a do pensamento da Escola de Frankfurt. Para autores do campo da pesquisa qualitativa, como Kincheloe e McLaren (2006), existem muitas teorias críticas. Também para esses autores, o pensamento crítico evita, intencionalmente, ser específico, já que há espaço, no seu interior, para discordâncias. Duas raízes comuns estão na filosofia política de Marx e suas releituras, e na análise dialética sobre os fenômenos da vida social e dos processos históricos. Trata-se, também, de uma concepção de mundo ancorada em valores democráticos e humanistas, que se revolta diante da injustiça social e que incorpora o princípio da contradição como ponto de partida para interpretar o mundo, buscar brechas e tecer rupturas.

Também durante os séculos 19 e 20, no bojo dos debates sobre a prática educativa como prática social, e sobre o pensamento dialético como modo de decodificação de uma realidade opaca aos sujeitos, avanços no campo da psicologia cognitiva vieram contribuir para uma reengenharia dos processos pedagógicos. Destacam-se a psicologia genética de Piaget e a abordagem construtivista de Gryscheck *et al.* (2000), que, na primeira metade do século passado, influenciaram o repensar dos processos pedagógicos na educação de crianças, jovens e adultos. Antes de a pedagogia problematizadora de Freire se desenvolver, o Brasil já havia vivenciado o movimento da Escola Nova, no qual o processo pedagógico se centrava no aluno. Na avaliação de autores como Almeida (2000), as experiências concretas do escolanovismo no Brasil não se voltaram para o enfrentamento da desigualdade social e da diferença de oportunidades educativas, e sua trajetória foi marcada por uma flexibilidade disciplinar excessiva e negligência em relação aos conteúdos a serem ensinados. De outro lado, a psicologia cognitiva de Piaget, ao propor uma base neurobio-lógica como sustentáculo do desenvolvimento psicoafetivossocial da criança, veio afirmar, no campo da educação, a importância da dimensão biológica e evolutiva, o que tende a escamotear, em algumas leituras, a dimensão relacional e sociopolítica.

Entende-se, a partir desse brevíssimo parêntese, que uma perspectiva problematizadora surge sempre como uma negação da ordem instituída, como intencionalidade de desvelamento de uma realidade que não está totalmente visível, na qual, para além das aparências, estão ocultos sentidos e interesses divergentes. No limite, esses interesses podem se expressar em processos de exploração e subjugação do homem pelo homem.

Paulo Freire parte justamente das condições de vida da gente sofrida do Nordeste brasileiro da década de 1950 para desenvolver seu projeto pedagógico de alfabetização de adultos. Foi a partir de seu trabalho como coordenador do Sesi de Pernambuco que, ao entrar em contato com a dura realidade da formação de jovens filhos de trabalhadores e operários, Freire reconheceu que não poderia avançar uma ação pedagógica que resultasse em ampliação das consciências, se não revisse seu modo de pensar o mundo e a educação. As cartas endereçadas aos professores e aos pais (Freire, 2006) sobre temas do cotidiano, mas de difícil abordagem, como o castigo físico das crianças pelos pais, são um exemplo de como o pensamento de Paulo Freire foi se ampliando e podem indicar pistas sobre como a ideia da problematização na educação vai ganhando forma: extrapola, sem abandonar, uma postura fincada em uma concepção humanista generalizante, de base cristã, para o reconhecimento da complexidade das situações concretas observadas e de seus determinantes, originados na profunda desigualdade social reinante, na pobreza e na opressão.

Sem perder a oportunidade de fazer os pais refletirem sobre o papel do castigo físico na educação dos filhos, Paulo Freire, em momento nenhum nessas cartas resvala para o modo prescritivo de se dirigir às pessoas. Antes, suas palavras são um convite ao diálogo, à explicitação das motivações e dificuldades, ao exame coletivo e à busca, também coletiva, de soluções possíveis. Freire chama os responsáveis e professores para reuniões a fim de tratarem de temas relativos à educação dos jovens e toca na questão do castigo físico pesado, recurso disciplinador usual nas famílias dos trabalhadores, reconhecendo que por trás do ato estava a reprodução das relações parentais e sociais históricas de opressão e exercício abusivo do poder. No entanto, opta por provocar os pais à reflexão a partir de perguntas e exemplos simples, mas que desconstroem uma realidade aparentemente estável: "será que o menino aprende porque entendeu, ou aprende porque ficou com medo?".*

Posteriormente, Freire (1970) desenvolve melhor a ideia da problematização na pedagogia do oprimido, já utilizando o termo associado à discussão sobre o caráter dialógico de uma educação libertadora. A respeito do conceito de problematização em Paulo Freire, vale destacar algumas ideias de dois pensadores que são registrados em notas de rodapé no livro: o primeiro, o filósofo tcheco Karel Kosik; o segundo, o educador brasileiro Álvaro Vieira Pinto.

A ideia central do pensamento de Kosik que anima o pensamento freireano e lhe confere peso epistemológico é o da pseudoconcreticidade da vida cotidiana. Por pseudoconcreticidade, Kosik (1976) entende:

> O complexo dos fenômenos que povoam o ambiente cotidiano e a atmosfera comum da vida humana que, com sua regularidade, imediatismo e evidência, penetram na consciência dos indivíduos agentes, assumindo um aspecto independente e natural.

Em contraposição a uma práxis fetichizada, que se oculta no mundo da pseudoconcreticidade, está uma práxis revolucionária, que implicaria uma leitura crítica e histórica da conjuntura e dos processos sociais que escamoteiam, por sua vez, interesses não solidários ou coletivos. De maneira dialética, o fenômeno, em que pese este seu aspecto de verdade-engano, indica a essência.

Paulo Freire abraça essa concepção dialética e configura a prática pedagógica a partir dela, indissociando-a da análise da conjuntura e dos processos históricos, do momento em que vivem as pessoas, ampliando os limites desses momentos para além do que se vê, para incluir também aquilo que se pensa, como na letra do belo samba que enxerga "a poesia descalça", ensinando um modo novo de viver na favela da Mangueira:**

> Uma unidade epocal se caracteriza pelo conjunto de ideias, de concepções, esperanças, dúvidas, valores, desafios, em interação dialética com seus contrários, buscando plenitude. A representação concreta de muitas destas ideias, destes valores, destas concepções e esperanças, como também os obstáculos ao ser mais dos homens, constituem os temas da época (Freire, 2005).

É, para Freire, a partir da problematização dos temas epocais que se pode apresentar as questões a serem enfrentadas no cotidiano, que esmagam os homens, que não conseguem lê-las, criticá-las, desconstruí-las e construir estratégias para enfrentá-las. Para Freire, problematizar é ler criticamente a realidade, desconstruir a sua reificação, ir além dos epifenômenos. A problematização "desmascara sua mitificação e busca a plena realização da tarefa humana: a permanente transformação da realidade para a libertação dos homens" (Freire, 2005).

Na pedagogia freireana, destacam-se, portanto, dois outros conceitos que acompanham a ideia de uma educação problematizadora: o de situação-limite e o de inédito-viável. Adepto

---

* A passagem de Paulo Freire pelo Sesi de Pernambuco, e suas ações com vistas ao enfrentamento de questões educativas junto às classes trabalhadores e aos professores estão descritas e documentadas, com a transcrição das cartas aos pais e recomendações aos professores, na biografia elaborada por Ana Maria Araújo Freire, a Anita, segunda esposa, também educadora, e viúva de Paulo Freire (Freire, 2006). Anita Freire transcreve diversas cartas dirigidas aos pais e professores (chamados educadores) sobre temas que até hoje são desafios na educação básica, como higiene, o que fazer para o menino estudar e o respeito aos professores. As cartas aos educadores apresentam o tema e introduzem questões que os alertam para o cuidado no trato do temário junto aos pais, refletindo sobre a necessidade de não culpabilizá-los, mas de estimular a reflexão coletiva. Para os pais, as cartas são, antes, indagações sobre o que acham do tema, se o consideram importante, se conversam sobre isso em casa, introduzindo perguntas provocadoras, como no exemplo que trazemos sobre o castigo físico.

** São estes os versos do samba "Sei lá, Mangueira", de Paulinho da Viola e Hermínio Bello de Carvalho (1968): Vista assim do alto/Mais parece um céu no chão/Sei lá, Em Mangueira a poesia fez um mar, se alastrou/E a beleza do lugar, pra se entender/Tem que se achar/Que a vida não é só isso que se vê/É um pouco mais/Que os olhos não conseguem perceber/E as mãos não ousam tocar/E os pés recusam pisar/Sei lá não sei... Sei lá não sei.../Não sei se toda beleza de que lhes falo/Sai tão somente do meu coração/Em Mangueira a poesia/Em um sobe e desce constante/Anda descalça ensinando/Um modo novo da gente viver/De sonhar, de pensar e sofrer/Sei lá não sei, sei lá não sei não/A Mangueira é tão grande/Que nem cabe explicação.

de neologismos que visam a ressignificar e a dar peso existencial às palavras, Freire adota o termo situação-limite para designar as condições do mundo da pseudoconcreticidade, que trazem no seu interior o potencial de transformação e mudança, e que implicam a existência de forças de mudança e de conservação, de freio à mudança. É pelo exame dessas situações-limite, para as quais as respostas não estão imediatamente disponíveis, que se explicitam os antagonismos e as disputas, e que se colocam em jogo as forças de enfrentamento – para os que estão em situação de opressão, é por meio da ação e da luta coletiva que se podem construir as saídas.

Enxergar essas saídas e traçar os caminhos, ao mesmo tempo que se anda, é vislumbrar o inédito-viável, que se inicia pelo sonho ou ideia de que a situação-limite não precisa e não deve sustentar-se, por ser opressora. Freire chama a atenção para que haja, no processo pedagógico que tem a intencionalidade de tocar ou implicar os sujeitos para a mudança, uma correspondência entre as situações-limite concretamente vividas pelos sujeitos e os temas geradores – que não são, diferentemente do que muitas vezes se coloca na ação educativa, propostos pelos educadores, e sim, pela própria situação histórica em que educadores e educandos estão mergulhados.

Na amarração dessas notas conceituais, vale recuperar alguns aspectos fundantes do pensamento de um acadêmico que teve suas ideias em diálogo com a pedagogia problematizadora de Paulo Freire, em especial com o tema das situações-limite, que foi o educador Álvaro Vieira Pinto.* Aqui, a questão pedagógica configura-se como campo epistemológico e crítico sobre o papel da ciência e do pesquisador como ator social. Para Pinto, a pesquisa é e sempre foi uma construção social, por essência histórica e da-

tada. Superando, no dizer de Freire, uma visão pessimista sobre o que seriam os limites à vida humana desenvolvida pelo filósofo existencialista Karl Jaspers, Álvaro Vieira Pinto retoma esse conceito, retrabalhando-o como possibilidades, não no que se refere à margem onde estas terminam, mas como "margem real onde começam todas as possibilidades". Defensor de uma educação que estimulasse um pensamento para a autonomia, na superação da condição de país subdesenvolvido à qual o Brasil parecia à época, irremediavelmente vocacionado, Vieira Pinto inspirou a pedagogia freireana a pensar a educação, a partir do exame das situações-limite, como a "fronteira entre o ser, e o ser mais" (Pinto, 1960, *apud* Freire, 2005).

A problematização é, assim, o processo em espiral pelo qual Freire propõe que se identifiquem e examinem os temas geradores, com o pensamento e a análise dialogada se desenvolvendo em círculos concêntricos, saindo de questões gerais para as mais específicas, e de volta às mais gerais, em um movimento contínuo de acúmulo de ideias e forças para a ação.

Assim, contra a "coisificação" do mundo, Freire propõe a problematização da realidade, e esta é, em linhas gerais, a primeira ideia de problematização apropriada nos debates sobre a educação em saúde e a educação popular em saúde sob influência da pedagogia freireana.

Como a problematização chega ao campo da saúde

O percurso das ideias, por onde circulam e encontram aderência e onde animam as ações e as vontades, não é fácil de registrar. Contudo, pudemos recolher fragmentos e pistas, aqui e ali, sobre como determinados conceitos surgiram, foram e são usados e trabalhados, na esperança de que o leitor também disponha de novas pistas ou informações que ajudem a completar o quebra-cabeça do conhecimento circulante, mesmo sabendo que ele nunca ficará completo.

Até onde pudemos recolher os indícios, as ideias de Paulo Freire parecem ter chegado ao campo da saúde por duas vias principais: a primeira, pela via da educação popular de caráter mobilizador e político, na ação de grupos e pessoas envolvidos em projetos e iniciativas libertárias junto às classes oprimidas, como os projetos de alfabetização de adultos desenvolvidos em condições mais ou menos clandestinas,

---

* Álvaro Vieira Pinto (1090-1987), com formação em física, matemática e filosofia, foi Professor Titular de Filosofia da Faculdade Nacional de Filosofia da Universidade do Brasil entre as décadas de 1940 e 1960, e, em 1962, assumiu a Direção do Instituto Superior de Estudos Brasileiros (ISEB), entidade comprometida com as reformas de base propostas pelo Governo João Goulart. Cassado e exilado durante o período da ditadura militar, Vieira Pinto dedicou-se a atividades acadêmicas no exterior e ao tema da educação de adultos, já na década de 1980. Sua sólida formação filosófica imprimiu questionamentos importantes acerca dos temas subdesenvolvimento, educação e autonomia nacional.

durante o período inicial da ditadura militar, ou nos focos de resistência e debate apoiados por religiosos da igreja católica progressista, alinhada com a Teologia da Libertação, em parceria com educadores da academia que já vinham pensando a questão da saúde pública como um tema que remete à conquista de direitos e de uma ordem social justa (David, 2001).

A segunda vertente, que tem exercido influência junto a processos de formação e de educação permanente da área da saúde, parece ter sido incorporada na área da saúde por meio da expansão de um amplo programa nacional de formação de nível médio em enfermagem denominado Projeto Larga Escala.

Desenvolvido na década de 1980, a partir de parceria entre o Ministério da Saúde e a Organização Pan-americana da Saúde (OPAS), o Larga Escala, iniciado na profissionalização em enfermagem, tornou-se um marco no desenvolvimento de capacitações pedagógicas na área da saúde. Sua idealizadora e primeira coordenadora, a enfermeira Izabel dos Santos, à época consultora da OPAS para essa capacitação, partiu de sua concepção crítica sobre o trabalho de enfermagem e do reconhecimento da dificuldade de inclusão à escola tradicional de trabalhadores com pouca escolaridade, tradicionalmente à margem dos processos de formação, como os atendentes. A figura do atendente de enfermagem, desde sempre incorporada à prática profissional, foi, e em alguma medida ainda é, um desafio para o desenvolvimento de processos de formação crítica de adultos já inseridos no mundo do trabalho. Situação que perpetuava a condição de desvalorização social da enfermagem, a figura do "enfermeiro genérico", sem formação, que no jargão da época saía "da vassoura para a seringa" no cotidiano dos serviços, possuía forte representação social que maculava as iniciativas em prol da profissionalização de base técnica e científica rigorosa que se defendia, e pela valorização de uma prática social relevante. Izabel dos Santos, com sua sensibilidade crítica para as questões sociais e políticas, tinha claro que não seria qualquer formação que daria conta de incluir esse trabalhador, e que havia, isso sim, um grande risco de que se mantivesse essa ordem social injusta caso fosse implantado um processo de capacitação tradicional, excludente e elitista. Buscando as alternativas disponíveis e possíveis para uma formação crítica, Izabel

conhece a proposta da pedagogia da problematização de Juan Diaz Bordenave e a incorpora como a base educativa do Projeto Larga Escala.

O Larga Escala desdobrou-se, posteriormente, em propostas diversas, que incluíram, além das redefinições curriculares na formação profissional de enfermagem, capacitações na área de hanseníase e maternoinfantil, entre outras (Berbel e Gianassi, 1999; Brasil, 1987).

É principalmente em torno dessa proposta pedagógica de Bordenave que tem se consolidado o termo *pedagogia da problematização* na área da educação em saúde (Vasconcellos, 1999; Pereira, 2003). Agrônomo e comunicador, de nacionalidade paraguaia, Bordenave também se apoiou em teorias construtivistas e incorporou sugestões metodológicas de outros autores, em especial de Charles Maguerez, engenheiro francês que desenvolveu uma única obra de caráter mais técnico que pedagógico, voltada à capacitação de trabalhadores analfabetos da África de colonização francesa (Maguerez, 1966).

Maguerez é citado por Bordenave como um assessor em atividades de capacitação em extensão rural em visita a processos pedagógicos com pequenos produtores rurais no Estado de São Paulo na década de 1960, ocasião em que apresentou o seu Método do Arco (Bordenave, 2005), constructo metodológico central da problematização.

O que se pode concluir desse percurso histórico de registro fragmentado é que, já nas décadas de 1960 e 1970, algumas propostas latino-americanas de capacitação técnica de adultos possuíam uma intencionalidade claramente ancorada na perspectiva humana e política da educação crítica, posteriormente bem sistematizada na obra de Paulo Freire. É surpreendente verificar que a ideia do Método do Arco de Maguerez, como ficou conhecida, disseminou-se amplamente nas formações e capacitações em saúde, e é utilizada até os dias de hoje, o que não significa que haja uma compreensão consensual de seus termos e intencionalidades.

O Método do Arco de Maguerez (1966) é uma sistematização de passos de aprendizagem que busca estabelecer um *continuum* entre teoria e prática, mediando uma aprendizagem ativa, processual e referida a questões concretas, partindo de situações-problema observadas ou vivenciadas (Figura 14.1). A essa vivência ou observação segue-se o convite ao grupo para que teçam explicações possíveis para o problema

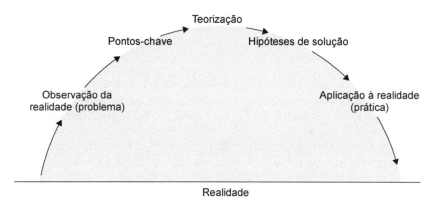

Figura 14.1 Arco de Maguerez.

observado, mesmo sem terem o conhecimento teórico sobre ele, entendendo que o aluno é capaz de tecer explicações, ainda que insuficientes ou superficiais, sobre o objeto. Selecionadas algumas questões-chave ou nós críticos, é hora de buscar o apoio teórico para as hipóteses explicativas preliminares, o que também é desejável que se processe ativamente pelo aluno. O processo avança na reformulação das explicações e hipóteses de intervenção para enfrentar ou resolver o problema, com o retorno à situação concreta, reiniciando o percurso pedagógico, à medida que novas questões, problemas ou nós-críticos são identificados. A imagem esquemática de um arco, partindo do nível mais concreto, passando pela teorização no ponto mais alto de sua curva e retornando ao concreto, também sugere a imagem de uma espiral – um movimento pendular constante entre teoria e prática, mas que avança na direção da aquisição crescente e permanente de saberes.

Ao inverter a posição do conhecimento teórico no processo de aprendizagem (já que, em geral, entende-se que é preciso "saber" a teoria antes de "aprender"), reconfigura-se o processo cognitivo exigido para aprender, estabelecendo novas mediações concretas e simbólicas.

Na ausência de referências biográficas e históricas mais precisas sobre Maguerez, engenheiro de formação, podemos apenas especular sobre os possíveis caminhos que o levaram a desenvolver o Método do Arco: observando os trabalhadores da mineração em Argel e tendo que lidar com o aprendizado de manuais técnicos, provavelmente concluiu, a partir das dificuldades de utilização desses manuais por trabalhadores analfabetos, que era preciso dar, no processo de ensino-aprendizagem, lugar de destaque ao aprendizado concreto do trabalho e da vida.

Na sua obra, estão presentes alguns exemplos sobre os modos como os trabalhadores com pouca escolaridade interpretam imagens ou esquemas simbólicos impressos, que variam de acordo com a cultura e com os esquemas cognitivos aprendidos, concluindo que a inteligência do trabalhador analfabeto estava relacionada com o enfrentamento concreto de problemas pela ação. Bordenave, a partir de Maguerez, explicita o componente político do processo educativo, apoiando-se também na pedagogia crítica freireana, e desenha uma proposta pedagógica sintética e aplicável a diversos contextos.

O Método do Arco, como constructo metodológico, acabou se separando do contexto em que foi desenvolvido (educação técnica de trabalhadores analfabetos) e passou a ser incorporado em processos de formação profissional de nível médio e, posteriormente, de nível superior da área da saúde. Algumas dessas apropriações tendem a valorizar mais os aspectos cognitivos ou comportamentais, em detrimento da dimensão político-crítica, do processo coletivo de aprendizagem, como na análise de Nakatani (2002), centrada em aspectos cognitivos, afetivos e psicomotores do aprendizado do processo de enfermagem ou no estudo sobre a aquisição de conhecimentos para o autocuidado por parte de pacientes laringectomizados durante o período pré-operatório, desenvolvido por Sonobe *et al.* (2001).

Também é preciso diferenciar a problematização com base na pedagogia crítica de Freire e Bordenave da pedagogia intitulada

Aprendizagem Baseada em Problemas (PBL, do inglês *problem-based learning*). A PBL é uma proposta cujas bases são mais de caráter construtivista e não há uma ênfase na dimensão dialética e sociopolítica da educação como em Freire e Bordenave.[*]

Em síntese, é preciso reconhecer que o conceito de problematização na prática educativa em saúde pode ser apropriado em sentidos e direções diversas, caminhando desde abordagens de caráter crítico e que visam à educação como um processo ampliado de leitura da realidade, até como apoio à formação técnico-instrumental, prescindindo de avaliações críticas e posicionamentos políticos sobre a realidade circundante. Não há consensos, mas há escolhas, e estas indicam em que medida o uso do conceito de problematização se aproxima ou se distancia da proposta pedagógica de Paulo Freire, tomando-a como eixo norteador para o desenvolvimento de processos educativos que visam ao enfrentamento das situações de desigualdade e opressão onde quer que aconteçam.

Desvelamento de modos de viver e produzir saúde | Como construir de modo compartilhado maneiras de problematizar

Problematizar no campo da saúde implica identificar meios de captar questões que perpassem os sentidos e necessidades de saúde dos grupos sociais, e buscar construir, com os sujeitos envolvidos nas práticas de saúde, saberes compartilhados. Significa também entender que estamos nos movendo em um campo de disputas diversas, frequentemente expressas na polarização entre duas racionalidades – uma de base positivista, centrada no conhecimento biológico e intervencionista, que se contrapõe à outra: uma concepção ampliada, que inclui a determinação social do processo saúde-doença-cuidado e que admite que o campo da atenção à saúde vai além da objetivação do cuidado, devendo também incluir a dimensão da subjetividade dos sujeitos envolvidos.

Essa é uma dicotomização em vias de esgotamento, já que não se trata apenas de opor "saber biomédico" a um suposto "saber integralizante", como se uma forma de conhecimento excluísse necessariamente a outra. A questão é bem mais complexa e demanda examinar a historicidade dos processos explicativos e das diversas maneiras de agir diante das questões de saúde – que são, com frequência, situações-limite para os grupos populacionais.

Sobre a construção de um pensamento de base social para orientar a reorganização dos serviços e práticas de saúde, e a incorporação dos pressupostos da educação popular freireana na saúde, Stotz *et al.* (2009) pontuam:

> Esta concepção – que foi chamada de concepção ampliada de saúde na VIII Conferência Nacional de Saúde, realizada em Brasília em 1986 – considera o processo saúde-doença de modo crítico, procurando estabelecer um vínculo entre este processo e as condições de vida e trabalho. Embora não seja incompatível, ou excludente em relação ao enfoque da biomedicina, tal concepção, por se constituir em um olhar mais amplo, permite também que outras racionalidades sejam incluídas como possibilidade de enfrentamento dos problemas. Neste caso, está presente um "desejo de intersetorialidade" que considera a viabilidade de que diversos projetos de saúde – incluindo os que a população possui – sejam parte de uma agenda democrática de políticas de saúde.
>
> Vale, portanto, considerar as maneiras populares de lidar com a saúde que podem estar presentes dentro desta visão ampliada, analisando o modo como as pessoas das classes populares veem a saúde, a doença e a cura. Trata-se de uma terceira concepção, cujo exame tem fundamental importância para a compreensão do papel da educação na saúde.

É importante ressaltar a potência das práticas locais para que possamos compreender melhor e agir junto aos vários sujeitos e grupos, sejam estes vinculados a instituições de ensino, aos serviços de saúde ou a movimentos sociais.

Considerando as dificuldades da área da saúde, tanto em relação à organização dos serviços quanto, nas instâncias acadêmicas, ao responder de modo resolutivo às necessidades e demandas colocadas pelas populações no cotidiano dos serviços de saúde, é preciso transformar nosso modo de pensar os grupos sociais e os movimentos que desenvolvem na sua relação com a saúde.

---

[*] Sobre esta diferenciação, vale consultar o artigo de Cyrino e Toralles-Pereira (2004). Embora diferentes, do ponto de vista da intencionalidade sociopolítica, há para as autoras um ponto de convergência entre essas pedagogias, que é a ênfase no aprender a aprender.

As expressões dos diversos grupos sociais parecem refletir um conjunto de sentidos e significados que nem sempre são incorporados às linguagens a que os profissionais de saúde estão habituados. Portanto, é importante que se olhe para alguns movimentos sutis realizados no cotidiano da vida de pessoas comuns como expressão de movimentação de grupos sociais, buscando pistas que possam mostrar outros modos de ação e novas práticas a serem desenvolvidas no campo da saúde coletiva.

Reconhecemos a existência de um conjunto de práticas voltadas à saúde, em particular práticas educativas, e a processos de adoecimento, ligadas tanto à lógica biomédica quanto a outras lógicas provenientes da cultura das populações envolvidas, não necessariamente subjugadas à prática biomédica hegemônica. Isso indica a necessidade de pensarmos saberes-fazeres e não apenas saberes, para uma maior compreensão dos caminhos que a população possa estar usando e que talvez não se deem apenas pela busca das linguagens referentes ao saber médico institucionalizado (Acioli, 2003).

Autores de diferentes campos, a partir de perspectivas e análises diversas, como Ginzburg (1990), Chaui (1993) e Luz (2000), apontam-nos há algum tempo a existência de um mosaico de elementos que orientam as visões de mundo, saberes e práticas da população. Em seus trabalhos, Valla (1996) questiona a hegemonia do saber técnico em relação às classes populares, entendendo-as também como detentoras de um outro saber – nem melhor nem pior, mas diferente – relativo às suas experiências de vida, bem como a uma reelaboração que fazem do saber técnico.

Assim, várias são as fontes de onde vêm os conhecimentos que aos poucos são misturados a experiências, sensações e contextos e que finalmente compõem sínteses heterogêneas que orientam as ações e práticas desenvolvidas pela população. Precisamos então "misturar" os mosaicos criados seja pela população, seja pelos profissionais de saúde, professores e estudantes, e exercitar a partir de práticas educativas problematizadas, maneiras de construir conhecimentos de modo compartilhado.

Para que possamos problematizar e compartilhar saberes e conhecimentos, é preciso que deixemos nossas certezas, sejam de cunho acadêmico ou provenientes da experiência, que muitas vezes compõem o chamado senso comum esclarecido.

Santos (1987; 1999) há muito relativiza a ciência em sua relação com o senso comum. Este surge como conceito filosófico no século 18, percebido como um senso da burguesia que ascendia ao poder. As concepções relativas ao senso comum são muitas, mas em geral enfatizam sua negatividade, ilusão, erro, superficialidade, expressando uma oposição com a ciência. Santos (1999) ressalta que o senso comum contém sentidos de resistência e não apenas acomodação, refletindo o conjunto de relações existentes em uma determinada sociedade e não necessariamente concepções superficiais; e na relação com a ciência não representa apenas os preconceitos, já que estes estão presentes também na ciência. Por fim, esse mesmo autor, em outro trabalho, caracteriza o senso comum da seguinte maneira:

> O senso comum faz coincidir causa e intenção: subjaz-lhe uma visão do mundo assente na ação e no princípio da criatividade e das responsabilidades individuais. O senso comum é prático e pragmático; reproduz-se colado às trajetórias individuais e às experiências de vida de um dado grupo social e nessa correspondência se afirma de confiança e dá segurança. O senso comum é transparente e evidente; desconfia da opacidade dos objetos tecnológicos e do esoterismo do conhecimento em nome do princípio do acesso ao discurso, à competência cognitiva e à competência linguística. O senso comum é superficial porque desdenha das estruturas que estão para além da consciência mas, por isso mesmo, é exímio em captar a profundidade horizontal das relações conscientes entre pessoas e entre pessoas e coisas. O senso comum é indisciplinar e imetódico; não resulta de uma prática especificamente orientada para o produzir; reproduz-se espontaneamente no suceder cotidiano da vida. Por último, o senso comum é retórico e metafórico; não ensina, persuade (Santos, 1987).

Portanto, do senso comum advém um conhecimento prático, que nasce das experiências da vida, do sofrimento, do prazer. É um saber empírico, incompleto, transmitido de modo assistemático e lento. Um saber que muitas vezes faz parte do cotidiano das práticas educativas e que é incorporado por todos, usuários, profissionais de saúde, docentes e estudantes da área da saúde, ainda que muitas vezes de modo não explícito.

Os sentidos e expectativas que as pessoas têm em relação à sua saúde são elementos a serem considerados em práticas educativas que se proponham a incluir o olhar e a voz dos sujeitos. No entanto, há que se ressaltar a pluralidade de sentidos existentes, tanto no senso comum, quanto nos sentidos presentes na literatura referente à saúde coletiva.

A cultura contemporânea apresenta uma maneira de conceber saúde que assinala o renascimento da normatização do comportamento e das práticas educativas voltadas à saúde, além de promover uma cisão radical entre a saúde e os processos de adoecimento.

Ora, parece que a sociedade contemporânea não se dá conta de que adoecer, envelhecer e até mesmo morrer são situações que fazem parte da vida. Portanto, apesar da preocupação social dominante com essa maneira de conceber saúde, faz-se necessário alcançar visões de saúde mais abrangentes, que superem a busca por um estado utópico de equilíbrio, conforme propõe o conceito da OMS. Ou, ainda, como tem sido direta e indiretamente inculcado na população, por intermédio de uma espécie de "culto à saúde do corpo" (Luz, 2000).

Czeresnia (2003) ressalta a importância de que as noções de saúde e doença sejam delimitadas e referidas à experiência concreta da saúde e do adoecer. Lembra ainda que as práticas em saúde organizadas institucional e cientificamente se construíram a partir de conceitos objetivos de doença, não de saúde. Além disso, essas práticas geralmente não consideram as experiências concretas de vida e de adoecimento das pessoas. Parece-nos que a visão dessa autora demonstra a necessidade de se partir das experiências dos "sujeitos em situação" para as teorias. Essa busca pode dar-se por meio da articulação entre as várias formas de conhecimento em contextos, sejam disciplinares ou práticos.

Ao pensarmos em como traduzir modos de desenvolver práticas educativas problematizadoras para o cotidiano, parece fundamental ressaltar a potencialidade dos espaços, institucionalizados ou não, que permitam a troca de experiências entre atores de contextos diversos e ainda a possibilidade de diálogo entre diferentes.

Nas instituições de ensino, um dos espaços mais potentes para isso, é a extensão universitária que, por sua flexibilidade, permite a expressão e o desenvolvimento de práticas que não seriam possíveis na estrutura formal do ensino e junto aos serviços de saúde, enquanto cenários privilegiados de práticas de ensino.

Temos buscado desenvolver processos de construção compartilhada do conhecimento a partir de práticas de educação e saúde junto a grupos sociais locais, em projetos de extensão desenvolvidos na Faculdade de Enfermagem da Universidade Estadual do Rio de Janeiro (UERJ). Ainda que a partir de metodologias e contextos diversos, os projetos voltados a práticas educativas buscam incorporar os conhecimentos produzidos pelos sujeitos envolvidos, valorizando a troca de experiências e saberes entre profissionais de saúde e população.

Entendemos que as práticas educativas devem pautar-se nos seguintes pressupostos: planejamento participativo, manutenção de um processo permanente de interação e interlocução, e a articulação entre senso comum e ciência. Isso pressupõe processos baseados na teoria crítica da educação, com abordagens educativas calcadas em um enfoque crítico e problematizador.

Propostas que possuam esse eixo norteador favorecem a articulação entre ensino/pesquisa/extensão, a troca de experiências e saberes entre docentes, discentes e o grupo social envolvido, além da possibilidade de construção de práticas educativas na área da saúde, não normatizadoras ou apenas transmissoras de informações.

Há, no entanto, uma relação de tempos e lógicas diferentes entre os sujeitos envolvidos nas práticas institucionalizadas e nas práticas da sociedade civil. Essas diferenças refletem-se na compreensão do que sejam as necessidades priorizadas pela população e pelos profissionais de saúde, como também dificultam o desenvolvimento de uma proposta de atenção integral à saúde.

Os profissionais de saúde devem considerar o cotidiano dos serviços, os contextos econômicos, sociais e culturais em que se inserem, e as práticas ali construídas. A concretização de práticas educativas problematizadoras implica manter canais de interação entre serviços, profissionais e população, valorizando as experiências e práticas desta. Parece fundamental que as práticas formuladas e desenvolvidas pelos profissionais de saúde considerem sua *população-alvo* como sujeitos que sabem, pensam e sonham.

Bibliografia

Acioli, S. Novos olhares sobre a saúde: sentidos e valores de práticas populares. Tese (Doutorado em Medicina Social) – Universidade Estadual do Rio de Janeiro, Rio de Janeiro, 2003.

Acioli, S.; Luz, M. T. Sentidos e valores de práticas populares voltadas para a saúde, a doença e o cuidado. Revista de Enfermagem da UERJ, v. 11, n. 2, p. 153-158, 2003.

Almeida, H. A. A incorporação dos princípios e das diretrizes do Sistema Único de Saúde aos cursos de formação do auxiliar de enfermagem. Dissertação (Mestrado em Saúde Pública) – Universidade e São Paulo, São Paulo, 2000.

Alves, P. C.; Rabelo, M. C. Significação e metáforas: aspectos situacionais na experiência da enfermidade. In: Rabelo, M. C.; Alves, P. C.; Souza, I. A. (Org.). Experiência da doença e narrativa. Parte 2. Rio de Janeiro: Fiocruz, 1999. p. 171-185.

Berbel, N. A.; Giannasi M. J. Metodologia da problematização aplicada em curso de educação continuada e a distância. Londrina: UEL, 1999.

Boltanski, L. As classes sociais e o corpo. Rio de Janeiro: Edições Graal, 1984.

Bordenave, J. D. Alguns fatores pedagógicos. 1983. Disponível em: < http://www.fo.usp.br/wp-content/uploads/EAlguns.pdf >. Acesso em: 13 jul. 2018.

Bordenave, J. D. El método del arco: una forma de hacer educación problematizadora. Decisio Educacion Popular, n. 10, 2005.

Bordenave, J. D.; Pereira, A. M. Estratégias de ensino-aprendizagem. Petrópolis: Vozes, 2002. 145 p.

Brasil. Decreto n. 94.406 de 8 de junho de 1987. Regulamenta a Lei n.7.498, de 25 de junho de 1986, que dispõe sobre o exercício da enfermagem. Diário Oficial da União, Brasília, 9 de jun. 1987. Seção 1, p. 8853-5.

Canesqui, A. M. Ciências sociais e saúde. São Paulo: Hucitec, 1997.

Carrara, S. Entre cientistas e bruxos: ensaio sobre os dilemas e perspectivas da análise antropológica da doença. In: Alves, P. C.; Minayo, M. C. S. (Ed.). Saúde e doença: um olhar antropológico. Rio de Janeiro: Fiocruz, 1994. p. 33-45.

Carvalho, M. A. P.; Acioli, S.; Navarro, S. E. O processo de construção compartilhada do conhecimento: uma experiência de investigação científica do ponto de vista popular. In: Vasconcelos, E. M. (Org.). A saúde nas palavras e nos gestos: reflexões da rede de educação popular e saúde. São Paulo: Hucitec, 2001. p. 101-104.

Chauí, M. S. Cultura e democracia: o discurso competente e outras falas. 6. ed. São Paulo: Cortez, 1993.

Cyrino, E. G.; Toralles-Pereira, M. L. Trabalhando com estratégias de ensino-aprendizado por descoberta na área da saúde: a problematização e a aprendizagem baseada em problemas. Cadernos de Saúde Pública, v. 20, n. 3, 2004. Disponível em: <http://www.scielo.br/pdf/csp/v20n3/15.pdf>. Acesso em: 7 abr. 2010.

Czeresnia, D. O conceito de saúde e a diferença entre prevenção e promoção. In: Czeresnia, D.; Freitas, C. M. (Org.). Promoção da saúde: conceitos, reflexões, tendências. Rio de Janeiro: Fiocruz, 2003.

David, H. M. S. L. Do povo de Deus à institucionalização domesticadora: duas décadas de trabalho e educação popular com agentes comunitárias de saúde. In: Vasconcelos, E. M. (Ed.). A saúde nas palavras e nos gestos. São Paulo: Hucitec, 2001. p. 217-235.

Freire, A. M. A. Paulo Freire: uma história de vida. Indaiatuba: Villa das Letras, 2006.

Freire, P. A pedagogia do oprimido. 47. ed. Rio de Janeiro: Paz e Terra, 2005.

Freire, P. Pedagogia do oprimido. Rio de Janeiro: Paz e Terra, 1970.

Ginzburg, C. Sinais: raízes de um paradigma indiciário. In: Ginzburg, C. Mitos, emblemas, sinais: morfologia e história. São Paulo: Companhia das Letras, 1990.

Gryschek, A. L. F. P. L. et al. Projeto larga escala: uma proposta pedagógica atual. Revista da Escola de Enfermagem da USP, v. 34, n. 2, 2000. Disponível em: <http://www.scielo.br/scielo.php?script=sci_arttext&pid=S0080-62342000000200009&lng=en&nrm=iso>. Acesso em: 4 fev. 2009.

Kincheloe, J. L.; McLaren, P. Repensando a teoria crítica e a pesquisa qualitativa. In: Denzin, N. K., Lincoln, Y. (Ed.). O planejamento da pesquisa qualitativa: teorias e abordagens. Porto Alegre: Artmed, 2006. p. 281-314.

Kosik, K. Dialética do concreto. Rio de Janeiro: Paz e Terra, 1976.

Loyola, M. A. Médicos e curandeiros: conflito social e saúde. São Paulo: Difel, 1983.

Luz, M. La salud en forma y las formas de la salud: superando paradigmas y racionalidades. In: Briceño, L.; Minayo, M. C. S.; Coimbra, C. E. A. (Ed.). Salud y su equidad: una mirada desde las ciencias sociales. Rio de Janeiro: Fiocruz, 2000. p. 25-39.

Maguerez, C. La promotión technique du travailleur analphabèt. Paris: Éditions Eyrolles, 1966.

Maguerez, C. La promotion technique du travailleur analphabete. Paris: Eyrolles; Éditions d'Organisation, 1966.

Minayo, M. C. Saúde-doença? Uma concepção popular da etiologia. Cadernos de Saúde Pública, v. 4, n. 4, p. 363-381, 1988.

Nakatani, A. Y. K. Processo de Enfermagem: uma proposta de ensino através da pedagogia da problematização. Revista Eletrônica de Enfermagem, v. 4, n. 2, p. 53, 2002.

Nogueira, R. P. Higiomania: a obsessão com a saúde na sociedade contemporânea. In: Vasconcelos, E. M. (Org.). A saúde nas palavras e nos gestos: reflexões da rede de educação popular e saúde. São Paulo: Hucitec, 2001. p. 63-72.

Pereira, A. L. F. As tendências pedagógicas e a prática educativa nas ciências da saúde. Cadernos de Saúde Pública, v. 19, n. 5, p. 1527-1534, 2003. Disponível em: <http://www.scielo.br/scielo.php?script=sci_arttext&pid=S0102-311X2003000500031&lng=en>. Acesso em: 5 fev. 2009.

Santos, B. S. Pela mão de Alice: o social e o político na pós-modernidade. São Paulo: Cortez, 1999.

Santos, B. S. Um discurso sobre as ciências. Porto: Afrontamento, 1987.

Sonobe, H. M. et al. O método do arco no ensino pré-operatório de pacientes laringectomizados. Revista Brasileira de Cancerologia, v. 47, n. 4, p. 37-49, 2001.

Stotz, E. N.; David, H. M. S. L.; Bornstein, V. J. O agente comunitário de saúde como mediador: uma reflexão na perspectiva da educação popular em saúde. Revista de APS, v. 12, n. 4, 2009. Disponível em: <http://www.aps.ufjf.br/index.php/aps/article/view/615/273>. Acesso em: 7 abr. 2010.

Valla, V. A crise da interpretação é nossa: procurando compreender a fala das classes subalternas. Educação Real, v. 21, n. 2, p. 177-190, 1996.

Vasconcellos, M. M. M. Aspectos pedagógicos e filosóficos da metodologia da problematização. In: Berbel, N. A. N. (Ed.). Metodologia da problematização: fundamentos e aplicações. Londrina: Eduel, 1999. p. 29-59.

15 Resiliência e Promoção de Desenvolvimento Saudável sob a Perspectiva de Discursos Científicos

Maria Angela Mattar Yunes

Introdução

Resiliência é um constructo inserido no movimento da psicologia positiva, tendência esta de grande importância para as discussões atuais dos diferentes campos das ciências da educação e da saúde. As pesquisas sobre resiliência em indivíduos, famílias e comunidades vêm possibilitando elaborar investigações e intervenções que focalizam o desenvolvimento saudável, a qualidade de vida, a felicidade e o bem-estar das pessoas em suas respectivas culturas. Dessa maneira, os estudos com interesse em riscos e as suas consequências negativas – geralmente traduzidas por doenças, desajustes ou desadaptação – vêm sendo gradualmente substituídos pela busca de mecanismos de proteção que promovem e valorizam competências intelectuais, afetivas e sociais.

Do ponto de vista conceitual, resiliência refere-se não apenas a um conjunto de processos psicológicos que possibilita resolver e enfrentar situações de sofrimento, mas também ao consequente fortalecimento pessoal ou coletivo que decorre da situação de superação das adversidades. Entretanto, isso não significa afirmar que as pessoas ou grupos que passam pelo sofrimento o façam de modo inabalável, como sugeriam os termos precursores de resiliência: a invulnerabilidade e a invencibilidade. Diferentemente, uma das mais expressivas contribuições dos trabalhos sobre resiliência é a de trazer luz às transformações pessoais e sociais que resultam em desenvolvimento saudável, abrindo portas para os debates sobre políticas públicas que promovam oportunidades de aprendizagem.

Este capítulo apresenta uma reflexão cronologicamente organizada sobre os diferentes discursos científicos que vêm subsidiando a discussão acerca do conceito de resiliência e seus reflexos no campo da saúde e da educação. Para tanto, foram analisadas pesquisas cujo foco tem sido predominantemente o indivíduo e resultam em concepções teóricas e metodológicas que postulam convencionalmente a resiliência como algo *a priori*. Tratam de resiliência como: capacidades, traços ou disposições individuais diante de diferentes situações de adversidades. Um segundo foco dos discursos tem por base o estudo de processos e percepções de resiliência analisados por meio de elementos qualitativos de experiências de vida e compreendidos na óptica ecológico-sistêmica, com foco no poder das interações em diferentes contextos, conforme demonstram as abordagens dos norte-americanos Froma Walsh e Hamilton McCubbin, entre outros. Esses autores tratam mais especificamente da resiliência em famílias e têm colaborado para construir um corpo de conhecimentos que forma um discurso paralelo e que contribui para construir um olhar "mais otimista" sobre a família contemporânea e suas diferentes configurações. Na esteira desse movimento, a pesquisadora Maria Jose Rodrigo vem trabalhando na Espanha há alguns anos com Programas de Apoio Parental. A partir de suas experiências, essa pensadora desenvolveu a noção de resiliência parental (Rodrigo, 2010; Rodrigo *et al.*, 2008), conceito que busca explicar as possibilidades de competência parental e saúde psicológica da família, mesmo diante de situações extremamente adversas. Por último, um terceiro conjunto de discursos e suas dimensões críticas emerge das ideias de pesquisadores canadenses (Martineau, 1999; Ungar, 2004a; 2004b; Ungar *et al.*, 2007) e latino-americanos (Barlach, 2005; Cecconello, 2003; De Antoni, 2003; Melillo e Ojeda, 2005; Assis *et al.*, 2006; Yunes e Szymanski, 2001; Yunes, 2003; 2007; 2015; Yunes *et al.*, 2007). Os referidos pesquisadores apresentam discursos singulares que, além de valorizarem a dimensão relacional e cultural da resiliência, se opõem às substantivações do termo, dando sinais de alerta aos perigos de cair nas armadilhas ideológicas de adjetivação dos "resilientes" ou quantificação dos "mais/muito resilientes" e "menos/pouco resilientes". A seguir será apresentada uma breve discussão sobre as diferentes vertentes conceituais e discursivas da resiliência.

Resiliência no indivíduo e em famílias

Os precursores do termo *resiliência* na psicologia são os termos invencibilidade ou invulnerabilidade, ainda bastante referidos na literatura psicológica. Especialistas no assunto como Ann Masten, Emily Werner, Michael Rutter, Norman Garmezy, Suniya Luthar e Ruth Smith, entre outros, há pouco mais de 20 anos, começaram a discutir a aplicação e o uso desses termos sob a alegação de que estes sugeriam que as crianças seriam totalmente imunes a qualquer tipo de desordem, independentemente das circunstâncias. Suas pesquisas eram em sua maioria de cunho quantitativo. À frente desse movimento de discussão terminológica, Ann Masten e Norman Garmezy publicaram em 1985 uma importante afirmação que polemizava a questão, a saber: "um termo menos olímpico como resiliência ou resistência ao estresse se faz necessário". Até os dias atuais, a pesquisadora Ann Masten se destaca por polemizar o que cunhou ser "a mágica comum" do conceito de resiliência (Masten, 2014). Com isso, a referida autora busca demonstrar que resiliência é um sistema "comum" (no sentido da acepção da palavra como coletividade) ao desenvolvimento humano. Outro cientista pioneiro nos estudos sobre resiliência no campo da psicologia, Michael Rutter (1985; 1987; 1993), alegava que o termo *invulnerabilidade* transmitia uma ideia de resistência absoluta ao estresse, de uma característica imutável, como se fôssemos

intocáveis e sem limites para suportar o sofrimento. Rutter (1993) considerava que invulnerabilidade remetia às características intrínsecas do indivíduo. As pesquisas mais recentes têm indicado que a resiliência ou resistência ao estresse é relativa, que suas bases são tanto constitucionais como ambientais e que o grau de resistência não tem uma quantidade fixa, mas varia de acordo com as circunstâncias (Rutter, 1985; 2012).

Portanto, resiliência e invulnerabilidade não são termos equivalentes, conforme afirmam Zimmerman e Arunkumar (1994). Segundo esses autores, resiliência refere-se a uma "habilidade de superar adversidades, o que não significa que o indivíduo saia da crise ileso, como implica o termo invulnerabilidade". Apesar dessas considerações do passado, é esta versão inicial de resiliência como invulnerabilidade ou resistência diante das adversidades que muitas vezes ainda orienta o imaginário social e a atual produção científica de pesquisadores da área da psicologia. Atualmente, alguns dos já citados pesquisadores do assunto (Luthar *et al.*, 2000; Masten, 2014) se manifestaram a respeito das questões terminológicas e defendem uma posição mediadora no sentido de enfatizar o caráter processual da questão da resiliência.

A literatura sobre resiliência aponta outros caminhos para discursos que focam em famílias e na parentalidade competente. Trata-se de examinar processos e percepções, e analisar categorias e sentidos obtidos por elementos qualitativos de relatos de experiências de vida. Tais narrativas têm sido compreendidas na ótica sistêmica, ecológica e de desenvolvimento, conforme alguns aportes da resiliência em famílias. Os pesquisadores da resiliência em famílias no Brasil e no exterior vêm divulgando com cada vez mais frequência e mais intensidade as suas discussões (Cecconello, 2003; De Antoni e Koller, 2000; McCubbin *et al.*, 1999; Walsh, 1998; 2003; Yunes, 2001; Yunes *et al.*, 2007). No entanto, esses temas ainda estão em fases de pesquisa e afirmação.

Até o momento, uma das vozes mais importantes nessa temática e que merece destaque especial é a da Prof.ª Dr.ª Froma Walsh, uma das diretoras e fundadora do Chicago Center for Family Health, uma unidade de pesquisa, ensino e extensão vinculada à Universidade de Chicago. Essa autora apresenta uma longa trajetória no estudo de famílias na cidade de Chicago e várias publicações sobre o tema (Walsh, 1993; 1996; 1998; 1999; 2003; 2005; 2007). Seus achados resultam dos anos de docência, da experiência no atendimento clínico e orientação de famílias e da prática de supervisão de casos acompanhados por outros profissionais de áreas diferentes. Segundo Walsh (1996), o foco da resiliência em família deve procurar identificar e implementar os processos-chave que possibilitam que famílias não só lidem de modo mais eficiente com situações de crise ou estresse permanente, mas saiam delas fortalecidas, não importando se a fonte de estresse é interna ou externa à família. Dessa maneira, a unidade funcional da família estará fortalecida e a resiliência possibilitada em todos os membros.

Walsh propõe que sejam estudados processos-chave da resiliência em famílias, os quais fundamentam um modelo conceitual sob três domínios: sistema de crenças da família, padrões de organização e processos de comunicação (Yunes, 2003; Walsh, 1998; 2003). Esses processos podem estar organizados e expressarem-se de modos e níveis diferentes, pois servem a distintos valores, recursos, constelações e desafios das famílias (Walsh, 1998). Essas afirmações sugerem a importância do estudo das histórias das famílias como estratégia metodológica para compreender processos de interpretações da situação de adversidade, os quais "impelem ou impedem" indivíduos ou grupos a buscarem soluções para suas dificuldades. Para substanciar a ideia sugerida por Walsh da dimensão relacional de resiliência, temos ainda o trabalho de Cyrulnik (2004), que afirma que uma criança não é resiliente sozinha e que a história dos pais é que tecerá os sentidos dos roteiros das vidas de seus filhos para a obtenção dos efeitos de resiliência. Esse mesmo autor apresenta categorias relacionais que expressam a importância das figuras de apego para o desenvolvimento psicológico saudável de crianças e adolescentes. São os denominados tutores de resiliência e tutores de desenvolvimento, ou seja, pessoas próximas e significativas que formam a base segura de relacionamentos dos indivíduos em desenvolvimento. Nesse sentido, destacam-se os estudos sobre os processos de preservação familiar de Rodrigo *et al.* (2008), os quais abordam o exercício positivo da parentalidade e o recentemente intitulado conceito de resiliência parental (Rodrigo, 2010), que se relaciona com componentes específicos do sistema educativo da dinâmica familiar. Segundo Rodrigo *et al.* (2008), partes sensíveis do sistema familiar podem ser afetadas principalmente nas famílias que vivem sob situações crônicas de estresse psicossocial. Entretanto, alguns pais, mesmo sob essas circunstâncias, não se desviam da complexa tarefa de serem pais protetores e cuidadores. Mesmo sob tensão, esses adultos mostram-se capazes de exercitar sua parentalidade com sucesso e obter reconhecimento da própria comunidade. Pode-se dizer que esses pais passam a ser contextos de desenvolvimento de si mesmos, de seus filhos e da comunidade em que se inserem (Yunes, 2001).

Como já apontado neste capítulo, vários autores indicaram nos seus estudos sobre resiliência no indivíduo a influência de relações com pessoas significativas e próximas como apoio para a superação das adversidades da vida (Cyrulnik, 2004; Rutter, 1987; Werner e Smith, 1992; Werner, 1993; Ungar, 2004b; Yunes, 2001; entre outros). De acordo com Walsh (1998), a maioria das pesquisas e teorias sobre resiliência tem abordado o contexto relacional de maneira limitada, em termos da influência de uma única pessoa significativa em uma relação diádica. A autora afirma que a compreensão global de resiliência requer um complexo modelo interacional. A teoria sistêmica expande nossa visão de adaptação individual para a mutualidade de influências por meio dos processos transacionais. Na óptica do desenvolvimento humano e tratando-se de resiliência como um importante sistema de adaptação que visa a promover saúde e bem-estar, não pode faltar menção à teoria bioecológica de desenvolvimento humano de Urie Bronfenbrenner (Bronfenbrenner e Morris, 1998) como importante sustentáculo do discurso que ora se categorizou como paralelo ao discurso convencional. A dimensão da reciprocidade de influências e a dupla via processual nas múltiplas interações entre seres humanos e seus ambientes é a marca dessa abordagem (Bronfenbrenner, 1996).

Apesar de os pesquisadores da resiliência em família defenderem teorias que ampliam a compreensão previamente limitada pelo espectro no indivíduo, surgem outras questões semelhantes às previamente apontadas sobre o discurso convencional. Serão os critérios processuais apresentados suficientes para definir resiliência ou resiliência familiar? Como evitar que o conceito de resiliência seja usado por políticas públicas que apoiam e mantêm as desigualdades sociais, baseadas no sucesso ou insucesso de indivíduos, famílias e demais grupos sociais? Será possível escapar da concepção de resiliência dominante no discurso convencional e apontada por Martineau (1999) sob a afirmação da resiliência como um código ideológico de conformidade ao sucesso prescrito por normas sociais vigentes.

Discurso crítico | Considerações e contribuições

No decorrer das considerações apresentadas, citamos autores que optaram por manter uma posição questionadora e, portanto, colaboram para a construção de um conjunto de elaborações cuja dimensão crítica demonstra as dificuldades conceituais e metodológicas do enfeixamento das complexidades do fenômeno da resiliência, seja com foco no indivíduo ou na família, em um mesmo quadro de universalidade. Esses pensadores opõem-se às substantivações categóricas e classificatórias, e dão sinais de alerta aos perigos das armadilhas de caracterização dos "resilientes" ou adjetivação dos "mais resilientes" ou "menos resilientes" (Martineau, 1999; Yunes, 2001; 2003; 2015; Junqueira e Deslandes, 2003; Ungar, 2004a; 2004b; Hart *et al.*, 2016).

Com muita expressividade em suas considerações acerca do conceito de resiliência e sua aplicabilidade, Ungar (2004b) vem apresentando resultados de pesquisas e uma série de publicações que culminam na elaboração de um discurso crítico na linha construcionista. Tal proposta conceitual desafia os limites da visão ecológica de resiliência adotada por muitos dos pesquisadores antes referidos como representantes do discurso convencional e paralelo. O eminente pesquisador canadense ressalta que, sob a égide do paradigma ecológico, resiliência define-se como saúde apesar das adversidades (Ungar, 2004b). Sua proposta de abordagem construcionista reflete uma interpretação pósmoderna do constructo que postula resiliência como o resultado de negociações entre os indivíduos e seus ambientes no sentido de obter recursos que possibilitem suas autodefinições como pessoas saudáveis em condições coletivamente vistas como adversas. De acordo com Ungar (2004b), o modelo ecológico impede a compreensão da pluralidade de sentidos autoconstruídos por pessoas que se percebem como "resi-

lientes". Ao que tudo indica, nas concepções de Ungar, o adjetivo *resiliente* pode ser usado na perspectiva de "dentro para fora", ou seja, se for a própria pessoa que se autodenominar ou se autoqualificar resiliente. Ungar apresenta uma interessante dimensão não convencional de resiliência nomeada por ele de *hidden resilience* (Ungar, 2007), traduzida como "resiliência oculta" (Libório e Ungar, 2010). O conceito busca incluir os aspectos culturais que contextualizam os processos de risco e proteção, relativizando os "resultados positivos" que teriam por base apenas valores e definições de funcionamento saudável aceitas em sociedades ocidentais majoritárias. De acordo com o autor, aspectos como permanência na escola, relações de apego com a mãe ou outro cuidador, apego seguro com um parceiro durante a vida adulta e modos de adaptação "não delinquentes" (Ungar, 2008) seriam expectativas de determinadas culturas, mas não podem ser consideradas como universais.

Na esteira dessas elaborações, um grupo de pesquisadores da Universidade de Brighton, na Inglaterra, vem desenvolvendo um trabalho de promoção de resiliência, buscando unificar e aliar a pesquisa sobre o conceito ao desenvolvimento de práticas e intervenções que alimentem a dimensão de justiça social e de ativismo na discussão sobre o tema (Hart *et al.*, 2016). Os autores reconhecem as controvérsias que o conceito de resiliência suscita e afirmam que a relação entre resiliência e adversidades é conceitualizada por diferentes maneiras, que vão desde manifestações de adaptação, interação ou transformação das condições de risco causadoras do sofrimento. Entretanto, acentuam os autores, é importante compreender o impacto das adversidades em grupos que sofrem por ausência ou inoperância de políticas públicas que desconsideram as desigualdades sociais.

Em consonância com tais reflexões, as preocupações de nosso grupo de pesquisadores do sul do Brasil têm sido acerca da construção de sentidos atribuídos à resiliência por profissionais sociais que trabalham com crianças, adolescentes e famílias em situação de risco pessoal e social. Nossos resultados de investigações sucessivas denotaram que os agentes sociais se mostram pouco avisados e preparados para compreender as vicissitudes do conceito de resiliência (Bersch e Yunes, 2017; Yunes, 2001; Yunes e Szymanski, 2003; Yunes, 2007; Yunes *et al.*, 2007). Pode-se constatar que as percepções e crenças desses profissionais sobre as pessoas e grupos que vivem em situação de risco parecem estar circunscritas em um modelo opressor que dirige ideologicamente as suas práticas sociais. As relações desses trabalhadores com populações em situação de risco indicam que os profissionais partem de ideias pessimistas sobre as possibilidades de superação e de enfrentamento desses grupos sociais e que de antemão lhes atribuem características negativas de "não resiliência" (Yunes, 2001; 2007; Yunes e Szymanski, 2003; Yunes *et al.*, 2007). Desse modo, em vez de cumprirem o seu papel de mediadores entre os sistemas de desenvolvimento e tutores de resiliência em situações de dificuldades, os trabalhadores parecem apenas colaborar para "integrar as dificuldades sociais" no sentido sociológico do francês Paugam (1999), ou seja, "oferecem uma cobertura social muito baixa". Uma dimensão pouco estudada nos dias atuais refere-se à resiliência profissional no atendimento às populações em situação de risco, definida neste capítulo como "os processos dinâmicos que possibilitam que profissionais lidem, superem, transformem circunstâncias, eventos, conflitos ou adversidades gerados por condições de risco do ambiente de trabalho (Bersch e Yunes, 2017). Portanto, antes que os trabalhadores sociais do Brasil e de outras culturas se deixem guiar pelas promessas da noção de resiliência que trazem "receitas" para alguns "males" e "patologias", é preciso provocar pensamento crítico e criativo por meio de programas de intervenção psicoeducacionais que provoquem diálogo e reflexão sobre possibilidades de mudanças em suas próprias crenças e práticas profissionais (Bersch e Yunes, 2017).

Implicações para as áreas da saúde e da educação

A prioridade de compreensão crítica do fenômeno da resiliência é urgente, na medida em que encontramos publicações que alcançam profissionais da saúde e da educação por meio de ideias sedutoras sobre "*a* resiliência", como um atributo psicológico concreto, ou como a verdadeira e única solução para os problemas pedagógicos e psicológicos complexos, ou ainda "como *um* valor a construir" (Antunes, 2003, p. 19). Essa valorização do constructo *resiliência* aparece descolada da realidade social, histórica e culturalmente determinada, e traz o risco de vir a constituir-se em uma elaboração linguística do vocabulário dos profissionais sociais que pouco contribuirá para a compreensão dos processos de aprendizagem, para a saúde e o desenvolvimento humano. Além disso, sugere possibilidades de afirmações equivocadas sobre indivíduos resilientes, cuja ênfase na responsabilidade de "*ter* sucesso ou fracasso na vida" será total e absoluta da própria pessoa, que *terá* a sorte/azar de "ser/nascer ou não resiliente".

Uma visão acrítica da questão da resiliência pode colaborar para uma sistematização de fenômenos (ou critérios) "normatizadores" interessante. Esses critérios podem até adquirir o *status* de novos modelos de resiliência, ou no mínimo reiterar os velhos já existentes. Quem sabe até se poderia introduzir "programas de educação de resiliência"? No entanto, alguns trabalhos de pesquisa sobre resiliência demonstram que os fenômenos analisados nas histórias das pessoas e das famílias como critérios ou indicadores potenciais se mostram ideológicos e problemáticos para representar, sob o nome de resiliência, os modos de enfrentamento de dificuldades das pessoas ou famílias. Na realidade, o que se evidencia é a condição de enfrentamento de adversidades no passado e no presente que cada qual, à sua maneira e no seu estilo de "ser pessoa, família ou grupo social", expressa. É complicado atribuir a uma ou a outra a condição de resiliência ou não resiliência, de *mais* resiliência ou *menos* resiliência. Não há como se propor um "resiliômetro". Não há também como afirmar que a resiliência é algo "extraordinário" que apenas algumas pessoas ou famílias têm (Masten, 2001). O dinamismo e a complexidade de fatores relacionais, sociais e históricos que permeiam os processos de desenvolvimento humano bloqueiam o enquadramento de toda essa diversidade dentro de um mesmo quadro de universalidade conceitual para ser categorizado sob o nome "resiliência".

Destacamos que, para se pensar a questão da resiliência, deve haver cuidado no uso do termo, ou melhor, na sua atribuição. Recomendamos que esse mesmo cuidado se faça presente não só quando se tratar de grupos menos privilegiados socialmente, mas de quem quer que seja: crianças, adolescentes, adultos, idosos, grupos familiares de quaisquer camadas sociais e diferentes culturas, escolas e comunidades em geral. A atribuição induz o risco de se sujeitar às interpretações daquele que o identifica. Sugerimos que os profissionais sociais, da saúde e da educação, bem como os futuros pesquisadores de resiliência tenham em mente as controvérsias apontadas neste capítulo e que façam, após a leitura desses diferentes discursos, uma investigação minuciosa dos possíveis sentidos e interpretações suscitadas pela aplicabilidade do termo.

Considerações finais

Como se pode constatar, este capítulo não teve a pretensão de (re)definir resiliência ou de sistematizar modelos teóricos "adequados" ou "inadequados". Esperamos apenas que as controvérsias assinaladas pelas perspectivas dos discursos apresentados possibilitem ao trabalhador da saúde e da educação uma postura crítica e interrogativa sobre a necessidade e o uso desse fascinante constructo que pode ser também igualmente ideológico e classificatório.

É imprescindível que as pesquisas sobre resiliência continuem no Brasil, já que vivemos um momento histórico pautado por sentimentos de ameaça e insegurança que, por vezes, violentam e dificultam nosso cotidiano. Precisamos de teorias científicas que nos "certifiquem" dos elementos humanos dos seres humanos, para que possamos renovar nossas mentalidades de "desconfiança" e "descrença" em uma humanidade construtiva, justa e solidária. Talvez seja esta a grande contribuição das pesquisas sobre resiliência para as ciências humanas e da saúde.

Bibliografia

Antunes, C. Como desenvolver competências em sala de aula. São Paulo: Vozes, 2003.

Assis, S. G.; Pesce, R. P.; Avancini, J. Q. Resiliência: enfatizando a proteção dos adolescentes. Porto Alegre: Artmed, 2006. 144 p.

Barlach, L. O que é resiliência humana? Uma contribuição para a construção do conceito. (Dissertação de Mestrado não publicada). São Paulo: Instituto de Psicologia, Universidade de São Paulo, 2005.

Bersch, A. S. B. Resiliência profissional e a educação ambiental: promoção de ambientes de desenvolvimento em instituição de acolhimento. Tese (doutorado) – Universidade Federal do Rio Grande, Rio Grande, 2017.

Bronfenbrenner, U. A ecologia do desenvolvimento humano: experimentos naturais e planejados. Porto Alegre: Artes Médicas, 1996.

Bronfenbrenner, U.; Morris, P. The ecology of developmental processes. In: Damon, W. (Ed.). Handbook of child psychology. v. 1. New York: John Wiley & Sons, 1998. p. 993-1027.

Castello, A. M. Resiliência e vulnerabilidade em famílias em situação de risco. (Tese de Doutorado não publicada). Porto Alegre: Universidade Federal do Rio Grande do Sul, 2003.

Cecconello, A. M. Resiliência e vulnerabilidade em famílias em situação de risco. Tese (Doutorado em Psicologia) – Universidade Federal do Rio Grande do Sul, Porto Alegre, 2003.

Cyrulnik, B. Os patinhos feios. São Paulo: Martins Fontes, 2004.

De Antoni, C. Coesão e hierarquia em famílias com história de abuso físico. (Tese de Doutorado não publicada). Porto Alegre: Instituto de Psicologia, Universidade Federal do Rio Grande do Sul, 2003.

De Antoni, C.; Koller, S. H. Vulnerabilidade e resiliência familiar: um estudo com adolescentes que sofreram maus tratos intrafamiliares. Psico, v. 31, n. 1, p. 39-66, 2000.

Grotberg, E. A guide to promoting resilience in children: strengthening the human spirit. Netherland: The Bernard van Leer Foundation, 1995.

Hart, A.; et al. Uniting resilience research and practice with an inequalities approach. Sage On, 2016. p. 1-13.

Junqueira, M. F. P. S.; Deslandes, S. F. Resiliência e maus-tratos à criança. Cadernos de Saúde Pública, v. 19, n. 1, p. 227-235, 2003.

Libório, R. M. C.; Ungar, M. Resiliência oculta: a construção social do conceito e suas implicações para práticas profissionais junto a adolescentes em situação de risco. Psicologia: Reflexão e Crítica, v. 23, n. 3, p. 476-484, 2010.

Luthar, S. S.; Cicchetti, D.; Becker, B. The construct of resilience: a critical evaluation and guidelines for future work. Child Development, v. 71, n. 3, p. 543-562, 2000.

Luthar, S. S.; Cicchetti, D.; Becker, B. The construct of resilience: a critical evaluation and guidelines for future work. Child Development, v. 71, n. 3, p. 543-62, 2000.

Martineau, S. Rewriting resilience: a critical discourse analysis of childhood resilience and the politics of teaching resilience to "kids at risk". Thesis (Doctor of Philosophy) – University of British Columbia, Vancouver, 1999.

Masten, A. S. Ordinary magic: resilience processes in development. American Psychology, v. 56, n. 3, p. 227-238, 2001.

Masten, A. S. Ordinary magic: resilience processes in development. New York; London: The Guilford Press, 2014.

McCubbin, H. I.; et al. The dynamics of resilient families. California: Sage, 1999.

Mellilo, A.; Ojeda, E. N. S. Resiliência: descobrindo as próprias fortalezas. Porto Alegre: Artmed, 2005.

Paugan, S. As formas elementares da pobreza nas sociedades europeias. In: Veras, M. P. B. (Ed.). Por uma sociologia da exclusão social: o debate com Serge Paugan. São Paulo: Educ, 1999. p. 81-96.

Rodrigo, M. J. La resiliencia parental en situaciones de riesgo psicosocial: implicaciones para el trabajo profesional. In: Almeida, A.; Fernandes, N. (Ed.). Intervenção com crianças, jovens e famílias. Coimbra: Almedina, 2010. p. 185-205.

Rodrigo, M. J.; et al. Preservación familiar: un enfoque positivo para la intervención con familias. Madrid: Ediciones Pirámide, 2008.

Rutter, M. Psychosocial resilience and protective mechanisms. American Journal of Orthopsychiatry, v. 57, n. 3, p. 316-331, 1987.

Rutter, M. Resilience as a dynamic concept. Development and Psychopathology, v. 24, p. 335-344, 2012.

Rutter, M. Resilience in the face of adversity: protective factors and resistance to psychiatric disorder. British Journal of Psychiatry, v. 147, p. 598-611, 1985.

Rutter, M. Resilience: some conceptual considerations. Journal of Adolescent Health., v. 14, p. 626-631, 1993.

Ungar, M. A constructionist discourse on resilience: multiple contexts, multiple realities among at-risk children and youth. Youth Society, v. 35, n. 3, p. 341-365, 2004b.

Ungar, M. Contextual and cultural aspects of resilience in child welfare settings. In: Brown, I.; et al. (Ed.). Putting a human face on child welfare: voices from the Prairies. Regina: Prairie Child Welfare Consortium, 2007. p. 1-23.

Ungar, M. Qualitative contributions to resilience research. Qualitative Social Work, v. 2, n. 1, p. 85-102, 2004a.

Ungar, M. Resilience across cultures. British Journal of Social Work, v. 38, p. 218-235, 2008.

Ungar, M.; et al. Unique pathways to resilience across cultures. Adolescence, v. 42, n. 166, p. 287-310, 2007.

Walsh, F. Conceptualization of normal family processes. In: Walsh, F. (Ed.). Normal family processes. New York: The Guilford Press, 1993. p. 3-69.

Walsh, F. Family resilience: framework for clinical practice. Family Process, v. 42, n. 1, p. 1-18, 2003.

Walsh, F. Fortalecendo a resiliência familiar. São Paulo: Roca, 2005.

Walsh, F. Spiritual resources in family therapy. New York: The Guilford Press, 1999.

Walsh, F. Strengthening family resilience. New York: The Guilford Press, 1998.

Walsh, F. The concept of family resilience: crisis and challenge. Family Process, v. 35, p. 261-281, 1996.

Walsh, F. Traumatic loss and major disasters. Family Process, v. 46, n. 2, p. 207-227, 2007.

Werner, E. E.; Smith, R. S. Overcoming the odds: high-risk children from birth to adulthood. London: Cornell University Press, 1992.

Werner, E. Risk, resilience and recovery: perspectives from the Kauai longitudinal study. Development Psychopathology, v. 5, p. 503-515, 1993.

Yunes, M. A. M. A questão triplamente controvertida da resiliência em famílias de baixa renda. Tese (Doutorado em Psicologia da Educação) – Pontifícia Universidade Católica, São Paulo, 2001.

Yunes, M. A. M. Dimensões conceituais da resiliência e suas interfaces com risco e proteção. In: Murta, S. G.; et al. (Org.). Prevenção e promoção em saúde mental: fundamentos, planejamento e estratégias de intervenção. Novo Hamburgo: Synopisis, 2015. p. 93-112.

Yunes, M. A. M. Psicologia positiva e resiliência: o foco no indivíduo e na família. Psicologia em Estudo, v. 8, p. 75-84, 2003.

Yunes, M. A. M. The ideological trap of the advocacy's discourse on resilience in poor families. E-Journal of Applied Psychology, v. 3, p. 26-33, 2007.

Yunes, M. A. M.; Garcia, N. M.; Albuquerque, B. M. Monoparentalidade, pobreza e resiliência: entre as crenças dos profissionais e as possibilidades de convivência familiar. Psicologia: Reflexão e Crítica, v. 20, p. 351-360, 2007.

Yunes, M. A. M.; Szymanski, H. Crenças de trabalhadores sociais sobre famílias pobres e suas possibilidades de resiliência. Psicologia da Educação, v. 17, p. 117-135, 2003.

Yunes, M. A. M.; Szymanski, H. Resiliência: noção, conceitos afins e considerações críticas. In: Tavares, J. (Ed.). Resiliência e educação. São Paulo: Cortez, 2001. p. 13-42.

Zimmerman, M. A.; Arunkumar, R. Resiliency research: implications for schools and policy. Social Policy Report: Society for Research in Child Development, v. 8, n. 4, p. 1-18, 1994.

16 Educação Popular em Saúde | Constituição e Transformação de um Campo de Estudos e Práticas na Saúde Coletiva

Eymard Mourão Vasconcelos

Introdução

Há um grande abismo separando o atendimento dos serviços de saúde e a vida da população. Os profissionais de saúde pouco conhecem a dinâmica familiar e comunitária de convivência e enfrentamento dos problemas de saúde. Para eles, as atitudes e falas dos usuários dos serviços parecem desconexas e estranhas. Esse desconhecimento tem gerado práticas de saúde marcadas pelo paternalismo, vanguardismo e autoritarismo. A superação desse tipo de prática na América Latina não se iniciou a partir do campo do trabalho em saúde, e sim a partir dos trabalhos sociais ligados às pastorais de algumas igrejas cristãs e do movimento nacional de alfabetização de jovens e adultos que se fortaleceu no Brasil a partir da segunda metade do século 20.

Desde a década de 1950, começou a se constituir na América Latina um movimento de intelectuais e técnicos preocupados em encontrar os caminhos de uma atuação social integrada às lutas e buscas sempre presentes no meio popular. Foi se constituindo o movimento da educação popular. A partir da sistematização iniciada por Paulo Freire no início da década de 1960, este saber de orientação das práticas educativas começou a se difundir para outros campos de trabalho social. Antes do golpe militar de 1964, que implantou a ditadura militar no Brasil, muitas dessas ações sociais eram apoiadas pelo governo federal ou governos estaduais e municipais.

Foi um período de muita efervescência cultural. Após a implantação da ditadura militar, as práticas de educação popular passaram a acontecer como ações de resistência da sociedade civil contra a opressão política e econômica imperante. Foi nesse momento que o setor de saúde se aproximou do movimento da educação popular.

Aproximação dos profissionais de saúde com o movimento da educação popular

Desde a década de 1970, profissionais de saúde insatisfeitos com as práticas mercantilizadas e rotinizadas dos serviços oficiais e desejosos de uma atuação mais significativa para as classes populares vêm se dirigindo às periferias dos grandes centros urbanos e regiões rurais em busca de modos alternativos de atuação. Inicialmente se ligaram às experiências informais de trabalho comunitário, principalmente junto à Igreja Católica. Posteriormente, a multiplicação de Serviços de Atenção Primária à Saúde, ocorrida no Brasil a partir do final de 1970, colaborou para a criação de condições institucionais para fixar esses profissionais nos locais de moradia das classes populares.

É interessante como esse movimento de profissionais de saúde vem se mantendo por tantos anos. Na década de 1970, fizemos parte desse movimento em busca de uma prática alternativa e engajada. Posteriormente, como professores, tivemos a oportunidade de acompanhar esta tendência que, apesar das variações periódicas de intensidade, tem perdurado. Atualmente, com a expansão da Estratégia Saúde da Família na maioria dos municípios brasileiros, cresceu enormemente o interesse profissional pela saúde comunitária.

O que move tantos profissionais de saúde a deixarem seu conforto, suas famílias e se embrenharem em recantos muitas vezes longínquos? Convivendo com a dinâmica do processo de adoecimento e de cura no meio popular, interagindo com os movimentos sociais locais e entrando em contato com a militância de outros grupos intelectuais, muitos profissionais de saúde passam a reorientar suas práticas no sentido de buscar enfrentar de uma maneira mais global os problemas de saúde encontrados. Em alguns desses serviços, nos quais a população organizada e os profissionais de saúde identificados com os seus interesses conseguem conquistar maior controle de seu funcionamento, surgem experiências pioneiras que avançam bastante na superação do caráter mercantil, biologicista e alienador da prática médica dominante. São experiências esparsas e pontuais, sempre ameaçadas de submersão diante das constantes oposições, como carência de recursos das políticas sociais, repressão política e exigências do produtivismo numérico do sistema de saúde. Em um número maior de serviços, profissionais comprometidos politicamente com a população não conseguem conquistar a hegemonia de seu funcionamento, mas resistem implementando pequenas práticas alternativas e marginais, nas quais a relação educativa com a população é priorizada.

Em minha experiência de militância na área de saúde popular, visitei e conversei com muitos profissionais envolvidos, inseridos profissionalmente em várias dessas experiências (Vasconcelos, 1987), e participei de diversas reuniões em que essas práticas são discutidas. Constatei que as experiências iniciaram por caminhos políticos, institucionais e pessoais bastante diferentes entre si: algumas eram serviços de saúde locais tradicionais que tiveram suas práticas profundamente redirecionadas pela luta dos movimentos populares; outras nasceram de grupos de igreja, os quais organizaram serviços informais de saúde que depois se ampliaram e se institucionalizaram, mantendo o controle popular. Algumas experiências tiveram início com grupos de profissionais comprometidos com a atuação na periferia, enquanto outras começaram por meio de um sindicato de trabalhadores. Muitas situações de reorientação da Atenção Básica à Saúde ocorreram a partir da iniciativa de prefeituras com uma gestão mais identificada com os interesses das classes populares. Nos últimos anos, a expansão da Estratégia Saúde da Família inseriu muitos profissionais de maneira muito próxima à dinâmica de vida da população, possibilitando-os a conhecer os limites do modelo tradicional de atenção e encantar com as possibilidades criativas de uma relação dialogada.

São, portanto, vários os modos iniciais da estruturação e também são extremamente variadas as conjunturas locais em que elas floresceram: experiências encravadas na selva amazônica, no interior de bairros de zonas industriais altamente sofisticadas, em áreas rurais longínquas, em zonas de conflito social intenso ou em áreas socialmente pacatas. Cada uma dessas experiências passou por dificuldades, conflitos internos e circunstâncias externas que, à primeira vista, são bastante próprias e diferentes entre si. Contudo, ao mesmo tempo e de modo impressionante, há uma identidade muito grande ligando a maioria dessas experiências. Na verdade, apesar de suas circunstâncias locais bem específicas, elas resultam de condições estruturais que lhes são comuns, fazendo suas práticas e seus limites se assemelharem entre si, mesmo que não tenham sido frutos de articulação ou de planejamento prévios. Apesar de um caráter bastante espontâneo ter marcado essas diversas experiências, elas aos poucos vão apontando e delineando um modelo de prática de saúde que é importante ser explicitado.

Nos contatos que tive com esses Serviços de Atenção Primária, fica evidente que suas práticas cotidianas e suas propostas de atuação são norteadas e estruturadas a partir de duas características: a primeira e mais importante é a existência de uma série de mecanismos facilitadores da relação entre o serviço e a população, seja por meio de seus movimentos organizados, seja por meio de seus usuários e suas famílias; a segunda característica é a busca constante da interdisciplinaridade entre os profissionais.

Nesses serviços, a participação e o controle dos grupos populares não são apenas esperados e franqueados, mas se investe com intensidade em seus aprofundamentos. Busca-se constantemente a articulação com os sindicatos de trabalhadores, grupos pastorais, associações de moradores, grupos de jovens, conselhos paroquiais, grupos de mulheres etc. Quando essas entidades populares são pouco expressivas, estimula-se seu fortalecimento ou a criação de novos grupos; também se investe na estruturação de comitês locais de saúde.

A relação com a população, de maneira alguma, restringe-se aos grupos organizados. Há uma grande valorização das trocas interpessoais que acontecem tanto nos contatos formais (as consultas individuais, as reuniões educativas e as visitas domiciliares), como nos contatos informais que acontecem nas amizades e na participação em eventos sociais locais. Na dinâmica desses serviços, a palavra *diálogo* é um conceito fundamental. Um diálogo que se esforça para compreender e explicitar o saber do interlocutor popular. Em várias experiências, os profissionais radicalizam essa busca de aproximação do meio popular, inclusive, indo ali morar.

Inspiração para metodologia de ação

Nos Serviços de Atenção Primária, é nítida a quebra do poder centralizador dos médicos. Predomina um discurso igualitarista que coloca em pé de igualdade todos os profissionais, inclusive os agentes de saúde comunitários. Mesmo que esse discurso não corresponda totalmente à prática diária, estrutura-se uma série de mecanismos (assembleia de funcionários, reuniões de equipe, encontros de avaliação), nos quais cada profissional conta, pelo menos, com a possibilidade formal de participar da definição das prioridades e estratégias e do enfrentamento dos problemas detectados. Tudo é problema de todos.

Ao mesmo tempo, a maior inserção dessas unidades de saúde no meio popular, em virtude de sua localização e ligação com os movimentos sociais, cria condições para que a globalidade dos problemas de saúde se manifeste, desafiando as limitações e as competências individuais dos vários profissionais e especialistas. Assim, a interdisciplinaridade passa a ser cobrada não só pela vontade de alguns profissionais, mas também a partir das demandas da população. O intercâmbio entre os vários profissionais passa a existir não apenas na definição de estratégias globais do serviço, mas também para enfrentar os pequenos problemas de saúde. A partir da articulação de profissionais com formações diferentes, estrutura-se, aos poucos, uma prática de saúde alargada (não simplificada), em que as várias dimensões da doença passam a ser enfrentadas. Com a pressão dos grupos populares locais, as dimensões coletivas dos problemas de saúde incorporam-se ao cotidiano desses serviços.

Integração de saberes interdisciplinares instrumentalizada pela teoria

Nesses serviços marcados pela interdisciplinaridade e pela constante relação com os movimentos sociais locais, preocupa-se não apenas com a multiplicação dos atendimentos e expansão da população por eles coberta, mas com a redefinição desses atendimentos. Entre seus profissionais, são comuns afirmações, com graus variáveis de clareza, de que a atenção médica tradicional não é injusta apenas porque segrega os trabalhadores, mas também porque sua racionalidade interna reforça e recria, no nível das microrrelações, as estruturas de dominação da sociedade. O seu biologicismo, o autoritarismo do doutor, o desprezo ao saber e à iniciativa do doente e de seus familiares, a imposição de soluções técnicas para problemas sociais globais e a propaganda embutida dos grupos políticos dominantes são exemplos de alguns dos mecanismos entranhados na assistência à saúde oficial que se procura superar nesses serviços. Dessa maneira, eles inovam até mesmo em relação a amplos setores dos profissionais de saúde considerados progressistas (a chamada "esquerda médica" nucleada inicialmente em torno do antigo Partido Comunista Brasileiro) que, preocupados com a expansão do direito à assistência à saúde junto à população, não questionam o tipo de assistência que está sendo expandido.

Concepção metodológica como suporte no setor de saúde

As experiências alternativas na área de saúde popular estruturaram-se a partir da década de 1970 em bairros periféricos, pequenas cidades do interior e povoados rurais, integrados a projetos mais amplos nos quais a metodologia da educação popular era hegemônica. Após contato com várias dessas experiências, com inúmeros profissionais e participações em reuniões, percebemos que o método da educação popular foi um elemento estruturante fundamental. Essas experiências constituíram-se no mesmo ambiente socioeconômico e cultural em que a educação popular terminava de se delinear como corpo teórico: as comunidades eclesiais de base, o ressurgimento dos movimentos sociais em luta contra a ditadura militar e suas políticas econômicas e sociais na década de 1970. Naquele contexto, a educação popular era a teoria hegemônica que orientava o modo de participação dos agentes eruditos (professores, padres, cientistas sociais, profissionais de saúde etc.) engajados nesse trabalho político e pedagógico.

Assim, no setor de saúde, a educação popular passou a se constituir, em vários serviços, não como uma atividade a mais que se desenvolve entre tantas outras, mas como um instrumento de reorientação da globalidade de suas práticas à medida que dinamiza, desobstrui e fortalece a relação com a população e seus movimentos organizados.

Ruptura na tradição da educação em saúde pela educação popular

A educação em saúde é o campo de prática e conhecimento do setor de saúde que tem se ocupado mais diretamente da criação de vínculos entre a ação médica e o pensar e fazer cotidiano da população. Concepções e práticas diferentes têm marcado a história da educação em saúde no Brasil, mas até a década de 1970 a educação em saúde no Brasil foi basicamente uma iniciativa das elites políticas e econômicas e, portanto, subordinada aos seus interesses. Voltava-se para a imposição de normas e comportamentos por elas considerados adequados.

Até o final do século 19, a saúde das classes populares não mereceu nenhuma ação significativa do Estado e da elite econômica. Foi para combater as epidemias de varíola, peste e febre amarela nos grandes centros urbanos que, no final do século 19 e início do século 20, estruturaram-se as primeiras intervenções ampliadas do Estado voltadas para a saúde da população. Essas epidemias causavam grandes transtornos para a exportação de café. Aconteceram, então, as primeiras práticas sistemáticas de educação em saúde. Em um contexto político de forte domínio das oligarquias rurais e de uma extrema debilidade dos atores populares, cuja maioria havia recentemente saído da escravidão, a educação em saúde naquelas campanhas urbanas de saúde pública era ainda breve e marginal porque, para as autoridades, o povo era incapaz de maiores entendimentos. Predominava a imposição de normas e medidas de saneamento consideradas científicas pelos técnicos e burocratas.

Foi preciso que a enorme expansão urbana do início do século 20 criasse nas grandes cidades uma classe média mais independente das oligarquias rurais para que surgissem propostas menos autoritárias de intervenção na saúde popular. Intelectuais passaram a contestar a crença, até então dominante, de que a salvação nacional passava pela europeização e branqueamento da população por meio da imigração estrangeira e imposição de novos padrões de comportamento. Estudos sobre as condições de vida e saúde da população rural, produzidos por médicos tropicalistas do Instituto Oswaldo Cruz, tiveram uma grande repercussão política. Monteiro Lobato, expressando um clamor emergente nas grandes cidades, assumiu em 1918 a bandeira de luta: "Sanear é a grande questão nacional". O problema brasileiro não estava na raça, mas nas doenças que tornavam a população preguiçosa e sem iniciativa. As ações médicas e a educação assumiram então uma importância central no debate político nacional. Apesar do relutante apoio do aparelho estatal, ainda dominado pelas oligarquias rurais, surgiram várias campanhas e serviços voltados ao saneamento dos sertões, no final da Primeira República. Esse auge político da educação em saúde voltada ao controle das endemias estava, no entanto, marcado pela ausência do ator popular como elemento ativo (Costa, 1986). Suas práticas eram normativas: os técnicos tinham um saber científico que devia ser incorporado e implementado pela população ignorante. Se já não se via mais o povo como culpado pela situação de subdesenvolvimento, ele continuava, porém, sendo visto como vítima incapaz de iniciativas criativas, enquanto não melhorasse sua situação de saúde pela implementação das medidas proclamadas.

A partir de 1930, a ação estatal no setor de saúde concentrou-se na construção de um sistema previdenciário destinado aos trabalhadores mais organizados politicamente, no qual as ações de caráter coletivo eram esvaziadas em favor da expansão da assistência médica individual. Ações educativas em saúde ficaram restritas a programas e serviços destinados a populações à margem do jogo político central, continuando a priorizar o combate das doenças infecciosas e parasitárias. Tornou-se evidente outra característica das práticas de educação em saúde no Brasil: foram implementadas como uma maneira de substituir e justificar a ausência de organização de serviços de saúde bem estruturados. Em algumas situações conjunturais específicas, esses programas e serviços se expandiram. Foi o caso da crise na produção mundial de borracha e manganês durante a Segunda Guerra Mundial, que tornou militarmente estratégico para os países aliados o incentivo de sua extração no Brasil. Com essa finalidade, organizou-se sob o comando de militares norte-americanos, o Serviço Especial de Saúde Pública (SESP) na região amazônica e no vale do Rio Doce. Esses serviços significaram a vinda para o Brasil de novas tecnologias de medicina preventiva e modos de gerenciamento institucional. Para a educação em saúde, introduziram-se novas técnicas de difusão de informação e convencimento, por meio das quais a população continuava a ser vista como passiva e incapaz de iniciativas próprias.

O governo militar criou contraditoriamente condições para a emergência de uma série de experiências de educação em saúde que significaram uma ruptura com o padrão previamente descrito. Nessa época, a política de saúde voltou-se à expansão de serviços médicos privados, principalmente hospitais, nos quais as ações educativas não tinham espaço significativo. A "tranquilidade" social (ou a "paz dos sepulcros") imposta pela repressão política e militar possibilitou ao regime voltar suas atenções à expansão da economia, diminuindo os gastos com as políticas sociais. Com os partidos e sindicatos esvaziados, a população foi aos poucos buscando novos modos de resistência. A Igreja Católica, que conseguira se preservar da repressão política, apoiou esse movimento, possibilitando o engajamento de intelectuais das mais diversas áreas. O método da educação popular, sistematizado por Paulo Freire (1987), constituiu-se como norteador da relação entre intelectuais e classes populares. Muitos profissionais de saúde, insatisfeitos com as práti-

cas mercantilizadas e rotinizadas dos serviços de saúde, engajaram-se nesse processo. Nos subterrâneos da vida política e institucional, teceram-se novas maneiras de organização da vida social. Essas experiências possibilitaram que intelectuais tivessem acesso e começassem a conhecer a dinâmica de luta e resistência das classes populares. No vazio do descaso do Estado com os problemas populares, configuraram-se iniciativas de busca de soluções técnicas construídas a partir do diálogo entre o saber popular e o saber acadêmico.

O setor de saúde foi exemplar nesse processo. Surgiu uma série de serviços de saúde com grande controle pelas organizações populares locais em conexão com os técnicos nelas engajados. Inicialmente, surgiram descolados das instituições oficiais, mas com o processo de abertura política, passaram a criar vínculos e a difundir sua lógica para outros serviços. A experiência ocorrida na zona leste da cidade de São Paulo foi o exemplo mais conhecido, mas o Movimento Popular de Saúde (MOPS) chegou a aglutinar centenas delas nos diversos Estados.

Enfim, a participação de profissionais de saúde nas experiências de educação popular a partir dos anos 1970 trouxe para o setor de saúde uma cultura de relação com as classes populares que representou uma ruptura com a tradição autoritária e normatizadora da educação em saúde.

Educação popular | Jeito especial de conduzir o processo educativo

Em nível internacional, o Brasil teve um papel pioneiro na constituição do método da educação popular, o que explica em parte a sua importância, aqui, na redefinição de práticas sociais dos mais variados campos do saber. Ela começou a se estruturar como corpo teórico e prática social no final da década de 1950, quando intelectuais e educadores ligados à Igreja Católica e influenciados pelo humanismo personalista que florescia na Europa no pós-guerra voltaram-se às questões populares. Paulo Freire foi o pioneiro no trabalho de sistematização teórica da educação popular. O seu livro *Pedagogia do oprimido*, escrito em 1966, ainda repercute em todo o mundo (Freire, 1987).

Educação popular não é o mesmo que "educação informal". Há muitas propostas educativas que se dão fora da escola, mas que utilizam métodos verticais de relação educador-educando. Segundo Brandão (1982), a educação popular não visa a criar sujeitos subalternos educados: sujeitos limpos, polidos, alfabetizados, bebendo água fervida, comendo farinha de soja e defecando em fossas sépticas. Visa a participar do esforço que já fazem hoje as categorias de sujeitos subalternos (do indígena ao operário do ABC paulista) para a organização do trabalho político que, passo a passo, abra caminho para a conquista de sua liberdade e de seus direitos. A educação popular é um modo de participação de agentes eruditos (professores, padres, cientistas sociais, profissionais de saúde e outros) nesse trabalho político. Ela busca trabalhar pedagogicamente o homem e os grupos envolvidos no processo de participação popular, fomentando maneiras coletivas de aprendizado e investigação, de modo a promover o crescimento da capacidade de análise crítica sobre a realidade e o aperfeiçoamento das estratégias de luta e enfrentamento. É uma estratégia de construção da participação popular no redirecionamento da vida social.

Um elemento fundamental do seu método é o fato de tomar, como ponto de partida do processo pedagógico, o saber anterior das classes populares. No trabalho, na vida social e na luta pela sobrevivência e pela transformação da realidade, as pessoas vão adquirindo um entendimento sobre a sua inserção na sociedade e na natureza. Esse conhecimento fragmentado e pouco elaborado é a matéria-prima da educação popular. Essa valorização do saber popular permite que o educando se sinta "em casa" e mantenha a sua iniciativa. Nesse sentido, não se reproduz a passividade usual dos processos pedagógicos tradicionais. Na educação popular, não basta que o conteúdo discutido seja revolucionário se o processo de discussão se mantiver vertical.

Não se trata de enfatizar o processo de transmissão de conhecimento, mas a ampliação dos espaços de interação cultural e negociação entre os diversos atores envolvidos em determinado problema social para a construção compartilhada do conhecimento e da organização política necessária à sua superação. Em vez de procurar difundir conceitos e comportamentos considerados corretos, procura-se problematizar, em uma discussão aberta, o que está incomodando e oprimindo. Prioriza-se a relação com os movimentos sociais, por constituírem uma expressão mais elaborada dos interesses e da lógica dos setores subalternos da sociedade, cuja voz é em geral desqualificada nos diálogos e negociações. Apesar de muitas vezes partir da busca por soluções para problemas específicos e localizados, a educação popular o faz a partir da perspectiva de que a atuação na microcapilaridade da vida social é uma estratégia de desfazer os mecanismos de cumplicidade, apoio e aliança, os micropoderes que sustentam as grandes estruturas de dominação política e econômica da sociedade. Está engajada na construção política da superação da subordinação, exclusão e opressão que marcam a vida em nossa sociedade.

No campo da saúde, a educação popular tem sido utilizada como uma estratégia de superação do grande fosso cultural existente entre os serviços de saúde e o saber científico de um lado e, de outro, a dinâmica de adoecimento e cura do mundo popular. Atuando a partir de problemas de saúde específicos ou de questões ligadas ao funcionamento global dos serviços, busca entender, sistematizar e difundir a lógica, o conhecimento e os princípios que regem a subjetividade dos vários atores envolvidos, de modo a superar incompreensões e mal-entendidos ou tornar conscientes e explícitos os conflitos de interesse. A partir desse diálogo, soluções vão sendo delineadas. Nesse sentido, tem significado não uma atividade a mais que se realiza nos serviços de saúde, mas uma ação que reorienta a globalidade das práticas ali executadas, contribuindo na superação do biologicismo, autoritarismo do doutor, desprezo pelas iniciativas do doente e seus familiares e da imposição de soluções técnicas restritas a problemas sociais globais que dominam a medicina atual. É, assim, um instrumento de construção-ação de saúde mais integral e mais adequada à vida da população.

Educação popular é o saber que orienta os difíceis caminhos, cheios de armadilhas, da ação pedagógica voltada à apuração do sentir/pensar/agir dos setores subalternos para a construção de uma sociedade fundada na solidariedade, justiça e participação de todos.

Formação de bons lutadores pela saúde

Todas as pessoas, pelo que fazem ou deixam de fazer, interferem no sentir/pensar/agir de outras pessoas. Por isso, todos somos educadores. É nesse sentido que se diz que toda relação é, necessariamente, uma relação pedagógica. Para o setor de saúde, o papel dos pais, principalmente da mãe, é fundamental na formação do saber sanitário (Sales, 2001).

Algumas pessoas têm a função de educadoras. São as pessoas que, por opção, ou por exigência do seu emprego, ou porque para tal foram eleitas, dedicam-se à formação de outras pessoas em escolas, igrejas, associações, cooperativas, sindicatos, partidos e serviços de saúde. São profissionais da educação. Para elas, o modo de condução do processo educativo deixa de ser intuitivo ou merecedor de poucas reflexões, para se tornar um problema importante que precisa ser discutido e aperfeiçoado continuamente.

Outras pessoas, além de educadoras, são especialistas em educação. Nessa categoria está quem se dedica a conhecer a história, as teorias e as metodologias da educação, a articulação da dimensão educativa com os objetivos econômicos e políticos, os indicadores de eficácia da atuação educativa, os critérios de avaliação e reorientação da prática educativa e o que mais diga respeito a produção, transmissão, reprodução de saberes. Atuam, principalmente, assessorando outros educadores.

A reflexão educativa tem enfatizado muito a questão da transmissão de conhecimentos. Insiste bastante na dimensão intelectual da educação e dá pouca ênfase à sua dimensão afetiva e prática. No entanto, quem não sabe da influência do sentimento, paixões e afetos sobre o pensar e o agir de todos nós? Quem não sabe igualmente da influência do pensar sobre o sentir e o agir das pessoas? E não sabe como o agir cria e recria modos de sentir e pensar? O pensar, o sentir e o agir combinam-se de maneira particular em cada pessoa, resultando ou em sabedoria ou em idiotice; ou em um modo de atuar firme, tranquilo e coerente ou em um modo de atuar confuso, incoerente e inseguro. É importante ressaltar que a educação tem como objeto e instrumento o saber, o sentir, o pensar e o agir.

Educação é formação. É, portanto, bem mais que informação. É o aprofundamento (mas pode ser também a imbecilização) do sentir, do pensar e do agir.

Educação é a formação de pessoas mais sabidas. É a busca do equilíbrio e aprofundamento dos sentidos, das emoções, dos conhecimentos e da atuação. Ser mais sabido é bem mais do que ser mais erudito. Se é impossível ser sabido sem ter conhecimentos e informa-

ções, é bem possível ter muito conhecimento e não ter sabedoria. O indicador do resultado educativo que aqui se pretende não é, portanto, a erudição. É situar-se bem no contexto de interesse. É usar armas adequadas nas lutas por objetivos econômicos, políticos, culturais, afetivos, religiosos e sanitários. É serenidade no modo de lutar.

Educação popular é um modo especial de conduzir o processo educativo que tem uma perspectiva: a apuração, a organização e o aprofundamento do sentir, do pensar e do agir das diversas categorias de sujeitos e grupos oprimidos da sociedade, bem como de seus parceiros e aliados. Nela, a apuração, o aprofundamento e a organização do sentir, do pensar e do agir é a parte central da construção de uma sociedade solidária e justa por meio da superação das estruturas sociais que reproduzem a injustiça e a exclusão, em que as pessoas não serão encaradas mais como mercadorias que se compram ou rejeitam.

Em síntese: a educação popular é a formação de pessoas mais sabidas e mais fortes para conseguir melhor retribuição à sua contribuição econômica, política e cultural; mais sabidas e mais fortes para serem tranquilas, sadias e felizes e para terem uma convivência construtiva e preservadora com o meio ambiente físico e humano.

A prática educativa que se contrapõe à prática da educação popular é a de formação de pessoas e trabalhadores submissos, dilacerados, sem autoestima, sem altivez, inseguros e sem esperança. É a que prepara pessoas para explorar e dominar outras pessoas e a natureza em geral. É a prática educativa que ajuda os atuais detentores do poder político, econômico e cultural a serem mais espertos e sabidos nas suas relações de exploração e dominação.

Alguns teóricos, equivocadamente, chamam de educação popular qualquer atuação educativa de órgãos governamentais ou civis, junto aos pobres, nos campos da alfabetização, habitação, saúde, transporte, segurança, organização comunitária etc., mesmo que essa educação tenha a perspectiva de entorpecê-los e acomodá-los. Nesse caso, trata-se de uma educação antipopular ousada, por se realizar no próprio espaço físico do povo, contra os seus interesses. A palavra *popular*, presente no conceito de educação popular, refere-se não ao público do processo educativo, mas à sua perspectiva política: estar a serviço da realização de todos os interesses dos oprimidos dessa sociedade, na maioria das vezes pertencentes às classes populares, bem como de seus parceiros, aliados e amigos.

Há também teóricos que só consideram educação popular a prática educativa que acontece fora do espaço formal e institucional. É, entretanto, possível fazer educação popular nos espaços institucionais, sejam governamentais ou empresariais. É possível também fazer educação antipopular em espaços populares alternativos.

A educação popular, para formar pessoas mais sabidas e criar relações sociais mais justas, exige um modo específico de conduzir as ações educativas. Uma das exigências é deixar claro para os educandos os objetivos de cada ato educativo, para que eles, conhecendo sua intencionalidade mais geral, possam ser críticos e se situar diante de cada um de seus passos.

Não é coerente com a perspectiva da educação popular quem não toma em consideração (para aprofundar em um processo de intercâmbio de saberes) conhecimentos, experiências, expectativas, inquietações, sonhos, ritmos, interesses e direitos das pessoas com que se esteja convivendo. Nesse sentido, é fundamental considerar marcas tão profundas como as de gênero, geração, etnia e religião.

Não é também coerente quem impõe objetivos, conteúdos, palavras de ordem e verdades. Nesse ponto, a educação popular rompe com a tradição da educação política da maioria dos movimentos e organizações de esquerda, que têm investido principalmente na difusão para as massas das verdades sistematizadas por seus grandes intelectuais e sua vanguarda, que teriam conseguido superar a ideologia burguesa que alienaria a maioria dos trabalhadores.

Todas as técnicas e dinâmicas que facilitam a aprendizagem são metodologias de educação popular se ajudarem os educandos a apurar o que precisam e o que querem que seja aprofundado e se os auxiliarem a tomar gosto em se posicionar e lutar por seus interesses em todas as situações que lhes digam respeito. Nesse sentido, a educação popular preocupa-se menos com discussão das técnicas educativas e mais com o significado político para o grupo a que se destina.

Educação popular não é veneração da cultura popular. Modos de sentir, pensar e agir interagem permanentemente com outros modos diferentes de sentir, pensar e agir. Na formação de pessoas mais sabidas, devem ser criadas oportunidades de intercâmbio de culturas. E as pessoas mudarão quando desejarem mudar e quando tiverem condições objetivas e subjetivas de optar por um outro jeito de viver. Certamente, não pretende formar pessoas mais sabidas quem tenta impor uma cultura pretensamente superior. Entretanto, também é muito conservador quem mitifica o modo de viver dos grupos populares tradicionais, buscando preservá-lo do contato e diálogo com outros grupos e projetos culturais contemporâneos. Ao educador popular caberá o investimento na criação de espaços de elaboração das perplexidades e angústias advindas do contato intercultural, denunciando situações em que a diferença de poder entre os grupos e pessoas envolvidos transforme as trocas culturais em imposição.

Educação popular é, portanto, um modo comprometido e participativo de conduzir o trabalho educativo orientado pela perspectiva de realização de todos os direitos do povo, ou seja, dos excluídos e dos que vivem ou viverão do trabalho, bem como de seus parceiros e aliados. Nela investem os que creem na força transformadora das palavras e dos gestos, não só na vida dos indivíduos, mas na organização global da sociedade.

Transformações da educação popular em saúde no contexto da democratização das instituições

Com a conquista da democracia e a construção do Sistema Único de Saúde (SUS), na década de 1980, as experiências localizadas de trabalho comunitário em saúde diminuíram sua importância. Técnicos e lideranças que haviam participado dessas experiências passaram a ocupar e valorizar os espaços das instituições estatais. Afinal, muitos serviços públicos haviam sido expandidos e reorientados pela própria luta popular. Em alguns lugares tentou-se introduzir nas práticas institucionais a metodologia aprendida nas práticas informais, mas a transposição do método é complexa e tem apresentado dificuldades e limites.

A prática da educação popular na década de 1970, até mesmo pela existência da repressão política e militar, restringia-se às populações marginais com seus grupos relativamente pequenos e pouco heterogêneos. A assessoria política e intelectual que recebiam era pouco fragmentada, pois sobrara apenas a Igreja como agente externo de resistência ideológica. Os agentes educativos, nesse contexto, tinham condições de um acompanhamento duradouro e com grande nível de convivência com as famílias locais. O processo educativo que se construía no enfrentamento dos problemas comunitários por meio de discussões e divergências de posição era muitas vezes mais valorizado do que a conquista de determinado benefício, pois a repressão militar impossibilitava mudanças políticas mais significativas. A questão do poder e da autoridade dentro dos grupos era vista apenas como entraves à livre participação igualitária de todos.

Nos serviços de saúde, as condições são outras. Eles têm uma abrangência de atuação muito mais alargada: são responsáveis por grandes bairros ou cidades inteiras, realidades marcadas por uma complexidade intensa e fragmentação de interesses e uma grande diversidade de atores sociais que se entrelaçam em alianças e conflitos altamente instáveis e variáveis na atualidade, o que os diferencia muito da situação bipolarizada do período da ditadura militar em que se tinha, de um lado, os militares e a elite econômica e, de outro, as forças populares. No turbilhão da vida social moderna, a participação da sociedade civil na dinâmica de funcionamento desses serviços torna-se extremamente complexa e com múltiplas e surpreendentes faces. O ritmo necessário para o processo educativo que acontece nessas relações de participação, muitas vezes, é atropelado pela exigência de eficiência na implementação de ações técnicas cobradas pela própria população. Autoridade e hierarquia são conceitos sempre presentes em suas práticas, tanto porque são parcelas de um Estado atravessado pela dominação de classe e, por isso, subordinados e reprodutores dessa dominação, mas também porque são pontos de assédio de múltiplos interesses privados corruptos que precisam ser contrariados, utilizando-se o poder hierárquico delegado. Empresas, grupos e indivíduos tentam a todo momento utilizar de maneira privilegiada os recursos públicos escassos em detrimento dos direitos dos outros usuários. Assim, o exercício do poder passa a conviver conjuntamente com atividades educativas. Nesse contexto, a participação igualitária entre os vários atores envolvidos nas relações educativas, tão alardeada nos pioneiros, fica dificultada. Essa nova situação nem sempre é compreendida pelos técnicos e militantes envolvidos, que continuam presos ao modelo antigo, tornando suas estratégias inadequadas e insuficientes. Os profissionais que avançam no processo de institucionalização passam a ser vistos como traidores das concepções de democracia de base. Muitas experiências não conseguiram se consolidar e expandir institucionalmente, difundindo a ideia de fixação saudosista da educação popular com as práticas marginais e informais. Entretanto, a presença das instituições na vida das classes populares contemporâneas é enorme.

Mesmo os profissionais que atuam diretamente inseridos nos movimentos sociais, desvinculados das instituições estatais, tiveram as características de suas práticas profundamente alteradas. Na nova conjuntura política, assiste-se a um alargamento significativo e uma complexificação das lutas dos movimentos sociais. De uma prática defensiva contra o desrespeito de direitos humanos básicos ou voltada à reivindicação de benfeitorias específicas, os movimentos populares são agora colocados diante de novas exigências. Passam a agendar, em suas atividades cotidianas, reuniões, debates e seminários para discutir e elaborar subsídios para projetos de lei. A sociedade civil organizada passa a querer interferir diretamente na sociedade política, nas regras e nos mecanismos de funcionamento da sociedade e do Estado, via poder legislativo, procurando inscrever em leis seus direitos e deveres. O processo constituinte de 1988 foi o auge dessa tendência. Várias políticas setoriais, nas quais o setor de saúde foi pioneiro, passam a ser geridas com a participação, garantida por lei, de movimentos populares. É exigido de suas lideranças o conhecimento técnico das diferenças entre as várias propostas administrativas. Em muitos municípios, diante da inércia do poder público, organizações populares e sindicais tomam a frente na proposição de políticas de desenvolvimento social e até mesmo econômico.

Essa complexificação e esse alargamento das lutas requerem esforço de conhecimento sem o qual se torna impossível uma intervenção mais global, impondo às lideranças dos movimentos sociais a necessidade de se cercarem de assessorias especializadas. Só desse modo se explica o impressionante detalhamento das reivindicações de um grande número deles e a surpreendente fluência com que as lideranças passam a discorrer sobre filigranas técnicas de suas propostas.

Percebe-se que tão importante quanto a pressão popular é o trabalho de demonstração pública da superioridade técnica de seus projetos. Cria-se, então, uma maior dependência das lideranças populares em relação ao saber científico e às instituições capazes de prestar assessoria (universidades, organizações não governamentais, secretarias, partidos políticos, entidades profissionais, igrejas etc.). Essa assessoria, que antes era feita apenas por quadros da Igreja Católica, agora se divide em múltiplas instituições com as mais diversas orientações, o que, se de um lado radicaliza as diferenças, por outro lado, também ajuda a deixar mais claras as divergências que sempre existiram, possibilitando um debate e uma negociação mais produtivos. Em um mesmo movimento passam a existir lideranças aderidas a partidos políticos diferentes e a instituições de assessoria distintas (Moraes, 1994). Assiste-se a uma tendência de maior aparelhamento material e humano das diretorias com a contratação de funcionários e aquisição de equipamentos.

Paradoxalmente, esse processo de especialização e aprimoramento intelectual das lideranças e de aparelhamento das diretorias amplia cada vez mais seu distanciamento das bases, as quais encontram uma dificuldade crescente de estabelecer os vínculos entre suas demandas mais imediatas e a sofisticação das bandeiras de luta que compõem um possível projeto de desenvolvimento democrático. Os membros das bases passam a perceber a sua participação como pouco significativa, tendendo a participar apenas nos momentos de maior mobilização. Sem dúvida nenhuma, essa é uma das razões fundamentais do sentimento de crise nos movimentos sociais, à medida que se assiste a um afastamento de algumas de suas características consideradas fundamentais: ampla participação das bases e modos coletivos de tomada de decisões.

Todo esse processo exige mudanças radicais na metodologia educativa adotada pelo educador em saúde. É uma situação bastante distinta da década de 1970, quando o técnico, diante da fragilidade dos movimentos, era muitas vezes incentivado a esconder o seu saber para não inibir os populares a manifestarem seus conhecimentos e a sua lógica. Muitas vezes, seu principal papel era a criação de espaços de debate.

Outras importantes mudanças na relação com os movimentos sociais ocorreram com o processo de redemocratização do país. Governantes que antes não demonstravam preocupação com os movimentos populares perceberam a impossibilidade de continuar como políticos se não aprendessem a respeitar e a negociar com eles. Mas não aprenderam apenas isso, descobriram a arte de cooptação desses movimentos. Mais do que isso: aprenderam também a criar novos movimentos. Nesse sentido, o programa de distribuição de leite às famílias carentes no governo de Sarney foi exemplar. O leite teria que ser distribuído por meio de associações comunitárias, que para isso teriam de ter ligações com a classe política local. Milhares de novas associações foram criadas, de uma hora para outra, por iniciativa de políticos, que por meio do leite federal puderam sustentar cabos eleitorais travestidos de líderes comunitários. Muitas associações mais combativas, que resistiram à sedução do leite, viram-se desprestigiadas junto a seus associados.

Com o passar dos anos foram sendo parcialmente desmascaradas muitas dessas estratégias de cooptação, criando-se uma cultura de resistência e um sistema de denúncias que conseguiu diminuir um pouco o estrago por elas causado. Entretanto, tudo isso mostrou com clareza que os explorados, como todos os outros setores da sociedade, são também contraditórios, ajudando a destruir o mito, presente em muitos militantes, da pureza de tudo o que provêm das classes populares. Elas não são apenas dominadas, mas contêm também cumplicidades com o sistema de exploração. Essa constatação teve grande importância à medida que acabou por destruir a aura de encantamento existente em torno dos movimentos populares. Muitos militantes e assessores que, por terem se aproximado desses movimentos a partir de uma inserção religiosa na Igreja Católica, projetavam uma esperança messiânica em suas ações, desencantaram-se e afastaram-se, partindo na busca de outra via de salvação menos contraditória.

O novo contexto institucional e das organizações populares trouxe para os profissionais de saúde, envolvidos no método da educação popular, uma sensação de crise. No entanto, as raízes dessa sensação não vêm apenas das mudanças políticas e sociais do país. Originam-se também de mudanças culturais globais, que têm despertado o esforço de compreensão de muitos pensadores.

O conceito de pós-modernidade tem se mostrado importante para entender essas mudanças.

Educação popular diante do movimento cultural e filosófico da pós-modernidade

Desde o final do século 20, tornou-se corrente afirmar que estamos no limiar de uma nova era. Uma estonteante variedade de termos tem sido sugerida para denominar essa mudança, a maioria indicando que estamos chegando a um encerramento: pós-modernidade, pós-modernismo, sociedade pós-industrial, pós-fordismo. Alguns dos debates sobre essas questões concentram-se principalmente nas transformações institucionais, em particular as que sugerem que estamos nos deslocando de um sistema baseado na manufatura de bens materiais para outro relacionado principalmente com a informação e os serviços, alterando profundamente as relações de trabalho que aí ocorrem. Mais frequentemente, no entanto, os debates enfocam questões ligadas à filosofia e à teoria crítica sobre a estrutura e o método do conhecimento científico (a epistemologia). Um autor central foi Lyotard (1985), que publicou o livro *A condição pós-moderna*. Para esse autor, o movimento cultural da pós-modernidade caracteriza-se por um desmascaramento da subjetividade existente por baixo de toda a racionalidade que construiu o progresso da modernidade. A razão é manipulável pelas vontades do sujeito que conhece. Todos os fundamentos do método científico não têm credibilidade. Assim, não é possível nenhum conhecimento sistemático das ações humanas ou do desenvolvimento social.

Desse modo, todas as grandes análises teóricas globais (incluindo o marxismo, a psicanálise, o funcionalismo etc.) perderam a sua legitimidade, e todas as teorias globais estão em pé de igualdade: são apenas narrativas. Assiste-se então à emergência de um amplo leque de narrativas com pretensão de verdade, diante das quais a ciência não tem nenhum lugar privilegiado.

Assim, o único conhecimento válido é aquele que não pretende ser sistemático, ou seja, é fragmentado e parcial.

O combate à pretensão de se perceber na história um sentido e um progresso. A história é um enigma, diante do qual toda leitura é possível.

A denúncia de que a razão, sobre a qual se construiu o progresso, é autoritária. O totalitarismo é um ponto de chegada sempre que se aplica radicalmente a racionalidade. Ele é o efeito de uma vontade demasiado imperiosa de encarnar a razão universal no particular.

Uma perspectiva de análise em que o progresso trazido pela modernidade é considerado catastrófico.

Por que a ideia de que o progresso é considerado catastrófico vem ganhando tanta força nos últimos anos?

Segundo Giddens (1991), a ideia de o progresso ser considerado catastrófico se deve à sensação de que muitos de nós temos sido apanhados em um universo de eventos que não compreendemos plenamente, e que parecem em grande parte estar fora de nosso controle. A nossa cultura já não aceita explicações religiosas e místicas para o desconhecido. Para Habermas (Young, 1989), o capitalismo tardio exigiu a presença de um Estado forte na sociedade, tanto no nível da regulação da economia, como da sociedade; uma intervenção voltada à gestão dos conflitos entre os diversos capitais e os diversos grupos sociais. O Estado tenta impor uma racionalidade burocrática (fundada na primazia da finalidade econômica) a todos os grupos sociais, penetrando e controlando todas as instâncias da vida, sem deixar espaços para particularismos. No momento em que essa intervenção ampliada do Estado (a crise do Estado de bem-estar social, a derrota do socialismo real, a iminência de uma catástrofe ecológica, a possibilidade da destruição militar da humanidade etc.) fracassa, abre-se uma grande crise de legitimidade da racionalidade, experimentada tão radicalmente. Todos os instrumentos de intervenção racionalizadora na vida social (entre os quais a educação e a medicina) entram também em grande crise de legitimidade. Contudo, essa crise concentra-se no nível da vida cultural, pois no nível da economia o racionalismo continua imperando.

As análises, trazidas pelo debate pós-moderno, desencadearam uma profunda crise na teoria social contemporânea (Giddens, 1991). Uma crise que tem resultado em um avanço crítico, mas que, por outro lado, tem levado também à inércia. A perda de legitimidade das grandes análises teóricas globais fez os intelectuais passarem, muitas vezes, a serem vistos e a se verem como meros guardiões de discursos, levando, assim, a um esvaziamento do compromisso de fazer esses discursos operarem no interesse dos grupos oprimidos na sociedade. É difícil trabalhar como intelectual a serviço dos que sofrem e são explorados dentro dessa postura pós-moderna, que enfatiza a ausência de validade das grandes análises teóricas. Muitas vezes, tende-se a um desencanto com a luta pela democracia (Maclaren, 1987). É exemplar a afirmação de Berman (1986): "para que tanta agitação a propósito de coisa nenhuma?".

A repercussão desse debate não tem se restringido apenas ao meio intelectual, mas se difundiu por amplos segmentos da opinião pública. Hoje, há muitas razões para as pessoas rejeitarem a realidade que as cerca, na conhecida postura: "eu estou na minha, você está na sua". Ou encontram-se satisfeitas na sua alienação, ou têm uma rejeição à realidade manipulada e manipuladora que as tolhe, mas se convencem da inutilidade de tentarem libertar-se da alienação. Revoltam-se, mas é uma revolta impotente. Tende-se a um certo amoralismo, onde tudo vale, contanto que se respeite a liberdade individual.

Todo esse movimento do pensamento pós-moderno resultou em forte impacto para a prática educativa em todos os níveis. Se a história não tem um sentido de progresso e se os projetos para a construção de uma sociedade emancipada não têm um fundamento racional, esvazia-se a importância da educação e de suas teorias. Afinal, a escola e a maioria das práticas educativas até então existentes voltavam-se (apesar de nem sempre o explicitarem) à formação do homem portador de uma maneira racional e científica de conhecimento da natureza, condição necessária para a construção da viabilidade do convívio social. A escola tem sido concebida como uma "oficina de homens" para a sociedade moderna. Foi nesse sentido que, desde o século 16, a escola vem se expandindo, a ponto de ser uma aspiração política quase universal à sua obrigatoriedade para todos os cidadãos.

Para a educação popular, essa crise foi ainda mais radical. O desmoronamento do caráter racional de todos os projetos sociais utópicos foi ainda mais forte entre os pensadores de esquerda, em virtude do impacto da derrota do socialismo real (Maclaren, 1987). Diferentemente da maioria das outras propostas pedagógicas, a ligação de todas as metodologias de prática da educação popular com o seu projeto utópico é explícita e constantemente anunciada. Assim, o pensamento pós-moderno atinge em cheio as suas bases.

Seriam a miséria e o subdesenvolvimento evidências dos efeitos nefastos da modernidade universal?

Uma resposta usual ao tipo de ideias trazidas pelas discussões da pós-modernidade é procurar contestá-las, procurando demonstrar que é possível um método de conhecimento racional e científico e que, portanto, um conhecimento generalizável sobre a vida social e os padrões de desenvolvimento social podem ser alcançados. Entretanto, menosprezar a força das discussões sobre a pós-modernidade não resolve os problemas: seu impacto na sociedade é enorme. Não é mais possível resgatar o estatuto de verdade, racionalidade, subjetividade e humanismo desconhecendo as suas críticas. É preciso entender a essência e a positividade de seu pensamento para podermos superar, com ganhos, a crise atual. Nesse sentido, vários autores, entre os quais Habermas, têm avançado. Para ele, não basta meramente inventar novos conceitos, como pós-modernidade, para enfrentar a sensação de desorientação que se abate sobre a sociedade contemporânea. Em vez disso, temos de olhar novamente para a natureza da própria modernidade, que vinha sendo insuficientemente estudada pelas ciências sociais. Para Habermas, em vez de estarmos entrando em um novo e diferente período da história, estamos alcançando um período em que as consequências da modernidade estão se tornando mais radicalizadas e universalizadas do que antes. Assim, o que vem sendo denominado pós-modernidade seria mais uma face da intensa e permanente dinâmica de transformação e crítica que a própria modernidade vem trazendo à vida social. Estaríamos vivendo, sim, uma situação cultural muito diferenciada, mas que não representa uma ruptura com o modo de pensar e organizar as instituições trazido pela modernidade (Giddens, 1991).

Essa postura vem ao encontro do pensamento de Karl Marx, que vivendo e estranhando intensamente a atmosfera de agitação, turbulência, aturdimento psíquico, embriaguez, expansão de possibilidades de experiência e destruição das barreiras morais e compromissos pessoais que já tomava conta da Europa no século 19, afirmou no *Manifesto do Partido Comunista* (*apud* Berman, 1986):

A burguesia não pode sobreviver sem revolucionar constantemente os instrumentos de produção e, com eles, as relações de produção e, com elas, todas as relações sociais. [...] Revolução ininterrupta da produção, contínua perturbação de todas as relações sociais, interminável incerteza e agitação distinguem a era burguesa de todas as anteriores. [...] Todas as relações fixas, enrijecidas, com seu travo de antiguidade e veneráveis preconceitos e opiniões foram banidas; todas as novas relações se tornam antiquadas antes que cheguem a ossificar. Tudo o que é sólido desmancha no ar, tudo o que é sagrado é profanado.

Persistência de lutas sociais solidárias em tempos de individualismo e desencanto

Neste contexto de desencantamento com os movimentos populares, de revalorização do espaço institucional de atuação, de predomínio do ambiente cultural pós-moderno e queda das experiências socialistas no leste europeu, parece não haver sentido falar mais em educação popular em saúde. Parece um saudosismo de militantes antigos.

A aparência de racionalidade pura que envolvia os vários projetos sociais foi desmascarada. Sabe-se hoje que todos se assentam sobre subjetividades, utopias, religiões ou mitos. A sociedade complexificou-se e multiplicou-se em fragmentos, obrigando os vários atores sociais a interagirem com uma diversidade de grupos e personagens em colisão e alianças instáveis, vivendo caminhos próprios e falando em linguagens fechadas. Uma situação que, se de um lado promete poder, alegria e aventura, de outro, ameaça desintegrar tudo o que temos e sabemos (Berman, 1986). Vivemos em um universo de eventos que não compreendemos totalmente e que parecem estar fora do nosso controle. O fracasso de muitos projetos de intervenção social racionalizadores gerou descrédito na possibilidade de um novo ordenamento (Giddens, 1991).

Apesar dessa sensação generalizada de insegurança teórica, a tragédia da vida humana continua a se desenrolar, expondo dores e misérias a clamarem por respostas diante de homens e grupos sociais marcados também por posturas de solidariedade. Apesar da crise teórica, o agir humano continuou construindo práticas de solidariedade em nível tanto das políticas públicas como dos movimentos sociais e da ação individual. O caos total não se configurou. Todavia, são práticas de solidariedade que já não conseguem aparecer como caminhos definitivos para a superação da miséria humana. Práticas e caminhos provisórios. Tentativas fragmentadas, mas múltiplas e significativas. Discursos generalizadores de determinado modelo são logo desacreditados e ironizados.

Assim, no setor de saúde também se multiplicam experiências de enfrentamento da dor e da doença, muitas enfatizando a abordagem educativa. Para entender os delineamentos metodológicos das práticas de educação popular em saúde, atualmente, torna-se fundamental mapear e analisar a diversidade de práticas existentes, buscando identificar elementos comuns, mas deixando de lado a pretensão de logo atingir uma análise teórica globalizante. Nesse sentido, é importante prestar atenção na Rede de Educação Popular e Saúde, uma tentativa de aglutinação de experiências e profissionais que priorizam a ação educativa junto às classes populares como caminho de enfrentamento dos problemas de saúde.

Em 1990, vários profissionais de saúde presentes no III Simpósio Interamericano de Educação em Saúde, realizado no Rio de Janeiro pela União Internacional de Educação em Saúde, perceberam a grande distância entre a metodologia educativa praticada em experiências marcadas pela integração junto aos movimentos sociais e a metodologia privilegiada pelo Simpósio, voltada ao aperfeiçoamento de técnicas de difusão de conhecimentos e de mudança de comportamento. Dessa insatisfação começou a se estruturar a Articulação Nacional de Educação Popular em Saúde que, no final de 1991, realizou o I Encontro Nacional de Educação Popular em Saúde, em São Paulo. Realizaram-se encontros estaduais, regionais e municipais em vários locais do país. Organizou-se um boletim de intercâmbio integrando cerca de 1.300 profissionais.

Participando das reuniões ou lendo suas publicações, percebe-se que técnicos de saúde continuam atuando nos novos espaços institucionais – organizações não governamentais (ONG), hospitais, movimentos sociais, serviços locais de saúde, sindicatos, meios de comunicação de massa, escolas – em busca de fazer ressoar a voz e os interesses dos subalternos. Em muitas instituições de saúde, grupos de profissionais têm buscado enfrentar o desafio de incorporar a metodologia da educação popular no serviço público, adaptando-a ao novo contexto de complexidade institucional e da vida social nos grandes centros urbanos. Enfrentam a lógica hegemônica de funcionamento dos serviços de saúde, subordinados aos interesses de legitimação do poder político e econômico dominante e à carência de recursos oriunda do conflito distributivo no orçamento, em uma conjuntura de crise fiscal do Estado. Nesse sentido, estão engajados na luta pela democratização do Estado, na qual o método da educação popular passa a ser um instrumento para a construção da participação popular (não restrita às lideranças formais) na gestão das políticas sociais.

Assim, a Articulação Nacional de Educação Popular em Saúde foi o início de um movimento social nascido nos anos 1990 para expressar problemas e buscar soluções, não de grupos marginais ou de militantes saudosistas, mas do processo de redirecionamento do SUS – responsável pelo atendimento de saúde da maioria da população brasileira – em uma perspectiva de participação popular.

A esperança continua no aparente caos da pós-modernidade. Esperança, palavra antes eliminada do vocabulário científico, pode agora ser assumida, pois ficou evidenciado que aspectos subjetivos estão presentes em qualquer análise científica. Ser rigoroso com a verdade é, ao contrário de esconder esses aspectos subjetivos, deixá-los claros para que possam ser controlados. Talvez a utopia que se esconde atrás de muitos desses projetos seja o da esperança de poder construir, por caminhos desconhecidos, uma sociedade participante e justa por meio do fortalecimento da comunicação e negociação entre atores tão diversos com a participação, em pé de igualdade, dos grupos subalternos.

Da articulação nacional à Rede de Educação Popular e Saúde

O movimento da Educação Popular em Saúde organizou-se politicamente com a criação de várias iniciativas institucionais. Estruturaram-se encontros em vários Estados, vários congressos de âmbito nacional dedicaram espaços significativos ao tema, criaram-se grupos acadêmicos e operativos e aumentaram as publicações. Contudo, é ainda uma estruturação muito frágil, se tivermos em vista o grande número de profissionais de saúde que vêm se preocupan-

do e se dedicando às relações educativas com a população. Para exemplificar, temos tido dificuldades de reunir forças para organizar outros encontros nacionais.

Por que essa base social tão ampla não tem conseguido se expressar institucionalmente com o vigor de outros campos da saúde coletiva, como a área de epidemiologia, planejamento e ciências sociais em saúde? Não há dúvida de que o projeto de reorientar os serviços de saúde a partir da ampliação dos canais de relacionamento cultural e político com as classes populares não interessa aos donos do poder (aí também incluída uma boa parte da tecnoburocracia "progressista"). Se o modelo de educação em saúde dominante em nossas discussões fosse voltado à busca de técnicas de transmissão eficientes de "boas condutas de vida" para as classes carentes, sem dúvida, teríamos muito mais apoio oficial.

Contudo, nossos limites devem-se também às nossas características. A educação popular trouxe para a ideologia de esquerda uma nova perspectiva diante do poder. Antes a ênfase era na ocupação progressiva de espaços institucionais e políticos. Passou-se a valorizar a dimensão cultural que se busca fora das instâncias formais do poder. Percebeu-se a importância política da atuação educativa junto aos pequenos grupos. A valorização da ação cultural mais próxima das pessoas e comunidades locais é uma das contribuições mais importantes do movimento da Educação Popular em Saúde para o Movimento da Reforma Sanitária, até agora muito preso à luta dentro do Estado. Todavia, é necessário um mínimo de estruturação institucional. Acontece que muitos educadores populares ficam desconfiados diante de tentativas de institucionalização mais amplas. Medo de manipulação? "Falta de jeito"? Preferem ficar seguros em seu campo de atuação local. A saída está no movimento dialético de valorização, ora de instâncias micro, ora de instâncias macro, em que também não se caia na absorção total pelo jogo de luta por poder e prestígio na academia e na burocracia dos serviços de saúde, organizações não governamentais e sindicatos.

A proposta da Articulação Nacional de Educação Popular em Saúde partia do pressuposto de que os vários educadores populares em saúde dispersos pelo Brasil, à medida que se criasse uma pequena infraestrutura de integração, passariam a ocupar esse espaço, gerando um rico processo de interação e troca de experiências. Afinal, eles tendem a ser tão dinâmicos em suas práticas locais. Contudo, eram poucos os que se dispunham a escrever para o boletim. Em poucos Estados surgiram grupos animados a organizar encontros. As iniciativas junto à Associação Brasileira de Saúde Coletiva (ABRASCO) e outras instituições de saúde pública ficavam dependentes sempre das mesmas pessoas. Foi-se percebendo que a informalidade com que foi organizada a Articulação Nacional de Educação Popular em Saúde, sem uma base institucional mais sólida de suporte, estava impedindo que iniciativas mais audaciosas no campo da saúde pública se estruturassem.

Apesar das limitações, criou-se, nesses anos de atuação, uma ampla rede informal de ligações, trocas de ideias e apoio. Formou-se um movimento social, um movimento de profissionais que acreditam na centralidade do trabalho de integração da ciência e das práticas institucionais em saúde com esforço e luta pela saúde dos vários sujeitos subalternos, do indígena ao operário do ABC paulista. Um movimento com identidade própria no campo da saúde pública.

Não queremos, no entanto, continuar vendo as práticas de educação popular em saúde restritas às experiências alternativas e transitórias, mas incorporadas à tradição de atuação sanitária hegemônica. A institucionalização de uma proposta aumenta sua abrangência de atuação e amplia as suas possibilidades.

Novas exigências

À medida que o processo de Reforma Sanitária supera a etapa em que a prioridade era a criação de um arcabouço de normas jurídicas e administrativas para o novo sistema, bem como a multiplicação dos serviços básicos da saúde, assiste-se hoje à ampliação do espaço para a discussão e experimentação de propostas que reorientam o modelo do atendimento no dia a dia dos serviços. Neste momento, a educação popular (entendida não como uma atividade a mais que se implementa nos serviços, mas como um conjunto de iniciativas que reorienta a globalidade de suas práticas por meio do fortalecimento dos mecanismos de participação e troca de saber entre os vários tipos de profissionais e os vários grupos sociais da comunidade servida) ganha um significado especial. Trata-se de uma metodologia de construção dessa participação e de dinami-

zação das trocas culturais entre os vários atores envolvidos no cenário da saúde desenvolvida na América Latina e, portanto, com um grande número de profissionais e lideranças populares já preparadas para desenvolvê-la, se forem criadas condições políticas e institucionais.

Já existe, no Brasil, uma experiência razoável sobre os caminhos da organização de serviços de saúde em uma perspectiva de participação popular a partir da metodologia da educação popular. A principal dificuldade, hoje, é a generalização dessa experiência. Não basta alguns saberem fazer, é preciso que esse "saber fazer" se generalize nas instituições como um todo, descobrindo os caminhos administrativos para a sua operacionalização. Essa generalização passa principalmente pela formação de recursos humanos, mas em uma perspectiva diferente daquela que, habitualmente, vem sendo implementada, que encara o profissional como um ser alienado e ignorante que deve ser treinado e conscientizado. Assim como o método da educação popular reorienta a relação entre o profissional e a população, ressaltando suas iniciativas e seu processo de busca de melhorias, é preciso reorientar as estratégias de formação do profissional, fazendo-as partir de suas angústias, de sua experiência prévia e de sua vontade de superação das dificuldades. É preciso construir uma tradição de formação de recursos humanos em saúde orientada pela educação popular. Essa nova conjuntura impôs novas exigências para o nosso movimento.

Surgimento da rede de educação popular e saúde

Em meados de 1998, uma conjuntura especial dentro da Escola Nacional de Saúde Pública (ENSP) da Fundação Oswaldo Cruz (Fiocruz) possibilitou que diferentes atividades e programas que ali vinham sendo implementados – Núcleo de Estudos Locais em Saúde (ELOS), o Curso de Aperfeiçoamento em Educação e Saúde, o Núcleo de Estudos Saúde e Cidadania e o Centro de Estudos e Pesquisas da Leopoldina (CEPEL) – passassem a se integrar e a vislumbrar a possibilidade de assumir um papel mais ativo em nível nacional no campo da educação e da saúde. Foi da possibilidade de criação de uma base institucional mais sólida dentro da Escola Nacional de Saúde Pública (ENSP), voltada ao fortalecimento do campo da educação e saúde, em aliança com o trabalho mais informal que a Articulação Nacional de Educação Popular e Saúde já vinha desenvolvendo, que surgiu a Rede de Educação Popular e Saúde. Essa criação ocorreu em reunião realizada em dezembro de 1998, no Rio de Janeiro, com a participação dos diversos grupos da ENSP e participantes da articulação de vários estados. A participação de várias mulheres argentinas nessa reunião conferiu um caráter latino-americano à nova rede; seu nome não tem as palavras "nacional" ou "brasileira" para deixar em aberto a integração de participantes de outros países.

Na ocasião, foram definidos como objetivos da rede a formação ampliada de recursos humanos em saúde na perspectiva da educação popular (por meio de cursos de aperfeiçoamento e especialização, organização de encontros específicos para o tema educação e saúde, ampliação do espaço de debate desse tema e da participação de movimentos sociais nos demais encontros científicos, organização de publicações); a apuração de uma metodologia de educação popular e saúde adequada à atual conjuntura; a busca de uma integração mais intensa entre os diversos profissionais e lideranças populares envolvidos em práticas educativas espalhados pela América Latina (por meio de boletins, lista de discussão pela internet, organizando mobilizações políticas em torno de questões importantes para a saúde popular); e a luta pela reorientação das políticas sociais no sentido de se tornarem mais participativas (posicionando-se na imprensa e em reuniões institucionais e científicas).

Com a valorização do Programa Saúde da Família e do discurso da promoção da saúde no atual cenário da saúde pública, a demanda por práticas educativas cresceu muito. A aparência progressista do discurso da educação popular faz muitas de suas afirmações serem facilmente adotadas em diversos serviços. Contudo, analisando suas práticas, vemos que a hegemonia de elementos do discurso da educação popular é, muitas vezes, apenas uma roupagem para esconder práticas de educação em saúde extremamente autoritárias. Podemos aproveitar essa abertura inicial ao discurso da educação popular no campo da saúde para tomarmos iniciativas que consolidem essa maneira de conduzir as trocas culturais. Apesar da fragilidade da Rede de Educação Popular e Saúde, ela é atualmente o grupo mais estruturado no campo da educação em saúde no Brasil. Temos

um espaço muito amplo para ser ocupado, que dependerá de nossa capacidade de organização.

Para muitos serviços de saúde, a educação popular tem significado um instrumento fundamental na construção histórica de uma medicina integral, à medida que se dedica à ampliação da inter-relação entre as diversas profissões, especialidades, serviços, doentes, familiares, vizinhos e organizações sociais locais envolvidos em um problema específico de saúde, fortalecendo e reorientando suas práticas, saberes e lutas. Essa redefinição da prática médica se dá não a partir de uma nova tecnologia ou um novo sistema de conhecimento, como as chamadas medicinas alternativas pretendem ser, mas pela articulação de múltiplas, diferentes e até contraditórias iniciativas presentes em cada problema de saúde, em um processo que valoriza principalmente os saberes e práticas dos sujeitos em geral desconsiderados por conta de sua origem popular.

No atual contexto de fragmentação da vida social, a recomposição de uma abordagem mais globalizante da saúde não pode caber apenas às iniciativas ampliadas das instituições médicas. Essa recomposição da integralidade nas práticas de saúde cabe principalmente ao crescimento da capacidade de doentes, famílias, movimentos sociais e outros setores da sociedade civil de articularem, usufruírem e reorientarem os diversos serviços e saberes disponíveis segundo suas necessidades e realidades concretas. Essa perspectiva diferencia-se do imaginário de grande parte do movimento sanitário brasileiro, ainda acreditando e empenhando-se na possibilidade de construção de um sistema estatal único de saúde capaz de, planejadamente, penetrar e ordenar as diversas instâncias da vida social implicadas no processo de adoecimento e de cura (Vasconcelos, 1987).

Construção de uma política de educação popular para o SUS

A Rede de Educação Popular e Saúde, articulando e acompanhando centenas de experiências de aprofundamento da participação popular nos serviços de saúde, acredita que a educação popular continua sendo um instrumento metodológico fundamental para uma reorganização mais radical do SUS, no sentido da construção de uma atenção à saúde integral em que as pessoas e os grupos sociais assumam um controle maior sobre sua saúde e suas vidas, e em que a racionalidade do modelo biomédico dominante seja transformada no cotidiano de suas práticas. Nesse sentido, a educação popular não é mais uma atividade a ser implementada nos serviços, mas uma estratégia de reorientação da totalidade das práticas ali executadas, à medida que investe na ampliação da participação que, dinamizada, passa a questionar e reorientar tudo (Rede de Educação Popular e Saúde, 2003).

O princípio da participação popular costuma ser aceito e defendido por todos; contudo, tende-se a acreditar que tal princípio se opera quase espontaneamente, uma vez assegurados legalmente os espaços formais de sua implementação, a saber, os conselhos e as conferências de saúde. Constata-se, no entanto, que essas instâncias, por estarem presas às questões gerenciais do sistema, não dão conta de implementar a participação dos usuários na redefinição da maioria das ações de saúde executadas no dia a dia dos serviços. Há inúmeros mecanismos de boicote a uma participação mais efetiva dos moradores, e é no cotidiano das práticas de saúde que o cidadão é desconsiderado pelo autoritarismo e pela prepotência do modelo biomédico tradicional que, em vez de questionar, tem reforçado as estruturas geradoras de doença presentes na maneira como a vida hoje se organiza (Vasconcelos, 2017). É preciso levar a democratização da assistência à microcapilaridade da operacionalização dos serviços de saúde. Sem a participação ativa dos usuários e seus movimentos na discussão de cada conduta ali implementada, os novos serviços expandidos não conseguirão se tornar um espaço de redefinição da vida social e individual em direção a uma saúde integral.

A Rede de Educação Popular e Saúde tem acompanhado centenas de experiências nas quais a integração entre profissionais comprometidos e os movimentos sociais tem permitido a emergência de práticas extremamente criativas e produtivas que são, inclusive, reconhecidas internacionalmente. A atuação de muitos profissionais e movimentos, orientados pela educação popular, tem avançado bastante na desconstrução do autoritarismo dos doutores, do desprezo ao saber e à iniciativa dos doentes e familiares, da imposição de soluções técnicas para problemas sociais globais e da propaganda política embutida na maneira como o modelo biomédico vem sendo implementado. No entanto, é necessário que esse saber seja difundido e generalizado nas instituições de saúde. Temos condições de superar a fase em que essas práticas de saúde mais integradas à lógica de vida da população aconteciam apenas em experiências alternativas pontuais e transitórias. É preciso encontrar os caminhos administrativos e de formação profissional que permitam que elas se generalizem institucionalmente.

Várias iniciativas de governos municipais têm se desenvolvido nesse sentido. Experiências avançadas de incorporação da metodologia da educação popular como instrumento de reorientação da globalidade das políticas de saúde aconteceram nas administrações municipais das prefeituras de Recife (2000-2009) e Camaragibe (1996-2004), e no governo estadual de Pernambuco (1994-1998). Em várias outras administrações municipais e estaduais, foram também implementadas iniciativas menos abrangentes de fortalecimento da participação popular nos vários serviços com a metodologia da educação popular. A partir dessas experiências, tem-se hoje um saber significativo sobre os caminhos administrativos e as estratégias políticas para utilização da educação popular como instrumento de gestão de políticas sociais.

Apesar de o princípio da participação comunitária ser amplamente aceito, têm surpreendido, no entanto, as enormes resistências de setores progressistas do movimento sanitário com o uso da educação popular como instrumento de gestão das políticas de saúde. Nos últimos vinte anos, o processo de Reforma Sanitária ficou centrado, de um lado, nas respostas às questões postas pela construção do arcabouço jurídico e institucional do sistema e, por outro, no desejo de expandir rapidamente a cobertura dos serviços de saúde. Formou-se um corpo técnico amplo nas instâncias gestoras da burocracia federal, estadual, municipal e distrital, muito competente em atividades de planejamento e com grande habilidade no manejo do jogo de poder institucional, mas, em geral, intolerante a processos participativos nos quais a população e os profissionais de nível local se manifestam de modo efetivo e autônomo. A lógica e o ritmo dos movimentos sociais e das pequenas práticas locais de enfrentamento dos problemas de saúde chocam-se com a lógica e o ritmo de trabalho dos gestores do setor de saúde, mesmo daqueles que se dizem progressistas. Eles concordam com a importância da participação popular, mas apresentam dificuldades em conviver com as surpreendentes maneiras com que ela se manifesta fora dos espaços institucionais formais, os conselhos e as conferências de saúde, no embate político.

A expansão do Programa Saúde da Família levou a uma profunda inserção de milhares de trabalhadores de saúde no cotidiano da dinâmica de adoecimento e de cura na vida social. Nessa convivência estreita, esses profissionais de saúde estão sendo profundamente questionados sobre a eficácia do modelo biomédico tradicional. Há uma intensa busca de novos caminhos, mas a pouca ênfase da saúde pública na discussão e no aperfeiçoamento das relações culturais e políticas com os cidadãos e seus movimentos vem resultando em desperdício dessa situação potencialmente transformadora do sistema. Os cursos de formação na academia e nas secretarias de saúde pouco têm priorizado a discussão dos caminhos difíceis, cheios de armadilhas, da ação pedagógica voltada à apuração do sentir, pensar e agir dos atores envolvidos nos problemas de saúde, de maneira a se construírem coletivamente as novas soluções sanitárias necessárias. Nesse cenário, o que tem se assistido, na maioria dos serviços, é à reprodução de ações educativas extremamente normatizadoras e centradas apenas na inculcação de hábitos individuais considerados saudáveis. Esse modo de trabalho educativo ignora a participação popular, pois faz calar os sujeitos e afasta as lideranças locais do envolvimento, em conjunto com os serviços, do processo de transformação social por meio do diálogo de saberes e da reflexão crítica de suas realidades de vida e saúde.

Quase todos os gestores enfatizam em seus discursos a importância da ação educativa e da promoção da saúde. No entanto, pouco se tem investido em uma política consistente que busque a difusão do saber da educação popular para a ampliação da participação popular no cotidiano dos serviços. Experiências municipais pioneiras, como de Camaragibe e de Recife, têm demonstrado a importância do investimento tanto na formação profissional para a transformação cultural e política dos padrões das práticas de saúde, como também na criação de uma infraestrutura institucional que garanta condições materiais e administrativas para a realização de atividades educativas.

Na falta do incentivo a ações educativas participativas em todo o sistema, o tradicional modelo autoritário e normativo de educação em saúde mantém-se dominante, em que pesem os discursos aparentemente progressistas. As coordenações de educação, comunicação e promoção da saúde das secretarias estaduais e municipais de saúde, em vez de investir na reorientação da relação cultural que acontece em cada serviço de saúde, têm se dedicado principalmente à organização de mobilizações da população para eventos e campanhas de massa ou no desenvolvimento de ações educativas isoladas, desconectadas da rotina da rede assistencial. Estão mais a serviço do *marketing* da instituição e de suas lideranças políticas.

Diante disso, a Rede de Educação Popular e Saúde tem proposto que se adote a educação popular como diretriz teórica e metodológica da política de educação em saúde do SUS, e que essa política se torne uma estratégia prioritária de humanização do SUS e de adequação de suas práticas técnicas à lógica de vida da população por meio da valorização de modos participativos de relação entre os serviços de saúde e os usuários. Até agora, a educação popular em saúde expandiu-se no Brasil por um movimento de base em que os resultados de uma experiência atraem novos atores para tentativas semelhantes. Após 40 anos convivendo com esse movimento, sabe-se que ele não é suficiente para uma transformação mais generalizada da estrutura dos serviços de saúde. É preciso que esse movimento de base se some a transformações que partam também das instâncias de direção nacional, estadual e municipal da política de saúde. As quatro décadas de experiência com iniciativas de educação popular no campo da saúde permitiram também o acúmulo de um saber sobre diretrizes para a gestão das políticas de saúde capazes de ampliar as relações de troca cultural entre os serviços e a população.

Para isso, é necessário desencadear uma ação política que, bem estruturada, incentive, apoie e responsabilize os municípios e os Estados pela formulação de iniciativas amplas dessa valorização de criação de espaços de troca cultural, diálogo e negociação em cada serviço de saúde. Simpatias e discursos enobrecedores à educação e à promoção da saúde não podem substituir a destinação de recursos e implementação de políticas bem traçadas. É urgente a criação de uma política nacional de formação profissional em educação popular, de incentivo à produção descentralizada de materiais educativos construídos de maneira participativa e de valorização e difusão das iniciativas educativas na lógica da problematização coletiva, já existentes em quase todos os municípios. É preciso que as campanhas educativas de massa passem a ser planejadas de maneira articulada com os profissionais e as lideranças dos movimentos sociais que vivem as dificuldades e as potencialidades do trabalho educativo na rotina dos serviços de saúde.

Em razão da forte presença da educação popular no Brasil, temos, em cada recanto da nação, profissionais de saúde e lideranças de movimentos sociais habilitados a colaborar nessa tarefa. É preciso mobilizá-los e valorizá-los. Convocados, poderão colaborar na definição dos caminhos institucionais que tornem realmente efetiva a diretriz constitucional do SUS – a participação da comunidade – na redefinição do modelo assistencial.

A educação popular é um saber importante para a construção da participação popular, servindo não apenas para a criação de uma nova consciência sanitária, como também para uma democratização mais radical das políticas públicas. Não é apenas um estilo de comunicação e ensino, mas também um instrumento de gestão participativa de ação social. É também o jeito brasileiro de fazer promoção da saúde. É importante que deixe de ser uma prática social que aconteça de modo pontual no sistema de saúde, por meio da luta heroica de alguns profissionais de saúde e de movimentos sociais, para ser generalizado amplamente nos diversos serviços de saúde em todo o país. Uma das estratégias para isso é apoiar iniciativas de formação profissional que busquem a reorientação das atitudes dos trabalhadores de saúde na relação com a população.

Educação popular na formação dos profissionais de saúde

Tem-se erroneamente associado o conceito de educação popular à educação informal dirigida ao público popular. O adjetivo *popular*, presente no termo *educação popular*, refere-se não à característica de sua clientela, mas à perspectiva política dessa concepção de educação: a construção de uma sociedade em que as classes populares deixem de ser atores subalternos e explorados para serem sujeitos altivos e importantes na definição de suas diretrizes culturais, políticas e econômicas. A experiência dos movimentos sociais tem mostrado que esse modo de conduzir o processo educativo pode ser aplicado com sucesso na formação profissional. Muitas iniciativas educacionais nas universidades (principalmente em projetos de extensão), nos treinamentos das secretarias de saúde de seus profissionais e nas ONG vêm sendo orientadas pela educação popular, descobrindo, aos

poucos, os caminhos metodológicos de sua aplicação nesse novo contexto institucional. A educação dos trabalhadores de saúde nessa perspectiva é fundamental para a ampliação de uma gestão participativa no SUS.

A maioria dos atuais educadores populares formou-se a partir de circunstâncias bastante particulares de sua vida pessoal que propiciaram contatos intensos com movimentos sociais e experiências de educação popular que os mobilizaram e os envolveram nesse tipo de prática.

Convivendo com a dinâmica do processo de adoecimento e de cura no meio popular, interagindo com os movimentos sociais locais e entrando em contato com a militância de outros grupos intelectuais, muitos passam a reorientar suas práticas buscando enfrentar os problemas de saúde encontrados de uma maneira mais global. Contudo, as atuais exigências políticas e institucionais não permitem ficar apenas aguardando essa formação espontânea e ocasional de profissionais abertos para as iniciativas populares na construção de soluções sanitárias. É imensa a carência de profissionais capazes de uma relação participativa com a população e seus movimentos. Ao mesmo tempo, a eleição de governos comprometidos com os movimentos sociais nos níveis municipais e estaduais, bem como a eleição de Luiz Inácio Lula da Silva para presidente, criaram condições institucionais para uma maior incorporação da educação popular nas várias instâncias de formação profissional.

Hoje, um dos maiores desafios do movimento da educação popular em saúde é o delineamento mais preciso das estratégias educativas de sua incorporação ampliada nos cursos de graduação de todos os profissionais de saúde, na formação de agentes comunitários de saúde, na educação permanente dos trabalhadores do SUS, nos cursos de pós-graduação etc. Por muito tempo, os educadores populares tiveram preconceitos contra os doutores do setor de saúde, vistos como opressores. Contudo, uma aproximação mais atenta dos profissionais de saúde tem mostrado como sua realidade de trabalho é marcada também por angústias e injustiças. Empresários e dirigentes políticos, preocupados com os ganhos eleitorais e financeiros, cobram dos trabalhadores de saúde, situados em serviços precários, recebendo salários aviltantes, marcados pelo clientelismo político e por uma gestão autoritária, a solução de complexos e difíceis problemas da sociedade. Em uma imagem figurada, pode-se dizer que os profissionais de saúde funcionam como para-choques no embate entre a população carregada de problemas de saúde graves e exigências de um lado e, de outro, as instituições de saúde esvaziadas pela crise fiscal do Estado e o descaso político. Do mesmo modo que a educação popular nos movimentos sociais deve partir das situações de opressão e angústia ali vividas, a educação popular dos profissionais de saúde pode fazer o mesmo. No campo da saúde, também há uma grande diversidade de movimentos sociais, importantes aliados nos processos educativos.

Uma atitude reflexiva e crítica diante da sociedade, a compaixão com o sofrimento humano, a sensibilidade com a sutileza das manifestações das dinâmicas subjetivas e o engajamento com os movimentos sociais não podem ser ensinados massivamente por meio de disciplinas teóricas. Todavia, podem ser criadas situações pedagógicas, orientadas pela experiência acumulada da educação popular, em que são problematizadas as vivências e indignações dos profissionais em sua relação com a realidade, compartilhadas as iniciativas de enfrentamento e busca de soluções e valorizada a curiosidade na busca pelo entendimento das raízes das questões sociais mais importantes. É possível também a criação de espaços pedagógicos onde os estudantes sejam inseridos em ambientes comunitários e familiares das classes populares, onde tenham a oportunidade de conhecer e aproximar-se afetivamente da dinâmica de luta pela vida e alegria ali presentes, de modo a superar os preconceitos que fecham o olhar dos profissionais de saúde à capacidade da população mais pobre de participar do processo de construção de soluções criativas para os problemas de saúde.

No ensino profissional em saúde brasileiro, nos últimos anos, tem-se divulgado muito a abordagem educacional denominada "aprendizagem baseada em problemas" (PBL, do inglês *problem-based learning*) a partir de experiências realizadas inicialmente no Canadá, EUA e Holanda. Ela tem ajudado a criar alternativas ao modelo de ensino em saúde tradicional, baseado em disciplinas especializadas e estanques que fragmentam a análise dos problemas de saúde, procurando substituí-las pelo estudo de problemas concretos de maneira interdisciplinar e cooperativa. A experiência acumulada pela educação popular [Paulo Freire (1987), muitas vezes, a ela se referia como pedagogia da problematização] em caracterizar os problemas a serem debatidos, articulá-los com a realidade

social e encaminhar as soluções parciais em um processo contínuo de reflexão-ação-reflexão pode ser importante para que a aprendizagem baseada em problemas na América Latina assuma características transformadoras mais radicais que apontem para uma prática sanitária capaz de romper com as práticas técnicas individuais restritas a ações medicamentosas, a tentativas de mudanças de comportamentos de risco e a medidas de saneamento tradicionais. Uma prática sanitária integrada a uma ação coletiva e solidária voltada a superar as raízes políticas, culturais e econômicas do sofrimento humano.

Bibliografia

Berman, M. Tudo que é sólido desmancha no ar: a aventura da modernidade. São Paulo: Companhia das Letras, 1986.

Brandão, C. R. Lutar com a palavra: escritos sobre o trabalho do educador. Rio de Janeiro: Graal, 1982.

Costa, N. R. Lutas urbanas e controle sanitário. Petrópolis: Vozes, 1986.

Giddens, A. As consequências da modernidade. São Paulo: UNESP, 1991.

Freire, P. Pedagogia do oprimido. 17. ed. Rio de Janeiro: Paz e Terra, 1987.

Lyotard, J. The postmodern condition. Manchester: University of Minnesota Press, 1985.

Maclaren, P. Paulo Freire e o pós-moderno. Educação e Realidade, n. 12, p. 3-13, 1987.

Moraes, M. S. M. No rastro das águas: pedagogia do Movimento dos Atingidos pelas Barragens da Bacia do rio Uruguai (RS/SC) – 1978/1990. Tese (Doutorado em Educação) – Pontifícia Universidade Católica, Rio de Janeiro, 1994.

Rede de Educação Popular e Saúde. Carta: a educação popular em saúde e o governo popular e democrático do Partido dos Trabalhadores. Nós da Rede; Boletim da Rede de Educação Popular e Saúde, Recife, n. 3, p. 6-8, 2003.

Sales, I. C. Educação popular: uma perspectiva, um modo de atuar. In: Scocuglia, C. A.; Melo Neto, J. F. (Org.). Educação popular: outros caminhos. João Pessoa: Ed. Universitária/UFPB, 2001. p. 111-122.

Vasconcelos, E. M. A medicina e o pobre. São Paulo: Edições Paulinas, 1987.

Vasconcelos, E. M. A medicina e o pobre. São Paulo: Edições Paulinas, 1987.

Vasconcelos, E. M. Ir além do controle social: o significado da redefinição das práticas de saúde para a redemocratização do SUS e da nação. In: Vasconcelos, E. M.; Prado, E. V. A saúde nas palavras e nos gestos. 2. ed. São Paulo: Hucitec, 2017.

Young, R. La crisis de la educacion actual: Habermas y el futuro de nuestros hijos. Revista de Educación, n. 291, p. 7-31, 1989.

17 Educação Popular em Saúde como Política Pública | Limites e Possibilidades

José Ivo dos Santos Pedrosa • Osvaldo Peralta Bonetti •
Maria Neide Antero Pinheiro Buarque

Introdução

Discutir educação popular em saúde como política pública aparentemente não exige grandes esforços, se concebemos como política pública determinados arranjos políticos e institucionais que organizam estruturas, recursos financeiros e humanos para atender às demandas da sociedade.

Entretanto, ao problematizarmos a discussão nos perguntando qual o significado da educação popular em saúde enquanto política pública, várias outras inquietações começam a surgir: quais seriam as ações que poderiam ser caracterizadas como de educação popular em saúde? Em quais espaços da institucionalidade do setor de saúde essas práticas seriam inseridas? Seriam incorporadas ao Sistema Único de Saúde (SUS) desde as práticas de gestão às práticas de cuidado? Qual sua interface com políticas já implementadas? Quem seriam os atores dessas práticas? Quem ou o quê os legitimaria para tal atividade? Seriam necessários processos específicos para a formação desses sujeitos?

A existência dessa infinidade de interrogações ajuda a fazer recortes para encontrar o eixo, "a alma" da questão, os limites e as possibilidades da institucionalização da educação popular em saúde como política no SUS, o que implica discussões teóricas, conceituais, a existência de espaços e recursos definidos na estrutura da burocracia pública necessários à sua viabilidade, além da construção de processos provocadores de mudanças na racionalidade instituída na cultura organizacional do setor de saúde e a produção de argumentos que suscitem a adesão dos atores envolvidos: gestores, trabalhadores e cidadãos usuários do SUS.

É, portanto, a partir da questão problematizadora anterior que buscamos discutir a educação popular em saúde em sua dimensão política, tendo como referências: o desenvolvimento desse campo, desde práticas externas e consideradas alternativas ao sistema e seu percurso organizando-se em redes, em grupos de trabalho e dando origem a outros movimentos no âmbito da sociedade civil; e a existência de uma área técnica na estrutura do Ministério da Saúde desde 2003, cujas ações consideram os princípios éticos, políticos e metodológicos da educação popular em saúde, e se encontram referendadas pelo Pacto pela Saúde (Brasil, 2006) e pela Política Nacional de Gestão Estratégica e Participativa no SUS (Brasil, 2009), explicitadas como metas no Programa Mais Saúde (Brasil, 2008).

Para tanto, retomaremos brevemente a trajetória do movimento de constituição desse modo de pensar e produzir saúde que ganha singularidade a partir da contraposição aos saberes e práticas autoritários, distantes da realidade e orientados por uma cultura medicalizante impostos à população.

O contexto em que se constitui a educação popular em saúde não se descola do cenário de luta política pela emancipação e inclusão sociais da parcela mais pobre da população. Nesse cenário, Paulo Freire apresenta novas concepções sobre as práticas pedagógicas desenvolvidas nos movimentos ligados à promoção da cultura popular, ressignificando o processo de alfabetização de trabalhadores rurais do Nordeste brasileiro como práticas de libertação e emancipação em um contexto no qual a educação popular era o eixo principal do Programa Nacional de Alfabetização, de 1964 (Manfredi, 1998).

A instauração do autoritarismo militar, característico da ditadura brasileira pós-1964, que dizimou as formas organizativas da sociedade no campo e nas cidades, e o processo posterior de recomposição das forças políticas progressistas em torno da luta pela democracia fizeram emergir a discussão sobre temas como o papel do Estado democrático e de direito e as relações entre Estado e sociedade civil, tendo como eixo central a participação da sociedade na vida política do país.

É nesse momento histórico da república brasileira que no campo da saúde tem início a formulação de um projeto político para o setor, tendo como base o movimento da sociedade civil, aclamado na VIII Conferência Nacional de Saúde e afirmado na Constituição Brasileira de 1998, no qual a saúde é direito de todos e dever do Estado. Esses são os primeiros passos da origem do SUS, formalizado em 1990, por meio da Lei n. 8.080, que o define como o conjunto de ações e serviços de saúde, prestados por órgãos e instituições públicas federais, estaduais e municipais, da administração direta e indireta e das fundações mantidas pelo poder público (Brasil, 1990).

A institucionalização da educação popular em saúde na estrutura organizacional do Ministério da Saúde, a partir de 2003, articulada à política de educação permanente para o SUS e sua inserção na Secretaria de Gestão Estratégica e Participativa, em 2005, apresentando uma direcionalidade para a promoção da participação social na saúde, são os marcos referenciais para a reflexão a respeito do objeto deste capítulo: quais os limites e as possibilidades da institucionalização da educação popular em saúde enquanto integrante da política pública de saúde brasileira consubstanciada no SUS.

Finalmente, colocamos em discussão elementos que se revelam dispositivos importantes na construção da viabilidade da Política Nacional e Educação Popular em Saúde, complementando nesta edição resultados preliminares sobre a implantação da Politica Nacional de Educação Popular em Saúde no SUS (PNEP-SUS), instituída desde 2013.

Educação popular como prática de saúde e movimento social

A educação popular em saúde no país denota um campo polissêmico que abrange movimentos sociais populares, intelectuais, profis-

sionais de saúde e militantes comprometidos com transformações nas condições de vida da população (Vasconcelos, 2001; Huber, 2002; Daron, 2003).

Essa polissemia conceitual e metodológica e a pluralidade de seus atores apresentam como eixos agregadores a concepção freireana de educação popular e a orientação por modos alternativos e diferenciados de lutar pelas transformações das relações de subordinação e opressão, em favor da autonomia, da participação das pessoas comuns e na interlocução entre os saberes e as práticas (Stotz, 2004).

De certa maneira, a questão inicial que se coloca diz respeito a qual impulso desejante responsável pela agregação dessas pessoas, trazendo essas ideias, que, embora emergentes em distintos contextos sociais e geográficos, apresentam em comum a intencionalidade de transformar a situação vivenciada.

No que diz respeito à saúde, os disparadores desse movimento encontram-se na inacessibilidade aos serviços públicos precários, na inserção marginal no mercado de trabalho que excluía do acesso aos serviços previdenciários (e a assistência à saúde) os trabalhadores sem carteira assinada e as péssimas condições de renda, moradia e alimentação que agravavam as situações-limite que a população conseguia suportar.

As organizações populares que conseguem algum nível de organicidade apresentam-se como focos de resistência à opressão política e ao cerceamento das liberdades civis e como estratégias de sobrevivência diante da objetividade e imediatez das necessidades básicas. No encontro dessas concepções é desencadeado um processo de mobilização política concomitante com processos de resgate da cultura popular como afirmação desses sujeitos, demarcando a emergência de novos movimentos sociais, assim denominados porque discutem o homem em suas relações subjetivas com o outro, com o mundo, não necessariamente o homem-razão ou o homem-economia-trabalho (Pedrosa, 2007).

Também é necessário considerar a criação dos Departamentos de Medicina Preventiva, Comunitária e Social nas universidades brasileiras, *loci* de constituição do campo da Saúde Coletiva e de experimentação de projetos de extensão universitária aderentes ao movimento ideológico da Saúde/Medicina Comunitária*, estratégia construída pelo governo norte-americano para a atenuação das tensões sociais e inserção de comunidades como grupos de consumidores de serviços de saúde, adotando os princípios da Medicina Preventiva, mas introduzindo conceitos inovadores como participação comunitária, regionalização e integração docente-assistencial (Paim, 2007), abrindo espaços nos quais a discussão sobre saúde se processava, tendo como referência a expropriação da força de trabalho pelo capitalismo como determinação essencial da doença, trabalhando na perspectiva da transformação das condições sociais de reprodução.

Outra força influente encontra-se na Igreja Católica, que desde o período anterior à ditadura militar, organizou o Movimento de Educação de Base (MEB) e, mais tarde, sua vertente da Teologia da Libertação com a opção de trabalho com os mais pobres, aproximando-se das bases populares por meio das pastorais (Operária, da Terra, da Saúde e outras) aglutinavam trabalhadores rurais, urbanos, desempregados e associações de moradores.

De maneira bastante sintética, a educação popular representa a abordagem pedagógica adequada ao trabalho de conscientização desses sujeitos sobre justiça e direitos sociais. Os grupos organizam-se na construção de projetos de autonomia a partir da leitura crítica da realidade, construindo um saber compartilhado, tendo como diretriz político-ideológica as construções freireanas de libertação e emancipação.

A educação popular em saúde adquire um forte significado centrado nessas práticas pedagógicas que problematizavam as questões de saúde, tendo como animadores os participantes dos projetos de extensão universitária (estudantes e professores) e lideranças populares.

---

* Proposta de reorganização dos serviços e das práticas de saúde, o movimento ideológico de saúde/medicina comunitária, surgiu na década de 1960 nos EUA e influenciou de maneira acentuada o desenvolvimento de um pensamento idealizado que transparecia no significado atribuído por alguns profissionais de saúde no trabalho com as comunidades: aglomerados ou agrupamentos humanos homogêneos, com códigos e comportamentos próprios, sem hierarquia social, onde o pensamento reinante é ingênuo. Este movimento foi difundido principalmente por meio do processo de formação de profissionais e de produção de conhecimentos no âmbito dos Departamentos de Medicina Comunitária na América Latina e, particularmente, no Brasil.

Nesses encontros a educação popular em saúde apresentava dois sentidos que se complementam:

- Resistência e a afirmação do protagonismo por meio da cultura popular, ou seja, os saberes e fazeres populares de cuidado e cura que passam a ser revitalizados e, em algumas situações, sistematizados em cartilhas e manuais
- O sentido político de emancipação, no qual a participação consciente mobilizava a luta por melhores condições de vida e, consequentemente, de saúde.

Essas duas matrizes conjugavam-se como princípios políticos do Movimento Popular de Saúde (MOPS), organização pioneira no que diz respeito à saúde, no campo dos movimentos populares. A vertente das práticas populares de saúde apresenta o caráter de alternativa diante da inacessibilidade ao sistema de atenção à saúde pública, destacando-se o uso das plantas medicinais, as práticas dos agentes tradicionais como parteiras e rezadores e as práticas educativas de prevenção e de autocuidado.

A outra vertente traduz-se na mobilização popular por melhores condições de vida e saúde, que se articulava com os movimentos sociais que tinham como bandeira política comum a democracia e a justiça social. Essa vertente agregava militantes de várias matizes ideológicas da esquerda, assim como lideranças populares que se constituíram na luta por moradia, transporte, custo de vida e outras questões.

Desse contexto surgem as bases da educação popular em saúde, isto é, uma conjunção de saberes, de vivências e de práticas que apresentam em comum a negação da situação existente e a construção do inédito viável. Esse processo imprime direcionalidade política às práticas de educação popular em saúde para um projeto de sociedade, no qual a saúde se insere como direito de cidadania e dever do Estado.

Com esses acúmulos, a educação popular em saúde vai se constituindo no cenário político por meio de movimentos populares – p. ex., Movimento Popular de Saúde (MOPS), Movimento da Zona Leste de São Paulo, Movimento contra a Carestia – que integram como atores políticos ativos o Movimento de Reforma Sanitária. Nas rodas de conversa, constrói-se o sentido da integralidade da saúde, da equidade diante da dívida social do Estado para com a sociedade, incorporados como princípios do

SUS, assim como a afirmação da participação popular como base política do sistema de saúde, operado por meio de modelos organizacionais descentralizados, em que o nível local é a ponta do sistema.

Uma vez que não é objetivo deste capítulo recuperar a história do Movimento Sanitário Brasileiro, é importante assinalar que a educação popular em saúde se fez presente em todo o movimento político de realização dos marcos históricos de nossa proposta de Reforma Sanitária, nos antecedentes da VIII Conferência Nacional de Saúde e nos acontecimentos que se seguiram, como a Assembleia Constituinte, o texto Constitucional e a organização do SUS, principalmente na participação e controle social (Faleiros *et al.*, 2006).

O contexto político de democratização do país, durante a década de 1980, consistia basicamente da participação da população no processo de eleições diretas para governadores e presidente, nos rearranjos institucionais de desmonte da estrutura autoritária e na ampliação de movimentos participativos. Dois fenômenos caracterizam essa conjuntura: o surgimento de "novos movimentos sociais" e a direcionalidade dos movimentos sociais mais "tradicionais" para as disputas de cargos eletivos.

Para Gohn (2003), os novos movimentos sociais apresentam quatro pontos fundamentais que os caracterizam: construção de um projeto civilizado centrado no sujeito/cidadão; ética na política e na gestão da coisa pública; penetração em campos que atingem a subjetividade das pessoas: sexualidade, etnia e culturas; e construção de um significado que se aproxima de cogestão ou gestão compartilhada com atores comprometidos e instrumentalizados.

Na década de 1990, com as eleições diretas e o pluripartidarismo, muitas lideranças populares passam a disputar os cargos eletivos, principalmente nos municípios apoiados por suas bases. A presença nas câmaras e assembleias legislativas dessas lideranças fortalece o processo de formação política e a busca de sustentabilidade das organizações populares.

Ao mesmo tempo, a política neoliberal, estratégia de desenvolvimento adotada para o hemisfério sul, atua no sentido de minimizar o Estado brasileiro, desresponsabilizando-o do dever assinalado na Constituição, mantendo com a sociedade civil uma relação em que organizações não governamentais substituem os serviços de saúde, atuando, em muitos casos, em áreas ou temas que o sistema público de atenção à saúde não consegue abranger. Essa configuração, por um lado, contribuiu para que práticas complementares ganhassem visibilidade, como fitoterapia, acupuntura e homeopatia (consideradas alternativas à época), mas por outro, fortaleceu o surgimento de um mercado de serviços privados de atenção à saúde.

Nesse percurso, a educação popular em saúde, além de prática pedagógica constante nos movimentos sociais populares, ganha dinâmica própria a partir da organização de espaços agregadores, sistematizadores e produtores de conhecimentos, conceitos e visões de mundo, atuando como dispositivos fundamentais para o campo. Tais espaços se localizam nas universidades, nos serviços de saúde e nos movimentos populares.

O I Encontro Nacional de Educação Popular em Saúde, em São Paulo, em 1991, foi organizado a partir do III Simpósio Interamericano de Educação em Saúde, realizado no Rio de Janeiro, em 1990, sendo constituída uma articulação nacional no sentido de imprimir mais organicidade ao incipiente movimento, pois não se conseguia ampliar a participação dos sujeitos comprometidos com o tema em virtude da informalidade com que o movimento estava estruturado, a despeito da mobilização evidente na realização de encontros subsequentes, na criação de grupos acadêmicos e publicações.

Em dezembro de 1998, profissionais de saúde e algumas lideranças populares reunidos em oficina realizada no Rio de Janeiro criaram a Rede Nacional de Educação Popular em Saúde, com base institucional de apoio na Escola Nacional de Saúde Pública, da Fundação Oswaldo Cruz, tendo como objetivos a formação ampliada de recursos humanos em saúde na perspectiva da educação popular, apuração da metodologia adequada à atual conjuntura, a busca de integração mais intensa entre os diversos profissionais e lideranças populares envolvidos em práticas educativas espalhadas na América Latina e luta pela reorientação das políticas sociais para torná-las mais participativas.

A Rede Nacional de Educação Popular e Saúde mantém uma dinâmica lista virtual de discussão, atualmente com mais de 600 participantes, e integra a Associação Brasileira de Pós-graduação em Saúde Coletiva (ABRASCO), desde 2000, por meio de um Grupo de Trabalho (GT) de

Educação Popular e Saúde, que tem contribuído para produzir encontros da educação popular em saúde com temáticas do campo da saúde coletiva, discutindo suas dimensões de produção de conhecimento, dispositivo para a constituição de sujeitos que possam ressignificar a cidadania e o direito à saúde, e referência ética, teórica e metodológica para a reorganização das práticas de saúde.

A lista tem contribuído com as discussões que resultaram em produções editoriais, mantém um boletim semestral, edição de *compact disc* (CD), além de análises conjunturais, fomentado o amadurecimento de outras temáticas como a espiritualidade em saúde, arte e saúde, práticas populares de saúde e o aprofundamento de temas como a integralidade na saúde, intersetorialidade, subjetividade dos processos de adoecimento, cura e inclusão social (Pedrosa, 2008).

A reunião da Rede, em dezembro de 2002, ocorrida em São Paulo durante um Encontro Latino-americano de Promoção da Saúde, deliberou e encaminhou ao presidente recémeleito uma carta na qual expressava a intencionalidade política do movimento de participar do SUS, evidenciando a educação popular em saúde como prática necessária à integralidade do cuidado, à ampliação da formação imprescindível para a qualificação da participação e do controle social na saúde e às mudanças necessárias na formação dos profissionais da área.

Em 2003, após resultados das discussões e proposições apresentadas ao Comitê de Transição do Governo Lula, foi criada, na estrutura do Ministério da Saúde, a Secretaria de Gestão do Trabalho e da Educação na Saúde (SGTES), com a Coordenação Geral de Ações Populares de Educação na Saúde, do Departamento de Gestão da Educação na Saúde, definindo como estratégias de trabalho o fortalecimento e a qualificação do controle social instituído na saúde e o diálogo com os movimentos populares na perspectiva de ampliar a esfera pública de participação da sociedade civil, qualificando assim o controle social na saúde.

Uma das estratégias foi o apoio à constituição de uma base interlocutora dos movimentos populares no diálogo com a gestão do sistema, a Articulação Nacional de Movimentos e Práticas de Educação Popular em Saúde (ANEPS). Em parceria com a Rede Nacional de Educação Popular em Saúde, a SGTES desencadeou um processo de reconhecimento das entidades, movimentos e práticas de educação popular em saúde e de mobilização desses sujeitos. Encontros estaduais de movimentos e práticas de educação popular em saúde identificaram cerca de 800 iniciativas (movimentos e práticas) que se articulavam na luta por saúde. A ANEPS mantém fóruns permanentes de educação popular em saúde nos Estados, como espaço de escuta das necessidades, de formação de agentes sociais para a gestão das políticas públicas, de organização, de comunicação entre os movimentos e de mobilização popular.

Compreendemos, portanto, que a educação popular em saúde constitui um movimento que se expressa nas práticas de cuidado, na produção de conhecimentos compartilhados e na constituição de sujeitos que se tornam atores políticos no campo da saúde.

Sua característica de práxis, no sentido de um "fazer pensado", coloca a educação popular em saúde como estratégia indispensável aos projetos de transformação da sociedade. Para Paludo (2001), a educação popular é

> [...] ao mesmo tempo resultado, construção histórica e encontra-se organicamente vinculada ao movimento de forças políticas e culturais (as organizações populares, os agentes e as estruturas/organizações de mediação) empenhadas na construção das condições humanas imediatas para o aumento da qualidade de vida das classes subalternas e na construção de uma sociedade onde realidade e liberdade fossem cada vez mais concretas [...]

Sendo, ao mesmo tempo, um saber fazer transversal nos movimentos de mudança na saúde (na formação, nas práticas de cuidado, na gestão e no controle social), que contemplam as dimensões macro e micro do processo de produção de saúde, a educação popular mostra-se como o eixo agregador dos movimentos da ANEPS; tem favorecido a constituição de novos coletivos como a Articulação Nacional de Extensão Popular e Saúde (ANEPOP), que diz respeito aos processos de formação de profissionais, em particular à política de extensão universitária; contribui para o processo de educação permanente para o controle social na saúde; e tem contribuído para outras políticas e atividades do Ministério da Saúde como a Política Nacional de Humanização no SUS, o Projeto Vidas Paralelas da área da Saúde do Trabalhador, Estratégia de Saúde da Família, Política

Nacional de Práticas Integrativas e Complementares em Saúde.

Como resultado de mudanças na gestão no Ministério da Saúde, em julho de 2005, a Coordenação Geral de Ações Populares de Educação na Saúde passa a integrar o Departamento de Apoio à Gestão Participativa (DAGEP) da Secretaria de Gestão Estratégica e Participativa (SGEP), denominada Coordenação Geral de Apoio à Educação Popular em Saúde e Mobilização Social no SUS. Essa mudança de setor, dentro do Ministério da Saúde, tem reflexos no escopo da educação popular que toma como direcionalidade de suas ações o fomento à participação popular e ao controle social no SUS, como elementos necessários à promoção da equidade e da democracia.

Nesse processo, os coletivos que compõem o movimento da educação popular em saúde dialogam com a Secretaria de Gestão Estratégica e Participativa do Ministério da Saúde (SGEP-MS) sobre a criação de um comitê de apoio à educação popular em saúde, composto por representações da sociedade civil e áreas técnicas do Ministério da Saúde afins à formulação e implantação da política nacional de educação popular em saúde no SUS.

Em 2009, foi criado o Comitê Nacional de Educação Popular em Saúde que se configura como uma estrutura intermediária ligada ao Ministério da Saúde, que tem favorecido o diálogo entre a sociedade civil – representada por coletivos e movimentos sociais – e a organização da burocracia pública, constituindo-se como um espaço propício para a negociação e a intermediação de conflitos. Entre seus vários objetivos, dedicou-se à formulação e ao acompanhamento da implementação da Política Nacional de Educação Popular em Saúde. O comitê reúne 28 membros titulares e seus suplentes, provenientes tanto da sociedade civil como também de áreas técnicas do Ministério da Saúde e de instituições ligadas ao SUS (Bonetti *et al.*, 2014). Com a criação do comitê, abriu-se mais essa possibilidade para a construção de uma política no âmbito participativo, evidenciando um caminho possível à democracia representativa.

Educação popular em saúde como política

Ao tratarmos a educação popular em saúde como política, em primeiro lugar é necessário refletir sobre o contexto em que tal proposição aparece como uma possibilidade, isto é, que forças políticas, que arenas e quais atores trazem para a agenda política da saúde a questão da educação popular. Contudo, a questão problematizadora que nos leva a um entendimento mais ampliado é a seguinte: qual o sentido de uma política dessa natureza?

Obviamente, não é nosso objetivo discutir conceitos das ciências políticas, mas é fundamental compreender que a implementação de determinada política pública é função do Estado, mas sua formulação, dependendo do grau de participação social, deve ser protagonizada pela sociedade civil.

Partindo dessas premissas é que a concepção de democracia se faz importante na conjuntura mundial atual. No plano dos modelos de democracia, predomina a concepção formal e procedimental que tem sua expressão nos princípios de representatividade da participação da sociedade, na legislação e execução do que é considerado legítimo como resposta às demandas apresentadas pelas representações dos segmentos da sociedade. Uma outra concepção volta-se mais à questão da participação na perspectiva da inclusão social, ou seja, tem como preocupação modos de ampliar a participação dos segmentos que compõem a diversidade da sociedade.

Para Eibenschultz (1991), a formulação de políticas em sociedades democráticas compreende um ciclo desencadeado pela construção da vontade política, que preside a formalização de normas jurídicas necessárias para garantir legalmente a concretização da vontade política coletivamente construída, que orienta arranjos institucionais e organizacionais capazes de produzir as ações necessárias e o controle da sociedade avaliando e trazendo novas temáticas que irão compor novos elementos para a sociedade que se manifesta e define a formulação de novas políticas.

Nesse sentido, a vontade da sociedade em apontar determinada política como necessária à resolução de seus problemas remete a questões concernentes à construção desta vontade: quais os discursos, práticas e conhecimentos que fundamentam o problema? Quais argumentos explicam a situação? Quais as justificativas? Quais movimentos são desencadeados no sentido de transformar a vontade de determinado grupo em vontade geral?

A educação popular tem como uma de suas bases a apreensão da realidade de uma maneira crítica. Como dizia Paulo Freire (1978), trata-se de aprender a ler o mundo e descobrir qual o seu lugar nesse mundo. A educação popular em saúde problematiza o que determina a situação de adoecimento, sofrimento e cuidado a partir de concepções, saberes e representações sociais da população.

Desde que o saber cuidar do outro foi expropriado da sociedade e configurado em determinadas técnicas produzidas por determinados atores legalmente reconhecidos como tais, exercidas em determinados lugares e acessíveis apenas a alguns (Foucault, 2004), a dinâmica da vida reduziu-se a estar ou não estar doente, e essa situação definida com base em normas que determinam o normal e o patológico (Canguilhem, 1978). O agenciamento da saúde como ausência de doença e desta como a falta de algo para fazer a máquina humana funcionar (o corpo) reproduz no imaginário popular a ideia de saúde restrita ao consumo de serviços e medicamentos.

Dessa maneira, a educação popular em saúde como política exige como pressuposto a compreensão ampliada de saúde e o entendimento crítico de seus determinantes sociais, a fim de que cada sujeito perceba qual o mundo em que vive e suas possibilidades de agir para modificar esse mundo.

Entendendo que a apreensão crítica do mundo e a aproximação com a possibilidade de gerar movimentos que levem à transformação da situação vivenciada ocorrem no processo de constituição dos indivíduos em sujeitos, um outro pressuposto imprescindível para uma política nacional de educação popular em saúde é o sentido de autoria e protagonismo, ou seja, entender o SUS como resultado das lutas e conquistas da sociedade, o que exige o resgate histórico da participação dos movimentos populares na construção da proposta da Reforma Sanitária brasileira.

Para os movimentos populares que historicamente vivenciam a educação popular como dispositivo na construção do sentido para sua existência como ator político, na direção de suas bandeiras de luta, na organização e metodologia de trabalho e na formação de seus quadros e lideranças, a educação popular em saúde traz inevitavelmente o pressuposto da integralidade da política, pois, de maneira geral, lutam no enfrentamento de problemas que surgem na vida, como sofrimento difuso (Valla, 2005).

Para Dias (2003), os novos movimentos sociais emergem assumindo a condição de sujeitos de um modo de fazer política que tem como característica a afirmação positiva de sua existência e a centralidade na ação coletiva. Para a autora, a

> [...] visibilidade das ações está presente em diferentes espaços: em pequenos grupos descentralizados que escolhem o próprio modo de participação nos espaços públicos e coletivos; em espaços globais, na mídia e, portanto, fazendo parte de nossas experiências cotidianas do dia a dia. Está presente também no elenco de temas para discussão no campo acadêmico e, o que é mais relevante, orientando políticas em agendas públicas.

É a integralidade desse cotidiano de insegurança e incerteza que orienta o pressuposto de uma política cujo eixo estruturante é o modo de vida dos sujeitos em suas múltiplas dimensões; a integralidade da dimensão física e espiritual de homens e mulheres; integralidade de saberes, de práticas, de espaços de atuação e dos sujeitos dessas práticas; integralidade apontada pelos movimentos populares na luta pela Reforma Sanitária, pois seu constructo tem como base a melhoria das condições de vida.

O sentido da integralidade que serve de direção aos movimentos populares inclui necessidades impossíveis de serem setorializadas, como o são as respostas institucionais decorrentes das políticas públicas, evidenciando a contradição entre as formas instrumentais e administrativas de organização do Estado e a dimensão da interação social no cotidiano (Avritzer, 1995).

Essa contradição, ao lado do imperativo ético da articulação entre integralidade das necessidades e intersetorialidade das políticas públicas, ganha mais nitidez na fase de implementação, considerando que nessa fase as políticas se expressam na produção de ações condizentes com seus pressupostos, diretrizes e objetivos. É também na fase de implementação das políticas que a disputa entre os recursos de poder, sejam técnicos, burocráticos, financeiros ou políticos, evidenciam-se claramente, explicitando objetivos não discursivos.

Esse sentido de integralidade torna-se, portanto, no plano da política, um pressuposto e uma diretriz. Pressuposto derivado da consideração de que toda ação pedagógica (educativa) ocorre entre sujeitos e que as práticas de saúde são, por sua natureza, práticas "humanas" que não se concretizam sem a presença da alteridade nessa relação. A reconstrução da integralidade do sujeito e, nesse processo, a construção de um mundo possível, no qual a saúde seja considerada em sua amplitude e como direito de cidadania, são a diretriz necessária para compreender relações entre sujeitos sociais em sua singularidade e diversidade, atores institucionais e políticos, que, por sua vez, justificam a educação popular como estratégia necessária para promover o diálogo entre gestores, trabalhadores e usuários do SUS, contribuindo, portanto, para a participação social na saúde, a gestão participativa no SUS e o desenvolvimento de práticas de saúde integrais, humanizadas e resolutivas.

A diretriz traduz-se em objetivos articulados no âmbito da abrangência a que tal política se propõe. Objetivos definidos como perspectivas de intervenção por meio da organização dos recursos disponíveis no tempo e no espaço real para responder aquilo que a sociedade de modo democrático apresenta como desejos, necessidades ou demandas.

É preciso atentar que a formulação da política é um processo, enquanto sua formalização representa mais um percurso burocrático, embora, em alguns momentos, a burocracia tenha atuado como ator político importante, principalmente em relação a projetos e convênios celebrados entre governo e organizações da sociedade civil. Isso significa que, na perspectiva de uma democracia participativa, a racionalidade da burocracia pública deve ser orientada ao desenvolvimento de ações instrumentais que viabilizem as decisões deliberadas.

A "nova maneira de fazer política", trazida pelos movimentos populares, encontra-se na ideia de que a participação social deve ocorrer na formulação, no processo de formalização, na implementação e no controle social da política apresentada. A construção diversa e compartilhada do problema que justifica e orienta a política legitima esse problema como coletivo diante dos sujeitos que o vivenciam e o vocalizam, representando o processo pedagógico no qual é possível projetar o "inédito viável", ou a imagem objetiva no linguajar do planejamento, dando sentido e orientando os objetivos que a política pretende atingir.

Entretanto, esse movimento, no sentido da práxis, articula-se com o movimento que ocorre no mundo das ideias e das representações, no qual os conceitos e as formulações teóricas não são desvinculados das práticas sociais (técnicas, políticas). Nessa perspectiva, novas questões surgem: qual o "problema" que justifica uma política nacional de educação popular em saúde? Como esse problema foi construído? Em que fóruns? Quais os atores? Como ocorrem e que critérios definem a representatividade de seus participantes? São fóruns participativos em que se exerce a ação comunicativa? (Habermas, 1994).

Os coletivos articulados em torno da educação popular em saúde têm realizado fóruns representativos e participativos aglutinando diversos segmentos da sociedade: movimento estudantil, negro, do campo, de mulheres, lésbicas, *gays*, bissexuais, transexuais e travestis (LGBTT), profissionais de saúde, professores, pesquisadores, educadores e lideranças populares, conselheiros e alguns gestores. Aqui, duas reflexões tornam-se importantes:

- A representatividade que decorre da diversidade, ou seja, no âmbito dos coletivos sociais existe a necessidade de ressignificar a representatividade normativa da democracia processual, a fim de que as bases da representatividade sejam dadas por valores éticos de confiança e solidariedade entre os sujeitos sociais e atores políticos
- A participação e a deliberação que acontecem por meio de argumentos que geram consensos, isto é, a tomada de decisões a partir do diálogo e reflexão argumentativas, distanciando-se de processos decisórios com base em critérios de maioria de participantes.

Nesse sentido, Avritzer (2007) aponta para novas maneiras de representação para além da eleitoral, consistindo nos tipos de autorização que a sociedade delega a seus representantes em três papéis políticos distintos: o de agente, o de advogado de temas e o de partícipe.

Para o autor, o papel de agente está relacionado com a representação eleitoral, enquanto o papel de advogado de temas, isto é, o ator político que sistematiza e traz ao debate público novas temáticas e interesses, tem relação com as organizações não governamentais, e o de partícipe encontra-se na sociedade civil, dado pela experiência e especialização nos temas defendidos.

Considerando que nesses espaços se constrói a vontade coletiva discutida anteriormente e que no reconhecimento e afirmação dessa vontade se encontram as bases da democracia participativa, no II Encontro Nacional da Articulação Nacional de Movimentos e Práticas de Educação em Saúde (ANEPS), em 2006, e no III Encontro Nacional da Rede de Educação Popular em Saúde, em 2007, foram apontadas questões como:

- Relação da educação popular com os espaços de gestão e interlocução com outros setores e movimentos; com a participação e o controle social na saúde; com os processos formativos, com a educação permanente; com as práticas integrativas e tradicionais de cuidado com a saúde
- Planejamento, metodologia e avaliação das ações de educação popular e saúde no diálogo com o saber e culturas populares
- Dimensões do cuidado em saúde nas práticas populares
- Processos de pesquisa na educação popular em saúde e de socialização e comunicação de conhecimentos científicos e tecnológicos.

Com base nessas referências, é possível apontar a abrangência da educação popular em saúde enquanto política estratégica articulada à política do SUS, qual seja:

- Práticas que se desenvolvem nos serviços de saúde
- Processos de formação de profissionais e de lideranças sociais
- Ampliação e qualificação da participação popular em saúde
- Ampliação, formação e qualificação do controle social em saúde e produção de conhecimentos.

Uma das consequências do neoliberalismo na América Latina e no Brasil, além da privatização do público e da desresponsabilização do Estado com os direitos de cidadania, foi a relação entre governo e sociedade civil que passou a ser realizada no setor privado, diminuindo a esfera pública (Habermas, 1989), ou seja, relações corporativas em torno de interesses específicos.

Em relação às políticas sociais focalizadas na diminuição da pobreza, a inclusão ocorre vinculada à entrada no circuito do consumo, em geral por políticas compensatórias de distribuição indireta de renda e consumo mínimo para a sobrevivência, levando a uma situação na qual o significado de cidadania perde seu sentido diante da exclusão social e não protagonismo. Nessa relação, o governo aparece como o sujeito detentor do poder de responder às demandas de determinados segmentos sociais, enquanto estes aparecem como sujeitos portadores apenas de necessidades imediatas, e não de direitos sociais.

Enfim, a rearticulação dos movimentos sociais que trabalham com a educação popular na defesa do direito à saúde, organizando setoriais de saúde, a institucionalização no Ministério da Saúde de espaços e práticas alinhadas a seus princípios e à ampliação de canais de interlocução entre governo e sociedade civil, principalmente a partir de 2003, contribuíram para que a educação popular em saúde se tornasse, ao mesmo tempo, dispositivo agregador na militância de saúde e tema de reivindicações.

Nesse cenário, a educação popular em saúde ganha visibilidade em eventos acadêmicos nos quais seus "sujeitos epistêmicos e históricos" apresentam em mesas-redondas e conferências suas teses, argumentos e justificativas, além de produzirem acontecimentos como as Tendas de Educação Popular em Saúde. As tendas têm se configurado como espaços livres, democráticos, solidários e integradores de práticas e saberes, incluindo as vozes dos movimentos populares locais nos eventos acadêmicos, construindo outras maneiras de entender as determinações da saúde no sentido mais amplo possível, além de desencadear e transversalizar outros movimentos.

Esse modo de participação iniciou-se no Espaço de Saúde e Cultura Ernesto Che Guevara no V Acampamento Intercontinental da Juventude (AIJ) do Fórum Social Mundial, realizado em 2005, em Porto Alegre. O Espaço Che aliou o debate, a conversa e a mobilização popular na defesa do direito à saúde ao jeito de cuidar inspirado nas práticas populares.

Sendo também o espaço oficial de cuidados em saúde do AIJ, propiciou a vivência na construção de uma articulação radical entre práticas acadêmicas como a alopatia e aquelas de domínio popular como a fitoterapia, a massoterapia e práticas tradicionais que se concretizavam como práticas de saúde no cuidado, ato que significa mais que a assistência, pois envolve relações mediadas por saberes, afeto, confiança e continuidade. Essa perspectiva apontou os limites aos cuidados intrínsecos ao modelo tecnicista e autoritário hegemônico, evidenciou o contraste com as práticas modelizadas pela mercantilização da saúde impostos pelo modelo atual e, principalmente, vislumbrou possibilidades concretas de integralidade de saberes, de práticas, de sujeitos e de espaços terapêuticos.

No Fórum Social de Saúde de Belém, realizado em 2009, a educação popular em saúde protagonizou o Espaço Saúde, Cultura e Democracia, consolidando a articulação entre os movimentos populares e propiciou o debate com o Governo no sentido de formular uma política nacional de educação em saúde.

Em 2011, foi publicada a Portaria n. 2.979, que permitiu o repasse de recursos federais para as gestões estaduais a fim de estimular a implementação da ParticipaSUS (Brasil, 2011), apresentando como uma de suas metas a criação de Comitês de Educação Popular em Saúde e Promoção da Equidade em Saúde nos Estados. Essa estratégia pretendeu capilarizar ações da educação popular em saúde nas gestões estaduais e promover a criação de um espaço de diálogo entre os atores dos movimentos sociais e as áreas gestoras do SUS, sem haver uma definição preestabelecida para a sua estrutura e constituição.

Assim, uma das potencialidades da Política Nacional de Educação Popular no SUS (PNEPS-SUS) é a possibilidade de articulação das práticas populares de cuidado junto aos serviços de saúde – favorecendo a humanização, a solidariedade e a integralidade – contribuindo, assim, para a construção de um projeto de sociedade comprometida com esses valores. As diretrizes que norteiam a PNEPS-SUS são: o diálogo, a amorosidade, a problematização, a construção compartilhada do conhecimento, a emancipação e o compromisso com a construção do Projeto Democrático e Popular.

Ainda em 2013, o Comitê Nacional de Educação Popular em Saúde formulou uma proposta de Plano Operativo da PNEPS-SUS com o objetivo de apresentar estratégias às gestões federal, estadual e municipal para a implementação dessa política no âmbito do SUS. O nível federal, apesar de ser de importância fundamental, não monopoliza as relações de mobilização e as interações entre atores dos outros níveis interfederativos, podendo influenciar principalmente a formulação, mas não a implementação local da política, e isso se justifica pelo fato de que as competências interfederativas são compartilhadas, havendo uma interconexão estreita entre elas e não uma sobreposição.

A PNEPS-SUS foi oficialmente institucionalizada pelo Ministério da Saúde em 19 de novembro de 2013, por meio da Portaria n. 2.761, com a pretensão de articular o referencial da educação popular em saúde a toda sociedade brasileira e gerar o envolvimento direto na área da saúde de gestores, trabalhadores, educadores, docentes, estudantes e usuários. Ela preconiza a promoção de atos que contribuam para a busca da integralidade, para a incorporação de modos populares e tradicionais do cuidado e para fortalecer a Atenção Básica como centro ordenador das redes regionalizadas de atenção à saúde (Brasil, 2013).

Limites e possibilidades

Na perspectiva de delimitar sínteses provisórias da problemática, contextualizamos a educação popular em saúde como movimento social que se organiza na construção de um projeto político para a saúde na perspectiva das classes populares; e tema de reinvindicação enquanto política específica a ser integrada no SUS, por parte dos coletivos que se organizam em torno da educação popular em saúde. Nesse percurso, tomamos como referência para problematizarmos o debate, indagações que surgem dos conceitos básicos das Ciências Políticas e inerentes aos processos de formulação e implementação de políticas públicas.

Nesse sentido, os limites e as possibilidades da educação popular em saúde como política no SUS são contínua e permanentemente definidos, em última instância, na dinâmica da conjuntura política presente, que define as relações entre governo e sociedade, entre as forças e os interesses políticos partidários, as alianças que ocorrem nas representações nos poderes legislativo e executivo, assim como as relações internas na definição de estratégias políticas e na organização das bandeiras de luta dos movimentos sociais. A ampliação quantitativa dos espaços de participação social, *per se*, não garante que as demandas populares sejam incluídas nas políticas públicas (Ciconello, 2006).

Entendemos que as demandas populares se apresentam alicerçadas nos direitos humanos fundamentais que foram sendo expropriados do cidadão brasileiro, sendo sua ausência manifestada de modo integral no cotidiano: educação, transporte, moradia, entre outras. Na maioria das vezes, quando ocorre a inclusão dessas demandas na pauta das políticas sociais, podem ocorrer duas situações:

- A incorporação fragmentada de intervenções isoladas sob a responsabilidade de vários setores do governo que não potencializam seus efeitos no sentido de ampliar a cidadania

- A incorporação, na agenda de direitos humanos, de intervenções transversais às políticas sociais, a qual depende, para sua viabilidade, dos níveis de articulação entre os setores e dos processos de gestão colegiada.

Em decorrência, emerge uma questão presente nas políticas públicas e nos modelos de organização dos serviços públicos: a intersetorialidade. No campo da saúde, a intersetorialidade das políticas tem sido apontada como estratégia fundamental para a promoção da saúde da população. Apesar da necessidade, a integralidade das políticas e de suas ações encontra-se no plano das tentativas, salvo algumas experiências isoladas de caráter não governamental.

A educação popular em saúde como política tem a intersetorialidade como um de seus pontos críticos que podem se transformar em limites ou em possibilidades. Limites na medida em que a institucionalização de uma política como processo político identifica arenas, produz atores, discursos, constrói estratégias e principalmente define campos próprios a cada setor – de saúde, de educação, de assistência social – que se tornam arenas de embate e disputas de interesses diversos. A dinâmica e a autonomia relativa do aparato técnico e burocrático, quando os movimentos da sociedade civil mostram baixo nível de organização e interlocução com a gestão pública, transformam a burocracia em ator político, fazendo com que a política passe a depender mais dos processos normativos que da vontade e mobilização da população.

A intersetorialidade na política significa respostas institucionais destinadas ao enfrentamento dos determinantes sociais da saúde, que se traduzem em algum nível de impacto nas condições de vida das pessoas. O alargamento da esfera pública na qual se debatem os "vários projetos de vida coletiva" por meio de ações comunicativas permite a construção de demandas intersetoriais com viabilidade técnica e política. Contudo, se o espaço público passa a ser colonizado pela esfera privada, na qual são apresentadas questões corporativas mediadas pela inclusão via acesso a consumo de bens e serviços, a intersetorialidade apresentada pelos movimentos sociais, sujeitos das necessidades em saúde e proponentes de projetos de transformação, é capturada por um sistema de filtros de natureza

diversa que justificam a seletividade das necessidades a serem transformadas em demandas (Offe, 1984), reproduzindo a hegemonia de determinados interesses da sociedade, questionando o sentido da democracia participativa.

A experiência tem demonstrado que políticas específicas da saúde (negros, LGBTQ+, campo e floresta) têm sido formuladas e institucionalizadas a partir de pressões de movimentos sociais específicos que se organizam pelos direitos de cidadania (nos quais se incluem os direitos culturais). Dependendo do grau de articulação do movimento, as pressões têm origem em manifestações de representantes legislativos, em comissões ou grupos de trabalho institucionalizados (na maioria das vezes compostos por representantes do governo e da sociedade civil) para apoiar o processo de formulação da política, pautados em reivindicações resultantes de fóruns, conferências, congressos.

Nesse sentido, é preciso atentar para o aumento da pressão política que ocorre por via institucionalizada, o qual corresponde à diminuição de manifestações públicas, coletivas, decorrentes da mobilização, embora manifestações como a marcha das Margaridas e a marcha do MST sejam fundamentais na condução do processo de formulação e formalização da política de saúde da população do campo e da floresta.

Ao comparar os cenários da trajetória da educação popular em saúde e seu processo de organização e articulação com os movimentos sociais, evidenciamos a coerência com o processo político e institucional de ampliação dos espaços de interlocução entre necessidades e demandas populares com o governo, inclusive com a criação de órgãos da administração direta com esse objetivo.*

No Quadro 17.1, listamos eventos de participação social em saúde nos quais os projetos e as estratégias políticas são apresentados e debatidos. Nesses e em outros espaços que necessariamente não se encontram institucionalizados, é construída a vontade coletiva, assim como são fortalecidas as teses que justificam determinada política específica, e não outra, considerando duas variáveis importantes: o tempo político e o tempo técnico.

---

* A partir de 2003, no Governo Federal foram criados órgãos como a Secretaria Especial de Promoção da Integridade Racial (SEPPIR), a Secretaria Especial de Direitos Humanos (SEDH) e a Secretaria Especial de Políticas Públicas para Mulheres (SEPM).

Quadro 17.1 Conferências, eventos e fóruns participativos no Brasil no período de 2003 a 2009.

- 2003 – 12ª Conferência Nacional de Saúde: "Saúde: um Direito de Todos e um Dever do Estado. A Saúde que Temos, o SUS que Queremos"
- 2003 – I Conferência Nacional de Medicamentos e Assistência Farmacêutica
- 2004 – 3ª Conferência Nacional de Saúde Bucal: Acesso e Qualidade Superando a Exclusão
- 2004 – 2ª Conferência Nacional de Ciência, Tecnologia e Inovação em Saúde
- 2005 – 3ª Conferência Nacional de Saúde do Trabalhador
- 2006 – 3ª Conferência Nacional de Gestão do Trabalho e da Educação em Saúde
- 2006 – Seminário Nacional de Controle Social nas Políticas Públicas de Saúde para as Mulheres
- 2006 – I Conferência Nacional dos Direitos da Pessoa Idosa
- 2006 – 4ª Conferência Nacional de Saúde Indígena
- 2006 – 1º Expogest – Mostra Nacional de Vivências Inovadoras de Gestão na Saúde
- 2006 – 1º Seminário Nacional de Saúde das Populações do Campo e da Floresta
- 2006 – Seminário Nacional de Saúde da População Negra
- 2007 – Seminário Nacional de Saúde da População GLBTT na Construção do SUS
- 2007 – 13ª Conferência Nacional de Saúde: "Saúde e Qualidade de Vida: Política de Estado e Desenvolvimento"
- 2008 – I Conferência Nacional GLBT
- 2008 – XI Conferência Nacional de Direitos Humanos
- 2008 – Conferência Nacional dos Direitos da Pessoa Idosa
- 2008 – Conferência Nacional de Juventude
- 2009 – Seminário Nacional de Diversidade de Sujeitos e Igualdade de Direitos no SUS

Uma leitura nos relatórios das Conferências Nacionais de Saúde permite identificar propostas emergentes do campo da educação popular, debatidas no processo e listadas como deliberações. Sob esse aspecto, as possibilidades encontram-se nesses acontecimentos nos quais, por meio do diálogo e da crítica, proposições são construídas e reconstruídas, mesmo que ainda não se apresentem formalmente, resultando na importância de a construção da política tornar-se um processo democrático no qual se observem as regras fundamentais da participação social: universalidade, equidade, confiança e solidariedade como representativi-dade e a construção de consensos por meio de argumentos que popularizem a razão instrumental da gestão pública.

Entretanto, a existência de relações formalizadas entre governo e movimentos sociais e ampliação da participação social necessariamente não implica estarmos vivenciando uma situação na qual se exerça a ação comunicativa. Espaços dessa natureza são cenários de embates, de disputas e de afirmações de identidade de seus componentes.

O debate crítico e a construção coletiva propiciam o que poderíamos chamar de legitimação dos projetos políticos diante de seus próprios protagonistas, distanciando-se da representatividade e aproximando-se de um processo democrático participativo de formulação de políticas.

Por fim, considerando que uma política emerge diante de insatisfações e vontades da sociedade que são respondidas pelo Estado por meio de organizações que produzem os atos que colocam a política no cotidiano da população, os limites e as possibilidades encontram-se nos estágios que caracterizam seu processo de institucionalização, ou seja, nos elementos da conjuntura que favorecem ou impedem que os pressupostos e princípios teóricos e filosóficos orientadores da política mostrem coerência e passem a ser incorporados na Política Nacional de Saúde; em um segundo estágio, nos recursos e tecnologias necessários à constituição de organizações e serviços produtores de ações sistemáticas por meio de programas e projetos preconizados pela política específica e, finalmente, os limites e possibilidades que se vislumbram para que as ações de educação popular em saúde passem a integrar os processos de interação entre grupos, movimentos sociais e gestão pública.

Análise de possibilidades

Apesar de as várias políticas públicas criadas nos últimos anos valorizarem princípios do SUS como equidade, participação e humanização, a reestruturação social mais profunda ainda não ocorreu, e o modelo de atenção em saúde no Brasil continua sendo um desafio. É possível perceber uma sutil, porém permanente tensão, desde o início do século 21, de que a educação popular em saúde alargasse a sua abrangência e se estendesse ao nível institucional das políticas públicas, com a proposta de ser uma "política de saúde original", como poderia referir Edgar Morin (2013).

Assim, conforme argumentações feitas por Furco (s/d), podemos compreender a construção de uma política pública, entendida como um "programa de ação", como algo que se desenvolve em lugares e tempos diversos e que envolve uma quantidade imprevisível de atores sociais e políticos os quais apresentam ideias e interesses próprios e que, utilizando-se do poder de que dispõem, podem influenciar de maneiras diferentes. Com isso, compreendemos que o resultado da atividade de governo não equivale apenas à tomada de decisão inicial em si. Ela consiste em parte do processo político-administrativo inserido dentro de um ciclo que inclui a formulação da política, a sua implementação, o impacto social causado e a avaliação dos seus resultados. No entanto, esse processo não é necessariamente linear e uma fase pode influenciar a outra, sem haver uma delimitação precisa entre elas.

Uma pesquisa realizada entre 2016 e 2017 (Buarque, 2017) por meio da realização de entrevistas semiestruturadas a atores privilegiados, a partir da criação oficial dos Comitês de Educação Popular em Saúde no município de Fortaleza e no Estado da Paraíba, avaliou o processo de implementação da PNEPS-SUS nos contextos municipal e estadual. Após a sua formalização, o SUS apresentou uma progressiva estruturação organizacional que permitiu uma certa concentração de poder nas mãos dos gestores locais que, dificilmente, permitem a ocorrência de inovações dentro do sistema de saúde. Com isso, a proposta original da EPS de superação de certas estruturas e modelos perpetuados dentro do próprio SUS gera contradições em relação à sua inserção dentro de um arcabouço jurídico-institucional rígido.

No processo de organização da PNEPS-SUS, o Comitê Nacional desenvolveu dois movimentos diferentes:

1. Um "para fora" do espaço instituído, quando procurou discutir previamente sobre a PNEPS-SUS em seis encontros realizados nas diferentes regiões do país.
2. Outro "para dentro" do espaço instituído, quando se articulou dentro do próprio Ministério da Saúde, propondo a aprovação da PNEPS-SUS no Conselho Nacional de Saúde e buscando o envolvimento com outras políticas públicas, uma vez que o Comitê Nacional tem também como membros participantes representantes da Política Nacional de Humanização e da Política Nacional de Práticas Integrativas e Complementares no SUS.

Ambos os movimentos tinham o sentido de incentivar a implantação da PNEPS-SUS no território nacional.

Em relação à possibilidade de impulsionar a descentralização dessa política do nível federal para sua internalização nos níveis estadual e municipal, foram identificados dois fatores importantes e decisivos: a presença (ou a falta) de apoio da gestão local e a formação dos Comitês de Educação Popular em Saúde, dos quais participam representantes da sociedade civil e do espaço público institucional.

Desde o início, decisões importantes sobre a implementação de políticas públicas, tanto no nível federal, estadual ou municipal, dependem diretamente do entendimento que o gestor de determinado momento apresenta sobre ela. Isso mostra claramente a interferência nos rumos que a implementação da PNEPS-SUS poderia tomar a depender da decisão do gestor da situação. Desse modo, além do Comitê Nacional, são criados Comitês Estaduais além de Comitês Municipais de Educação Popular em Saúde. Em alguns locais onde ainda não existem Comitês de Educação Popular em Saúde constituídos, estão presentes núcleos de estruturação da PNEPS-SUS que dão suporte ao seu processo de implantação.

Por meio do percurso feito pela PNEPS-SUS, evidenciamos claramente que a implementação de uma política pública nacional depende muito da estruturação da arena política local e da sensibilidade das forças que se apresentam em campo, e os Comitês de Educação Popular em saúde representam forças políticas importantes envolvidas nesse processo. O comitê constituído em Fortaleza é, ao mesmo tempo, de educação popular em saúde e de promoção da equidade, na tentativa de construir diálogos entre essas políticas no nível institucional.

No entanto, apesar de as formações dos comitês serem consideradas marcos locais importantes, ainda devem ser mais bem articulados e fortalecidos politicamente, pois evidenciaram nos comitês estaduais a falta de alguns entes e/ou representações sociais – como também de atores fundamentais provenientes do interior do Estado, que seriam importantes para uma composição mais representativa do comitê. Além das questões políticas e ideológicas, devemos considerar que existem dificuldades objetivas em relação à composição de um comitê com um número grande de participantes ou com atores sociais que não residam na mesma cidade, incluindo a questão temporal e financeira, em virtude dos deslocamentos necessários.

Os comitês analisados foram considerados (por seus integrantes) um avanço promissor em direção à implementação da educação popular em saúde, mas, ao mesmo tempo, reconhece-se sua atual fragilidade, em termos de consolidação e de eficácia perante o desenvolvimento das propostas estratégicas sugeridas pelo Plano Operativo da PNEPS-SUS (Brasil, 2017), provavelmente em virtude de sua recente institucionalização, dificuldades para reunir regularmente todos os seus membros representantes e dificuldades operacionais/burocráticas necessárias, como a estruturação da sua composição e de formulação de seus regimentos internos.

Ainda em consideração à composição dos comitês, é interessante perceber a diferença que seus membros apresentam em relação à vivência com a educação popular em saúde. Aqueles oriundos da sociedade civil geralmente trazem consigo conhecimento prévio experiencial sobre a temática. Os representantes institucionais estão frequentemente envolvidos por ocuparem cargos executivos importantes para o desenvolvimento do diálogo intersetorial exigido pelos próprios princípios da política, sem necessariamente conhecerem a fundo ou compartilharem de sua proposta.

Isso pode representar, ao mesmo tempo, uma potencialidade ou uma criticidade para a implementação da PNEPS-SUS. Por um lado, essa realidade pode dificultar o andamento dos trabalhos do comitê, por não haver por parte do conjunto de seus componentes a valorização esperada para esse espaço estratégico, fragilizando o alcance do escopo do grupo gestor dos comitês. Por outro lado, representa uma oportunidade ímpar de sensibilização, mobilização, organização e aproximação de setores historicamente mais distanciados da proposta da educação popular como política.

Algo muito importante a ser destacado é o fato de que, diante de inúmeras políticas nacionais de governo a serem implementadas pelos Estados e municípios, é fácil prever que algumas serão priorizadas em detrimento de outras. Assim, é possível imaginar que as políticas

"escolhidas" para serem desenvolvidas serão aquelas reconhecidas pelo gestor como as mais necessárias e com as quais ele apresenta maior aproximação, assim como é possível antever a força de convencimento e pressão por parte da sociedade civil que justifique a priorização dessa política na agenda do poder executivo.

Acreditamos que a PNEPS-SUS terá um impacto mais significativo no sentido de fortificar ações locais relacionadas com a educação popular em saúde, que já existiam anteriormente ao lançamento da política, e estimular a inserção de pessoas, de movimentos ou de práticas relacionadas com a política na qual já havia uma certa abertura dentro dessa perspectiva. Provavelmente não se iniciará nada no campo da educação popular, como uma iniciativa isolada da gestão, pelo simples fato de agora existir uma política nacional a seu respeito.

A partir da formulação oficial da PNEPS-SUS foram identificados dois outros grandes fomentos considerados fundamentais para o processo de desenvolvimento da implementação da educação popular em saúde no âmbito do SUS: a possibilidade da obtenção formal de recursos públicos por meio da política e o empoderamento de profissionais da área da saúde engajados com a educação popular que não encontravam espaço para desenvolvê-la e vivenciá-la em seu cotidiano.

Com base no financiamento federal, nos últimos anos já foram desenvolvidos vários encontros, nacionais ou regionais, sobre a temática e foram inseridas atividades em congressos de áreas relacionadas com a saúde coletiva. Além disso, com o financiamento oriundo da PNEPS-SUS, estão sendo estimuladas a produção de conhecimento e a comunicação acerca da educação popular em saúde, inclusive por meio de projetos que acontecem dentro do âmbito acadêmico e que alargam a discussão sobre ela. O recurso financeiro tem se mostrado uma estratégia de fortalecimento desse campo dentro do contexto de políticas promotoras de equidade e de diálogo com os movimentos sociais. Apesar disso, de maneira geral, o processo de implementação da PNEPS-SUS tem sido visto como algo inicial e não tem diferido muito dos processos seguidos por outras políticas públicas brasileiras da área da saúde.

Um fato interessante que reflete o apoio estrutural dado para a implementação da PNEPS-SUS no Estado da Paraíba foi a ideia da criação, dentro da Secretaria de Saúde, de um Núcleo de Educação Popular com a função de articulação e de execução das propostas surgidas no comitê (o qual funciona de modo principalmente consultivo).

Essa dinâmica retrata aquela descrita por Sartori (2016), que permite a definição contínua de estratégias de trabalho sobre a realidade e, ao mesmo tempo, a reelaboração contínua (diante de uma análise participada) de maneiras novas e mais adequadas, inclusive de instrumentos político-institucionais.

Pode ainda não ser perceptível uma mudança clara e significativa de avanço em relação às atividades desenvolvidas relacionadas com a educação popular em saúde, após o surgimento formal da política. Contudo, deve-se estar atento à possibilidade de acontecer uma reação paradoxal, após o lançamento oficial da PNEPS-SUS, em locais onde o ideário da educação popular já era fortemente presente. A institucionalização da política pode ter gerado um processo tão intenso de estruturação por parte de movimentos sociais em vista de sua implementação, chegando ao ponto de esse processo capturar a essência e a dinâmica de cada movimento de *per se*.

Outro risco diz respeito à multiplicidade de identidades entre a PNEPS-SUS e outras políticas promotoras de equidade, durante a fase de sua implementação efetiva, já que muitos sujeitos transitam entre diferentes coletivos que dialogam entre si. Apesar de tais políticas apresentarem princípios semelhantes, que reforçam inclusive a implementação do próprio SUS, a PNEPS-SUS apresenta na sua origem uma inspiração e um referencial político-pedagógico que a diferencia das demais, não podendo ser descaracterizada e instrumentalizada em função da atuação de outras políticas.

A institucionalização e a implementação da educação popular em saúde no SUS apresenta alguns paradoxos, como ter sido formalizada dentro do Estado, tendo como base uma mobilização popular complexa e dinâmica. Dilemas e contradições gerados pelo processo de institucionalização da educação popular em saúde só poderão ser mais bem compreendidos com o passar do tempo, observando-se como serão percorridos os caminhos da implementação da PNEPS-SUS em cada região da nação. E esse processo está apenas iniciando.

Referências bibliográficas

Avritzer, L. Cultura política, atores sociais e democratização: uma crítica às teorias da transição para democracia. Revista Brasileira de Ciências Sociais, v. 28, p. 109-122, 1995.

Avritzer, L. Sociedade civil, instituições participativas e representação: da autorização à legitimidade da ação. Revista de Ciências Sociais, v. 50, n. 3, p. 443-464, 2007.

Bonetti, O. P.; Chagas, R.A.; Siqueira, T. C. A. A educação popular em saúde na gestão participativa do SUS: construindo uma política. Cadernos de Educação Popular em Saúde, Brasília, v. 2, 2014, p. 16-24, 2014.

Brasil. Congresso Nacional. Lei n. 8.080, de 19 de setembro de 1990. Dispõe sobre as condições para promoção, proteção e recuperação da saúde, a organização e o funcionamento dos serviços correspondentes e dá outras providências. Diário Oficial da União, Brasília, DF, 20 set. 1990. Disponível em: <http://portal.saude.gov.br/portal/arquivos/pdf/lei8080.pdf>. Acesso em: 7 maio 2018.

Brasil. Ministério da Saúde. Resolução n. 11 de 17 de janeiro de 2017. Estabelece o plano operativo para implementação da Política Nacional de Educação Popular em Saúde no âmbito do Sistema Único de Saúde (PNEPS-SUS). Diário Oficial da União, Brasília, DF, 19 jan. 2017, Seção 1, p. 34. Disponível em: <http://portalarquivos2.saude.gov.br/images/pdf/2017/janeiro/23/Resolucao-CIT-n11.pdf>. Acesso em: 7 maio 2018.

Brasil. Ministério da Saúde. Portaria n. 2.979, de 15 de dezembro de 2011. Brasília: Ministério da Saúde, 2011.

Brasil. Ministério da Saúde. Portaria nº 2.761, de 19 de novembro de 2013. Institui a Política Nacional de Educação Popular em Saúde no âmbito do Sistema Único de Saúde (PNEPS-SUS). Brasília: Ministério da Saúde, 2013.

Brasil. Ministério da Saúde. Secretaria de Gestão Estratégica e Participativa. Política nacional de gestão estratégica e participativa no SUS. 2. ed. Brasília: Editora do Ministério da Saúde, 2009.

Brasil. Ministério da Saúde. Secretaria Executiva. Diretrizes operacionais dos pactos pela vida, em defesa do SUS e de gestão. Brasília: Editora do Ministério da Saúde, 2006.

Brasil. Secretaria Executiva. Mais Saúde: direito de todos: 2008-2011. Brasília: Editora do Ministério da Saúde, 2008.

Buarque, M. N. A. P. Educação popular e Sistema Único de Saúde: a avaliação dos fatores favoráveis e limitantes na implementação de uma política pública centrada no ser humano – o caso em dois estados do Nordeste brasileiro. Tese (Doutorado em Sociologia) – Istituto Universitário Sophia, Figline e Incisa Valdarno (FI), 2017.

Canguilhem, G. O. O normal e o patológico. Rio de Janeiro: Forense Universitária, 1978, 255 p.

Ciconello, A (Org.). Relatório do seminário: novas estratégias para ampliar a democracia e a participação. Recife: INESC, 2006.

Daron, V. Educação, cultura popular e saúde: experiências de mulheres trabalhadoras rurais, 2003. Dissertação (Mestrado em Educação) – Faculdade de Educação da Universidade de Passo Fundo, Passo Fundo.

Dias, E. Arqueologia dos movimentos sociais. In: Gohn, M. G. (Org.). Movimentos sociais no início do século XXI: antigos e novos atores sociais. Petrópolis: Vozes, 2003. p. 91-111.

Eibenschultz, C. Poder, salud y democracia. In: Taller Latinoamericano de Medicina Social, II. Caracas: Editorial ALAMES/Universidad Central de Venezuela, 1991. p. 121-135.

Faleiros V.; et al. A construção do SUS: histórias da Reforma Sanitária e do processo participativo. Brasília: Editora do Ministério da Saúde, 2006.

Foucault, M. O nascimento da clínica. 6. ed. Rio de Janeiro: Forense Universitária, 2004.

Freire, P. Pedagogia do oprimido. 5. ed. São Paulo: Paz e Terra, 1978.

Furco, L. L'implementazione delle politiche pubbliche in un sistema di governo multilivello. s/d. Disponível em: <https://www.unipa.it/persone/docenti/c/salvatore.costantino/.content/documenti/--LIMPLEMENTAZIONE-DELLE-POLITICHE-PUBBLICHE.pdf>. Acesso em: 22 maio 2017.

Gohn, M. G. Movimentos sociais na atualidade: manifestações e categorias analíticas. In: Gohn, M. G. (Org.). Movimentos sociais no início do século XXI: antigos e novos atores sociais. Petrópolis: Vozes, 2003.

Habermas, J. Consciência moral e agir comunicativo. Rio de Janeiro: Tempo Brasileiro, 1989. 236 p.

Habermas, J. Técnica e ciência como ideologia. Lisboa: Ed. 70, 1994. 147 p.

Huber, L. Do poder sobre o corpo ao corpo de poder. Dissertação (Mestrado em Saúde Coletiva) Instituto de Saúde Coletiva da Universidade Federal da Bahia, Salvador, 2002.

Manfredini, S. M. Política: educação popular. São Paulo: Símbolo, 1998.

Morin, E. A via para o futuro da humanidade. Rio de Janeiro: Bertrand Brasil, 2013.

Offe, C. Problemas estruturais no Estado capitalista. Rio de Janeiro: Tempo Brasileiro, 1984.

Paim, J. Desafios para a saúde coletiva no século XXI. Salvador, BA: EDUFBA, 2007.

Paludo, C. Educação popular em busca de alternativas: uma leitura desde o Campo Democrático Popular. Porto Alegre: Tomo Editorial, 2001.

Pedrosa, J. I. S. Cultura popular e identificação comunitária: práticas populares no cuidado à saúde. In: Martins, C. M.; Stauffer, A. (Org.). Educação em saúde. Rio de Janeiro: EPSJV/Fiocruz, 2007. p. 71-100.

Pedrosa, J. I. S. Educação popular em saúde e gestão participativa no Sistema Único de Saúde. Revista APS, v. 11, n. 30, p. 303-313, 2008.

Sartori, S. S. Comunità e democrazia nei quartieri: un'ipotesi di lavoro per attivare processi partecipativi e generativi di cittadinanza nei quartieri e nei paesi. Trento: Erickson, 2016.

Stotz, E. Os desafios para o SUS e a educação popular: uma análise baseada na dialética da satisfação das necessidades de saúde. Cadernos de Textos VER-SUS Brasil, Brasília, DF, p. 205-216, 2004.

Valla, V. V. As classes populares, apoio social e emoção: propondo um debate sobre religião e saúde no Brasil. In: Minayo, M. C. S.; Coimbra Junior, C. E. A. (Org.). Críticas e atuantes: ciências sociais e humanas na América Latina. Rio de Janeiro: Editora Fiocruz, 2005. p. 77-90.

Vasconcelos, E. M. Redefinindo as práticas de saúde a partir de experiências de educação popular nos serviços de saúde. Interface – Comunicação, Saúde, Educação, v. 8, p. 121-126, 2001.

18 Espiritualidade e Educação Popular em Saúde

Eymard Mourão Vasconcelos

Introdução

Grande parte dos profissionais de saúde elabora a motivação e o sentido de seu trabalho na vida religiosa ou espiritual. A maioria das pessoas busca nelas a motivação e o sentido de sua luta para a superação da crise existencial trazida por uma doença grave. No entanto, o modo dominante de pensar a ciência moderna tornou ilegítimo trazer o debate sobre a relação entre vida religiosa/espiritual e saúde para as universidades e as instituições organizadoras da assistência. Assim, essa dimensão central do processo de elaboração subjetiva dos profissionais e pacientes foi deixada na esfera de suas vidas privadas, contribuindo para que ela tenda a estar presente nos serviços de saúde de maneira recalcada, não debatida e, portanto, sujeita a interesses não explícitos de grupos particulares.

O desenvolvimento das Ciências da Religião e Ciências Sociais, bem como da Psicologia, Filosofia, Neurobiologia, Pedagogia e Saúde Coletiva, tem possibilitado o desenvolvimento de uma linguagem capaz de expressar e debater esse tema de modo irrestrito e fechado aos diversos sistemas de crença presentes na sociedade. Nesse contexto, tem se tornado importante o conceito de espiritualidade, um modo ampliado de tratar esse fenômeno, pois inclui meios não religiosos de lidar com as dimensões profundas da subjetividade.

Este capítulo tem como base uma pesquisa mais ampla, que procura refletir sobre o significado da consideração da espiritualidade no cotidiano do trabalho em saúde e que busca discutir o significado subjetivo profundo da experiência da doença na vida das pessoas e apontar caminhos para uma ação educativa que dialogue com essas dimensões não claramente conscientes da existência humana. Apesar de a valorização ser recente, nos debates acadêmicos, sobre a importância da dimensão espiritual nas práticas educativas em saúde, ela já estava bastante presente na tradição do movimento da educação popular, mas de um modo não claramente reconhecido em seus textos teóricos. Estas reflexões procuram, então, mostrar também a maneira como a dimensão da espiritualidade já se encontrava presente na educação popular e discutir as implicações de sua valorização para a condução das práticas educativas nas comunidades.

Intuição, emoção e sensibilidade no trabalho em saúde

A crise de vida trazida por uma doença significativa fragiliza o paciente e sua família, podendo quebrar as barreiras que protegem sua intimidade mais profunda, principalmente em relação às pessoas que lhe estão cuidando. A intimidade desarrumada, povoada de precariedades, é então exposta como nunca. Na vida agitada e competitiva da modernidade, a doença importante é uma das poucas situações que justificam e obrigam a um repouso e a um isolamento prolongado. Nessa situação de silêncio, dor, dependência do cuidado de outros e o encontro com a possibilidade de morte, sentimentos fortes de raiva, inveja, ressentimento, autopiedade, vulnerabilidade, medo, desespero, bem como fantasias e desejos confusos são evocados e parecem tomar a mente por períodos prolongados. Essas vivências emocionadas e dolorosas criam um estado de sensibilidade em que gestos pequenos dos cuidadores passam a ter um significado profundo. É um momento de elaboração mental intensa com questionamento dos valores que vinham norteando a sua vida.

Os portadores de doenças graves vivem crises subjetivas intensas e mergulham com profundidade em dimensões inconscientes da subjetividade. Em uma sociedade em que a possibilidade de realização no trabalho criativo foi interditada para a maioria das pessoas por meio de um modo de produção que aliena o trabalhador do produto de seu trabalho, a realização pessoal foi deslocada para a possibilidade de consumo intenso de mercadorias materiais ou culturais. Estimula-se uma ânsia de consumo desenfreado que nunca é satisfeita. A massificação pelo trabalho rotineiro em instituições grandes e impessoais e pela vida nas gigantescas metrópoles gera, por sua vez, uma ânsia de diferenciação por meio da busca de poder e distinção social que deixa as pessoas sempre insatisfeitas e necessitando investir de maneira interminável na sua conquista. A doença resgata a consciência da ilusão de possibilidade de uma conquista progressiva e interminável de poder, prestígio e consumo capaz de gerar o sentimento de satisfação. Evidencia o ser humano como corpo com defeitos, limitado no tempo, dependente de uma sociedade repleta de precariedades e submetido a uma cultura historicamente definida. Na doença percebe-se não apenas o limite do próprio corpo, mas a extrema dependência que se tem da família, da comunidade e da sociedade. Desperta-se para a importância de questões fundamentais que têm marcado toda a história da humanidade, como:

- Qual o sentido da existência em condições tão limitadas?
- Como organizar a vida, com tantas precariedades, para que ela tenha sabor e sentido?

Ao desmoronar a ilusão de autonomia e potência da vontade, forte principalmente na juventude, que afasta o homem e a mulher de assumirem suas vidas de modo realista, abre-se a possibilidade para a liberdade. O reconhecimento do limite é base para a liberdade. Sem esse reconhecimento apenas se vive a ilusão. Não se pode ir além se não se reconhece o limite.

A doença em si ou em pessoas próximas evidencia para a consciência a corporeidade do ser humano. Se, de um lado, impõe limites para os desejos e pretensões da vontade, por outro lado, conecta a mente com dimensões internas fundamentais com grande potência de operação. Há um importante processo de aprendizado de si mesmo. Valores que antes governavam a vida são relativizados. A experiência do eu profundo cria conexões com o cosmo e com os outros, podendo transformar o tipo de relação que com eles se tinha. O desapego, que pode vir com a busca ansiosa de poder, distinção social e consumo, torna a pessoa aberta para se conectar de modo mais livre e amoroso com a realidade próxima. Torna-a disponível para as consequências que emergem do encontro, olho a olho, com os outros, abrindo sua vida para as surpreendentes criações coletivas que daí advêm. Para surpresa de muitos profissionais de saúde que lidam com doenças graves, como o câncer, a crise intensa delas decorrente traz, com frequência, uma reorganização profunda da existência capaz de gerar felicidade e harmonia (Remen, 1998). Contudo, esse processo, de modo algum, é linear e tranquilo. Pelo contrário, costuma ser carregado de tensões, momentos de desespero e risco. Muitas vezes, a crise não resulta em amadurecimento, mas em desorganização total da existência pessoal e familiar.

Nesse sentido, o profissional de saúde, à medida que trabalha com os momentos de crise mais intensa das pessoas, tem acesso e é envolvido em um turbilhão nebuloso de sentimentos e pensamentos, em que elementos inconscientes da subjetividade se tornam poderosos. Pode-se dizer, em uma linguagem figurada, que o profissional de saúde, como poucos outros profissionais, envolve-se com o "olho do furacão" da vida humana. Lida com situações de crise que podem levar a uma desorganização ainda maior da vida do paciente pela prisão às redes de mágoas, ressentimentos, perda da energia vital, confusão e destruição dos laços afetivos. Ou então levar a uma reorganização da existência em direção a uma vida plena e saudável.

No processo de elaboração subjetiva na crise trazida e manifestada pela doença, são buscados novos sentidos e significados para a vida capazes de mobilizar e motivar a difícil tarefa de reorganização do viver exigida para a conquista da saúde. A única dor insuportável é aquela que não se é capaz de interpretar e, por isso, destituída de qualquer sentido (Leloup, 1996). Encontrar o sentido da situação abre a possibilidade para o surgimento de energias de mobilização para a luta contra o sofrimento, podendo transformar o momento da doença em algo até mesmo alegre.

A ação educativa, nesse momento, pode ser extremamente transformadora, pois o sofrimento pode despertar energias de transformação de maneiras doentias de viver enraizadas pelo hábito que antes não se conseguia mudar, apesar da vontade racional. Cabe ao profissional de saúde a tarefa de ajudar o paciente e os grupos envolvidos a encontrarem esse sentido profundo a partir dos próprios valores e características. Para isso, deve-se também dar início ao conhecimento da dinâmica subjetiva profunda. É preciso primeiro conhecer-se.

Força terapêutica do "cuidador ferido"

Como agir em situações como estas, em que estão em jogo emoções, valores e elaborações tão profundos que escapam parcialmente ao campo de domínio da consciência?

Jung (1994) afirmava que "o médico só age onde é tocado. Só o ferido cura", ou seja, quando o paciente perturba o profissional de saúde para além de sua mente consciente, mobilizando emoções e *insights* (compreensão de um problema pela súbita captação mental dos elementos adequados à sua solução) vindos de seu inconsciente, são despertados saberes, emoções e gestos com uma poderosa capacidade de esclarecimento e com grande potencial terapêutico. O profissional de saúde que tem uma máscara (couraça para tornar sua alma insensível e, assim, não ameaçada pela realidade emocional do paciente) tem pouca eficácia na transformação subjetiva de seu paciente.

No processo de formação dos profissionais de saúde, esse aspecto da relação terapêutica não é considerado. Diferentemente, há um preconceito contra a emoção e a intuição no trabalho em saúde e na discussão teórica dos problemas de saúde. As muitas exigências de estudo técnico tendem a bloquear o investimento pessoal dos alunos em uma formação humanística. No entanto, a emoção e a intuição continuam fortemente presentes, de maneira descontrolada e não discutida, no trabalho em saúde.

Se as ações espontâneas, intuitivas e emocionadas já fazem parte da rotina dos serviços de saúde e podem ter um impacto positivo na implementação do cuidado em saúde, a solução passaria então por um incentivo à sua expansão? A análise desse tipo de ação espontânea dos profissionais de saúde mostra, no entanto, como, em muitas situações, ela tem gerado efeitos extremamente perversos. É frequente a referência pela população de casos de grosseria de que foram vítimas nesses acessos de espontaneidade dos profissionais de saúde. Grosserias, preconceitos, agressões físicas, humilhações, afirmações deturpadoras da realidade, medidas terapêuticas intempestivas e erradas têm causado medo em relação ao uso dos serviços de saúde. A agressividade pode ter efeitos muito destrutivos, principalmente para as pessoas mais fragilizadas. Fecha canais de relacionamento, impedindo o desenvolvimento institucional e a construção coletiva de ações mais complexas. Há, no Brasil, um certo culto da espontaneidade como se ela significasse, antes de tudo, autenticidade. Há ainda uma crença de que os sentimentos importantes, não expressos imediatamente, acabam gerando doença psíquica. Por esses motivos, espontaneidades emocionadas e atitudes intempestivas tendem a ser bastante toleradas nos serviços de saúde, e seus efeitos perversos minimizados dentro de um pacto corporativo entre os colegas.

O ser humano contemporâneo começa a descobrir que, apesar de toda a sua racionalização e de toda a sua capacidade de transformação da realidade material, continua a ser possuído por forças que estão além de seu controle consciente. Estas forças, que os antigos, na linguagem metafórica da religião, chamavam de demônios e deuses, não desapareceram. Têm apenas novos nomes. As suas presenças agitadas na alma, sem a devida consideração, conservam o homem contemporâneo em contínuo contato com inquietudes, apreensões vagas, complicações psicológicas e uma insaciável necessidade de pílulas, álcool, erotismo e trabalho. A alma humana é habitada por amorosidade, rancor, compaixão e ódio. Palavras e gestos espontâneos, emocionados e intuitivos podem manifestar o que Jung (1994) denominava poderosos *saberes arquetípicos* acumulados na mente em toda a evolução da humanidade ou comportamentos neuróticos extremamente destrutivos. Atitudes orientadas a partir de intuições e o fluir espontâneo de sentimentos, gestos e palavras podem, então, trazer à tona elementos extremamente positivos ou negativos para o trabalho em saúde. Já que esse fluir é uma realidade significativa e com grande potencial, fica a pergunta: é possível elaborá-lo e aperfeiçoá-lo? Como desenvolver um coração inteligente ou a inteligência do coração? Este tem sido um desafio importante na busca de humanização da atenção à saúde.

O matemático, físico e filósofo francês Blaise Pascal, já no século 17, enfatizava a necessidade de se valorizar o desenvolvimento do espírito de fineza (*esprit de finesse*), cultivando uma atitude de sensibilidade aos outros e à natureza e de valorização da intuição, de modo a alimentar a ternura e o cuidado. Contrapunha-o à tendência, que já percebia forte em seu tempo, de predomínio do *esprit de géometrie* que prioriza o cálculo, a análise racional, o interesse e a vontade de poder.

No entanto, como desenvolver esse espírito de fineza, esta capacidade de perceber as dimensões sutis da realidade de saúde e doença? Como desenvolver uma atitude afetiva cuidadosa para com esses aspectos? Com certeza esse aspecto não é valorizado nos currículos da maioria dos cursos de formação dos profissionais de saúde, nem nos livros especializados que orientam seu trabalho.

Espiritualidade como instrumento de humanização do trabalho em saúde

"Conhece-te a ti mesmo": essa expressão gravada na porta de entrada do oráculo de Apolo, na cidade de Delfos, o mais famoso templo da Grécia Antiga, já era ressaltada por Sócrates (469-399 a.C.) como fundamento da sabedoria. Os gregos da Antiguidade tinham relações comerciais intensas com vários povos, o que criou as bases para a grande contribuição que deram ao pensamento por meio da organização e integração do conhecimento, então existente, tanto nos povos do Oriente como do Ocidente, em bases mais racionais. Assim, pode-se afirmar que esta ênfase no autoconhecimento como caminho da sabedoria não era apenas dos gregos, mas da maioria das civilizações antigas.

As tradições religiosas, a arte, a psicoterapia, a participação em movimentos sociais reflexivos, a vivência de crises pessoais profundas e o envolvimento em relações amorosas e de amizade intensas são caminhos de autoconhecimento profundo. É um caminho difícil que assusta muitas pessoas. O apoio das tradições espirituais nessa jornada pode ser de grande valia. Todas as tradições espirituais se propõem a orientar esta jornada de autoconhecimento às dimensões primordiais da alma humana, mas cada uma modula o processo para direções diferentes. Diferenças algumas vezes sutis, outras vezes, imensas.

Na oração, meditação, ritual religioso, contemplação, psicoterapia, diálogo do encontro amoroso intenso, processo de criação artística, enlevo propiciado pelo contato com a arte e debate reflexivo dos movimentos sociais, fatos e ações são rememorados, sentimentos sutis são escutados e considerados, intuições são valorizadas, sensações são percebidas e relembradas. Em um clima de serenidade e sensibilidade, essas várias dimensões vão se articulando, não apenas em um processo de pensamento lógico e racional, mas principalmente a partir da inteligência involuntária do inconsciente. São confrontadas com os valores e opções mais fundamentais da pessoa e do grupo, e vão gerando novas percepções e vontades e despertando energias, todas expressas de maneira sintética em formulações simbólicas. O encantamento com esta nova perspectiva de interpretação dos fatos do dia a dia vai levando ao cultivo de um estado reflexivo mais constante na vida, em que afetos e gestos rotineiros passam a ser questionados e ressignificados. É a criação de espaço para o desenvolvimento e elaboração da inteligência do coração. O aprendizado que ocorre é incorporado tanto no nível da consciência como do inconsciente e mantém-se para se manifestar em situações futuras imprevistas, até mesmo nos gestos espontâneos e impensados. É um processo que todas as pessoas, de alguma maneira, já experimentaram em suas vidas, de modo esporádico, mas que não é fácil de ser mantido de maneira continuada e intensa. O apoio a essa jornada é o papel das tradições espirituais.

A partir do autoconhecimento, o profissional de saúde passa a ter acesso à linguagem simbólica do inconsciente. Aprende a lidar com imagens e pequenas histórias carregadas de simbolismos que expressam, de maneira sintética, dilemas, aprendizados, medos e anseios presentes na profundidade do psiquismo. Pode, então, entrar em um diálogo mais profundo com os pacientes e grupos envolvidos em problemas de saúde importantes. Passa a poder participar de modo voluntário do processo de elaboração do sentido e da mobilização interior, centrais na dinâmica de enfrentamento da crise do viver de seus pacientes. Abre a porta de acesso ao saber de manejo da subjetividade e das relações que se encontra acumulado no inconsciente, que Jung chamava de "o universo dos arquétipos", e Leonardo Boff, de "o grande ancião que habita nosso eu profundo" (Boff, 1996).

Os profissionais de saúde se veem cotidianamente confrontados com a vulnerabilidade humana e a dinâmica subjetiva complexa e intensa que a acompanha. É como se estivessem sentados na primeira fila do teatro da vida, uma oportunidade inigualável para adquirir mais compreensão da natureza humana. Todavia, o olhar adestrado, que lhes foi imposto pelo modelo biomédico, com sua visão dualista que separa as dimensões materiais das subjetivas, é um grande empecilho para que se envolvam com o drama humano de que cuidam. Para cuidar da pessoa "inteira", é preciso estar presente como pessoa "inteira". É preciso ter desenvolvido e integrado, em si, as dimensões racional, sensitiva, afetiva e intuitiva. Sem esse desenvolvimento, a experiência de vulnerabilidade e dor dos pacientes torna-se opressiva e sofrida, obrigando-os a se protegerem com uma série de mecanismos de defesa. Assim, a superação dessa situação não ocorre apenas com propostas teóricas. É difícil encontrar um profissional de saúde que não concorde com a noção de que o carinho é importante na Medicina e de que é preciso abordar o paciente em sua inteireza. Entretanto, a capacidade de se envolver com a totalidade complexa do drama humano sob sua responsabilidade, sem perder a objetividade, depende de um desenvolvimento pessoal que, antes de ser valorizado na formação profissional em saúde, é bloqueado pela intensa exigência da dimensão cognitiva e pela postura "profissional" impessoal dos mestres (Remen, 1993).

É preciso experimentar pessoalmente os misteriosos caminhos do eu profundo, suas contradições e antagonismos internos, as suas maneiras simbólicas de expressão, sua capacidade de mobilizar energias intensas e de encontrar significado para as situações de crise. Passa-se a ter instrumentos para compreender os estranhos caminhos da alma dos pacientes. Torna-se mais sensível aos sutis significados de seus gestos. Essa experiência torna o profissional ainda mais capaz de lidar com as emoções intensas e os questionamentos angustiados que fluem dos pacientes e seus familiares em crise existencial, evitando que se assuma a atitude usual de fuga dessas situações ou de criação de mecanismos de bloqueio da sensibilidade para poder preservar sua própria estabilidade emocional.

Quando o profissional de saúde consegue, por meio de técnicas e saberes desenvolvidos pelas tradições de espiritualidade, superar a agitação dos pensamentos e sentimentos conscientes e o apego da mente a interesses secundários, experimenta a fascinante e potente dinâmica interior, descobrindo uma realidade numinosa capaz de redefinir o significado da vida. Adquire-se o que Paulo Freire (1979) dizia ser o pressuposto do diálogo, a fé nos homens. Fé na existência, em todo ser humano, dessa capacidade fascinante e misteriosa. Sem fé nos homens não se investe na escuta das contraditórias e desarrumadas manifestações das pessoas vivendo situações de crise ou marcadas por um passado de opressão intensa que deixa fortes cicatrizes morais. O poder de fazer, de criar, de transformar é um poder dos homens, mesmo que, em situação concreta de alienação, esse possa se apresentar prejudicado. Essa possibilidade, porém, em lugar de extinguir no indivíduo dialógico a sua fé nos homens, parece a ele, por outro lado, como um desafio ao qual ele deve responder. A partir da descoberta da potência do ser humano por meio da espiritualidade, fica difícil olhar para o paciente em sofrimento e só ver um corpo-máquina a ser consertado, uma tarefa rotineira a ser cumprida ou um meio de se enriquecer. A vida humana, que se manifesta de maneira fragilizada e desarranjada no doente, passa a ser percebida como sagrada e, portanto, tratada com veneração. Pela fé na transcendência presente na vida, sabe-se que daquela situação de precariedade e dor podem emergir beleza e criatividade. Por essa razão, ao longo da história da Medicina, repetidamente, muitos de seus expoentes vêm enfatizando o papel da religiosidade como instrumento fundamental para sua humanização, pois, até poucas décadas atrás, a religião era vista como caminho quase exclusivo para a espiritualidade.

Potencialidade educativa do processo de adoecimento

No trabalho em saúde, é enorme a necessidade de um diálogo mais profundo que inclua a emoção, a razão e as percepções simbólicas. Os doentes e os grupos submetidos a situações de risco e sofrimento tendem a estar muito ligados às dimensões inconscientes da existência. Costumam estar passando por um intenso processo de tomada da inconsciência. Em consequência, estão muito carentes de orientações objetivas que não os deixem se perder nas tempestades emocionais interiores. O profissional, aberto para a importância dessas dimensões inconscientes do existir, pode usufruir do aprendizado que torna o trabalho em saúde tão fascinante e humanizador: o contato com a intensa vitalidade e o formidável dinamismo de processamento de sentidos e estratégias presentes na interioridade profunda do ser humano. Para isso, precisa se aproximar dos doentes, não apenas como conselheiro, mas também como aprendiz. A experiência do outro, exposta e desnudada tão radicalmente pela crise, questiona e mobiliza. O desamparo do paciente fala dos desamparos interiores do próprio profissional, ajudando a evidenciá-los e, posteriormente, a entendê-los. Os mistérios do outro evocam a percepção dos próprios mistérios. O trabalho em saúde expõe o profissional a um fluxo de perturbações que exige grande capacidade de elaboração. A espiritualidade prepara para essa exposição e elaboração, evitando que as perturbações resultem em fechamentos e criação de mecanismos de defesa capazes de impedir novas relações profundas.

O encanto com o trabalho em saúde, que continua atraindo crescentes levas de estudantes apesar de sua perda de *status* econômico, passa por essa possibilidade de o profissional ter acesso a dimensões inusitadas da vida humana. Acompanhar a força surpreendente da vida, a manifestação de sua transcendência em situações de crise, em que a precariedade é a marca maior, é extremamente gratificante, principalmente quando se percebe que a própria atuação profissional foi significativa no processo. Assemelha-se à posição do artista vendo sua obra se constituir por uma ação que tem dimensões intencionais e outras provenientes da intuição e de intercorrências externas, totalmente fora do controle da vontade. O artista surpreende-se com sua obra. A imagem repetidamente citada, nas tradições religiosas orientais, da flor de lótus, linda flor branca que nasce do lodo dos pântanos, é muito adequada para expressar essa experiência da prática clínica e do trabalho comunitário.

A fragilização trazida pelo problema de saúde importante pode trazer, para o paciente e as pessoas com ele envolvidas, uma disponibilidade para as relações afetivas e uma valorização de sentimentos sutis que os abre para uma criação amorosa, propiciando situações existenciais extremamente densas e realizadoras. Essa experiência reorganiza valores e prioridades de suas vidas, desapegando-os daquilo que passam a perceber como secundário, mas que estava antes ocupando um espaço central em suas vidas. Esse desapego lhes traz uma nova sensação de liberdade para passarem a cultivar outros caminhos menos submetidos às cobranças e coerções sociais. A fragilidade costuma também esvaziar as pessoas de suas vaidades, pompas, ânsias de conquista e crenças enrijecidas que as tornam vulneráveis às exigências de interesses ditados pela estrutura social, definidas atualmente em especial pelo mercado e pelas grandes instituições culturais. Esse esvaziamento é propício para a escuta e o acolhimento mais forte daquilo que provém do eu profundo, de si e das pessoas próximas. A força da penúria vivida rompe o orgulho que impede as pessoas de manifestarem suas necessidades e pedirem ajuda. O pedido de ajuda emocionado cria a oportunidade para familiares e amigos deixarem expandir sentimentos entorpecidos de solidariedade que lhes faz descobrir, em si, capacidades e emoções que não conheciam. Antigas rixas são superadas. Relações amorosas são, então, construídas, gerando reorganização da vida familiar e dos grupos de amizade, o que surpreende e traz um tipo de felicidade que, algumas vezes, ainda não tinha sido experimentado. Essa situação faz lembrar a insistência com que a tradição religiosa cristã valoriza a pobreza de espírito como caminho de bem-aventurança. Acompanhar esta dinâmica, em que a flor de lótus emerge do lodo do pântano, apesar da carência de tantos elementos proclamados como fundamentais e imperdíveis pelos grandes e charmosos meios de comunicação, é extremamente pedagógico para o profissional.

Trata-se de uma pedagogia invisível existente no trabalho em saúde que contrapõe a pedagogia desumanizadora do ensino tecnicista dos cursos de saúde. A vida dos pacientes tem um grande potencial humanizador para o profissional. Assim, relacionar-se também como aprendiz com os pacientes, suas famílias e suas comunidade é uma estratégia de desenvolvimento espiritual.

A vivência, na própria carne, do risco eminente de morte costuma despertar nos doentes uma valorização de cada ato e momento da vida. A ansiedade, decorrente de metas infindáveis impostas pela sociedade, faz atos cotidianos serem executados com a mente preocupada com o que falta fazer. Tomar uma xícara de chá apreciando o seu sabor, sentir a carícia da brisa no rosto, apreciar a intensidade do azul do céu, ouvir o pássaro que canta lá fora, rir das brincadeiras do gato, reparar na sonoridade das palavras das pessoas próximas, sentir o ar enchendo o peito, percebendo seu significado vital, prestar atenção nas entrelinhas da fala da companheira, estranhar e procurar entender os sentimentos suscitados por um encontro, dar atenção ao sentimento de tristeza presente no rosto do vizinho que cumprimentou, pensar com calma no significado de um ato, todas essas coisas costumam não ter espaço na nossa atenção em razão da pressa trazida pela modernidade. A forte consideração da possibilidade de a vida não mais continuar pode chamar a atenção para o dia presente que ainda se tem e seus detalhes. A conexão, que pode então se estabelecer com cada momento, abre a mente para riquezas presentes no cotidiano que antes eram desprezadas, ajudando a superar a ânsia por conquistas futuras. Esta atenção mais voltada para o presente dá a cada acontecimento um sabor de surpresa. A maior concentração na vivência em andamento torna-a mais carregada de emoção e reflexão, gerando mais satisfação e irradiando para os familiares e amigos uma energia que também os desloca de suas ansiedades. Este processo de descoberta do cotidiano por parte do doente pode se transmitir para as pessoas próximas.

Doente como educador

Nessa perspectiva de valorização dos aprendizados não intencionais, é importante ressaltar que os doentes e grupos em situação de risco e sofrimento ensinam não só os profissionais, mas toda a comunidade. A doença é uma crise que manifesta as consequências de um determinado modo de viver individual ou da sociedade. A simples convivência com o doente gera reflexões e reações, principalmente se o profissional de saúde souber ajudar na compreensão mais clara dos fatores envolvidos na sua gênese e enfrentamento. O sofrimento trazido pela doença pode mobilizar poderosas energias coletivas de transformação, possibilitando rupturas e a implementação de iniciativas custosas e difíceis que, muitas vezes, vinham sendo adiadas, apesar de já se saber da sua conveniência. Elas poderão ser ampliadas se o profissional de saúde reforçar os sentimentos solidários e contribuir para a articulação de iniciativas já presentes de modo esparso. A crise trazida por um problema de saúde impor-

tante desinstala o grupo social de comodismos e rotinas estabelecidas, abrindo o campo para transformações:

- A presença e a participação de "doutores", mais do que os conhecimentos que transmitem, têm grande força simbólica para a população, quando dão visibilidade a vontades e reforçam iniciativas consideradas secundárias. Assim, a experiência do enfrentamento de um problema de saúde específico pode contribuir para a formação de atores sociais ativos e de uma sociedade mais participativa e solidária

- Os doentes ensinam as pessoas a serem realistas, lembrando, para uma sociedade que vive das aparências e de costas para o sofrimento e para a morte, que o ser humano é limitado, frágil e mortal. Mesmo com todos os recursos tecnológicos e materiais desenvolvidos pela modernidade, todas as pessoas vão morrer e, quase sempre, com significativo sofrimento e limitação trazidos pelas doenças. O consumo individualista de todo o aparato de medicamentos, técnicas terapêuticas e cuidados de saúde não afasta o ser humano do enfrentamento do problema existencial que tem angustiado a humanidade desde os seus primórdios: o confronto com o sofrimento e a morte. Esse antigo confronto continua atual, apesar de todo esforço para escamoteá-lo. Os doentes ensinam, assim, que saúde é também uma adaptação equilibrada e habilidosa a sofrimento, deficiência, doença, envelhecimento e morte que atingem a vida de todos. A convivência com a morte e a aceitação das precariedades físicas, psicológicas e morais, que cada um carrega, abre a pessoa para o outro, formando-o para a solidariedade, à medida que quebra a ilusão, difundida pelo individualismo do capitalismo, da pretensão de uma vida autônoma e fechada nos próprios interesses. Fica evidente que não se pode sobreviver com saúde sem uma relação solidária intensa com os outros. Assim, a doença, à medida que pode fortalecer a interação solidária e a amorosidade, contribui para a saúde da sociedade.

Doentes que, com garra e sabedoria, mantêm a ternura, a generosidade, a capacidade de apoiar as pessoas e, até, a alegria, ensinam que o bom funcionamento físico do corpo, embora importante, não é o valor mais fundamental. Ao conseguirem manter uma vida repleta de trocas afetivas e ações solidárias, ajudam a relativizar valores e padrões da sociedade atual: a eficiência a qualquer custo, a competitividade e a ambição por dinheiro, poder e sucesso. Demonstram socialmente a existência no ser humano de forças interiores capazes de suplantar as mais duras adversidades. Ao receberem com gratidão o apoio de familiares e amigos, criam oportunidades para as pessoas treinarem e ampliarem sua capacidade amorosa.

Todos esses aprendizados e ensinamentos na relação entre profissionais de saúde, doentes, grupos submetidos a situações de risco e a sociedade podem ser ampliados e difundidos com a contribuição de educadores capazes de compreendê-los, explicitá-los e criar espaços de diálogo profundo nos quais as dimensões racional, emocional, intuitiva e sensorial possam ser compartilhadas e elaboradas. Na linguagem poética de Rolnik (1993), as palavras e os gestos nascidos dessa elaboração mais profunda são sementes carregadas de densa força de proliferação capazes de germinar e alastrar, de maneira surpreendente, na subjetividade das pessoas envolvidas. São palavras e gestos que atuam não apenas no nível da consciência, mas também em estruturas mentais inconscientes, com grande repercussão subjetiva. A comunicação de inconsciente para inconsciente tem grande repercussão subjetiva. A surpresa de muitos com o poder das iniciativas que surgem dessa conexão com o eu profundo faz, frequentemente, estas serem referidas como milagrosas. O entusiasmo com as transformações que desencadeiam torna frequentes afirmações repletas de convicção do tipo "a fé move montanhas".

Deste diálogo denso de dimensões não facilmente reconhecidas pela razão emergem não apenas transformações subjetivas e reorganizações familiares, mas também iniciativas políticas e novos modos de organização social que ajudam a criar uma sociedade mais justa, fraterna e amorosa. Uma sociedade mais saudável.

Na saúde pública, há uma tendência de ver como negativo o fato de o trabalho em saúde estar muito centrado no tratamento de doenças. Afirma-se, com frequência, que os profissionais da saúde deveriam cuidar mais das situações de saúde de modo a fortalecê-la. No entanto, as pessoas procuram os profissionais de saúde quando têm problemas ou quando sentem que correm o risco de tê-los. A valorização da atuação sobre a organização da vida de modo a torná-la mais plena não pode significar, como algumas vezes

acontece, uma desvalorização da atuação nestes momentos de crise que a doença significa e que podem ter um grande impacto na reorganização geral da vida. Lastimar a presença central das questões ligadas à doença e à morte no cotidiano do trabalho em saúde pode fazer parte da tendência cultural trazida pela modernidade em tentar esconder a realidade inevitável da morte. O problema maior não é a tendência de redução do trabalho em saúde à doença, mas a redução da abordagem dos problemas de saúde à sua dimensão biológica.

A consideração pela sociedade do trabalho em saúde como algo mítico e as dificuldades de formação profissional nesse campo, mais intensas ainda na Medicina, tornam as profissões de saúde muito atrativas para pessoas com personalidade audaciosa, atraídas pela possibilidade de serem marcantes na vida social. Ao entrarem nas faculdades percebem, porém, a existência de grande crítica aos limites do atendimento clínico. O aviltamento das condições de trabalho nas instituições responsáveis pelo atendimento ajuda ainda mais a desvalorizar a clínica. Nesse contexto, o trabalho dedicado principalmente às pessoas fragilizadas pela doença e com pouca perspectiva de vida ativa intensa pode parecer algo pequeno e pouco glamoroso para profissionais ávidos de centralidade na vida social. Algumas vezes, a ênfase no trabalho coletivo voltado ao enfrentamento de grandes questões da comunidade é uma tentativa de recuperar o poder profissional que parece ter sido perdido no atendimento clínico nas instituições públicas e nas empresas privadas voltadas ao atendimento do grande público. Outras vezes, a valorização apenas do enfrentamento dos grandes problemas coletivos da sociedade e a desvalorização do trabalho clínico estão ligadas à dificuldade do profissional em lidar com seus próprios limites e medos que o convívio com a doença e a morte dos outros tornam evidentes. É importante o resgate da integração entre o trabalho clínico e a saúde coletiva. Um potencializa as possibilidades de intervenção do outro. A convivência cotidiana com a dor e a morte, possibilitada pelo cuidado dedicado e persistente dos doentes, forma o profissional para uma intervenção mais contundente na vida social. O saber da saúde coletiva amplia a abordagem clínica. É preciso enfatizar o significado reordenador da vida social que o atendimento individual pode ter, se orientado por uma perspectiva ampliada pela consideração dialogada das várias dimensões implicadas em cada problema concreto. Assim, apesar de tradicionalmente se enfatizar a educação em saúde como um campo de práticas e estudos da saúde coletiva, é importante ressaltá-la como um saber também para o atendimento clínico individual.

Valorização da dimensão espiritual na tradição da educação popular em saúde

A educação em saúde é o campo de prática e conhecimento do setor de saúde que tem se ocupado mais diretamente da criação de vínculos entre a ação médica e o pensar e fazer cotidianos da população. Diferentes concepções e práticas têm marcado a história da educação em saúde no Brasil. Contudo, até a década de 1970, foi basicamente uma iniciativa das elites políticas e econômicas e, portanto, subordinada aos seus interesses. Voltava-se à imposição de normas e comportamentos por elas considerados adequados, em um tipo de educação que poderia ser chamado de "toca-boiada", em que os técnicos e a elite tentam conduzir a população para os caminhos que consideram corretos, usando, para isso, tanto o berrante (a palavra) como o ferrão (o medo e a ameaça). A participação de profissionais de saúde nas experiências de educação popular, a partir de 1970, trouxe para o setor de saúde uma cultura de relação com as classes populares que representou uma ruptura com a tradição autoritária e normatizadora da educação em saúde (Vasconcelos, 1997). Consolidou-se no setor um movimento organizado de profissionais entusiasmados com a potencialidade da educação popular como instrumento de construção de atenção à saúde mais integral, a Rede de Educação Popular e Saúde, que vem procurando desenvolver e divulgar um saber necessário para o trabalho articulado entre os serviços de saúde e as iniciativas dos sujeitos e os movimentos das classes populares.

No campo da saúde, a educação popular tem sido utilizada como uma estratégia de superação do grande fosso cultural existente entre os serviços de saúde e o saber científico de um lado, e de outro, a dinâmica de adoecimento e cura do mundo popular. Atuando a partir de problemas de saúde específicos ou de questões ligadas ao funcionamento global dos serviços, busca entender, sistematizar e difundir a lógica, o conhecimento e os princípios que regem a subjetividade dos vários atores envolvidos, de modo a superar as incompreensões e mal-entendidos ou tornar conscientes e explícitos os conflitos de interesse. A partir desse diálogo, soluções vão sendo delineadas. Nesse sentido, tem significado não uma atividade a mais que se realiza nos serviços de saúde, mas uma ação que reorienta a globalidade das práticas ali executadas, contribuindo para a superação do biologicismo, autoritarismo do doutor, desprezo pelas iniciativas do doente e seus familiares e da imposição de soluções técnicas restritas a problemas sociais globais que dominam a Medicina atual. É, assim, um instrumento de construção-ação de saúde mais integral e mais adequado à vida da população.

Educação popular é o saber que orienta os difíceis caminhos, com muitas armadilhas, da ação pedagógica voltada à apuração do sentir-pensar-agir dos setores subalternos para a construção de uma sociedade fundada na solidariedade, justiça e participação de todos.

Desde a sua origem nos meados do século 20, ela esteve muito ligada ao campo religioso, seja pela origem cristã de muitos de seus pioneiros, seja pela estreita ligação de suas práticas com as pastorais, principalmente da Igreja Católica, após o golpe militar de 1964. A partir de 1970, as igrejas cristãs, que conseguiram resistir à repressão política da ditadura, tornaram-se espaços privilegiados de apoio às iniciativas de educação popular e, consequentemente, de delineamento de suas características. No mais famoso livro de Paulo Freire, *Pedagogia do oprimido*, escrito em 1968, as marcas dessa espiritualidade já aparecem, em muitos momentos, em afirmações como: "a fé no homem é o pressuposto do diálogo" ou "sendo fundamento do diálogo, o amor é, também, diálogo" (Freire, 1979). Em escritos e depoimentos posteriores, o autor assume com muito mais veemência a importância da religiosidade em seu pensamento. No entanto, a produção acadêmica sobre educação popular, refletindo o dualismo da ciência que divide o mundo em dois, o empírico e o espiritual – ou, no dizer de Descartes, a natureza de um lado e a graça em teologia do outro (Durozoi e Roussel, 1996) –, tendeu a ver a associação com o religioso como circunstancial. A religiosidade presente na maioria das práticas de educação popular seria apenas a linguagem de expressão possível, naquela cultura e naquele contexto político repressivo. A religiosidade presente em autores como Paulo Freire também foi percebida como peculiaridade de suas personalidades não aplicáveis à estrutura do pensamento e prática pedagógica da educação popular.

Não se quer, com isso, afirmar o caráter religioso da educação popular, mas sim que a forte presença da dimensão religiosa em suas práticas e na formulação de alguns dos pioneiros de sua sistematização teórica indica uma característica epistemológica de suas práticas que grande parte da reflexão sociológica e pedagógica não conseguiu captar. Se entendermos a religiosidade como o meio mais utilizado pela população para expressar e elaborar a integração das dimensões racional, emocional, sensitiva e intuitiva ou a articulação das dimensões conscientes e inconscientes de sua subjetividade e de seu imaginário coletivo, essa forte presença significa um avanço no método de perceber e tratar as interações entre educador e educando em relação ao pensamento sociológico e pedagógico, ainda preso ao paradigma modernista dominante no final do século 20. Significa que a centralidade do diálogo no método da educação popular não se referia, nas suas práticas pedagógicas, apenas à dimensão do conhecimento e dos afetos e sensações conscientes, mas também às dimensões simbólicas do inconsciente presentes nas relações sociais. Nas práticas de educação popular conduzidas em uma linguagem religiosa, dimensões inconscientes participam explicitamente de modo central dos diálogos que se estabelecem por meio das metáforas das histórias míticas e dos símbolos da liturgia. Assim, o questionamento maior do saber popular, tão valorizado nas práticas de educação popular, ao pensamento moderno não está nos conhecimentos inusitados e surpreendentes que expressa sobre as estratégias da população adaptar-se à realidade onde vive, mas na sua maneira de estruturar o conhecimento de um modo que integra dimensões racionais, intuitivas e emocionais. Seu maior ensinamento para os profissionais de formação científica que com ele interagem é epistêmico, ou seja, questiona o paradigma ou o modelo geral como o pensamento tem sido processado na produção e estruturação do conhecimento considerado válido pela sociedade moderna. Ele não está submetido à ditadura do saber aprendido conscientemente e estruturado

de maneira lógica. Inclui e articula-se com o saber que brota do corpo e que utiliza estados de inebriamento e excitação para se estruturar. Isso não foi captado pela maior parte da reflexão teórica sobre educação popular que se construiu.

A convivência intensa de alguns profissionais de saúde com as classes populares e seus movimentos tem lhes ensinado um jeito diferente de conduzir seus atos terapêuticos. Aprendem a romper com a atitude fria dominante no modelo da biomedicina e passam a criar um vínculo emocional com as pessoas cuidadas, o que gera um estado de alma aberto para ser afetado profundamente por elas. Esse envolvimento com as pessoas cuidadas desencadeia intuições que são acolhidas e colocadas em operação no trabalho em saúde. Vai-se, com o tempo, adquirindo confiança neste agir orientado também pela emoção e a intuição. Aprende-se a valorizar percepções sutis dos sentidos. Vai-se também aprendendo a manejar, de maneira equilibrada, a relação entre a razão, a emoção e a intuição na estruturação do gesto terapêutico. A intuição traz à tona saberes produzidos nas estruturas arquetípicas do processamento mental inconsciente que foram descobertas por Jung, permitindo acessar saberes acumulados durante todo o processo histórico de construção da espécie humana que são herdados por todos pela genética e pela assimilação de elementos simbólicos da cultura.

Justamente por esse aprendizado junto às classes populares propiciado pela convivência, os profissionais e pesquisadores do movimento da Educação Popular em Saúde vêm tomando a frente do debate sobre o tema da espiritualidade no trabalho em saúde para o campo da saúde coletiva no Brasil.

Por que a mentalidade religiosa tem se mostrado tão presente na cultura das classes populares latino-americanas? O sociólogo chileno Cristian Parker afirma que o processo de modernização industrial, comandado pela lógica da ciência e da racionalidade técnica nos EUA e na Europa Ocidental (e também em bolsões de prosperidade da América Latina), resultou no que se pode chamar de conforto mínimo para a maioria da população dessas regiões do mundo (Valla, 2001). O sucesso relativo desse processo de modernização gerou o fenômeno da secularização, afastando o imaginário social do modo religioso de organizar a subjetividade. Nesses locais, o discurso da modernidade foi incorporado fortemente até mesmo entre as classes populares. Já o processo de modernização na América Latina não teve um efeito claramente positivo para a maioria da população. Pelo contrário, aumentou enormemente a desigualdade e a percepção de subalternidade. Por essa razão, o processo de substituição da mentalidade religiosa por uma visão centrada na razão e na lógica científica foi muito menor. Apesar das intensas mudanças socioeconômicas em países como o Brasil, a população continua com uma visão religiosa muito profunda. Para Parker e outros pesquisadores, a religião popular é uma das características mais importantes da cultura das classes populares latino-americanas. Ela é o meio particular e espontâneo de expressar os caminhos que as classes populares escolhem para enfrentar suas dificuldades no cotidiano. A religião popular é um saber e uma linguagem de elaboração e expressão da dinâmica subjetiva, parte da cultura popular em que a população se baseia para buscar o sentido de sua vida. Cria uma identidade mais coesa entre os grupos sociais, ajuda a enfrentar as ameaças e a ganhar novas energias para encarar a luta pela sobrevivência e pela alegria. É um modo de resistência cultural ao modo de vida que a elite quer impor. Assim, a questão religiosa das classes populares não pode ser vista como uma questão tradicional e arcaica. O importante não seria constatar a importância da religião para as classes populares, mas a sua dinâmica de transformação que faz dela uma resposta atualizada e renovada às transformações sociais intensas que estão acontecendo. É um instrumento de resistência à lógica da modernidade que ampliou a desigualdade e a injustiça. Uma estratégia de sobrevivência, em que a busca do sobrenatural tem a ver com a solução de problemas imediatos e cruciais, não com o investimento na vida após a morte.

Muitas das resistências dos intelectuais progressistas de valorizar a dimensão religiosa da população devem-se à percepção de se tratar de um campo marcado pela dominação de uma hierarquia religiosa que tem se mostrado historicamente bastante autoritária e dogmática, bem como vinculada, com frequência, ao poder político e econômico. No entanto, a importância da religiosidade na vida da população parece se dar não por uma identificação com essas hierarquias religiosas, mas pelo papel que ela assume na sua vida cotidiana. E há grandes diferenças entre a religiosidade popular e aquela difundida oficialmente. A religiosidade popular, como toda prática humana, é povoada de contradições e ambiguidades, de conformismo e resistência. A superação de suas dimensões negativas é um desafio a uma educação popular que a problematize. Contudo, para isso, é preciso que se entenda a complexidade simbólica de suas práticas.

Nesse sentido, a ênfase no conceito de espiritualidade, em vez de religiosidade, pode ajudar a desbloquear resistências, uma vez que se refere a práticas não necessariamente ligadas às religiões. É um conceito que ressalta principalmente a dinâmica de aproximação com o eu profundo que não corresponde necessariamente aos caminhos padronizados difundidos pelas hierarquias religiosas tradicionais. Mesmo líderes religiosos, como Boff (1999), afirmam que o decisivo não são as religiões, mas a espiritualidade subjacente a elas. Assim, a priorização do conceito de espiritualidade tem um papel inclusivo em uma sociedade que tende à diversidade cultural. E salienta a dimensão de vivência em detrimento da dimensão formal de ligação ou não com as instituições religiosas que, até pouco tempo, era mais valorizada.

Desde 1974, estou envolvido com o movimento da educação popular no Brasil. Algumas dessas reflexões começaram a ser feitas por mim a partir de uma conversa, em 1981, com o padre Celestino Grilo, que trabalhava comigo na pastoral dos direitos humanos, no interior da Paraíba. Ele afirmava que muitos intelectuais colaboradores das iniciativas educacionais da Diocese de Guarabira desvalorizavam a religiosidade presente nos grupos. Aceitavam-na apenas como estratégia de inserção no meio popular, pois a Igreja era ali a única instituição que dava suporte ao trabalho educativo junto às classes populares daquela região rural. Recorriam à linguagem religiosa de maneira utilitarista apenas para terem acesso à população e serem ouvidos. Sonhavam com o dia em que poderiam assumir a problematização das questões sociais de modo direto, objetivo e racional, sem ter de recorrer aos "volteios" da religiosidade. Ele notava, no entanto, que quando esses intelectuais organizavam iniciativas educativas, discutindo os problemas da população sem deixar espaço para ritos, comemorações, orações e dinâmicas reflexivas feitas de maneira afetiva, os trabalhos não prosperavam.

Na luta pela cidadania, é usual utilizar a expressão tomada de consciência, referindo-se à apropriação da capacidade da consciência de conhecer os direitos e deveres que todos devem ter, principalmente por parte daqueles que não têm acesso a esses direitos. Esta conscientização sobre os direitos e os caminhos de luta para conquistá-los no jogo político é, de fato, fundamental. Todavia, Rolnik (1992) chama a atenção para sua insuficiência a partir da observação da realidade dos países socialmente mais avançados da Europa, onde há um sólido reconhecimento social dos direitos de cada cidadão que se traduz em um grande respeito ao outro e, ao mesmo tempo, um distanciamento entre as pessoas, no que a autora denominou uma anestesia à interação afetiva, que se expressa por um cotidiano de solidão, apatia e sensação difusa de rejeição social. Há, então, um máximo reconhecimento do outro em sua condição de cidadania e um mínimo acolhimento do outro em sua totalidade. À medida que o inconsciente é o modo de apreensão e elaboração das dimensões invisíveis e misteriosas do ser humano integral na construção de uma sociedade solidária, justa e saudável, seria então também importante a *tomada da inconsciência*, no sentido do cultivo na sociedade da capacidade de acolhimento afetivo e espiritual ao outro pelo aprendizado subjetivo da habilidade de lidar com as transformações e perturbações interiores que esse encontro com a subjetividade profunda, de quem é diferente, desencadeia, em uma sociedade de massa em que as pessoas estão continuamente se cruzando. A valorização da tomada da inconsciência, integrada à tomada de consciência, aponta para um imaginário ético que vai além da luta pelo respeito aos direitos formais de todos. Orienta-se por uma ética que inclui também uma situação social de amplo acolhimento de cada cidadão em sua inteireza e, portanto, de extrema abertura ao processo de recriação subjetiva e de novos modos de existência. Uma sociedade que, além da justiça e dos direitos sociais reconhecidos, seja marcada pela intensa interação amorosa, em que a abertura e a entrega à processualidade da vida e às suas consequências criativas e surpreendentes sejam o valor maior.

O acréscimo da valorização da tomada da inconsciência à já bastante ressaltada tomada de consciência significa a incorporação do aprendizado de que, mais que respeitar o outro, é importante abrir-se ao outro, dispondo-se a viver a experiência de desapego dos arranjos subjetivos estabelecidos e consolidados em cada um, aceitando-se a impermanência da vida de modo mais radical.

Assim, pode-se dizer que uma educação popular restrita aos aspectos conscientes do problema humano é insuficiente porque não aborda as dimensões intuitiva, sensorial e emocional de maneira integrada à razão. Na América Latina, as relações sociais no meio das classes populares não são marcadas por esse distanciamento afetivo, pois elas não estão tão subjugadas ao modo racionalista e utilitarista de manejo da subjetividade trazida pela modernidade. O processo de tomada da inconsciência está muito mais precário entre os intelectuais e técnicos educadores que, com seu poder, têm grande capacidade de moldar as relações educativas de que participam. As suas práticas pedagógicas, que impõem abordagens restritas aos aspectos conscientes do problema humano, acabam tolhendo a entrada na cena educativa desta vivacidade intuitiva presente no popular. Acabam esvaziadas, como notava o padre Celestino Grilo, já em 1981.

A espiritualidade é um instrumento importante para a formação de sujeitos capazes de trabalhar pedagogicamente o problema humano em sua inteireza, levando tanto a uma tomada de consciência como a uma tomada da inconsciência. Essa educação popular mais integral é fundamental para as classes populares que, se ainda estão bastante conectadas com as dimensões da intuição, da emoção e da percepção sensorial na vida humana, carecem de maior integração com a dimensão da objetividade racional. Ela é também fundamental para os profissionais com maior formação acadêmica envolvidos nas práticas educativas, pois eles podem aprender muito com a população sobre a valorização da intuição, dos sentidos e das emoções no enfrentamento da vida. Talvez seja este o significado mais profundo da afirmação de Paulo Freire (1979) de que, na relação entre educador e educando, o aprendizado ocorre nos dois sentidos. Nessa perspectiva, o aprendizado nos dois sentidos refere-se também ao intercâmbio de emoções que resulta em transformações subjetivas profundas e imprevisíveis pela lógica racional. O aprendizado mais importante entre os técnicos e a população não é o de conhecimentos, mas aquele que se estabelece no diálogo entre os diferentes modos de processamento do ato de conhecer e de dar sentido à existência.

Implicações da valorização da dimensão espiritual para o trabalho educativo de animação comunitária

A valorização da espiritualidade no processo de luta social tem implicações importantes para a metodologia de condução da ação educativa intencional que ali se realiza. A discussão teórica sobre educação popular tem enfatizado a importância do diálogo para a construção coletiva do conhecimento necessário para a superação dos problemas. No entanto, à medida que se enfatiza a importância da motivação, da garra, da capacidade de mobilizar simpatias e de perceber com clareza o sentido da luta e das dificuldades, é preciso passar a enfatizar também outros aspectos metodológicos.

A motivação para luta é uma construção que parte de sentimentos individuais e difusos de insatisfação, inconformismo, revolta, alegria e carinho. O espaço pedagógico precisa tratar não apenas dos saberes prévios para ampliá-los pelo diálogo, mas dessas emoções ainda pouco elaboradas, além de criar espaço para que sejam expressos e discutidos. Compartilhar emoções não significa apenas conversar sobre elas; muitas vezes, não são necessárias muitas palavras sobre as emoções expressas. Gestos, olhares, silêncios, lágrimas e abraços compartilhados têm grande significado na elaboração emocional do grupo. Para isso, o educador popular precisa valorizar essas expressões, criando espaço para que aconteçam, e ressaltar as manifestações mais acanhadas. É preciso estar atento para aspectos emocionais não claros que vão surgindo no processo de organização do movimento e durante a luta social. O grupo se fortalece quando há pessoas sensíveis para captar sentimentos significativos, mas escamoteados, com grande potencial de geração de mal-estar no grupo. É preciso discutir com cuidado as estratégias de trazê-los à tona nas reuniões. A Psicologia tem muito a contribuir nesse processo. A valorização das emoções em jogo é frequente na prática dos movimentos de educação popular, mas tem sido pouco explicitada nas análises teóricas feitas. Há uma metodologia construída historicamente nessas práticas de procurar trazer à tona esses sentimentos sem muita análise, mas principalmente com carinho e acolhimento, criando silêncios e dando tempo para sua elaboração. Muitos processamentos ocorrem para além da explicitação clara no grupo. Querer discutir, de modo exaustivo, emoções presentes no processo coletivo pode significar uma desconsideração com seu potencial destrutivo se não acolhidas com respeito.

Assim, educação popular é também a elaboração conjunta de sentimentos e motivações presentes nos grupos e nas comunidades. É valorizar e criar mecanismos de percepção da elaboração silenciosa que se dá na dinâmica coletiva, criando uma sensibilidade para saber quando é preciso trazê-la para a discussão clara. O diálogo, elemento metodológico central no pensamento de Paulo Freire, refere-se também aos afetos. Diálogo mediado por palavras, gestos e silêncios. O reconhecimento desse aspecto metodológico é muito importante para a formação de novos educadores populares.

Se os sonhos, as esperanças e as ideias utópicas são fundamentais para despertar a luta social, é preciso também criar espaços para sua explicitação e conversa. Eles surgem como devaneios carregados de tolices. Confusos. Sonhos tolos despertam outros sonhos tolos que, compartilhados, vão se refinando e se adequando às condições concretas da realidade. Uma atitude muito lógica e firme nos espaços educativos não permite que sonhos tolos se manifestem. A valorização dos sonhos tolos e das ideias aparentemente infundadas por um educador respeitado tem grande efeito de legitimação social destas particularidades que as pessoas se envergonham de trazer para espaços públicos de discussão. Para isso, é preciso criar um espaço de acolhimento destas realidades subjetivas que todos têm. O clima de embate na luta política, em que a disputa por posições pode levar ao uso das fragilidades do oponente para enfraquecê-lo, exige que estes espaços de conversa sobre sonhos e esperanças, ainda em fase de organização lógica, sejam tratados com muito cuidado e reserva. Lideranças que tomam a iniciativa de compartilhar com os companheiros as suas utopias cheias de dúvidas, criando espaços apropriados, têm um grande significado para a humanização do processo de enfrentamento político, o que, por sua vez, tem muita influência na maneira como os novos projetos serão implementados. Os meios influenciam os fins.

Educação popular, portanto, é também o fortalecimento do diálogo sobre os sonhos e ideias utópicas que instigam as pessoas, mesmo que pareçam tolos. É valorizar e criar espaço de aperfeiçoamento dos primórdios subjetivos de projetos concretos de transformação social. Fazendo-se assim, traz-se para o diálogo pedagógico elementos mais densos do eu profundo dos educandos, em uma espiritualização mais intensa da prática educativa.

A influência do pensamento marxista na educação popular muito contribuiu no delineamento da sua metodologia. Uma de suas contribuições é a ênfase no debate das causas políticas e econômicas dos problemas abordados em uma perspectiva histórica. Há também priorização da busca de estratégias para a transformação das estruturas sociais que originam, de modo contínuo e repetido, os problemas pessoais e comunitários que angustiam os indivíduos. A perspectiva marxista desloca o olhar das questões pessoais para as questões sociais, o que representa uma grande inovação em uma sociedade marcada pela ideologia liberal, que tende a priorizar o olhar para a perspectiva individual. Os problemas pessoais e a própria dinâmica subjetiva são determinados pela maneira como a sociedade se organiza, que se torna, portanto, o centro da reflexão educativa e da prática transformadora. No entanto, essa ênfase no social tem gerado, em muitas práticas educativas, uma desvalorização de dimensões subjetivas importantes. O que faz as pessoas se mobilizarem não é o problema social e material em si, mas o significado que ele assume para si e para a sua comunidade. As pessoas convivem com situações de extrema precariedade material e de opressão social sem se mobilizarem, enquanto não as significam como um problema e não percebem o sentido de iniciativas de superação.

Investir pedagogicamente no processo pessoal e coletivo de elaboração do sentido dos fatos sociais é fundamental para a conquista da justiça. Não é um processo que depende apenas da incorporação de conhecimentos progressistas como muitas vezes se entende quando se fala da importância da conscientização política. Refere-se principalmente a uma dinâmica subjetiva simbólica de uma outra ordem que depende da participação simultânea de instâncias inconscientes e lógicas da mente humana. A troca pedagógica que contempla esse tipo de processamento exige uma linguagem simbólica que é desprezada e mal interpretada pelo educador fixado no sentido objetivo das palavras.

Nesse sentido, educação popular não é apenas buscar construir coletivamente o conhecimento necessário para a superação dos problemas, mas também uma construção coletiva e explicitação dos sentidos que mobilizam a ação humana e que permitem às pessoas se situarem no mundo. A maior angústia humana é se perceber em um mundo caótico, cujos acontecimentos que marcam a vida não têm qualquer explicação em seus sistemas de crença. Educação popular, nessa perspectiva, é valorizar a discussão não apenas das causas dos problemas e das estratégias de superação, mas também a compreensão dos significados que eles têm para as pessoas. É enfatizar a pergunta "O que isto significa para você e para nós?" e criar dinâmicas pedagógicas que possibilitem o balbuciar de sentidos ainda elaborados de modo inacabado. Expressões artísticas, corporais e religiosas são linguagens adequadas para isso. Criar espaço não apenas de diálogo de saberes, mas de significados subjetivos. Nesse diálogo, sentidos coletivos vão sendo construídos e vão se mobilizando para a transformação. O sentido manifesto de maneira imediata e simplificada a respeito dos acontecimentos vividos vai sendo superado por expressões mais elaboradas e profundas, com mais capacidade de despertar a motivação em outros públicos. Educação popular é também a criação coletiva de símbolos (bandeiras, canções, poemas, orações, danças, desenhos, rituais, textos, celebrações etc.) que sintetizem, lembrem, anunciem e comemorem o sentido que mobiliza a ação do grupo ou do movimento.

A abertura para o significado simbólico, que palavras e gestos podem assumir na comunicação, dá ao diálogo uma outra dimensão que tem sido desconsiderada pelos educadores que tendem a interpretar as expressões em jogo apenas por seu sentido literal. Com isso, empobrecem a percepção da comunicação humana. A espiritualidade valoriza as dimensões da subjetividade capazes de captar e expressar essa linguagem simbólica, tornando o educador apto a participar dessa outra dimensão das relações. As palavras dizem mais do que intencionalmente se quer dizer. Expressões construídas com objetivos precisos costumam ser compreendidas pelo outro em sua dimensão simbólica. As pessoas têm falas impensadas, aparentemente incoerentes com seu pensamento consciente, que expressam com intensidade verdades desconhecidas por elas. Esses outros significados presentes na comunicação não são uma deturpação ou uma imprecisão; pelo contrário, são expressões de dimensões fundamentais do ser humano que ficam invisíveis em uma perspectiva muito racionalista de escuta. Procurar trazer esses outros sentidos para o centro da ação educativa amplia e enriquece imensamente o ato pedagógico.

Todos esses aspectos metodológicos ressaltados já estão, de alguma maneira, presentes em grande parte das práticas de educação popular na América Latina. Explicitá-los teoricamente de modo mais claro pode contribuir para que possam ser assumidos de modo mais intenso.

Em vários campos da ciência, como Linguística, Comunicação, Psicologia e Antropologia, vem sendo valorizado o estudo da linguagem simbólica. Muitas contribuições importantes foram feitas e são fundamentais para o educador e o profissional de saúde. Contudo, todo esse avanço não pode fazê-los esquecer que carregam, em si, capacidades subjetivas poderosas não apenas de decodificá-la, mas de expressá-la com emoção e criatividade e que essa capacidade pode ser imensamente desenvolvida com o auxílio do saber e da arte da espiritualidade. Para se comunicar por meio da linguagem simbólica de modo potente, não é preciso destrinchá-la e dissecá-la como a ciência pretende fazer, gerando análises sofisticadas, mas que podem constranger a expressão emocionada da intuição poética e religiosa. Além disso, os símbolos ajudam a comunicar a realidade pouco definida e nominável da transcendência, mas são apenas instrumentos precários dessa comunicação. Há um trocadilho comumente narrado que diz: "quando o sábio aponta o dedo para a lua, o tolo olha para o dedo". A transcendência é a lua, e o símbolo é o dedo. O importante não é o dedo. Focar muita atenção na análise do símbolo pode dificultar a percepção do que se está apontando.

A arte e o saber da espiritualidade, desenvolvidos desde os primórdios da humanidade, uma vez que lidam justamente com a busca do sentido e da motivação profunda na ação humana e a sua representação simbólica, são instrumentos importantes para superar a perspectiva muito limitada às dimensões do conhecimento e da razão que tem marcado a pedagogia e o trabalho social, ajudando-a a ampliar sua abordagem para a vastidão assombrosa da vida.

Referências bibliográficas

Boff, L. Ecologia – mundialização – espiritualidade: a emergência de um novo paradigma. 2. ed. São Paulo: Ática, 1996. 180 p.

Boff, L. Saber cuidar: ética do humano – compaixão pela terra. Petrópolis: Vozes, 1999. 199 p.

Durozoi, G.; Roussel A. Dicionário de filosofia. 2. ed. Campinas: Papirus, 1996. 511 p.

Freire, P. Pedagogia do oprimido. 6. ed. Rio de Janeiro: Paz e Terra, 1979. 218 p.

Jung, C. G. Memórias, sonhos e reflexões. 16. ed. Rio de Janeiro: Nova Fronteira, 1994. 361 p.

Leloup, J-Y. Cuidar do ser: Fílon e os terapeutas da Alexandria. Petrópolis: Vozes, 1996. 150 p.

Remen, R. N. Histórias que curam: conversas sábias ao pé do fogão. São Paulo: Ágora, 1998. 277 p.

Remen, R. N. O paciente como ser humano. São Paulo: Summus, 1993. 219 p.

Rolnik, S. Cidadania e alteridade. In: Rolnik, S. A sombra das cidades. São Paulo: Escuta, 1992.

Rolnik, S. Pensamento, corpo e devir: uma perspectiva ético/estético/política no trabalho acadêmico. Cadernos de Subjetividade, v. 1, n. 2, p. 241-251, 1993.

Valla, V. V. O que a saúde tem a ver com a religião. In: Valla, V. V. (Org.). Religião e cultura popular. Rio de Janeiro: DP&A, 2001. p. 113-139.

Vasconcelos, E. Educação popular nos serviços de saúde. 3. ed. São Paulo: Hucitec, 1997. 167 p.

19 Gestão Estratégica de Pessoas na Perspectiva da Promoção da Saúde

Vitória Kedy Cornetta • Volnei Gonçalves Pedroso

Introdução

A globalização das economias mundiais aumentou o abismo existente entre os países mais desenvolvidos e aqueles ainda em desenvolvimento, frustrando as expectativas iniciais da distribuição igualitária de riquezas e, portanto, de um mundo mais justo. No entanto, não foi apenas a pobreza que cresceu no conjunto majoritário de nações que, por sua vez, concentram mais da metade da população do mundo: criaram-se novos modos de organização de trabalho, tecnologias e também de gerenciamento (Pierantoni *et al.*, 2004).

Para Pierantoni *et al.* (2004), diversos fatores colaboraram para o agravamento da falta de empregabilidade, como: as políticas de reforma nas últimas décadas, a "diminuição" do Estado, a globalização financeira e a perda da proteção social do trabalho e dos trabalhadores. Se, por um lado, o novo modo de gerência horizontal diminui o papel das chefias em favor de um sistema mais amplo e participativo, por outro, não fornece a autonomia necessária para que essa gerência implemente suas atividades gestoras, estando esta submetida diretamente e, principalmente, aos interesses econômicos.

Passa-se a exigir do trabalhador maior qualificação e polivalência, o que tem feito cada vez mais pessoas trabalharem na informalidade ou em situações precárias. Especificamente no setor da saúde, apesar de o sistema arcar com o pagamento de pessoal, observa-se que os recursos humanos (RH) vêm sendo negligenciados com a ausência, muitas vezes, de políticas voltadas para os trabalhadores, e cuja explicação pode estar, segundo Pierantoni *et al.*, (2004; p. 53) em:

- Abordagens macroeconômicas que focalizam aspectos quantitativos de força de trabalho do setor da saúde, em detrimento de uma abordagem contemporânea, em nível micro, que se concentra na motivação e no desempenho
- Políticas públicas centralizadas de regulação do emprego, ditadas por setores financeiros dos governos em que as políticas setoriais estejam confinadas a um papel de implementação e interpretação de diretrizes nacionais
- Não valorização do papel dos profissionais, especialmente dos médicos, cuja formação enfatiza valores relacionados com a autonomia e regulação profissional próprias, mais do que com metas políticas e operacionais do sistema de saúde.

Na agenda global, conforme salientam os autores citados anteriormente, à medida que crescem as desigualdades e, consequentemente, a pobreza, acentua-se também a preocupação da Organização das Nações Unidas (ONU) diante da perspectiva da explosão do número de indivíduos vivendo abaixo da linha de pobreza nos países menos desenvolvidos até 2015. Enquanto agências bi e multilaterais se esforçam para reduzir os níveis de pobreza desses países, ao mesmo tempo em que conseguem atingir as metas internacionais de desenvolvimento, o componente "saúde" adquire destaque especial em virtude da relação direta entre pobreza, baixo desenvolvimento econômico e condições precárias de saúde, como afirmam Martinez e Martineau (*apud* Pierantoni *et al.*, 2004; p. 54).

Com relação aos serviços de saúde, segundo Stotz e Valla (1993), cabe a eles o papel fundamental de compensar, individualmente, problemas sociais, devendo prevenir, suprimir ou manipular as contradições geradas pelo capitalismo no campo social, que podem ser traduzidas como "problemas de saúde".

A promoção da saúde assume, portanto, posição central nesse processo e motiva a realização de importantes conferências internacionais, cujos documentos produzidos têm norteado programas, projetos e ações estratégicas em diferentes países.

Breve histórico da evolução do conceito de promoção da saúde

De acordo com Czeresnia (1999), nas últimas décadas, o discurso da saúde pública e a possibilidade de redirecionar as práticas de saúde têm se alinhado em torno da ideia de promoção da saúde.

Heidmann et al. (2006) explicam que no século 19 a revalorização da promoção da saúde estava centralizada na relação da saúde com as condições de vida dos indivíduos e, no século 20, ressurgiu para responder à acentuada medicalização da saúde e aos custos elevados e crescentes da assistência médica que não se refletiam nos resultados, nesse caso pouco significativos.

O conceito tradicional de promoção baseou-se no modelo de Leavell e Clark, na década de 1940, caracterizado pelo nível primário de atenção em medicina preventiva (Leavell e Clark, 1978; Buss, 2003; Czeresnia, 2003). No entanto, como afirma Buss (2000), esse conceito foi sofrendo transformações ao longo do tempo e, atualmente, possui enfoques político e técnico do processo saúde-doença-cuidado, tendo contribuído o Canadá, EUA e outros países da Europa Ocidental, nos últimos 20 anos, para o surgimento e evolução do conceito moderno de promoção da saúde.

O primeiro documento oficial a receber a denominação de promoção da saúde foi, segundo Heidmann et al. (2006), o *Informe Lalonde*, divulgado em maio de 1974 no Canadá. Nesse documento, surge o conceito de "campo da saúde" e se faz referência aos "determinantes de saúde", dividindo o campo desta em quatro componentes: biologia humana (genética e função humana), ambiente (natural e social), estilo de vida (comportamento individual que afeta a saúde) e organização dos serviços de saúde (Labonte, 1993; MacDonald, 1998; Carvalho, 2002; Buss, 2003 *apud* Heidmann et al., 2006).

Para Heidmann *et al.* (2006, p. 353), esse documento, embora tenha representado uma evolução no que tange ao enfoque dado à ação individual para a mudança dos estilos de vida, em uma perspectiva comportamental e preventivista sofreu críticas por não fazer referência aos contextos político, econômico e social, "culpabilizando as vítimas e responsabilizando determinados grupos sociais por seus problemas de saúde, cujas causas encontram-se fora de sua governabilidade".

Entre 1986 e 1997, conferências internacionais sobre promoção da saúde de Ottawa, Adelaide, Sundsvall e Jacarta construíram as bases conceituais e políticas da promoção da saúde. Em 1978, ocorreu a I Conferência Internacional sobre Cuidados Primários de Saúde, em Alma-Ata, que estabeleceu a meta de "saúde para todos no ano 2000". Foi recomendada a adoção das seguintes ações:

> Educação dirigida aos problemas de saúde prevalentes e métodos para sua prevenção e controle; promoção do suprimento de alimentos e nutrição adequada; abastecimento de água e saneamento básico apropriados; atenção materno-infantil, incluindo o planejamento familiar; imunização contra as principais doenças infecciosas; prevenção e controle de doenças endêmicas; tratamento apropriado de doenças comuns e acidentes; e distribuição de medicamentos básicos (Buss, 2000, p. 170).

Na década de 1980, um novo discurso de promoção surgiu com a divulgação do *EPP Report* no Canadá, em 1986, referência para a promoção em saúde. Embora tenha sofrido forte influência da *Carta de Ottawa*, esse relatório representou um avanço em relação a ela. A pobreza, o desemprego, a habitação inadequada, entre outros, passaram a ser considerados determinantes da saúde. As estratégias de ação recomendadas, nesse caso, foram o fortalecimento dos serviços comunitários, políticas públicas saudáveis e o favorecimento da participação popular (Heidmann *et al.*, 2006).

Czeresnia (1999) lembra, no entanto, que o "novo" discurso da promoção da saúde emerge a partir de sociedades capitalistas neoliberais e, se por um lado, tenta fortalecer a ideia de autonomia dos sujeitos e dos grupos sociais, por outro, levanta dúvidas sobre "que tipo de autonomia" é essa, pois, para alguns autores, "a configuração dos conhecimentos e das práticas, nessas sociedades, estariam construindo representações científicas e culturais, conformando os sujeitos para exercerem uma autonomia regulada, estimulando a livre escolha segundo uma lógica de mercado" (p. 1). Nesse sentido, o Estado delega ao indivíduo a responsabilidade por cuidar de si, eximindo-se cada vez mais de suas responsabilidades.

Há, apesar disso, de se considerar o caráter progressista do novo olhar que surge sobre a promoção da saúde, o qual expressa a necessidade da elaboração de políticas públicas intersetoriais, visando à melhoria da qualidade de vida da população, ampliando os horizontes para além do campo específico da saúde, à medida que considera o ambiente de uma maneira mais ampla, contempla a perspectiva local e global e incorpora elementos físicos, psicológicos e sociais (Czeresnia, 2003). De acordo com a *Carta de Ottawa* (Buss, 2000), constituem estratégias fundamentais da promoção e defesa da saúde, a capacitação e a mediação. Defender a saúde significa lutar para a implantação/manutenção de condições cada vez mais favoráveis à saúde, considerando os fatores políticos, econômicos, sociais, ambientais, entre outros, que influenciam esse processo.

A promoção da saúde deve capacitar os indivíduos e as comunidades a atingirem completamente o seu potencial de saúde. Para isso, precisam conhecer e controlar os fatores determinantes da promoção da saúde. Cabe aos profissionais e grupos sociais, bem como ao pessoal da saúde, a responsabilidade pela mediação entre os diversos interesses, dentro do campo da saúde, presentes na sociedade.

Gestão estratégica de pessoas | Mudanças ao longo do tempo e novas perspectivas

As mudanças globais na economia, bem como no campo do conhecimento e informação, têm obrigado tanto as pessoas como as empresas a buscarem novos referencial, conduta e competências que permitam melhorar o nível de competitividade, visando à sobrevivência dentro do mercado atual.

As contingências dos anos mais recentes forçaram as empresas a passarem por reajustes organizacionais. Há uma preocupação com as mudanças para se integrarem ao cotidiano gerencial de seus técnicos. Quem não respondeu aos novos reclamos do mercado sucumbiu ou está diante dessa iminência. Na hipótese de persistir com arcaicos modelos, essas empresas tendem a ser engolidas pela competição.

No fluir destes tempos, em geral, cargos foram suprimidos dos quadros administrativos; ofícios e profissões desapareceram, outros surgiram; contratos de trabalho sofreram modificações estruturais ou até foram integralmente revistos; e novo componente, como a terceirização de tarefas, passou a fazer parte da produtividade. Instalou-se a revolução silenciosa. No cenário desse novo tempo, o fator humano foi atingido sensivelmente por todas as questões relacionadas com esse período de transição social.

Essa nova empresa difere da velha, tanto nos objetivos quanto nos pressupostos básicos. Na era industrial, quando o recurso estratégico era o capital, o objetivo da empresa podia ser apenas a obtenção de lucros. Na era da informação, porém, os recursos estratégicos são a informação, o conhecimento e a criatividade. Só há um modo de a empresa ter acesso a esses bens: por meio das pessoas portadoras de recursos dessa natureza. Assim, o pressuposto básico da empresa reinventada é que as pessoas – capital humano – são o seu bem mais precioso.

O cenário externo coloca a competitividade das empresas nacionais constantemente em xeque, uma vez que é intensificada dia a dia, tornando-as mais vulneráveis. No cenário interno, as pessoas são compelidas a se aprimorarem para responder, de maneira adequada, às exigências impostas indiretamente pelo cenário externo. Na verdade, sem que o material humano se modifique, não há como garantir a qualidade e a competitividade entre as empresas.

Dentro desse contexto, esperamos fornecer subsídios para uma melhor discussão da área de RH, voltada à valorização do empregado como ser produtivo e como parte estratégica competitiva para a organização como um todo.

A administração de RH, nas empresas tradicionais, tem sido tratada simplesmente como uma área de apoio às demais, embora sendo esse recurso humano de vital importância ao papel de cada organização.

Diante do exposto, essa visão tem evoluído gradativamente ao longo da história, para que, na atual era do conhecimento e da informação, possa surgir espaço para uma gestão competitiva com características distintas, como:

- Área de recursos humanos no *staff* da empresa
- Transparência e flexibilidade

- Integração, por meio da eficácia da comunicação
- Orientação para resultados e as competências de seus colaboradores. A capacidade de uma organização atingir objetivos estratégicos é influenciada pelos recursos humanos em três aspectos fundamentais: custos, capacidade de operar efetivamente e capacidades de empreendimento e inovação.

Fica evidente que, para as empresas serem competitivas, as pessoas que nelas trabalham necessitam ter, inicialmente, talentos que promovam as mudanças adequadas aos novos tempos, acompanhadas sempre pela assistência permanente desse novo RH.

Modelo tradicional

O modelo operacional, também reconhecido como modelo tradicional de recursos humanos, de certo modo é um microscópio do processo de planejamento global, podendo funcionar como um sistema completo de planejamento de RH, apenas a curto prazo ou para ambientes estáveis, em que as mudanças afetam a quantidade de recursos e os resultados apenas de maneira moderada.

Esse modelo esclarece o processo de atualização das necessidades operacionais, definidas pela estratégia principal adotada pela empresa diante da realidade das operações. A prática do modelo tradicional de RH está intrinsecamente ligada à conversão de recursos em resultados em um determinado período. Os meios de conseguir essa conversão variam não só em função do negócio da organização, mas também de acordo com as limitações e características dos recursos da empresa. Assim, esse modelo é sempre considerado a curto prazo, porque enfoca os trabalhos atuais, prevendo os resultados imediatos, não a longo prazo.

No que tange a esse aspecto, Manzini (1987) afirma que nem todas as organizações conseguirão atender às suas necessidades futuras de recursos humanos por meio do desenvolvimento interno. Desafios como o crescimento, o desenvolvimento de novos mercados, a rotatividade e a necessidade de pessoal especializado e atualizado exigirão uma nova postura diante do mercado de trabalho. Portanto, na exploração ambiental deve-se considerar qualquer alteração do mercado que venha a causar impacto na capacidade da organização de obter o recurso necessário.

Seguindo ainda a proposta apresentada por Manzini (1987), esse é um assunto que só poderia ser enfocado de modo bem geral, uma vez que as operações diferem muito em cada organização. Para poderem operar nos moldes tradicionais ou operacionais, as organizações unem os recursos materiais, financeiros, humanos, mercadológicos e administrativos, cada qual administrado por uma especialidade da administração. Contudo, a administração de RH, para a sua atuação eficaz, depende de alguns fatores complexos a serem considerados. Dessa maneira, os aspectos mais importantes desse modelo tradicional estão baseados no sistema positivista, tendência filosófica que praticamente tomou conta do mundo empresarial desde a Revolução Industrial, baseada somente nos dados de observação e experiência. Trata-se, pois, da convicção de que tudo em uma organização pode e deve ser medido e quantificado – os resultados desses cálculos indicam quais são as organizações vitoriosas e quais as derrotadas –, e que o desempenho humano compete com o das máquinas e, portanto, deve ser objeto de classificações.

Assim, Marras (2000) define bem quando apresenta sua abordagem sobre a gestão tradicional de recursos humanos, que é tático-operacional, em linha, que atua até hoje basicamente como prestadora de serviços, ou seja, geradora de despesas. O autor afirma que avanços nessa área só ocorreram no campo tático, mas mesmo assim em um sistema decisório bastante limitado. A falência desse modelo está decretada pela globalização e pelo cientificismo, que vê no homem apenas os seus aspectos operacionais, causando estragos e dificultando o desenvolvimento e o crescimento de indivíduos e organizações.

Marras (2000) considera que após a década de 1950 não houve avanços na administração de recursos humanos, que ficou estacionada em nível intermediário.

Para o autor, as organizações estão vivenciando uma experiência inédita, por ocasião dos acontecimentos históricos da era pós-moderna: as mudanças drásticas nas áreas econômica, tecnológica e de mercado têm exigido dos executivos verdadeiros exercícios de criatividade e coragem para enfrentarem mudanças de magnitude e velocidade jamais imaginadas. Nunca foi tão questionada a problemática decisória entre estrutura e estratégia no tocante à prioridade.

Nestes tempos de novo modelo de gestão, pretende-se construir uma nova atitude. Essa nova gestão é fundamentada em sensibilidade, relacionamento, valorização da intuição e conhecimento contínuo, sem que para isso seja necessário abrir mão da competitividade ou da liderança. Para que se possa seguir o raciocínio das mudanças impostas pela globalização e enfrentar os novos desafios com humanismo e competência, ter-se-ia que reformular a estratégia de ação no convívio com a força de trabalho.

Toledo (2006) salienta que será mutante o cenário que as pessoas e as organizações encontrarão neste milênio. As turbulências deixam de ser exceções para se tornarem dados da normalidade. Os parâmetros mudam com rapidez jamais vista. Seguindo o exposto, ele nos diz que, para manter colaboradores motivados e engajados, os administradores em geral deverão estabelecer parcerias participativas, sinérgicas e eficazes. Só assim atenderão às exigências cada vez maiores do mercado. Ao se considerar a globalização como um processo irreversível – e, se praticada de modo a ignorar o humanismo, pode-se julgá-la como predatória de direitos e motivações de RH –; por outro lado, a crescente tendência a uma união competente e humana, expressa em sinergias e parcerias participativas, é também irreversível.

Finalmente, sempre que acontece uma mudança de cenários, tanto na esfera privada como na pública, é necessário repensar as práticas, processos e maneiras de resolver problemas, utilizados pelas pessoas. O administrador, seja ele gerente, coordenador de equipes ou algo semelhante, está no centro dessa turbulência, independentemente de seu ramo de atividade. Por isso, é importante repensar a gestão.

O gestor, atualmente, precisa estar apto a perceber, refletir, decidir e agir em condições totalmente diferentes das vividas anteriormente. Os processos de trabalho envolvem equipes de diferentes áreas, com linguagens e personalidades diferentes; as decisões envolvem, cada vez mais, um grande número de variáveis; e os prazos de ação estão cada vez mais curtos (Cornetta, 2002).

Recursos humanos estratégicos

A história indica que em cada fase da vida empresarial os recursos humanos ofereceram diferentes respostas, e nesse caso não fariam exceção. Diante dessa modernidade, os RH se mostram menos rígidos em relação às funções desempenhadas no âmbito das empresas. Organogramas são flexibilizados até a implosão, preceitos tradicionais são cada vez mais questionados – instala-se a inovação. Os RH ingressam em uma fase estratégica, surgindo, também aí, o movimento pela qualidade.

Novas perspectivas se abrem ao profissional dessa especialidade, diante do quadro de profundas mudanças no ambiente organizacional, constituindo oportunidade singular de valorização de seu papel como gestor de pessoas.

Para Marras (2000),

> A fase estratégica foi demarcada operacionalmente [...] pela introdução dos primeiros programas de planejamento estratégico atrelados ao planejamento estratégico central das organizações. Assim, foi nessa fase que se registraram as primeiras preocupações de longo prazo, por parte do *board* das empresas, com os seus trabalhadores. Iniciou-se nova alavancagem organizacional do cargo de GRH, que, de posição gerencial, de terceiro escalão, em nível ainda tático, passou a ser reconhecido como diretoria, em nível estratégico nas organizações.

O autor ainda acrescenta que,

> [...] acompanhando as diferentes mudanças nas titulações e no conjunto de responsabilidades inerentes à função de pessoal, o ocupante dessa posição, como era de esperar, também passaria por uma evolução natural no desenvolvimento de seu perfil pessoal e cultural, de forma a poder acompanhar as mudanças exigidas a cada nova etapa desse importante trabalho.

Em essência, agora, conforme afirma Oliveira (2006), "a área de Recursos Humanos, como parceira desta nova fase, deve contribuir em traduzir a estratégia em ação, criando políticas que sustentem a arquitetura organizacional". O autor acrescenta exemplos que ilustram essa condição quando assinala que,

> [...] para apoiar o fomento das competências, a área pode definir uma política de contratação e desenvolvimento de pessoal coerentes; para se estabelecer parâmetros de avaliação e compensação; para se criar um sistema de comando, pode contribuir com o desenho organizacional, estabelecendo políticas e canais de comunicação; para se gerir os processos de trabalho, pode contribuir como parceiro nas melhorias e na realização dos processos de mudança. (Oliveira, 2006)

Marras (2000) entende ainda como administração estratégica de recursos humanos a gestão que, por meio de suas colocações, otimiza os resultados finais da empresa e a qualidade dos talentos que a compõem. Esse posicionamento, enfatiza o autor, está sendo a real função da administração de recursos humanos, ou melhor, de assessorar e prestar subsídio cognitivo à cúpula da empresa –, questões estas relacionadas com:

- A qualidade dos talentos que compõem a organização
- O desenvolvimento individual e organizacional
- As políticas de manutenção dos recursos humanos
- A produtividade
- A qualidade total.

Nessa conotação de assessorar surge outro aspecto que chama a atenção sobre a concentração, agora, de assessoria externa, denominada especificamente de consultoria. Nesse tópico, Marras (2000) explica que:

> [...] ao contratar uma consultoria, a empresa espera, também, estar contando com profissionais extremamente especializados no assunto que deseja implementar. Por isso, ao escolher um consultor externo, a empresa o seleciona fundamentalmente pela sua eficiência específica em um determinado ângulo de trabalho, presumindo que ele detenha, inclusive, todas as informações e conhecimentos atualizados sobre o assunto em pauta.

Orlickas (1999), ao analisar a questão, ressalta os pontos fortes da assessoria interna e externa da empresa, conforme apresentado no Quadro 19.1.

Quadro 19.1 Pontos fortes das assessorias.

Assessoria interna
Maior conhecimento da empresa
Possibilidade de maior sigilo com referência aos dados e informações da empresa
Possibilidade de "viver" os resultados do trabalho executado
Assessoria externa
Maior imparcialidade, pelo fato de estar menos envolvida com o problema
Trazer conhecimento e experiência de trabalhos de outras empresas

Fonte: Orlickas (1999).

Segundo Orlickas (1999), os profissionais da área de gestão do ativo humano, listados pelas indicações ou pelos arquivos das consultorias, normalmente estão bem empregados, executam trabalhos qualificados em suas empresas atuais e não têm nenhum interesse em deixá-las. Assim, para a autora, o mercado está permeado de profissionais que ainda adotam a postura de "consultores internos", aguardando serem chamados para enfrentar algum problema. Na maioria das vezes, são profissionais burocráticos, mais ligados às negociações trabalhistas e pouco familiarizados com os negócios da empresa.

Desse modo, conclui-se favoravelmente que, diante da falta de RH internos para resolver determinado problema ou impasse, torna-se oportuno o concurso de uma consultoria externa. Como bem se observa, diante de todas as colaborações aqui registradas pelos autores especializados, conclui-se também que a função dos recursos humanos estratégicos participa de maneira indispensável na concretização de novos rumos empresariais neste contexto nos dias de hoje.

Gestão estratégica de pessoas na saúde

Pierantoni *et al.* (2004) salientam que há esforço de diversos atores na agenda internacional, no sentido de superar os desafios inerentes às questões de RH na saúde. Apresentam, de modo resumido, os quatro grandes objetivos desse movimento:

- Aumentar a cobertura e a fixação das equipes de profissionais para assegurar a prestação de serviços de saúde de maneira adequada e equitativa
- Garantir competências e habilidades-chave para a força do trabalho em saúde
- Aumentar o desempenho da equipe de profissionais diante dos objetivos definidos
- Fortalecer as capacidades de planejamento e gerenciamento de RH no setor de saúde.

Para os referidos autores, a Organização Mundial da Saúde (OMS) tem estratégias a serem aplicadas a curto, médio e longo prazos, para a área de RH, que são:

- Curto: fortalecimento de práticas gerenciais; *advocacy*; desenvolvimento de políticas para incentivo e fixação de recursos humanos; apoio ao treinamento em serviço; disseminação das novas práticas

- Médio: estudos da implementação e do impacto das políticas (custos de migração, formação, treinamento, motivação, incentivos e condições de trabalho); desenvolvimento de sistemas de informações de RH
- Longo: fortalecimento da capacidade de formuladores de políticas regional e nacional; construção de infraestrutura.

Desenvolvimento individual e organizacional nos serviços de saúde

Nos serviços de saúde, o desenvolvimento das pessoas e organizações vem sendo objetivo de reflexão da Política Nacional de Educação Permanente em Saúde, que procura promover a formação e a integração de ações de formação dos distintos atores locais, como usuários (comunidade), dirigentes institucionais, gestores, docentes e estudantes; introduz processos de transformação das práticas de saúde e educação em saúde; e formula políticas de formação e de desenvolvimento em bases geopolíticas, conforme o Ministério da Saúde (Brasil, 2004).

O marco conceitual da educação permanente parte da aceitação de que a formação e o desenvolvimento devem ser feitos de modo descentralizado, ascendente e transdisciplinar, para que propiciem democratização institucional, desenvolvimento da capacidade de aprendizagem e de enfrentamento criativo das situações de saúde, trabalho em equipes matriciais, melhoria da qualidade do cuidado à saúde e constituição de práticas tecnológicas, éticas e humanistas.

Portanto, transformar a formação e a gestão do trabalho em saúde não pode ser considerado uma questão simplesmente técnica, pois envolve mudanças nas relações, nos processos e nas pessoas.

A educação permanente parte, ainda, do pressuposto da aprendizagem significativa, que promove e produz sentidos, e sugere transformação das práticas, possibilitando o encontro entre o mundo da formação e o do trabalho, em que, aprender e ensinar se incorporam ao cotidiano das organizações e ao trabalho (Ceccim, 2005).

Para Pedroso (2005), a Política Nacional de Educação Permanente resgata o termo "permanente", difundido pela OMS, como sendo uma estratégia de reestruturação e desenvolvimento dos serviços de saúde, a partir de uma análise dos determinantes sociais e econômicos, mas, sobretudo, de transformação de valores e conceitos dos profissionais. Propõe transformar o profissional em sujeito de sua história e centro do processo de ensino-aprendizagem.

A intersecção entre educação e saúde se dá em espaços de produção e aplicação de saberes destinados ao desenvolvimento humano. Na prática educativa, ela se refere às atividades de educação em saúde voltadas para o desenvolvimento individual e coletivo, visando à melhoria da qualidade de vida e saúde, bem como às atividades de educação permanente voltadas aos trabalhadores da área da saúde.

A prática de saúde requer prática educativa, ou seja, as ações de saúde não implicam somente a utilização do raciocínio clínico, do diagnóstico, da prescrição de cuidados e avaliação da terapêutica.

Os campos de prática da saúde não estão apenas nos processos de intervenção na doença, mas sim nos processos de intervenção, para que indivíduo e coletividade disponham de meios para a manutenção do estado de saúde, que estão relacionados com os fatores:

- Orgânicos
- Psicológicos
- Sociais
- Econômicos.

Assim, a saúde pode ser praticada em qualquer espaço social, inclusive na organização, utilizando-se do referencial da promoção da saúde, que visa elaborar e implementar políticas públicas saudáveis, criando ambientes favoráveis à saúde e reforçando a ação comunitária.

Para Pereira (2003), as práticas educacionais na saúde também são norteadas pelas tendências pedagógicas, que, no caso do Brasil, se caracterizam como:

- Tradicional: as ações de ensino estão centradas na exposição dos conhecimentos do professor
- Renovada: o centro da atividade escolar não é o professor nem os conteúdos, mas sim o aluno. O mais importante não é o ensino, mas o processo de aprendizagem
- Por condicionamento: essa pedagogia concentra-se no modelo de estímulos e recompensas capazes de condicionar o aluno a emitir respostas desejadas pelo professor
- Liberadora/problematizadora: no caso da saúde, observamos que apenas esta tendência pedagógica possibilita uma prática educativa participativa, direcionada tanto à população quanto aos profissionais de saúde.

Essa adesão deve-se ao fato de que a promoção da saúde trabalha na perspectiva do *empowerment* da comunidade e das pessoas, por meio de desenvolvimento de conhecimento, habilidades e atitudes (CHA).

A Conferência Internacional de Promoção de Saúde realizada em Ottawa, em 1986, indicou que o *empowerment* está relacionado com o desenvolvimento de programas que promovam, nas comunidades, uma consciência crítica sobre a realidade vivida, elevação do nível de desenvolvimento intelectual e criação de tecnologia viável e culturalmente compatível à necessidade da população (OMS, 1986).

Considerações finais

A crise globalizada vem exigindo das organizações novos arranjos institucionais para enfrentar o alto grau de competitividade, necessitando, para tanto, de pessoas comprometidas e envolvidas com o negócio da organização, com postura autônoma e empreendedora, que articulem entre si, formando uma equipe que esteja em processos contínuos de atualização, aperfeiçoamento e aprimoramento profissional.

A área de recursos humanos pode e deve exercer um papel importante no enfrentamento desses desafios, construindo novas relações entre profissional, empresa e cliente; utilizando-se de ferramentas com foco nos resultados, na criatividade e inovação, transformando os profissionais em seu diferencial; fortalecendo a identidade da organização por meio de missão, visão e valores.

A gestão de RH na área da saúde enfrenta problemas sérios, como: condições precárias de trabalho, diversos modos de remuneração e de perspectivas não atendidos pelos planos: cargo, carreira e salário; despreparo das gerências das unidades assistenciais, no que se refere à gestão de pessoal; diminuição dos postos de trabalho estáveis e dificuldades em manter quadros de trabalhadores qualificados; novos modos de organização do trabalho e de participação dos trabalhadores; terceirização e precarização do trabalho; e formação profissional desvinculada das necessidades do sistema de saúde.

Nesse contexto, o Ministério da Saúde propõe à Política Nacional de Educação Permanente promover mudanças, tanto nas práticas de saúde quanto nas práticas de educação na saúde, funcionando como rodas de debate e construção coletiva entre os atores: gestores estaduais e municipais, universidades e instituições de ensino, escolas de saúde pública, centros formadores, escolas técnicas de saúde para o Sistema Único de Saúde (SUS), estudantes, trabalhadores, conselhos municipais e estaduais de saúde. Esses espaços constituem-se como Núcleos de Educação Permanente (NEP), cujos resultados são referenciados pelas Comissões de Integração Ensino e Serviço (CIES) e pactuados nos Colegiados de Gestão.

No campo da promoção da saúde, observa-se um avanço no discurso pela busca da autonomia dos sujeitos e grupos sociais, exigindo políticas públicas intersetoriais do poder público.

Os pressupostos da promoção da saúde e da Política de Educação Permanente buscam a autonomia dos sujeitos, incluindo, no caso da saúde, os profissionais da área, os usuários, os gestores, as universidades e os estudantes.

Finalmente, podemos concluir que a interface entre gestão estratégica de pessoas e promoção de saúde nem sempre esteve em sintonia com o debate da necessidade da gestão, formação, qualificação e requalificação dos profissionais de saúde. Assim, acredita-se que todos os esforços são fundamentais para transformar e valorizar os profissionais de saúde, e resgatar a cidadania da população, tornando-os sujeitos conscientes de seus papéis na construção do Sistema Único de Saúde (SUS).

Bibliografia

Barcellos, F. A psicologia aplicada à administração de empresas. Rio de Janeiro: Tecnoprint, 2004.

Brasil. Ministério da Saúde. Secretaria de Gestão do Trabalho e da Educação em Saúde. Departamento de Gestão da Educação na Saúde. Política de educação e desenvolvimento para o SUS caminhos para a educação permanente na saúde. Brasília: Ministério da Saúde, 2004. (Série C. Projetos, Programas e Relatórios).

Buss, P. Enfoques prioritários em saúde pública. In: OPS Salud Desafios para Educación en Salud Pública. 2003.

Buss, P. M. Promoção da saúde e qualidade de vida. Ciência & Saúde Coletiva, v. 5, n. 1, p. 163-177, 2000.

Castells, M. O poder da identidade – Área da informação: economia, sociedade e cultura. v. 2. São Paulo: Paz e Terra, 2006.

Ceccim, R. B. Educação permanente em saúde: desafio ambicioso e necessário. Interface: Comunicação, Saúde, Educação, v. 9, n. 16, p. 161-177, 2005.

Capítulo 19 • Gestão Estratégica de Pessoas na Perspectiva da Promoção da Saúde 277

Cornetta, V. K. Recursos humanos em saúde: reflexões e desafios, In: Cianciarullo, T. I.; Cornetta, V. K. (Ed.). Saúde, desenvolvimento e globalização: um desafio para os gestores do terceiro milênio. São Paulo: Ícone, 2002.

Czeresnia, D. O conceito de saúde e a diferença entre prevenção e promoção. Cadernos de Saúde Pública. Rio de Janeiro: Fiocruz, 1999.

Czeresnia, D. Promoção da saúde: conceitos, reflexões e tendências. Rio de Janeiro: Fiocruz, 2003.

Fleury, A., Fleury, MTL. Estratégias empresariais e formação de competências. São Paulo: Atlas, 2005.

Heidmann, I. T. S. B. et al. Promoção à saúde: trajetória histórica de suas concepções. In: Texto e Contexto, Florianópolis, v. 15, n. 2, p. 352-358, 2006.

Kotter, J. P. As novas regras. São Paulo: Makron Books, 2006.

Labonte, R. Heath promotion and empowerment: pratice frameworks. Centre of health Promotion. Toronto, 1993.

Leavell, H.; Clarck, G. G. Medicina preventiva. Rio de Janeiro: McGraw-Hill, 1978.

MacDonald, H. Rething Health Promotion: a global approach. New York: Routedge, 1998.

Manzini, A.; Gridley, J. D. Sistrat: sistema estratégico de planejamento e desenvolvimento de recursos humanos. Rio de Janeiro: Intercultural, 1987.

Marras, J. P. Administração e recursos humanos: do operacional ao estratégico. São Paulo: Futura, 2000.

Oliveira, D. Sistemas, organização e métodos: uma abordagem gerencial. São Paulo: Atlas, 2006.

Organização Mundial da Saúde. Carta de Ottawa. In: Buss, P. M. (Org.). Promoção da saúde pública: contribuição para o debate entre as escolas de saúde pública na América Latina. Rio de Janeiro: Escola Nacional de Saúde Pública; Fundação Oswaldo Cruz, 1986. p. 158-162.

Orlickas, E. Consultoria interna de recursos humanos. São Paulo: Makron Books, 1999.

Orlickas, E. Seleção como estratégia competitiva: metodologia e prática na contratação de profissionais. São Paulo: Futura, 2003.

Pedroso, V. G. Aspectos conceituais sobre educação continuada e educação permanente em saúde. Mundo da Saúde, v. 29, n. 1, p. 88-93, 2005.

Pereira, A. L. F. As tendências pedagógicas e a prática educativa nas ciências da saúde, Cadernos de Saúde Pública, v. 19, n. 5, p. 1527-1534, 2003.

Pierantoni, C. R.; Varella, T. C.; França, T. Recursos humanos e gestão do trabalho em saúde: da teoria para a prática. 2004. p. 55. Disponível em: <http://www.obsnetims.org.br/uploaded/16_5_2013__0_Recursos_Humanos_e_gestao.pdf>. Acesso em: 10 maio 2011.

Schein, E. Psicologia organizacional. São Paulo: Prentice-Hall, 2002.

Stotz, E. M. Enfoques sobre educação e saúde. In: Educação e saúde, teoria e prática, 1993. Disponível em: <http://www.ensp.fiocruz.br/portal-ensp/_uploads/documentos-pessoais/documento-pessoal_10993.pdf>. Acesso em: 10 maio 2011.

Toledo, F. Recursos humanos e globalização. São Paulo: FTA, 2006.

Wagner, J. A.; Hollenberk, J. R. Comportamento organizacional: criando vantagem competitiva. São Paulo: Saraiva, 2003.

Parte 2

Princípios e Valores da Educação e Promoção da Saúde

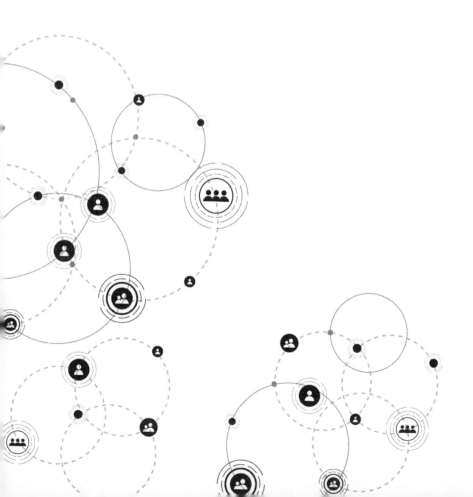

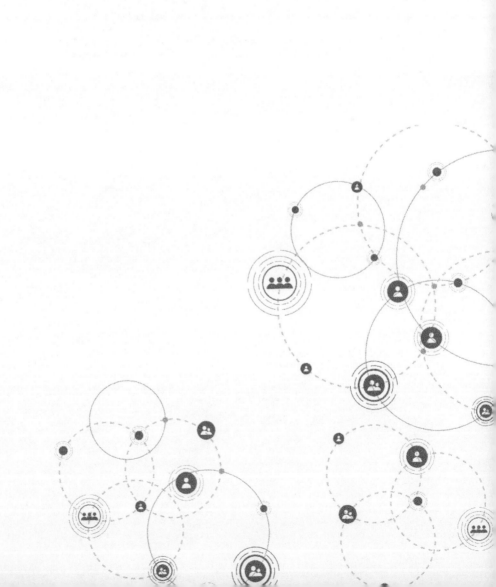

20 Promoção da Saúde | Cidadania como um Caminho para a Boa Saúde

Cynthia Rachid Bydlowski • Isabel Maria Teixeira Bicudo Pereira

Introdução

Este capítulo está alicerçado na crença de que a humanidade caminha para dias melhores e que o propósito do ser humano é evoluir no sentido de atingir a equidade, proporcionando uma sobrevivência digna, em um meio ambiente saudável. Caminhando nessa direção, o ser humano progrediu no conhecimento de seu próprio ser, de suas relações sociais e do meio ambiente que o cerca. Contudo, atualmente vivemos um período em que populações ainda passam fome, além de testemunharmos atos de extrema violência e depredação da natureza, o que revela um momento de desvalorização do ser humano, de sua vida em sociedade e do seu meio ambiente, com o predomínio do mercado financeiro sobre a vida dos indivíduos.

Temos chamado o atual período de *globalização*, que, como conceito, alcançaria a população mundial de maneira igualitária, seja na área econômica, financeira ou tecnológica, mas não é o que está ocorrendo. Segundo Quéau (1998), uma minoria tem sido privilegiada e beneficiada, uma vez que tem sido dada mais atenção às necessidades e preferências de ricos e poderosos. Além disso, as transformações que estão ocorrendo, com forte interferência do mercado financeiro nas nações, têm originado situações de grande competição na busca de melhores condições de vida, com os indivíduos mais centrados em si próprios (Westphal, 1999).

Na área da comunicação e informação, a globalização tem avançado rapidamente, mas segundo Quéau (1998), "ainda restam vastas concentrações humanas sem acesso aos serviços básicos de telecomunicações". O autor comenta que a globalização da informação, por si só, não é capaz de reduzir a desigualdade observada mundialmente, mas pode ser vista como uma ferramenta que, se devidamente utilizada, pode contribuir para essa redução.

Nos países emergentes, como o Brasil, a globalização não só agravou a diferenciação social, isto é, a pulverização e a fragmentação sociais, como também a desigualdade social, com a radicalização entre incluídos e excluídos (Fiori, 1993).

Nesse contexto, entre os vários movimentos sociais mundiais que se opõem a essa situação perversa, surgiu o da promoção de saúde, que traz um novo enfoque e novas propostas para a saúde e, consequentemente, para a qualidade de vida dos indivíduos, pois há uma estreita relação entre ambas, como observa Buss (2000):

> Existem evidências científicas abundantes que mostram a contribuição da saúde para a qualidade de vida de indivíduos ou populações. Da mesma forma, é sabido que muitos componentes da vida social que contribuem para uma vida com qualidade são também fundamentais para que indivíduos e populações alcancem um perfil elevado de saúde.

O autor relata várias observações e trabalhos, realizados desde o início do século 18, que trazem como principais causas das doenças de uma população as más condições de vida, de trabalho e de habitação, e que preconizam reformas sanitárias, sociais e econômicas para o enfrentamento das doenças. Coloca, também, que nos países em desenvolvimento como o Brasil, a péssima distribuição de renda, o analfabetismo e o baixo grau de escolaridade somam-se às más condições já citadas na determinação da qualidade de saúde e vida de seu povo (Buss, 2000).

O estudo de Barata (2000) enfatiza essa relação da saúde com as condições de vida ao observar que os indivíduos mais afetados nas epidemias que ocorreram durante o século 20 eram os que, em geral, viviam na periferia, em moradias pouco espaçosas, sem estrutura de saneamento básico, com alimentação inadequada e renda insuficiente para manter um padrão mínimo de sobrevivência.

Minayo (2001) também se posicionou quanto a essa questão ao discutir a problemática da saúde no Brasil e observar que o quadro da saúde no país, incluindo a crescente violência urbana, está fortemente relacionado com a grande desigualdade social existente.

Apesar dessas fortes evidências da inter-relação entre saúde e qualidade de vida, a medicina curativa e preventiva (modelo biomédico) vem predominando desde o século 20. Ackerman e Nadanovsky (1992) atribuem esse fato ao *marketing* realizado pelas indústrias de insumos e tecnologia médica, à corporação médica e a alguns resultados eficazes da ação médica que, obviamente, ocorrem e são desejados. Além disso, o apoio social a esse modelo é grande, sendo praticado e incorporado por vários setores da sociedade e por grande parte da população, inclusive a de baixa renda (Briceño-Léon, 2001). Esta última exige do Estado um modelo de atenção à saúde, com base hospitalar, pois vê nesse sistema a única alternativa para conservar ou recuperar sua saúde (Briceño-Léon, 2001).

O modelo biomédico foca suas ações na cura dos indivíduos doentes ou em ações preventivas, isto é, trata do indivíduo quando este já está doente ou o protege para que a doença não se instale. Para isso, foi desenvolvida uma tecnologia avançada que não chega a grande parte da população em virtude de seu alto custo. Esse fato, aliado à falta de políticas públicas eficazes, leva à exclusão social que hoje é observada nos países em desenvolvimento. Outra deficiência desse modelo é que ele não atua nas causas das doenças, o que poderia evitá-las a um menor custo. Assim, perpetua-se uma situação problemática no campo da saúde e qualidade de vida.

Além de outros fatores, também contribui para a manutenção dessa situação problemática a relação de domínio e submissão que ainda persiste no Brasil (Matuí, 2001), observando-se uma situação de iniquidade, pois grande parte da população não tem oportunidade de escolha e não possui o controle das suas condições de vida (Whitehead, 1990). São questões estruturais, não levadas em conta pelo modelo biomédico vigente, mas consideradas importantes pelo processo da promoção da saúde, definido como "processo de capacitação da comunidade para atuar na melhoria de sua qualidade de vida e saúde, incluindo uma maior participação no controle deste processo" (Brasil, 2001), enfatizando ainda que "para se atingir um estado completo de bem-estar físico, mental e social, os indivíduos e grupos devem saber identificar aspirações, satisfazer necessidades e modificar favoravelmente o meio ambiente" (Brasil, 2001).

Essa visão considera a saúde em seu conceito ampliado, isto é, condicionada a fatores biológicos, sociais, econômicos, políticos, culturais, ambientais e de conduta. Assim, para uma boa qualidade de saúde e vida são fundamentais: paz; habitação, alimentação, renda e educação adequadas; ecossistema estável; recursos sustentáveis; justiça social e equidade.

A promoção da saúde percebe que é necessário mais do que tratamento médico para se atingir uma boa qualidade de saúde e vida, tendo como estratégia de ação a democracia, as ações do Estado com políticas públicas saudáveis, a intersetorialidade e a reorientação do setor de saúde, propondo-se articulações e parcerias, além do exercício da cidadania por meio da capacitação da população para a participação na formulação de políticas públicas saudáveis e nos processos de decisão (*empowerment*; Aerts *et al.*, 2004).

Essas estratégias são importantes mecanismos de combate às causas tanto das doenças infecciosas como das crônico-degenerativas, que no Brasil coexistem, diferentemente dos países desenvolvidos, em que as últimas substituíram as primeiras (Minayo, 2001).

Saúde e pobreza no Brasil | Necessidade de exercer a cidadania

As condições de vida de grande parte da população brasileira não são adequadas, pois se trata de um país em desenvolvimento que, apesar de possuir um grande potencial socioeconômico, tem de lidar com problemas estruturais de difícil solução. Como já mencionado, isso se reflete na saúde da população.

Minayo (2001) coloca as condições de saúde como um reflexo da grande desigualdade existente no Brasil: houve aumento da concentração de renda, e a diferença chega a ser, na cidade de Recife, de 240 vezes entre o 1% mais rico e os 10% mais pobres da população. A média dessa diferença, considerando todo o país, é de 30 vezes entre os 10% mais ricos e os 40% mais pobres.

Doenças infecciosas, associadas à condição de pobreza (Wallerstein, 1992), atualmente ocorrem em maior quantidade nos Estados mais pobres (Nordeste), e os Estados mais ricos comportam-se como os países desenvolvidos: maior ocorrência de doenças crônico-degenerativas. Assim, no Brasil, estas últimas não substituíram as doenças infecciosas, como nos países desenvolvidos, mas somaram-se a elas. Deve-se destacar que houve aumento dos índices de morte por violência (principalmente de jovens do sexo masculino), o que também, como observado por Minayo (2001), está diretamente relacionado com o agravamento da desigualdade.

Analisando as epidemias e endemias que ocorreram no Estado de São Paulo no século 20, Barata (2000) verificou uma situação de iniquidade em saúde, como definida por Néri e Soares (2002): extratos populacionais distintos têm chances diferentes de adquirirem morbidade/mortalidade. Isso porque observou que as epidemias e endemias afetavam mais a população de baixa renda, que vivia na periferia, em moradias inadequadas e sem estrutura de saneamento básico. Barata (2000) relata também que, com a descoberta vacinal e o melhoramento do saneamento básico, houve melhora no quadro das endemias e epidemias, mas estas ainda permanecem de difícil controle, apesar dos avanços técnico-científicos em razão das más condições socioeconômicas da população que, como já comentado, se agravaram com o aumento da concentração de renda (Minayo, 2001).

Como exemplo de epidemia ligada às más condições de vida que vem ocorrendo no Brasil e em outros países, surgiu a dengue. O aumento na transmissão dessa doença, por intermédio do mosquito *Aedes aegypti* (vetor), pode ser explicado por vários fatores, entre eles as más condições de higiene e as falhas nos programas de saneamento básico (suprimento de água e disposição do lixo), com consequente aumento da quantidade de mosquitos (Lefèvre, 2000).

Não se pode negar que houve uma evolução positiva dos indicadores da morbimortalidade, principalmente na população infantil. De 1990 a 2015, o Brasil reduziu em 73% a mortalidade infantil (Brasil, 2015). Esse avanço ocorreu por

conta da intervenção do setor de saúde com programas como: reidratação oral, imunização em massa, incentivo à amamentação, aumento do saneamento básico e da assistência à saúde. Todavia, pode-se dizer que houve melhora da saúde? Deve-se notar que essas intervenções ocorreram de maneira desarticulada, isto é, foi principalmente obra do setor de saúde que, obedecendo ao modelo biomédico em vigor, atua mais no combate à doença, isoladamente, sem a preocupação de integrar os diversos setores da sociedade para ações conjuntas (intersetoriais, multidisciplinares) que levem à promoção da saúde. Briceño-Léon (2001) relata vários exemplos que mostram que a cura da doença não significa melhoria nas condições de saúde: a reidratação oral, que combate a diarreia infantil, diminuindo a taxa de mortalidade por essa causa, como ação isolada não altera as condições da água, dos alimentos ou dos ambientes infectados onde vivem famílias pobres.

A promoção da saúde propõe ações intersetoriais e multidisciplinares, com a participação da população e que, além de frequentemente serem de custo mais baixo, levam a uma melhora generalizada e sustentada do quadro da saúde. Nesse processo, a participação é fundamental para que não se reproduzam modelos paternalistas, coercitivos e normatizadores que têm dominado os vários setores da sociedade (Chiesa, 1999).

Além do conceito de iniquidade em saúde, Néri e Soares (2002) trazem o de iniquidade no consumo dos serviços de saúde: as diferentes condições de acesso aos serviços de saúde. Como já discutido, no Brasil, a assistência à saúde, com base no modelo biomédico, é centralizada na cura das doenças e, surpreendentemente, além de esse sistema ser apoiado pelas indústrias de insumos e tecnologias médicas, os profissionais de saúde e a população também o apoiam (Briceño-Léon, 2001). Isso ocorre porque essa é a representação social dominante de saúde e a única alternativa oferecida pelo Estado para conservar ou repor a saúde, mas esse modelo entrou em crise, mundialmente, pois não satisfaz a população e não reduz a iniquidade (Briceño-Léon, 2001) tanto nas condições de saúde como dos serviços de saúde.

O Sistema Único de Saúde (SUS), introduzido pela Constituição de 1988, favorece o processo de promoção de saúde, uma vez que se alicerça nos princípios da:

- Universalidade: que deve atender a todos, sem distinção
- Integralidade: que deve atender, de maneira integral, a todo e qualquer tipo de doença
- Equidade: que deve oferecer recursos de saúde de acordo com as necessidades de cada um
- Descentralização e regionalização: que deve fortalecer as prefeituras municipais para intervenções na saúde
- Promoção da participação popular: que deve oferecer mecanismos para assegurar o direito de participação de todos os segmentos: governo, prestadores de serviços, profissionais da saúde e, principalmente, os usuários dos serviços, as comunidades e a população por meio dos conselhos e conferências de saúde, dos quais participam população e técnicos.

Contudo, apesar de esses princípios irem ao encontro das estratégias propostas pela promoção da saúde, tanto o processo da promoção quanto a implantação do SUS evoluem lentamente, pois sendo uma mudança de enfoque que envolve transformações dos indivíduos e da sociedade, encontra resistências dentro da estrutura do governo (Inojosa, 1998), dos profissionais da saúde e da própria população (Briceño-Léon, 2001). Um dos desafios do processo da Promoção da Saúde é vencer estas resistências (Bydlowski *et al.*, 2004). Focalizando a população, a promoção da saúde propõe sua capacitação e empoderamento para que possa participar das decisões relacionadas com a sua vida e saúde, isto é, exercer a cidadania. Essa capacitação é necessária, pois só a existência dos Conselhos de Saúde não garante a participação da população, como observaram Wendhausen e Caponi (2002) em um Conselho de Saúde de Santa Catarina: o segmento dos usuários, a maioria com o ensino fundamental incompleto, praticamente não participava, mesmo estando presente nas reuniões, pois se sentiam despreparados diante dos técnicos de saúde (médicos, enfermeiros).

São necessários estudos e ações mais amplas de empoderamento da população para que essa participação se concretize. No entanto, em razão da "pobreza política" que ocorre no Brasil, como comenta Demo (2003), a maioria dos estudos e ações que visam à redução da pobreza só levam em conta os aspectos materiais, econômicos. Essa visão restrita da pobreza não está contribuindo para sua real redução.

Demo (2003) coloca como "pobreza política" as práticas atuais de políticas no Brasil, que são assistencialistas e não levam à emancipação da população. Considera que a precariedade da cidadania é mais grave que a carência material e o desafio da política social.

A promoção da saúde propõe a elaboração de políticas públicas que visem à emancipação da população, com os indivíduos atuando como sujeitos na sociedade, exercendo de fato a cidadania, identificando-se com a nação, conhecendo seus direitos, participando de maneira ativa e buscando uma situação de equidade.

Princípios de equidade e participação têm sido, ultimamente, identificados como fatores-chave na melhoria da saúde (Rifkin, 2003). Estreitamente relacionado com esses princípios, no contexto da saúde, está o empoderamento, que pode ser definido como o processo de capacitação da população para o controle e a melhoria de suas condições de vida (Labonte, 1994). Pode-se dizer, também, que o empoderamento, no contexto da participação e equidade, assegura que as comunidades resolvam seus próprios problemas com uma divisão justa de recursos (Rifkin, 2003).

Quando considerado individualmente, fala-se em empoderamento psicológico (Zimmerman e Rappaport, 1988; Carvalho, 2004). Nesse sentido, há fortalecimento do indivíduo, que melhora seu desempenho na vida comunitária. Há uma relação estreita com a participação, isto é, a participação do indivíduo em decisões políticas, em atividades organizacionais ou em outros interesses comunitários. Propicia um aumento de sua capacidade de atuar como sujeito dentro da sociedade (Zimmerman e Rappaport, 1988).

Por outro lado, o empoderamento comunitário, coletivo, promove o enfrentamento dos determinantes de situações de iniquidade. Tem o objetivo de melhorar os recursos e as oportunidades dentro da sociedade, permitindo que os indivíduos façam escolhas para o alcance de situações mais justas (Rifkin, 2003).

Embora existam evidências da influência do empoderamento e da participação social no alcance de um melhor quadro de saúde, isso ainda não pode ser comprovado. Entretanto, o sentimento de incapacidade e de falta de confiança nas ações para o controle de sua própria vida leva a resultados de morbidade e mortalidade piores quando comparados com os de situações inversas (Wallerstein, 1993 *apud* Rifkin, 2003).

Nota-se que, embora sejam importantes, mecanismos econômicos de redistribuição da renda não são suficientes para reduzir a pobreza (Demo, 2003). Ações voltadas apenas aos recursos materiais, sem promover uma transformação real de atitudes, comportamentos e oportunidades dentro da sociedade, não modificam as condições de saúde e pobreza. São necessários tanto o suporte estatal na elaboração de políticas públicas favoráveis à maioria da população quanto a participação efetiva da população nessa elaboração e nas decisões que envolvem sua vida.

Participação social é um direito de cidadania ainda não conquistado de maneira efetiva em países em desenvolvimento como o Brasil. Assim como outros direitos e a própria cidadania, essa expressão tem sido usada com vários sentidos. Muitas vezes, praticam-se ações de cidadania, não com a finalidade de alcance da equidade, mas de manutenção do *status quo* vigente no Brasil.

Entretanto, considerando outros elementos fundamentais da cidadania, como identidade, pertencimento e conhecimento, a participação social é o elemento que mais se destaca atualmente, chegando mesmo, em muitas situações, a ser considerado sinônimo de cidadania (Bydlowski, 2006; Rizzini *et al.*, 2007). No entanto, para a construção da cidadania em uma comunidade, é fundamental uma atuação no sentido de desenvolver também os outros elementos (Vieira, 1997; Eder, 2003; Valdivieso, 2003), pois a identidade e o pertencimento definem a posição e o papel dos indivíduos na sociedade, bem como o conhecimento, que juntamente à participação promovem a emancipação desses indivíduos. Nota-se que mesmo na literatura, esses elementos são tratados de maneira isolada e dispersa, estando ou não relacionados com a cidadania. Sem possuir uma identidade e sem sentimento de pertencimento, dificilmente se conquistará uma posição de cidadania, mesmo havendo estímulos para a aquisição de conhecimentos e para a participação efetiva da população em assuntos que dizem respeito à sua vida.

É preciso dar atenção a esses elementos, pois eles são essenciais para um exercício de cidadania efetivo. Os sentimentos de identidade e pertencimento conferem um sentido de comunidade (Jacobi, 2000). Quanto ao conhecimento, se este não for universalizado, não gerará uma cidadania efetiva, podendo ser usado um princípio de estratificação e desigualdade (Stehr, 2000). Assim, o conhecimento tem sido colocado como uma condição de acesso a uma posição social alta e, historicamente, tem tido um papel importante na determinação de desigualdades sociais, como comenta Stehr (2000). Atualmente, segundo a autora, o conhecimento vai tomando o lugar da propriedade e do trabalho como mecanismo construtivo da desigualdade social.

De acordo com Bauer (2005), desde o início do período republicano, há um trabalho de construção da identidade nacional, visando a disseminar e a fortalecer a ideia de pertencimento a uma comunidade ou nação. Ações, como o ensino da História centrada em grandes feitos militares, como a Guerra do Paraguai, ou a história de heróis nacionais ou a disseminação do folclore, fauna e flora, são realizadas com esse propósito. Contudo, para o autor, a construção da identidade brasileira, com o consequente sentimento de pertencimento, ainda está em aberto, pois há muitas contradições: "como vislumbrar que um homem que não tem nem mesmo um teto que lhe possa abrigar contra as intempéries que a natureza produz, aspire pertencer a uma nação" (Bauer, 2005).

Propiciar acesso incondicional ao conhecimento e a construção de uma identidade verdadeira que dê aos indivíduos o sentimento de pertencer a uma nação onde ele participe das decisões e elaborações de políticas públicas que visem ao controle das condições de sua vida e saúde, significa atuar no sentido de formar um cidadão e aponta para uma situação de equidade.

Vale a pena comentar que no Brasil, logicamente, aconteceram avanços no campo social, mas grande parte deles sem a participação efetiva da população. Além disso, a maioria das ações de melhoria das condições de vida da população está voltada ao aspecto material e econômico, desvinculada da preocupação de empoderamento da população, visando a sua emancipação. Novamente, fica evidente a condição de submissão que persiste na população brasileira, já acostumada a atitudes paternalistas e assistencialistas. Transformar essa situação é difícil, em parte pela precária situação material e social em que vive essa população que, antes de tudo, luta para sobreviver: uma sobrevivência imediata, mas sem a qual não existe futuro.

Cabe ressaltar que o papel da educação é essencial para o alcance do exercício efetivo da cidadania, pois pode-se observar que a ausência de uma população educada tem sido sempre um dos principais obstáculos para a conquista dos direitos da cidadania. Países onde a educação popular foi introduzida desenvolveram a cidadania mais rapidamente, como aconteceu na Inglaterra (Carvalho, 2001). Nesses países, os cidadãos também alcançaram melhores condições de vida, melhorando sua qualidade. Ainda mais, Demo (2003) coloca a educação como tendo um papel significativo na desigualdade de renda existente no país.

Há o reconhecimento, por parte de muitos filósofos, "de que a educação é um bem que deve estar acessível a todos indivíduos, de modo a tornar possíveis as condições para o exercício de uma cidadania efetiva" (Ribeiro, 2002). Entretanto, é preciso lembrar que os direitos de cidadania devem que ser conquistados e jamais doados para a população.

Ações no sentido de capacitar e empoderar, como pretende a promoção da saúde, são essenciais para a emancipação da população. Essa é uma condição necessária para o exercício efetivo da cidadania, a fim de que melhores condições de vida sejam alcançadas, sendo este o caminho para a boa saúde da população.

Referências bibliográficas

Ackerman, M., Nadanovski, P. Avaliação dos serviços de saúde: avaliar o quê? Cadernos de Saúde Pública, v. 8, n. 4, p. 361-365, 1992.

Aerts, D.; et al. Promoção de saúde: a convergência entre as propostas da vigilância da saúde e da escola cidadã. Cadernos de Saúde Pública, v. 20, n. 4, 2004.

Barata, R. B. Cem anos de endemias e epidemias. Ciência & Saúde Coletiva, v. 5, n. 2, p. 333-345, 2000.

Bauer, C. Sem-teto, sem pertencimento ou como a elite brasileira produziu ideologicamente a grande tribo dos excluídos brasileiros. Videtur – Letras, 2005. Disponível em: <http://www.hottopos.com/vdletras7/bauer.htm>. Acesso em: 13 jul. 2018.

Brasil. Ministério da Saúde. Portal Brasil. ONU: Brasil cumpre meta de redução da mortalidade infantil. 2015. Disponível em: <http://www.brasil.gov.br/cidadania-e-justica/2015/09/onu-brasil-cumpre-meta-de-reducao-da-mortalidade-infantil>. Acesso em: 4 out. 2018.

Brasil. Ministério da Saúde. Secretaria de Políticas de Saúde, Projeto Promoção da Saúde. Declarações das conferências de promoção da saúde. Brasília: Ministério da Saúde, 2001.

Briceño-León, R. Bienestar, salud pública Y cambio social. In: Briceño, R.; Minayo, M. C.; Coimbra Junior, C. E. A. (Coord.). Salud e equidad: una mirada desde las ciencias sociales. Rio de Janeiro: Fiocruz, 2001. p. 15-24.

Buss, P. M. Promoção da saúde e qualidade de vida. Ciência & Saúde Coletiva, v. 5, n. 1, p. 163-177, 2000.

Bydlowski, C. R. Cidadania: o papel do professor. 2006. Tese (Doutorado em Saúde Pública) – Faculdade de Saúde Pública da Universidade de São Paulo, São Paulo, 2006.

Bydlowski, C. R.; Westphal, M. F.; Pereira, I. M. T. B. Promoção da saúde: por que sim e porque ainda não. Saúde e Sociedade, v. 13, n. 1, p. 14-24, 2004.

Carvalho, J. M. Cidadania no Brasil: o longo caminho. Rio de Janeiro: Civilização Brasileira, 2001.

Carvalho, S. R. Os múltiplos sentidos da categoria empowerment no projeto de promoção à saúde. Cadernos de Saúde Pública, v. 20, n. 4, p. 1088-1095, 2004.

Chiesa, A. M. A Equidade como princípio norteador da identificação de necessidades relativas ao controle dos agravos respiratórios na infância. 1999. Tese (Doutorado em Saúde Pública) – Faculdade de Saúde Pública da Universidade de São Paulo, São Paulo, 1999.

Demo, P. Pobreza da pobreza. Rio de Janeiro: Vozes, 2003.

Eder, K. Identidades coletivas e mobilização de identidades. RBCS, v. 18, n. 53, p. 5-18, 2003.

Fiori, J. L. Ajuste, transição e governabilidade: o enigma brasileiro, 1993. Apud: Cohn, A. Estado e sociedade e as reconfigurações do direito à saúde. Ciência & Saúde Coletiva, v. 8, n. 1, 2003.

Inojosa, R. M. Intersetorialidade e a configuração de um novo paradigma organizacional. Rap Rio de Janeiro, v. 32, n. 2, p. 35-48, 1998.

Jacobi, P. R. Educação, ampliação da cidadania e participação. Educação e Pesquisa, v. 26, n. 2, p. 11-29, 2000.

Labonte, R. Health promotion and empowerment: reflections on professional practice. Health Education Qarterly, v. 21, n. 2, p. 253-268, 1994.

Lefèvre, A. M. C. Ações coletivas de saúde no município de São Paulo. 2000. Tese (Doutorado em Saúde Pública) – Faculdade de Saúde Pública da Universidade de São Paulo, São Paulo, 2000.

Matuí, J. Cidadão e professor em Florestan Fernandes. São Paulo: Cortez, 2001.

Quéau, P. A revolução da informação: em busca do bem comum. Ciência da Informação (Brasília), v. 27, n. 2, p. 198-205, 1998.

Minayo, M. C. Condiciones de vida, desigualdad y salud a partir del caso brasileño. In: Briceño-Leon, R.; Minayo, M. C.; Coimbra Junior, C. E. A. (Coord.). Salud e equidad: una mirada desde las ciencias sociales. Rio de Janeiro: Fiocruz, 2001. p. 55-71.

Neri, M.; Soares, W. Desigualdade social e saúde no Brasil. Cadernos de Saúde Pública, Rio de Janeiro, supl. 18, p. 77-87, 2002.

Ribeiro, M. Educação para a cidadania: questão colocada pelos movimentos sociais. Educação e Pesquisa, v. 28, n. 2, p. 113-128, 2002.

Rifkin, S. B. A framework linking community empowerment and health equity: it is a matter of choice. Journal of Health, Population, and Nutrition, v. 21, n. 3, p. 168-180, 2003.

Rizzini, I.; Pereira, L.; Thapliyal, N. Percepções e experiências de participação cidadã de crianças e adolescentes no Rio de Janeiro. Revista Katál, Florianópolis, v. 10, n. 2, p. 164-177, 2007.

Stehr, N. Da desigualdade de classe à desigualdade de conhecimento. Revista Brasileira de Ciências Sociais, v. 15, n. 42, p. 101-112, 2000.

Valdivieso, P. Capital social, crisis de la democracia y educación ciudadana: la experiencia chilena. Revista de Sociologia e Política, n. 21, p. 13-34, 2003.

Vieira, R. V. A cidadania: sua complexidade teórica e o direito. In: Seminário sobre o Espaço Público, 1997, Rio de Janeiro.

Wallerstein, N. Powerless, empowerment, and health: implications for health promotion programs. Am J Health Promot, v. 6, n. 3, p. 197-205, 1992.

Wallerstein, N. Empowerment and health: theory and practice of community change, 1993. Apud: Rifkin, S. B. A framework linking community empowerment and health equity: it is a matter of choice. Journal of Health Nutrition, v. 21, n. 3, p. 168-180, 2003.

Westphal, M. G.; Zíglio, E. Políticas públicas e investimentos: a intersetorialidade. In: Fundação Prefeito Faria Lima (Ed.). O município no século XXI: cenários e perspectivas. ed. esp. São Paulo: Fundação Prefeito Faria Lima, 1999. p. 111-121.

Wendhausen, A.; Caponi, S. O diálogo e a participação em um conselho de saúde de Santa Catarina, Brasil. Cadernos de Saúde Pública, v. 18, n. 6, p. 1621-1628, 2002.

Whitehead, M. The concepts and principles of equity and health. Copenhagen: World Health Organization; Regional Office for Europe, 1990. (Documento Técnico EUR/ICP/RPD, 414).

Zimmerman, M. A. Rappaport J. Citizen participation, perceived control, and psychological empowerment. American Journal of Community Psychology, v. 16, n. 5, p. 725-750, 1988.

21 Atenção à Saúde na Perspectiva da Equidade

Anna Maria Chiesa • Elma Lourdes Campos Pavone Zoboli • Gabriela Ferreira Granja

Introdução

Na constituição do novo paradigma da promoção da saúde, sobretudo a partir da Conferência de Bogotá, pautada na realidade latino-americana, ressaltou-se a questão da equidade e a importância de seu papel na produção social do processo saúde-doença. Entendemos que se torna necessário aprofundar o conhecimento dos entendimentos sobre o termo *equidade* na área da saúde para avançar no seu melhor uso. Para isso, partimos da literatura de 1990, quando o interesse pela extensão da saúde incorpora o termo *equidade* na área da saúde.

Segundo Goldbaum (1997), a equidade sempre manteve estreita relação com o objeto da epidemiologia na sua tarefa precípua de reconhecer as condições que favorecem a expansão das doenças. No entanto, foi só no final dessa década que se pôde observar, de modo mais evidente, a maior preocupação dos profissionais de saúde em analisar a distribuição das doenças a partir do reconhecimento de iniquidades sociais. Essa questão assumiu maior importância nos debates em virtude do aumento dos processos excludentes da sociedade em decorrência da globalização da economia. As repercussões desses processos de exclusão evidenciaram-se no aumento das diferenças entre os grupos sociais, que se traduzem na extrema desigualdade na distribuição dos recursos, bem como pelos indicadores de saúde.

Convivemos com a persistência de desigualdades históricas intra e interterritoriais, entre os gêneros e as raças com relação à renda e ao acesso à educação e à saúde. Na década de 1990, os 10% mais ricos no Brasil tinham renda 22 vezes maior do que a dos 40% mais pobres. Além disso, entre os 10% mais ricos, 100% possuíam domicílio com saneamento básico, enquanto só 32% dos 40% mais pobres tinham esse benefício. Se tomarmos a educação como base, entre os estudantes de 20 a 24 anos de idade, dos 10% mais ricos, 21% são de nível superior, enquanto dos 40% mais pobres só 2,6% cursam tal nível. Todo esse debate coloca a necessidade de delineamento de estratégias e ações, no campo da saúde, capazes de apontar para a construção de soluções dos problemas complexos que vivemos (Brasil, 2006).

A promoção da saúde como campo conceitual, metodológico e instrumental ainda em desenvolvimento traz, em seus pilares e estratégias, potenciais de abordagem dos problemas de saúde: parte da saúde em seu conceito amplo discute a busca da qualidade de vida; pressupõe que a solução dos problemas está no potencial de contar com parceiros e com a mobilização da sociedade; trabalha com o princípio da autonomia dos indivíduos e das comunidades; e reforça o planejamento e poder local (Brasil, 2006).

No âmbito da Organização Mundial da Saúde (OMS), principalmente na região da Europa, já no início da década de 1990, desencadearam-se diversas reuniões técnicas sobre o tema das iniquidades em saúde, com a perspectiva de aprofundar o tema tanto no aspecto conceitual, como operacional, encaminhando-se para a proposição de instrumentos capazes de identificar e monitorar as iniquidades, com vistas a superá-las. Whitehead (1990) esclarece que tal preocupação passa a ser pauta das reuniões, dada a magnitude dos diferentes perfis epidemiológicos entre as regiões da Europa e entre os diferentes grupos sociais em um mesmo país. Ressalta a autora que as iniquidades podem ser mensuradas por meio de grandes diferenças, por exemplo, quanto à expectativa de vida e causas de mortalidade, evidenciando a estreita relação entre a pobreza e a redução das chances de vida. Os dados de morbidade também revelam diferenças associáveis à inserção social dos indivíduos, à medida que podem ser identificadas vivências diferentes do processo saúde/doença, bem como a maior incidência de processos crônicos nas camadas economicamente mais pobres da população. A autora também destaca que a perspectiva de atuação em saúde que busque a resolução de problemas e a interferência nos indicadores de saúde deve focalizar, prioritariamente, a identificação das iniquidades com vistas a reduzir sua influência, buscando com isso transformar os perfis epidemiológicos, no sentido de aprimorá-los, sendo difícil atuar nessa perspectiva se não forem conhecidos os grupos prioritários para a atuação.

O compromisso para a consecução da equidade foi assumido como consenso na reunião de epidemiólogos realizada durante o I Congresso Latino-americano de Epidemiologia, ocorrido em 1995, no qual os trabalhadores da área se comprometeram com a intensificação de mecanismos para atuar no sentido de promover a equidade, na defesa da vida com dignidade e na consolidação dos avanços alcançados.

Ao abordar a temática da iniquidade no campo da saúde, é necessário explicitar os diferentes conceitos existentes, que nos remetem a duas perspectivas distintas: as iniquidades relativas ao nível de saúde de diferentes grupos e aquelas relativas ao dimensionamento e distribuição dos serviços de saúde.

Com relação à primeira perspectiva, Whitehead (1990) destaca que o termo *iniquidade* contempla o sentido de injustiça, não podendo ser aplicado a todas as diferenças observadas entre os grupos, no aspecto matemático da distribuição das doenças. As diferenças existentes relativas às características biológicas e de caráter individual não devem ser consideradas iniquidades. Por sua vez, o conceito de iniquidade aplica-se aos problemas de saúde cujas causas são consideradas injustas em relação ao conjunto da sociedade, decorrentes da inserção social dos indivíduos e do limitado poder de controle individual sobre elas.

O conceito formulado pela OMS, em 1986, já indicava essa distinção.

> *Equity in health implies that ideally everyone should have a fair opportunity to attain their full health potential and, more pragmatically, that no one should be disadvantaged from achieving this potential, if it can be avoided* [Equidade em saúde implica que, idealmente, todas as pessoas devem ter uma oportunidade justa de ter seu pleno potencial de saúde atendido e, mais pragmaticamente, que ninguém deve ser prejudicado para alcançar esse potencial, se isso puder ser evitado] (Whitehead, 1990).

A autora destaca, com base nessa definição, que o foco central de uma política de ação em equidade e saúde deve ser a redução ou eliminação dos problemas, cujas causas são consideradas evitáveis (do ponto de vista do conhecimento científico acumulado) e injustas (à medida que geram processos de sofrimento desnecessário nos diferentes grupos sociais da população). Nesse sentido, a perspectiva norteadora que se coloca é a de ampliar as condições para tornar iguais as oportunidades, reduzindo ao máximo as influências da desigualdade decorrente da inserção social. É nessa perspectiva que Hansen (1984) destaca a relevância da inserção social nas análises sobre os problemas a serem estudados nos grupos populacionais.

A segunda perspectiva relativa à equidade relaciona-se mais com a assistência à saúde. Tal abordagem destaca a importância de reestruturar o modelo de atenção, disponibilizando os serviços de saúde, de modo a ampliar o acesso da população a eles, permitindo que todos possam usufruir da tecnologia e do conhecimento em saúde.

Musgrove (1986) trabalha nessa perspectiva de equidade a partir do acesso aos serviços de saúde e apresenta instrumentos de diagnóstico e monitoramento do alcance da equidade de grande importância para os profissionais que atuam no setor de saúde. Entretanto, consideramos que tal perspectiva restringe a discussão da equidade ao âmbito de atuação no setor de saúde, sendo necessário ampliar para o trabalho intersetorial, pois, ao se adotar o entendimento ampliado de saúde, há que se atuar nas condições de vida que geram os problemas de saúde.

Segundo Rawls (2003), em sua obra *Justiça como equidade: uma reformulação*, cada pessoa tem o mesmo direito irrevogável a um esquema plenamente adequado de liberdades básicas iguais, que seja compatível com o mesmo esquema de liberdades para todos (princípio da igualdade). Além disso, acrescenta que desigualdades socioeconômicas devem satisfazer duas condições: devem estar vinculadas a cargos e posições acessíveis a todos em condições de igualdade equitativa de oportunidades (igualdade de oportunidades); e têm de beneficiar ao máximo os membros menos favorecidos da sociedade (princípio da diferença). O segundo princípio (da diferença) só poderá ser aplicado se o princípio anterior (da igualdade) for plenamente satisfeito, e essa mesma ordem lexical vale para a igualdade de oportunidades.

Para Rawls (2003), a sociedade como um todo é um empreendimento coletivo, com regras e maneiras de agir que seus membros podem controlar. Reforçando as ideias de Marx, também Rawls afirma que a natureza humana é mais um produto do que um determinante da sociedade. Nossas perspectivas de vida também serão modeladas pela estrutura política e social na qual habitamos e nossos talentos e habilidades serão significativamente moldados pela sociedade.

Sen (2001) sugere a abordagem da equidade a partir das diversas capacidades que as pessoas desenvolvem para estarem em boa saúde, felizes e fazerem parte de uma comunidade, entre outras. Nessa abordagem, a desigualdade surge a partir da maior ou menor capacidade de escolha de cada um, para desenvolver um funcionamento desejado, como estar nutrido adequadamente, estar em boa saúde, sem doenças que podem ser evitadas, ser feliz, ter respeito próprio, tomar parte da vida na comunidade e assim por diante.

Ruger (2006) afirma que todo indivíduo deve ter igual capacidade para ser saudável, capacidade relacionada com as "oportunidades reais" e "liberdade total" de escolha. Justiça em saúde requer sociedades que promovam indivíduos com condições necessárias para desenvolver o mais alto nível de saúde em suas vidas.

Fortes (2002) enfatiza a importância da solidariedade entre as pessoas por meio do diálogo e da comunicação. Sistemas de saúde orientados pela equidade na saúde atuarão na diminuição das desigualdades profundas existentes, desigualdades que estrangulam o desenvolvimento das sociedades, distorcem seu funcionamento e dificultam a "governabilidade" (Fortes, 2003).

Diante dos pressupostos encontrados na revisão da literatura, coloca-se, então, o desafio de buscar conceitos para operacionalizar a equidade no âmbito das políticas de saúde. Nesse sentido, recorremos ao conceito de *empowerment*, estruturante do campo da nova promoção da saúde.

Empowerment e cidadania

Segundo Robertson e Minkler (1994), a área da promoção da saúde passou por mudanças importantes na última década, à medida que incorporou os conceitos de *empowerment*, ou fortalecimento* e participação comunitária. Para os autores, incorporar esses conceitos como centrais para atuação no campo da promoção da saúde significa superar a ênfase anteriormente dada aos estilos de vida e aprofundar a compreensão dos determinantes sociais que incidem sobre a saúde. O conceito de *empowerment*, segundo os autores, origina-se na Psicologia Social, no feminismo, na teologia da libertação e no ativismo social, e pode ser considerado um processo de desenvolvimento pessoal, interpessoal ou de ampliação do poder político. Nessa perspectiva, Robertson e Minkler (1994) definem o poder como "um recurso não material distribuído diferentemente na sociedade".

No âmbito da saúde pública, o entendimento de *empowerment* ficou mais restrito ao processo de mudança na autopercepção do indivíduo, negligenciando o aspecto social da vivência. Dessa maneira, foi utilizado até mesmo para culpabilizar as pessoas pela falta de habilidades em modificar suas condições de vida (Wallerstein, 1994). Assim, propõe-se uma dimensão mais abrangente desse conceito na prática das ações em saúde, na qual os indivíduos possam ampliar o controle sobre suas vidas por meio da participação em grupos, visando a transformações na realidade sociopolítica: "*The goals of an empowerment social action process, therefore, are individual and community capacity building, control over life decisions, equity of resources, and improved quality of life* [Os objetivos de um processo de ação social de fortalecimento são, portanto, capacitação individual e comunitária, controle sobre as decisões de vida, equidade de recursos e melhoria da qualidade de vida]".

Com isso, há uma profunda distinção da abordagem tradicional centrada na mudança de comportamento individual, já que tais processos destacam a necessidade de contemplar as dimensões singular (relativa à subjetividade), particular (relativa ao grupo social ao qual se insere) e estrutural (relativa à estrutura política, jurídica e ideológica).

---

* Utiliza-se o termo *fortalecimento* para representar o processo de aquisição de maior poder para o enfrentamento dos problemas, que é inerente à perspectiva de *empowerment*.

Nessa concepção, a prevenção dos agravos à saúde não é tratada isoladamente, e sim como uma meta a ser atingida juntamente ao desenvolvimento sustentado, à melhoria da qualidade de vida e à justiça social.

Tal concepção tem por base o entendimento de que os perfis epidemiológicos se diferenciam em função das condições de vida da população, assumindo também importância a falta de controle que os indivíduos têm sobre suas vidas. A promoção da saúde configura-se como o instrumento para capacitação dos indivíduos para aumentar o controle sobre os determinantes da saúde (Wallerstein e Bernstein, 1988).

Já Tones (1994) nos remete aos desafios atuais no campo da promoção da saúde, no sentido de buscar as reais necessidades da população. A atuação deve pautar-se, prioritariamente, na diminuição das iniquidades e no fortalecimento da população. Esta ação denominada competente pelo referido autor compreende quatro dimensões: ampliar as oportunidades de escolha, alertar sobre suas possíveis consequências, desenvolver trabalhos educativos que incorporem a reflexão sobre a realidade vivida, estimulando-se a discussão sobre as mudanças possíveis e, finalmente, instrumentalizar os indivíduos com habilidades necessárias para a realização das mudanças desejadas.

De acordo com Martins et al. (2008), a prática profissional e política para equidade deve, primeiramente, promover a inclusão social e a afirmação da cidadania. A participação da sociedade de maneira aberta e democrática contribui para esse movimento, uma vez que representa, em si, o exercício de cidadania, de capacidade de regular e administrar o poder e de compartilhar os interesses às responsabilidades.

Para Reeleder et al. (2005), na priorização de recursos, as instituições de saúde que objetivam alcançar a equidade devem satisfazer quatro condições relevantes: publicização, revisão, ouvir a comunidade e promover cidadania e direitos.

Cortina (2005) considera que um dos principais problemas nas sociedades do capitalismo tardio é conseguir fazer cidadãos preocupados unicamente em satisfazer seus desejos cooperarem na construção da comunidade política.

Torna-se necessário contar com a presença ativa dos sujeitos na construção, admiração e readmiração do mundo, podendo assim mudar a realidade do Sistema Único de Saúde (SUS).

Nesse sentido, destaca-se a importância estratégica do conceito de *empowerment*, por meio do qual pessoas ou comunidades adquirem maior controle sobre as decisões e ações que afetam sua saúde, ampliando as possibilidades de controle dos aspectos significativos relacionados com a sua existência (Sen, 2001).

Além disso, é necessário buscar novas maneiras de relação entre Estado e sociedade que promovam a autonomia dos sujeitos sociais para praticarem suas próprias escolhas em detrimento de simplesmente reforçar a redução dos sujeitos sociais à condição de consumidores dos serviços providos pelo Estado (Cohn e Elias, 2002).

Mudança necessária no modelo de atenção à saúde

A história da atuação dos serviços na área da saúde pública revela práticas pautadas em programas estruturados de maneira vertical, desarticulados da realidade local e com pouco impacto das ações oferecidas.

Hegemonicamente, a resposta aos problemas de saúde-doença das populações tem se voltado ao atendimento das demandas individuais, pautadas no modelo clínico de intervenção, atribuindo ao agravo uma ou diversas causas, não hierarquizadas (Campos et al., 1994; Mendes-Gonçalves, 1994; Paim, 1995).

Segundo Mendes (1996), o maior problema vivenciado hoje pelos serviços de saúde se dá na sua maneira de estruturação, que se caracteriza por ser independente das necessidades de saúde da população. Os profissionais de saúde têm privilegiado intervenções *a priori*, antes mesmo de realizarem um diagnóstico pormenorizado do problema em questão. Aqueles que o têm feito, relacionado com a prática educativa, não têm se detido, com a profundidade necessária, na análise das determinações dos problemas de saúde. Segundo o próprio autor, a superação dessa realidade dar-se-á a partir da incorporação, pelos atores da saúde, do conteúdo presente na *Carta de Ottawa* (1986). Nesta, a saúde tem de ser entendida de maneira ampliada, tomando-se o social como determinante na incidência dos problemas e incorporando-se o conceito de qualidade de vida. Para atuar nessa perspectiva, os serviços devem pautar-se no modelo de vigilância à saúde, e não no modelo da atenção médica.

Apesar de se reconhecer em tese a importância das condições de vida na configuração dos perfis de morbimortalidade, a assistência às demandas coletivas, em geral, não utiliza instrumentos adequados para discriminar as necessidades específicas de diferentes grupos. Quando essa preocupação está presente, relaciona-se com a doença ou com a gravidade do processo patológico vivenciado que, segundo a concepção mencionada, já se constitui na consequência da inserção social dos indivíduos.

Castellanos (1991) recupera historicamente os acordos internacionais que ocorreram de 1961 até 1990, destacando na XXIII Conferência Sanitária a necessidade de desenvolver a capacidade do setor de saúde para aplicar o enfoque epidemiológico no reconhecimento do estado de saúde da população. Já naquela época, destacava como marco conceitual o entendimento do processo saúde-doença como expressão dos "modos de andar a vida" e que as condições de vida dos diferentes grupos refletem as especificidades de sua inserção social, determinadas no processo de reprodução social: "As condições de vida de um grupo populacional expressam o modo como tal grupo se insere no processo mais geral de reprodução social" (Castellanos, 1991).

O mesmo autor esclarece que o processo de reprodução social abrange uma dimensão ecológica, relativa à moradia e ao trabalho; uma dimensão biológica, relativa ao potencial genético e à capacidade imunológica dos indivíduos; uma dimensão que incorpora os modos de consciência e conduta relativa aos estilos de vida individuais e coletivos e também uma dimensão econômica, relativa às maneiras de articulação com a produção, a distribuição e o consumo de bens e serviços.

É importante mencionar que Castellanos (1991) destaca que a dinâmica interna de cada processo resulta do conflito entre seu impacto e as respostas compensatórias dadas pelas políticas públicas, e o balanço expressa-se em problemas de saúde e bem-estar. Assim, o estudo do momento da reprodução social deve incluir variáveis correlatas a cada uma dessas dimensões: "As condições de vida determinam necessidades de saúde e estas são socialmente representadas como problemas de saúde" (Castellanos, 1991).

Unglert (1995) destaca que é fundamental conhecer a acessibilidade dos serviços de saúde em termos geográficos (topografia, vias públicas), funcionais (oferta de serviços, horários), culturais (confronto entre a normatização técnica e o ideário popular) e econômicos. Na proposta de territorialização, a autora destaca como questões norteadoras para o planejamento das ações o conceito de comunidade, porque é objetivo do sistema atender às necessidades da população à que se destinam, e equidade, tendo em vista que é necessário garantir a justa distribuição dos recursos, os quais, dada a maneira como o setor de saúde é estruturado no Brasil, são em si escassos.

Outro aspecto fundamental a ser considerado ao pensar-se na proposição de ações voltadas à vigilância à saúde é a necessidade de articular os diversos setores que atuam na formulação e execução de políticas públicas, potencializando as ações e construindo de fato a promoção da saúde.

Na base do processo de criação do Sistema Único de Saúde (SUS), estão:

- O conceito ampliado de saúde e a necessidade de criar políticas públicas para promovê-la
- O imperativo da participação social na construção do sistema e das políticas de saúde
- A impossibilidade de o setor sanitário responder sozinho à transformação dos determinantes e condicionantes para garantir opções saudáveis para a população.

Nesse sentido, o SUS, como política do Estado brasileiro pela melhoria da qualidade de vida e pela afirmação do direito à vida e à saúde, deve dialogar com as reflexões e os movimentos no âmbito da promoção da saúde (Brasil, 2006).

Estratégias para a superação da realidade de saúde

Na agenda atual do setor de saúde, o princípio da equidade encontra-se condicionado aos objetivos de eficiência, submetido aos "limites de caixa" e de custo-efetividade que, por sua vez, não incluem a análise dos objetivos de determinada política e excluem, explicitamente, a valoração dos fins que a justificam. As ações de saúde aos grupos específicos ficam reduzidas às políticas de focalização (para os mais pobres) e de privatização (Almeida, 2002).

Embora haja um consenso relativo quanto ao diagnóstico da ineficiência e da ineficácia dos gastos públicos, os temas da equidade e da focalização têm suscitado forte polêmica. De um lado, posições que associam a focalização à perspectiva de restrição de direitos a partir da instauração de um cardápio mínimo de ações a serem desenvolvidas pelo Estado apenas para a população mais pobre. De outro, encontram-se algumas análises que salientam a possibilidade de a focalização constituir-se alternativa atraente para fazer face ao quadro de extrema pobreza e desigualdades sociais no Brasil, à medida que estabelecem prioridades de acesso dos segmentos mais vulneráveis nos programas sociais (Senna, 2002).

Lucchese (2003) propõe a epidemiologia como conhecimento imprescindível à compreensão dos determinantes e condicionantes do processo saúde-doença, a valorização da experiência cotidiana de profissionais e usuários na definição de prioridades na saúde e o redimensionamento das ações para o nível local na busca da equidade e da atenção integral.

A busca de políticas de financiamento que propiciem a equidade teve como precursor o sistema britânico. Na década de 1970, foi elaborada a metodologia RAWP (sigla do inglês *resource allocation working party*), que distinguiu diferentes critérios para orientar os gastos em saúde, como taxa nacional de uso de serviços, idade, gênero e taxa de mortalidade regionalizada (Pelegrini *et al.*, 2005).

Em estudo realizado por Ferla (*apud* Pelegrini *et al.*, 2005), no Rio Grande do Sul, no período de 1995 a 2001, foi possível constatar que a aplicação de recursos na saúde tem se concentrado nos grandes aglomerados urbanos e que os critérios de uso desses recursos têm beneficiado os municípios de menor índice de desenvolvimento humano (IDH).

Castellanos (1997) também destaca a importância da saúde pública para assumir as iniquidades sociais como objeto, tanto para a prática interventiva como para a investigação; nesta última, o problema que se delineia é relativo ao recorte do objeto, que na maioria das vezes fica circunscrito ao nível individual. O conceito de iniquidade diz respeito às brechas passíveis de redução nos perfis epidemiológicos.

Castellanos (1997) apresenta os avanços realizados na construção de indicadores que evidenciem as iniquidades sociais, com o intuito de possibilitar a comparação entre os diversos países de dada região, destacando o Indicador Geral de Acessibilidade ao Desenvolvimento Social Acumulado (IGADSA). Tal indicador foi construído considerando-se cinco variáveis: acessibilidade acumulada aos serviços básicos de saúde, acessibilidade relativa a recursos econômicos, acessibilidade acumulada aos nutrientes, ao sistema educativo e ao saneamento básico. O uso desse indicador contribui para clarificar a relação entre o desenvolvimento social e o impacto sobre a mortalidade, aprimorando a discussão sobre a eficácia social, além da simples relação custo/benefício das ações propostas.

Outro exemplo dessa alternativa de análise integrada da realidade é o índice de sobrevivência das crianças até 6 anos de idade, elaborado conjuntamente pelo Fundo das Nações Unidas para a Infância (Unicef) e pelo Instituto Brasileiro de Geografia e Estatística (IBGE), que constrói mapas regionais e municipais de vulnerabilidade para a sobrevivência infantil a partir dos seguintes indicadores:

* Proporção de crianças até 6 anos de idade em famílias com chefe cuja renda é de até 1 salário-mínimo
* Famílias com chefe homem com menos de 1 ano de escolaridade
* Famílias com chefe mulher com menos de 1 ano de escolaridade e domicílios com abastecimento de água inadequado.

As condições de vulnerabilidade recebem uma pontuação, em que 0 é a melhor condição e 1, a pior condição. Os mapas produzidos permitem a visualização de territórios que se constituem em prioridade para o investimento de políticas públicas integradas (Chiesa *et al.*, 2009).

Ainda como exemplo do potencial de uso do conceito de equidade na identificação de prioridades em nível local, citamos o Índice de Exposição Ambiental para Doenças Respiratórias na Infância. O processo incluiu a construção de Indicadores Compostos e Qualidade de Vida e Inserção Social, a partir de dados secundários disponíveis pelo censo demográfico da região de abrangência de uma unidade básica de saúde. Nesse processo, ainda, a escolha das variáveis para a construção dos indicadores pautou-se na relevância evidenciada na literatura científica e na validação junto a grupos de lideranças comunitárias locais para a definição do peso de cada variável. Com isso, incorporou-se o conhecimento da população na construção de uma medida científica (Chiesa *et al.*, 2008; Chiesa e Kon, 2007).

Considerações finais

Os desafios decorrentes da implantação do SUS, sobretudo pelo princípio da universalização do acesso aos serviços da saúde a todos os cidadãos brasileiros, trouxeram para a discussão a pauta da alocação de recursos na saúde e a preocupação por parte de gestores e profissionais com a equidade.

No setor de saúde, alocar recursos, sejam financeiros ou físicos de maneira mais eficiente e equitativa, é um desafio que o gestor e os profissionais enfrentam cotidianamente. Isso se aplica tanto no nível da macrogestão, quanto da microgestão da saúde, ou, dito de outra maneira, tanto nas decisões para a distribuição de recursos entre Estados, regiões e municípios, programas e ações de saúde, quanto na opção clínica de solicitar ou não para um indivíduo a realização de determinado procedimento de diagnóstico ou terapia (Brasil, 2007).

As dificuldades do mundo contemporâneo de decidir eticamente sobre a distribuição de recursos escassos constituem uma das características mais marcantes de nossa época, que convive com um pluralismo moral, em que não mais são aceitos valores considerados absolutos e na qual coexistem diferentes princípios e valores que, muitas vezes, tornam-se incompatíveis entre si, como o individualismo e a sociedade (Fortes, 2000).

Ao Estado compete, sempre, orientar suas decisões para o bem comum da sociedade. Quando o objetivo da política de saúde é a promoção da equidade, o foco do estudo passa e ser o processo de tomada de decisões ante uma série de possibilidades de escolhas alternativas que representam, cada uma delas, ganhos e perdas para grupos sociais distintos. A grande tensão de fundo, na política, segue sendo a disputa entre interesses particulares e interesses gerais, em uma arena onde os poderes dos grupos distintos são altamente diferenciados quanto à sua capacidade de impor aos demais sua vontade; entretanto, nos tempos atuais, outra importante tensão reside na disputa entre as dimensões técnica e política nos processos de tomada de decisão (Cohn, 2006).

Resgatar a cultura reivindicatória característica dos anos 1980 torna-se um grande desafio. É urgente a retomada da proposta original do SUS, reafirmando o conceito ampliado de saúde, não apenas como cura às doenças, mas como garantia de condições adequadas de vida universais, ou seja, ao conjunto da população e, retomando o sentido da universalidade com a rediscussão do caráter democratizante da descentralização, da participação e do controle social (Braga, 2007).

Nesse sentido, as políticas de saúde devem estar comprometidas com a justiça social, porque é por meio delas que o Estado lança mão dos instrumentos que são seu monopólio para redistribuir, segundo critérios e parâmetros negociados socialmente, as riquezas da sociedade. Nas realidades capitalistas, essa sociedade é composta por grupos, segmentos e classes sociais altamente desiguais entre si. O parâmetro da justiça social definido em cada sociedade (ou, seu inverso, o grau de desigualdade social que se pode suportar conviver, segundo cada sociedade) está em constante processo de redefinição e envolve sempre a disputa em torno da origem e do volume dos recursos que serão destinados a financiar a área social, em quais tipos de serviços serão feitos aqueles investimentos e quais segmentos sociais serão priorizados (Cohn, 2006).

Referências bibliográficas

Almeida, C. Equidade e reforma setorial na América Latina: um debate necessário. Cadernos de Saúde Pública, v. 18, p. 23-36, 2002.

Braga, I. F. A sociedade civil e as políticas de saúde no Brasil do anos 80 à primeira década do século XXI. In: Morosini, M. V. (Org.). Sociedade, Estado e direito à saúde. Rio de Janeiro: Fiocruz, 2007.

Brasil. Conselho Nacional de Secretários de Saúde. Para entender o SUS. Brasília: CONASS, 2007. (Coleção Progestores).

Brasil. Ministério da Saúde. Secretaria de Vigilância em Saúde. Política Nacional de Promoção da Saúde. 2006. Disponível em: <http://bvsms.saude.gov.br/bvs/publicacoes/politica_promocao_saude.pdf>. Acesso em: 7 maio 2018.

Campos, G. W. S.; Merhy, E. E.; Nunes, E. D. Planejamento sem normas. São Paulo: Hucitec, 1994.

Castellanos, P. L. Epidemiologia, saúde pública, situações de saúde e condições de vida: considerações conceituais. In: Barata, R. B. (Org.). Condições de vida e situação de saúde. Rio de Janeiro: ABRASCO, 1997. p. 31-75.

Castellanos, P. L. Sistemas nacionales de vigilancia de salud según condiciones de vida y del impacto de las acciones de salud y bienestar. Proyecto OPAS, 1991.

Chiesa, A. M.; Faria, L. S.; Bertolozzi, M. R. A determinação social do processo saúde-doença e a vigilância à saúde. In: Fujimori, E.; Silva, C. V. (Org.). Enfermagem e a saúde da criança na atenção básica. Barueri: Manole, 2009, p. 1-24.

Chiesa, A. M.; Kon, R. Compreensão do território: instrumento de gestão em atenção primária à saúde. In: Santos, A. S.; Miranda, S. M. R. (Org.). A enfermagem na gestão em atenção primária à saúde. Barueri: Manole; 2007. p. 309-322.

Chiesa, A. M.; Westphal, M. F.; Akerman, M. Doenças respiratórias agudas: um estudo das desigualdades em saúde. Cadernos de Saúde Pública, v. 24, n. 1, p. 1-17, 2008.

Cohn, A. O estudo das políticas de saúde: implicações e fatos. In: Campos, G. W. S.; et al. (Org.). Tratado de saúde coletiva. São Paulo; Rio de Janeiro: Hucitec; Fiocruz, 2006. p. 231-258.

Cohn, A.; Elias, P. E. M. Equidade e reformas na saúde nos anos 90. Cadernos de Saúde Pública, v. 18, p. 173-180, 2002.

Cortina, A. Cidadãos do mundo: para uma teoria da cidadania. São Paulo: Loyola, 2005.

Fortes, P. A. C. Bioética, equidade e políticas públicas. O Mundo da Saúde, v. 26, n. 1, p. 143-147, 2002.

Fortes, P. A. C. O dilema bioético de selecionar quem deve viver: um estudo de microalocação de recursos escassos em saúde. 2000. Tese (Livre-docência) – Faculdade de Saúde Pública da Universidade de São Paulo, São Paulo, 2000.

Fortes, P. A.C. Reflexões sobre o princípio ético da justiça distributiva aplicado aos sistemas de saúde. In: Fortes, P. A. C.; Zoboli, E. L. C. P. (Org.). Bioética e saúde pública. São Paulo: Loyola, 2003, p. 35-47.

Goldbaum, M. A epidemiologia em busca da equidade em saúde. In: Barata, R. B.; et al. Equidade e saúde: contribuições da epidemiologia. Rio de Janeiro: Fiocruz; ABRASCO, 1997, p. 63-80.

Hansen, E. J. Explanations of social inequality: an approach to the problem. Scandinavian Journal of Social Medicine, v. 34, p. 45-56, 1984.

Lucchese, P. T. R. Equidade na gestão descentralizada do SUS: desafios para a redução de desigualdades em saúde. Ciência e Saúde Coletiva, v. 8, n. 2, p. 439-448, 2003.

Martins, P. C.; et al. Conselhos de saúde e a participação social no Brasil: matizes da utopia. Physis Revista de Saúde Coletiva, v. 18, n. 1, p. 105-121, 2008.

Mendes, E. V. Aula proferida no curso de pós-graduação em Enfermagem em Saúde Coletiva da Escola de Enfermagem da Universidade de São Paulo. São Paulo, 21 de outubro de 1996.

Mendes-Gonçalves, R. B. Tecnologia e organização social das práticas de saúde: características tecnológicas do processo de trabalho na rede estadual de centros de saúde de São Paulo. São Paulo: Hucitec, 1994.

Musgrove, P. Measurement of equity in health. World Health Statistics, v. 39, p. 325-335, 1986.

Paim, J. N. A. A reorganização das práticas de saúde em distritos sanitários. In: Mendes, E. V. (Org.). Distrito sanitário: processo social de mudança das práticas sanitárias do SUS. São Paulo; Rio de Janeiro: Hucitec; ABRASCO, 1995. p. 187-220.

Pelegrini, M. L. M.; Castro, J. D.; Draccher, M. L. Equidade na alocação de recursos para a saúde: a experiência do Estado do Rio Grande do Sul. Ciência e Saúde Coletiva, v. 10, n. 2, p. 275-286, 2005.

Rawls, J. Justiça como equidade: uma reformulação. São Paulo: Martins Fontes, 2003.

Reeleder, D.; et al. What do hospital decision-makers in Ontario, Canada, have to say about the fairness of priority setting in their institutions? BMC Health Services Research, v. 5, n. 1, p. 8, 2005.

Robertson, A.; Minkler, M. New health promotion movement: a critical examination. Health Education Quarterly, v. 21, n. 3, p. 295-312, 1994.

Ruger, J. P. Ethics and governance of global health inequalities. Journal of Epidemiology Community Health, v. 60, p. 998-1002, 2006.

Sen, A. Desigualdade reexaminada. Rio de Janeiro: Record, 2001.

Senna, M. C. M. Equidade e política de saúde: algumas reflexões sobre o Programa Saúde da Família. Cadernos de Saúde Pública, v. 18, p. 203-211, 2002.

Tones, K. Health promotion, empowerment and action competence. In: Jensen, B. B.; Schnack, K. Action and action competence. Didaktiske Studier, p. 163-83, 1994.

Unglert, C. V. S. Territorialização em sistemas de saúde. In: Mendes, E. V. (Org.). Distrito sanitário: o processo social de mudança das práticas sanitárias no Sistema Único de Saúde. São Paulo; Rio de Janeiro: Hucitec; ABRASCO, 1995. p. 221-235.

Wallerstein, N. Empowerment education applied to youth. In: Matiella, M. A. The multicultural challenge in health education. California: ETR Associates Publishers, 1994. p. 153-176.

Wallerstein, N.; Bernstein, E. Empowerment education: Freire's ideas adapted to health education. Health Education Quarterly, v. 15, n. 4, p. 379-394, 1998.

Whitehead, M. The concepts and principles of equity and health. Copenhagen: WHO; Regional Office for Europe, 1990.

22 Democracia e Saúde no Brasil | Desafios ao Empoderamento e ao Protagonismo Popular

Grasiele Fretta Fernandes • Regina Auxiliadora de Amorim Marques • Dorival Pereira dos Santos Junior • Paulo Frazão • Paulo Capel Narvai

Introdução

Para abordar o assunto democracia e saúde no Brasil, é pertinente observar do que trata a Nota de Convocação divulgada pelo Fórum Popular de Saúde de São Paulo, que expressa uma das inúmeras dificuldades encontradas pelos setores populares para conseguir vocalizar seus interesses e, sobretudo, para fazer valer esses interesses:

> Os diversos indicadores de saúde e doença, tais como mortes e internação são profundamente desiguais mostrando claramente uma prevalência nos locais mais pobres. Somos nós, os trabalhadores e as trabalhadoras, os desempregados, os jovens, que ficam com uma saúde precária, que morrem por doenças que poderiam ser evitadas. A desassistência é uma das maiores contradições do capitalismo frente ao paradigma da valorização da vida, do humano, existente em variadas culturas, religiões e ideologias. Sob a lógica do lucro e da competição está impossibilitando a saúde e realização das pessoas. Aqui [...], além da falta de profissionais de saúde temos uma rede de atendimento insuficiente, resultando em enormes filas. Governos enganam a população dizendo que a saída é a privatização, mas isto é parte de um processo de transformar a saúde em mercadoria e desviar recursos públicos para empresas e indústrias da saúde. Quem mais sofre com isso é a população, que tem prejudicado seu atendimento. Os funcionários ficam esmagados em um processo de superexploração do trabalho, fazendo com que um local de saúde se torne

em um ambiente ruim que dia a dia aumenta o número de doenças físicas e psíquicas dos próprios trabalhadores. Conscientes, ousemos a utopia, em vez de ceder e retroceder. Vamos avançar para além disto. Porque quando deixamos de propor o que fazer, nós já concordamos e nos tornamos cúmplices do que discordamos e causamos as mesmas lágrimas amargas que queremos combater (Núcleo Centro do Fórum Popular de Saúde de São Paulo, 2010).

Cabe assinalar que se trata do núcleo do fórum que atua na região central da capital paulista, a maior cidade do país. Para conseguir espaços e influenciar nas decisões relacionadas com a formulação e a implementação de políticas públicas de saúde, esses setores encontram dificuldades e sofrem objeções por parte de autoridades do Estado similares às observadas em pequenos municípios das mais remotas regiões do interior do Brasil.

A manifestação que abre este capítulo foi motivada por um episódio significativo: a Secretaria Municipal de Saúde (SMS) paulistana deveria, conforme determina a lei, organizar a 15ª Conferência Municipal de Saúde em conjunto com o Conselho Municipal de Saúde (CMS) de São Paulo. Entretanto, a SMS optou por excluir o CMS do processo de planejamento, organização e realização da conferência, contrariando leis e normas infralegais. Com essa decisão, manteve aberto um confronto, que se prolonga por mais de 5 anos, com os movimentos sociais de saúde na cidade e, também, com dezenas de entidades sindicais e de portadores de doenças e condições especiais. Esses movimentos e entidades, cabe enfatizar, vêm, desde meados dos anos 1970, lutando pelo direito à saúde e à participação na gestão da saúde pública nas três esferas do poder executivo brasileiro, notadamente na capital paulista.

O que há em São Paulo? Qual a natureza deste conflito que opõe lideranças populares de saúde e autoridades públicas? O que está em disputa na cidade? O que temem os dirigentes da SMS? Quem são e o que pretendem os conselheiros do CMS?

Neste capítulo não pretendemos, propriamente, responder a esse conjunto de questões, mas buscamos recuperar aspectos históricos que possibilitem compreender o cenário político do enfrentamento paulistano e os efeitos que esses embates projetam sobre todo o país.

Participação social e saúde

O trabalho em saúde é uma prática social, em cujo centro está o complexo processo de relacionamento que profissionais do setor estabelecem com pessoas que necessitam de seus cuidados, preventivos, diagnósticos ou terapêuticos, na condição de pacientes, estejam doentes ou não. Essa característica do trabalho em saúde está associada ao fato de que seu objeto é um processo igualmente complexo e socialmente determinado que se expressa em corpos individuais, mas que diz respeito também a grupos de indivíduos e a conjuntos populacionais. Assim, diferentemente de outros processos produtivos de bens e serviços, torna-se imprescindível que todos os envolvidos na produção do cuidado em saúde, tanto profissionais quanto pacientes, possam manifestar-se e expressar seus pontos de vista sobre o que fazer diante de cada problema. Cabe reiterar que isso vale tanto no plano individual quanto, também, na dimensão coletiva. Saúde, então, diferentemente do que diz o senso comum, não é assunto apenas de médicos ou profissionais de saúde – aí incluídos, evidentemente, os cirurgiões-dentistas e demais trabalhadores da saúde bucal.

Contudo, de modo similar às dificuldades observadas na relação profissional-paciente, em que o primeiro desenvolve uma atitude autoritária e unilateral com o paciente, também no plano institucional, quando estão em jogo a elaboração, execução e avaliação de políticas públicas de (ou com impacto na) saúde, muitas autoridades públicas adotam posturas unilaterais e autoritárias, desconsiderando o ponto de vista e os interesses das populações a que tais políticas se destinam. Essa característica das relações na esfera pública expressa uma dimensão política – de poder, portanto – e coloca em questão, para os envolvidos nesses processos – e também para os atingidos de algum modo por decisões decorrentes desses processos –, a problemática da origem e das características desse poder. Em outras palavras, coloca em questão a democracia e as relações entre Estado e sociedade no mundo contemporâneo.

No Brasil do início do século 21, questões dessa ordem estão no centro do debate sobre saúde e democracia, com destaque para a participação social em processos de gestão, estando essa participação prevista em lei e constituindo-se em um valor social relevante.

Participação da comunidade

Na segunda metade do século 20, o Brasil, sob o regime da ditadura militar, intensificou sua integração ao Ocidente capitalista e, para isso, desenvolveu sua economia, que chegou a se situar entre as dez maiores do planeta. Entretanto, esse crescimento econômico, conhecido como "milagre brasileiro", se fez aprofundando as desigualdades regionais e de classe que foram sintetizadas no neologismo "Belíndia", popularizado por uma fábula escrita por Edmar Bacha, em 1974. Segundo a fábula, "um reino situado em um longínquo rincão a meio caminho entre o Ocidente e o Oriente, denominado Belíndia", apresentava uma porção "Bélgica" e uma parte "Índia", tendo por referência o grau de desenvolvimento econômico e as características da distribuição da renda naquele reino, considerando como padrão comparativo a situação desses indicadores na Bélgica e na Índia, ainda que, conforme o próprio Bacha, o substancial aumento na concentração da renda observado nos anos 1960 não fosse "um fato isolado na história econômica do país", pois a extrema desigualdade na distribuição de renda "tem fundas raízes históricas, que remontam ao padrão monopólico de apropriação da terra no Brasil Colônia". Para esse autor, a concentração da renda no país "se projeta do campo para a cidade ao criar uma fonte permanente de suprimento de mão de obra a salários reduzidos para a indústria" e esse fenômeno "tende apenas a agravar-se com a continuação do crescimento econômico, mantida a estrutura agrária e o padrão de industrialização dependente". Como nos anos que se seguiram, a estrutura agrária não foi alterada e o padrão de industrialização manteve-se dependente, destinando-se menos à criação e ampliação de um mercado de massas includente, e mais para o que Bacha caracterizou como "substituição de bens de luxo para atender à demanda diversificada de uma camada restrita da população", agravaram-se os problemas sociais e as desigualdades econômicas. Desse modo, aprofundou-se no Brasil um fenômeno a que Cristovão Buarque chamou de "*apartheid* social", com parcelas expressivas da população mantendo-se à margem de padrões mínimos de consumo de bens e serviços excluídas de direitos sociais elementares como habitação, educação e saúde (Buarque, 2000).

É nesse contexto que nos anos 1980 se aprofundam as lutas políticas por democracia e direitos no país, que culminaram na transição da ditadura militar para um Estado de direito democrático, consagrado na Constituição Federal promulgada em 1988, que criou o Sistema Único de Saúde (SUS) e afirmou, no art. 196, a saúde como "direito de todos e dever do Estado" (Brasil, 1988). Consta na *Carta Magna* (art. 198) que as "ações e serviços públicos de saúde integram uma rede regionalizada e hierarquizada e constituem um sistema único, organizado de acordo com [...] [a] participação da comunidade". Foram mudanças essenciais, de cunho ideológico e político, que influenciaram diretamente na maneira de pensar política pública. Propõe-se que a saúde não deve ser pensada e organizada como mera "assistência", mas que passe a ser entendida como um direito fundamental. Mais: o direito à saúde de que fala a Constituição de 1988 deve ser "garantido mediante políticas sociais e econômicas que visem à redução do risco de doença e de outros agravos e ao acesso universal e igualitário às ações e serviços para sua promoção, proteção e recuperação" (art. 196). Afirma-se, assim, com toda clareza, que a saúde deve ser compreendida enquanto produto das condições objetivas da existência humana e, particularmente, das relações que os homens estabelecem entre si e com a natureza, principalmente por meio do trabalho. Por essa razão, para Paim (1987), promover saúde implica "mudanças na organização econômica determinante das condições de vida e trabalho insalubres e na estrutura jurídico-política perpetuadora de desigualdades na distribuição de bens e serviços".

A conquista da Constituição de 1988 marcou um novo cenário para o exercício da cidadania no país. Na área da saúde, em particular, a emergência de uma nova institucionalidade, prevendo os mecanismos de participação da comunidade, possibilitou que os segmentos organizados da sociedade civil ganhassem voz nos processos de definição e gestão da política de saúde.

Cidadania e participação social em saúde no Brasil

A concepção de individual e de coletivo decorre do modo como uma sociedade se organiza e da maneira como são tecidas as relações entre os sujeitos para o exercício da cidadania, entendida como "a conjugação de direitos civis, sociais e políticos assegurados aos membros de uma determinada sociedade" que "adquirem efetividade por meio do exercício das liberdades individuais, da participação política e do acesso a bens de consumo e à proteção social pública" (Campos, 2001). O mundo, pós-Segunda Guerra Mundial, no contexto ocidental europeu, registrou importantes avanços nos direitos sociais, que se expressaram no auge do denominado estado de bem-estar social, em decorrência de políticas de seguridade social nos países centrais do capitalismo. Em países da periferia capitalista, como o Brasil, os avanços nesse campo foram menores – ainda que muito significativos para os contingentes que puderam desfrutar dos benefícios de uma previdência social restrita, uma assistência social precária e uma saúde com financiamento insuficiente, cujos recursos quase sempre foram parar no setor privado. O fim da União Soviética, a queda do muro de Berlim e o processo de globalização vêm pressionando fortemente os Estados capitalistas centrais, no sentido de revisarem os fundamentos de suas políticas de seguridade social.

É nesse contexto histórico que no Brasil se consagra o direito universal à saúde, no âmbito de uma seguridade social pública, preconizando-se a gestão participativa e o controle das políticas públicas pela sociedade civil. Tais possibilidades de exercício pleno de cidadania derivam da organização da própria sociedade civil e da atuação dos movimentos sociais junto ao poder público, afirmando a noção de cidadania no imaginário jurídico-político igualitário e atualizando os direitos sociais, redefinindo-os com conteúdos que vão desde a normalização burocrática até a construção de identidades emancipatórias. Nessa mesma vertente, reafirmam-se os direitos sociais como referidos à garantia de condições para o pleno exercício de direitos pelos indivíduos, nas esferas privada e pública, vistos como indispensáveis para que alguém possa participar ativa e livremente como cidadão de uma comunidade jurídica. Esses direitos estão, contemporaneamente, codificados na Convenção Internacional sobre os Direitos Econômicos, Sociais e Culturais, de 1966, da Organização das Nações Unidas (ONU).

No Brasil, os 20 anos que se seguiram ao golpe militar de 1964 foram marcados por um regime autoritário, centralizador e repressor que se autojustificava por um suposto dever de restaurar a ordem e normalizar a economia do país. Foi um período marcado pela supressão das liberdades democráticas, mesmo as elementares nos dias atuais, como o sufrágio universal, e pela edição de diversos atos institucionais anulando direitos individuais e coletivos. As manifestações de contrariedade à ordem política vigente eram vistas como "subversivas", sendo associadas no plano simbólico à "desordem" e à "traição" à pátria. Centenas de mandatos populares aos legislativos e executivos, em diversas esferas, foram cassados, censuraram a imprensa e as artes, e se aposentaram compulsoriamente pesquisadores e docentes. Houve torturas a presos políticos, desaparecimentos e mortes.

Conforme mencionado, em consequência da política econômica adotada, uma parcela considerável da população brasileira enfrentou péssimas condições de vida, marcadas pela elevação dos níveis de desemprego, queda na renda e no poder aquisitivo das famílias. No âmbito da saúde, além das taxas de mortalidade e morbidade incompatíveis, em tese, com o crescimento da economia que marcou o período do "milagre brasileiro", a população carecia de acesso a ações e serviços de saúde. O regime militar, de um lado, implementava uma política econômica geradora de doenças e riscos à saúde e, de outro, diminuía a oferta e qualidade de serviços públicos.

Durante o período mais repressivo da ditadura militar, desenvolveu-se um pensamento transformador na área de saúde que tinha bases universitárias, em grupos de profissionais de saúde e em lideranças populares democráticas que buscavam se organizar em torno do direito à saúde. Tal pensamento deu origem ao que conhecemos por Movimento Sanitário, ligado às classes populares e com a proposta de melhoria de suas condições de vida e trabalho. O Movimento Sanitário ou a Reforma Sanitária Brasileira (RSB) surgiu como um movimento da sociedade civil com a proposta de defesa da democracia, dos direitos sociais e de um novo sistema de saúde.

Apesar de a repressão ter atingido as manifestações artísticas e culturais, os políticos de esquerda e os dirigentes de sindicatos e entidades de classe, cerceando as possibilidades de oposição à ditadura, alguns núcleos de resistência permaneceram ativos, vinculados principalmente aos movimentos populares e às universidades. Esses canais proporcionaram espaços ricos de debates e maturação da proposta do Movimento da Reforma Sanitária, o qual agregou diversos atores vinculados aos vários grupos sociais organizados na sociedade civil. O Centro Brasileiro de Estudos de Saúde (CEBES) lançou e defendeu a palavra de ordem "pela democratização da saúde e da sociedade". Assim, por uma saúde autenticamente democrática, quatro pilares foram estabelecidos:

> de que a saúde é um direito universal e inalienável do homem; de que são as condições de caráter socioeconômico as que viabilizam a preservação da saúde; de que as ações médicas detêm responsabilidade parcial porém intransferível na promoção da saúde; e, de que, diante do caráter social desse direito cabe à coletividade e ao Estado a sua efetiva implementação (CEBES, 1979, p. 12).

Saúde e democracia

Enquanto enfrentava a ditadura e denunciava o autoritarismo impregnado nas instituições e nas práticas de saúde, o Movimento Sanitário defendia a democratização da saúde como parte da democratização da vida social, do Estado e de suas instituições. As ações repressivas do Estado foram se tornando insuficientes para o enfrentamento dos conflitos sociais, e políticas sociais precisavam ser adotadas até como estratégia de manutenção da governabilidade.

Atuando e ampliando-se em meio às contradições que caracterizaram o período final do regime autoritário, o Movimento da Reforma

Sanitária exerceu grande influência na organização e realização da 8ª Conferência Nacional de Saúde (8ª CNS), em 1986, tida como a mais ampla participação popular registrada na história do país (Brasil, 1986). Foi naquele contexto, ainda de repressão política e de aprofundamento de desigualdades socioeconômicas, que os princípios do atual sistema de saúde brasileiro se constituíram enquanto proposta político-ideológica. Esse movimento foi ganhando entusiasmo, sendo composto por atores importantes, provenientes do mundo acadêmico (universidades e institutos de pesquisa), do Movimento Popular de Saúde e de movimentos de profissionais da área da saúde, entre os quais, a renovação médica.

Ao reconhecer que a saúde deve ser vista como resultante de um processo social decorrente das condições de vida que transcende o setor de saúde, a 8ª CNS (Brasil, 1986) questionou a concepção de desenvolvimento que distancia a dimensão econômica da dimensão social. Com isso, aquela conferência marcou, de modo fundamental, as lutas populares para controlar as políticas públicas de saúde no Brasil e se constituiu em um momento histórico e decisivo para o denominado "controle social" da saúde.

O "controle social", nesse contexto, diz respeito ao conjunto de esforços que os setores organizados da sociedade civil realizam para exercer a cidadania e com isso aumentar a participação na gestão das políticas públicas, a fim de que atendam, cada vez mais, às demandas e aos interesses dessas classes. Nesse sentido, o "controle social" envolve a capacidade que as classes subalternas, em luta na sociedade civil, acumulam para interferir na gestão pública, orientando as ações do Estado e os gastos estatais na direção de seus interesses de classe. A rigor, a expressão "controle social" tem origem na Sociologia e costuma ser usada para designar os mecanismos que estabelecem a ordem social, disciplinando a sociedade e submetendo os indivíduos a determinados padrões sociais. Ainda na Sociologia, pode ser entendido também como um conjunto de métodos pelos quais a sociedade influencia no comportamento humano, tendo em vista manter determinada ordem. Na teoria política, seu significado é ambíguo: pode ser entendido como o controle do Estado sobre a sociedade ou o controle de setores organizados da sociedade sobre as ações do Estado (Correa, 2006).

O "controle social" surgiu em um contexto de discussão da política de saúde durante a 8ª CNS e, posteriormente, veio a ser garantido como princípio na *Carta Constitucional* em vigência hoje no Brasil. A "participação da comunidade", *ipsis litteris*, conforme preconiza a Constituição brasileira, viria a ser regulamentada pela Lei n. 8.142, em 1990 (Brasil, 1990a).

Quando da aprovação da Lei n. 8.080, em 1990 (Brasil, 1990b), vários itens, relacionados com o financiamento e com o controle social, foram vetados pelo então presidente da República, Fernando Collor de Mello, por entender que aquela seria uma iniciativa privativa do presidente da República, que poderia estruturar os órgãos da administração pública de acordo com os interesses do governo, conforme se enuncia na Mensagem de Veto presidencial n. 680, de 19 de setembro de 1990 (Brasil, 1990c). De fato, era uma tentativa de burlar a determinação constitucional que prevê a "participação da comunidade" na formulação e gestão das políticas públicas de saúde. Com resultado de muita pressão e negociação política no governo Collor de Mello, ainda no mesmo ano, outra lei foi promulgada com a finalidade de regulamentar o "controle social": a Lei n. 8.142, que "dispõe sobre a participação da comunidade na gestão do Sistema Único de Saúde (SUS) e sobre as transferências intergovernamentais de recursos financeiros na área da saúde e dá outras providências". Na Lei n. 8.142, foram previstas duas instâncias colegiadas de poder deliberativo: os conselhos de saúde, em níveis nacional, estadual e municipal, com atuação permanente, e as conferências de saúde, que devem ser realizadas a cada 4 anos (Brasil, 1990a).

Ainda que imprecisa, segundo alguns críticos, a expressão "controle social" é recorrente no âmbito das lideranças populares e, nesse universo, está associada com participação, democracia e controle de políticas públicas; tem conotação positiva; e, claramente, expressa um anseio de participação social na saúde, vista em contraposição à centralização de poder e à falta de democracia, remanescentes da ditadura militar.

Dessa maneira, no campo doutrinário, nossa Constituição viabilizou o estabelecimento de alguns modos de democracia direta (também chamada participativa) que superassem, de certa maneira, as limitações dos mecanismos usuais da democracia representativa, objetivando a intervenção direta dos cidadãos no processo decisivo, a fim de agregar mais efetividade às respostas das instituições públicas às demandas sociais. Segundo Labra, os modos de participação direta e indireta da cidadania nas decisões de políticas públicas, introduzidas no Brasil com a Constituição de 1988, estão pavimentando o caminho para a democracia participativa, tamanha é a quantidade de mecanismos existentes em muitos setores do fazer estatal nos três níveis de governo (Labra, 2009, p. 176).

Junqueira (2008) salienta que, além dos conselhos e conferências de saúde, pode-se recorrer a outros mecanismos de ação social, como o Ministério Público, a Comissão de Seguridade Social ou de Saúde do Congresso Nacional, as Assembleias Legislativas e a Câmara de Vereadores, a Promotoria dos Direitos do Consumidor (Procon), os conselhos de classe, além dos meios de comunicação.

Sendo a saúde um espaço de práticas sociais, não é difícil compreender que essas práticas estão moldadas por diversos interesses da vida socioeconômica e são atravessadas por tensões permanentes, decorrentes de conflitos entre esses interesses. É a saúde, portanto, o território onde se manifestam, permanentemente, os desafios ao aprofundamento e consolidação da democracia, também no Brasil.

Participação popular e políticas públicas

Desde a criação do SUS, um desafio permanente tem sido o de fazer valer ao Estado seu dever de assegurar a saúde como "direito de todos". A democracia é um regime político que possibilita efetivar esse dever.

A busca por participação social, na consolidação da saúde como direito, remete à participação da população na organização, avaliação e controle dos serviços e ações, de modo que diferentes forças da sociedade civil possam influenciar na formulação e gestão de políticas no setor. Acredita-se que, pela inclusão da população nos processos de formulação e decisão de políticas públicas, estas darão respostas mais adequadas às demandas da sociedade, para além da redução da saúde à ausência de doenças.

A participação social consolida-se como princípio, à medida que é proposta como "conjunto de intervenções que as diferentes forças sociais realizam para influenciar a formulação, a execução e a avaliação das políticas públicas para o setor saúde" (Machado, 1987).

Percebeu-se necessária a criação de mecanismos que ampliassem a participação conjunta de gestores, trabalhadores e usuários nos diferentes espaços do SUS, podendo servir essa participação direta como uma proteção contra a interferência de interesses privados nas questões de saúde pública. Portanto, a participação popular caracteriza-se como um preceito de grande relevância e que precisa ser discutido e pautado nas diretrizes políticas do Sistema Único de Saúde em todos os níveis e locais do país.

O controle social é um

> componente intrínseco da democratização da sociedade e do exercício da cidadania [...]. Deve-se dar como uma prática que busque a transformação social [...]. Não deve ser traduzido apenas em mecanismos formais e sim refletir-se no real poder da população em modificar planos e políticas, não só no campo da Saúde (Machado, 1987).

A participação popular pode ser entendida como um conjunto de esforços em que os sujeitos, individual ou coletivamente, diretamente ou por meio de seus representantes, direcionam seus objetivos para o ciclo de políticas públicas, procurando participar ativamente da formulação, implementação, execução, avaliação e discussão das ações, programas e estratégias que regulam a distribuição dos bens públicos, inclusive em termos orçamentários, e interferem diretamente nos direitos de cada cidadão. Ela condiciona e é determinada historicamente por relações culturais, sociopolíticas e econômicas.

Conforme mencionado, a "participação da comunidade" referida no art. 198, inciso III, da Constituição de 1988, está regulamentada em textos normativos infraconstitucionais, entre os quais se destacam as denominadas Leis Orgânicas da Saúde (Brasil, 1990a; 1990b) e a Resolução n. 333 do Conselho Nacional de Saúde. Todos esses textos tratam da regulamentação da participação da comunidade no SUS como um importante princípio democratizante da administração pública. As políticas públicas de saúde estão passíveis ainda de controle pelo poder judiciário, por meio do Ministério Público, dos Tribunais de Conta, e demais órgãos que podem ser acionados pela sociedade para defender os interesses da população.

Os conselhos e as conferências constituem um objeto indivisível e conformam um sistema nacional de órgãos colegiados de participação social na saúde. Mesmo existindo diferenças claras entre esses dois tipos de fóruns – os primeiros são instâncias de participação permanente, e de caráter deliberativo, enquanto as conferências são espaços de debate quadrienais de natureza consultiva –, ambos são regulamentados pela mesma lei e regidos pela mesma lógica participativa.

O Conselho de Saúde é um órgão colegiado composto por representantes do governo, prestadores de serviço, profissionais de saúde e usuários, e atua na formulação de estratégias e no controle da execução da política de saúde na instância correspondente, inclusive nos aspectos econômicos e financeiros, cujas decisões serão homologadas pelo chefe do poder legalmente constituído em cada esfera do governo. Constitui-se como o principal fórum nacional permanente e de articulação de atores, individuais e coletivos, comprometidos com a defesa do controle social na área da saúde e dos princípios fundamentais do SUS. São definidos como órgãos permanentes, componentes da estrutura básica das Secretarias Municipais, Estaduais e Ministério da Saúde, com funções de assessoramento dessas pastas na condução da política pública, devendo reunir-se regularmente (no mínimo uma vez por mês) para deliberar sobre aspectos da política de saúde, participando ativamente do processo de sua construção. A existência regular e ativa dos Conselhos é uma exigência para as transferências de recursos federais alocados ao SUS. Essa característica, dada a fragilidade da sociedade civil em muitos contextos, talvez seja a principal razão pela qual alguns governos, municipais ou estaduais, mantenham conselhos na sua instância administrativa.

As Conferências de Saúde são eventos periódicos nos quais são definidas diretrizes gerais que devem ser respeitadas, no processo de planejamento da política de saúde, do respectivo nível de governo. Têm a finalidade de permitir mais participação e debate, com toda a sociedade, dos assuntos pertinentes à elaboração do planejamento da saúde, servindo também de arena para o fortalecimento das alianças comunitárias na defesa das melhorias necessárias na atenção à saúde da população. Por exigência legal, as conferências devem ser realizadas a cada 4 anos com a representação dos vários segmentos sociais a fim de avaliar a situação de saúde e propor as diretrizes para a formulação da política nos níveis correspondentes, convocada pelo Poder Executivo ou, extraordinariamente, pelo Conselho de Saúde. As conferências conferem "a legitimidade necessária para as políticas de saúde, mas também, e principalmente, a constituição de uma arena democrática de debate com influência em outras áreas governamentais que também realizam conferências" (Escorel e Bloch, 2005, p. 112).

Tais fóruns de participação ocorrem nos três níveis da administração pública, e as Conferências Estaduais e Municipais antecedem a Conferência Nacional e são realizadas em todo o país. Elas tratam dos mesmos temas já previstos para a etapa nacional e servem para discutir e aprovar propostas prévias que contribuam para as políticas de saúde e que serão levadas, posteriormente, para discussão mais ampla durante a Conferência Nacional.

Em ambos os casos (conselhos e conferências), a participação nos fóruns é tripartida e deve respeitar a composição de 50% dos membros oriundos de entidades de usuários, 25% de trabalhadores e 25% por parte dos gestores e prestadores de serviços públicos e privados. Tem-se, assim, maioria de representação dos usuários nos espaços de participação popular, deixando claro que este deve ser o interesse central dos debates.

Trata-se, portanto, de um formato bastante inovador e inclusivo no sentido de implementar a gestão democrática sobre uma política setorial. Tal conquista se deve à implicada participação dos militantes da Reforma Sanitária no processo de consolidação do direito à saúde no Brasil. Alguns estudos apresentam em números o que representa o potencial democratizante dessas instituições. Um primeiro exemplo mostra que, no período posterior à aprovação da Lei n. 8.142 (Brasil, 1990a), foram realizadas cinco Conferências Nacionais de Saúde no país, precedidas por tantas outras dezenas de Conferências Estaduais e milhares de Conferências Municipais. A criação de Conselhos Estaduais e Municipais em todo o país é outro dado marcante da amplitude da institucionalização do controle social sobre a saúde. Por fim, o universo formado por algo em torno de 72 mil conselheiros de saúde (número que supera em cerca de 40% a quantidade de vereadores com mandato no país) ilustra de maneira definitiva o caráter inclusivo desses mecanismos de exercício da democracia participativa e direta. Outros pontos importantes, frequentemente apontados por analistas da participação popular no SUS são: o estímulo à ampliação dos conselhos para os níveis mais descentralizados da organização do sistema de saúde municipal, como os conselhos gestores em unidades de saúde e nos distritos sanitários, permitindo uma maior aproximação dos movimentos sociais nas discussões sobre a organização da assistência; e a possibilidade de eleição da diretoria dos conselhos, inclusive seu presidente, pela própria plenária, não sendo mais obrigatório que esse cargo seja ocupado pelo Ministro da Saúde, em nível nacional, ou pelo Secretário de Saúde, estadual ou municipal. Essa possibilidade aumenta o nível de autonomia e independência com relação aos interesses dos respectivos governos.

Participação popular na saúde | Impasses e descompassos

> "Só a participação cidadã é capaz de mudar o país." Betinho

O trecho a seguir foi retirado de um jornal impresso, de circulação municipal, da cidade de São Paulo, cuja edição tratava, diretamente, do descaso por parte da Secretaria Municipal de Saúde da cidade de São Paulo, com o Conselho Municipal de Saúde. Os conselheiros, apesar de terem deliberado, em plenária, pela realização da 15ª Conferência Municipal de Saúde, foram simplesmente ignorados pelo governo municipal.

> Em Julho desse ano deliberamos a realização da 15ª Conferência Municipal de Saúde para os dias 27, 28 e 29 de Novembro. Foi formada a comissão organizadora e pouco a pouco sentimos a mão poderosa do governo pousar sobre nossas cabeças e impedir qualquer trabalho. Cada dia foi ficando mais difícil, desestimulando-nos, retirando os seus representantes, impedindo a participação das coordenadorias de saúde. [...] A mão é pesada demais e a Lei que diz que todo poder emana do povo, soa-me mais ingênua ainda.
> [...] Não houve acordo. Segundo o secretário adjunto de Saúde, o governo chamará a Conferência no próximo ano. Quando? Não disse. [...] Nosso mandato termina em 24 de Janeiro. Precisamos realizar as eleições, pois se esperarmos a 15ª Conferência para anunciar as eleições, a cidade de São Paulo ficará sem Conselho Municipal de Saúde e teremos que novamente recorrer ao Ministério Público para que se cumpra a Lei (Mascarenhas, 2009).

Os mesmos conselheiros, em outra ocasião, os quais tinham mandato garantido por eleições, até janeiro de 2010, foram impedidos de assumir o Conselho Municipal de Saúde, sob vigilância policial, dias depois de sua posse, em 24 de janeiro de 2008, sem haver, por parte do governo municipal, nenhuma sinalização em reconhecer os inúmeros equívocos que praticou, ao tomar essa atitude arbitrária e descabida.

Esse episódio, no âmbito do conselho de saúde paulistano, ilustra uma entre tantas dificuldades que os conselhos de saúde enfrentam para incluir as demandas da sociedade civil na agenda das políticas de saúde ou para ampliar o controle social sobre essas políticas.

Guizardi *et al.* (2004) argumentam que muitos representantes do governo ou do sistema privado toleram com muitas reservas os Conselhos de Saúde. De fato, são a eles refratários e agem buscando reduzir seu papel fiscalizador ou deliberativo, por meio de artifícios e rituais de legitimação de políticas e decisões supostamente democráticas. Os governantes (gestores) fazem um discurso de busca pelo consenso, mas na verdade é muito mais exercício de persuasão (às vezes ludibriam) para levar o Conselho a uma concordância com suas posições.

Aponta-se a falta de transparência nas informações orçamentárias e no modo de condução da própria gestão dos conselhos, por meio de artifícios contábeis, ingerência política na escolha dos conselheiros e manipulação nos processos decisivos. O uso intencional de linguagem técnica, assim como os efeitos da argumentação técnico-científica são apontados como uma das dificuldades para o real exercício do controle social pelo segmento dos usuários (Guizardi *et al.*, 2004).

É ainda insuficiente, em muitos conselhos, o estabelecimento de regras e procedimentos para a escolha das representações dentro dos conselhos, bem como a organização de processos de discussão e tomada de decisão que conduzam à efetiva participação dos representantes que dispõem de menos conhecimentos técnicos e recursos comunicativos. É preciso empoderar os conselhos, em particular o segmento que representa os usuários. À medida que se apropriarem de conceitos, vocabulário, normas e entenderem os elementos essenciais da prestação de contas e de projetos de políticas públicas, poderão tomar decisões mais seguras em prol do bem daqueles que representam.

Há várias conotações para o termo "empoderamento", e não se pretende, neste capítulo, listar essas conotações, pois não é esse objetivo. Pode-se admitir, para o propósito deste texto, que corresponde ao processo pelo qual um indivíduo, grupo, movimento social ou instituição adquire condições de exercer algum grau de poder nos processos sociais e políticos dos quais participa ativa ou passivamente.

Essa noção de empoderamento corresponde, portanto, a um papel importante na mobilização social não apenas para fortalecimento de grupos sociais negligenciados dos processos políticos, mas também significativo espaço institucional de articulação e emergência de novos agentes envolvidos na transformação democrática da sociedade, com implicações para o funcionamento do Estado. A criação de conselhos e fóruns públicos deliberativos, com ampla participação de setores diversos da sociedade, pode favorecer a consolidação da participação social, afirmando as possibilidades de realização plena dos direitos das pessoas.

Os processos de escolha dos conselheiros são ainda muito atrelados a determinadas redes associativas e partidárias. Por tais limitações, a implementação dos conselhos é ainda insuficiente para reverter descompassos sociais e econômicos e promover a incorporação de demandas de diferentes segmentos da sociedade brasileira nas políticas de saúde, ou o exercício do controle social sobre elas. Os cidadãos mais pobres permanecem excluídos desses espaços e sem recursos suficientes para articular suas demandas. Segundo Araújo (1988), muitos dos direitos sociais foram e têm sido alcançados com viés corporativista, atendendo a demandas dos segmentos mais organizados dos trabalhadores com maior capacidade de pressão política, e não se tornaram universais.

Há reconhecimento de que a participação social efetiva na elaboração de políticas públicas requer a existência de três fatores determinantes: os processos de organização e participação da sociedade civil; o comprometimento das autoridades com o processo, na medida em que o comprometimento do Estado pode explicitar a relação entre a participação na formulação de políticas e a vida cotidiana da população; e o desenho institucional do espaço de participação, pois mecanismos institucionais e procedimentais podem desobstruir os fluxos e facilitar o empoderamento das comunidades, promovendo, por exemplo, a participação de pessoas com menos conhecimento técnico.

Constata-se o fortalecimento, em muitas situações, de uma tendência neoconservadora que questiona a democracia participativa, defendendo apenas a representativa indireta, por meio do poder legislativo (as Câmaras Municipais, as Assembleias Legislativas e o Congresso Nacional). Ainda que frágil, a experiência dos conselhos de saúde no Brasil atemoriza os setores interessados em manter a opacidade dos orçamentos públicos e o ocultamento sobre a aplicação dos recursos da saúde. Ainda que muitos conselhos, em vários níveis, padeçam de problemas, como o nepotismo, o clientelismo e o compadrio, tão presentes na tradição autoritária do Estado brasileiro, ainda assim, os conselhos prestam inestimáveis serviços à democracia brasileira, seja pela efetiva participação em processos deliberativos, onde se consegue isso, seja pela possibilidade de fazer circular informações de interesse público, relacionadas com a aplicação e com o destino de dinheiro público. Há muito por fazer no desenvolvimento da capacidade de conselhos e conselheiros, como se depreende das dificuldades encontradas pelo conselho municipal da maior cidade do país, mas não se deve lamentar nem falar em frustração. São muitas as dificuldades para o empoderamento de lideranças populares de saúde, mas é preciso enfrentar e superar essas dificuldades para que se possa exercer a cidadania em saúde e avançar em busca da criação de possibilidades históricas por meio das quais seja possível a essas lideranças exercerem papel protagônico na definição das políticas de saúde, contribuindo para consolidar e desenvolver a democracia no país.

Bibliografia

Alves, A. L. Movimento Popular de Saúde. In: Nupes. Estudo das políticas e estratégias de construção do sistema de saúde: perspectivas da reforma sanitária brasileira. Rio de Janeiro: 2o relatório parcial, 1988.

Araújo, J. P. Manual dos direitos sociais da população. Belo Horizonte: O Lutador, 1998.

Arouca, A. S. S. Reforma sanitária. Saúde em Debate, n. 29, p. 8-9, 1990.

Bacha, E. L. O economista e o rei da Belíndia: uma fábula para tecnocratas. In: Bacha, E. Os mitos de uma década: ensaios de economia brasileira. Rio de Janeiro: Paz e Terra, 1976. p. 57-62.

Baquero, M. Democracia, participação e capital social no Brasil hoje. In: Fleury, S.; Lobato, L. V. C. (Org.). Participação, democracia e saúde. Rio de Janeiro: Cebes, 2009. p. 129-150.

Benjamin, C. Democracia, economia e capitalismo. In: Fleury, S.; Lobato, L. V. C. (Org.). Participação, democracia e saúde. Rio de Janeiro: Cebes, 2009. p. 14-23.

Brasil. Conselho Nacional de Saúde. A prática do controle social: conselhos de saúde e financiamento do SUS. Brasília: Ministério da Saúde, 2002.

Brasil. Conselho Nacional de Saúde. As conferências ao longo da história. Ministério da Saúde. Jornal do CNS, jan./fev./mar./abr. 2007.

Brasil. Constituição da República Federativa do Brasil. Brasília: Senado, 1988.

Brasil. Lei nº 8.080b, de 19 de setembro de 1990. Dispõe sobre as condições para a promoção, proteção e recuperação da saúde, a organização e o funcionamento dos serviços correspondentes e dá outras providências. Diário Oficial da União, Brasília, DF, 20 set. 1990b. Seção 1, p. 18055.

Brasil. Lei nº 8.142, de 28 de dezembro de 1990. Dispõe sobre a participação da comunidade na gestão do Sistema Único de Saúde – SUS e sobre as transferências intergovernamentais de recursos financeiros na área de saúde e outras providências. Diário Oficial da União, Brasília, DF, 28 dez 1990a. Seção 99, p. 438.

Brasil. Mensagem de veto presidencial nº 680, de 19 de setembro de 1990. Diário Oficial da União, Brasília, DF, 20 set. 1990c. Disponível em: <<http://www2.camara.leg.br/legin/fed/lei/1990/lei-8080-19-setembro-1990-365093-veto-27098-pl.html>. Acesso em 8 maio 2018.

Brasil. Ministério da Saúde. In: Conferência Sérgio Arouca, 2003, Brasília. Relatório final. Conferência Nacional de Saúde 12. Participação e Controle Social. Brasília: Ministério da Saúde, 2004.

Brasil. Ministério da Saúde. Relatório final da 8a Conferência Nacional de Saúde. Brasília: Ministério da Saúde, 1986.

Buarque, C. A revolução nas prioridades. 2. ed. São Paulo: Paz e Terra, 2000.

Campos, E. B. Política social e cidadania. In: Congresso de Assistência Social da Amazônia, 3., 2001, Belém. Anais... Belém: 2001.

Carvalheiro, J. R.; Marques, M. C. C.; Mota, A. A construção da saúde pública no Brasil no século XX. In: Rocha, A. A.; Cesar, C. L. G. (Org.). Saúde pública: bases conceituais. São Paulo: Atheneu, 2008. p. 1-14.

Centro Brasileiro de Estudos de Saúde. A questão democrática na área de saúde. Saúde em Debate, v. 9, p. 11-13, 1979.

Coelho, V. S. A democratização dos conselhos de saúde: o paradoxo de atrair não aliados. Novos Estudos, v. 78, p. 77-92, 2007.

Correa, M. V. C. Controle social na saúde. In: Mota, A. E.; et al. Serviço social e saúde: formação e trabalho profissional. Brasília: ABEPSS; OPAS, 2006.

Correa, M. V. C. Controle social na saúde. Serviço Social e Saúde: Formação e Trabalho Profissional. 29 p. Disponível em: <www.fnepas.org.br/pdf/servico_social_saude/texto1-6pdf>. Acesso em: 8 maio 2018.

Correa, M. V. C. Controle social. In: Dicionário da Educação em Saúde. 2009. Disponível em: <http://www.epsjv.fiocruz.br/dicionario/verbetes/consoc.html>. Acesso em: 3 jun. 2010.

Côrtes, S. M. V. (Org.). Participação e saúde no Brasil. Rio de Janeiro: Fiocruz, 2009.

Côrtes, S. M. V. Conselhos e conferências de saúde: papel institucional e mudança nas relações entre Estado e sociedade. In: Fleury, S.; Lobato, L. V. C. (Org.). Participação, democracia e saúde. Rio de Janeiro: Cebes, 2009. p. 102-128.

Côrtes, S. M. V. Construindo a possibilidade de participação dos usuários: conselhos e conferências no Sistema Único de Saúde. Sociologias, v. 7, p. 18-48, 2002.

Cotta, R. M. M.; Cazal, M. M.; Rodrigues, J. F. C. Participação, controle social e exercício da cidadania: a (des)informação como obstáculo à atuação dos conselheiros de saúde. Revista de Saúde Coletiva, Rio de Janeiro, v. 9, n. 2, 2009.

Escorel, S. Reviravolta na saúde: origem e articulação do movimento sanitário. Rio de Janeiro: Fiocruz, 1999.

Escorel, S.; Bloch, R. A. As Conferências Nacionais de Saúde na construção do SUS. In: Lima, N. T.; et al. (Org.). Saúde e democracia: história e perspectivas do SUS. Rio de Janeiro: Fiocruz, 2005. p. 83-119.

Escorel, S.; Moreira, M. R. Desafios da participação social em saúde na nova agenda da reforma sanitária: democracia deliberativa e efetividade. In: Fleury, S.; Lobato, L. V. C. (Org.). Participação, democracia e saúde. Rio de Janeiro: Cebes, 2009. p. 229-247.

Escorel, S.; Moreira, M. R. Participação social. In: Giovanella, L.; et al. (Org.). Políticas e sistema de saúde no Brasil. Rio de Janeiro: Fiocruz; Cebes, 2008. p. 979-1010.

Ferla, A. A.; Jaeger, M. L. Controle social como processo: a participação da população na saúde e o orçamento participativo do estado do Rio Grande do Sul. In: Ferla, A. A.; Fagundes, S. M. S. (Org.). Tempo de inovações: a experiência da gestão na saúde do Rio Grande do Sul. Porto Alegre: Editora da Casa; Escola de Saúde Pública, 2002.

Fleury, S. Socialismo e democracia: o lugar do sujeito. In: Fleury, S.; Lobato, L. V. C. (Org.). Participação, democracia e saúde. Rio de Janeiro: Cebes, 2009. p. 24-46.

Gramsci, A. Cadernos do cárcere. Rio de Janeiro: Civilização Brasileira, 2000. v. 3.

Guizardi, F. L.; et al. Participação da comunidade em espaços públicos de saúde: uma análise das Conferências Nacionais de Saúde. Revista de Saúde Coletiva, v. 14, n. 1, p. 15-39, 2004.

Guizardi, F. L.; Pinheiro, R. Dilemas culturais, sociais e políticos da participação dos movimentos sociais nos Conselhos de Saúde. Ciência e Saúde Coletiva, v. 11, n. 3, p. 797-805, 2006.

Guizardi, F. L.; Pinheiro, R.; Mattos, R. A.; et al. Participação da comunidade em espaços públicos de saúde: uma análise das conferências nacionais de saúde. Physis, v. 14, n. 1, p. 15-39, 2004. Disponível em: <http://www.scielo.br/scielo.php?script=sci_arttext&pid=S0103-73312004000100003&lng=en&nrm=iso>. Acesso em 27 set. 2018.

Habermas, J. Direito e democracia: entre facticidade e validade. vol. 2. Rio de Janeiro: Tempo Brasileiro, 1997.

Junqueira, V. Controle social do Sistema Único de Saúde: alguns pontos de reflexão. In: Botazzo, C.; Oliveira, M. A. Atenção básica no Sistema Único de Saúde – abordagem interdisciplinar para os serviços de saúde bucal. São Paulo: Instituto de Saúde, 2008. p. 156-163.

Labra, M. E. Política nacional de participação na saúde: entre a utopia democrática do controle social e a práxis predatória do clientelismo empresarial. In: Fleury, S.; Lobato, L. V. C. (Org.). Participação, democracia e saúde. Rio de Janeiro: Cebes, 2009. p. 176-203.

Luz, M. T. Duas questões permanentes em um século de políticas de saúde no Brasil republicano. Ciência e Saúde Coletiva, v. 5, n. 2, p. 293-312, 2000.

Machado, F. A. Participação social em saúde. In: Conferência Nacional de Saúde, 8., 1987, Brasília. Anais... Brasília: Centro de Documentação do Ministério da Saúde, 1987.

Maciel, C. A. B. Políticas Públicas e Controle Social: encontros e desencontros da experiência brasileira. In: X Congresso Internacional de Humanidades. 2007. Disponível em: <http://www.politicaspublicas.crppr.org.br/wpcontent/uploads/2011/12/Pol%C3%ADticas-P%C3%BAblicas-e-Controle-Social.pdf>. Acesso em: 22 set. 2014.

Mascarenhas, C. Conselheiros Municipais de Saúde: término do mandato 2008/09. Jornal Centro em Foco, ano V, n. 71, p. 8, 2009. Disponível em: <http://www.jornalcentroemfoco.com.br/PDF/71.pdf>. Acesso em: 26 set 2018.

Mendes, A.; Marques, R. M. Crônica de uma crise anunciada: o financiamento do SUS sob a dominância do capital financeiro. In: Encontro Nacional de Economia Política da Sociedade Brasileira, 16., 2009, São Paulo. Seminário... São Paulo: PUC-SP, 2009.

Milani, C. R. S. Políticas públicas locais e participação na Bahia: o dilema gestão versus política. Sociologias, Rio de Janeiro, v. 16, n. 8, p. 180-214, jul./dez. 2006.

Narvai, P. C.; Frazão, P. Saúde bucal no Sistema Único de Saúde: 20 anos de lutas por uma política pública. Saúde em Debate, v. 33, p. 64-71, 2009.

Narvai, P. C.; Pedro, P. F. S. Práticas de saúde pública. In: Rocha, A. A.; Cesar, C. L. G. (Org.). Saúde pública: bases conceituais. São Paulo: Atheneu, 2008. p. 269-295.

Núcleo Centro do Fórum Popular de Saúde de São Paulo. Nota de convocação para uma reunião em 4/12/2010.

Paim, J. S. Direito à saúde, cidadania e estado. In: Conferência Nacional de Saúde, 8., 1987, Brasília. Anais... Brasília: Centro de Documentação do Ministério da Saúde, 1987. p. 45-59.

Paim, J. S. Uma análise sobre o processo da reforma sanitária brasileira. Saúde em Debate, v. 33, p. 27-37, 2009.

Pereira, F. C. O que é empoderamento (empowerment). Núcleo de estudos da Contemporaneidade. Sapiência Informativo Científico da FAFEPI, Teresina, n. 8, ano 3, 2006.

Pinheiro, M. C.; Westphal, M. F.; Akerman, M. Equidade em saúde nos relatórios das conferências nacionais de saúde pós-Constituição Federal brasileira de 1988. Cadernos de Saúde Pública, v. 2, n. 2, p. 449-458, 2005.

Soares, N. R. F.; Mota, M. F. V. As políticas de saúde, os movimentos sociais e a construção do Sistema Único de Saúde. Universidade Federal de Mato Grosso, 2005. Disponível em: <http://www.ufmt.br/revista/arquivo/rev10/as_politicas_de_s.html>. Acesso em: 25 maio 2010.

Sposati, A.; Lobo, E. Controle social e políticas de saúde. Cadernos de Saúde Pública, v. 8, n. 4, p. 366-378, 1992.

Teixeira, M. L.; et al. Participação em saúde: do que estamos falando? Sociologias, Porto Alegre, ano 11, n. 21, p. 218-251, jan./jun. 2009.

Teixeira, S. F. (Org.). Reforma sanitária, em busca de uma teoria. São Paulo: Cortez; ABRASCO, 1989.

Valoura, L. C. Paulo Freire, o educador brasileiro autor de termo Empoderamento, em seu sentido transformador. Programa Comunicarte de Residência Social, 2005. Disponível em: <http://www.otics.org/estacoes-de-observacao/rio-saude-presente/subpav/promocao-da-saude/cpai/CPAI%20-%20Leituras%20interessantes/paulo-freire-o-educador-brasileiro-autor-do-termo-empoderamento-em-seu-sentido-transformador/view>. Acesso em: 13. Jul. 2018.

Wendhansen, A. Micropoderes no cotidiano de um Conselho de Saúde. O duplo sentido do controle social. Descaminhos da participação popular em saúde. Itajaí: Univali; UFSC, 2002. 318 p.

23 Práticas Pedagógicas e Protagonismo Infantojuvenil Voltados à Saúde, à Sustentabilidade Ambiental e à Qualidade de Vida na Escola

Mirtes Moreira Silva • Maria Cecília Focesi Pelicioni

Introdução

A sustentabilidade ambiental como alternativa para solucionar os graves problemas gerados pelo modelo de desenvolvimento adotado e garantir uma melhor qualidade de vida às diferentes populações ao redor do mundo já vem sendo discutida há muito tempo nos meios científicos e políticos. A preocupação com a saúde dos ambientes e a estreita relação entre esta e a saúde da população, por sua vez, também não é recente, como argumenta Ribeiro (2004), pois tem acompanhado a humanidade desde a Antiguidade. Apesar disso, apenas na segunda metade do século 20 é que se criou oficialmente essa subárea da Saúde Pública para tratar especificamente da inter-relação entre saúde e meio ambiente, denominada saúde ambiental.

Em 1999, o Ministério da Saúde definiu esse campo de atuação da saúde pública como sendo aquele "que se ocupa das formas de vida, das substâncias e das condições em torno do ser humano, que podem exercer alguma influência em sua saúde e seu bem-estar" (Ribeiro, 2004, p. 71). São muitos e variados os fatores ambientais que interferem na saúde humana, o que determina não apenas a complexidade das inter-relações existentes, mas também as estratégias que devem ser desenvolvidas para resolver os problemas decorrentes destas. É fundamental que ocorra uma articulação real entre os diferentes setores governamentais (saúde, meio ambiente, educação, entre outros) em todos os níveis de governo, o setor privado e as comunidades envolvidas, de modo que, ao assumirem cada qual suas responsabilidades e ações no tocante aos problemas de saúde e ambiente, possam fazê-lo de maneira integrada, garantindo uma melhor eficiência dessas ações.

É importante ressaltar que sustentabilidade não é sinônimo de "saudabilidade", embora não seja possível construir uma sociedade saudável sem que ela seja, primeiramente, sustentável, como defendem alguns autores, entre eles Piolli *et al.* (2008). Para eles, ao se referirem, por exemplo, ao conceito de "cidades saudáveis", cunhado pela Organização Mundial da Saúde (OMS) em 1980, e disseminado na América Latina pela Organização Pan-americana de Saúde (OPAS) na década de 1990, para medir a saudabilidade de uma cidade é preciso considerar uma série de fatores que se encontram interligados, formando uma rede complexa, à semelhança do que ocorre também com a sustentabilidade. Esses dois elementos conjugam-se na construção da qualidade de vida da população de determinada localidade.

Na visão de Leff (2001), a sustentabilidade é "o significado de uma falha fundamental na história da humanidade; crise de civilização que alcança seu momento culminante na modernidade, mas cujas origens remetem à concepção do mundo que serve de base à civilização ocidental" e é também o que afirmam Morin e Kern (1993), para os quais o desenvolvimento está diretamente ligado ao problema cultural/ civilizacional e ecológico, e o modelo que até então se conhecia se tornou insustentável.

Estamos diante de uma crise ecológica complexa, que engloba diversos elementos, além das disparidades crescentes entre os mais ricos e os mais pobres – um muro aparentemente intransponível que alimenta a miséria, as doenças ligadas à fome e à má nutrição, a falta de acesso à água potável e aos recursos preventivos e curativos da Medicina atual, à ausência de condições mínimas de higiene e habitação.

Assim, nas visões convergentes da Unesco (1999) e de Jacobi (2005), não obstante as críticas e as diferentes interpretações, talvez seja mais fácil compreender a sustentabilidade como uma "nova forma de visão" do que um conceito ou uma relação clara e bem definida. Para a Unesco (1999), por exemplo, dentro dela há um preceito ético e um conceito científico que se reportam tanto às noções de equidade quanto às teorias do aquecimento do planeta. Embora, para a maioria, o desenvolvimento sustentável esteja mais relacionado com as ciências naturais e econômicas, na verdade ele está muito mais ligado à cultura das pessoas, aos seus valores e à maneira como se relacionam com os outros.

De qualquer modo, mesmo sem conhecer de fato os conceitos de sustentabilidade e saudabilidade ambientais, cresce entre a população a percepção clara do risco e da necessidade de agir diante da presença concreta dos problemas ambientais no seu dia a dia, como os diferentes modos de poluição e seus efeitos; os congestionamentos nos espaços habitacionais; as paisagens alteradas; o aumento de doenças respiratórias; das notícias sobre a fome e miséria; a falta de água potável e as doenças decorrentes dela; dos gases de efeito estufa e do aquecimento global e suas consequências: a desertificação, o aumento do nível dos oceanos, as inundações, tornados, furacões, secas e outras catástrofes naturais; o desaparecimento de espécies, entre outras.

Vínculo indissolúvel entre saúde, meio ambiente, condições de vida e educação

A estreita relação entre esses quatro campos já foi postulada por diversos autores, entre eles Castellanos (1998), Minayo *et al.* (2000) e Buss (1998), embasados também por documentos produzidos ao longo das várias Conferências Mundiais de Saúde. As contribuições de Bydlowski *et al.* (2004) e Sebastiani (2004), que comentaram e sintetizaram tais documentos, permitem traçar um panorama geral sobre a essência destes: o conceito de saúde e os meios para alcançá-la, por exemplo, foram sendo reformulados a cada um desses encontros, para se tornarem mais completos, agregando fatores a princípio desconsiderados em sua definição primitiva.

Em 1979, na Alma-Ata, considerou-se a saúde como um estado de bem-estar físico, mental e social completo, enfatizando-se a necessidade de ações conjuntas no campo socioeconômico para obtê-la. Em 1986, na Conferência Mundial de Saúde em Ottawa, o fator ambiental apareceu como componente essencial para a saúde e também, em 1988, na Conferência de Adelaide. Mais tarde, em 1991, a Conferência de Sundsval mais uma vez ratificou os pressupostos da *Carta de Ottawa*, quando considerou o ambiente e a ecologia como fatores relevantes na promoção da saúde, bem como as questões econômicas, políticas e culturais que interferem no desenvolvimento sustentável e na equidade – compromisso de todos. A saúde como direito humano fundamental foi defendida na Conferência de Jacarta, em 1997, e, portanto, ressaltou-se a importância de se colocar em primeiro plano, dentro das políticas de desenvolvimento, os programas de promoção e educação em saúde.

A preocupação com comportamentos socialmente responsáveis em todos os níveis e a busca por melhores condições de vida e mais equidade surgiram na Conferência do México, em 2000, ao mesmo tempo em que se suscitava a relevância de um maior investimento na promoção de saúde por meio do empoderamento das comunidades para que elas buscassem o atendimento de suas necessidades de saúde. A inclusão da promoção da saúde nos currículos de diversos níveis, o incentivo à participação de diferentes setores no planejamento de ações voltados à promoção de saúde e a capacitação dos profissionais nesse sentido foram recomendados. Em

2005, na 6ª Conferência Mundial de Promoção de Saúde em Bangkok, com a *Carta de Bangkok* para a promoção da saúde em um mundo globalizado, foram formulados novos compromissos, entre eles o de fazer a promoção da saúde ser fundamental na agenda de desenvolvimento mundial e uma responsabilidade central para todos aqueles que governam, tendo como foco principalmente as comunidades e a sociedade civil (Catford, 2007).

No Brasil (1996), o conceito *promoção de saúde* foi construído gradativamente em cada um desses encontros científicos. A *Carta de Ottawa*, por exemplo, definiu promoção de saúde como "o processo de capacitação da comunidade para atuar na melhoria da sua qualidade de vida e saúde, incluindo uma maior participação no controle deste processo". Em uma análise sobre os 20 anos da *Carta de Ottawa*, Hills e McQueen (2007) salientam que esse documento foi uma chamada para a adoção de uma visão ampla de promoção da saúde com o objetivo de colocá-la no centro do trabalho dentro desses cinco campos de ação: a elaboração de políticas públicas saudáveis, a criação de ambientes favoráveis à saúde, o fortalecimento da ação comunitária, o desenvolvimento das atitudes pessoais e a reorientação dos serviços de saúde.

Responsabilidades da educação para a transformação da sociedade

Embora não se possa esperar que a educação detenha sozinha todas as condições necessárias para resolver os diversos problemas da humanidade, é fato que ela é essencial na busca por novas relações humanas e na promoção de atitudes proativas em relação à saúde e ao meio ambiente. Nesse sentido, há um consenso geral sobre a importância da educação como meio mais eficaz, não apenas para enfrentar os desafios do futuro, mas também para ajudar a moldar esse novo mundo que se espera criar, onde não seja comum a privação dos direitos fundamentais que garantam uma vida digna para todas as pessoas. Entre as diversas maneiras pelas quais a educação pode contribuir está a formação de uma cidadania ativa, na qual os indivíduos sejam mais bem informados, éticos, responsáveis, participativos, abertos aos novos e contínuos aprendizados. Quando a educação consegue oferecer aos educandos uma visão crítica do mundo, descortinando as injustiças e

deficiências, estes se tornam mais conscientes e sensíveis, capazes de compreender e desenvolver novos conceitos e meios para a resolução dos problemas que a realidade lhes apresenta (Unesco, 1999). Da mesma maneira, uma população bem informada e consciente exigiria certamente que os currículos das escolas públicas fossem revistos para atender de maneira mais eficaz às demandas de uma sociedade sustentável e saudável. Esse é um processo que exige a ampliação do sentido de educador para além do professor de ensino formal, incluindo também educadores comunitários, pais, representantes estudantis, entre outros.

Uma nova sociedade requer, igualmente, uma nova visão de educação. Meira (2005), por exemplo, ao referir-se à educação ambiental, salienta que, apesar das inúmeras expressões já utilizadas para designá-la (educação para a convivência, ecopedagogia, educação para a cidadania, entre outras), ela é, antes de tudo, uma "educação política", que visa a transformar a sociedade e as relações sociais, já que estas têm gerado a degradação ecológica e, consequentemente, o comprometimento da qualidade de vida das pessoas. No entanto, para o autor, apenas uma parcela mínima da população tem uma cultura ambiental mais consistente, mesmo levando em consideração todas as informações científicas disponíveis veiculadas pelos meios de comunicação e que tratam dos problemas ecológicos que só crescem a cada dia. Dessa maneira, pouco interferem no modo já consolidado de vida, em geral nocivo à saúde e ao meio ambiente, tampouco transformam a maneira como essa população se posiciona em relação à participação nos movimentos ambientalistas ou na luta pelas mudanças nas políticas sociais e, entre elas, a política ambiental e as de saúde que também afetam suas vidas. O autor lembra que o principal objeto da educação ambiental são as relações sociais, enquanto o conhecimento do ambiente, os comportamentos e os valores são objetos indiretos do trabalho educativo e, ao mesmo tempo, instrumentos deste.

Espaço escolar entre as novas demandas da sociedade e seus limites

De modo geral, a escola é vista pela sociedade como um cenário propício para o desenvolvimento de práticas cotidianas voltadas à participação cidadã na busca da saúde individual e coletiva, bem como para uma nova mentalidade acerca da relação do homem-homem e deste com o meio ambiente. No entanto, o cumprimento dessa tarefa (consenso entre os próprios educadores como inerente à sua missão educativa) impõe um esforço contínuo e coletivo da sociedade, dos diversos atores que compõem cada comunidade educativa e obviamente do Estado, embora na prática essa articulação seja uma realidade ainda distante. Não se trata, portanto, de um compromisso que possa ser assumido e executado de maneira opcional e solitária. O papel de todos e de cada um é determinante para o sucesso ou fracasso dos projetos pedagógicos desenvolvidos para esse fim.

Analisando a educação por outro ângulo, Santomé (2001), Silva (2001) e Apple (2006) chamam a atenção para a influência incontestável que os mecanismos econômicos e financeiros globais exercem nos planos sociopolíticos dos países, incidindo consequentemente sobre os sistemas educativos, de modo proporcional à dependência dos países em relação a estes. Para Apple (2006), essa nova concepção de sistema educativo, convertido em bem de consumo, que prioriza a competição, a aferição de resultados com base na imposição de currículos e testagens, afeta também o professorado, que viu, de uma hora para outra, multiplicar suas obrigações, não apenas em função das novas demandas sociais, mas também da transferência de encargos do poder público para as unidades escolares, onde não há, muitas vezes, os recursos humanos, financeiros e materiais necessários para tanto.

Entre essas novas demandas aparecem: a educação sexual, a educação contra as drogas, a educação para o consumo, a educação para a saúde, e a educação para a manutenção dos patrimônios culturais e ecológicos. Como consequência disso, a escola é pressionada pela opinião pública a dar conta desses encargos, já que grande parte da sociedade acredita serem estes de exclusiva responsabilidade e competência dessa instituição. As próprias famílias dos educandos desconhecem, segundo Santomé (2001), os percalços enfrentados pela escola no dia a dia, e o Estado, por sua vez, ao delegar suas responsabilidades para as instituições educativas, torna-se cada vez mais invisível e, portanto, também mais difícil de lhe imputar qualquer culpa pela administração educativa.

História da promoção da saúde na escola

Como explicita Silveira (2000), foi no século 17 que começou a surgir uma preocupação centrada nas condições de salubridade dos ambientes escolares, na saúde dos alunos e na divulgação de hábitos que promovessem a saúde individual. No século 19, alguns países como a Alemanha e os EUA resolveram delegar oficialmente às escolas a missão de preparar os indivíduos para "uma maior aptidão ao trabalho e para as obrigações impostas pela cidadania" (p. 11) e deveriam fazê-lo por meio de uma educação que fosse capaz de desenvolver novos hábitos de higiene, uma alimentação saudável, uma postura correta e um corpo disciplinado pela ginástica.

No Brasil, o movimento da Escola Nova, na década de 1920, considerava que a escola poderia transformar a sociedade por meio de ações no campo da saúde e, no decorrer das outras décadas, a partir dos anos 1970, ampliaram-se os debates sobre a promoção da saúde no cenário educacional e com o cuidado de não atribuir unicamente à escola a missão de resolver as complexas questões sociais, econômicas e culturais determinantes da qualidade de vida da população (Silveira, 2000). Assim, começou a se instalar um movimento em prol do fortalecimento da cidadania, que deveria buscar, de maneira organizada, a criação de condições favoráveis à qualidade de vida e, consequentemente, à saúde. Esse momento descrito pela referida autora converge com as observações de Gadotti e Romão (2001), Gohn (2001) e Santomé (2001) acerca dos objetivos e ações comuns entre a escola e os movimentos sociais, sem perder de vista que a escola é só mais uma das muitas esferas possíveis para a construção da cidadania.

Observou-se, na década seguinte, a consolidação da ideia de que crianças e jovens deveriam ter prioridade nas políticas de saúde nas diferentes sociedades e países, e que a promoção da saúde deveria estar atrelada a um processo de educação amplo, envolvendo segmentos diferentes da população e de instituições governamentais e não governamentais. Em 1995, a OPAS e a OMS (Silveira, 2000) salientaram que muitos esforços se somaram nesse caminho e citam a iniciativa da OMS, da OPAS e do Fundo das Nações Unidas para a Infância das Nações Unidas (Unicef), que publicaram um documento no qual foram apresentados os resultados de uma pesquisa internacional sobre a complexidade da aprendizagem na área da saúde – fora e dentro da escola –, o diagnóstico da educação em saúde no conjunto dos países pesquisados e as propostas de estratégias para fortalecê-la nos sistemas educativos. O diálogo entre países latino-americanos nos anos subsequentes foi importante para que novos projetos e estratégias conjuntas nos campos da saúde e da educação pudessem ser traçados a partir de experiências bem-sucedidas com essa visão integral de educação em saúde na escola. Foi nessa linha que, em 1995, surgiu a Iniciativa Regional Escolas Promotoras de Saúde da OPAS, Oficina Regional da OMS em resposta à situação, prioridades e perspectivas em saúde escolar dos Estados-membros da região das Américas (OPAS, 2003). Essa iniciativa tinha como foco a melhoria da qualidade de vida e do bem-estar coletivo das crianças, jovens, docentes e demais membros das comunidades educativas. Dois anos depois, também a Resolução da Primeira Conferência da Rede Europeia de Escolas Promotoras de Saúde, ocorrida na Grécia, afirmava que todas as crianças e jovens da Europa tinham o direito e deveriam ter a possibilidade de estudar em uma escola promotora de saúde. A função dessa rede era atuar positivamente, tanto na comunidade educativa quanto na local, pois seria criado um marco social muito favorável capaz de influir nas ideias, percepções e ações de todos os que vivem, trabalham, participam e aprendem na escola. A partir desse marco, seria instalado um clima positivo capaz de influenciar a maneira de estabelecer relações e os processos decisivos que afetam os jovens, assim como o modo como eles desenvolvem seus valores e atitudes (OMS, 1997). O movimento das Escolas Promotoras de Saúde ampliou-se para outras regiões do planeta, e também no continente asiático a partir de 2001; em Hong Kong, centenas de escolas receberam o *status* de "escolas promotoras de saúde" pela OMS (Chehp, 2006). No continente africano, a OMS (2002) elaborou ainda uma Estratégia Regional de Promoção da Saúde, durante o biênio de 2000-2001, e incentivou e orientou a criação de escolas promotoras da saúde, apoiando 15 países na promoção dessa iniciativa.

No Brasil, a partir da década de 1990, o Ministério da Educação elaborou o Plano Decenal de Educação para Todos (implantado de 1993 a 2003), atendendo à Constituição Federal, de 1988, que estabelecia a necessidade de se elaborarem parâmetros curriculares nacionais. Desse modo, os temas transversais – ética, saúde, meio ambiente, trabalho e consumo, orientação sexual e pluralidade cultural – foram inseridos nos parâmetros, a fim de possibilitar à escola cumprir eficazmente o seu papel de educar para a transformação da realidade, fomentando discussões e práticas entre educadores, educandos e comunidade que marcassem posições sobre as questões sociais relevantes do nosso tempo. Para esse documento, que está de acordo com a OMS, uma escola promotora de saúde deveria se preocupar em promover ações para tornar o ambiente escolar saudável. Nesse sentido, a estética do entorno físico seria um aspecto importante para a saúde física e mental dos educandos e educadores, e seria necessária uma visão integrada de saúde que considerasse os aspectos físicos, psíquicos, socioculturais e ambientais. A saúde estaria incluída em todas as áreas do conhecimento e os alunos contariam com espaços efetivos de participação, bem como todos os segmentos da comunidade escolar, já que o empoderamento, a autonomia e a autoestima são elementos imprescindíveis à promoção de saúde.

Uma visão ampla dos serviços de saúde voltados à escola e ao incentivo à adoção de modos de vida saudáveis propiciou situações concretas para a prática de atividades saudáveis no espaço escolar. O projeto pedagógico que visa à educação em saúde teria a preocupação de criar condições para que os educadores se envolvessem diretamente em sua elaboração, estabelecendo as inter-relações necessárias entre todas as áreas e setores envolvidos.

É importante lembrar que, tomando como base os parâmetros curriculares nacionais, diversas iniciativas voltadas ao tema "saúde" em gestões políticas diferentes foram sendo desenvolvidas nas unidades escolares (UE) em muitos Estados e municípios brasileiros (incluindo o Estado e o município de São Paulo), desde a publicação desse documento. O Projeto "Escola Promotora de Saúde", coordenado pela Área Técnica de Saúde da Criança e do Adolescente da CODEPPS/SME em parceria com a Secretaria Municipal de Educação de São Paulo (gestão de 2005 a 2008), ilustra esse tipo de iniciativa. Tal projeto tem como objetivo enfrentar e superar os problemas detectados pela Secretaria Municipal de Educação relativos à saúde da infância, na faixa de 0 a 6 anos, entre os alunos integrantes das Unidades Educacionais da capital, que apresentaram taxas de (São Paulo, 2007a):

- 72,9% de lesões e cáries dentárias
- 28% de anemia
- 20% de verminoses
- 10,4% de problemas visuais
- 9,7% de obesidade
- 8% de desnutrição
- 4,3% de baixa estatura.

Ainda de acordo com a Prefeitura de São Paulo (2005), estudos realizados por universidades sobre a saúde dos jovens da rede municipal revelaram taxas de:

- 70% de cáries dentárias
- 57% de anemia ferropriva
- 30% de problemas auditivos
- 30% de dermatoses
- 10,5% de obesidade.

As pesquisas realizadas constataram situações alarmantes, pois também mostraram que, entre os alunos do 4º ano do Ciclo II (antiga 8ª série), 83% consumiriam bebida alcoólica e 49% das alunas fumariam, contra 27% dos adolescentes do gênero masculino que fumariam. Em função desse cenário preocupante, a Secretaria Municipal de Educação, em parceria com a Secretaria Municipal de Saúde, realizou em maio de 2005 a 1ª Semana Promotora de Saúde nas escolas. A 2ª Semana Promotora de Saúde nas escolas ocorreu em 2006, contando com a parceria da Secretaria Municipal de Educação e a Secretaria Municipal de Saúde, além do apoio da Universidade de São Paulo (USP), da Universidade Federal de São Paulo (Unifesp), da Universidade São Marcos, da Universidade São Camilo e da Universidade Anhembi Morumbi. Segundo a prefeitura (São Paulo, 2006; 2007b), as diversas atividades promovidas visavam a promover a reflexão sobre a saúde e a qualidade de vida e também atuar nas causas e possíveis soluções para os problemas existentes na comunidade escolar e no seu entorno. Em agosto de 2007, a Prefeitura de São Paulo anunciou, nos meios de comunicação em massa, que pretendia levar para as UE, nos fins de semana, uma equipe de profissionais da saúde para realizarem exames e encaminhamentos durante o atendimento dos alunos.

Embora seja esta uma iniciativa importante, levando-se em consideração todas as reflexões sobre a promoção de saúde na escola, esse movimento recente e que ainda está sendo implantando e tem ocorrido de modo pontual, atingindo apenas um número restrito de UE, precisa estar afinado com as demais ações da escola, combinando atividades curriculares, formação de professores, envolvimento da comunidade escolar e de outras instituições presentes no entorno escolar, investimento na segurança alimentar e na criação e manutenção de ambientes adequados e saudáveis para todos, questões que ainda precisam ser equacionadas em grande parte das escolas. Além disso, fica a preocupação se tais ações terão o mesmo nível de atenção e uma estrutura sólida (investimentos financeiros, recursos humanos disponíveis e qualificados, integração intersecretarial e intersetorial para ações conjuntas e articuladas) e mecanismos legais que garantam a sua continuidade ao longo dos anos, tendo em vista que programas como este não podem ficar ao sabor das "vontades políticas" e da incerteza gerada pela instabilidade dos partidos políticos que se alternam no poder.

Empoderamento de crianças e adolescentes envolvidos em projetos de protagonismo infantojuvenil desenvolvidos na escola

Segundo Meira (2005), tanto *empowerment* quanto outro termo comumente usado (*ownership*) foram cunhados por autores anglo-saxões como Fien, Robotton, Sterling, entre outros, com base na pedagogia crítica. O termo *empowerment*, traduzido como empoderamento na América Latina, refere-se a "assumir o poder" ou à "capacidade de exercer o poder sobre o que nos afeta" (p. 271). O segundo, *ownership*, refere-se à "apropriação" da realidade, seja ela simbólica ou material. De qualquer maneira, os dois termos estão centrados na lógica de uma educação política e tiveram adesão especial dos educadores latino-americanos em virtude da forte influência da educação popular, nascida entre os anos 1960 e 1970, pelas mãos do educador Paulo Freire. Para Meira (2005), quando se fala em "apropriação", remete-se à educação como plataforma e instrumento de conscientização cidadã defendida por Paulo Freire, da mesma maneira que o termo *empoderamento* quer dizer unicamente a mobilização política, a que também se referia o educador brasileiro, considerando-se o sujeito emancipado como alguém que assume e compreende a sua realidade, e tem a liberdade de transformá-la.

O empoderamento dos indivíduos para a transformação da realidade passa, portanto, pela possibilidade de participação consciente e ativa. Muñoz (2004, p. 91-92) apresenta diversas definições do termo *participar*, que ele foi acumulando ao longo do tempo, a partir de suas próprias experiências no âmbito pessoal e profissional, que serão aqui aproveitadas para explicitar melhor o que se espera de uma participação cidadã de crianças e adolescentes nos diferentes espaços de convivência destes. Portanto, participar é:

*   Tomar partido em alguma coisa. É fazer parte de alguma coisa
*   Organizar-se com outros para serem responsáveis conjuntamente pelo máximo de aspectos que constituem a nossa vida
*   Sentir-se soberano
*   Algo político, um jogo democrático
*   Não é uma finalidade, mas um meio que nos ajuda a tomar consciência da realidade
*   Ser protagonista e solidário ao mesmo tempo, para mudar a partir do compartilhar
*   A capacidade de dar e de receber
*   A capacidade de assumir dificuldades, incômodos e gozar a vida
*   Não é apenas decidir, mas trabalhar
*   Não é só falar, é também ouvir
*   Acreditar que o projeto é importante.

Também o referido autor, partindo do princípio de que a participação cidadã significa compartilhar decisões que afetam a vida do indivíduo e da comunidade, defende que a escola precisa ser um espaço privilegiado onde os alunos possam realizar esse exercício cotidiano e com protagonismo. É só por meio da prática gradativa que se aprende o que é a participação democrática e que se adquire a confiança e a capacidade de participar, já que nenhuma dessas coisas pode ser ensinada de maneira abstrata. Sobre isso, Sancho (2006, p. 22) observa que, nas escolas, "fala-se de autonomia, criatividade e de participação, mas fortalece-se a burocracia e as decisões hierárquicas".

Antunes (2004) é organizador de um livro intitulado *Orçamento participativo criança – Exercendo a cidadania desde a infância*, no qual são descritas as experiências vividas por milhares de crianças e adolescentes da Rede Municipal de Ensino de São Paulo entre 2003 e 2004. Esse processo foi desenvolvido a partir da articulação entre a política de gestão da cidade de São Paulo e a política educacional e, mais tarde, também com o programa do MEC/MMA, denominado "Vamos cuidar do Brasil com as escolas", culminando nas Conferências Infantojuvenis do Meio Ambiente nos anos de 2003, 2005 e 2008. Essas iniciativas serão descritas preferencialmente nessa pesquisa por envolverem diretamente a democracia participativa, o *empowerment* dos alunos de ensino fundamental das escolas municipais de São Paulo e a conquista de uma melhor qualidade de vida dessas comunidades educativas, objetos do presente estudo.

Antunes (2004) salienta que o Orçamento Participativo Criança (OP-Criança) de São Paulo nasceu a partir da óptica de que "um outro mundo é possível" – pressuposto do Fórum Social Mundial. Um mundo onde as crianças e adolescentes poderão optar pelas políticas governamentais que afetam suas vidas, abrindo espaço para o surgimento de uma sociedade mais justa e mais democrática, onde elas também não serão invisíveis. "Educar para e pela democracia pressupõe criar condições para que o cidadão e a cidadã se construam no cotidiano da escola e da cidade, nas pequenas ações do dia a dia" (p. 29). Por isso, é preciso cuidar dos discursos e das práticas cotidianas dos espaços educacionais para que as crianças tenham a chance de se tornarem cidadãos em uma cidade que também seja democrática e educadora; nesse sentido, a autora alerta para o fato de que de nada valerá o conhecimento se não for para formar pessoas solidárias, propensas ao diálogo, à cooperação e à convivência social, e que construa uma vida mais digna, saudável e sustentável para todos. Afirma ainda que é na escola que muitas crianças entram em contato pela primeira vez com a sociedade, e a grande oportunidade de edificar a sua autonomia está na participação. O convívio democrático com os outros lhes ensinará o significado do "coletivo", do respeito pelo espaço público e de como se corresponsabilizar por ele. O OP-Criança teve início em 2003 e envolveu, experimentalmente, apenas alunos do ensino fundamental de quatro Centros Educacionais Unificados (CEU): Aricanduva, Rosa da China, Jambeiro e Perus. Em 2004, expandiu-se para todas as escolas de ensino fundamental da rede municipal, totalizando 477 UE e abrangendo alunos entre 7 e 14 anos de idade. Para implementar esse projeto na rede, professores, funcionários, equipe técnica (direção, assistentes de direção e coordenação pedagógica), além dos alunos, tiveram a oportunidade de participar de cursos de formação e encontros preparatórios organizados pelo Instituto Paulo Freire, parceiros da Secretaria Municipal de Educação nesse projeto, além da Coordenadoria do Orçamento Participativo, responsável pelo OP-Cidade.

A metodologia desse projeto pressupunha a constituição de dois grupos: o Grupo Motor, formado por adultos com a função de criar condições para a realização das ações das crianças nas escolas, e o Grupo Faísca, formado por crianças, adolescentes e jovens, que tinha como função envolver, explicar e sensibilizar as crianças para que se comprometessem com o OP-Criança (Antunes, 2004). A metodologia privilegiava a construção do processo "desde/com", segundo os pressupostos de Cesar Muñoz, colaborador do projeto. Trata-se de trabalhar "a partir da" infância, adolescência e juventude, "com" o apoio dos adultos, e não "fazer por" ou "para", em uma atitude paternalista. Como Antunes (2004) relembra, "essa metodologia pressupõe um 'adulto de passagem ligeira', que não se sobrepõe à criança".

Ainda em 2003, o Ministério de Educação e Cultura, por meio da Coordenação Geral de Educação Ambiental (CGEA), em parceria com o Ministério do Meio Ambiente, lançou a I Conferência Nacional Infantojuvenil do Meio Ambiente.

Para Brasil (2006), essa Conferência significou um grande avanço no sentido de mobilizar e organizar jovens em torno da questão socioambiental. Esse evento reuniu delegações de adolescentes entre 11 e 15 anos de idade, de todos os Estados do Brasil e Distrito Federal, oriundos do ensino fundamental, bem como jovens de 16 a 29 anos, atuantes nos Conselhos Jovens das Comissões Organizadoras Estaduais. Segundo Bernardo *et al.* (2006), houve a participação direta de 16 mil escolas, em um total de 6 milhões de pessoas, entre professores, comunidades e jovens, a maioria deles do ensino fundamental. Foram escolhidos delegados e delegadas pelos próprios adolescentes em suas escolas e também se contou com a participação especial de jovens observadores internacionais. Além disso, essa versão infantojuvenil da Conferência, que ocorreu paralelamente à Conferência Nacional do Meio Ambiente, em novembro de 2003, em Brasília, foi considerada um meio inovador de implantar políticas públicas de educação ambiental no ensino formal.

Os cinco temas que orientaram essa primeira conferência foram: "Nossa água", "Seres vivos", "Nossos alimentos", "Nossa escola" e "Nossa comunidade". As escolas de ensino fundamental em todo o território nacional foram orientadas a discutir, com toda a comunidade escolar, os referidos temas e elaborar propostas para melhorar o meio ambiente e a qualidade de vida na comunidade local por meio de um processo que culminaria em uma pré-conferência na escola. Os alunos elegeriam um delegado e um suplente por escola, e também um cartaz contendo a melhor proposta sobre como cuidar do Brasil. Os nomes dos delegados e seus suplentes, bem como o cartaz vencedor seriam enviados para Brasília. As propostas formariam um documento que posteriormente seria publicado pelo Ministério do Meio Ambiente/ Ministério de Educação e Cultura, servindo de base para as discussões na Conferência Nacional. Na cidade de São Paulo, a apresentação dos delegados eleitos para disputarem a eleição em nível estadual foi feita durante a Conferência Municipal do Meio Ambiente, em que houve um espaço especial para que os alunos da rede apresentassem os resultados das pré-conferências ocorridas em suas UE.

Em 2004, em um segundo momento do OP-Criança, procurou-se articular a experiência vivenciada com o currículo da escola a partir de temas geradores, que se distribuíram de agosto a novembro:

- Protagonismo Infantojuvenil: saberes, valores e práticas (agosto)
- Protagonismo Infantojuvenil: espaços e expressões (setembro)
- Protagonismo Infantojuvenil: Escola Cidadã e Cidade Educadora (outubro)
- Protagonismo Infantojuvenil: Ecopedagogia e Agenda 21 (novembro).

Assim, em novembro de 2004, os educadores da rede municipal de São Paulo, juntamente com os alunos eleitos delegados do OP-Criança e também da Primeira Conferência Infantojuvenil em suas escolas, foram convidados a participar de um curso com os objetivos descritos a seguir:

- Fortalecer os espaços de discussão ambiental já existentes e ampliar as discussões com os conceitos da ecopedagogia
- Discutir os temas da ecopedagogia na perspectiva da construção da Escola Cidadã e da Cidade Educadora, relacionando-os com as propostas do OP-Criança e adequando-os à realidade local e à participação da comunidade
- Inserir a Agenda 21 por meio da formação da Comissão de Meio Ambiente e Qualidade de Vida nas Escolas (COM-VIDA; oficina de futuro) junto às crianças, criando comissões locais que discutam a questão ambiental permanentemente e introduzindo essa ação como motivadora do Grupo Faísca na continuidade de seus encontros na escola
- Proporcionar vivências coletivas que provoquem discussões em torno dos problemas ambientais, da sustentabilidade e da formação da Agenda 21, com vistas à melhoria da qualidade de vida das comunidades educativas e seu entorno. Foram utilizadas estratégias lúdicas, apoiadas nos fundamentos da proposta ecopedagógica.

Esse processo colaboraria também na preparação da II Conferência Infantojuvenil do Meio Ambiente nas escolas em 2005, subsidiando as UE para a implantação da COM-VIDA, envolvendo educadores, alunos e comunidade na construção da Agenda 21 Escolar, que não se restringisse apenas ao espaço escolar (apesar do seu nome), mas que buscasse melhorar a qualidade de vida também do seu entorno, no bairro e no município. Ao mesmo tempo, os Coletivos Jovens (CJ) de Meio Ambiente, envolvendo jovens de 15 a 29 anos de idade, deveriam construir ações e projetos socioambientais transformadores. Tanto as COM-VIDA quanto os CJ fazem parte de um programa do MEC/MMA denominado "Vamos Cuidar do Brasil com as Escolas".

A II Conferência Nacional Infantojuvenil do Meio Ambiente ocorreu no ano seguinte (2006), desta vez com novos temas escolhidos a partir de questões mundiais presentes em acordos, tratados e convenções internacionais assinados pelo Brasil, como: mudanças climáticas, biodiversidade, segurança alimentar e diversidade étnico-racial. O processo de organização seguiu a mesma lógica da I Conferência e novamente foram eleitos delegados e delegadas, entre 11 e 14 anos de idade e as propostas de escolas de ensino fundamental que aceitaram o convite de dar prosseguimento a esse trabalho iniciado na I Conferência. A Conferência na Escola, segundo Brasil (2007), é um momento muito rico para a comunidade escolar (estudantes de todos os turnos, professores, professoras, funcionários e a comunidade), inclusive para as comunidades indígenas, quilombolas, assentamentos rurais e meninos e meninas em situação de rua, convidados também a realizar e participar dela. Essa ação permite conhecer, debater e tomar atitudes para garantir um planeta mais sustentável, equitativo e justo. É uma contribuição importante para mudar nosso lugar, nosso país e também o mundo.

Um documento intitulado *Carta das Responsabilidades – Vamos Cuidar do Brasil*, elaborado pelos delegados e delegadas nas oficinas realizadas durante a Conferência, foi posteriormente entregue ao Presidente da República. O conteúdo desse documento foi traduzido para a linguagem do rádio, publicidade, *hip-hop* e jornal, de tal maneira que se transformou também em produto de educomunicação dessas crianças e adolescentes. A Carta na versão infantojuvenil elenca os principais compromissos das crianças e adolescentes com o meio ambiente e foi inspirada na *Carta das Responsabilidades Humanas*, um documento proposto pela Rede Internacional Aliança para um mundo responsável, plural e solidário. O objetivo é sensibilizar as pessoas a compartilharem as responsabilidades, mobilizando todo país para os grandes desafios socioambientais. As duas primeiras conferências reuniram cerca de 8 milhões de pessoas e contaram com a participação de 26 mil escolas. Nesse processo, houve a formação de 25 mil professores e 21 mil alunos em 2004 e 2005, com o Programa de Formação Continuada de Professores e Estudantes em Educação Ambiental – promovido pelo Ministério da Educação/Secretaria de Educação Continuada (Secad), Alfabetização e Diversidade/Departamento de Educação para Diversidade/Coordenação-Geral de Educação Ambiental (CGEA; Brasil, 2007).

A III Conferência Nacional Infantojuvenil pelo Meio Ambiente (CNIJMA) ocorreu em novembro de 2008 e, segundo dados do Ministério de Meio Ambiente, o tema geral escolhido foi: "Mudanças ambientais globais", cujos subtemas abordados também nas conferências estaduais, escolas e comunidades foram: clima, água, biodiversidade, produção e consumo de energia.

Objetivos

Investigar e analisar a existência de projetos relacionados com a saúde e o meio ambiente nas unidades escolares, as responsabilidades dos atores envolvidos e a eficácia desses projetos na consolidação de ambientes saudáveis e de uma melhor qualidade de vida nessas comunidades educativas.

Metodologia

Participaram da pesquisa aqui descrita dez escolas da Rede Municipal de Ensino de São Paulo, todas situadas na região leste da cidade, pertencentes às Coordenadorias da Penha e de Itaquera. A pesquisa ocorreu no decorrer dos anos de 2005 e 2007. Além da revisão bibliográfica e documental, foram utilizados como instrumentos metodológicos: grupo focal com professores e entrevistas com alunos e pais, que cumpriram as exigências éticas da Resolução 196/1996 – CNS sobre pesquisas científicas, utilizando-se do termo de compromisso livre e esclarecido por escrito dos participantes, assegurando anonimato e o direito à desistência da pesquisa a qualquer tempo, a confidencialidade dos dados coletados e a publicação dos resultados da pesquisa. Todos os dados coletados foram analisados qualitativamente e constituem parte dos resultados da tese de doutorado intitulada "Olhares e perspectivas sobre a educação ambiental, a democracia participativa e o *empowerment* de crianças e adolescentes em escolas da Rede Municipal de Ensino de São Paulo".

As questões direcionadas aos educadores relacionadas com a educação em saúde e a educação ambiental dividiram-se nas seguintes categorias:

- A – processo formativo, participação em movimentos sociais, preparo dos educadores e objetivos destes em relação à formação e empoderamento dos alunos
- B – existência de projetos ou ações e estratégias adotadas e atores envolvidos
- C – resultados desses projetos ou ações e divisão de responsabilidades
- D – percepção sobre a saúde ambiental da escola.

Quanto aos educandos, as categorias foram:

- A1 – conhecimento sobre projetos e ações voltadas à saúde e ao meio ambiente na escola
- B1 – espaço para a participação democrática nesses projetos e ações da escola

- C1 – responsabilidades sobre os resultados
- D1 – percepção sobre a saúde ambiental da escola.

Quanto aos pais, as categorias foram:

- A2 – conhecimento e opinião sobre os projetos desenvolvidos na escola e grau de envolvimento de seus filhos
- B2 – participação no cotidiano escolar e na educação dos filhos quanto ao desenvolvimento de hábitos para a promoção da saúde e conservação do meio ambiente
- C2 – responsabilidades sobre os resultados dos projetos escolares
- D2 – percepção sobre a saúde ambiental na escola.

Análise e discussão dos resultados

Respostas dos educadores

De modo geral, os educadores afirmaram que já haviam passado por algum tipo de formação entre os anos 2000 e 2005, porém a maioria declarou que os cursos frequentados versavam basicamente sobre alfabetização e letramento, sem incluir questões de saúde ou de meio ambiente, o que explica, em grande parte, a insegurança que muitos desses profissionais ainda afirmam ter para abordar esses assuntos durante suas aulas, de maneira mais aprofundada e dinâmica. Declararam que as principais dificuldades para aplicar os conhecimentos adquiridos nos cursos em sala de aula estavam relacionadas com o número excessivo de alunos na sala, o distanciamento entre a teoria e a prática, a limitação do espaço físico para algumas atividades propostas nos cursos, a falta de materiais específicos ou a indisponibilidade destes (falta de acesso) dentro das escolas, a dificuldade de se desvincularem dos conteúdos formais para trabalhar com outros mais atuais e relevantes, a falta de parcerias entre colegas e coordenadores pedagógicos ou diretores (equipe técnica), o modelo de "professor-multiplicador" adotado pela maioria dos cursos, a falta de interesse dos alunos, a indisciplina e a ausência pedagógica dos pais nos processos educativos.

Uma pequena parcela também declarou ter se envolvido em algum momento de suas vidas, com movimentos sociais ou outras maneiras de participação cidadã. A maioria disse não se interessar por esse tipo de ativismo, por não ter tempo, por "comodidade", "cansaço" ou "inércia". Observou-se que estavam dentro do primeiro grupo os educadores que declararam buscar em suas práticas pedagógicas envolver o maior número de alunos nas discussões sobre política e problemas sociais, na luta para a melhoria das condições de vida, na resolução dos conflitos socioambientais, entre outros. Muitos deles conduziram sozinhos projetos para incentivar o protagonismo de seus alunos, como o Orçamento Participativo-Criança, as Conferências Infantojuvenis do Meio Ambiente, os Grêmios Estudantis, entre outros.

> Ah, a gente fica sabendo (de iniciativas para a participação popular), alguém vem, comenta, convida, mas, não sei, acho que a gente acaba não priorizando isso [...]

> Participei da canalização do córrego, ali no Jardim Ipanema, da conservação das praças e limpeza de entulhos por causa do entorno da escola, então fui para reivindicar isso.

A maioria dos professores descreveu um perfil semelhante em relação aos alunos que pretendiam formar: "alunos conscientes, críticos, participativos, autônomos, protagonistas, responsáveis, felizes", mas, apesar disso, parte deles afirma estar despreparada, relatando muitas dificuldades para lidar com a liderança e autonomia dos alunos nos projetos (protagonismo), entre elas o medo da indisciplina e a perda do controle da situação e dos alunos na escola.

Com relação ao perfil, a opinião de um dos professores foi:

> Acho que a gente poderia começar pelo clichê: o aluno crítico, participativo, solidário, exercendo sua plena cidadania (risos do grupo). Mas aí, a questão é a seguinte: os clichês colocados neste contexto que a gente vive são para não acontecer. Por outro lado, é o que a gente quer mesmo. Mas nessa organização (da educação), a gente não vai conseguir. Então, me parece que é um clichê bastante irônico, porque nessa ideia, afirma se negando [...]

Com relação ao protagonismo, os professores afirmaram:

> A estrutura existente na escola é muito conservadora, então o protagonismo dos alunos é sufocado dentro dela. Por isso, os alunos acabam por se "acalmar", se desinteressam e não lutam mais por isso.

> O protagonismo infantojuvenil na nossa escola é o resultado de ações isoladas, fragmentadas, dissociadas dos projetos mais amplos, fruto de um momento ou de uma ação de um professor, neste ou naquele projeto, também muito pessoal, muito particularizado.

> Poderíamos abrir mais espaço para o protagonismo, mas, muitas vezes, não é aberto por insegurança do professor, por medo de perder o controle, de ceder esse "seu" espaço para o aluno.

Poucas escolas desenvolvem projetos coletivos, interdisciplinares e inseridos nos projetos pedagógicos e planejados com a intenção de desenvolver consciência, valores e atitudes a partir de temas ligados à realidade social e suas implicações na saúde e no meio ambiente. Os projetos citados em apenas duas escolas visavam melhorar a qualidade de vida na escola por meio da realização de conferências estudantis sobre meio ambiente, que escolhiam prioridades, como: o plantio de hortas para incentivar uma alimentação mais saudável, criação ou conservação de áreas verdes dentro e no entorno escolar, reciclagem, limpeza e conservação dos espaços escolares, entre outras ações. Nesse processo, a equipe docente preocupava-se em ligar essas práticas aos conteúdos desenvolvidos diariamente com os educandos e ao contexto sociocultural em que estavam inseridos. No entanto, observou-se que na maioria das escolas prevaleciam ações pontuais e desconexas, como: campanhas institucionais de saúde bucal, acuidade visual, palestras eventuais com profissionais convidados sobre drogas, sexualidade, doenças ou outras iniciativas de professores isolados, cujas estratégias consistiam em conversas informais sobre saúde e meio ambiente, quando esses temas surgiam na sala de aula, respondendo às dúvidas dos alunos ou após grande exposição de questões relativas a eles na grande mídia.

Alguns projetos foram considerados bem-sucedidos, como as Conferências Infantojuvenis do Meio Ambiente e o Orçamento Participativo-Criança, projetos institucionais relacionados, no primeiro caso, com o Ministério da Educação e Cultura e Ministério do Meio Ambiente (2000-2010) ou, no segundo caso, com a Secretaria Municipal de Educação de São Paulo (2001-2004), por meio dos quais as questões de cidadania, entre elas a saúde e o meio ambiente, eram focalizadas nos alunos e estes agiam com protagonismo, decidiam as prioridades para sua escola e comunidade, embora nem todas tenham tido adesão em toda a rede de ensino, como ocorreu com as Conferências Infantojuvenis do Meio Ambiente, ou continuidade, no caso do OP-Criança. Diversos fatores, segundo os educadores, contribuíram para isso, como:

- A descontinuidade política na gestão seguinte e, consequentemente, falta de apoio técnico e financeiro
- As mudanças no quadro docente (remoções)
- A desarticulação do grupo de professores
- Os problemas estruturais da escola
- A falta de envolvimento dos alunos e de outros segmentos da escola (direção, coordenação pedagógica, professores, pais).

Em apenas três das dez escolas, os educadores consideraram o ambiente escolar saudável. Os demais citaram a falta de estrutura física adequada, o excesso de barulho (poluição sonora), poluição visual, ambiente "sujo", prédios mal conservados, animais transmissores de doenças ou os problemas nas relações interpessoais com colegas e direção, como fatores degradantes da saúde ambiental das escolas. Nesse caso, os motivos relacionais se sobressaíram em relação aos demais e entre eles figuraram: a falta de harmonia, de democracia, de respeito e muita tensão emocional que, segundo eles, afetava significativamente o seu desempenho profissional.

Respostas dos alunos

Categoria A1. Poucos alunos relataram a existência de projetos ou ações realizados em suas escolas envolvendo a saúde ou o meio ambiente, havendo depoimentos conflitantes nesse aspecto, o que poderia revelar que tais projetos foram realizados de maneira fragmentada e não atingiram a escola toda, por isso não tiveram o impacto desejado na comunidade escolar

Categoria B1. A maioria afirmou que há poucos (como o Conselho de Escola) ou nenhum espaço para a participação democrática de alunos, pais e até mesmo de professores no tocante às decisões tomadas na escola. Para eles, o que existe, mais frequentemente, é a possibilidade de executar ações dentro de alguns projetos que foram pensados por uma cúpula (geralmente equipe técnica ou docente). Foram citados também, projetos que já existiram na rede, mas não tiveram continuidade (Orçamento Participativo-Criança), ou especificamente em cada escola (Grêmio Estudantil) como maneiras de viabilizar a democracia participativa no ambiente escolar; no entanto, para eles, poucos alunos acabam se envolvendo nesses canais de participação, geralmente porque não é feita uma ampla campanha de conscientização ou

não há incentivo para que eles atuem como protagonistas de fato.

> Eu acho que os alunos deveriam ser consultados para que eles tivessem mais envolvimento. Não só os alunos, mas os pais, a comunidade, para ver quais projetos eles querem, o que acham da escola, o que está bom, o que precisa manter, o que precisa modificar [...]

Categoria C1. Para a maioria dos alunos, quando um projeto "não dá certo" ou "termina de uma hora para outra", a responsabilidade é de atores presentes na própria escola, sobretudo direção, professores ou alunos. Uma parcela mínima reconhece o papel dos governantes nesse processo, ou dos pais. Para eles, portanto, o "poder" é sempre o mais próximo e é a ele que cabem também todas as responsabilidades para o bem ou para o mal da escola.

> Ah, pela desorganização... Tem muito aluno que não tem organização. Até mesmo a diretora, os professores.

> Porque ninguém tem interesse: alunos, professores [...]

> Eu acho que um dos fatores que mais contribui para isso é a mudança de governo. Porque o projeto Educom.rádio, por exemplo, quando começou estava a todo vapor. Quando mudou o prefeito em 2005, "já deu uma esfriada", já não tinha mais verba, não tinha mais os encontros que a gente fazia, não tinha manutenção dos aparelhos.

Categoria D1. Apenas uma pequena parte dos alunos considerou o ambiente de sua escola "totalmente saudável". Para a maioria, ele não é saudável ou "nem sempre é saudável", por diversos fatores: falta limpeza, higiene, há presença de ratos, muito barulho, vandalismo, falta segurança e respeito entre as pessoas. Observou-se que, pelo número de citações, as relações interpessoais para esse grupo apareceram em um segundo plano. Um ambiente saudável para eles deveria ser limpo, sem poluição, sem desmatamento; portanto, com muitas árvores, com boa circulação de ar, organizado, seguro, alegre, com diálogo, respeito, harmonia, amizade, felicidade. Nesse caso, os alunos parecem não perceber o que se passa com o restante do grupo-escola (direção, professores, funcionários), cujos principais problemas relatados se referem às relações interpessoais, gerando desconforto, insatisfação (e não raramente, afastamentos por doenças emocionais), fatores que afetam o desempenho dos educadores em sala de aula.

Respostas dos pais

Categoria A2. Mais da metade desconhecia os projetos realizados pela escola e o nível de participação de seus filhos, mesmo que, neste último caso, os filhos tivessem apresentado uma participação ativa na elaboração ou execução destes (revelada nas entrevistas), demonstrando, assim, pouco envolvimento com a vida escolar de seus filhos. Quanto aos que disseram conhecer, as opiniões foram sempre favoráveis, elogiosas por desenvolverem responsabilidades, hábitos saudáveis, liderança e participação cidadã.

> No momento assim, não (me lembro). Eu sei que ele participa de bastante coisa.

Categoria B2. De modo geral, os pais disseram que a participação deles na vida escolar dos filhos estava restrita às reuniões de pais (quando possível) e raramente em outras situações, como projetos e atividades pedagógicas, o que confirmou a situação previamente descrita. Declararam que "até comentavam", de modo genérico, sobre saúde e meio ambiente em casa com seus filhos, mas não se aprofundavam porque não detinham conhecimento suficiente para isso. Justamente por este motivo, acreditavam que essa tarefa era essencialmente da escola.

> Bom, sobre meio ambiente a gente ensina a não jogar papel no chão, a ser organizado, e a saúde, que não ande descalço que ande sempre agasalhado.

> Não, isso aí (meio ambiente) ele estuda sozinho. Ele liga lá a internet e fica lá estudando [...]

Categoria C2. Para a maioria, a responsabilidade para o sucesso ou fracasso dos projetos das escolas é da direção escolar e dos professores, coincidindo com a visão dos alunos. Uma pequena parcela citou o governo (omissão ou interferência negativa) ou os pais (a falta de envolvimento ou colaboração destes).

Categoria D2. O ambiente escolar de seus filhos foi considerado saudável para a maioria. Citaram como fatores preponderantes para isso a limpeza, a presença de plantas, a ausência de poluição no entorno, a organização, o trabalho desenvolvido pela escola. Prevaleceram os fatores físicos sobre os relacionais neste caso.

Observou-se que, até por estarem pouco próximos do ambiente escolar, os pais, de maneira geral, discordaram de seus filhos quanto às condições do ambiente físico em que eles estudavam e, mais uma vez, não perceberam os problemas de relacionamento que envolviam o grupo de profissionais da maioria das escolas e que interferiam significativamente na saúde ambiental delas.

Considerações finais

Embora os resultados da pesquisa tenham ocorrido em uma pequena amostra dentro de um universo muito mais amplo representado pela Rede Municipal de Ensino de São Paulo, eles podem indicar meios para uma intervenção mais eficaz do poder público, dos atores presentes nas próprias Unidades Escolares, bem como da sociedade que aspira por uma educação de melhor qualidade e com poder de transformação sobre o cenário mundial de insustentabilidade ambiental e reconhecido, inclusive, pelos próprios educadores e pais em suas falas. Falta, no entanto, para a maioria dos atores entrevistados, a consciência de que não há possibilidade de mudança sem o envolvimento de todos, já que o sentido de "educador" vai além do professor do ensino formal; de que uma sociedade sustentável e saudável demanda conscientização ambiental, transformação nas relações sociais, para que estas sejam menos díspares, mais humanas e justas. Nesse sentido, espera-se que a educação se reorganize, com currículos intencionalmente construídos para fortalecer os mecanismos democráticos, dentro e fora de seu espaço, para a mobilização, a ação conjunta, articulada do poder público com as diversas instâncias da sociedade; portanto, com corresponsabilidade social.

Percebeu-se que, entre os pais e alunos, é creditada à escola e, portanto, aos educadores, toda a responsabilidade pela formação cidadã do aluno e pelo desenvolvimento de hábitos saudáveis. Há pouca ou nenhuma participação dos pais que acreditam não deter os conhecimentos e as habilidades necessárias para tal. Estes, na maioria dos casos, limitam-se a frequentar algumas reuniões de pais (e alguns, nem mesmo isso), em geral para tratar especificamente do rendimento escolar dos filhos ou problemas disciplinares.

A escola, por sua vez, tem se esforçado pouco para ampliar os canais de participação democrática com vistas a envolver todos os seus segmentos, desperdiçando a chance de investir na formação dos pais, tornando-os parceiros no processo educativo e, ao mesmo tempo, ajudando a desenvolver ou reforçando hábitos saudáveis, valores e atitudes cidadãs. Observou-se que nas escolas pesquisadas prevalece um modelo autoritário, propício à geração de conflitos pessoais e profissionais, com reflexos sobre a qualidade da educação prestada. No entanto, essa relação não aparece tão nitidamente definida para os alunos e pais no cotidiano escolar, apenas para os educadores. Apesar disso, os alunos emitem claramente seu desejo por uma participação mais ativa dentro do processo educativo e sua decepção pela ausência de projetos que tornavam a escola mais democrática e dinâmica.

Muitos ainda reconhecem, nos educadores, a total responsabilidade pelo sucesso ou pela falência de tudo o que ocorre dentro da escola. Não conseguem enxergar a influência de outras instâncias presentes na hierarquia educacional configurando a realidade escolar da qual fazem parte. Dessa maneira, a "mão" do governo no final dessa linha fica praticamente invisível aos olhos destes e de uma parte considerável dos pais. O que foi discutido com Apple (2006), sobre os pais que desconhecem as dificuldades enfrentadas pelas escolas de seus filhos no seu dia a dia, também encontra eco nas queixas dos educadores sobre a falta de envolvimento dos pais no processo educativo dos filhos, da falta de estrutura, de recursos materiais e humanos, do excesso de atribuições, dos desvios de função e das pressões da opinião pública sobre o trabalho desenvolvido na escola.

A falta de consciência política é um elemento importante nesse quadro, inclusive entre os professores entrevistados, cuja maioria declarou não se interessar por discussões ou pelo envolvimento com questões políticas, movimentos sociais e outros canais de participação cidadã. Paradoxalmente, acreditam que mesmo assim podem formar "alunos críticos, participativos, conscientes, cidadãos", utilizando como metodologia de ensino a transmissão de informações (via conversa informal, quando o assunto surge na mídia ou respondendo à curiosidade de algum aluno). Embora o grupo de professores entrevistados tenha participado de cursos de formação no período investigado (2000 a 2005), observou-se que estes praticamente não estavam relacionados com a saúde ou com o meio ambiente, deixando de suprir as carên-

cias já declaradas dos educadores nessas áreas. Além disso, questiona-se se a metodologia e os conteúdos desenvolvidos nos cursos declarados por alguns foram eficazes para transformar as concepções de educação e as práticas da grande parcela de professores que se sente despreparada para lidar com as inter-relações existentes entre saúde, meio ambiente, contexto social, político, cultural e econômico, bem como sobre autonomia e protagonismo dos seus alunos.

Raramente, as escolas envolvidas na pesquisa desenvolvem projetos sólidos, relacionados com a saúde e/ou com o meio ambiente, coletivamente planejados e vinculados ao projeto pedagógico da Unidade Escolar. Estes, quando existem, estão a cargo de um professor, que pode ou não dar continuidade, dependendo das condições e do apoio que encontra na escola. Está claro que existem dificuldades a serem enfrentadas pela Secretaria Municipal de Educação de São Paulo e seus parceiros para implantar as Escolas Promotoras de Saúde, com a visão da OPAS, ou seja, com foco em qualidade de vida e bem-estar coletivo de crianças, jovens, docentes e demais membros das comunidades educativas, pelo menos enquanto perdurarem as situações aqui descritas dentro das UE. A conquista da autonomia, do empoderamento e da autoestima de que também fala a OMS, imprescindíveis para a promoção da saúde, bem como a inclusão dos temas relativos à saúde e ao meio ambiente em todas as disciplinas, também demonstrou ser uma realidade distante. Além disso, percebeu-se que as ações pontuais (Semanas Promotoras de Saúde) realizadas até aqui não tiveram o impacto desejado no ambiente escolar, do ponto de vista pedagógico, incentivando novas práticas, quebrando a rigidez do "poder instalado" ou da saúde ambiental e coletiva, pois grande parte da comunidade escolar não considera aquele ambiente saudável.

É importante investir de maneira mais efetiva na saúde ambiental e qualidade de vida nas escolas e isso implica formação adequada, contínua e permanente para todos os profissionais de educação, considerando as diferentes realidades e percepções que se apresentam em cada comunidade escolar e propicie, de fato, mudanças nas visões e nas práticas destes, de seus alunos e inclusive dos pais. Ao poder público cabe, portanto, aproximar-se mais dessas realidades, procurando desenvolver meios realmente eficazes para ouvir, absorver os anseios e necessidades das comunidades presentes nas instituições de ensino. Desse modo, daria o exemplo de como criar espaços democráticos e inclusivos dentro das suas escolas. Não podem ser esquecidos os investimentos em infraestrutura, recursos humanos e materiais, bem como a flexibilização da "tão arraigada e conservadora hierarquia escolar", prejudicial ao mais nobre objetivo da educação, hoje, considerado utópico pelos seus principais agentes, qual seja o de "formar cidadãos críticos, responsáveis, participativos, saudáveis e felizes".

Bibliografia

Antunes, A. (Org.). Orçamento participativo criança: exercendo a cidadania desde a infância. São Paulo: Instituto Paulo Freire, 2004.

Apple, M. W. Neoliberalismo e currículo. Revista Pátio, ano 10, p. 13-15, 2006.

Bernardo, A. V.; Eulálio, M. L. B.; Sousa, R. F. Cuidar do Piauí para mudar o Brasil: uma visão estatística do Programa Vamos Cuidar do Brasil com as escolas. In: Brasil. Ministério do Meio Ambiente e Ministério da Educação. Juventude, cidadania e meio ambiente: subsídios para a elaboração de políticas públicas. Brasília: MMA; MEC, 2006.

Brasil. Ministério da Educação. Conferência Nacional Infantojuvenil pelo Meio Ambiente, 2., 2006, Luziânia/Brasília. Relatório final... Brasília: MEC, 2006. Disponível em: <http://conferenciainfanto.mec.gov.br/images/pdf/relatorio_final_2_cnjima.pdf>. Acesso em: 18 maio 2018.

Brasil. Ministério da Saúde. Promoção da saúde: Carta de Ottawa, Declaração de Adelaide, Declaração de Sunsdwall e Declaração de Bogotá. Brasília: Fundação Oswaldo Cruz; IEC, 1996.

Brasil. Ministério do Meio Ambiente; Ministério da Educação. Juventude, cidadania e meio ambiente: subsídios para a elaboração de políticas públicas. Brasília, 2006.

Buss, P. M. (Ed.). Promoción de la salud y la salud pública: una contribución para el debate entre las escuelas de salud pública de America Latina y el Caribe. Rio de Janeiro: Fiocruz; UnB, 1998.

Bydlowski, C. R.; Westphal, M. F.; Pereira, I. M. T. B. Promoção da saúde. Porque sim e porque ainda não. Revista Saúde e Sociedade, São Paulo, v. 13, n. 1, p. 14-24, jan.-abr. 2004.

Castellanos, P. L. Los modelos explicativos del proceso salud-enfermidad: los determinantes sociales. In: Martinez Navarro, F et al. (Ed.). Salud pública. Madrid: Mcgraw-Hill; Interamericana, 1998. p. 81-102.

Catford, J. Ottawa 1986: piedra angular del desarrollo de la salud mundial. Promotion & Education, v. 14, suppl. 2, p. 53-54.

Centre for Health Education and Health Promotion. Faculty of Medicine The Chinese University of Hong Kong. The Hong Kong Health Schools Award Scheme. Hong Kong: CHEHP, 2006. Special Issue.

Gadotti, M.; Romão, J. E. (Org.). Autonomia da escola: princípios e propostas. Guia da escola cidadã. 4. ed. São Paulo: Cortez; Instituto Paulo Freire, 2001.

Gohn, M. G. Movimentos sociais e educação. 5. ed. São Paulo: Cortez, 2001. (Coleção Questões da Nossa Época, 5).

Hills, M.; McQueen, D. V. At issue: two decades of the Ottawa Charter. Promotion & Education, v. 14, suppl. 2, p. 5, 2007.

Jacobi, P. Educação ambiental: o desafio da construção de um pensamento crítico, complexo e reflexivo. 2005. Disponível em: <http://www.scielo.br/pdf/ep/v31n2/a07v31n2>. Acesso em: 13 jul. 2018.

Leff, H. Saber ambiental: sustentabilidade, racionalidade, complexidade, poder. Petrópolis: Vozes, 2001.

Meira, P. A. Educación ambiental en tiempos de catástrofe: la respuesta educativa al naufrágio del Prestige. Revista Educação e Pesquisa, São Paulo, v. 32, n. 2. p. 265-283, 2005.

Minayo, M. S.; Hartz, S. M. S.; Buss, P. Qualidade de vida e saúde: um debate necessário. Ciência e Saúde Coletiva, Rio de Janeiro, v. 5, n. 1, p. 7-18, mar. 2000.

Morin, E.; Kern, A. B. A agonia planetária . In: Morin, E.; Kern, A. B. Terra pátria. Portugal: Instituto Piaget, 1993. p. 53-81.

Muñoz, C. Pedagogia da vida cotidiana e participação cidadã. São Paulo: Cortez, 2004.

Organização das Nações Unidas para a Educação, a Ciência e a Cultura. Educação para um futuro sustentável: uma visão transdisciplinar para ações compartilhadas. Brasília: Ed. IBAMA, 1999.

Organização Mundial da Saúde. Escritório Regional para a África. A saúde na África em 2000-2001. Documento de Balanço – 8-12 out. 2002. Disponível em: <http://www.afro.who.lnt/press/portuguese/2002/pr20021008-1201.html>.

Organización Mundial de la Salud. La Escuela promotora de salud: una inversión en educación, salud y democracia. In: Conferencia de la Red Europea de Escuelas promotoras de Salud, 1., 1-5 mayo 1997, Salónica-Halkidiki, Grecia. Resolución de la Conferencia... Salónica-Halkidiki: OMS, 1997. Mimeografado.

Organización Panamericana de la Salud. Escuelas promotoras de la salud: iniciativa de las Américas de salud y educación para el desarrollo humano sostenible. Unidad de Entornos Saludables, Área de Salud Ambiental y Desarrollo Sostenible. Washington: OPAS, 2003.

Piolli, M. S. M. B.; et al. Análise contextual do Estatuto da Cidade. In: Philippi Junior, A et al. (Org.). Temas de saúde e ambiente. São Paulo: Signus, 2008, p. 73-107.

Ribeiro, H. Saúde pública e meio ambiente: evolução do conhecimento e da prática, alguns aspectos éticos. Revista Saúde e Sociedade, São Paulo, v. 13, n. 1, p. 70-80, 2004.

Sancho, J. Currículo é tudo o que acontece na escola. In: Ferraço, C. E. Possibilidades para entender o currículo escolar. Revista Pátio, ano 10, p. 20-23, fev.-abr. 2006.

Santomé, J. T. O professorado em época de neoliberalismo: dimensões sociopolíticas de seu trabalho. In: Linhares, C. (Org.). Os professores e a reinvenção da escola: Brasil e Espanha. 2. ed. São Paulo: Cortez, 2001. p. 17-56.

São Paulo. Estudo alerta sobre saúde dos alunos na rede pública. 2005. Disponível em: <http://www.prefeitura.sp.gov.br/portal/a_cidade/noticias/index.php?p=1971>. Acesso em: 17 maio 2005.

São Paulo. Secretaria Municipal de Educação. Escola Promotora de Saúde. São Paulo: SME, 2007a. Disponível em <http://educacao.prefeitura.sp.gov.br/WebModuleSme/itemMenuPaginaConteudoUsuarioAction.do?service=PaginaItemMenuConteudoDele gate&actionType=mostrar&idPaginaItemConteudo=3495>.

São Paulo. Secretaria Municipal de Educação. Projeto Escola Promotora de Saúde. São Paulo: SME, 2007b. Disponível em <http://portal.prefeitura.sp.gov.br/secretarias/saude/crianca/0014>.

São Paulo. Secretarias dão início à 2a Semana Promotora de Saúde nas Escolas. 29 de Maio de 2006. Disponível em: <http://www.prefeitura.sp.gov.br/portal/a_cidade/noticias/index.php?p=9933>. Acesso em: 4 set. 2007.

Sebastiani, R. W. O adolescente em situação de risco social: uma intervenção para promoção de saúde. Dissertação (Mestrado em Saúde Pública) – Faculdade de Saúde Pública da Universidade de São Paulo, São Paulo, 2004.

Silva, M. M. Olhares e perspectivas sobre a educação ambiental, a democracia participativa e o empowerment de crianças e adolescentes em escolas da Rede Municipal de Ensino de São Paulo. Tese (Doutorado em Saúde Pública) – Faculdade de Saúde Pública da Universidade de São Paulo, São Paulo, 2009.

Silva, T. T.; Moreira, A. F. Territórios contestados: o currículo e os novos mapas políticos e culturais. 5. ed. Petrópolis: Vozes, 2001.

Silveira, G. T. Escola promotora de saúde: quem sabe faz a hora! Tese (Doutorado em Saúde Pública) – Faculdade de Saúde Pública da Universidade de São Paulo, São Paulo, 2000.

24 Participação Comunitária, Educação Ambiental e em Saúde | Análise das Representações Sociais de Duas Comunidades das Áreas de Mananciais de Santo André, São Paulo

Elaine Cristina da Silva Colin • Maria Cecília Focesi Pelicioni

Introdução

Meio ambiente, saúde, cidadania e qualidade de vida são temas que têm sido discutidos há anos, mas comparando os documentos resultantes de conferências, congressos e demais eventos sobre meio ambiente e promoção da saúde realizados, percebe-se que a interdependência entre esses assuntos é recente.

É inegável que esses encontros e documentos têm contribuído para a implementação de inúmeras ações de promoção da saúde e melhoria da qualidade de vida, mas ainda há uma grande distância entre o discurso oficial e a prática, principalmente quando se trata de considerar meio ambiente como o grande determinante de saúde *versus* doença. Um grande exemplo dessa ambiguidade está na Constituição Federal brasileira de 1988 em relação aos artigos que dispõem sobre a saúde (art. 196) e o meio ambiente (art. 225), nos quais se afirma, respectivamente, que "a saúde é direito de todos e dever do Estado" e que "todos têm direito ao meio ambiente ecologicamente equilibrado". A questão que se apresenta, no entanto, é saber de que modo a população pode exigir esses direitos.

O conceito de saúde vai além da ausência de doença e engloba diversos aspectos da vida cotidiana, compreendendo desde fatores sociais, culturais, políticos e econômicos até fatores ambientais. Assim, fica claro que todos esses aspectos são fatores determinantes do processo saúde-doença, refletindo-se de modo positivo ou negativo na saúde pública. De acordo com a Organização Mundial da Saúde (OMS), saúde é o "estado de completo bem-estar físico, mental e social", ou seja, não se limita à inexistência de enfermidades. A 8ª Conferencia Nacional de Saúde Pública, realizada em 1986, foi um marco importante na evolução do conceito, pois considerou como fatores determinantes da saúde as condições de vida e trabalho, além da questão da integralidade da atenção à saúde e da participação social, fundamentos-base que posteriormente foram incorporados como princípios do Sistema Único de Saúde (SUS).

Considerando os aspectos ambientais, o Ministério da Saúde (Brasil, 2001) explicita que "a proteção do meio ambiente e a conservação dos recursos naturais devem fazer parte de qualquer estratégia de promoção da saúde e que ambientes e saúde são interdependentes e inseparáveis".

Tratando-se especificamente da relação meio ambiente-saúde, os processos educativos e de participação popular são fundamentais. Essa afirmação é ratificada em documentos como a *Carta de Ottawa*, Agenda 21, Política Nacional de Educação Ambiental (Lei n. 9.795/99) e Política Nacional de Promoção da Saúde. Nota-se um esforço em tornar os conceitos de saúde e meio ambiente mais amplos e principalmente em colaborar para a construção de políticas públicas efetivas que possam estimular o envolvimento da população na identificação, no planejamento e na implementação de ações que colaborem para a criação de ambientes mais saudáveis.

Entre os eventos realizados, a 3ª Conferência Internacional de promoção da saúde realizada em Sundsvall, na Suécia, destacou-se por enfatizar a interdependência entre meio ambiente e saúde e destacando o papel de cada ator social na criação de ambientes favoráveis e promotores de saúde. A *Declaração de Sundsvall* foi um documento importante que subsidiou inclusive as discussões da Conferência sobre o Meio Ambiente e Desenvolvimento, realizada no Rio de Janeiro, em 1992, conhecida como Rio-92.

Desde então, o discurso sobre as relações entre saúde, ambiente e qualidade de vida mudou muito, mas, na prática, tais mudanças foram mínimas (Brasil, 2001). Embora tenham sido realizadas muitas ações de educação em saúde e ambiental desde então, quais realmente têm sido realizadas com o intuito de estimular o *empowerment* da população?

Por um lado, se temos um modelo de atenção à saúde predominantemente biomédico, que se caracteriza pela medicalização da população e pelo tratamento curativo, por outro, temos muitas ações educativas promovidas de maneira pontual e com uma visão apenas ecológica das questões ambientais. É importante ressaltar que tais fatos não representam a totalidade de ações nessas áreas, mas são predominantes e mostram que a saúde, em muitos casos, ainda é entendida como ausência de doença e que o meio ambiente é visto apenas por sua vertente ecológica e suas relações com a natureza.

Em relação ao conceito de meio ambiente, do ponto de vista jurídico, uma das primeiras definições surgiu em 1981, com a promulgação da Lei n. 6.938, que dispõe sobre a Política Nacional de Meio Ambiente e em seu art. 3º, inciso I, o define como "o conjunto de condições, leis, influências e interações de ordem física, química e biológica, que permite, abriga e rege a vida em todas as suas formas". Na Constituição de 1988, art. 225, o termo aparece como um "bem de uso comum do povo e essencial à sadia qualidade de vida".

Para Reigota (1994, p. 21), meio ambiente é "um lugar determinado e/ou percebido onde estão em relações dinâmicas e em interação constante os aspectos naturais e sociais". Nos conceitos apresentados, fica explícito que meio ambiente não se refere apenas à natureza ou ecologia, mas também envolve aspectos sociais e que qualquer interferência se reflete diretamente na qualidade de vida e na saúde da população.

É importante ressaltar a questão conceitual, pois a prática da educação em saúde e ambiental está diretamente relacionada com conceitos ou representações sociais que os educadores têm acerca desses assuntos. Outro aspecto a ser considerado é que, independentemente de se adjetivar a educação como educação ambiental ou em saúde, trata-se de um processo educativo, isto é, de ensino-aprendizagem que implica, portanto, um processo de transformação que exige respeito às características e aos saberes das populações e reflexão crítica sobre a realidade.

O processo educativo para ambos, saúde e ambiente, é o mesmo baseado na teoria crítica da educação, se o objetivo for a formação de cidadãos críticos e reflexivos; o que muda é apenas a abordagem, a educação voltada à saúde ou ao ambiente.

Segundo a Política Nacional de Educação Ambiental, instituída pela Lei n. 9.795/99, a educação ambiental compreende "os processos por meio dos quais o indivíduo e a coletividade constroem valores sociais, conhecimentos, habilidades, atitudes e competências voltadas para a conservação do meio ambiente, bem do uso comum do povo, essencial à qualidade de vida sadia e sua sustentabilidade" (art. 1º).

Pode-se verificar em relação à conceituação citada que os objetivos desses processos estão inter-relacionados e são interdependentes, pois à medida que novos conhecimentos são construídos, novas habilidades são desenvolvidas, refletindo-se diretamente em ações. "O conhecimento pertinente é aquele que é capaz de situar toda a informação em seu contexto e mobilizar não só uma cultura diversificada, mas também a atitude geral do espírito humano para propor e resolver problemas" (Morin, 1999, p. 13). Esse conhecimento pertinente, por sua vez, está relacionado com mudanças de atitudes, comportamentos e valores, pois é por meio deles que se percebe de que maneira o indivíduo foi sensibilizado ou não em relação a determinado assunto, adquiriu habilidades para buscar espaços de participação e agir de acordo com seus novos conhecimentos.

No que se refere às mudanças de atitude e comportamento, não podemos confundi-las ou encará-las uma como sinônimo da outra. As atitudes podem variar de acordo com os valores e a motivação dos indivíduos, pois são os valores que nos orientam e fornecem parâmetros para o julgamento, avaliação e adoção de condutas, doutrinas, crenças, ideologias e culturas; assim, são os motivos que desencadeiam a ação, "enquanto as atitudes predispõem a ela" (Pisani, 1994). Todos esses processos não ocorrem isoladamente, são interdependentes e essenciais quando se fala em transformações sociais, principalmente no âmbito educativo e de promoção da saúde.

A partir desses pressupostos, percebemos que participação, construção de novos conhecimentos, atitudes, habilidades e competências, cidadania e qualidade de vida são aspectos marcantes tanto da educação em saúde quanto da educação ambiental e princípios compartilhados pelos dois. Se ambas são centradas tanto no indivíduo quanto na coletividade e têm bases e pressupostos tão semelhantes, por que em muitos casos ainda são praticadas separadamente?

Na complexidade de nossas sociedades, há uma forte tendência à fragmentação; portanto, apesar da adjetivação, a educação ambiental diz respeito a um processo educativo, portanto, onde quer que se realize, sofre a influência de ordens diferentes em razão do elo que mantém com a sociedade (Carneiro, 1987). Desse modo, se a educação ambiental é praticada da óptica de uma educação apenas conservacionista, essa prática esgota-se em si mesma e suas relações com os aspectos políticos, sociais, econômicos e culturais deixam de ser considerados. A partir dessa perspectiva reducionista, a educação ambiental realmente não tem nada a ver com a promoção da saúde.

A proposta de educação ambiental que contribui para o alcance dos objetivos da promoção da saúde é aquela que, conforme Reigota (1994, p. 10), "deve ser entendida como educação política, no sentido de que ela reivindica e prepara os cidadãos para exigir justiça social,

cidadania nacional e planetária, autogestão e ética nas relações sociais e com a natureza".

A fim de diluir a visão reducionista na relação saúde-ambiente, para alguns autores como Minayo (2002) e Freitas (2006), a ampliação do conceito de saúde assume uma visão ecossistêmica, ou seja, a saúde humana deve ser entendida integrada à saúde dos ecossistemas.

As ações de promoção da saúde vão além das causas das doenças e agem principalmente sobre os fatores determinantes da saúde-doença, daí a importância do envolvimento da população no controle desse processo.

Garantir a participação comunitária nos processos de promoção da saúde, sobretudo nas ações educativas, não é uma tarefa fácil e demanda que o educador e/ou técnico responsável conheça o contexto em que aquela comunidade está inserida, suas necessidades e representações sociais. Quando se fala em "garantir a participação", não significa simplesmente a criação de mecanismos ou espaços para que a comunidade possa comparecer e ser ouvinte das pautas colocadas; a verdadeira participação transcende esse ato e não é praticada apenas nesses momentos, mas cotidianamente.

Afinal, o que é participação? Para Demo (1988, p. 18), trata-se de um processo dinâmico, inacabado, "é em essência autopromoção e existe enquanto conquista processual", exige compromisso e envolvimento. Dallari (2001) parte do pressuposto de que todos os indivíduos são livres e de que todos são iguais. Como tal, cada indivíduo deve ter a possibilidade de participar da formulação de regras que são obrigatórias para todos. Sob esse aspecto, o autor diz que a participação é um dever que não podemos deixar de cumprir, pois dependemos dos outros e os outros de nós, e não é possível viver em uma sociedade democrática se não houver participação.

Para Bordenave (2007, p. 20), a participação é constituída por uma "intervenção ativa na construção da sociedade e é feita através da tomada de decisões e das atividades sociais em todos os níveis". Souza (2008, p. 81) diz que participação é o "próprio processo de criação do homem ao pensar e agir sobre os desafios da natureza e os desafios sociais, nos quais ele próprio está situado".

As concepções apresentadas são complementares e denotam a polissemia do tema. A participação é uma construção social e pode manifestar-se de diversas maneiras; o que a diferencia é o quanto e como os indivíduos e a coletividade participam.

No âmbito da promoção da saúde, a participação deve ter, sobretudo, uma dimensão educativa e política, pois não existe processo educativo capaz de promover transformação social sem que seja participativo, crítico e emancipatório. A participação e a educação caminham juntas; portanto, valorizar o processo educativo não significa que se deve "primeiro educar as pessoas para serem livres, para depois transformar a realidade. Devemos, o quanto possível, fazer as duas coisas simultaneamente" (Freire, 1986, p. 199). Por todos os fatores citados, a educação em saúde e ambiental, como educação dinâmica, permanente, holística, política, transformadora e crítica, configura-se em uma prática essencial à promoção da saúde, pois, à medida que atua no reforço à ação comunitária, no desenvolvimento de habilidades pessoais e na criação de ambientes saudáveis, indiretamente cria condições para que a população exerça sua cidadania e autonomia, exigindo seus direitos na construção de políticas públicas saudáveis, bem como na reorientação dos serviços de saúde.

Cenário de estudo

Este capítulo tem como foco o estudo realizado no Parque Represa Billings III e Chácara Carreiras, dois núcleos populacionais localizados na região de Paranapiacaba e Parque Andreense, no município de Santo André.

Santo André faz parte da região do Grande ABC – região metropolitana de São Paulo – e cerca de 55% de seu território se localiza na Área de Proteção aos Mananciais da Bacia Billings. Segundo dados da Prefeitura Municipal de Santo André (PMSA, 2006), o Parque Represa Billings III tem 1.095 habitantes e a Chácara Carreiras tem 462 habitantes. Ambas as áreas têm loteamentos irregulares, uma taxa de ocupação alta e as condições de saneamento são precárias. Em geral, a renda das famílias é baixa.

A ocupação irregular dessas áreas resultou em vários impactos ambientais, representando riscos à saúde humana e ambiental. A fim de mitigar esses problemas e garantir a conservação ambiental local e a promoção da saúde, o poder público municipal vem desenvolvendo ações de educação em saúde e ambiental e de fiscalização. Por outro lado, tem sido um grande desafio fortalecer a participação comunitária nesses processos. Esta pesquisa possibilitou a identificação e a análise desses processos em uma área de proteção ambiental e a realização de um diagnóstico sobre as percepções da população local sobre saúde, meio ambiente e participação popular, bem como sobre as dificuldades e os principais obstáculos enfrentados pela população em participar dessas ações.

Metodologia

Adotamos na pesquisa uma abordagem metodológica qualiquantitativa. Os principais instrumentos para a coleta de dados foram: análise documental e entrevistas estruturadas e semiestruturadas. Procuramos utilizar mais de uma fonte de informação; por conseguinte, a análise dos resultados foi realizada pela triangulação dos dados obtidos na análise documental, na pesquisa bibliográfica e nas entrevistas com os três tipos de público: funcionários, moradores do Parque Represa Billings III e moradores da Chácara Carreiras.

Na comunidade, as primeiras abordagens foram feitas com lideranças locais indicadas pelo Departamento de Meio Ambiente e com os comerciantes das áreas de estudo. Nessa pesquisa, algumas falas foram categorizadas e outras foram destacadas para justificar e compreender os aspectos de maior relevância referentes ao objeto de estudo.

Caracterização dos sujeitos da pesquisa

Participaram da pesquisa aqui descrita 20 funcionários da Prefeitura de Santo André, sendo 10 do Departamento de Meio Ambiente e 10 da Gerência de Saúde da região de Paranapiacaba e Parque Andreense. Além dos funcionários, 141 moradores, nas áreas de estudo, foram entrevistados.

Em sua maioria, os funcionários entrevistados tinham mais de 5 anos em suas respectivas áreas de trabalho. Durante as entrevistas, esse dado foi bem representativo, pois no Departamento de Meio Ambiente todos os funcionários já tiveram vivências nas diversas áreas de atuação do referido setor, o que enriqueceu os dados coletados.

Quanto aos moradores entrevistados, mais de 50% vieram de cidades do Sudeste e do Nordeste do Brasil e moravam na região de Paranapiacaba e Parque Andreense há mais de 12 anos. Durante as entrevistas, ficou explícito que a maioria dos moradores entrevistados saiu de suas cidades de origem em busca de melhores condições de vida, emprego e um local barato para morar.

Análise e discussão dos dados

Percepção dos funcionários entrevistados

Das Agentes Comunitárias de Saúde entrevistadas, apenas uma classificou a participação da comunidade como satisfatória. Em geral, as agentes disseram que há certa falta de interesse por parte da população e que o número de pessoas que participam das atividades poderia ser maior. Nos depoimentos coletados, percebemos uma grande diferença da participação nas atividades domiciliares (visitas casa a casa) e nos grupos temáticos (encontros periódicos com discussão sobre assuntos diversos como doenças sexualmente transmissíveis, pré-natal, saúde bucal, aleitamento materno, verminoses, dengue, doenças silenciosas, entre outras). Uma das falas que elucida tais fatos é citada a seguir.

> Poucas pessoas participam dos grupos, porque eles acham que não é pra eles, o nosso forte é mesmo o domiciliar. A participação poderia ser melhor tanto em relação à Unidade e aos projetos que eles poderiam participar mais, como um **interesse** deles mesmo... eles **não veem que têm necessidade de vir, eles acham que não precisam** [agente comunitária 1]

Ficou evidente o desapontamento das entrevistadas por não haver participação espontânea e valorização das informações trabalhadas nos grupos educativos como algo que trará algum benefício à saúde e à vida da comunidade.

Os funcionários entrevistados do Departamento de Meio Ambiente também responderam que a participação nas atividades de educação ambiental é insatisfatória e que deveria melhorar. Quanto ao motivo, as respostas indicaram a existência de um bloqueio por parte da comunidade em relação às atividades relacionadas com o meio ambiente.

Souza (2008) afirma que "nenhum grupo pode ser julgado em suas predisposições participativas, tomando por base situações aparentes" e enfatiza que tais situações devem ser problematizadas e que é papel do profissional "descobrir conjuntamente com a população, por meio de processos contínuos de discussões e debates, os enfrentamentos específicos requeridos por cada realidade de participação". Percebe-se que o diálogo é uma condição essencial ao rompimento do distanciamento entre os técnicos e a comunidade.

Os obstáculos podem ser os mais diversos para que a população participe, mas não há como desvendá-los apenas baseando-se no saber técnico. Deve-se entender o contexto em que a comunidade está inserida e planejar junto a ela, entendendo seus anseios e suas necessidades.

Conceitos e representações sociais da comunidade entrevistada

É importante ressaltar que para a realização da pesquisa apresentada neste capítulo, foram visitadas 141 residências, sendo 100 no Parque Represa Billings III e 41 na Chácara Carreiras.

Sobre o conceito de saúde, verificou-se que mais de 55% dos entrevistados em cada área de estudo o viam como ausência de qualquer tipo de enfermidade. Se considerarmos o número de famílias nas áreas de estudo – que eram 296 e 132, respectivamente –, o percentual de predominância da visão reducionista quanto ao conceito de saúde é relativamente alto, principalmente por serem áreas onde o Programa Saúde da Família é realizado há pelo menos 8 anos. Apesar de a presente pesquisa ter sido realizada em uma pequena área do Grande ABC, sabe-se que a representação social sobre saúde vista pelo viés da ausência de doença ainda é predominante em nossa sociedade e consequência do próprio processo histórico de evolução do conceito.

Historicamente, o conceito de saúde como ausência de doença predominou na chamada "era bacteriológica", quando tomou corpo a ideia da existência de agentes patogênicos como causa das doenças. Com o avanço da Medicina por volta de 1930, foram produzidos os primeiros fármacos dando início à "era terapêutica", quando esse conceito reducionista de saúde foi reforçado. Apenas após alguns anos, quando foi criada a Organização Mundial da Saúde, na década de 1940, o conceito foi ampliado, considerando além dos fatores físicos, os mentais e os sociais. Segundo Westphal (2006), o movimento pró-reforma sanitária colaborou bastante na disseminação desse novo conceito e na mudança do modo de intervenção dos serviços de saúde; por outro lado, o modelo biomédico ainda é predominante nos serviços de saúde.

Considerando o meio ambiente como um dos fatores determinantes da saúde e para que entendêssemos um pouco do contexto em que o público-alvo estava inserido, bem como para verificar a relação que os moradores tinham com o local em que habitavam, foram formuladas algumas questões sobre meio ambiente e áreas de mananciais.

Os resultados mostraram que, no que se refere ao meio ambiente, prevaleceu a representação social de que apenas os elementos da natureza o compõem, e que manancial é um local em que não se pode desmatar ou construir. Isso indica que uma parcela dos entrevistados dessa área mantinha uma visão relacionada com as limitações legais e de proteção à área em que morava, o que acabou por influenciar inclusive nas suas representações sociais. Durante as entrevistas, ao serem indagados sobre os possíveis motivos para tais limitações, ninguém soube responder. Além disso, 7% dos entrevistados da Chácara Carreiras viam as áreas de mananciais como áreas do governo. Essa visão é preocupante, pois considerando as características e a importância da área, o morador considerava que por ser "área do governo" não precisava cuidar, pois essa seria uma função apenas do poder público, quando na verdade deveria ser também obrigação da população que aí residia.

A questão paradigmática que envolve os valores e a cultura é muito significativa, principalmente quando determinados conceitos são trabalhados dentro de um processo educativo. As práticas voltadas à educação ambiental e em saúde sempre estão relacionadas com as representações sociais, sobretudo as de meio ambiente e saúde, pois as representações atravessam a sociedade exteriormente aos indivíduos isolados e formam um complexo de ideias e motivações que se apresentam já consolidados (Reigota, 2002), ou seja, a representação social está arraigada em cada tipo de cultura e tende sempre a se perpetuar, daí a importância de promover processos educativos que possam transcender tais representações quando se fizer necessário e que dialogicamente quebrem determinados paradigmas. Isso não significa que as representações devem ser ignoradas; diferentemente, a aprendizagem também se dá por meio delas, pois por intermédio do processo educativo essas "formas de pensar" são reconstruídas.

Os resultados obtidos evidenciaram a urgência de intensificar os processos de sensibilização e educativos nas duas áreas, pois criar condições para que os próprios moradores compreendam o contexto em que estão inseridos é fundamental para ocorrer a apropriação local e o processo pedagógico da participação.

Ações de educação em saúde, segundo a percepção dos entrevistados

A região de Paranapiacaba e Parque Andreense tem dois postos de saúde. Além do atendimento médico de rotina, os moradores da região contam com 12 agentes comunitários de saúde, 1 enfermeira e 1 médico, todos integrantes da equipe do Programa de Agentes Comunitários de Saúde. Essa equipe atua em 13 microáreas e é responsável pelo encaminhamento de pacientes ao atendimento médico, avaliação do crescimento e desenvolvimento das crianças e acompanhamento de vacinações.

Além de visitas de rotina às famílias moradoras da região, realizadas pelos agentes comunitários de saúde (ACS) como parte das ações do Programa de Saúde da Família (PSF), as atividades de educação em saúde eram promovidas junto à comunidade por meio de encontros periódicos com discussão sobre assuntos diversos, como: doenças sexualmente transmissíveis, pré-natal, saúde bucal, aleitamento materno, verminoses, dengue, doenças silenciosas (diabetes, hipertensão), entre outras.

Durante as entrevistas, os moradores disseram que conheciam o trabalho realizado pelos ACS, mas apenas um afirmou ter participado dos grupos de orientação à saúde. Para entender a maneira pela qual os moradores das áreas de estudo viam as atividades dos agentes de saúde, foram selecionados alguns depoimentos sobre o assunto. Três vertentes foram percebidas nas respostas dadas, conforme descrito a seguir.

Vertente 1 | Importância dos agentes e limitações do posto de saúde

Se você precisa marcar um exame elas marcam, elas sempre avisam a gente, a gente fica tranquilo, elas avisam das vacinas, elas trabalham bem, **o posto é muito fraquinho**, falta médico, a ambulância nunca está quando você precisa [morador 75]

Assim, fica claro que os entrevistados apoiavam o trabalho dos agentes, mas ainda tinham muitas críticas quanto ao atendimento no posto de saúde. Outras pesquisas realizadas sobre a visão dos usuários da Estratégia Saúde da Família (ESF) confirmam tal constatação e destacam que, apesar de não realizar procedimentos como os médicos ou enfermeiros, os agentes de saúde destacam-se e representam o diferencial da ESF (Silva, 2001). Os próprios agentes de saúde reconhecem tal condição e se veem como organizadores de acesso ao serviço e como "olheiros", pois colaboram para a identificação de prioridades e casos de risco para posterior intervenção da equipe.

Vertente 2 | Importância dos agentes e enfoque preventivo

> Sim, o pessoal tem trabalhado direitinho, elas sempre passam perguntando sobre a nossa saúde, medicamento, vacinação, ela vai acompanhando se alguém está doente, se precisa fazer exame é muito bom pra nossa vida, elas são muito importantes [morador 9]

Assim, prevaleceu o enfoque preventivo das ações dos Agentes de Saúde, pois, apesar da existência dos grupos educativos, as atividades mais marcantes para os moradores eram as visitas domiciliares para acompanhamento de pessoas que apresentavam algum tipo de doença crônica, vacinação de crianças e marcação de consultas.

Ao realizar pesquisa sobre os ACS em um município de São Paulo, Carvalho (2002) obteve resultados semelhantes, confirmando que os usuários se sentiam satisfeitos com o trabalho dos agentes de saúde, sobretudo, com o serviço de marcação de consultas.

Relembrando os objetivos da ESF, as equipes também devem atuar dentro dos princípios da promoção da saúde; as ações preventivas fazem parte, mas os grupos educativos devem receber atenção especial, assim como reforço à ação comunitária.

Vertente 3 | Responsabilidade de cada um sobre sua saúde

> **O pessoal aqui é muito acomodado**, eles sempre falam mal da Prefeitura, e isso é mentira, **quem não faz nada mesmo somos nós, que não vamos atrás dos nossos interesses**, tem muita coisa que é de graça, como a vacina, e ainda tem gente que não vai, o pessoal quer tudo na porta [morador 45]

O depoimento relacionado com a vertente 3 tem um viés biomédico, mas o entrevistado sabe que também tem que fazer alguma coisa por sua saúde e não esperar que sempre alguém bata em sua porta para ter suas necessidades atendidas. Esse tipo de atendimento, nos moldes em que é realizado, é muito importante, porém, acaba criando acomodação dos usuários e reforça a representação social de que saúde é ausência de doença. Contudo, como motivá-los a comparecer aos grupos de orientação à saúde para construir novos conhecimentos e desenvolver sua autonomia no controle sobre sua saúde?

O primeiro passo é criar condições para que ocorra um processo educativo dialógico e participativo. É importante salientar que esse papel não é e não deve ser apenas um esforço dos agentes comunitários de saúde. Muitas tarefas que não são da alçada dos ACS acabam recaindo sobre eles, pois, de acordo com Nogueira (2002), esses agentes representam um elo entre o sistema de saúde e a comunidade. Em virtude disso, no contato com a população, o agente de saúde depara-se com um dilema entre a dimensão técnica de seu trabalho e a dimensão social "comunitarista", ou seja, já que também faz parte dela, às vezes compartilha dos mesmos problemas e acaba tendo dificuldade de separar o que é prioridade do ponto de vista do sistema de saúde e da comunidade.

Considerando a importância dos processos educativos, a educação em saúde não pode ser colocada em segundo plano. De acordo com os resultados da pesquisa aqui apresentada, no discurso dos entrevistados ficou explícito que mesmo nos grupos de orientação à saúde realizados nas áreas de estudo, o enfoque preventivo ainda prevalece sobre os demais, isto é, sobre a educação e a promoção da saúde. Do mesmo modo, apenas divulgar ideias não garante a sua incorporação pelas pessoas.

Esse tipo de abordagem que privilegia apenas a "transmissão" de informações é um dos grandes erros dos programas de saúde por não valorizar o momento de decodificação e ressignificação das mensagens que a população recebe (Silva, 2002). Muito tempo e dinheiro têm sido investidos em campanhas informativas, porém os quadros de incidência dos problemas identificados permanecem quase os mesmos, porque a informação não permite que junto à reflexão ocorram a sensibilização e a motivação para mudanças.

Segundo Pelicioni *et al.* (2000):

> A informação por si só não leva as pessoas a adotarem estilos de vida saudáveis, a lutar pela melhoria de suas condições de vida e ambientais, ou a modificar práticas que conduzam à doença. A informação é um aspecto imprescindível da educação, mas deve permitir a promoção de aprendizagens significativas para que funcione.

Considerando a citação anterior, podemos inferir que processos efetivos de educação em saúde devem ir além do enfoque preventivo. Segundo Candeias (1997), "entende-se por educação em saúde quaisquer combinações de experiências de aprendizagem delineadas com vistas a facilitar ações voluntárias conducentes à saúde". A autora explica que esse processo deve contar com diversos tipos de intervenções educativas, planejadas e que durante o processo devem ser criadas condições para que os indivíduos possam agir em prol de sua saúde.

O trabalho do agente de saúde com enfoque preventivo retrata o despreparo da equipe para lidar com paradigmas enraizados na população que foi até hoje atendida no modelo tradicional (Bettiol, 2006). Isso indica que o próprio agente também carrega consigo tais paradigmas e que deve passar por um processo de formação contínuo para que possa trabalhar de maneira efetiva com a comunidade, abordando o tema saúde em sua plenitude.

As observações descritas não excluem a importância dos conteúdos médicos na prática educativa da saúde, mas retratam a necessidade de transcendência do processo, ou seja, que a educação em saúde considere todas as dimensões dos indivíduos e provoque inclusive mudanças sociopolíticas, conformando-se como uma estratégia essencial no alcance dos objetivos da promoção da saúde, mesmo porque também é função de todos os profissionais de saúde o exercício da educação em saúde.

Ações de educação ambiental segundo a percepção dos entrevistados

Quanto às atividades relacionadas com o meio ambiente, a fiscalização ambiental foi uma das atividades mais citadas no Parque Represa Billings III, enquanto na Chácara Carreiras as atividades de educação ambiental foram as mais lembradas. Mais de 25% dos entrevistados das duas áreas não conheciam nenhuma das atividades realizadas, o que representa uma porcentagem bem significativa, considerando a diversidade de ações realizadas nas duas regiões.

Percebemos que as atividades de fiscalização ficavam mais marcadas na lembrança dos moradores locais e, consequentemente, acabavam influenciando nos modos de participação da comunidade. Nos depoimentos ficaram claras duas questões: o medo relacionado com a atividade de fiscalização e a necessidade de o entrevistado ter uma orientação sobre o que pode e o que não se pode fazer na área.

Em relação às atividades educativas, foi realizada pelo Departamento de Meio Ambiente uma série de ações de caráter formal e informal, sendo as principais:

- Programa Vivágua – ambiente, cidadania e sustentabilidade: foi desenvolvido junto às escolas municipais e estaduais, com enfoque no aperfeiçoamento de professores e alunos por meio de projetos interdisciplinares em meio ambiente
- Educação em Meio Ambiente, Saúde e Cidadania: utilizou estratégias de abordagem variadas para a sensibilização e orientação de escolas e comunidades sobre os procedimentos adequados à conservação das áreas de proteção aos mananciais
- Educação Sanitária Domiciliar: promoveu ações de educação sanitária, desinfecção de água, disposição de efluentes e resíduos sólidos e coleta seletiva, informando e esclarecendo sobre aspectos de saneamento ambiental e conservação dos recursos naturais das áreas de mananciais
- Formação de Agentes Ambientais Mirins: ofereceu formação contínua para crianças de 7 a 12 anos de idade, em cursos e encontros periódicos, para a compreensão, reflexão e atuação nas questões ambientais
- Escola de Formação Ambiental: as ações deste centro envolveram a realização de cursos, oficinas, palestras, treinamentos e implantação de projetos com um modelo de geração de renda direcionado ao uso e à gestão sustentada dos recursos naturais, conservação de áreas ambientalmente protegidas e desenvolvimento socioeconômico e ambiental local.

O resultado das entrevistas mostrou que as atividades pontuais, como programação de férias, palestras e campanhas informativas, não foram citadas. Entre as pessoas que participaram das atividades de educação ambiental citadas, foram selecionados alguns depoimentos que elucidam a opinião dos moradores sobre a importância dessas ações.

> Meu filho já participou dos Agentes Ambientais Mirins, ele diz que aprendeu a como não estragar o meio ambiente e que também fazemos parte dele. Eu **acho bom participar dessas atividades** porque **as crianças ficam mais conscientes, eles conseguirão ser adultos mais educados e atuantes do que a gente** [morador 6]

> Cursos de cestaria de jornal, sabão caseiro, artesanato com filtro de café. Tudo isso é muito interessante, **hoje eu junto os materiais em vez de jogar no lixo**. Eu **aprendi a gerar minha renda** [morador 92]

> Minha filha já participou do Vivágua e ela aprendeu a reciclar e sobre agricultura orgânica, ela explica pra todo mundo sobre a responsabilidade de cada um no cuidado com o meio ambiente [morador 31]

É possível perceber nos depoimentos descritos que as atividades citadas vêm trazendo resultados positivos aos participantes porque têm sido constantes. Quanto ao Programa de Formação de Agentes Ambientais Mirins e Programa Vivágua, as falas demonstram que as famílias das crianças que já participaram também acabam se envolvendo, pois valorizam a atividade e veem benefícios tanto para a criança quanto para eles próprios. Apresentam uma compreensão mais ampliada sobre o conceito de meio ambiente e nota-se, em alguns depoimentos, uma ênfase na responsabilidade dos indivíduos para com o local onde moram. Em relação aos cursos, a representação mais marcante é a da reciclagem e reutilização aliada à geração de renda.

O diferencial entre essas atividades está na abordagem processual, ou seja, os programas tinham um caráter mais contínuo. Já os cursos, apesar de trabalharem também com informações relacionadas com o meio ambiente, tinham um caráter mais pontual e apelo socioeconômico.

O fato de não terem aparecido outras atividades nos resultados da pesquisa, sobretudo as ações mais pontuais, demonstra que resultados efetivos de maior aprendizado só ocorrem quando acontecem dentro de um processo educativo que se mantém, que é planejado e que tem começo, meio e fim.

Outro fator a ser considerado é que os funcionários entrevistados, tanto da área do meio ambiente como da área de saúde, afirmaram que esporadicamente realizam atividades conjuntas e que os planejamentos são feitos de modo independente dentro de cada setor. Essa observação nos mostra que a intersetorialidade se faz urgente, pois a tendência à fragmentação torna-se cada vez mais presente nas práticas de ambas as áreas, dificultando a realização de ações eficazes que contribuam com a promoção da saúde.

É pertinente salientar que essas ações devem ser complementares e não práticas distintas uma da outra, e se os indivíduos são sujeitos de seu próprio processo de aprendizagem, um aspecto importante é a motivação. Durante as entrevistas, alguns dos funcionários refletiram sobre as dificuldades dos moradores das áreas de estudo em aliar a conservação do local às suas necessidades. Como estimular algum tipo de participação da comunidade para que entendam que ao conservarem as áreas de mananciais também estão atendendo uma de suas necessidades, como o cuidado e o controle sobre sua própria saúde e até mesmo de sua sobrevivência como espécie?

Tanto na educação em saúde como ambiental, as atividades de sensibilização são fundamentais, pois durante esse processo o campo afetivo é estimulado para que os sujeitos se motivem para alguma reflexão ou ação. A falta do momento de sensibilização permite que o sujeito não valorize algumas ações; no entanto, esses processos são importantes, pois podem preparar as pessoas para as mudanças (Dias, 2003). Se a ação educativa for pontual, ou baseada apenas em informações ou conteúdos, pode acabar promovendo um processo inverso ao da motivação.

Quando falamos da importância de atividades de sensibilização e da valorização dos saberes dos sujeitos, não significa que existam receitas prontas que façam todos os sujeitos se motivarem a aprender ou a participar. O educador deve compreender o contexto em que esses sujeitos estão inseridos para que possa planejar e escolher metodologias capazes de estimular o educando.

A educação em saúde e a educação ambiental como processos político-pedagógicos devem ser realizadas a partir de uma abordagem sociocultural, mantendo em sua essência todas as características já citadas para que possam ocorrer processos de mudança individual e coletiva realmente efetivos.

Diante de tantas ligações entre as dimensões sociais, culturais, econômicas e políticas dentro do processo educativo, seja ele caracterizado como educação em saúde ou ambiental, não deve se perder de vista o "preparo" desses sujeitos para a participação como uma maneira de intervenção no mundo e como extensão de seu próprio conhecimento. Gadotti e Gutiérrez (2005) afirmam que a participação confere aos sujeitos consciência e organicidade; portanto, educa, e à medida que se dá de modo mais constante e intenso, possibilita ações concretas de transformação da realidade. É por meio da educação e da participação que novas maneiras de ver, sentir e agir começam a se tornar possíveis nos processos de mudança social.

Considerações finais

O ato de participar é um ato educativo; portanto, o diálogo entre poder público e comunidade é essencial. Durante a realização das entrevistas, ficou claro que a população sente a necessidade de que os técnicos estejam mais próximos para que percebam a atenção do poder público com a comunidade e para que possam ser escutados.

Os interesses e as preocupações das comunidades são elementos-chave no desenvolvimento do processo pedagógico da participação. Assim, conhecer a realidade em que os sujeitos estão inseridos e problematizá-la são os primeiros passos no estabelecimento de relações com a população.

Os depoimentos também revelaram que as reuniões são necessárias e que, apesar de muita gente não participar, o poder público deve insistir e paulatinamente poderá conquistar toda a comunidade. Para isso deve lançar mão de ações que ultrapassem as atividades fiscalizadoras, oferecendo atenção constante e mostrando-se presente no bairro. De acordo com os depoimentos dos próprios moradores, conhecer o bairro, dialogar e saber das suas necessidades é essencial para que a comunidade se motive a participar.

Ainda como extensão da presença constante do poder público no bairro, percebemos que os moradores sentem falta de mais explicações sobre as reuniões realizadas e que a informação é muito importante, pois, entre as sugestões dadas por eles, a divulgação de porta em porta apareceu com alta frequência. Quando indagados sobre os materiais de divulgação utilizados pela prefeitura, a maior parte dos entrevistados reconheceu que a distribuição do material é importante para que a população fique mais informada quanto ao que acontece no bairro e também enfatizou a importância de explicar o conteúdo dos folhetos, sejam eles usados como meio de mobilização ou como maneira de esclarecer e incluir as pessoas que não são alfabetizadas.

O grupo deve construir conhecimentos constantemente tanto sobre si como sobre seu ambiente e para isso devem existir canais informativos confiáveis. O acesso às informações é uma etapa importante, mas deve ser um dos meios e não um fim no processo de ensino-aprendizagem.

Outro aspecto a se considerar é que o trabalho de explicar os conteúdos dos folhetos de porta em porta para que tenha real efetividade deve estar atrelado a processos educativos, e não se configurar como uma atividade pontual ou de "conscientização", como muitos profissionais pensam. É importante lembrar que a conscientização, assim como a educação, é um processo interno, ninguém é capaz de conscientizar ninguém e cabe ao educador apenas criar condições para que isso ocorra.

Todas as sugestões dadas pela comunidade para que o poder público estimule a participação são condições essenciais dos processos educativos. Dessa maneira, a partir dos dados obtidos na pesquisa descrita neste capítulo, recomenda-se ao poder público:

- Investir na qualificação de seus profissionais para que possam atuar realmente como mediadores do processo de ensino-aprendizagem, tanto na área de saúde quanto na área ambiental
- Fomentar e implementar ações educativas participativas
- Priorizar a intersetorialidade, considerando as especificidades de cada área de atuação (saúde e meio ambiente)
- Garantir um diálogo periódico entre os funcionários das áreas de saúde e ambiental e a comunidade
- Implementar modos de divulgação de ações e informações que se constituam como parte dos programas educativos e não como ações isoladas e descontextualizadas, e que sejam adequadas à realidade de cada público-alvo
- Realizar diagnóstico casa a casa para identificação das reais necessidades, interesses e preocupações da comunidade e entendimento do contexto em que estão inseridos

- Investir em e estimular programas educativos que envolvam a população, desde sua concepção até sua implementação.

Resumindo, fomentar a participação sob a perspectiva de um ato político e de transformação social não é tarefa fácil, pois muitos são os desafios para concretizar este tipo de participação e o *empowerment*, mas é por meio da educação crítica e política, seja ela com abordagem ambiental ou em saúde que essa transformação dos indivíduos se inicia. A partir daí, todos os outros princípios da promoção da saúde também se tornam possíveis, pois o cidadão que participa de maneira autônoma e crítica vai constantemente desenvolver suas habilidades pessoais, vai exigir que os profissionais de saúde sejam cada vez mais qualificados e que se efetive a criação de políticas públicas e ambientes mais saudáveis.

Referências bibliográficas

Bettiol, L. M. Saúde e participação popular em questão: o Programa Saúde da Família. São Paulo: Editora UNESP, 2006.

Bordenave, J. E. D. O que é participação. 8. ed. São Paulo: Brasiliense, 2007. (Coleção Primeiros Passos).

Brasil. Ministério da Saúde. Promoção da Saúde: Carta de Ottawa, Declaração de Adelaide, Declaração de Sundsvall, Declaração de Santafé de Bogotá, Declaração de Jacarta, Rede dos Megapaíses, Declaração do México. Brasília: Ministério da Saúde, 2001.

Candeias, N. M. F. Conceitos de educação e de promoção em saúde: mudanças individuais e mudanças organizacionais. Revista de Saúde Pública, v. 31, n. 2, p. 209-213, 1997.

Carneiro, M. A. Educação comunitária: faces e formas. 2. ed. Petrópolis: Vozes, 1987.

Carvalho, V. L. M. A prática do agente comunitário de saúde: um estudo sobre sua dinâmica social no município de Itapecerica da Serra. 2002. Dissertação (Mestrado em Saúde Pública) – Faculdade de Saúde Pública da Universidade de São Paulo, São Paulo, 2002.

Dallari, D. Direito de participação. In: Sposati, A.; et al. (Ed.). Ambientalismo e participação na contemporaneidade. São Paulo: EDUC; FAPESP, 2001.

Demo, P. Participação é conquista: noções de política social participativa. São Paulo: Cortez, 1988.

Dias, G. F. Educação ambiental: princípios e práticas. 8. ed. São Paulo: Gaia, 2003.

Freire, P.; Shor, I. Medo e ousadia: o cotidiano do professor. 10. ed. Rio de Janeiro: Paz e Terra, 1986.

Freitas, C. M. Saúde, ambiente e sustentabilidade. Rio de Janeiro: Editora Fiocruz, 2006.

Gadotti, M.; Gutiérrez, F. Educação comunitária e economia popular. 4. ed. São Paulo: Cortez, 2005 (Questões de nossa época, n. 25).

Minayo, M. C. S. Enfoque ecossistêmico de saúde e qualidade de vida. In: Minayo, M. C. S.; Miranda, A. C. (Org.). Saúde e ambiente sustentável: estreitando nós. Rio de Janeiro: Fiocruz, 2002. p. 173-190.

Morin, E. Complexidade e transdisciplinaridade: a reforma da universidade e do ensino fundamental. Natal: EDUFRN, 1999.

Nogueira, R. P. O trabalho do agente comunitário de saúde: entre a dimensão técnica "universalista" e a dimensão social "comunitarista". Interface – Comunicação, Saúde, Educação, v. 6, n. 10, p. 91-93, 2002.

Pelicioni, M. C. F.; et al. Visão de interdisciplinaridade na educação ambiental. In: Philippi, A., Pelicioni, M. C. F. (Ed.). Educação ambiental: desenvolvimento de cursos e projetos. São Paulo: Faculdade de Saúde Pública; Signus Editora, 2000. p. 178-185.

Pisani, E. M.; et al. Temas de psicologia social. Petrópolis: Vozes, 1994.

Prefeitura Municipal de Santo André. Sumário de dados de Paranapiacaba e Parque Andreense. Santo André: Prefeitura Municipal de Santo André, 2006.

Reigota, M. Meio ambiente e representação social. 5. ed. São Paulo: Cortez, 2002.

Reigota, M. O que é educação ambiental. São Paulo: Brasiliense, 1994. (Coleção Primeiros Passos).

Silva, J. A. O agente comunitário de saúde do Projeto Qualis: agente institucional ou agente de comunidade? 2001. Tese (Doutorado em Saúde Pública). – Faculdade de Saúde Pública da Universidade de São Paulo, São Paulo, 2001.

Silva, R. C. Metodologias participativas para trabalhos de promoção de saúde e cidadania. São Paulo: Vetor, 2002.

Souza, M. L. Desenvolvimento de comunidade e participação. 5. ed. São Paulo: Cortez, 2008.

Westphal, M. F. Promoção da saúde e prevenção de doenças. In: Campos, G. W. S.; et al. (Org.). Tratado de saúde coletiva. São Paulo; Rio de Janeiro: Hucitec; Fiocruz; 2006. p. 635-667.

25 Autonomia e Promoção da Saúde

Juan Carlos Aneiros Fernandez

Introdução

A discussão da autonomia traz, sobretudo, a oportunidade de examinar a promoção da saúde como possível instrumento para a transformação social. Com isso, queremos dizer que a promoção da saúde – como área de conhecimento, como referência para diversos tipos de intervenção ou como uma política pública – trilharia diferentes rumos em seu próprio desenvolvimento, em razão de considerar ou não a problemática da autonomia e da forma como, em caso afirmativo, poderia vir a fazê-lo.

Trata-se, sem dúvida, de dar um lugar de destaque à questão da autonomia no âmbito da promoção da saúde, mas não de acrescentar algo "de fora" ou "novo" a seu ideário, pressupostos ou princípios. Afinal, a promoção da saúde funda-se na ideia de ampliação do controle dos indivíduos sobre suas vidas e sua saúde. Controle que se dá mediante a participação ativa e os processos de empoderamento de indivíduos e comunidades.

A autonomia, como expressão dos modos que os indivíduos e grupos encontrariam de relacionar-se consigo mesmos, com os outros e com as condições dadas, estaria, desde o início, vinculada ao desenvolvimento da promoção da saúde. A questão da busca ou efetivação da autonomia estaria voltada para os indivíduos ou grupos beneficiários das intervenções em saúde.

Vai além, contudo, a ligação da promoção da saúde à problemática da autonomia. As propostas, como têm sido feitas, de revisão do tipo de relação estabelecida entre profissionais da saúde e usuários, de superação do modelo biomédico de atenção e de inversão do tipo de investimentos realizados para se produzir mais saúde também correspondem a novos modos de relacionar-se com padrões (condições) dados. Trata-se, nesse caso, da construção de autonomia em relação a "lugares" cristalizados de poder, sustentados por paradigmas dominantes e por interesses de mercado em uma economia capitalista.

Nessa perspectiva, a preocupação com relação à autonomia não se restringiria ao exame das atitudes ou comportamentos de usuários de serviços ou programas de promoção da saúde, mas também se estenderia às práticas dos agentes, profissionais e gestores que os oferecem e desenvolvem, e dos referenciais teóricos considerados por aqueles que produzem conhecimento científico ou acadêmico em relação à promoção da saúde.

A consideração desses diferentes atores ou agentes cria um campo extenso para a inscrição do exame que propomos, pois além de poderem ser tomados em separado, esse campo se amplia em razão das múltiplas relações estabelecidas entre esses mesmos atores.

Não pretendemos, neste capítulo, explorar em detalhes esse campo, mas "transversalizá-lo", tanto quanto possível, com a questão da autonomia. Caberia apenas sinalizar introdutoriamente três pontos.

Em primeiro lugar, estamos interessados em discutir a problemática em torno da promoção da saúde e da autonomia na perspectiva da ação política, por assim dizer. Isso significa refletir sobre as interferências das práticas da promoção da saúde nas relações de poder estabelecidas entre os atores e nos processos de inclusão/exclusão que podem promover, mais do que ater-se unicamente às inovações que vêm produzindo na atenção à saúde das populações.

Em segundo lugar, olhamos para essa questão na perspectiva de autocrítica como participantes de projetos de pesquisa, de capacitação e também de consultoria voltados para a área da promoção da saúde. Essa autocrítica diz respeito ao furor de gestão dos processos sociais, de administração do espaço público, de controle dos processos, do desenvolvimento e implementação de modelos, do uso e abuso das mais variadas técnicas, enfim, referimo-nos à crítica de uma movimentação, de uma atuação que se pode dar em flagrante desconsideração da(s) dinâmica(s) social(is) existente(s).

Por último, acrescentamos a experiência acumulada mais recentemente em funções docentes, tanto na graduação em Medicina quanto na pós-graduação em Saúde Coletiva, a partir da qual parece evidente a incipiência do repertório dos estudantes relacionado à promoção da saúde. Tal fragilidade se assenta, por um lado, na indistinção em relação à prevenção de doenças e, por outro, na naturalização de concepções sobre o processo saúde-doença de natureza biomédica.

Para isso, propomos a seguir que os interessados na promoção da saúde examinem seus modos e/ou possibilidades de atuação com base em três problemáticas distintas e complementares: o conhecimento científico, a ação política e a natureza humana. Para balizar a realização desse exame, apresentamos inicialmente um referencial teórico conceitual sobre a autonomia.

Autonomia

Como indicado por Segre *et al.* (1998), "uma reflexão sobre a autonomia deveria começar justamente por questionar a possibilidade de sua definição", razão pela qual esses autores propõem "uma possível elaboração da ideia de autonomia", mais do que uma defesa de "qualquer posição rígida e dogmática" (Segre *et al.*, 1998, p. 15). Pretendemos aqui, fazer o mesmo, ainda que, diferentemente deles, não pretendamos nos ocupar dos dilemas éticos que podem surgir quando se considera a questão da autonomia, por exemplo, na relação entre médico e paciente.

Nossa preocupação com a autonomia conduz a tomá-la tão somente como a forma ou as formas de lidar com as instituições. Chegaríamos à autonomia refletindo sobre os modos como os indivíduos criam, transformam ou significam as instituições, sendo estas tudo aquilo que é resultado da ação humana e que se apresenta aos indivíduos como questões dadas.

Aparatos institucionais, leis, normas e códigos de diferentes tipos são mais facilmente percebidos como instituições às quais estamos de alguma forma submetidos, pensemos ou não no fato de elas terem sido criadas ou mantidas por nós mesmos. Elementos da tradição, valores hegemônicos, verdades científicas, paradigmas e a própria cultura na qual estamos inseridos talvez não sejam tão comumente percebidos como tais.

Para ambos os grupos, os indivíduos podem estabelecer relações autônomas ou, contrariamente, heterônomas, isto é, podem tomar essas instituições como dadas por si mesmas ou como instituições dadas por outro(s). De uma forma ou de outra, há sempre a relação com uma instituição social ou culturalmente dada – e isso coloca, por si só, a autonomia como uma questão social.

Isso quer dizer que, em nossa abordagem do tema, a autonomia, diferentemente da forma que assume com frequência no senso comum, não se confunde com a ideia de independência. Desse modo, com base nas considerações de Castoriadis (2000, p. 122-133) – sumarizadas nos itens que se seguem – e assim buscando detalhar a natureza dessa abordagem, temos que:

- Inscrever a discussão no campo da ação criativa e criadora dos seres humanos e, para isso, tomar a autonomia não em uma perspectiva reguladora de tomada de consciência, como desenvolvido por Freud e traduzida na máxima: onde era o *Id será o Ego*, mas inverter os termos para: *onde é o Ego, o Id deverá surgir*, ou seja, estabelecer outra relação entre a lucidez (entendida como "o racional") e a função imaginária (entendida como uma "outra racionalidade")

- Considerar a dimensão para sempre inacabada da construção da autonomia, já que essa outra relação passa pela ação de um sujeito que é totalmente transpassado pelo mundo e pelos outros, que reorganiza constantemente os conteúdos utilizando-se desses mesmos conteúdos e passa pela transformação do discurso do outro em seu próprio discurso

- Vincular o tema à experiência da agência ou da sujeição*, pois que esse discurso do outro,

---

* Isso corresponderia a aproximar a discussão ao tema igualmente amplo e complexo da liberdade, mas a questão está posta nesses termos para ser abordada mais adiante, com um recorte adequado ao nosso objetivo.

que se relaciona ao imaginário, quando vivido como mais real que o real, ainda que não sabido como tal, precisamente porque não sabido como tal, domina o sujeito

- Frisar o distanciamento da ideia de independência, pois se o problema da autonomia é que o sujeito encontra em si próprio um sentido que não é o seu e que tem de transformá-lo utilizando-o, se a autonomia é essa relação na qual os outros estão sempre presentes como alteridade e ipseidade do sujeito*, então a autonomia só é concebível, já filosoficamente, como um problema e uma relação social

- Inscrever a autonomia no campo do instituinte em tensão permanente com o já instituído, uma vez que o social onde se dá essa relação é mais que o entrelaçamento de intersubjetividades; é o social histórico – "por um lado, estruturas dadas, instituições e obras 'materializadas', sejam elas materiais ou não; e por outro lado, 'o que' estrutura, institui, materializa"

- Percorrer o caminho traçado com essas considerações por acreditarmos que "a instituição uma vez estabelecida parece autonomizar-se, que ela possui sua inércia e sua lógica própria, ultrapassa, em sua sobrevivência e nos seus efeitos, sua função, suas 'finalidades' e suas 'razões de ser'".

Não é o caso de nos alongarmos sobre o que seria essa lógica própria de autonomização do instituído**, mas sim de prevenir o leitor quanto ao risco de se construir, a partir dessas considerações, uma leitura maniqueísta em relação às instituições. As instituições tendem a se autoconservar e se defender de ataques a seus postulados para assegurarem certa ordem e grau de previsibilidade para a ação humana, que, por certo, traduziram ou traduzem uma aspiração instituinte que as criou; elas têm um sentido "criado na e pela história" (Castoriadis, 1987, p. 428).

A autonomia seria então, em suma, nessa perspectiva, a tentativa de conduzir permanentemente as instituições – criadas, (re)criadas, significadas, (re)significadas ou esvaziadas de significados – ao lugar que queiramos que elas ocupem.

---

* Uma presença do mundo como o outro e como o mais íntimo e intrínseco a si mesmo.
** Fernandez *et al.* (2008) apresentam referências sobre o circuito instituinte-instituído.

Conhecimento científico

Se a autonomia corresponde, então, a uma forma de estabelecermos relações com as instituições, caberia perguntar que enfrentamento com as instituições está realizando a promoção da saúde. Isso porque sempre há um enfrentamento a ser realizado; sempre há uma instituição em que se materializam as relações de poder/saber e que desafiam a construção autônoma dos sujeitos individuais e coletivos.

A promoção da saúde como um campo de práticas sociais que visa legitimar-se a partir da reunião, apropriação ou construção de um corpo teórico que a fundamente e valide tem diante de si, e dado desde o início, o enfrentamento da instituição "saber científico" ou ciência e, em particular, as ciências da saúde.

A promoção se coloca sempre, ao menos discursivamente, como crítica a certo paradigma de atenção, que é, por sua vez, o desdobramento de um paradigma científico biomédico. A consideração apenas da dimensão biológica da vida e das experiência humanas, a concentração das atenções às doenças e aos mecanismos de cura adequados a estas, a busca desenfreada por especializações, o investimento no desenvolvimento de novos medicamentos e a disseminação de sua aplicação, e o desenvolvimento tecnológico estão sempre, de uma forma ou de outra, sob o foco crítico da promoção da saúde.

É preciso considerar que há certa redundância ao falarmos de um paradigma científico biomédico. Trata-se de um pleonasmo à medida que o biomédico, tal como pode hoje ser percebido, é a expressão do paradigma científico.

É reconhecida a importância da virada anatômica vesaliana de meados do século 16 para a medicina moderna, possibilitada pela retomada das dissecações de cadáveres humanos no século 13, após cerca de dez séculos em que essa prática esteve interditada (Ortega, 2008).

Ainda que retomadas no século 13, as dissecações eram utilizadas para ilustrar a descrição anatômica realizada por Galeno – que prevaleceu, apesar de falha, ao longo de mil anos –, com base na teoria dos humores. Essa teoria

> [...] entendia a cura como o restabelecimento do equilíbrio entre os quatro humores básicos (sangue, fleuma, bile amarela e bile negra) em correspondência com os quatro elementos (terra, ar, fogo e água), com as qualidades (frio, quente, seco e úmido) e com as quatro estações do ano (inverno, primavera, verão e outono) (Ortega, 2008, p. 86).

Com Vesálio, que instaurou uma nova verdade ao priorizar o que – a partir das dissecações – se podia observar do corpo e seus órgãos em detrimento de uma verdade filosófica anterior, o conhecimento médico passaria a ter um caráter científico. O corpo poderia ser objetivado a partir de uma observação de seu interior, teria lugar a construção de um modelo de corpo que correspondesse a todos os corpos.

É o mesmo ambiente cultural de mudanças decorrentes do Renascimento e produtoras das Revoluções Científicas do século 16, das quais Vesálio é um expoente, que Descartes, quase um século mais tarde, vai experimentar e no qual vai elaborar seu *Discurso do método*. Ortega (2008) refere-se ao fascínio de Descartes pela anatomia e quanto às suas reflexões – e não apenas dele, mas de toda a vida intelectual e social da época – foram marcadas pelo conhecimento e pelo sentido atribuído ao interior do corpo.

Resta dessa combinação de anatomia e racionalismo cartesiano um corpo objetivado e fragmentado, composto de órgãos e tecidos separados que podem ser estudados isoladamente e as "tendências reducionistas e objetivistas da medicina moderna têm aqui a sua origem" (Ortega, 2008. p. 101-107). Não apenas a Medicina, mas todo o pensamento moderno se verá influenciado por essas duas orientações metodológicas – o empirismo da observação e o racionalismo matematizador – e sua busca de produção de certezas científicas, do conhecimento claro e distinto das coisas.

O paradigma científico que emerge nos séculos 16 e 17 prevalece até os dias atuais, ainda que tenha passado por desenvolvimentos e abalos. Ele colonizou os modos de pensar na modernidade e o fez por ter seu sentido criado na e pela história, como poderíamos afirmar com base no processo sinérgico entre o desenvolvimento científico e o próprio desenvolvimento do capitalismo no Ocidente.

Para Castoriadis e Cohn Bendit (1981, p. 13), "o imaginário social dominante de nossa época" repousa "na criação e no desenvolvimento de um tipo de saber e de um tipo de tecnologia" que "colocou estas atividades no centro da vida social e atribui-lhes uma importância que não tiveram nem outrora nem alhures".

Assim, poderíamos dizer que, moderna e hodiernamente, somos "científicos", isto é, aderimos ao modelo no qual a ciência é uma significação imaginária social fundada em uma autoridade do saber e da técnica, e na criação de necessidades, sendo que estas últimas têm, em primeiro lugar, um viés econômico; em segundo lugar, elas parecem ser tudo o que conta; e, finalmente, elas são, "bem-ou-mal-e-na-maior-parte-do-tempo", satisfeitas (Castoriadis e Cohn Bendit, 1981).

A produção de verdades e de certezas promovidas por tal desenvolvimento instalou ordem e segurança. Ampliou as capacidades de conhecimento dos fenômenos mais variados. A descoberta de leis, regularidades e normas ampliou os graus de previsibilidade. Conhecendo os fenômenos e podendo prever seus desfechos, as sociedades ocidentais ampliaram seu controle sobre a vida de modo geral.

Entretanto, posto nesses termos, isso mais se parece com uma fábula que pode ser resumida como a busca de "conhecer para prever e prever para controlar". Presentemente, tem-se por certo que conhecer a solução para um entre mil problemas não significa que tenham restado apenas 999 para resolver (Bauman, 1999). É mais fácil crer que a solução de um problema no presente abre para o conhecimento de novos problemas antes desconhecidos ou desconsiderados.

Da mesma forma, a experiência cotidiana parece cada vez mais revelar-se contingente e, portanto, dificilmente controlável. Há pouca expectativa atualmente quanto ao estabelecimento de uma relação causal simples entre eventos, que nos indique o que vai ocorrer e, então, podermos intervir na escolha dos desfechos adequados ou desejados.

Temos assim, de modo exemplar, a possibilidade de refletir sobre o lugar que ocupam e a pressão que exercem as instituições, no caso a ciência, em nossa experiência. O nosso lugar na criação e/ou adesão a elas, os nossos modos de pensar e agir e, também, os conflitos e as tensões que elas criam são o substrato sobre o qual se deve voltar permanentemente o exame a fim de se produzirem ações autônomas.

Como assinala Caponi (2003, p. 55) "hoje, mais do que nunca, tudo parece nos levar a afirmar que uma compreensão do conceito de saúde depende de parâmetros científica e claramente estabelecidos", ainda que, "quase inevitavelmente, os conceitos de saúde e de normalidade tendem a se confundir com o conceito de 'frequência'".

A definição científica de saúde estaria baseada em regularidades estabelecidas a partir de médias estatísticas, por um lado, e, por outro lado, um funcionamento adequado do corpo vivo. Cientificamente consolidados estariam as leis gerais, a normalidade e tudo aquilo que pode ser generalizado a qualquer indivíduo, assim como as verdades estabelecidas por meio de uma contabilização ou matematização do mundo.

Certo tipo de promoção de saúde* pode se desenvolver apegando-se às evidências obtidas pelo conhecimento científico desse tipo. Toda uma série de estratégias de desenvolvimento de atividades físicas e de adoção de cardápios saudáveis, por exemplo, poderia ser implementada para usuários dos serviços de saúde, fundamentada nas associações estatísticas feitas entre sedentarismo ou maus hábitos alimentares e desenvolvimento de doenças ou agravos à saúde.

Assim, baseados em uma informação científica e informados pela necessidade de ampliar o controle de todas as condições que interferem positiva e negativamente na situação de saúde, caberia aos promotores de saúde prescrever as formas adequadas de comportamento dos sujeitos para evitarem riscos. Essa perspectiva clara e assumidamente positivista pode orientar a promoção da saúde para uma abordagem com objetividade e pautada em resultados mensuráveis.

O lugar dado à instituição *ciência*, nesse caso, parece claro: prescrever comportamentos e justificar a ação de educação do outro, o paciente. As evidências científicas – e não importa saber como elas são produzidas, em que contextos nem com que objetivos – são o bastante para que agentes de promoção devam desencadear processos educativos e informativos àqueles despossuídos desse conhecimento, e o que está por trás disso é o paradigma da consciência instaurado por Descartes e aprofundado e desenvolvido pelo método científico desde então.

Ora, se o sujeito não tem um comportamento adequado, logo não será saudável; e se não adotar um comportamento adequado é porque não o conhece ou porque não o "quer conhecer". Verdadeiras "Cruzadas" de promoção da saúde podem decorrer daí, e isso tudo justificado e fortalecido por conhecimentos científicos.

A objetividade presente e propagada por abordagens dessa natureza apoia-se nas evidências construídas a partir dos estudos do corpo vivo, mas ao custo de ignorarem a experiência ou a dimensão do corpo vivido.

O próprio Descartes reconhecia, segundo Caponi (2003, p. 58), "a existência de uma parte do corpo humano vivo, inacessível aos outros, que é pura e exclusivamente acessível a seu titular". Restaria algo de subjetivo que não pode ser objetivado de fora; uma experiência do corpo e da saúde tal como percebida pelo sujeito. Restaria, portanto, um sentido individual e subjetivo para o bem-estar e para o sofrimento.

Na definição de estados de saúde, sempre há uma dimensão subjetiva; trata-se de uma subjetividade insuperável, isto é, sempre caberá ao sujeito definir como ele se encontra, se saudável ou doente.

Não há nada de novo ou surpreendente nessa constatação entre profissionais ou estudiosos da promoção da saúde. Parece passível de problematização considerar a forma como essa subjetividade ou esse dado subjetivo é apreendido pelos agentes e profissionais dessa área.

O exame a realizar, em relação a isso, diz respeito a saber se esse dado subjetivo é considerado um obstáculo para a adesão às estratégias, recomendações e prescrições, uma vez que a subjetividade seja valorada como a expressão de idiossincrasias ou como o apego a crenças que podem e devem ser superadas mediante uma atitude racional embasada em verdades científicas.

Ou, alternativamente, se essa subjetividade é tida como a expressão daquilo com o que se deve fazer dialogar as intencionalidades dos agentes promotores e também o seu próprio conhecimento.

O lugar dado à instituição *ciência* parece fazer nesse caso toda a diferença. O apego à importância atribuída historicamente à ciência e suas verdades sem o devido exame da questão da autonomia pode levar à ideia de que ela por si só pode conduzir as atitudes e condutas dos indivíduos e grupos na produção de suas vidas.

Pode-se facilmente tentar materializar a ideia do sujeito cartesiano que, mediante uma introspecção, é capaz de chegar ao melhor uso da razão e, assim, aplicar a todas as situações vividas um método análogo a retirar as maçãs de um cesto, separar as que estiverem podres e, em seguida, voltar a encher o cesto apenas com as maçãs boas.

A tarefa que a promoção da saúde pode, entretanto, assumir corresponde à adoção de uma racionalidade aberta, capaz de transitar no circuito formado pelo instituído e pelo instituinte.

---

* Referimo-nos à categorização realizada por Westphal (2006) sobre ações de promoção da saúde com os vieses biomédico e comportamentalista.

Como indicamos no início, não se trata apenas de proceder a uma denúncia das amarras ou condicionamentos criados pelo instituído e, assim, escapar a ele.

Como citado por Canguilhem (1990, p. 36-37),

[...] uma coisa é preocupar-se com o corpo subjetivo e outra é pensar que temos a obrigação de liberarmos da tutela, julgada repressiva, da medicina [...]. O reconhecimento da saúde como verdade do corpo, no sentido ontológico, não só pode, mas também deve admitir a presença, como margem e como barreira da verdade no sentido lógico, ou seja, da ciência.

O que se pode esperar da promoção da saúde é que ela identifique com clareza as lutas que deve travar com o instituído, que assuma um papel instituinte e que repita esse processo permanentemente. Fazê-lo voltada para si mesma, isto é, refletindo sobre o próprio referencial teórico que vem reunindo, pode ser um bom caminho para o desenho de ações que se preocupem centralmente com a autonomia.

É disso que se trata, pois incluir uma inevitável dimensão subjetiva da saúde corresponde a retirar do agente de promoção da saúde recursos que julga ter para o controle sobre a vida e as escolhas dos outros e predispô-lo à interação e troca com estes. Corresponde, também, a tornar plausível, desejável e, por que não, um objeto de trabalho, a coexistência de diferentes projetos de felicidade e de sucesso prático construído pelas pessoas (Ayres, 2004).

Ação política

A partir de algumas leituras acerca da autonomia, como Fleury-Teixeira *et al.* (2008), Wimmer e Figueiredo (2006), Ferraz (2001), Cecílio (1999), Segre *et al.* (1998), além de Minayo (2001), Teixeira (2001), Guedes *et al.* (2006) com foco na questão da subjetividade, e com as experiências de discussão do tema dentro de projetos ou em processos de formação, percebemos uma recorrência do interesse pelo exame das condições de possibilidade para a construção de ações autônomas.

Encontramos, durante o processo de apropriação dessa problemática, como não poderia deixar de ser, posições ou percepções muito distintas e divergentes em relação a essas condições de possibilidade. Não caberia buscar nenhum denominador comum a essas diferenças de abordagem do problema para além daquele que toma a autonomia como uma questão de nosso tempo.

De fato, essa é uma questão de nosso tempo. O interesse por discuti-la e por buscar novos conhecimentos em relação a ela e as tentativas de introduzi-la como categoria norteadora de intervenções é indicativo disso. Também as críticas que a associam ao investimento do capital na construção de indivíduos independentes capazes de realizarem escolhas no mercado inscrevem o tema e o enraízam como desafio posto ao homem contemporâneo.

De nossa parte, e ainda nos apoiando em Castoriadis (2000), entendemos a aspiração por autonomia como "publicamente defensável" quando se pretende promover transformações políticas e sociais e, nesse sentido, a questão não é apenas de nosso tempo, mas também uma tarefa política necessária.

A autonomia, na perspectiva que vimos abordando, diz respeito aos enfrentamentos que se dão no âmbito das instituições e nas relações de poder que estas materializam e, segundo Foucault (1995, p. 246), "a retomada da questão das relações de poder, e do 'agonismo' entre relações de poder e intransitividade da liberdade, é uma tarefa política incessante; [...] é exatamente esta a tarefa política inerente a toda existência social".

Afirma o autor que "no centro da relação de poder, 'provocando-a' incessantemente, encontra-se a recalcitrância do querer e a intransigência da liberdade. [Trata-se] menos de uma oposição de termos que se bloqueiam mutuamente do que de uma provocação permanente" (Foucault, 1995, p. 244-5).

É a tensão permanente entre o instituído e o instituinte que requer para se apresentar apenas a participação de um indivíduo diante de uma instituição. As condições de possibilidade para a construção de ações autônomas estariam, nesse sentido, desde sempre dadas e não se poderia confundir isso com os desfechos possíveis para essas tentativas.

Há uma indeterminação presente nesses processos, existem apenas

[...] sujeitos individuais ou coletivos que têm diante de si um campo de possibilidade onde diversas condutas, diversas reações e diversos modos de comportamento podem acontecer. Não há relação de poder onde as determinações estão saturadas (Foucault, 1995, p. 244).

O que mais pode haver onde as determinações estejam saturadas? Certamente, não pode haver liberdade, não pode haver o sujeito ético e não pode haver uma vida saudável.

Estamos tentando construir um argumento que nos leve novamente à promoção da saúde. Estamos vinculando a questão da autonomia à ideia da capacidade de agência de indivíduos e grupos; caberia, então, examinar se a promoção da saúde estaria preparada e disposta a lidar com essa capacidade.

É preciso verificar até que ponto as intervenções propostas e efetivadas estão abertas à ação de sujeitos ou, alternativamente, à reação de "pacientes" ou "usuários" dos serviços. Da mesma forma, é preciso se perguntar se a atenção aos determinantes sociais da saúde não se transmuta em apego às determinações e determinismos e, assim, se afasta da ação transformadora.

Novamente, o exame que propomos pede que a promoção da saúde olhe para si mesma. Que se veja como resultado de uma forte ação instituinte de sanitaristas, forças políticas, sociais, agentes e agências nacionais e internacionais preocupadas com a melhoria das condições de saúde das populações.

Mas isso só não basta, pois como resultado bem-sucedido dessa energia instituinte, ela se transformou em uma instituição, como o atesta a criação da Política Nacional de Promoção da Saúde. Como instituição ela tende, por inércia, à sua própria conservação, afastando-se assim da dinâmica social que a ensejou.

Daí a necessidade de um exame no qual o lugar atribuído à autonomia e sua construção – portanto, à capacidade de agência dos sujeitos – pode fazer toda a diferença. Pode indicar se a promoção trilhará um caminho da transformação social ou se acomodará a funções jurídicas de normatização e controle.

Neotenia humana | Abertura para o mundo

Com base em Castoriadis (2000), cogitamos a necessidade de a promoção da saúde proceder a um autoexame permanente, já que a autonomia não corresponde a um bem que uma vez adquirido nos acompanharia para sempre. Problematizamos a sujeição a que se está exposto na ausência de ações autônomas, seja em relação a verdades científicas, seja ao dobrar-se a leituras deterministas que retiram do humano sua capacidade de agência. Discutimos a ideia de um sujeito e uma subjetividade que se constroem e cujo reconhecimento se dá na relação com o outro, afastando-nos de uma associação entre a autonomia e a ideia de independência. E fizemos isso a partir de uma racionalidade que não dicotomiza o que está dado e o que está sendo criado, mas que coloca esses dois termos em circuito.

Falta, entretanto, para finalizar, explorar a ideia apresentada no item primeiro, no qual Castoriadis sugere o estabelecimento de uma nova relação entre lucidez e função imaginária.

Em conformidade à adoção de uma racionalidade aberta, dar um lugar à capacidade de criação humana, à invenção e à busca permanente por imaginar novas instituições, enfim, postular que o homem não apenas pensa, racionaliza, mas, também imagina, simboliza, traz ao centro do debate uma reflexão de natureza ontológica. Teríamos, assim, de considerar o quanto a autonomia tem a ver com o próprio homem e sua constituição como tal.

Se Castoriadis (2000) acredita que a autonomia é uma questão de nosso tempo, como vínhamos afirmando, ele ainda vai além:

> As razões pelas quais visamos a autonomia são e não são da época. Não o são, porque afirmaríamos o valor da autonomia quaisquer que sejam as circunstâncias, e mais profundamente, porque pensamos que o desejo de autonomia tende fatalmente a emergir onde existem homem e história, porque, como a consciência, o objetivo da autonomia é o destino do homem, porque, presente, desde o início, ela constitui a história mais do que é constituída por ela (Castoriadis, 2000, p. 121).

Antes de considerar uma abordagem dessa natureza como algo que conduziria a uma naturalização da busca por ações autônomas, para algo essencial do humano, para uma natureza anterior a qualquer decisão que o homem possa pretender tomar, parece mais recomendado inserir essa abordagem dentro do campo do conhecimento antropológico.

Nesse sentido, cabe considerar que existem alguns invariantes culturais, isto é, elementos da cultura presentes em todas as culturas, ainda que expressos ou vividos de formas muito diferentes. Um exemplo importante disso, explorado por Morin (1979), refere-se à morte, mais precisamente, ao conhecimento dela como um dado objetivo pelo homem e à instalação de um dado subjetivo por parte deste para tentar ultrapassá-la.

Esse autor refere-se à existência de dois tipos de mitos presentes em todas as culturas, a saber, o mito da morte/renascimento e o mito do duplo. De modo simplificado, isso quer dizer que os homens, em diferentes culturas, elaboram ou imaginam a transmortalidade, ou seja, imaginam sua vida renascendo em outro lugar após o encontro inevitável com a morte, superando-a, portanto, ou imaginam um outro de si mesmo, seu duplo, capaz de resistir a ela uma vez que se encontra em outro nível de realidade ou materialidade.

O importante a reter disso é que esse autor identifica essas características do lidar humano com a morte – e faz o mesmo em relação à pintura – a partir da observação dos túmulos neandertalenses que datam de cerca de 40 mil anos.

Nas palavras de Morin (1979, p. 101),

> Quando o *sapiens* surge, o homem já é *socius*, *faber*, *loquens*. A novidade que o *sapiens* traz ao mundo não está, portanto, conforme se havia pensado, na sociedade, na técnica, na lógica, na cultura. Encontra-se, por outro lado, naquilo que até o presente fora considerado epifenomenal ou ridiculamente considerado indício de espiritualidade: na sepultura e na pintura.

Esse autor é reconhecido por seu esforço de realizar a sutura epistemológica do bioantropossocial, isto é, a tentativa de religar as dimensões biológica, antropológica e social do homem e de seu desenvolvimento. Dessa forma, a função imaginária deixa de ser apenas a expressão de uma privação de racionalidade e ganha o lugar de elemento constitutivo do próprio humano.

O que a sepultura e a pintura indicam é que "o imaginário irrompe na percepção do real e que o mito irrompe na visão do mundo. A partir de então, ambos passariam a ser, ao mesmo tempo, os produtos e os coprodutores do destino humano" (Morin, 1979, p. 103).

A importância de levar isso em consideração refere-se a identificar que nesse processo o homem desassocia seu destino do destino natural. É o homem que manterá a presença pessoal de um morto junto aos vivos; são suas ligações afetivas e intersubjetivas que mantêm alguém vivo além de sua morte (Morin, 1979). Daí por diante, seu destino estará ligado à sua capacidade inventiva e imaginativa, de ação ou de reação às situações dadas, e temos chamado a isso de relações estabelecidas com as instituições.

Assim é que podemos tratar da busca por autonomia como uma questão ontológica, sem recorrer a uma naturalização desta, sem pretender emprestar-lhe um desfecho desde sempre dado, mas, antes, destacando um originário e permanente fazer de si do humano.

Levamos a questão apenas até o ponto em que pudermos nos referir a uma ontologia em torno da noção do que "Lapassade chama de 'entrismo' (que é uma 'filosofia do inacabamento e ambivalência humanos') e cujo pilar fundador etológico é o fenômeno da 'neotenia humana' (o homem como ser aberto para o mundo, um especialista da não especialização, um lúdico explorador de espaços novos e ampliados, um ser da álea, do risco, do acaso, do perigo e da crise)".*

Assim, não é o desfecho propriamente dito da busca por autonomia o que mais nos interessa, ainda que não hesitemos em afirmar o quanto isso pode promover as transformações necessárias para a obtenção de melhores condições de vida e saúde. Os desfechos são sempre contingentes. Interessa-nos, sobretudo, o reconhecimento de que a autonomia já está lá, no humano, na ação do neóteno, compondo o conjunto de características constitutivas do homem e de seu sucesso como espécie. Interessa-nos saber se a promoção da saúde pode ou se pretende potencializá-la. Reconhecer a capacidade de instituir do humano e combinar isso com a reflexão da autonomia em primeira pessoa pode ser um bom caminho.

Referências bibliográficas

Ayres, J. R. Norma e formação: horizontes filosóficos para as práticas de avaliação no contexto da promoção da saúde. Ciência & Saúde Coletiva, v. 9, n. 3, p. 583-592, 2004.

Bauman, Z. Modernidade e ambivalência. Rio de Janeiro: Jorge Zahar, 1999.

Canguilhem, G. La Santé: concept vulgaire & question philosophique. Paris: Sables, 1990.

Caponi, S. Saúde como abertura ao risco In: Czeresnia, D.; Freitas, C. M. (Org.). Promoção da saúde: conceitos, reflexões, tendência. Rio de Janeiro: Fiocruz, 2003.

Castoriadis, C. A instituição imaginária da sociedade. Rio de Janeiro: Paz e Terra, 2000.

Castoriadis, C. Encruzilhadas do labirinto II: domínios do homem. Rio de Janeiro: Paz e Terra, 1987.

Castoriadis, C.; Cohn Bendit, D. Da ecologia à autonomia. São Paulo: Brasiliense, 1981.

---

* O texto foi extraído do documento de um grupo de estudos coordenado por José Carlos de Paula Carvalho em janeiro de 2001. Os conceitos presentes no excerto podem ser explorados em Paula Carvalho (1990).

Cecílio, L. C. O. Autonomia versus controle dos trabalhadores: a gestão do poder no hospital. Ciência & Saúde Coletiva, v. 4, n. 2, p. 315-329, 1999.

Fernandez, J. C. A. et al. Promoção da saúde: elemento instituinte? Saúde e Sociedade, v. 17, n. 1, p. 153-164, 2008.

Ferraz, F. C. A questão da autonomia e a bioética. Bioética, v. 9, n. 1, p. 73-81, 2001.

Fleury-Teixeira, P. et al. Autonomia como categoria central no conceito de promoção de saúde. Ciência & Saúde Coletiva, v. 13, p. 2115-2122, 2008. Suplemento 2.

Foucault, M. O sujeito e o poder. In: Dreyfus, H.; Rabinow, P. Michel Foucault, uma trajetória filosófica. Rio de Janeiro: Forense Universitária, 1995.

Guedes, C. R.; Nogueira, M. I.; Camargo Júnior, K. R. A subjetividade como anomalia: contribuições epistemológicas para a crítica do modelo biomédico. Ciência & Saúde Coletiva, v. 11, n. 4, p. 1093-1103, 2006.

Minayo, M. C. S. Estrutura e sujeito, determinismo e protagonismo histórico: uma reflexão sobre a práxis da saúde coletiva. Ciência & Saúde Coletiva, v. 6, n. 1, p. 7-19, 2001.

Morin, E. O enigma do homem: para uma nova antropologia. Rio de Janeiro: Zahar, 1979.

Ortega, F. O corpo incerto: corporeidade, tecnologias médicas e cultura contemporânea. Rio de Janeiro: Garamond, 2008.

Paula Carvalho, J. C. Antropologia das organizações e educação: um ensaio holonômico. Rio de Janeiro: Imago, 1990.

Segre, M.; Leopoldo e Silva, F.; Schramm, F. O contexto histórico, semântico e filosófico do princípio de autonomia. Bioética, v. 6, p. 15-23, 1998.

Teixeira, R. R. Agenciamentos tecnosemiológicos e produção de subjetividade: contribuição para o debate. Ciência & Saúde Coletiva, v. 6, n. 1, p. 49-61, 2001.

Westphal, M. F. Promoção da saúde e prevenção de doenças. In: Campos, G. W. S. et al. Tratado de saúde coletiva. São Paulo: Hucitec; Rio de Janeiro: Fiocruz, 2006.

Wimmer, G. F.; Figueiredo, G. O. Ação coletiva para qualidade de vida: autonomia, transdisciplinaridade e intersetorialidade. Ciência & Saúde Coletiva, v. 11, n. 1, p. 145-154, 2006.

26 Promoção da Saúde como Competência do Agente Comunitário de Saúde | A Construção da Autonomia em Foco

Lislaine Aparecida Fracolli • Elma Lourdes Campos Pavone Zoboli

Agente comunitário de saúde | Potencialidades e limites para a promoção da saúde

A questão central deste capítulo é discutir em que perspectiva os agentes comunitários de saúde, inseridos nas estratégias governamentais de atenção básica, estão atuando: se em uma perspectiva mais de recuperação da saúde e, portanto, reproduzindo o modelo de assistência centrado no médico, no hospital, na doença e na visão biologicista do processo saúde-doença; ou se estão atuando em uma perspectiva de promoção da saúde, no sentido de agir com base em uma visão de processo saúde-doença ampliada, que toma como centralidade os problemas/necessidades de saúde da comunidade onde trabalha e mora, operacionalizando intervenções que promovam a emancipação e a autonomia dos indivíduos em busca de uma qualidade de vida melhor.

O agente comunitário de saúde (ACS) é um profissional que pertence à comunidade e se torna peça fundamental para ajudar essa comunidade a enfrentar seus problemas de saúde. Pode também oferecer grande contribuição para a modificação das condições de vida que prejudiquem os indivíduos e a comunidade. Nessa perspectiva, esse profissional de saúde constitui-se em um reforço importante para a construção de um novo modelo de assistência à saúde.

A profissão de ACS foi criada pela Lei n. 10.507, de 10 de julho de 2002, e o Decreto n. 3.189, de 4 de outubro de 1999, fixou as diretrizes para o exercício profissional desse trabalhador (Brasil, 2004). O Departamento de Gestão da Educação na Saúde (DEGES), com a intenção de analisar e reinterpretar as atribuições relatadas na Portaria/GM n. 1.886, de 18 de dezembro de 1997, reestruturou o trabalho do ACS, identificando cinco eixos que deram origem às cinco competências desse profissional, posteriormente descritas no documento "Perfil de competências do agente comunitário de Saúde" (Brasil, 2004).

As cinco competências são descritas a seguir:

- Competência 1: desenvolvimento de ações que integram as equipes de saúde e as populações adscritas
- Competência 2: participação do ACS juntamente com a equipe, do planejamento e avaliação das ações de saúde
- Competência 3: desenvolvimento de ações de promoção da saúde por meio de atividades educativas, da participação social e do trabalho intersetorial
- Competência 4: desenvolvimento de ações de prevenção e monitoramento de situações de risco para a população
- Competência 5: direção destas ações de prevenção e monitoramento aos grupos específicos e às doenças prevalentes.

Embora essas competências sejam previstas pelo Ministério da Saúde, na prática, o ACS desenvolve ações diversas, as quais nem sempre contemplam as diretrizes oficiais.

Nesse sentido, Santos (2005) analisou o modo como essas competências estavam sendo operacionalizadas na prática dos ACS, dando um enfoque mais específico à competência 3, que aborda ações de promoção da saúde. A perspectiva da pesquisadora era observar o quanto as ações de promoção da saúde estavam contribuindo para o *empowerment* de indivíduos e famílias.

O estudo revelou que a competência *promoção da saúde* está relacionada principalmente com a identificação das condições de vida e problemas de saúde; com a identificação de exemplos de promoção de saúde; com o desenvolvimento de atividades educativas na comunidade; com a realização de orientações preventivas e de estímulo à reflexão comunitária; e com o desenvolvimento de parceria com outros serviços municipais ou da própria comunidade. Nesse estudo, observou-se que 35,1% dos ACS estudados fazem atividades relacionadas com a promoção da saúde diariamente; 9,6% realizam as ações semanalmente, 18,6% mensalmente, 24,8% raramente e 11,8% nunca realizam atividades relacionadas com a promoção da saúde.

Com base nesses dados, verificou-se que o que é preconizado pelo Ministério da Saúde como competência e habilidade para a promoção da saúde é desenvolvido diariamente pelos ACS, mesmo existindo um número considerável de ACS que referiram realizar as ações apenas raramente.

A autora também observou que, todos os dias, 79,3% dos ACS orientavam os indivíduos quanto ao autocuidado e às medidas de proteção à saúde, e 71,4% estimulavam os indivíduos e a comunidade a refletirem sobre suas condições de saúde e doença. Para 56,8% dos ACS, raramente eram executadas ações em parceria com outras secretarias existentes no município, e 46,9% deles praticamente não faziam nenhuma proposta de ação para tal cooperação. Quanto a outras parcerias como creches, escolas, asilos, comerciantes e outros grupos sociais, 49% quase não estabeleciam esse vínculo. Os ACS desse estudo, em sua maioria, identificavam a relação entre os problemas sociais e as condições de vida (58,1%). Essa autora verificou que 43,4% dos ACS fazem diariamente atividades relacionadas com a prevenção e com o monitoramento de risco ambiental e sanitário; 15,1% realizam as ações semanalmente, 21,4% mensalmente e 19,8% executam essas ações raramente ou nunca. Observou-se que 64,7% dos ACS identificam as condições ambientais e sanitárias que provocam riscos à saúde da comunidade, diariamente, e 52,7% informam à população sobre a ocorrência de situações de risco, na microárea de atuação.

Outra questão importante a ser lembrada é que o ACS tem sido muito utilizado nas campanhas de prevenção da dengue, entre outros projetos que envolvam o meio ambiente.

Ademais, no âmbito da competência promoção da saúde dos ACS, foram identificadas as seguintes ações: identificar exemplos positivos que promovam a saúde da comunidade; realizar atividades educativas por meio de palestras, campanhas, multirões etc.; utilizar recursos de informação e comunicação adequados à realidade local; orientar a população quanto a medidas de proteção à saúde; apoiar ações sociais de alfabetização de crianças, adolescentes, jovens e adultos; participar de reuniões do conselho local de saúde ou de outros conselhos locais; e informar a população sobre a ocorrência de situações de risco. Ações desse tipo levam tanto ao *empowerment* individual como da comunidade.

Bases teórico-conceituais para a construção da autonomia na área da saúde

A I Conferência Mundial de Promoção da Saúde ocorreu em 1986, na cidade de Ottawa, Canadá, tornando-se o principal marco de referência na constituição desse campo, tendo contribuído para ampliar as discussões sobre os determinantes da saúde e o objeto de ação de suas práticas. Desde então, o movimento da promoção da saúde vem concretizando esse ideário ao enfatizar fatores sociais, econômicos e ambientais como determinantes da saúde.

Na ocasião, a promoção da saúde foi conceituada como "processo de capacitação da comunidade para atuar na melhoria da sua qualidade de vida e saúde, incluindo uma maior participação no controle deste processo" (Brasil, 1996). Tal conceituação recoloca a população em uma posição bastante distinta da anterior, à medida que deixa de ser apenas o alvo dos programas e passa a assumir uma posição na definição dos problemas a serem enfrentados. Amplia-se a concepção de saúde, referindo-a aos seus determinantes e também à possibilidade de intervenções, que extrapolam o setor saúde. Os campos de ação definidos na *Carta de Ottawa* incluem cinco eixos de atuação:

- A elaboração e a implementação de políticas públicas saudáveis
- A criação de ambientes favoráveis à saúde
- O reforço para a ação comunitária
- O desenvolvimento de habilidades pessoais
- A reorientação dos sistemas e serviços de saúde.

Os eixos da *Carta de Otawa* reconhecem a promoção da saúde como uma parte fundamental da busca da equidade, da melhoria da qualidade de vida e de saúde, da estimulação de parcerias intersetoriais, do fortalecimento da participação social e do *empowerment* individual e comunitário. Os objetivos desse documento direcionam-se para a implementação de ações de promoção da saúde na atenção básica, as quais visem à ampliação da autonomia dos indivíduos e grupos sociais e à corresponsabilidade de indivíduos e coletividades na estimulação de alternativas inovadoras e socialmente inclusivas que valorizem os espaços públicos de convivência e produção da saúde.

Conforme a análise de Wallerstein (1992), para ocorrer o *empowerment,* é preciso reduzir fatores de risco, tanto sociais como físicos, por meio do senso de comunidade, do aumento na participação nas tomadas de decisão e ações comunitárias, bem como do aumento da empatia. Ciclicamente, se alcançada essa etapa, teremos o *empowerment* psicológico (em que as pessoas têm autoeficiência para agir, estão politizadas, motivadas e confiam nas ações do grupo), por meio da conscientização e do pensamento crítico; e o *empowerment* comunitário (que tem como fatores o aumento da ação local, o fortalecimento da rede social, a competência comunitária, as condições de transformação, a melhora nas políticas de saúde e os recursos para o acesso e a equidade).

Além das questões de *empowerment,* como eixo para as práticas do Sistema Único de Saúde (SUS), a promoção da saúde reforça como objetivo essencial à produção de saúde a coconstrução da capacidade de ação autônoma para os sujeitos envolvidos, ou seja, trabalhadores e usuários (Campos e Campos, 2006). Para tanto, surge como demanda a instauração de processos geradores de autonomia e de apropriação da complexidade do novo objeto por esses sujeitos.

Contudo, as questões de relacionamento humano, essenciais para a construção e a consolidação de trocas autônomas e emancipatórias, mostram-se bastante fragilizadas no SUS. Para Beauchamp e Childress (2001), a autonomia pode ser entendida na prática da saúde como a capacidade de as pessoas decidirem, tomarem decisões sobre suas próprias vida e saúde.

Por respeito pela autonomia, esses mesmos autores compreendem que profissionais de saúde têm de dizer a verdade à pessoa de que cuidam, devem respeitar sua privacidade, proteger a informação confidencial e fomentar o consentimento livre e esclarecido, ajudando-a em sua tomada de decisão.

Esse respeito não significa uma atitude passiva, de não interferência, mas sim positiva, transitiva e proativa, no sentido de promover a autonomia das pessoas para a tomada de decisão, evitando influências indevidas que possam levar a constrangimentos ou coações, e propiciando a informação devida aos esclarecimentos necessários à decisão que será tomada pela pessoa. Dessa maneira, parece haver um dever do profissional de prover as condições para que a tomada de decisão seja feita de maneira substancialmente autônoma.

Às ações genuína e substancialmente autônomas corresponde a responsabilidade ética. É o prestar contas à comunidade dos seres morais, como um deles que se é. Nessa condição, a pessoa primeiro dá conta de suas ações a si mesmo, pois sua condição humana exige a apreciação dos atos ao juízo da própria razão e, depois, presta contas à comunidade dos seres morais, que pode legitimamente lhe pedir isso pela questão de pertença comum.

É na comunidade dos seres morais que as exigências de proteção, respeito, direitos e solidariedade adquirem sentido. Fora dessa comunidade, os clamores por ações e atitudes éticas não gozam de sentido pleno, pois na gênese da estrutura moral da pessoa estão sua índole comunitária e sua sociabilidade constitutiva (Ferrer; Álvarez, 2005). Isso nos remete ao segundo sentido de responsabilidade. Neste, somos responsáveis pelo outro que poderá, eventualmente, pedir contas dessa responsabilidade (Nunes, 2006). O outro, na qualidade de ser humano, guarda em sua existência a exigência radical de respeito, uma vez que detém um mandato de vida que, por si só, basta para reclamar de maneira eloquente a manutenção de sua integridade como ser (Siqueira, 1998).

No âmbito moral, é pelo outro que se é considerado responsável, a ponto de justificar responsabilidade pelo dano. Se é responsável pelo dano porque, antes de mais nada, se é responsável pelo outro vulnerável (Nunes, 2006).

Além de sociais, nós humanos somos ontológica e socialmente vulneráveis. A moralidade, então, decorre não apenas de nossa condição de seres comunitários, mas também de a comunidade humana constituir-se de seres vulneráveis (Ferrer; Álvarez, 2005). Como vulneráveis, precisamos e requeremos proteção e sustentação mútuas para subsistir e viver. Todos nós dependemos da comunidade moral, à qual inexoravelmente pertencemos pelo fato de sermos humanos, para realizarmos nossas capacidades. Daí decorre que somos corresponsáveis por seu zelo e por sua manutenção.

Para amparar a vulnerabilidade humana, é insuficiente a responsabilidade que implica apenas responder por atos, omissões e danos. Para dar conta das obrigações que temos junto à comunidade de seres morais e vulneráveis à qual pertencemos, são imprescindíveis as contribuições positivas de cuidado de uns para com os outros. O cuidado configura contribuição positiva em defesa e fomento da vida. Tem de se constituir proteção emancipatória dos vulneráveis.

Está claro que temos de rejeitar o paternalismo do tipo "eu sei o que é melhor para você", tão comum na saúde, sobretudo nas decisões de política pública e no funcionamento de instituições sociais básicas. Não queremos conceder às autoridades públicas o poder discricionário de decidir sobre a distribuição de recursos escassos, com base no que acreditam que cada um de nós deveria preferir ou fazer. Tampouco queremos substituir esse paternalismo pelo arbítrio da satisfação de preferências individuais (Vita, 2007).

Para evitar o paternalismo nos julgamentos de justiça social e das preferências, o melhor é não focalizarmos nessas nem nas atitudes e interesses individuais diretamente, mas nas condições institucionais de provisão de recursos e oportunidades que são valiosos a uma diversidade de concepções individuais do bem (Vita, 2007).

As decisões de políticas públicas só deveriam considerar a intensidade de preferências individuais e sua distribuição pela comunidade, abstendo-nos de julgá-las por sua valorização (Vita, 2007, p. 150).

Com base em quê, e sem que tenhamos de nos afastar de maneira decisiva do "princípio da autonomia das preferências", podemos excluir determinadas preferências de nossos julgamentos de justiça social? (Vita, 2007). Como ponderar e especificar a autonomia para a integralidade dos cuidados, enquanto atendimento das necessidades de cada um, sem ser injusto, ou seja, observando-se o princípio da justiça como equidade? O que estamos perguntando de fato é: como compaginar integralidade e equidade em um sistema universal que se propõe democrático e participativo?

"O princípio da autonomia das preferências" diz que para julgar o que é bom ou ruim para determinada pessoa, o critério último são seus próprios desejos e suas próprias preferências (Vita, 2007).

Na saúde, essa prática tem se feito cada vez mais frequente e presente, e confunde-se mesmo com o respeito à pessoa como ser autônomo. Respeito à autonomia, como é enunciado esse princípio, não implica supremacia absoluta dos desejos e preferências individuais. Integralidade e equidade são, nesse sentido, discussões tangentes que se entrelaçam e se imbricam de maneira bastante entranhada na prática dos serviços de saúde.

Deve haver um fundamento não subjetivo para estimar e comparar os níveis de bem-estar de diferentes pessoas. Basta dizer, por exemplo, que os direitos humanos e os direitos socioeconômicos partem da base implícita de que tal fundamento existe e é possível. A questão é: "Por que é mais justificado avaliar o bem-estar individual com base no acesso que as pessoas têm a determinados direitos, recursos e oportunidades, do que avaliá-lo apenas em relação à satisfação de preferências individuais?" (Vita, 2007). A bioética propicia uma ética de novas relações profissionais, destituindo toda e qualquer voz de monopólio nas relações, pois reconhece e legitima a pluralidade de papéis e vozes, com vistas a impedir a desqualificação do outro, especialmente do diferente, pelo exercício do poder. É a amálgama da escuta ativa, do olhar atento, da reflexão genuína, do conhecimento e da competência técnica que permitirá relações interpessoais e profissionais, intervenções e tomadas de decisão que respeitem e promovam os direitos humanos, as liberdades fundamentais e a dignidade humana. Guiada pela bioética, a equipe multiprofissional de saúde não mais disputa a propriedade do paciente, pois lhe reconhece como fim da atenção prestada e lhe confere autonomia e coparticipação no projeto terapêutico (Zoboli, 2006).

Vejamos como isso é possível a partir das considerações de Pacheco (2002), que defende a dupla dimensão das ações em saúde: uma mais técnica e relacionada com o diagnóstico e tratamento da doença, que a autora designa por *tratar*; e outra mais expressiva e preocupada com a pessoa na sua integralidade, que chama de *cuidar*. Em paralelo, pode-se dizer que esses seriam os equivalentes, na assistência à saúde, do modo de ser-trabalho e do modo de ser-cuidado, ou ainda, ao cuidado-técnica e ao cuidado-ética, respectivamente.

Por *tratar* compreende-se a execução dos procedimentos técnicos e especializados, tendo em vista apenas a doença e com a finalidade principal de reparar os órgãos doentes para se obter a cura. É uma atitude que pensa no doente, mas que tende a esquecer a integralidade da pessoa doente e suas necessidades.

Assim, as necessidades físicas, em especial aquelas relacionadas com a doença, recebem atenção, porém, as necessidades que ultrapassam esse âmbito, como as psicológicas e espirituais, raramente são consideradas.

O objeto da assistência para o profissional que se guia pelo *tratar* é a doença, sendo a pessoa vista como um conjunto de órgãos que pode deixar de exercer corretamente sua função. Diante da pessoa doente, o profissional de saúde age como um cientista perante seu objeto de estudo, entusiasma-se pela situação clínica, especialmente se esta for incomum ou grave, ignorando os aspectos humanos. Preocupa-se em agir de maneira eficaz e emprega todos os meios diagnósticos e terapêuticos ao seu alcance, pois sua única finalidade é vencer a luta contra a doença.

É praticamente capaz de obrigar o doente a aceitar tudo o que tenha por fim o diagnóstico e a cura, até mesmo ocultando-lhe informações e nunca lhe dando a oportunidade de recusar o tratamento. Quando a cura não é possível, a sensação de frustração é enorme, e o profissional é capaz de abandonar o doente. Nesse contexto, o paciente é reduzido a um diagnóstico por um profissional de saúde que, esquecendo da pessoa doente, não estabelece com ela nenhuma relação e limita-se a conhecê-la por um número ou pelo nome da doença. A pessoa é apenas mais um caso (Pacheco, 2002).

Todavia, embora fundamental e essencial, a igualdade não é a única responsabilidade social com a qual temos de nos preocupar; há ainda as exigências de eficiência. Uma tentativa de realizar a igualdade de capacidades sem fazer considerações agregativas pode resultar em diminuições graves das capacidades que as pessoas podem ter no todo, pois devemos distinguir a realização e a liberdade de realizar. Devemos tomar em conta a "escolha contrafactual", ou seja, o que alguém teria escolhido se tivesse escolha. Isto é relevante para a liberdade: a capacidade de escolher viver como se deseja. A noção de liberdade como poder efetivo para realizar o que se escolheria é parte importante da ideia geral de liberdade (Sen, 2001) e também um ponto crucial para a autonomia, tão propalada na saúde nas últimas décadas, mas também para a justiça, pois muitos até querem e desejam viver de maneira saudável, mas não o podem.

> Quando avaliamos ao redor do mundo as desigualdades na capacidade de escapar das doenças que não são inevitáveis, ou da fome que pode ser evitada, ou da morte prematura, não estamos examinando apenas as diferenças no bem-estar, mas também nas liberdades básicas que valorizamos e apreciamos. Esse ponto de vista é importante. E tal como acontece, os dados disponíveis com respeito à efetivação de doenças, fome e mortalidade na infância nos dizem muito sobre a presença e a ausência de algumas liberdades básicas centrais. Dada a motivação subjacente à análise da desigualdade, é importante não esquecer esta perspectiva momentosa (Sen, 2001).

Se houver um arranjo diferente do que está em vigor, sob o qual os danos e as privações impostos aos menos destituídos são mitigados, seremos coletivamente responsáveis pela pobreza absoluta, pela fome endêmica, pela mortalidade produzida por doenças evitáveis e pelo comprometimento no desenvolvimento das capacidades dos mais destituídos, se não fizermos nada para colocar tal arranjo em prática. "Se contribuímos para preservar as instituições que geram essas injustiças, somos coletiva e positivamente responsáveis por elas" (Vita, 2007).

Promoção da saúde e construção da autonomia no cotidiano do trabalho do agente comunitário de saúde

A análise das ações de promoção da saúde realizadas pelos ACS com base no trabalho de Santos (2005), ao serem cotejadas com as concepções sobre autonomia apresentadas previamente, nos mostra que ainda temos muito a fazer no âmbito da atenção e da promoção da saúde. É preciso transformar a ideia de se realizar a promoção da saúde por meio de intervenções "ortopédicas" nas comunidades, receitando-se mudanças de estilo de vida, entre outras recomendações.

As práticas educativas, ou preventivas, muitas vezes até confundidas com a promoção, operam como se os únicos saberes existentes e válidos fossem dos técnicos, incluindo dentro destes os ACS. Assim, tanto a clínica quanto as ações de saúde de cunho coletivo e comunitário, desenvolvidas nos serviços de saúde, são ainda, predominantemente, prescritivas e restritas (Chiesa e Fracolli, 2004). A experiência tem mostrado que projetos de promoção da saúde bem-sucedidos têm como marca a incorporação de instrumentos baseados na construção do *empowerment* e da autonomia da população. Ainda, o uso de tecnologias leves no trabalho em saúde é capaz de redirecionar o olhar do profissional das carências para os potenciais de saúde presentes nos usuários (e suas famílias).

Projetos de promoção da saúde exitosos apostam que a promoção da saúde requer ações intersetoriais que envolvam não só os indivíduos, mas as famílias e a comunidade, além de utilizarem recursos didático-pedagógicos facilitadores de aprendizagem que auxiliem o diálogo entre profissionais e famílias. Esses recursos, mais do que transmitir informações, precisam se ocupar do *empowerment* das comunidades e do protagonismo dos sujeitos no cuidado à sua saúde.

As peculiaridades das ações de promoção da saúde executadas pelos ACS, no âmbito da Estratégia Saúde da Família (ESF) e do SUS, requerem o redirecionamento da prática clínica e também do equacionamento ético de todos os membros da equipe. Ambos devem ser desfocados do hospitalocentrismo e da alta especialização que marcam a conformação do sistema de saúde e a formação dos profissionais. As ações dos ACS devem incorporar a riqueza da biografia das vidas dos protagonistas do cuidado: as pessoas.

Bibliografia

Beauchamp, T.L.; Childress, J. F. Principles of biomedical ethics. 5. ed. New York: Oxford University Press; 2001.

Brasil. Ministério da Saúde. DEGES. Perfil de competências do agente comunitário de Saúde. Brasília: Ministério da Saúde; 2004.

Brasil. Ministério da Saúde. Promoção da saúde: Carta de Otawa, Declaração de Adelaide, Sundsvall e Santa Fé de Bogotá. Tradução de Luís Eduardo Fonseca. Brasília: Ministério da Saúde; 1996.

Campos, R.; Campos, G. W. Coconstrução de autonomia: o sujeito em questão. In: Campos, G. W.; et al. (Org.). Tratado de saúde coletiva. São Paulo: Hucitec; Rio de Janeiro: Fiocruz; 2006. p. 669-688.

Chiesa, A. M.; Fracolli, L. A. O trabalho dos agentes comunitários de saúde nas grandes cidades: análise do seu potencial na perspectiva da promoção da saúde. Revista Brasileira Saúde Família, n. 7, p. 42-49, jan. 2003-abr. 2004. Edição especial.

Ferrer, J. J.; Álvarez, J. C. Questões preliminares: ética, moral e bioética. In: Ferrer, J. J.; Álvarez, J. C. (Ed.). Para fundamentar a bioética: teorias e paradigmas teóricos na bioética contemporânea. São Paulo: Loyola; 2005. p. 23-82.

Nunes, L. Tríptico teórico: justiça, poder e responsabilidade. In: Nunes, L. (Ed.). Justiça, poder e responsabilidade: articulações e mediações nos cuidados de enfermagem. Loures: Lusociência; 2006. p. 7-336.

Pacheco, S. Cuidar: a pessoa em fase terminal – perspectiva ética. Loures: Lusociência; 2002.

Robertson, A.; Minkler, M. New health promotion movement: a critical examination. Health Education Quarterly, v. 21, n. 3, p. 295-312, 1994.

Santos, L. P. G. S. O agente comunitário de saúde em São Bernardo do Campo: possibilidades e limites para a promoção da saúde. 2005. Dissertação (Mestrado em Saúde Coletiva) – Escola de Enfermagem da Universidade de São Paulo, São Paulo, 2005.

Sen, A. Desigualdade reexaminada. Rio de Janeiro: Record; 2001.

Siqueira, J. E. Ética e tecnociência: uma abordagem segundo o princípio da responsabilidade de Hans Jonas. Londrina: Editora UEL; 1998.

Vita, A. A justiça igualitária e seus críticos. São Paulo: Martins Fontes; 2007.

Wallerstein, N. Powerlessness, empowerment and health: implications for health promotion programs. American Journal of Health Promotion, v. 6, n. 3, p. 197-205, 1992.

Zoboli, E. Bioética: gênese, conceituação e enfoques. In: Oguisso, T.; Zoboli, E. (Ed.). Ética e bioética: desafios para a enfermagem e a saúde. Barueri: Manole; 2006. 233 p.

27 Gestão Intersetorial em Saúde | O que Há de Novo

Laura Silvina Waynsztok • Marco Akerman

Introdução

Na *Carta de Ottawa* para a promoção da saúde, elaborada na 1ª Conferência Internacional sobre Promoção da Saúde, em 1986, foi feita a seguinte afirmação: "Os pré-requisitos e perspectivas para a saúde não são assegurados somente pelo setor saúde" (Brasil, s/d).

É notável que, mais de 30 anos depois, essa afirmação continue válida e seus significados sejam amplificados à luz dos determinantes sociais da saúde. Desse modo, questões relacionadas com a intersetorialidade no campo da saúde, como "o que", "por que" e "como", ainda precisam ser respondidas.

Longe de propor conceitos cristalizados e receitas para a gestão, neste capítulo pretendemos rever alguns estudos teóricos sobre a intersetorialidade como contribuições para a reflexão e a pesquisa nesse campo.

Panorama da intersetorialidade

O tema da intersetorialidade está presente na agenda de saúde pública desde a década de 1980, visto que diferentes estudos teóricos e de pesquisa identificaram problemas de saúde-doença e seus determinantes para então buscar diferentes ferramentas e níveis de intervenção para resolvê-los.

Vários autores desenvolveram trabalhos sobre a intersetorialidade. Esses autores concordam que existe um vasto universo de definições e modos de entendê-la, mas, acima de tudo, concordam que é necessário aprofundar a pesquisa nesse campo.

Nuria Cunill-Grau (2005), em sua pesquisa "La intersectorialidad en el gobierno y gestión de la política social", faz referência à intersetorialidade nas políticas de redução da pobreza e, embora não considere especificamente as políticas de saúde, oferece uma possível classificação a ser usada para pensar a gestão intersetorial em

saúde. A autora sugere que "a intersetorialidade e, sobretudo, sua gestão, ainda são assuntos sobre os quais temos muito pouco conhecimento. São temas que trazem novos desafios para a gestão pública" [tradução nossa]. Além disso, afirma que a intersetorialidade é um instrumento de integralidade e, portanto, um componente insubstituível das políticas e programas de redução da pobreza e da desigualdade.

Cunill-Grau trabalhou com documentos e informantes fundamentais de cinco países: Argentina, Bolívia, Brasil, Chile e México. Embora a pesquisa não desenvolva uma visão exaustiva nem uma localização contextual das experiências, busca uma maior compreensão sobre o que é e como se aplica a intersetorialidade e sua gestão. Para isso, estabelece a delimitação do conceito de "intersetorialidade" e indica que ela remete à integração de diversos setores a fim de solucionar problemas sociais.

A autora define casos típicos em que ocorrem diferentes combinações institucionais de acordo com as áreas de aplicação da intersetorialidade (nacional, estadual, local), o tipo de política (redução da pobreza ou política social) e o momento no ciclo de vida dessa política (formulação, execução, avaliação).

Como resultado, Cunill-Grau destaca algumas questões a serem consideradas na gestão da intersetorialidade, como:

- A intersetorialidade surge quando são necessárias ações integrais
- É muito importante determinar a esfera de aplicação da intersetorialidade: nacional, estadual ou local
- É relevante identificar se a intersetorialidade estará presente no momento da formulação, da execução, da avaliação ou em todos eles

- A gestão financeira da intersetorialidade é fundamental, pois ela envolve ações de diversas instituições
- A gestão intersetorial afeta as relações de poder
- Embora a proposta de gestão intersetorial esteja associada a determinado setor, deve ser assumida como uma questão de governo para que seja bem-sucedida
- A participação favorece a implementação de estratégias intersetoriais
- A aplicação da intersetorialidade por meio de comitês ou conselhos abrangendo o maior número de instituições é viável
- A intersetorialidade pode ser afetada por problemas políticos
- A flexibilidade e a institucionalização adequada da coordenação intersetorial podem dar sustentabilidade a abordagens integradas.

Recentemente, Cunill-Grau (2014), em "La intersectorialidad en las nuevas políticas sociales. Un acercamiento analítico-conceptual", afirma que atualmente é observada

> uma recorrente invocação à intersetorialidade como eixo central das novas políticas sociais. Surge, até mesmo, como a nova promessa, em termos de gestão, para realizar objetivos de transformação social. Entretanto, em geral, há tão pouca problematização sobre ela e é usada com sentidos tão gerais, que a preocupação sobre como ela é construída e o valor real que pode agregar aos resultados sociais é muitas vezes diluída [tradução nossa].

A primeira afirmação da autora refere-se à natureza complexa dos problemas sociais, que costumam ser enfrentados com ações intersetoriais, segundo as quais cada expressão ou manifestação do problema requer visões holísticas e contextuais que levam a uma análise de suas múltiplas causas ou determinações. Além disso, faz referência a palavras-ações frequentemente associadas à intersetorialidade, como ação intersetorial, integração intersetorial, transversalidade etc., para evidenciar as diferentes dimensões de análise existentes.

Como em pesquisas anteriores, Cunill-Grau continua a analisar a dimensão política e técnica da intersetorialidade; porém, nesse documento, incorpora questões de gestão da política, aquelas claramente visualizadas na prática institucional cotidiana, e as vincula a questões da organização federal ou unitária dos países cujas políticas são analisadas, no que se refere aos vínculos e competências jurisdicionais.

Propõe quatro temas centrais ao investigar a intersetorialidade:

- O que é integrado/compartilhado
- Quem são os envolvidos na integração
- Onde ocorre a integração
- Como ocorre a integração.

Quando analisados, esses temas oferecem diferenças analíticas, de acordo com uma proposta de gradação da integração intersetorial, que vai desde a integração apenas para a ação até a integração no planejamento e na gestão, em que os últimos graus, mais intensos, são os que têm maior oportunidade de avançar de modo sustentado.

Além disso, a autora propõe novos eixos de análise, como os modelos organizacionais, as capacidades pessoais para a integração, a comunicação e a relação interpessoal e o fator de poder de cada instituição ou entidade no jogo intersetorial. Ela conclui que a intersetorialidade se constrói, "não é um dado determinado, mas uma variável causada por diversos fatores que devem ser considerados ao analisar esboços de políticas" [tradução nossa] (Cunill-Grau, 2014).

Em "Equidad en salud a través de la acción intersectorial: un análisis de estudios de casos en 18 países" (OMS, 2008), encontramos diferenças culturais, políticas, sociais e de níveis de desenvolvimento presentes nos estudos de caso; entretanto, há uma concordância em relação à necessidade de ações intersetoriais para abordar as desigualdades na saúde.

Nesse trabalho, os autores definem as

> [...] ações intersetoriais para a saúde como atividades realizadas por setores externos ao setor de saúde, possivelmente, embora não necessariamente, em colaboração com esse setor, para obter resultados de saúde ou de equidade em saúde ou sobre os determinantes da saúde [tradução nossa] (OMS, 2008).

A análise de estudos de caso teve como eixo duas questões: por um lado, o objetivo da ação intersetorial e, por outro, o nível de gestão em que ela foi implementada.

Essa pesquisa refere-se à ação intersetorial não apenas no setor público, mas também destaca a ação intersetorial no setor privado, nas organizações da sociedade civil e nas agências de cooperação internacional.

Também se refere a diferentes estruturas utilizadas para o planejamento e a implementação da ação intersetorial.

Como resultado, os autores destacam os seguintes aspectos a serem considerados quanto à ação intersetorial:

- Os objetivos da ação intersetorial em saúde podem ser variados; contudo, é necessário identificar um objetivo
- A ação intersetorial tem características diferentes, de acordo com o nível de gestão em que é desenvolvida
- Estabelecer laços de confiança é fundamental para a manutenção da ação intersetorial
- Existem modelos e estruturas variados para a organização da ação intersetorial e seu monitoramento e avaliação são complexos
- É necessário que a função do setor de saúde seja flexível
- É preciso impulsionar as pesquisas sobre o assunto.

Por sua vez, Castell Florit Serrate (2004), no ensaio "La intersectorialidad. Conceptualización. Panorama internacional y de Cuba", menciona que

> a intersetorialidade é parte da resposta social organizada e consiste fundamentalmente em transformar a cooperação fortuita ou casual em ações lideradas pelo setor da saúde e estrategicamente orientadas para esses problemas, para os quais as atividades de outros setores podem ser decisivas [tradução nossa].

O autor afirma que a compreensão conceitual da intersetorialidade é possível a partir de uma abordagem sistêmica da saúde, mediante a qual é possível atingir o nível de sinergia necessário para enfrentar os problemas do setor de saúde. Além disso, define a intersetorialidade como uma intervenção coordenada de instituições representativas de mais de um setor social em ações destinadas, total ou parcialmente, a tratar dos problemas relacionados com a saúde, o bem-estar e a qualidade de vida.

Por outro lado, sugere que os resultados da intersetorialidade são maiores na medida em que descentralizam os processos para o nível local e comunitário, em que os setores têm poder e liberdade de ação suficientes para enfrentar conjuntamente os problemas cujas soluções permitem alcançar seus propósitos.

Essa afirmação permite identificar uma série de fatores condicionantes e determinantes da intersetorialidade. Entre os condicionantes, estão:

- A vontade política dos Estados e governos de assumir essa abordagem tecnológica como princípio de atuação
- As reformas do setor de saúde devem incluir entre seus objetivos a divisão de responsabilidades com outros setores
- O fortalecimento dos ministérios e das secretarias para exercer seu papel de gestão
- A descentralização da autoridade, responsabilidade e recursos em saúde para os níveis locais
- Recursos humanos motivados para o trabalho participativo, cooperativo e solidário
- Investimento tecnológico, tanto material quanto em capacitação e educação
- A sociedade organizada, capaz de ser objeto e sujeito da intersetorialidade.

Como fator desencadeante da intersetorialidade, o autor afirma ser necessário que seus promotores tenham o domínio de abordagens, técnicas, habilidades e tecnologias tipicamente gerenciais.

A conceitualização feita por Junqueira (1998) em "Descentralización, intersectorialidad y red en la gestión de la ciudad" remete ao fato de que a lógica intersetorial de atuação deve referir-se basicamente à população e ao espaço onde seus grupos estão situados. O autor define a intersetorialidade como a "articulação de conhecimentos e experiências no planejamento, realização e avaliação de ações para obter um efeito sinérgico em situações complexas, com vista ao desenvolvimento social, superando a exclusão social" [tradução nossa] (Junqueira, 1998).

Além disso, afirma que a intersetorialidade visa a superar a fragmentação das políticas, considerando o cidadão em sua totalidade, e destaca a importância de integrar não apenas as políticas sociais, mas também as políticas relacionadas com o ambiente em que a vida se desenvolve. Essa afirmação o leva a conceber a intersetorialidade como

> um novo modo de planejar, executar e controlar a prestação de serviços. Isso significa modificar todas as formas de articulação dos diversos segmentos da organização governamental e de seus interesses [...]. Tratar os cidadãos que vivem no mesmo território e seus problemas de forma integrada exige um planejamento articulado das ações e serviços e, ao mesmo tempo, um novo modo de trabalho que envolva mudança de valores e de cultura [tradução nossa] (Junqueira, 1998).

Recentemente, Akerman *et al.* (2014) elaboraram um documento de trabalho, no qual fazem uma reflexão sobre a polissemia da palavra "intersetorialidade", destacando que ainda faltam teorias que consagrem o tema como categoria de pesquisa e avaliação. Para avançar nesse sentido, sugeriram diferentes dimensões de análise e, ao mesmo tempo, ofereceram uma lista de perguntas para orientar a pesquisa.

Com base na evidência de insuficiência da ação setorial isolada para enfrentar a raiz dos principais problemas que afetam a saúde populacional, apontam para a necessidade de promover pesquisas para a obtenção de evidências dos múltiplos modos de governança intersetorial e propõem uma análise reveladora de questões que permitam continuar avançando na construção de contribuições teóricas para que a ação intersetorial não seja apenas um experimento na gestão pública, mas possa se tornar uma práxis do governo.

"A teoria sem a prática vira 'verbalismo', assim como a prática sem teoria, vira ativismo. No entanto, quando se une a prática com a teoria tem-se a práxis, a ação criadora e modificadora da realidade" (Freire, 1996). Essa citação reflete a relação dialética entre teoria e prática, em que a teoria é reescrita permanentemente com base na prática, que a modifica e é modificada pelos avanços teóricos. Essa relação dialética é o que guiou os autores para a construção de seis caminhos analíticos e de 23 perguntas orientadoras para pesquisas (Tabela 27.1).

Essas perguntas são o ponto de partida para pensar sobre a análise da intersetorialidade nas políticas de saúde, ao mesmo tempo em que representam a certeza do ponto de chegada que se refere à polissemia do termo *intersetorialidade* e à multiplicidade de questões que ela implica.

Gestão intersetorial em saúde

Vivemos em constante mudança. As sociedades mudaram profundamente nos últimos anos, seja nos campos social, cultural, econômico, político ou de pensamento. Essa mudança tem uma forte influência sobre o modo de pensar e de gerir a saúde.

A complexidade das condições econômicas vinculadas aos impactos negativos da globalização, como a deterioração das condições sociais, que impossibilita o acesso a direitos básicos, a cultura da velocidade, a degradação dos ecossistemas e a ruptura dos laços sociais são alguns dos fatores em jogo quando dizemos que a saúde é o resultado de um processo social e da experiência humana. Isso, como um fenômeno multifacetado e complexo, exigirá políticas públicas capazes de "reconhecer e compreender a complexidade do real" (Morin, 1990) e agir de acordo. Em "Introducción al pensamiento complejo", o autor constata que a ação é decisão, escolha e, ao mesmo tempo, aposta; e, como tal, envolve risco e incerteza. A ação é estratégia, que permite, a partir de uma decisão inicial, imaginar cenários, elementos, atores, estruturas e possíveis mudanças de acordo com movimentos e diferentes informações.

A gestão intersetorial em saúde (GIS) é uma estratégia que permite iniciar um processo de trabalho conjunto, cujas características são a flexibilidade, a reflexividade e a regulação, a fim de alcançar objetivos de saúde concretos; portanto, pode ser planejada, monitorada e avaliada. Permite a integração de setores e atores, mas seu resultado é maior do que a união em uma ação, pois representa a soma de singularidades e conhecimentos específicos de cada setor. Requer transversalidade, mas vai além de ações que atravessam os setores, e os entrelaça na compreensão do fenômeno e na ação. Exige um olhar que inclua a multiplicidade dos fatores determinantes e possibilite análises complexas, cujo resultado de ação política possa ir além da convergência de respostas variadas em um único ponto para ser uma resposta holística.

A GIS se constrói em cada contexto e exige reflexão sobre os temores e as ansiedades, estruturas organizacionais e orçamentárias, relações de poder e localização no campo de cada setor ou ator. Pode ser vista como uma ameaça de perda narcisista, e não como uma vantagem que contribui para a construção imaginária da unidade necessária para a abordagem conjunta de problemas complexos.

No entanto, ao incluir e integrar setores, sujeitos, conhecimentos, experiências e histórias, a GIS estabelece novas maneiras de agir, em que a integração envolve a avaliação da contribuição única para a construção de vínculos, potencialidades, diferentes modos organizacionais, dinâmicas, pactos, modos de circulação de saber, informação e poder. Sempre que as políticas públicas perseguirem o objetivo de equidade e garantia do direito à saúde, a GIS será invocada e a integração dos setores será mais sustentável se eles participarem do planejamento, da ação e da avaliação das políticas, sem prejuízo de suas responsabilidades setoriais de gestão.

Akerman *et al.* (2014) afirmam que

> [...] E como as ondas, a intersetorialidade se revela e se alterna com o passar do tempo e dos atores: a primeira onda, utilitarista, reforça o estado mínimo e protegido pelo mercado, "passa o chapéu" e compartilha responsabilidades; a segunda onda, racionalizadora, detecta que há fragmentação nas políticas e ações que comprometem a eficácia do Estado e a busca pela eficiência; a terceira onda ainda

está por vir: interdependência generosa em que a intersetorialidade não é apenas a adoção de arranjos multissetoriais, mas a decisão ético-política deliberada de que o Estado e sua administração e políticas servem ao interesse comum [tradução nossa].

A implementação de políticas públicas de saúde sustentável, integral e equitativa requer Estados capazes de assumir lógicas de gestão que ultrapassem as fronteiras setoriais e incluam processos de integração que promovam ações públicas para atingir objetivos comuns.

Tabela 27.1 Caminhos analíticos da intersetorialidade e perguntas orientadoras para pesquisas.

Caminho analítico	Perguntas orientadoras
Políticas públicas integradas e estratégias intersetoriais: por quê, para quê?	P1: Quais políticas públicas integradas formuladas pelo governo federal estão em vigor e atuam sobre os determinantes? P2: Quais os mecanismos de integração utilizados? P3: Quais oportunidades são perdidas ao implementar ações com maior grau de integração? P4: Quais são as atividades usadas com potencial para fazer parte de uma "caixa de ferramentas" estratégica? Por quê? P5: Há um conjunto de competências a serem desenvolvidas para que os gestores e os trabalhadores possam empreender mais e melhor na intersetorialidade?
Intersetorialidade como problema e solução na promoção da equidade	P6: Em torno de quais objetivos e metas se aproximam os diferentes atores? P7: Há uma prática sistemática para identificar/visibilizar diferenças entre grupos populacionais e/ou territórios distintos? P8: Quais concepções de saúde, doença, cuidado e visão da sociedade permeiam as ações? Por quê? P9: Quais são as oportunidades e fraquezas das ações intersetoriais em sua atuação sobre os determinantes sociais da saúde? Por quê?
Políticas públicas	P10: Quem toma a iniciativa para desencadear ações intersetoriais? P11: Em que contexto político ocorre essa iniciativa? P12: Qual é o papel do setor de saúde? P13: Que incentivos atraem os atores para empreendimentos intersetoriais? P14: Quais elementos sustentam as ações intersetoriais e seus mecanismos de regulamentação, acompanhamento e avaliação?
Políticas públicas e vida cotidiana	P15: As ações intersetoriais facilitam ou impedem a participação social? P16: Que redes são tecidas pelos cidadãos para atender suas necessidades? Quais caminhos percorrem? P17: Quais as divergências existentes entre a elaboração de políticas, a opinião de especialistas e as necessidades percebidas pela população? P18: Quais atores, processos, interesses e negociações permeiam o estabelecimento das agendas nos ciclos das políticas?
Intersetorialidade como dispositivo para a alteridade e negociação	P19: Como desenvolver a capacidade de examinar, ouvir e analisar qual a ação mais adequada para cada situação? P20: Que tipo de negociação é feita entre os diferentes atores envolvidos nas ações intersetoriais no que se refere a financiamento, perda de autonomia e de poder de decisão e responsabilidades compartilhadas?
Saúde em todas as políticas	P21: Existem instrumentos e indicadores explícitos para medir o impacto de diferentes políticas públicas na equidade em saúde? P22: Existe acordo entre os atores das políticas envolvidas quanto aos indicadores de impacto utilizados? P23: Ocorrem mudanças na formulação e implementação de políticas quando impactos sobre a equidade em saúde são identificados?

Adaptada de Akerman (2014).

Da mesma maneira, leva a uma análise que recupera as diferenças e as particularidades da gestão intersetorial nos níveis centrais e também no nível territorial, que significa mais do que os limites espaciais, ou seja, a materialização do jogo institucional, dos atores, da economia e de seus impactos nas condições de vida da população.

A integração deve vir acompanhada por mecanismos de articulação tanto horizontal (entre ministérios nacionais, instituições, entidades da sociedade civil) quanto vertical (entre os diferentes representantes das instituições mencionadas em cada nível de gestão), que permitam, consequentemente, a promoção de políticas.

Desafios e oportunidades relacionados com o gerenciamento intersetorial em saúde

A questão da intersetorialidade em saúde, no que se refere à gestão, revela um duplo desafio: o de articular teoria e ação; e o da tensão entre a compreensão da complexidade do real, a enunciação de uma política que possa resolvê-la e a concretização que sua gestão implica.

Todo desafio envolve enfrentar dificuldades, algumas referentes à escassa bibliografia existente no campo da saúde pública sobre gestão intersetorial. Outras remetem à complexidade que a própria definição de intersetorialidade implica por ser um conceito dinâmico. Ainda, outra dificuldade detectada é a falta de sistematização e pesquisas que fortaleçam a reflexão e a análise da prática para desenvolver teorias que permitam guiar o planejamento, a gestão e a avaliação, além de contribuições para a política pública.

A reflexão sobre a oportunidade leva à necessidade de revisar o tema da gestão intersetorial em saúde em determinados contextos, identificando a conjuntura, a conveniência, o tipo de política pública e o nível de gestão em questão. Consideramos que a gestão intersetorial propõe ao setor de saúde o desafio e a oportunidade de refletir criticamente sobre suas responsabilidades e consequentes ações. Também oferece a oportunidade de traduzir a enunciação em uma ação que atenda às necessidades da população, a fim de produzir melhores condições de vida.

Como é possível alcançar a gestão intersetorial em saúde

Lançar luz sobre essa questão é, talvez, o ponto-chave. Para isso, é interessante identificar alguns pontos importantes dos autores citados. Todos eles concordam que a intersetorialidade é uma ferramenta útil para a resolução de problemas cuja análise reflete a multidimensionalidade da vida social, por exemplo, a pobreza.

Além disso, a leitura revela a necessidade de reconhecer o nível de gestão em que a intersetorialidade é implementada, pois, ao fazê-lo, é possível identificar diferentes mecanismos de integração de acordo com as competências, as atribuições e o financiamento para a ação. Nesse sentido, todos os autores concordam que a ação intersetorial é mais fácil quando desenvolvida em nível local.

Seguindo essa linha de análise, os autores mencionados destacam o vínculo existente entre a ação intersetorial e a descentralização da gestão de políticas públicas. Com relação a quem pode implementar iniciativas intersetoriais, surgem menções sobre as características, competências e habilidades esperadas dos recursos humanos. Já com relação aos setores envolvidos na ação intersetorial, é interessante destacar que alguns autores se referem à intersetorialidade apenas no interior dos governos, enquanto outros a consideram entre os governos e a comunidade. Os autores consultados não mencionam a intersetorialidade entre o setor público e o privado e, por fim, não há menção sobre a intersetorialidade entre os três setores ao mesmo tempo.

Por último, para avançar na direção da gestão intersetorial em saúde, consideramos que o primeiro assunto a ser abordado é a viabilidade política e técnica que a gestão intersetorial requer. Com relação à viabilidade política, destaca-se que a integração entre os setores deve ser traduzida na enunciação desse imperativo em todas as políticas, de maneira que o estabelecimento de metas se torne uma questão de Estado, e não de governo. Isso serviria para a posterior identificação de responsabilidades setoriais e distribuição de recursos.

Quanto à viabilidade técnica, é necessário que a integração entre os setores seja baseada na identificação da diferença como uma contribuição distinta e inovadora para atingir as metas propostas. Desse modo, a integração dos setores e a delimitação da responsabilidade indelegável do Estado serão mais simples quando o objetivo for integrar o setor público ao privado e às instituições da sociedade civil.

Podemos afirmar que a gestão intersetorial em saúde como ferramenta para a implementação integral de políticas públicas requer, além de recursos econômicos, estruturas capazes de planejar, monitorar e avaliar as ações com as quais cada setor se comprometeu, de acordo com o objetivo proposto. Assim, as múltiplas dimensões em que a intersetorialidade se manifesta devem ser conhecidas de modo que as experiências sirvam como roteiros e guias, e não como fórmulas.

Bibliografia

Akerman, M.; et al. Intersetorialidade? IntersetorialidadeS! Ciência & Saúde Coletiva, v. 19, n. 11, p. 4291-4300, 2014.

Brasil. Ministério da Saúde. Biblioteca virtual em saúde. Carta de Ottawa. s/d. Disponível em: <http://bvsms.saude.gov.br/bvs/publicacoes/carta_ottawa.pdf>. Acesso em: 9 maio 2018.

Cunill-Grau, N. La intersectorialidad en el gobierno y gestión de la política social. In: Congreso Internacional del CLAD sobre la Reforma del Estado y de la Administración Pública, 10., Santiago do Chile, Chile, 18 a 21 out. 2005.

Cunill-Grau, N. La intersectorialidad en las nuevas políticas sociales. Un acercamiento analítico-conceptual. Gestión y Política Pública, v. 23, n. 1, p. 5-46, 1. sem. 2014.

Freire, P. Pedagogia da autonomia. São Paulo: Paz e Terra, 1996.

Junqueira, L. P. Descentralización, intersectorialidad y red en la gestión de la ciudad. Revista del CLAD Reforma y Democracia, Caracas, n. 12, out. 1998.

Junqueira, P.; Inojosa, R. M. Desenvolvimento social e intersetorialidade: a cidade solidária. São Paulo: Fundap, 1997.

Matus, C. La teoría del juego social. Remedios de escalada: de la UNLa. Buenos Aires: Universidad Nacional de Lanús, 2007.

Morin, E. Introducción al pensamiento complejo. Barcelona: Gedisa, 1990.

Serrate, P. C. F. La intersectorialidad. Conceptualización. Panorama internacional y de Cuba., Cuba: Escuela Nacional de Salud Pública, 2004.

Organización Mundial de la Salud. Equidad en salud a través de la acción intersectorial: un análisis de estudios de casos en 18 países. S.l.: Organización Mundial de la Salud, 2008. Disponível em: <http://www.who.int/social_determinants/resources/health_equity_isa_2008_es.pdf>. Acesso em: 9 maio 2018.

28 Avaliação em Promoção da Saúde | Enfoque na Participação e na Construção de Capacidades Avaliativas

Rosilda Mendes • Daniele Pompei Sacardo

Introdução

As perspectivas na avaliação de intervenções no campo da promoção da saúde encontram-se estreitamente relacionadas aos significados que se atribuem à promoção da saúde e aos sentidos atribuídos ao empreender uma avaliação. Como todo campo em construção, predomina uma polissemia de significados e de conceitos, assim como uma multiplicidade de ações que apontam para perspectivas de natureza diversa, desenhadas por atores de formação, interesses e valores diversos (Pedrosa, 2004).

A riqueza de elementos e a pluralidade de significações que se fazem presentes nos movimentos de constituição desse campo caracterizam-no como um espaço complexo, o que indica dificuldades de apontar perspectivas, porque a avaliação, sendo da mesma natureza do objeto avaliado, é complexa.

De acordo com Pedrosa (2004), a complexidade fortalece a ideia de que as questões a serem consideradas no campo da promoção da saúde não se encontram estruturadas, mas dispersas, disfarçadas, multifacetadas. Isso estimula o desenho de estudos avaliativos voltados à identificação dos elementos constitutivos da multiplicidade da promoção da saúde e suas articulações em cada contexto, do movimento de saberes e práticas que a constituem, considerando-se as distintas perspectivas dos diferentes atores.

Nessas condições, surge a necessidade de pensar metodologias que permitam delimitar "o que" avaliar, ou seja, o objeto que desejamos avaliar – políticas, programas, projetos ou intervenções de promoção da saúde –, na perspectiva de que os elementos que conformam e imprimem movimento ao campo e ao objeto-alvo da avaliação se tornem não apenas "visíveis" e "mensuráveis", mas possam ser analisados, interpretados e compreendidos. A natureza complexa das intervenções em promoção da saúde exige abordagens avaliativas igualmente complexas, já que os programas são permeados por múltiplas influências externas e variáveis não controladas (Potvin *et al.*, 2001). Assim, métodos desenhados para as intervenções médicas lineares não se aplicam a esses programas e estratégias (McQueen, 2002). Argumenta-se ainda no sentido de que o desenho de uma cadeia de causalidade simples – e, portanto, os efeitos lineares da intervenção – não deve ser considerado na avaliação de programas comunitários, dado o fato de que estabelecer relações causais para fenômenos sociais é uma tarefa particularmente difícil (McQueen, 2002).

Abordagens avaliativas em políticas intersetoriais e iniciativas voltadas ao desenvolvimento local exigem abordagens inovadoras e complexas na medida em que identificar teorias e mecanismos por meio do qual ações e programas provocam mudanças, em um determinado contexto social, implica o uso não só de métodos variados, mas, sobretudo, de metodologias qualitativas consistentes e coerentes com os problemas envolvidos, considerando-se a compreensão de significados, percepções e aspectos culturais como fundamentais para aproximações sucessivas da realidade complexa.

Se avaliar é emitir um juízo de valor (Contandriopoulos *et al.*, 2000; Tanaka e Melo, 2001; Hartz e Silva, 2005), há de se considerar que algumas tradições epistemológicas buscam a objetividade da verdade única, a despeito das posições do observador, enquanto outras reconhecem que um julgamento é uma confrontação – dependente de significados mais ou menos explícitos, por quem emite o juízo – entre o objeto de avaliação e o referencial utilizado. Nesse sentido, os resultados da avaliação são julgados a partir de valores não objetiváveis e, por isso, é necessário expô-los de forma a esgotar os pontos de vista dos atores nela envolvidos, ou seja, os diferentes "grupos de interesses" (Smeke e Oliveira, 2009), como gestores, pesquisadores, usuários de serviços, profissionais, pais, alunos etc., com suas motivações e objetivos diferentes e, não raro, conflituosos ou antagonistas.

As reflexões apresentadas neste capítulo balizam que o processo avaliativo não deve ser tomado enquanto um fim em si mesmo, mas enquanto uma oportunidade preciosa: para a inclusão de atores diferentes no processo de reflexão a respeito de intervenção, programa ou política de promoção da saúde, para a aprendizagem e construção de capacidade avaliativa, para gerar informações que subsidiem a tomada de decisões, bem como para a análise e o redirecionamento das ações.

Promoção da saúde | Possibilidades para movimentos instituintes

Enquanto uma práxis em construção, a promoção da saúde apresenta elementos que permitem diferenciá-la das práticas de prevenção de doenças, embora também as considere, não se restringindo a elas e adotando, dentre suas estratégias, aquela de "dispor de maneira que evite a enfermidade" (Czeresnia, 2003), ou seja, seu foco é sobre os determinantes sociais, econômicos, políticos, educacionais, ambientais e culturais do processo saúde-doença. Partindo do conceito positivo e ampliado de saúde, e tendo como foco o processo social de sua produção, a promoção da saúde vem se firmando como ponto de confluência de um conjunto de reflexões e práticas comprometidas com a superação do modelo biomédico.

Sob essa concepção, a promoção da saúde estimula nas coletividades processos de ampliação do poder, com a valorização de suas potencialidades, para que advoguem por melhoria das suas condições de vida e trabalho. Ela envolve as coletividades nos processos de tomada de decisão em relação às políticas de saúde para o enfrentamento de seus problemas. Assume-se, portanto, como prática política emancipatória, um imperativo ético no mundo contemporâneo (Akerman *et al.*, 2004; Westphal, 2006).

No Brasil, a promoção da saúde tem se desenvolvido dentro do processo de mudança que deu origem ao Sistema Único de Saúde (SUS) e apresenta-se como uma possibilidade não só de formular uma agenda de desenvolvimento do SUS, mas também de apontar para uma nova agenda, requalificando a política de saúde para o novo milênio, retomando a bandeira da reforma sanitária em sua dimensão de mudança e de combate às desigualdades sociais, necessária à construção da saúde e da qualidade de vida.

Ao interpelar criticamente o paradigma biomédico e sua insuficiência perante a multiplicidade e complexidade de fatores intervenientes no processo saúde-doença em sua dimensão contemporânea, a promoção da saúde assume para seu campo toda a complexidade social e técnica requerida para enfrentar o desafio de produzir saúde e qualidade de vida. Configura-se como um movimento social, defensor de agendas e estratégias inovadoras em saúde, em todas as suas dimensões.

A abrangência dos significados que a promoção da saúde apresenta e o sentido de mudança expresso em suas proposições caracterizam-na como "instituinte, pois opera no devir que serve de referência para o desenvolvimento de projetos de vida saudável" (Pedrosa, 2004, p. 618). Considerar a promoção da saúde sob esse aspecto instituinte exige tomar como seu objeto central as novas relações com as instituições, organizações, movimentos sociais e indivíduos, e implica considerar o processo de institucionalização, resultado da relação dialética entre instituído e instituinte (Lourau, 1995). No entanto, refere o autor, a tensão entre o instituído e o instituinte pode facilmente levar à "vitória final da burocracia, lentidão da organização e derrota permanente da espontaneidade" (Lourau, 1995), algo que congela e impede o desenvolvimento da pulsão transformadora que constitui a promoção da saúde.

O processo de avaliar em promoção da saúde requer esforço investigativo de aproximação da realidade complexa que busca apreender, analisar, interpretar e compreender os movimentos instituintes que emergem de sua práxis, ou seja, o que é novo, criativo, inusitado, desejante e que, em última análise, produz novos sentidos e significados para os sujeitos envolvidos. Como assinalam Fernandez *et al.* (2008, p. 153), a promoção da saúde busca pelo desenvolvimento de ações cada vez mais efetivas, mantendo-se "próxima da energia social livre e em ebulição, que caracteriza o elemento instituinte de uma produção histórica".

Perspectivas da avaliação em promoção da saúde

Considerando o caráter instituinte da promoção da saúde, ou seja, o *sentido de mudança* explícito em suas propostas de intervenção, de acordo com Pedrosa (2004), sua avaliação remete ao contexto no qual a intervenção é proposta; a como a avaliação integra a proposta de intervenção; a que informações são disponibilizadas; e a quem essas informações produzidas interessam, se aos gestores, usuários, financiadores e/ou envolvidos.

De maneira geral, as avaliações também diferem quanto aos seus objetivos e podem ser definidas como:

• Avaliação de contexto: objetiva analisar a situação em que a intervenção ocorre, incluindo a descrição dos elementos presentes nessa situação que representam importantes fatores de sucesso ou fracasso, tanto na entidade que vai receber a ação interventiva, quanto na própria intervenção e no momento em que a intervenção é iniciada
• Avaliação normativa: visa comparar o desenvolvimento da intervenção de acordo com regras estabelecidas anteriormente ou negociadas entre os participantes e envolvidos na intervenção
• Avaliação estratégica: analisa, a partir dos dados a respeito do contexto, a coerência entre objetivos, metas e resultados alcançados, identificando as forças políticas interessadas e desenhando a viabilidade da intervenção
• Avaliação de empoderamento (*empowerment evaluation*): avaliação que se estabelece por meio da negociação entre avaliador e

avaliado, também conhecida como *avaliação comunicativa*, objetivando o acúmulo de poder por parte dos que desenvolvem a intervenção com as informações produzidas. A avaliação participativa, foco deste capítulo, poderia ser incluída nessa tipologia, dado seu caráter inclusivo e formativo.

Analisando o estado da arte da avaliação em promoção da saúde, Rootman *et al.* (2001) identificam posições diversas em relação à avaliação de programas, ao processo de julgar (valoração), à construção e ao uso do conhecimento e às práticas avaliativas que têm sido realizadas. Quando a promoção da saúde se caracteriza como um programa, definido como artefatos humanos compostos por recursos articulados para criar serviços e atividades direcionadas a um problema em dado contexto, dirigido a determinada população, que se espera que produza efeitos na situação, emergem posições que priorizam a avaliação do processo, focalizando recursos, atividades e posições que avaliam os resultados trazidos pela intervenção nas relações entre atividades, serviços e mudanças na situação. Em relação ao contexto, vale acrescentar que Hartz (1999) o considera como parte da avaliação por definir e situar o problema a ser enfrentado, constituindo-se como o ponto de partida de um processo avaliativo.

Em termos de valores éticos agregados às intervenções em promoção da saúde, Rootman *et al.* (2001) identificam diferenças quando valores como "justiça social" são colocados de maneira prescritiva às intervenções e quando, diferentemente, são valores construídos com os interlocutores e envolvidos que modelam a intervenção.

Pedrosa (2004) pondera que a avaliação como atividade resultante e propiciadora da construção de conhecimentos compreende "posturas positivistas" centradas na ideia de causalidade detectada em estudos experimentais e, também, "posições construtivistas" em que a validade do conhecimento produzido se encontra no compartilhamento de saberes dos envolvidos, compreendendo ainda posições intermediárias que sugerem a adaptação do conhecimento produzido pela avaliação da natureza da questão que se pretende responder.

No que diz respeito ao uso do conhecimento produzido pela avaliação, as divergências aparecem quanto ao sentido instrumental ou conclusivo que assume no processo avaliativo e na relação com os envolvidos. Finalmente, Rootman *et al.* (2001) apontam diferenças observadas nas práticas avaliativas referentes ao papel do avaliador, às questões que orientam a avaliação, ao desenho da investigação avaliativa e às atividades concernentes.

Avaliação participativa em promoção da saúde

O interesse em torno da avaliação e do monitoramento de políticas e iniciativas de promoção da saúde tem se intensificado nos últimos 5 anos.

De fato, são cada vez mais frequentes as discussões envolvendo formuladores de políticas, gestores, acadêmicos e outros profissionais em torno dos elementos necessários para verificar a efetividade das ações desenvolvidas no âmbito dessas políticas.*

Avaliar políticas e práticas de promoção da saúde, como já foi referido, implica aprender, compilar, analisar, interpretar e compreender os movimentos instituintes, relatar informações e utilizar os resultados na tomada de decisões. Pelo fato de procurar envolver no processo avaliativo todos os atores-chave que participam desde a elaboração do projeto (desenho), implementação, execução, interpretação e tomada de decisões, essa modalidade de avaliação é considerada participativa e baseia-se fundamentalmente nos seguintes elementos: participação dos atores-chave em todas as etapas do processo; negociação e consenso sobre o que avaliar e como interpretar e utilizar os resultados da avaliação; aprendizagem contínua, que resulta no desenvolvimento de capacidades e na incorporação das lições aprendidas ao processo de tomada de decisões, autonomia que se expressa nas escolhas, no julgamento e nas resoluções de vida das pessoas, e flexibilidade para se adaptar a um contexto sempre dinâmico e em movimento permanente.

A avaliação participativa refere-se, portanto, ao envolvimento no processo avaliativo das pessoas que tiveram alguma interferência na implementação de uma iniciativa, política ou programa, capazes de impactar os resultados dessa ação. O objetivo é ampliar a transparência dessas iniciativas e possibilitar aos envolvidos repensar a ação de modo que possa facilitar mudanças, identificadas como necessárias pelo processo avaliativo-participativo. A avaliação participativa, entretanto, vai além de descobrir os interesses dos diferentes grupos de pessoas envolvidas em uma ação: tanto os que planejam, aqueles que desenvolvem e a população de intervenção. Ela se institucionaliza como uma ação conjunta dos envolvidos na ação para a ampliação da escuta e do debate (Westphal e Mendes, 2009).

Os atores-chave da avaliação são pessoas que se preocupam com o que será captado da avaliação e como esses conhecimentos serão aplicados. Abrangem pessoas ou grupos capazes de agir e utilizar os resultados da avaliação, bem como as pessoas afetadas pelas atividades da iniciativa. Esses atores podem advir das diversas esferas que formam os processos de planejamento, gestão e avaliação da iniciativa. Geralmente, são membros da comunidade, líderes locais, organizações de bairro, financiadores do programa, profissionais de diversas áreas, tomadores de decisões etc. Uma avaliação dessa natureza procura envolver os atores-chave nas primeiras fases de seus trabalhos, mantendo uma interação constante com eles para assegurar que a avaliação aborde especificamente os valores e as necessidades desses atores. Algumas iniciativas têm criado formas de envolvimento e articulação de atores e para isso organizam um Subcomitê ou Grupo de Trabalho de Avaliação.

A condução de um processo de avaliação participativa não é tarefa simples porque as iniciativas coletivas sempre envolvem relações de poder e são permeadas por conflitos e contradições. Em um processo participativo, as metas e os objetivos precisam ser compartilhados coletivamente por todos os atores envolvidos a partir de uma metodologia formativa, de aprendizagem, empreendida ao longo do processo de implementação da ação e desenvolvida por atores internos e externos à iniciativa (Akerman *et al.*, 2006).

Poland (1996a; 1996b) chama a atenção para outros elementos que devem ser agregados a essa discussão, especialmente em relação a aspectos políticos e epistemológicos da teoria e dos métodos adotados em um processo de avaliação participativa. Em primeiro lugar, é necessário conceber uma forma de participação integrada ao programa ou política que leve em

---

* No Brasil, a efetividade da promoção da saúde foi debatida em dois seminários, realizados em 2005 e 2008, onde se discutiram as abordagens avaliativas voltadas à efetividade das ações da promoção da saúde, e se buscou fomentar o debate e renovar os compromissos entre os diversos atores e instituições brasileiras em torno das políticas e projetos de promoção da sade.

conta valores específicos e utilize múltiplos métodos, e que enfoque os processos, e não apenas os resultados, dando um *feedback* oportuno e compreensível aos participantes. Em segundo lugar, o desenho de avaliação participativa deve incorporar uma perspectiva crítica que discuta aspectos de poder, explicitando as posições políticas e ideológicas. Em terceiro lugar, é necessário desenvolver um formato para o processo participativo delineado localmente, consistente com os propósitos e as estratégias da ação que se pretende avaliar e sensível às necessidades e perspectivas dos vários atores sociais.

Em suma, a proposta de realizar uma avaliação de forma participativa abre a oportunidade para que os atores possam discutir e buscar o consenso na definição do que avaliar, por meio de quais instrumentos e o que fazer com os resultados encontrados. Se a avaliação de processo puder ser utilizada como um importante instrumento de gestão de projetos e programas em geral, essa forma de avaliar parecerá particularmente significativa, uma vez que poderá resultar em uma oportunidade ímpar de reunir um grande número de atores envolvidos na discussão dos elementos fundamentais para serem acompanhados, registrados, avaliados e divulgados ao longo do processo.

A multiplicidade de atores e instituições envolvidos em uma iniciativa enseja, por um lado, uma grande riqueza em razão da diversidade de perspectivas, olhares e saberes que cada um dos sujeitos envolvidos traz; por outro, impõe enormes desafios para a avaliação. Uma avaliação que se pretenda participativa deve criar ao longo do processo de implementação da iniciativa sob avaliação espaços de escuta, de diálogo e de interação com os diversos atores sociais envolvidos para que eles possam colaborar, apoiar, legitimar a avaliação proposta e, sobretudo, utilizar os resultados intermediários ou parciais para tomar decisões que busquem sanar os problemas identificados e que contribuam para o aprimoramento da ação ao longo de sua implementação.

Nesse sentido, o desafio colocado para implementar uma avaliação participativa é duplo. De um lado, pela necessidade de consolidar o processo avaliativo como parte da gestão do projeto ou iniciativa, porém com papéis e atribuições distintos desta, tendo em vista que a avaliação colabora, apoia e pode ser, concretamente, um instrumento de gestão, mas não pode substituí-la. De outro, pela abertura para uma pluralidade

de perspectivas que assinala a necessidade de buscar o consenso em torno das questões mais relevantes para o projeto, o que é um processo simples ou sem conflitos, e que pode gerar impasses e interferir no andamento do projeto.

Esse segundo desafio pode ainda envolver peculiaridades relacionadas ao fato de que as iniciativas de promoção da saúde constituem iniciativas conjuntas que podem envolver muitos segmentos e setores da política pública que enfrentam a desarticulação das políticas, cuja consequência se verifica na fragmentação do cuidado às pessoas e das políticas voltadas a melhorar a qualidade de vida. Nesse sentido, coloca-se para a avaliação participativa a necessidade de identificar e analisar os fatores que influenciaram no desenho de um projeto intersetorial, além de acompanhar seu processo de implementação e avaliar e disseminar os resultados dessa articulação intersetorial, tanto no âmbito local, ou seja, com as políticas públicas específicas nos territórios, quanto no âmbito global, com políticas públicas de maior amplitude.

O Projeto Ambientes Verdes e Saudáveis (PAVS),* implementado na cidade de São Paulo de 2006 a 2008, é um bom exemplo do uso da abordagem participativa em seu processo de avaliação. O projeto intersetorial que envolveu as áreas de saúde, meio ambiente e desenvolvimento social foi responsável pela capacitação de 6 mil agentes comunitários de saúde e de agentes de proteção social na perspectiva da promoção da saúde, com vistas à melhoria da qualidade de vida na cidade. Além da capacitação em serviço, o PAVS incentivou a elaboração de projetos locais, sendo definidos cerca de 300 projetos nas diferentes subprefeituras da cidade de São Paulo, envolvendo todas as regiões da cidade e um número muito expressivo de atores locais e profissionais de várias áreas. O primeiro pacto em torno da avaliação do PAVS levantou uma

---

* O PAVS foi fruto de uma articulação inicial entre a Secretaria Municipal do Verde e do Meio Ambiente (SVMA) e a Secretaria Municipal da Saúde (SMS), tendo sido posteriormente incorporada à Secretaria Municipal de Assistência e Desenvolvimento Social (SMADS) para a abordagem das questões ambientais que interferem na saúde dos indivíduos, das famílias e das comunidades, a partir da pactuação de agendas setoriais e da criação de mecanismos de gestão intersetorial em nível local, nas 31 subprefeituras da cidade de São Paulo. A avaliação participativa esteve sob responsabilidade do Centro de Estudos, Pesquisa e Documentação em Cidades Saudáveis (CEPEDOC).

questão crucial: como realizar uma avaliação que pudesse ao mesmo tempo garantir a participação dos envolvidos e a agilidade necessária para que os vários processos ali empreendidos se tornassem fontes de monitoramento? Se essa questão se coloca para qualquer ação de política pública, naquele contexto ela se mostrava especialmente difícil, dada a complexa sistemática de funcionamento do projeto e o fato de ele integrar um número considerável de atores em ações simultâneas em toda a cidade. Assim, foi acordada a criação do Grupo de Trabalho de Avaliação (GT), composto por membros de várias instâncias do projeto, incluindo representantes do poder público, parcerias institucionais, universidade e educadores locais. O GT reuniu-se mensalmente durante a realização do projeto e buscou: refletir sobre o processo de avaliação e sua articulação com o andamento do projeto; contribuir para a disseminação e comunicação da avaliação junto a seus pares; e promover o debate sobre as mudanças decorrentes do processo avaliativo. Em que se pesem as inúmeras dificuldades do caminho empreendido, os resultados advindos desse processo avaliativo complexo trouxeram muitos elementos inovadores, incluindo a construção coletiva de uma matriz de indicadores para a avaliação dos resultados do projeto em cinco eixos: intersetorialidade; participação e formação de redes sociais; equidade; efetividade e sustentabilidade. Além disso, o processo avaliativo teve o grande mérito de criar espaços que oportunizaram a reflexão a partir dos diversos olhares. Os vários momentos das devolutivas, por exemplo, tornaram-se uma prática fomentadora da análise e problematização, e constituíram-se em espaços que tentaram "religar o que era separado" como em um circuito recursivo ou autoprodutivo que rompe com a causalidade linear. Todos os envolvidos foram *efeitos e produtos* de um processo complexo, mas foram também *produtores* que puderam interferir diretamente na gestão do projeto, de modo a tentar assegurar que os pactos fossem claros, transparentes e aceitos pelos vários participantes e instituições parceiras do projeto.

Métodos que auxiliam a construção de capacidades avaliativas

Com o foco na ampliação da autonomia, as ações de promoção da saúde ratificam que todos os sujeitos são sujeitos do conhecimento, da reflexão e da ação, e que é preciso mais do que um saber técnico ou uma evidência científica para produzir saúde. Promover saúde em seu sentido mais amplo é fortalecer e ampliar a capacidade de sujeitos e coletividades de identificar, analisar e exercer controle sobre os determinantes sociais da saúde, assegurando-lhes a melhoria das condições de vida.

Assim, o desenho metodológico avaliativo em promoção da saúde deve ser suficiente para captar todos os aspectos de uma iniciativa e deve contribuir para o fortalecimento dos sujeitos envolvidos com a política pública que se quer empreender. Nesse sentido, esse desenho precisa privilegiar o registro das percepções e também das sugestões que vão sendo incorporadas, visando solucionar problemas não previstos no planejamento e procurando contribuir para que o caminho a ser percorrido leve aos resultados.

A inclusão de atores envolvidos nas atividades de avaliação e, consequentemente, na própria condução da política, estabelece uma *experiência educativa*, um exercício permanente e sistemático de aprendizagem, em que as habilidades dos participantes são fortalecidas, contribuindo-se para seu desenvolvimento, sua formação e sua capacidade de planejar e avaliar em situações futuras (Akerman *et al.*, 2006). A avaliação participativa deve ser vista como uma estratégia de produção de conhecimento, na qual momentos de aprendizagem do grupo por meio da reflexão e análise da ação realizada permitem melhorar a prática futura. Dessa maneira, a coleta, sistematização e reflexão sobre os vários elementos relativos ao andamento do processo avaliado fornecem elementos essenciais para seu próprio monitoramento. Ao privilegiar a reflexão compartilhada, a avaliação participativa tende a favorecer a pactuação em torno das ações de monitoramento e, nesse sentido, facilitar seu exercício.

Alguns autores têm sugerido um percurso avaliativo que envolve diferentes estágios, que se complementam e se retroalimentam (Wallerstein *et al.*, 1997; PAHO, 2004):

- Compartilhamento de uma história comum entre os atores envolvidos
- Criação de uma visão comum de futuro
- Identificação dos diversos atores com interesse no processo avaliativo
- Identificação de metas, objetivos e indicadores

- Identificação de estratégias para se alcançarem metas
- Coleta de dados e a construção de indicadores
- Análise dos dados
- Comunicação dos resultados.

Para isso, sugere-se o uso de uma combinação de técnicas para a coleta de dados com o intuito de realizar uma análise que permita a compreensão dos objetos de avaliação de forma contextualizada: entrevistas estruturadas, entrevistas semiestruturadas, observações, coleta de material documental, questionários e grupos focais. A prática da coleta de dados voltada à avaliação supõe um movimento intencional de busca comunicativa com as representações, crenças e opiniões provenientes dos "investigados" em interação e intersubjetividade. Essas técnicas têm sido amplamente utilizadas em pesquisas sociais e devem ser selecionadas levando-se em conta vantagens e desvantagens de cada uma delas em relação aos objetivos a serem alcançados.

Os métodos utilizados podem favorecer a integração das pessoas e criar espaços em que elas possam opinar, esclarecer suas dúvidas e defender pontos de vista diferentes, criando-se um movimento em que os envolvidos possam se motivar em relação à iniciativa e acompanhar seu próprio desenvolvimento na condição de sujeitos.

À medida que compilamos os dados e refletimos sobre eles, podem surgir novas ideias e perguntas que demandem ajustes no processo de avaliação. Tendo em mente que essa é uma das finalidades desse tipo de avaliação – isto é, provocar o pensamento constante e crítico entre os envolvidos no processo –, algumas perguntas podem ser formuladas para determinar os métodos mais adequados à avaliação de uma iniciativa.

Quanto às fontes de dados ou de informações, estas podem ser qualitativas ou quantitativas e os dois tipos são úteis para entender as situações complexas. A informação qualitativa ajuda a entender o significado de uma iniciativa e seus efeitos, sob a perspectiva dos envolvidos (percepções e critérios). A informação qualitativa oferece descrições detalhadas das atividades, o contexto e as percepções que, de forma geral, são captadas ao analisar as narrativas, as observações e as entrevistas. A informação quantitativa, que pode ser expressa em números, é medida e expressa por cifras e quantidades.

Uma vez que seus resultados tenham sido interpretados e se tenha chegado a algumas conclusões, esse é o momento de melhorar e dar prosseguimento à iniciativa. Esse também é o momento de definir como se dará continuidade ao processo de avaliação participativa e qual o papel dos Subcomitês ou Grupos de Trabalho de Avaliação nessa nova fase.

A avaliação é uma grande oportunidade para provocar as mudanças necessárias, indicando uma gama de áreas ou temas que beneficiariam a iniciativa. Essas mudanças não são produzidas de imediato; portanto, é necessário decidir quais áreas têm prioridade e o momento de realizar ações. A atuação em função dos resultados e da reflexão deve dar suporte ao planejamento em curso, à execução e às modificações na tentativa de alcançar uma melhoria nas condições de vida. O momento da reflexão cria um espaço integrador, onde se relacionam e se articulam os processos imediatos com seu contexto e apresenta ao grupo o desafio e a oportunidade de compreender e repensar o que fazer em termos práticos para gerar capacidades e conhecimentos e reorientar a iniciativa. Mais do que saber o que funciona, é crucial entender *como* e *por que* funcionou, para que esse conhecimento possa ser aproveitado em outras experiências.

Os aprendizados, contudo, são os resultados mais importantes que podem ser incorporados na gestão e prática de uma formação que se pretende crítica, reflexiva, mobilizadora, transformadora e abrangente, de modo a interferir nas relações, mentalidades, territórios e políticas locais de melhoria de qualidade de vida e saúde.

Referências bibliográficas

Akerman, M.; Mendes, R.; Bógus, C. M. Avaliação participativa em promoção da saúde: reflexões teórico-metodológicas. In: Bosi, M. L. M.; Mercado, F. J. (Org.). Avaliação qualitativa de programas de saúde: enfoques emergentes. Petrópolis: Vozes, 2006. p. 145-160.

Akerman, M.; Mendes, R., Bógus, C. M. É possível avaliar um imperativo ético? Revista Ciência e Saúde Coletiva, v. 9, n. 3, p. 605-615, 2004.

Contandriopoulos, A. P. et al. L'évaluation dans le domaine de la santé: concepts et méthodes. Révue d'Epidemiologie et Santé Publique, v. 48, p. 517-539, 2000.

Czeresnia, D. O conceito de saúde e a diferença entre prevenção e promoção. In: Czeresnia, D.; Freitas, C. M. (Org.). Promoção da saúde: conceitos, reflexões, tendências. Rio de Janeiro: Fiocruz, 2003.

Fernandez, J. C. A.; Andrade, E. A.; Pereira, I. M. T. B. Promoção da saúde: elemento instituinte? Saúde Sociedade, v. 17, n. 1, p. 153-164, 2008.

Hartz, Z. M. A. Avaliação dos programas de saúde: perspectivas teórico-metodológicas e políticas institucionais. Revista Ciência e Saúde Coletiva, v. 4, n. 2, p. 341-353, 1999.

Hartz, Z. M. A.; Silva, L. Avaliação em saúde: dos modelos teóricos à prática na avaliação de programas e sistemas de saúde. Salvador: Edufba; Rio de Janeiro: Fiocruz, 2005.

Lourau, R. Análise institucional. 2. ed. Rio de Janeiro: Vozes, 1995.

McQueen, D. V. The evidence debate. Journal of Epidemiology and Community Health, v. 56, n. 2, p. 83-84, 2002.

Pan-American Health Organization. Participatory evaluation of healthy municipalities: a practical resource kit for action. Washington: PAHO, 2004.

Pedrosa, J. I. Perspectivas na avaliação em promoção da saúde: uma abordagem institucional. Revista Ciência e Saúde Coletiva, v. 9, n. 3, p. 617-626, 2004.

Poland, B. D. Knowledge development and evaluation in, of and for healthy community initiatives. Part I: guiding principles. Health Promotion International, v. 11, p. 237-234, 1996a.

Poland, B. D. Knowledge development and evaluation in, of and for Healthy Community Initiatives.

Part II: potential content foci. Health Promotion International, v. 11, p. 341-349, 1996b.

Potvin, L.; Haddad, S., Frohlich, L. Beyond process and outcomes evaluation: a comprehensive approach for evaluating health promotion programs. In: Rootman, I. G. et al. (Ed.). Evaluation in health promotion: principles and perspectives. Copenhagen: WHO, 2001. p. 45-62.

Rootman, I.; et al. A framework for health promotion evaluation. Evaluation in health promotion: principles and perspectives. Who Regional Publication European Services, v. 92, p. 7-38, 2001.

Smeke, E. L. M.; Oliveira, N. L. S. Avaliação participante de práticas educativas em serviços de saúde. Cadernos Cedes, v. 29, n. 79, p. 347-360, 2009.

Tanaka, O. Y.; Melo, C. Avaliação de programas de saúde do adolescente: um modo de fazer. São Paulo: Edusp, 2001.

Wallerstein, N.; Maltrud, K.; Polacseck, M. Participatory evaluation model for coalitions: the development of system indicators. Health Promotion Practice, v. 3, n. 3, p. 361-373, 1997.

Westphal M. F. Promoção da saúde e prevenção de doenças. In: Campos, G. W. S.; et al. Tratado de saúde coletiva. Rio de Janeiro: Hucitec; Fiocruz, 2006. p. 635-667.

Westphal, M. F.; Mendes, R. Avaliação participativa e a efetividade da promoção da saúde: desafios e oportunidades. Boletim Técnico do Senac, v. 35, n. 2, p. 17-27, 2009.

Parte 3

Educação e Promoção da Saúde | Experiências e Práticas

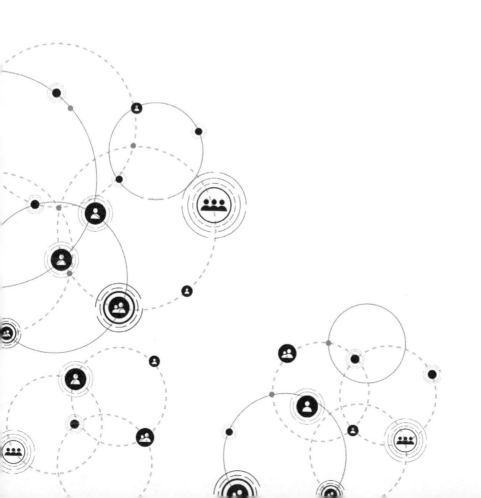

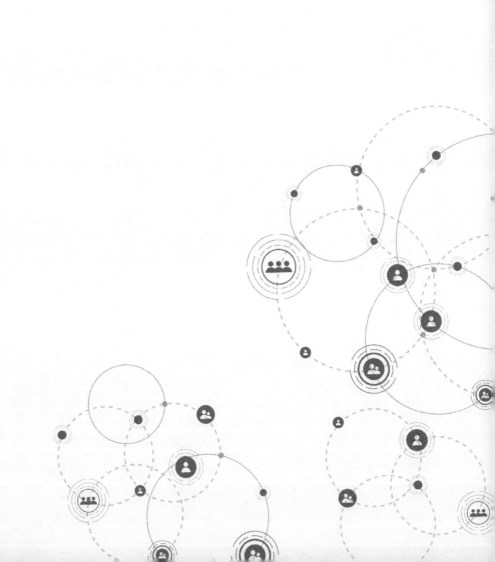

29 Promoção da Saúde Coletiva sob a Óptica da Educação Ambiental | Ênfase no Desenvolvimento Saudável e nas Possibilidades de Resiliência

Narjara Mendes Garcia • Maria Angela Mattar Yunes

Introdução

Este capítulo tem como objetivo apresentar as possíveis relações entre promoção da saúde coletiva e desenvolvimento humano saudável na óptica da abordagem bioecológica e resiliência. Tais relações advêm dos trabalhos de intervenção educativa junto às famílias que vivenciam diferentes situações de vulnerabilidade socioambiental. A discussão dessa temática é relevante para a formulação e a concretização de políticas públicas de apoio, atenção e educação ambiental, em que se privilegiem os aspectos saudáveis e de resiliência familiar e comunitária.

Saúde coletiva e educação ambiental

O termo *saúde coletiva* passou a ser utilizado no Brasil a partir do final da década de 1970 e tem suas origens na crítica ao positivismo e à saúde pública tradicional (Campos, 2000). O surgimento desse campo e a discussão acerca da promoção da saúde trouxeram importantes avanços para a construção dos conceitos de saúde/doença. Entre as contribuições, destacam-se integralidade/multidimensionalidade, intersetorialidade, historicidade e processualidade da noção de saúde (Campos, 2000; Czeresnia, 2003; Minayo, 2000; Morais e Koller, 2004; Siqueira e Moraes, 2009).

A partir dessas reflexões, a definição de saúde enquanto "um estado de completo bem-estar físico, mental e social", proposto em 1948 pela Organização Mundial da Saúde (OMS), passou a ser criticada por tratar tal fenômeno como algo estático, sem movimento. Conceitos mais atuais destacam a processualidade e a historicidade da saúde, já que ser/estar saudável não depende somente do indivíduo, mas também de todo o entorno ambiental, constituído de aspectos físicos, sócio-históricos e subjetivos que influenciam o bem-estar individual e coletivo. Assim, a saúde pode ser entendida como "uma estrutura de organizações que consiste no conjunto de relações de produção de componentes, que tem como conteúdo a produção de congruência interna e externa dos corpos" (Cezar Vaz, 1997, p. 153). Os "corpos" destacados nesse conceito são constitutivos da inter-relação entre os fatores biológicos e psicológicos do ser humano e os fatores ambientais (sociais/ecológicos), externos a esse ser. Nesse sentido, ser/estar saudável tem relação direta com as condições coletivas de vida. Sobre isso, Buss (2003) enfatiza o papel protagonizante dos determinantes ambientais (humanos e não humanos) sobre as condições de saúde:

A saúde é produto de um amplo espectro de fatores relacionados com a qualidade de vida, incluindo um padrão adequado de alimentação e nutrição, de habitação e saneamento, boas condições de trabalho, oportunidades de educação ao longo de toda a vida, ambiente físico limpo, apoio social para famílias e indivíduos, estilo de vida responsável e um espectro adequado de cuidados de saúde (Buss, 2003, p. 19).

Nessa perspectiva, a saúde coletiva enfatiza que a construção do conceito de saúde/doença se define a partir dos contextos social, histórico e cultural da sociedade e de seu processo de desenvolvimento. A produção de componentes que favoreçam e promovam a saúde está associada às questões de intersetorialidade e integralidade/multidimensionalidade do conceito. Por isso, essa abordagem da saúde se propõe como coletiva, ou seja, "pública, preventiva e integral, comunitária, equitativa, constituída de coletivos socialmente distribuídos, politicamente atuantes e sadios" (Tambellini e Câmara, 1998, p. 49). Essas questões tornam-se evidentes quando há necessidade de integração de diferentes segmentos sociais para o entendimento e o enfrentamento dos problemas no processo saúde/doença, bem como o da transversalização dessa temática pelas diversas áreas do conhecimento para compor as práticas em saúde.

A saúde coletiva transcende o campo da saúde e dialoga com as estratégias em educação ambiental, uma vez que ambas têm em comum a necessidade de repensar e promover mudanças nos valores, atitudes e crenças dos grupos sociais. A saúde coletiva busca a melhoria das condições de vida e a superação da crise ambiental, vigente no cotidiano das populações.

A inter-relação entre saúde e ambiente emerge como uma preocupação da saúde pública a partir da segunda metade do século 20, tendo como campo principal de conhecimento a "saúde ambiental" ou "saúde e ambiente" (Tambellini e Câmara, 1998; Siqueira e Moraes, 2009). A saúde ambiental faz parte do campo de atuação da saúde pública que se ocupa dos modos de vida, das substâncias e das condições em torno do ser humano, que podem exercer alguma influência sobre sua saúde e seu bem-estar (Brasil, 1999).

Durante muitos anos, as questões ambientais foram relacionadas com a saúde como uma preocupação quase exclusiva das políticas públicas de saneamento básico (água, esgoto, lixo etc.). Apesar de a saúde ambiental ainda ser pauta constante nas políticas públicas de saneamento, recentemente a ideia de "uma nova saúde ambiental", favorecida pela ampliação do conceito de ambiente, tornou-se um elemento integrante do campo da saúde coletiva, a partir da relação abrangente entre produção, ambiente e saúde (Tambellini e Câmara, 1998). Esse movimento parte da ideia de que

> não existe um único ambiente, o ambiente construído e descrito pelas ciências naturais e engenharias, mas sim uma variedade de ambientes constituídos histórica, geográfica, social e culturalmente, surge então a necessidade de se considerar que um problema ambiental corresponde a uma multiplicidade de problemas ambientais simultâneos, que envolvem diferentes e conflituosas noções de sociedade. Problemas que necessariamente envolvem processos sociais, políticos, econômicos e culturais, bem como uma multiplicidade de atores sociais com diferentes noções e interesses acerca dos mesmos e das formas de resolução que poderão ser encaminhadas (Freitas, 2003, p. 138).

Essa noção de ambiente e da necessidade de um desenvolvimento integral presente na saúde coletiva pode ser relacionada com os pressupostos da educação ambiental, os quais estão direcionados para o debate e a superação dos problemas ambientais complexos evidenciados pelas condições de pobreza das populações e pela degradação da natureza humana. Também se pode citar o desrespeito aos direitos e o não cumprimento dos deveres, a exclusão social, entre outros, como questões relevantes. Essas problemáticas têm origem no paradigma cultural disseminado pelo ideal de modernidade predominante na sociedade capitalista (Loureiro, 2003). As consequências desse projeto de modernidade são representadas por desigualdades sociais, riscos ambientais e conflitos humanos espalhados por todas as partes do mundo.

O termo *ambiental* contribui para a compreensão do ser humano enquanto "elemento central e indissociável do ambiente" (Loureiro, 1997, p. 150). Em todos os níveis sociais, a educação deve estar direcionada para que as pessoas, grupos e comunidades compreendam e participem da busca por uma melhor qualidade de vida no contexto em que estão inseridos. Tal perspectiva inclui a construção da cidadania, o resgate da dignidade e o reconhecimento do ser humano como sujeito e agente transformador da realidade em que se apresenta.

> A Educação Ambiental fomenta novas atitudes nos sujeitos sociais e novas decisões da sociedade, guiadas pelos princípios da sustentabilidade ecológica e da valorização de diversidade cultural. Ela implica educar para formar um pensamento crítico, reflexivo, capaz de analisar as complexas relações de realidade natural e social, para atuar no ambiente dentro de uma perspectiva global, mas diferenciada pelas diversas condições naturais e culturais que a definem (Santos e Sato, 2001, p. 34).

O processo de participação deve estar inter-relacionado com o processo de emancipação das famílias na busca por sua autopromoção (Loureiro, 2003; Demo, 1996). Entende-se por autopromoção "a característica de uma política social centrada nos próprios interessados, que passam a autogerir ou pelo menos a cogerir a satisfação de suas necessidades, com vista a superar a situação assistencialista de carência de ajuda" (Demo, 1996, p. 67). Tendo em vista a superação dos modos assistencialistas de política social e a busca pela emancipação dos sujeitos diante das condições sociais opressoras, a Educação Ambiental propõe um desenvolvimento social alternativo. Este contrapõe-se ao desenvolvimento econômico e social disseminado pelo capitalismo e ao paradigma de modernidade (Oakley e Clayton, 2003), pois "centra-se no povo e no seu ambiente, em vez de se centrar na produção e nos lucros" (Friedmann, 1996, p. 32). O objetivo principal desse modelo de desenvolvimento é a humanização do sistema de relações interpessoais por meio do processo de *empowerment* social, psicológico e político. De acordo com os princípios da educação ambiental, a educação deve estar direcionada para que as pessoas, grupos e comunidades compreendam e participem das lutas por melhores condição e qualidade de vida, tanto nos contextos mais imediatos (como o ambiente familiar) quanto nos mais distais (como o ambiente comunitário e social; Garcia, 2007).

Diante da gravidade das situações de risco e da complexidade da problemática socioambiental vivenciada pelas populações, percebe-se a importância dos saberes de saúde coletiva como um conjunto relevante de conhecimentos capazes de formar uma consciência ambiental, ampliando o processo de participação em ações que promovam o desenvolvimento saudável dos seres humanos.

Promoção da saúde coletiva e desenvolvimento saudável

A promoção da saúde se apresenta como um dos mais importantes instrumentos de ação em saúde coletiva. Em 1986, a partir da *Carta de Ottawa*, as discussões sobre as estratégias de promoção da saúde estabeleceram-se em âmbito internacional. Nesse documento, a promoção da saúde é definida como "o processo de capacitação da comunidade para atuar na melhoria da sua qualidade de vida e saúde, incluindo uma maior participação no controle deste processo" (Brasil, 2002, p. 20).

Promover saúde vai além de prevenir. Enquanto a prevenção da saúde exige ações antecipadas diante de determinadas doenças ou distúrbios (Czeresnia, 2003), a promoção da saúde propõe a busca por identificar e enfrentar os macrodeterminantes do processo saúde/doença para transformá-los favoravelmente na direção da saúde (Buss, 2003). Assim, a saúde se promove principalmente com atividades voltadas ao coletivo de indivíduos e ao seu ambiente, em que se valorize a participação social na busca por melhor qualidade de vida humana e respeito à biodiversidade.

De acordo com Buss (2003), a proposta de promoção da saúde estabelece a utilização de três mecanismos para a ação e participação social:

- O autocuidado, ou seja, decisões e ações que o indivíduo toma em benefício de sua própria saúde
- Ajuda mútua, ou seja, ações que as pessoas realizam para ajudar umas às outras
- Ambientes saudáveis, ou seja, a criação de condições e entornos que favoreçam a saúde (Buss, 2003, p. 24).

As estratégias de promoção da saúde valorizam a participação social e propõem como campos de ação: a reorientação do sistema de saúde, a elaboração e a implementação de "políticas públicas saudáveis", o reforço às ações comunitárias e o desenvolvimento das habilidades e da autonomia dos indivíduos.

> Dentre as estratégias priorizadas pela Promoção à Saúde, merecem destaque a constituição de políticas públicas saudáveis, a criação de

ambientes sustentáveis, a reorientação dos serviços de saúde, o desenvolvimento da capacidade dos sujeitos individuais e o fortalecimento de ações comunitárias. Subsidiando estas estratégias, encontram-se princípios que afirmam a importância de atuar nos determinantes e causas da saúde, da participação social e da necessidade de elaboração de alternativas às práticas educativas que se restringem à intervenção sobre os hábitos e estilos de vida individuais (Carvalho e Gastaldo, 2008, p. 2.030).

Diante disso, a promoção da saúde mostra-se uma estratégia relevante para obter como resultado o desenvolvimento humano integralmente saudável. No "Modelo bioecológico do desenvolvimento humano", proposto por Bronfenbrenner e Morris (1998), o desenvolvimento humano se dá a partir de processos de interação recíproca entre o ambiente e as características da pessoa em desenvolvimento (Bronfenbrenner e Morris, 1998; Bronfenbrenner e Morris, 1998; 1999; Bronfenbrenner e Evans, 2000). O ambiente é composto por contextos ecológicos, desde os mais proximais até os mais distais, situados no espaço/tempo social e historicamente determinados. Nesse sentido, o modelo explicativo do desenvolvimento humano se compõe de quatro dimensões inter-relacionadas: processo, pessoa, contexto e tempo – modelo PPCT.

A seguir, são destacadas as definições e características dessas quatro dimensões de desenvolvimento humano e sua possível inter-relação com os aspectos da promoção da saúde.

Promoção da saúde coletiva e suas interfaces com a Abordagem Bioecológica de Desenvolvimento Humano

De acordo com as dimensões propostas pela Abordagem Bioecológica de Desenvolvimento Humano (Bronfenbrenner e Morris, 1998; Bronfenbrenner, 1999), processo, pessoa, contexto e tempo não devem ser consideradas categorias definidas *a priori*, mas que se destinam a delimitar os focos de análise das situações trabalhadas. São, portanto, direções e sentidos para os quais se lança o "olhar holístico" e sistêmico, buscando estabelecer interações significativas com as pessoas que integram os ambientes a serem estudados ou trabalhados. O "olhar ecológico" sobre as dimensões propostas se identifica a partir dos seguintes critérios: o processo como dimensão que enfatiza os processos proximais entendidos como modos particulares de interação entre organismo e ambiente; os processos proximais operam ao longo do tempo de maneira progressivamente complexa, podendo ser conduzidos tanto por relações interpessoais quanto pela interação da pessoa com objetos e símbolos, com ou sem a presença de outras pessoas. Os processos proximais são caracterizados por cinco aspectos:

1) para que o desenvolvimento ocorra, é necessário que a pessoa esteja engajada em uma atividade;
2) para ser efetiva, a interação deve acontecer em uma base relativamente regular, através de períodos prolongados de tempo;
3) as atividades devem ser progressivamente mais complexas, daí a necessidade de um período estável de tempo;
4) para que os processos proximais sejam efetivos, deve haver reciprocidade entre as relações interpessoais;
5) para que a interação recíproca ocorra, os objetos e símbolos presentes no ambiente imediato devem estimular a atenção, a exploração, a manipulação e a imaginação da pessoa em desenvolvimento (Bronfenbrenner, 1999).

Esses cinco aspectos mencionados podem servir como direcionamento de ações de promoção da saúde coletiva, ou seja, as estratégias de promoção também podem caracterizar-se como processos proximais e produtores de desenvolvimento humano saudável.

Na sequência, a dimensão *pessoa*, segundo o modelo bioecológico de desenvolvimento, é constituída tanto por características determinadas biopsicologicamente quanto por características construídas na interação com o ambiente. Nesse sentido, o desenvolvimento humano depende de mudanças e estabilidades dessas características biopsicoambientais da pessoa. Tais características são produtoras e produtos do desenvolvimento e, por isso, tornam-se importantes no campo de ação da promoção da saúde. O desenvolvimento de habilidades individuais que favoreçam a saúde é um dos princípios propostos pela *Carta de Ottawa*, documento apresentado na Primeira Conferência Internacional sobre Promoção da Saúde, realizado em Ottawa, Canadá, em novembro de 1986. Trata-se de uma carta de intenções que defende a promoção da saúde como elemento fundamental para a melhoria da qualidade de vida e importância da educação coletiva e de todos os indivíduos nesse processo, salientando que tal promoção não é reponsabilidade exclusiva do setor de saúde, mas responsabilidade de todos, em direção ao bem-estar global. Um dos itens que compõem a *Carta de Ottawa* refere-se ao desenvolvimento de habilidades pessoais da população, obtido por meio da educação em saúde e da capacitação, proporcionando a escolha de opções mais saudáveis para sua própria saúde e para o meio ambiente.

A terceira dimensão do desenvolvimento humano é o contexto, que compreende quatro níveis ambientais denominados microssistema, mesossistema, exossistema e macrossistema. O microssistema é o contexto no qual ocorrem interações face a face pela pessoa em desenvolvimento. O mesossistema é constituído pela inter-relação entre os microssistemas e forma um tecido social de ambientes de desenvolvimento frequentados pela pessoa. O exossistema é um contexto ecológico que envolve ambientes não frequentados ativa ou diretamente pela pessoa ou grupo, mas que influenciam indiretamente o desenvolvimento humano. Finalmente, o macrossistema é composto pelo conjunto de ideologias, valores, crenças, religiões, formas de governo, políticas públicas, culturas e subculturas presentes no cotidiano das pessoas (Bronfenbrenner, 1996). Esses quatro contextos ecológicos, descritos inicialmente na "Abordagem ecológica do desenvolvimento humano" de Bronfenbrenner, em 1979 (Bronfenbrenner, 1979; 1996), podem ser associados aos campos de ação da promoção da saúde, como apresentado pela *Carta de Ottawa*. As duas propostas indicam ações individuais e coletivas, papéis sociais, relações interpessoais e políticas públicas, presentes desde os contextos proximais até os mais distais, que podem influenciar o desenvolvimento humano e a saúde comunitária.

Por último, o tempo apresenta-se como elemento fundamental para o desenvolvimento humano. Tanto as alterações e mudanças no curso de vida, as transições biológicas e sociais relacionadas com os aspectos culturalmente estabelecidos, bem como a ocorrência de eventos históricos influenciam a dinâmica dos processos entre pessoa e ambiente. Nesse sentido, as práticas de promoção da saúde devem estar atentas às alterações ao longo do tempo no modo de vida das populações para que seja favorável a opções de vida cada vez mais saudáveis. Um exemplo disso é o aumento da expectativa de vida mundial, que solicita políticas públicas de manutenção de qualidade de vida e saúde para uma população idosa e saudável.

Assim, percebe-se que as ideias de promoção da saúde coletiva associadas aos conceitos da teoria bioecológica, que sustentam nossas concepções de educação ambiental, podem contribuir para o desenvolvimento humano e comunitário saudável. Ambas estabelecem estratégias e ações macro, exo, meso e microssistêmicas, por meio de políticas públicas e de ambientes favoráveis ao desenvolvimento da saúde, fortalecendo as possibilidades de resiliência dos indivíduos e das comunidades.

Promoção da saúde coletiva com foco nas possibilidades de resiliência

As estratégias de ação em promoção da saúde coletiva enfatizam a participação de comunidades e indivíduos na superação dos problemas comuns que afetam a saúde humana e comunitária. Essas proposições estão muito associadas às discussões atuais sobre os processos de resiliência, sejam estes com o foco no indivíduo, nas famílias ou nas comunidades.

Resiliência é um termo originário da Física, que se refere à capacidade de um material absorver energia sem sofrer deformação plástica ou permanente. No campo das ciências humanas e sociais, os estudos sobre o tema datam de cerca de trinta anos, e suas definições não são nada precisas, mas em geral referem-se aos processos que explicam o enfrentamento e a superação de crises e adversidades (Yunes e Szymanski, 2001). Apesar de muitos estudos nacionais e internacionais sobre resiliência apresentarem como foco o indivíduo, ou melhor, a criança ou adolescente (Masten e Garmezy, 1985; Rutter, 1985; 1993; Werner e Smith, 1992; Yunes, 2003; entre outros), algumas pesquisas têm sido realizadas recentemente com famílias brasileiras (Cecconello, 2003; Garcia e Yunes, 2006; Yunes, 2001; 2003; Yunes *et al.*, 2004; 2007).

Assim como os discursos sobre "boa saúde" e "qualidade de vida", aqueles sobre resiliência podem apresentar um forte aporte ideológico e classificatório, em que alguns indivíduos ou grupos podem sofrer com a adjetivação de "mais resilientes" ou "menos resilientes". Diante disso, alguns estudiosos têm enfatizado a necessidade de cautela no uso "naturalizado" do termo (Martineau, 1999; Yunes, 2001; 2003; Yunes *et al.*, 2007) e propõem um discurso crítico sobre resiliência. A maior crítica sobre a utilização do termo refere-se a este ser entendido enquanto capacidade ou potencial de determinados indivíduos. Contrapondo-se a isso, em estudos mais recentes, a resiliência tem sido reconhecida como um fenômeno comum e presente no desenvolvimento de qualquer ser humano (Masten, 2001) e, portanto, é importante pensar com critério nos programas que incentivem a "promoção de resiliência", como já vem sendo proposto por autores estrangeiros (Grotberg, 1995). Incentiva-se manter uma visão crítica sobre a noção de resiliência, devendo esta ser entendida como possibilidades presentes no cotidiano de qualquer pessoa ou grupo que necessite apenas de oportunidades para expressá-las.

Assim, tratar da resiliência significa focalizar os aspectos sadios e de sucesso dos seres humanos, em vez de destacar seus desajustes e falhas. Significa olhar e compreender os processos e mecanismos utilizados por esses indivíduos ou grupos que se transformam e transformam seus entornos no exercício de superação das adversidades que a vida lhes impõe, muitas vezes sem que haja escolha. Promover a reflexão e possibilitar a ação comunitária e solidária pode proporcionar saúde a muitas comunidades em situações catastróficas. A promoção da saúde tem a possibilidade de integrar a noção crítica da resiliência na elaboração de ações educativas. Assim, pensar na promoção da saúde com o foco nas possibilidades de resiliência dos indivíduos e grupos é ter a ideia de promoção enquanto "fortalecimento da capacidade individual e coletiva para lidar com a multiplicidade dos condicionantes da saúde" (Czeresnia, 2003, p. 47).

> Promoção, nesse sentido, vai além de uma aplicação técnica e normativa, aceitando-se que não basta conhecer o funcionamento das doenças e encontrar mecanismos para seu controle. Essa concepção diz respeito ao fortalecimento da saúde por meio da construção de capacidade de escolha, bem como à utilização do conhecimento com o discernimento de atentar para as diferenças e singularidades dos acontecimentos (Czeresnia, 2003, p. 47-48).

Apesar de poucos estudos realizarem essa associação entre promoção da saúde e resiliência, ainda se percebe a necessidade de problematizar o viés ideológico da "capacitação" que norteia esses conceitos. Cabe reforçar neste capítulo as contribuições desses construtos para as investigações e a construção de propostas em educação ambiental que enfatizem as possibilidades e a ação-reflexão (práxis) das populações na superação dos problemas socioambientais. Entende-se "superação de problemas socioambientais" como processos, presentes na dinâmica e no cotidiano de famílias e comunidades, que possibilitam (ou possibilitaram) que as consequências do sofrimento ou dos riscos experimentados sejam (ou fossem) minimizados no desenvolvimento dessas populações.

Proposta de educação ambiental e desenvolvimento saudável com foco na resiliência em famílias

A noção de promoção da saúde enfatiza ações que envolvam a educação reflexiva de indivíduos e grupos com o objetivo de possibilitar suas escolhas conscientes e o fortalecimento de condições e hábitos de vida mais saudáveis. Nesse contexto, a educação ambiental se apresenta como "um processo educativo, de construção da cidadania, que visa melhorar a qualidade de vida dos envolvidos" (Loureiro, 1997, p. 152) e, por isso, é um instrumento importante na promoção do desenvolvimento humano e comunitário saudável. A educação e a promoção da saúde devem estar presentes na escola, na família, no bairro, nas políticas públicas, entre outros contextos.

Na atualidade, as políticas públicas de promoção da saúde priorizam o atendimento e as ações educativas com foco na família. Cabe destacar a Estratégia Saúde da Família (ESF – antigo Programa Saúde da Família) como um programa que faz parte da política nacional e que serve de exemplo de interação entre a abordagem em saúde coletiva e o trabalho educativo multiprofissional com famílias. Esse programa é gerenciado pelo governo federal e executado em nível municipal.

Apesar de o trabalho social com foco nas famílias não ser recente na história das políticas públicas nacionais, exige, na contemporaneidade, novas posturas dos agentes sociais, como a atuação em equipes multiprofissionais e ações de orientação e fortalecimento das populações atendidas. O trabalho com famílias é uma modalidade de intervenção complexa e desafiadora, na medida em que lida com uma instituição social sempre em mudança de formatos e significados, exigindo, portanto, uma tarefa permanente de reflexão e educação dos que trabalham com esse tema (Campos e Garcia, 2007). Assim, é primordial evidenciar que a promoção da saúde coletiva depende de agentes sociais e profissionais preparados para liderar processos educativos capazes de gerar o desenvolvimento de identidades positivas e consciência transformadora.

Torna-se, portanto, relevante a reflexão sobre os modos e as condições de vida das famílias em situação de vulnerabilidade socioambiental, para que as políticas públicas de atenção e educação tenham como foco as possibilidades de resiliência e o desenvolvimento saudável dessas populações.

Na relação das famílias com os profissionais que integram os serviços de apoio social não pode existir relações alienadoras, mas sim humanizadoras. Em estudo realizado por Yunes *et al.* (2004; 2007), junto a agentes sociais que atuam diretamente com famílias, foram identificadas crenças pessimistas desses profissionais sobre a educação existente no contexto familiar. Assim, a situação de pobreza das famílias associada à negação e ao reconhecimento dos valores e sistema moral e educacional de cada grupo faz os profissionais desconsiderarem as competências destas. Tais ideias fazem, muitas vezes, as relações e o atendimento dos agentes sociais serem pautados por uma postura opressora, em que se pretende impor um modelo de ser e agir como família, sem considerar as especificidades e escolhas desses grupos familiares.

A educação familiar na perspectiva da educação ambiental deve estar direcionada para o cuidado e a promoção da saúde familiar, tendo em vista que este é um ambiente de cuidado, educação e desenvolvimento humano. Nesse sentido, cuidar/educar é contribuir para o processo de desenvolvimento saudável da família, ou seja, possibilitar que esses grupos possam refletir sobre suas práticas, aumentar o repertório de possibilidades de superação das adversidades e promover o cuidado dos ambientes de vida.

Os programas sociais e as políticas públicas de educação familiar devem estar direcionados para o entendimento, respeito e apoio às famílias no processo de cuidado e educação de seus membros. Entende-se que é necessário romper com as ideias idealizadas e visualizar a família vivida (Szymanski, 2000). A família pode ser fonte de afeto e também de conflito, como um organismo vivo, em movimento, com vulnera-

bilidades, fragilidades, pluralidades de estruturas e dinâmicas.

O atendimento e a intervenção com foco na família não podem ser fragmentados; deve-se perceber o grupo familiar como um conjunto de membros com peculiaridades: "se um membro está precisando de assistência, sua família estará também" (Gomes e Pereira, 2005, p. 62). Os serviços e profissionais sociais de diferentes áreas devem promover ações integradas para o atendimento familiar. Os programas sociais devem ser desenvolvidos por uma rede de apoio familiar diante da complexidade da problemática enfrentada pelas populações.

Portanto, os pressupostos da promoção da saúde coletiva e resiliência mostram-se relevantes para as ações em educação ambiental, com foco na educação e no desenvolvimento saudável de famílias e comunidades. A partir da ação de profissionais que estejam atentos a essas questões, podem-se utilizar as estratégias de promoção para esclarecimento, fortalecimento e politização (*empowerment*) das populações a fim de que busquem a superação das adversidades.

Considerações finais

Durante muitos anos, o conceito de saúde esteve associado às perspectivas tradicionais da educação ambiental, que apresentam o enfoque no saneamento básico (tratamento do lixo, água, esgoto etc.) e na urbanização dos grandes centros (saúde pública e prevenção de doenças infecciosas; Tambellini e Câmara, 1998). Este capítulo apresentou outra dimensão para as abordagens e contribuições da educação ambiental diante das discussões relacionadas com a saúde coletiva. A dimensão educativa apresentada está centralizada no desenvolvimento humano e nas influências dos ambientes de vida e contextos ecológicos para a saúde e o bem-estar subjetivo e coletivo das pessoas. Tal perspectiva sugere "a reorientação dos serviços e sistemas de saúde visando à implementação de práticas integrais e o fortalecimento de ações de promoção da saúde" (Carvalho e Gastaldo, 2008), com foco nos fatores de proteção, resiliência e qualidade de vida da população atendida.

Tendo em vista as possíveis interfaces entre saúde coletiva, educação ambiental e psicologia do desenvolvimento, novas perspectivas teóricas e metodológicas podem emergir para a realização de estudos direcionados aos aspectos saudáveis do desenvolvimento humano e humanização das relações interpessoais. Assim, com esse caráter interdisciplinar e humanizante, pode-se contribuir para a formulação de intervenções educativas positivas, subsidiadas por políticas públicas protetivas e amenizadoras da pobreza de oportunidades que acometem muitas comunidades em nosso país.

Bibliografia

Brasil. Ministério da Saúde. Atenção primária ambiental. Organização Pan-Americana da Saúde. Brasília, 1999. Disponível em: <http://bvsms.saude.gov.br/bvs/publicacoes/atencao-primaria-amb.pdf>. Acesso em: 27 set. 2018.

Brasil. Ministério da Saúde. As cartas de Promoção da saúde. Brasília: Ministério da Saúde, 2002. Disponível em: <http://bvsms.saude.gov.br/bvs/publicacoes/cartas_promocao.pdf >. Acesso em: 28 maio 2018.

Bronfenbrenner, U. A ecologia do desenvolvimento humano: experimentos naturais e planejados. Porto Alegre: Artes Médicas; 1996.

Bronfenbrenner, U. Environments in developmental perspective: theorical and operational models. In: Friedmann, Y. L.; Wachs, T. D. (Org.). Captation and assessment of environments across the life. Washington: American Psychological Association; 1999.

Bronfenbrenner, U. The ecology of human development. Cambridge, MA: Harvard University Press; 1979.

Bronfenbrenner, U.; Evans, G. Developmental science in the 21st century: emerging questions, theoretical models, research designs and empirical findings. Social Development, n. 9, p. 115-125, 2000.

Bronfenbrenner, U.; Morris, P. A. The ecology of developmental process. In: Lerner, R. M. (Ed.). Handbook of child psychology: theoretical models of human development. 5. ed. New Jersey: Wiley, 1998. p. 993-1028.

Buss, P. M. Uma introdução ao conceito de promoção da saúde. In: Czeresnia, D. (Org.). Promoção da saúde: conceitos, reflexões, tendências. Rio de Janeiro: Fiocruz; 2003.

Campos, C. E. A.; Garcia, J. Contribuições para a supervisão dos programas sociais com foco na família. Katálysis, Florianópolis, v. 10, n. 1, p. 95-104, jan./jun. 2007.

Campos, G. W. S. Saúde pública e saúde coletiva: campo e núcleo de saberes e práticas. Ciência & Saúde Coletiva, v. 5, n. 2, 2000.

Carvalho, S. R.; Gastaldo, D. Promoção à saúde e empoderamento: uma reflexão a partir das perspectivas crítico-social pós-estruturalista. Ciência & Saúde Coletiva, v. 13, p. 2029-2040, 2008.

Cecconello, A. M. Resiliência e vulnerabilidade em famílias em situação de risco. Tese (Doutorado em Psicologia) – Universidade Federal do Rio Grande do Sul, Porto Alegre, 2003.

Cezar Vaz, M. R. Conceito de saúde: rede de relações entre as fronteiras do indivíduo e o ambiente externo ao corpo singular. Ambiente & Educação – Revista de Educação Ambiental da FURG, Rio Grande, v. 5, 1997.

Czeresnia, D. O conceito de saúde e a diferença entre prevenção e promoção. In: Czeresnia, D. (Org.). Promoção da saúde: conceitos, reflexões, tendências. Rio de Janeiro: Fiocruz; 2003.

Demo, P. Participação é conquista: noções de política participativa. 3. ed. São Paulo: Cortez; 1996.

Freitas, J. V.; Ruscheinsky, A. A Entrevista. Ambiente & Educação – Revista de Educação Ambiental da FURG, v. 8, p. 9-22, 2003.

Friedmann, J. Empowerment: uma política de desenvolvimento alternativo. Tradução de Carlos Silva Pereira. Oeiras: Celta; 1996.

Garcia, N. M. Educação nas famílias de pescadores artesanais: transmissão geracional e processos de resiliência. Dissertação (Mestrado em Educação Ambiental) – Fundação Universidade Federal do Rio Grande, Rio Grande, março de 2007.

Garcia, N. M.; Yunes, M. A. M. Resiliência familiar: baixa renda e monoparentalidade. In: Dell'Aglio, D.; Koller, S. H.; Yunes, M. A. M. (Eds.). Resiliência e psicologia positiva: interfaces do risco à proteção. São Paulo: Casa do Psicólogo, 2006. p. 117-140.

Gomes M. A.; Pereira, M. L. D. Família em situação de vulnerabilidade social: uma questão de políticas públicas. Ciência & Saúde Coletiva, v. 10, n. 2, p. 357-363, 2005.

Grotberg, E. A guide to promoting resilience in children: strengthening the human spirit. La Haya: The Bernard van Leer Fondation; 1995.

Loureiro, C. F. B. A educação ambiental junto às classes populares: condições teóricas e práticas essenciais para uma ação transformadora. Cadernos Pedagógicos e Culturais, Niterói, v. 6, n. 1/2, jan./dez. 1997.

Loureiro, C. F. B. Premissas teóricas para uma educação ambiental transformadora. Ambiente & Educação – Revista de Educação Ambiental da FURG, Rio Grande, v. 8, 2003.

Martineau, S. Rewriting resilience: a critical discourse analysis of childhood resilience and the politics of teaching resilience to "kids at risk". Thesis (Doctorat) – University of British Columbia, Vancouver, 1999.

Masten, A. S. Ordinary magic: resilience processes in development. American Psychologist, v. 56, n. 3, p. 227-238, 2001.

Masten, A. S.; Garmezy, N. Risk, vulnerability and protective factors in developmental psychopathology. In: Lahey B. B.; Kazdin, A. E. (Ed.). Advances in clinical child psychology. New York: Plenum; 1985. v. 8. p. 1-52.

Minayo, M. C. S. O desafio do conhecimento: pesquisa qualitativa em saúde. 7. ed. São Paulo: Hucitec; Rio de Janeiro: Abrasco; 2000.

Morais, N. A.; Koller, S. H. Abordagem ecológica do desenvolvimento humano, psicologia positiva e resiliência: ênfase em saúde. In: Koller, S. H. (Org.). Ecologia do desenvolvimento humano: pesquisa e intervenção no Brasil. São Paulo: Casa do Psicólogo; 2004.

Oakley, P.; Clayton, A. Monitoramento e avaliação do empoderamento ("empowerment"). Tradução de Zuleika Arashiro e Ricardo Dias Sameshima. São Paulo: Instituto Polis; 2003.

Rutter, M. Resilience: some conceptual considerations. Journal of Adolescent Health, n. 14, p. 626-631, 1993.

Rutter, M. Resilience in the face of adversity: protective factors and resistance to psychiatric disorder. British Journal of Psychiatry, n. 147, p. 598-611, 1985.

Santos, J. E.; Sato, M. Universidade e ambientalismo: encontros não são despedidas. In: Santos, J. E.; Sato, M. (Org.). A contribuição da educação ambiental à esperança de Pandora. São Carlos: Rima; 2001.

Siqueira, M. M.; Moraes, M. S. Saúde coletiva, resíduos sólidos urbanos e os catadores de lixo. Ciência & Saúde Coletiva, v. 14, p. 2115-2122, 2009.

Szymanski, H. Entrevista reflexiva: um olhar psicológico para a entrevista em pesquisa. Revista da Psicologia da Educação, v. 10/11, p. 193-215, 2000.

Tambellini, A. T.; Câmara, V. M. A temática saúde e ambiente no processo de desenvolvimento do campo da saúde coletiva: aspectos históricos, conceituais e metodológicos. Ciência & Saúde Coletiva, v. 3, n. 2, p. 47-59, 1998.

Walsh, F. The concept of family resilience: crisis and challenge. Family Process, v. 35, p. 261-281, 1996.

Werner, E. E.; Smith, R. S. Overcoming the odds: high-risk children from birth to adulthood. Ithaca and London: Cornell University Press; 1992.

Yunes, M. A. M. A questão triplamente controvertida da resiliência em famílias de baixa renda. Tese (Doutorado) – Pontifícia Universidade Católica de São Paulo, São Paulo, 2001.

Yunes, M. A. M. Psicologia positiva e resiliência: o foco no indivíduo e na família. Psicologia em Estudo, v. 8, 2003.

Yunes, M. A. M.; Garcia, N. M.; Albuquerque, B. Monoparentalidade, pobreza e resiliência: entre as crenças dos profissionais e as possibilidades da convivência familiar. Psicologia: Reflexão e Crítica, v. 20, p. 444-453, 2007.

Yunes, M. A. M.; Mendes, N. F.; Albuquerque, B. Percepções e crenças dos agentes comunitários de saúde sobre as famílias monoparentais e de baixa renda e suas possibilidades de resiliência. In: ANPEd Sul, 5., 2004, Curitiba. Anais... Curitiba: PUC-PR, 2004.

Yunes, M. A. M.; Szymanski, H. Resiliência: noção, conceitos afins e considerações críticas. In: Tavares, J. (Org.). Resiliência e educação. São Paulo: Cortez; 2001. p. 13-42.

30 Releitura dos *Cadernos de Saúde**

Estelina Souto do Nascimento • Ana Lúcia Magela

Introdução

Os processos educativos em saúde mantiveram, desde o início do século 20 e se sustentaram por longo período, caráter normativo pautado em regras precisas que orientam quanto ao uso correto de medidas relativas ao processo saúde-doença. As estratégias utilizadas para o alcance dessa finalidade são compostas fundamentalmente por orientações, aulas e demonstrações, nas quais "se ensinam", por exemplo, preceitos de higiene, hábitos alimentares saudáveis, destino dos dejetos e do lixo.

Nesse enfoque de educação em saúde, o pressuposto básico é que o profissional de saúde detém o saber e a população ignora esses princípios. Nas palavras de Brandão (2017), é "enfiar o saber-de-quem-sabe no suposto vazio de quem-não-sabe". A falência desse tipo de educação em saúde evidencia-se à medida que as normas e recomendações do saber técnico não conseguem promover mudanças nas atitudes da população. Ocorre, no mais das vezes, o comparecimento da população para assistir "às palestras" que, em geral, transcorrem sem questionamentos. O conhecimento não é discutido quanto à sua essência, ou seja, como instrumento de poder e meio de dominação, tendo sido apropriado pelo profissional e veiculado em uma linguagem técnica. O saber popular e suas práticas não são reconhecidos nem valorizados como maneiras de solucionar problemas por duplo motivo: são negados pelo profissional e/ou são considerados "menores" e "não científicos".

A inoperância das estratégias utilizadas em educação em saúde, traduzidas na descrença e na passividade com que a população "assiste" às orientações dadas, de modo geral, é desprezada pelo profissional de saúde, que, preocupado em transmitir, ou melhor, receitar medidas solucionadoras, considera seu dever cumprido, uma vez que "passou" as informações necessárias a uma boa condução de saúde. Todavia, o profissional sente-se frustrado ao perceber que suas orientações não surtiram efeito nas pessoas e muito menos na população. Diante de tal situação, de não cumprimento dos preceitos ensinados, ele justifica a aparente inércia da população como acomodação daqueles que não querem modificar seus hábitos. Muitas vezes, o profissional de saúde não é consciente dessa maneira autoritária e paternalista de educação em saúde. Quando utiliza esse modo tradicional de educação, é, muitas vezes, por não lhe ser claro que o conhecimento não é produzido apenas por quem ensina, mas que "ele nasce e se desenvolve na medida em que as pessoas pensam e refletem sobre a experiência vivida em todas as práticas" (Freire, 2016c).

A opção por um modo crítico de educação em saúde respalda-se não só na inoperância no modo tradicional de educação em saúde, mas também no comprometimento com uma visão diferente do mundo e da inserção do homem na sociedade:

> Esta é a razão pela qual o verdadeiro compromisso, que é sempre solidário, não pode reduzir-se jamais a gestos de falsa generosidade, nem tampouco ser um ato unilateral, no

---

* Os *Cadernos de Saúde* são compostos por sete livros infantis, versando sobre temas de saúde. Constituem o produto de uma pesquisa participante, denominada *Criando histórias, aprendendo saúde*, de autoria de Rezende e Nascimento (1988), desenvolvida na Universidade Federal de Minas Gerais, em uma comunidade da periferia de Belo Horizonte (MG). No trabalho, integraram-se ensino, pesquisa e extensão, sendo envolvidos alunos de graduação de enfermagem, professores e alunos de uma escola de Ensino Fundamental.

qual quem se compromete é o sujeito ativo do trabalho comprometido e aquele com quem se compromete a incidência do seu compromisso (Freire, 2016c).

Outro aspecto a ser considerado é a visão predominante de saúde, que até bem pouco tempo era vista quase exclusivamente sob o aspecto biológico. Nessa óptica, a doença é disfunção do organismo e a saúde, o estado de equilíbrio: o funcionamento harmônico do corpo. Nesse sentido, para problemas específicos existem técnicas específicas de tratamento cientificamente abalizadas pelas ciências naturais (ou biológicas).

A busca pelo equilíbrio e pela harmonia do indivíduo com o meio social é função da educação, a qual é capaz de proporcionar ao indivíduo o desenvolvimento de aptidões e maneiras de valorizar a sustentabilidade do ecossistema sem desprezar o desenvolvimento técnico, científico e humano. Desse modo, o aperfeiçoamento da sociedade e sua consequente evolução são alcançadas por meio de correção das imperfeições conseguidas pela educação.

Em uma perspectiva tradicional, os princípios norteadores da educação em saúde (Melo, 1980) são, principalmente, os que se seguem:

- Os problemas de saúde (doença) são de cunho individual, sendo prevenidos pela compreensão da doença, pelo esforço de prevenção e busca de solução individual. Portanto, a sociedade tem saúde se cada indivíduo cultivar hábitos corretos
- A prática de saúde é neutra e os instrumentos que utiliza são científicos. Técnicas médicas são necessárias para corrigir a doença e preveni-la
- Técnicas educacionais como palestras e cartazes respondem à questão da educação, sendo esta aliada do setor saúde. A educação ajuda a equilibrar a saúde
- Os problemas de saúde, em geral, são decorrentes da ignorância da população, da falta de informação. Consequentemente, a educação em saúde é concebida como processo de transmissão de conhecimento
- A população é receptora passiva da informação. O setor de saúde dita normas, impõe um "dever-ser" saudável. A preocupação do profissional é orientar o paciente sobre como agir. A população deve se ajustar à orientação de quem diz saber mais.

Com o passar do tempo, essa concepção foi lentamente sofrendo alterações. Isso, entretanto, não significa que, até hoje, muitas práticas de educação em saúde não tenham assento em tais pressupostos. A tendência é a educação em saúde ser pensada em um contexto mais amplo. Significa pensá-la no setor de saúde, nas relações deste com a população e com o contexto social. Nesse sentido, os conteúdos de educação em saúde são discutidos com base no cotidiano de saúde dos grupos sociais, de seus modos de inserção no setor de saúde, do processo de produção, das maneiras de lazer e de se viver, todos intrinsecamente ligados aos modos e qualidades de vida e à vivência da população.

É inegável, no momento atual, a incorporação, com mais frequência, da participação comunitária nas práticas educativas em saúde. Da mesma maneira, trabalhos pedagógicos têm enfatizado as questões ligadas à saúde. Também a ultrapassagem do discurso essencialmente político dirigido para análises macrossociais parece deixar passagem para o pontual, para os pequenos eventos do dia a dia das pessoas, assim como a informação técnica vinda dos profissionais.

Pensar uma ação educativa em saúde tem como ponto de partida a reflexão sobre o papel da teoria e da prática. Para Freire (2016b), "toda prática educativa implica uma teoria educativa". A fundamentação teórica da prática "se explica ao mesmo tempo nela, não como algo inacabado, mas como um movimento dinâmico em que ambas, prática e teoria, se fazem e se refazem". Pensando nessa dinâmica é que podemos repetir, sem nenhuma novidade na afirmativa, de que uma sem a outra é vazia.

Com frequência, um paradoxo atravessa a passagem do discurso do educador para sua ação. Em geral, somos enfáticos quando falamos de questões práticas: defendemos uma postura pedagógica a elas atrelada, enquanto rejeitamos as questões teóricas, que costumam nos deixar indiferentes, até mesmo irritados. Entretanto, com frequência, adotamos uma postura eminentemente teórica em nossa prática: transmissão de conhecimento pronto e fixação de conceitos estabelecidos. Nesse caso, a teoria torna-se autônoma, independente, sem nenhum vínculo com a prática e sem nenhuma, ou muito pouca, conexão com a vivência das pessoas.

Quando o profissional adota uma ação coerente com o contexto e a vivência das pessoas e, além disso, busca integrar o conhecimento formal à vida da população, passa a exercitar a dinâmica teoria-prática em um constante ir e vir, em um fazer e refazer incessante. Nada mais está absolutamente pronto, tampouco tudo está por fazer. Nem teoria, nem prática são absolutas, tudo é relativo e, assim, uma admite a outra. Reflexão, análise e ação deixam de ter sentido linear, passando a um sentido espiralado em que a ação passa pela reflexão, pela análise, que passam pela ação. Nesse sentido, o profissional sistematiza não só o conhecimento formal, estabelecido, mas também o conhecimento advindo das pessoas.

Nesse contexto, e tendo em vista o compromisso com a coerência entre a realidade da população e a educação em saúde, a opção foi trabalhar a educação em saúde de maneira crítica. A ideia inicial de criação dos *Cadernos de Saúde* surgiu da crença na possibilidade de unir conhecimentos técnico-científicos e sabedoria popular. Desse modo, a proposta fundamentou-se na crença de que a educação pressupõe estreita relação do ser humano com sua realidade e que dessa relação nuclear surgem as condições necessárias ao afloramento da consciência crítica. O ser humano, no exercício de viver e refletir sobre seu contexto, com discernimento suficiente para aproximar-se e distanciar-se, apropria-se de sua realidade, sendo capaz de desvendá-la, criticá-la, ultrapassá-la, ver longe e, então, modificá-la.

Buscava-se intervir de maneira problemática, sistematizada e cooperativa na realidade concreta, ou seja, a preocupação principal era trabalhar o binômio saúde-doença de maneira coparticipada, questionar o enfoque social desse fenômeno no contexto da comunidade. O compromisso solidário do trabalho partiu do entendimento de que era possível a troca e o intercâmbio de experiências, não anulando o saber técnico nem subestimando o saber popular. Os valores não foram afrontados nem confrontados com o "certo" e o "errado", mas discutidos e analisados. Não se tratou de "fazer cabeças", mas sim de conhecer melhor os mistérios desse saber que é produzido nas relações sociais. Como diz Freire (2016c), "se meu compromisso é realmente com o homem concreto, com a causa de sua humanização, de sua libertação, não posso por isso mesmo prescindir da ciência, nem da tecnologia, com as quais me vou instrumentando para melhor lutar por esta causa".

Quando se consideram as distorções das ações de educação em saúde, sente-se a urgência de mudar as percepções do profissional que alardeia as mudanças da população. O profissional de saúde tem uma função catalisadora; a comunidade, entretanto, independe dele: ela existiu, existe e existirá, antes, depois e apesar dele. Como diz Guimarães Rosa (2001, p. 326), "mestre não é quem sempre ensina, mas quem de repente aprende". Nas palavras de Freire (2016a), "quem ensina aprende ao ensinar e quem aprende ensina ao aprender".

Em suma, a crença na falência da educação em saúde tradicional, sob a forma de palestras, aulas e orientações, aliada ao compromisso com uma educação crítica conduziram à opção por uma educação participante e problematizadora, alicerçada na íntima relação do homem com sua realidade.

Suporte teórico

Paulo Freire (2016c; 2017), Ausubel (1960), Brandão (1988), Ponce (2017) e muitos outros autores ajudaram no direcionamento e guiaram a ação da proposta.

Alguns princípios nucleares de Freire (2016a) foram fundamentais:

- O homem é um ser de relações, é inacabado, sabe-se inacabado e por isso busca educar-se
- O homem é sujeito de sua própria educação
- A educação é uma tarefa de troca, é relação dialógica
- A educação processa-se em uma relação do homem com sua realidade.

Segundo a perspectiva de Ausubel (1968), para que a aprendizagem seja significativa, deve-se partir do conhecimento prévio do aluno, as novas informações devem apresentar uma estrutura lógica de modo a tornar o material significativo e deve haver uma ligação do novo material com o que o aluno já conhece. Esses pressupostos direcionaram nossa ação de modo que a execução da proposta passou por diversas fases, descritas a seguir.

Sondagem

Na sondagem, com vista a conhecer a vida da comunidade, utilizamos expedientes formais e não formais. Observamos e registramos episódios da vida cotidiana, ocasião em que "conhecemos" a comunidade e nos fizemos conhecidas. Conhecer significa aqui ter um primeiro delineamento, todavia bastante geral e difuso das características, estilos de vida, valores e condições de saúde das famílias e das crianças da escola local. A segunda finalidade era fazer-se conhecer, e para tal foi dito claramente o que se esperava do grupo. Foi colocado sem muitos detalhes técnicos, porém objetivamente, o que pretendíamos. Ouvimos opiniões, debatemos alternativas, enfim, criamos ambientes de interação. Como expedientes não formais, andamos pela redondeza, "batemos papo" nas portas das casas, nas quitandas, nos botecos, na "bica" e na beira do córrego. Posteriormente, fizemos algumas reuniões com lideranças, professoras e direção da escola local – estes foram o que chamamos de expedientes formais. Em todas essas circunstâncias, registramos as observações realizadas.

Da análise dos dados coletados nessas observações, tomamos a decisão de trabalhar com alunos de terceira e quarta séries do Ensino Fundamental (549 alunos). Essa decisão levou em conta a informação de que as crianças mais velhas gozavam de maior prestígio nas famílias, pois já contribuíam significativamente para a renda familiar ou já ajudavam na divisão de trabalho doméstico. Daí esperávamos que elas seriam mais ouvidas no repasse do conhecimento trabalhado na escola.

Temáticas

Com a finalidade de definir conteúdos que mais interessavam às crianças e aos seus familiares, promovemos debates com os alunos e solicitamos sugestões de temas. Certamente interferiram nessas definições alguns assuntos que estavam sendo difundidos pelos meios de comunicação, as enfermidades mais frequentes na comunidade e, como não podia faltar, a curiosidade dos pré-adolescentes a respeito de sexo. Colocamos caixas de sugestões para facilitar as manifestações.

Todas as sugestões foram tabuladas, e os mais altos percentuais recaíram em doenças, atividades e nos seguintes transtornos: raiva, piolho, pneumonia, horta, doença de Chagas, reprodução e sexualidade, e verminose. Consultamos, então, o Programa Oficial do Estado de Minas Gerais para constatar a presença ou não dessas temáticas, ou seja, verificamos se tais assuntos seriam considerados como conteúdos ministra-

dos pela escola. Constatamos que o programa era suficientemente flexível para possibilitar a inclusão dos temas desejados pelos alunos.

A etapa seguinte consistiu em levantar o conhecimento dos alunos a respeito de cada tema. Para tanto, trabalhamos com eles algumas situações estimuladoras para que se expressassem sem reservas. Foram feitas discussões, em pequenos grupos, redações individuais e coletivas, desenhos, pequenas entrevistas e levantamento em casa e na comunidade.

Esse rico material foi analisado com dois objetivos:

- Identificar o que foi denominado de "expressões geradoras", qual seja, a maneira peculiar que as crianças utilizavam quando relatavam o que sabiam. As palavras significativas foram agrupadas, por assunto, independentemente de estarem cientificamente corretas ou não
- Fornecer novas informações e fazer algumas correções junto às crianças.

De posse desse material, passamos ao planejamento das histórias que viriam a constituir os *Cadernos de Saúde*.

Criação das histórias

Após várias discussões, optamos por enredos em que a fantasia seria trabalhada em aventuras e envolta em mistérios. Nossa decisão de trabalhar o conteúdo de saúde por meio da narração fantástica se deu, principalmente, por acreditarmos que um texto bem "enxuto", bem "técnico", não agradaria em nada às crianças. Chegamos a fazer uma tentativa que não nos convenceu. Consideramos que o texto elaborado, apesar de simples e correto, não era atrativo para as crianças. Nosso desejo era que a aprendizagem ocorresse de maneira prazerosa. Tínhamos a mesma convicção de Rodari (1982, p. 23), que afirma: "Em nossas escolas, de modo geral, se ri muito pouco. A ideia de que a educação deve ser uma coisa tétrica está entre as mais difíceis de combater".

Definido o gênero, criamos o personagem principal, denominado Pluteco, que logo ganhou o apelido carinhoso de Teco. Nossa preocupação central era que o personagem não fosse um herói messiânico, e sim dotado de potencialidade questionadora, alegria, simpatia, boa índole sem ser moralista, sendo às vezes um anti-herói sem ser trapaceiro. Ele se mete em confusões, porém consegue sair-se das situações embaraçosas contando, principalmente, com a cumplicidade das crianças. As dificuldades são solucionadas pelas próprias crianças das histórias e a intervenção dos adultos é esporádica. Tanto os nomes das crianças como as localizações da trama são ambientadas na própria comunidade onde se desenvolveu a pesquisa, portanto de grande familiaridade para elas.

Passamos, então, à elaboração das histórias. As dificuldades pareciam intransponíveis, em razão principalmente da sisudez com que estávamos habituados a lidar com assuntos ligados à área da saúde e nossa inexperiência em escrever para crianças. Tais barreiras foram superadas com muita persistência, dedicação, reflexão e ação.

Validação

A primeira versão das histórias foi avaliada por profissionais de saúde e por professores da escola onde o estudo foi realizado. Esses profissionais fizeram algumas sugestões e consideraram que a trama era compatível com o nível cultural dos alunos, a linguagem coloquial e interrogativa era satisfatória e o material teria utilidade para o ensino dos referidos conteúdos.

Posteriormente, as histórias foram submetidas aos alunos. Para que fossem avaliadas a compreensão e a clareza dos textos, para cada parte das histórias foram elaboradas questões, as quais foram respondidas pelos alunos. A avaliação dessa fase foi realizada com 549 crianças em dois semestres letivos, tendo sido atingido o padrão de compreensão e clareza necessárias ao nível dos alunos.

A retenção da aprendizagem foi verificada no semestre subsequente e constou de um teste sem nova consulta ao texto e com os mesmos alunos que leram as histórias anteriormente. Foi fixado como satisfatório o padrão de 60% de acertos, e o resultado oscilou entre 73 e 95% de acertos.

Ilustrações

Foram realizadas pelas próprias crianças, fechando-se, assim, o círculo da participação delas em todo o trabalho. Foi extremamente gratificante constatar a alegria das crianças quando viram seus desenhos nos livros produzidos. Esse material encontra-se no acervo da biblioteca da escola, à disposição da comunidade, e tem sido utilizado no ensino dos conteúdos de saúde.

Releitura das histórias
Imaginário e compreensão da realidade

No processo descrito anteriormente, muito se trocou; aprendemos ao mesmo tempo em que ensinamos: "Em nenhum momento pretendeu-se que esse trabalho fosse insuspeito. Paradoxalmente, a assepsia da ciência tende a contaminar seus fazedores. Assim, policia-se a linguagem, a metodologia, a forma de pensar e agir" (Rezende e Nascimento, 1988, p. 72).

É na reflexão dessa afirmação que propomos uma análise dos *Cadernos de Saúde* no que tange à narrativa fantástica, com base em categorias extraídas de Held (1980) e Morin (2009). Para Morin (2009), "o imaginário é o além multiforme e multidimensional de nossas vidas, no qual se banham igualmente nossas vidas. [...] É a estrutura antagonista e complementar daquilo que chamamos real, e sem a qual, sem dúvida não haveria o real". Para Held (1980, p. 25), "o fantástico seria o irreal no sentido estético daquilo que é apenas imaginável; o que não é visível aos olhos de todos, que não existe para todos, mas que é criado pela imaginação, pela fantasia de um espírito".

Para nós, no trabalho aqui descrito, os termos *fantasia* e *imaginário* têm o mesmo sentido. A categorização que utilizamos é uma tentativa de facilitar a análise, desvendando significados ocultos. Não é possível, nem se pretende esgotar o tema, ainda mais considerando que as pessoas que realizam a análise estão contaminadas por inteiro por serem autoras dos *Cadernos de Saúde* e da pesquisa realizada. Desse modo, sabemos o quão difícil é uma saída total do contexto da criação, dc um distanciamento e, consequentemente, afastar-se da contaminação. Como bem diz Freire (2016c),

> Somente um ser é capaz de sair de seu contexto, de "distanciar-se" dele para ficar com ele; capaz de admirá-lo para, objetivando-o, transformá-lo e, transformando-o, saber-se transformado pela sua própria criação; um ser que é e está sendo no tempo que é o seu um ser histórico, somente este é capaz, por tudo isto, de comprometer-se.

Para nossa análise, realizaremos alguns cortes, utilizaremos textos, assim como nos apoiaremos, algumas vezes, no material disponível elaborado pelas crianças e no relatório dos estagiários da pesquisa. Em seguida, apresentaremos cinco categorias extraídas de Held (1980) como embasamento de nossa análise. As primeiras referem-se ao que ela classifica como fantasia, e a última, ao pseudoimaginário.

Narração fantástica deve permitir leitura múltipla, sucessiva e aberta | Permite também interpretação de sonho e realidade

Em sua maioria, cada parte das histórias termina com uma interrogação, uma dúvida. Temos dois exemplos ilustrativos. Em "Um bando malvado" (Figura 30.1), Teco, transformado em minhoca, safa-se de um anzol, porém a história termina com uma questão: "E agora? Como é que Teco vai sair do córrego?".

Em "A mágica de Teco" (Figura 30.2), a história não define quem é Teco e não esclarece que ele fez aparecer uma ventania e termina com uma interrogação: "Será que Edmilton consegue descobrir o segredo de Teco?".

Tivemos a intenção e parece que as histórias permitem uma leitura múltipla. Uma criança ao escrever uma carta ao colega, assim se refere ao aparecimento de Teco: "De repente... Aparece uma nave espacial e abre a porta e aparece um menino". O interessante é que essa criança leu a história "A mágica de Teco", na qual não fica claro que Teco vem de outro planeta nem o modo como ele surgiu. Assim, as histórias estimularam e deixaram abertas as portas para que o imaginário se externasse.

Em relação à interpretação de sonho e realidade, tivemos como preocupação básica criar histórias que tivessem verossimilhança contextual, porém que fossem também permeadas pelo insólito. Procuramos, ainda, trabalhar a imaginação de acordo com a realidade, de maneira dinâmica, proporcionando emoção, prazer, alegria e experiência. Nosso desejo era que, em cada história, a criança se descobrisse e desvendasse o mundo, criando, interpretando e apropriando-se do real pela fantasia e fantasiando o real.

Narrativa fantástica está enraizada no cotidiano e ancorada no tempo e no espaço

Teco vive o cotidiano das crianças. A história "Expulsando a quadrilha dos piolhos" (Figura 30.3) inicia-se descrevendo uma briga entre as crianças na saída da escola. Essa é uma cena comum na vida dos alunos.

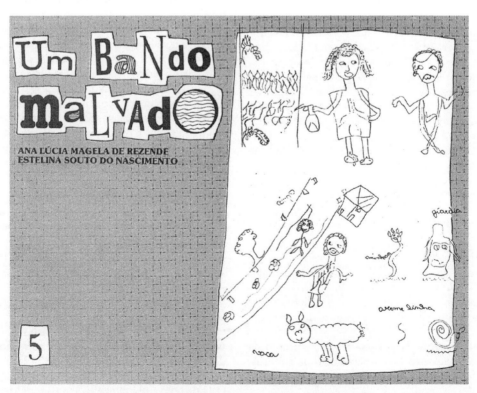

Figura 30.1 *Caderno de Saúde*: "Um bando malvado".

Capítulo 30 • Releitura dos *Cadernos de Saúde* 387

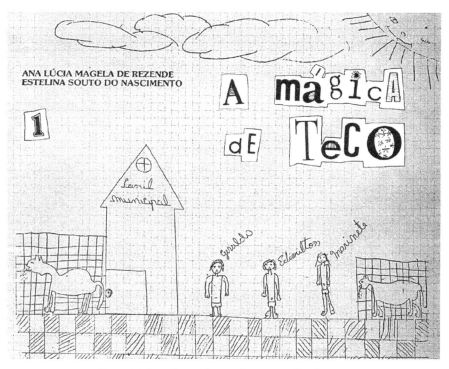

Figura 30.2 *Caderno de Saúde*: "A mágica de Teco".

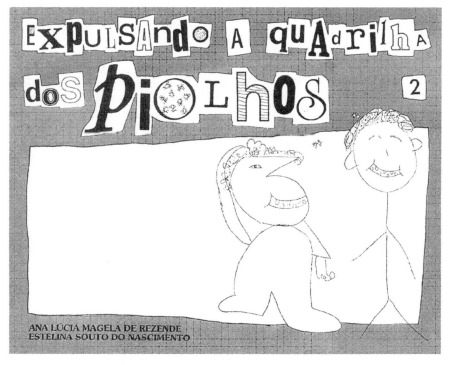

Figura 30.3 *Caderno de Saúde*: "Expulsando a quadrilha dos piolhos".

Na história *A mágica de Teco*, por exemplo, usamos o campinho e o jogo de futebol, como uma contextualização de organização prévia. [...] As informações e conceitos novos em cada história foram estruturadas de maneira que pudessem ser ancorados aos "subsunçores" – conceitos relevantes explicitados pelas crianças nas expressões geradoras (Rezende e Nascimento, 1988, p. 30).

A contextualização torna-se ainda mais evidente à medida que todos os personagens têm nome dos alunos, das professoras e de pessoas da comunidade. O canil para onde é levado o cachorro zangado em "A Mágica de Teco" localiza-se, na realidade, nas proximidades da escola.

O posto de saúde em torno do qual gira o enredo da história "Saúde é um direito que a gente tem" (Figura 30.4) é conhecido de todas as crianças, bem como todos os seus problemas.

Narrativa fantástica extrapola a percepção comum | Reúne, materializa e traduz desejos, necessidades e aspirações | Torna aparente o invisível e o inexistente

Nas histórias, as dificuldades são discutidas pelas crianças, que propõem encaminhamentos alternativos de soluções. A criança interroga e obtém informações por seu próprio meio, e não pelo que o adulto considera relevante ou bom que ela conheça. O adulto tem atuação esporádica e, na maioria das vezes, por solicitação das crianças. Temos dois exemplos que ilustram bem a segunda parte dessa categoria: torna aparente o invisível e o inexistente. Em "Juntos aprenderemos" (Figura 30.5), foi possível, por meio de Teco, tornar um parto aparente. Não que o parto em si seja invisível, porém para a criança o é. Em geral, não é permitido que elas saibam "dessas coisas", quanto mais que o vejam.

Em "Um barbeiro que não é barbeiro" (Figura 30.6), mediante os poderes de Teco de reduzir de tamanho e ficar invisível, é possível que ele e Edmilton façam uma viagem pelo corpo do Sr. Vicente, de modo a visualizar a atuação dos "micróbios" da doença de Chagas no corpo humano.

Narração fantástica desenvolve o espírito crítico, é inquietante, leva à reflexão

Teco não é um herói messiânico, definitivo, exemplar. Suas intervenções, em geral, estimulam as crianças à reflexão e à problematização de suas condições de vida. Ele é contraditório, como

a própria vida. As narrativas são permeadas pela dúvida e pelo questionamento. É possível questionar a legitimidade do poder ou autoridade.

A história "Saúde é um direto que a gente tem" exemplifica bem esse ponto. É questionado o funcionamento do posto de saúde e a ausência do médico. Quando uma criança fala que é preciso ter sorte para ser atendido, Teco retruca dizendo: "Uma pessoa doente precisa de sorte para ser tratada? Eu não entendo! Quem está doente tem direito de ser tratado. No dia que aquele homem veio aqui na vila ele disse que saúde é um direito que o povo tem. Ele não falou que precisa ter sorte, não!".

Os questionamentos prosseguem e culminam com as crianças fazendo um abaixo-assinado dirigido ao diretor do posto de saúde, reivindicando sua melhoria. A fantasia é uma maneira de ajustamento, de adaptação à realidade, não deve constituir-se, entretanto, em uma fuga dessa realidade. Quando isso acontece, segundo Held (1980), é o pseudoimaginário que se constitui na quinta categoria de análise.

Pseudoimaginário desenvolve evasão desmobilizante, é compensatória, reforça preconceitos e desvia dos problemas reais

Ao longo das histórias, podemos perceber que o personagem Teco, por exemplo, não conta com a ajuda divina, não é perfeito, não participa de aventuras esplêndidas por si mesmas, não detém poder nem saber absoluto e se desnuda como anti-herói, afastando-o do pseudoimaginário. Em "Um encanto de uma horta em cada canto" (Figura 30.7), Teco se vê em uma enrascada por não saber calcular o troco da verdura vendida. Quando Evaldo aparece, ele devolve a verdura juntamente com o dinheiro e foge apavorado.

Em "Um bando malvado", por exemplo, a frase "Teco estava tão assustado com o que ouvia, que mesmo como minhoca ele tremia de medo" mostra mais um indício de que ele não é um herói perfeito, o que poderia afastá-lo dos problemas reais vividos pelas crianças no dia a dia delas.

Enfim, há no texto um rompimento do esquema maniqueísta, fazendo aparecer a contradição. Os problemas veiculados são os vivenciados pelas crianças no quotidiano delas e de seus familiares. Pelo exposto, podemos dizer que os *Cadernos de Saúde* se constituem em narrativa fantástica, afastando-se do pseudoimaginário.

Capítulo 30 • Releitura dos *Cadernos de Saúde* 389

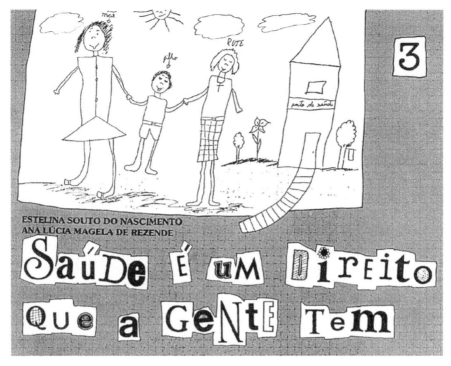

Figura 30.4 *Caderno de Saúde*: "Saúde é um direito que a gente tem".

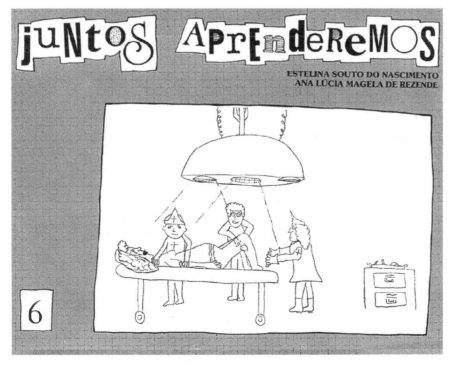

Figura 30.5 *Caderno de Saúde*: "Juntos aprenderemos".

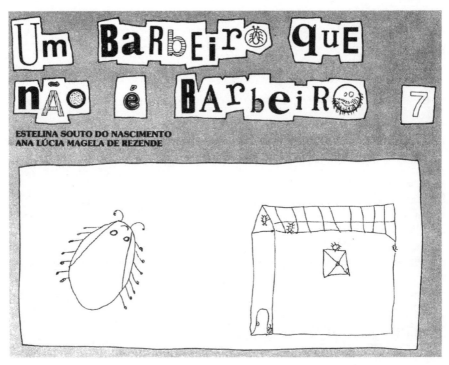

Figura 30.6 *Caderno de Saúde*: "Um barbeiro que não é barbeiro".

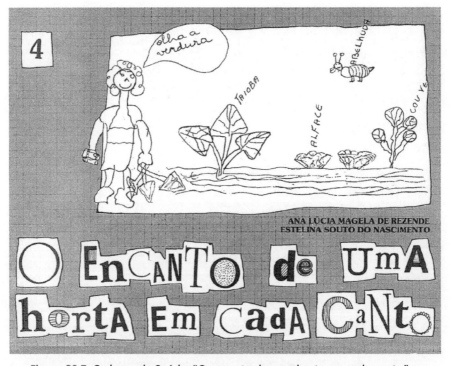

Figura 30.7 *Caderno de Saúde*: "O encanto de uma horta em cada canto".

Morin (2009), por sua vez, fala do imaginário em termos de projeção e identificação. "O imaginário é um sistema espectral e que permite a projeção e a identificação mágica, religiosa e estética". O universo imaginário adquire vida à medida que o leitor se projeta e se identifica com os personagens – o leitor vive nos personagens e personagens vivem no leitor. O ótimo da identificação realiza-se em um equilíbrio entre realismo e idealização e diferentes fatores favorecem a identificação. Em seguida, esses fatores propostos pelo autor são citados para que:

- Haja condições de verossimilhança e de veracidade que assegurem a comunicação com a realidade vivida
- Os personagens participem na humanidade, porém elevando-se alguns graus acima da vida quotidiana
- Os personagens vivam com mais intensidade, mais amor, mais riqueza do que o comum dos mortais
- As situações imaginárias correspondam a interesses profundos, que os problemas tratados digam respeito a necessidades e aspirações dos leitores
- Os heróis sejam dotados de qualidades eminentemente simpáticas.

Comparando as categorias anteriormente analisadas com esses fatores que favorecem a identificação do leitor, podemos perceber que há coincidência entre alguns deles. Ambos falam do enraizamento na realidade e no cotidiano, na correspondência com interesses, necessidades e aspirações. Held (1980) fala também de uma obra que permite uma leitura aberta e que leve à reflexão, enquanto Morin (2009) ressalta a necessidade de laços afetivos além do comum entre personagens e de qualidades simpáticas nos heróis.

O relacionamento afetivo entre os personagens merece destaque. Esse é um ponto de interrogação. Percebemos nos textos um coleguismo muito grande. Estará acima do comum coleguismo entre crianças? Como medir e avaliar esse aspecto? A afeição entre as pessoas das histórias nos parece mais implicitamente que explicitamente colocada. Em todas as histórias percebemos um sentimento de solidariedade e de ajuda mútua muito grande. É possível perceber também um sentimento de preocupação com as pessoas. Em "Um bando malvado", quando Teco se transforma em minhoca, Sandra assim se expressa: "Puxa, eu fico com medo de te acontecer alguma coisa de ruim. De repente você vira um bichinho tão sem defesa!".

Parece que essa ligação afetiva nem sempre claramente expressa foi entendida pelas crianças. Os alunos, em redações elaboradas por eles após participarem do estudo, assim se expressaram: "Todos da turma achavam ele o mais bonito e legal da turma. Eles gostavam muito dele".

Quanto à simpatia que o herói deve causar ao leitor, temos, pelos relatos dos estagiários da pesquisa, que as crianças ficaram extremamente interessadas em Teco durante todo o tempo. Elas demonstravam ansiedade e muito interesse em um novo aparecimento de Teco. Reclamavam de sua ausência em partes da história e queriam saber de seu paradeiro. No último encontro do primeiro semestre do trabalho, ficaram questionando se não saberiam o que aconteceu com o Teco. Nessa época, eles leram a história "A mágica de Teco", que termina perguntando: "Será que Edmilton consegue descobrir o segredo de Teco?".

Além disso, algumas outras pistas podem ser extraídas de fragmentos de redações dos alunos, como:

> Teco é genial. Teco é o mais bonito da turma.

Em outra redação uma criança escreve:

> Pluteco é um menino genial. Eu gostei muito dele eu achei ele simpático demais.

Podemos concluir, então, que os *Cadernos de Saúde* se constituem em narrativa fantástica, que permite a projeção e a identificação do leitor-mirim.

Considerações finais

A investigação resultou em um texto que foi posteriormente publicado em forma de livro, *Criando histórias aprendendo saúde*, e em sete *Cadernos de Saúde* intitulados:

- "A mágica de Teco"
- "Expulsando a quadrilha dos piolhos"
- "Saúde é um direito que a gente tem"
- "O encanto de uma horta em cada canto"
- "Um bando malvado"
- "Juntos aprenderemos"
- "Um barbeiro que não é barbeiro".

A pesquisa participante, embora trabalhosa, é profundamente gratificante. A interação entre alunos, comunidade, professoras, acadêmicos de Enfermagem e pesquisadoras multiplicou oportunidades de aprendizagem, desmistificou preconceitos e produziu conhecimentos novos.

É claro que aconteceram crises, por cansaço, por inexperiência, por confrontos de pontos de vista, mas o foco foi mantido – a crença na possibilidade de uma produção coparticipada de saberes.

Aprendemos que, em educação, como na vida, é preciso habilidade para negociar, objetividade quando é necessário comando, sensibilidade para ouvir os não ditos, que a capacidade humana em superar limites é espantosa e basta um pequeno empurrão. Acreditamos que todos os envolvidos saíram da experiência modificados pelas vivências, até mesmo as conflituosas.

O entusiasmo e a energia, sobretudo, foram disseminados durante a investigação, sempre permeados de bom humor e brincadeiras. A rigidez na prática educativa já não é a mesma de tempos passados. Aos poucos, novas gerações de educadores se encarregam de relativizar o endurecido contexto e vão abrindo brechas por onde se infiltra uma jovial e cristalina alegria no fazer educativo. Contudo, a alegria é ainda vista com suspeição – como inadequada ao fazer profissional.

Reencantar parece ser a palavra transformadora dos espaços e dos relacionamentos. As ações se multiplicam nesse sentido, mesmo ainda correndo na contramão do conservadorismo. Alegria, ludismo, jogo, entretenimento, atividades antes impensáveis nos contextos profissionais, passam a ser exigências que agregam valor à função pedagógica.

Nesse cenário, o ensino precisa contemplar um fazer que valorize o espírito criativo e não a repetição, que propicie a leveza sem detrimento da qualidade técnica do trabalho educativo, até porque não existe tal incompatibilidade. Aos profissionais da educação caberá a função de criar um ambiente propício ao ensino, o mais próximo possível à vida.

O enorme poder subversivo que constatamos neste estudo é ter demonstrado que o fazer junto, às vezes conflituoso, é possível; e que o saber popular não é nem ilógico nem ilegítimo e pode ser usado como alavanca metodológica na produção conjunta de novos saberes.

Bibliografia

Ausubel, D. P. The use of advance organizers in the learning and retention of meaningful verbal material. Journal of Educational Psychology, v. 51, n. 5, p. 267-272, 1960.

Ausubel, D. P. Educational psychology: a cognitive view. New York: Holt, Rinehart and Winston, 1968.

Brandão, C. R. O que é o método Paulo Freire. São Paulo: Brasiliense, 2017.

Brandão, C. R. Pesquisa participante. 5. ed. São Paulo: Brasiliense, 1988.

Freire, P. Pedagogia do oprimido. Rio de Janeiro: Paz e Terra, 2017.

Freire, P. Pedagogia da autonomia: saberes necessários à prática educativa. São Paulo: Paz e Terra, 2016a.

Freire, P. Ação cultural para a liberdade: e outros escritos. 4. ed. Rio de Janeiro: Paz e Terra, 2016b.

Freire, P. Educação e mudança. 26. ed. Rio de Janeiro: Paz e Terra, 2016c.

Guimarães Rosa, J. Grande Sertão: veredas. 19. ed. Rio de Janeiro: Nova Fronteira, 2001.

Held, J. O imaginário no poder: as crianças e a literatura fantástica. São Paulo: Summus, 1980.

Melo, J. A. C. de. Educação em saúde. Adaptado do "Parecer sobre a proposta de trabalho para a Divisão de Educação para a Saúde". Porto Alegre: Escola de Saúde Pública, SSMA, 1980.

Morin, E. Cultura de massas no século XX: o espírito do tempo. Rio de Janeiro: Forense-Universitária, 2009. v. 1.

Nascimento, E. S.; Rezende, A. M. Juntos aprenderemos. São Paulo: Cortez, 1988a. (n. 6).

Nascimento, E. S.; Rezende, A. M. Saúde é um direito que a gente tem. São Paulo: Cortez, 1988b. (n. 3).

Nascimento, E. S.; Rezende, A. M. Um barbeiro que não é barbeiro. São Paulo: Cortez, 1988c. (n. 7).

Ponce, A. Educação e luta de classes. São Paulo: Cortez, 2017.

Rezende, A. M.; Nascimento, E. S. A mágica de Teco. São Paulo: Cortez, 1988d. (n. 1).

Rezende, A. M.; Nascimento, E. S. Criando histórias, aprendendo saúde. São Paulo: Cortez, 1988.

Rezende, A. M.; Nascimento, E. S. Expulsando a quadrilha de piolhos. São Paulo: Cortez, 1988e. (n. 2).

Rezende, A. M.; Nascimento, E. S. O encanto de uma horta em cada canto. São Paulo: Cortez, 1988f. (n. 4).

Rezende, A. M.; Nascimento, E. S. Um bando malvado. São Paulo: Cortez, 1988g. (n. 5).

Rodari, G. Gramática da fantasia. São Paulo: Summus, 1982.

31 Promoção da Saúde no Processo de Pesquisa-Ação em Comunidade Indígena no Noroeste Amazônico | Diagnóstico Socioambiental e Intervenção Educacional

Renata Ferraz de Toledo • Maria Cecília Focesi Pelicioni •
Leandro Luiz Giatti • Silvana Audrá Cutolo • Leonardo Rios •
Luciana Pranzetti Barreira

Introdução

Este capítulo descreve o processo de pesquisa-ação desenvolvido na sede do distrito de Iauaretê, no município de São Gabriel da Cachoeira, na região noroeste do estado do Amazonas e sua contribuição para a promoção da saúde de seus habitantes. É uma pesquisa que teve início em março de 2005, por meio de convênio entre a Faculdade de Saúde Pública da Universidade de Sao Paulo (FSP/USP) e a Fundação Nacional de Saúde (FUNASA), resultando também no desenvolvimento de uma tese de doutorado (Toledo, 2006). Ao término desse convênio, em 2007, e diante da necessidade de continuidade do processo de pesquisa e intervenção, iniciou-se uma nova etapa possibilitada pelo programa de Desenvolvimento Científico Regional (DCR) junto ao Conselho Nacional de Desenvolvimento Científico e Tecnológico (CNPq) e à Fundação de Amparo à Pesquisa do Amazonas (FAPEAM), com o envolvimento do Centro de Pesquisas Leônidas & Maria Deane (CPqL&MD), da Fundação Oswaldo Cruz Amazônia (Fiocruz Amazônia) e do Instituto Nacional de Pesquisas da Amazônia (INPA) – etapa esta finalizada em março de 2009.

Localizada no interior da Terra Indígena Alto Rio Negro, na fronteira com a Colômbia e na confluência dos rios Papuri e Waupés, a sede destaca-se por sua alta concentração populacional em termos de terras indígenas. Assim, no período da pesquisa, cerca de 2.700 habitantes, de 15 etnias (a maioria de origem Tariano ou Tukano), encontravam-se distribuídos em dez vilas ou comunidades (sete na margem esquerda do rio Waupés e três na margem direita) e em 440 domicílios, gerando um significativo processo de transformação de padrão disperso e ribeirinho para núcleo de feições urbanas. Essa situação, que permanece nos dias atuais, tem resultado em profundas modificações no modo de vida tradicional, expondo a população a inúmeros agravos à saúde, principalmente em razão das precárias condições de disposição de dejetos humanos e resíduos sólidos e do consumo de água sem tratamento.

Diante desse quadro, este capítulo propõe identificar problemas sanitários e socioambientais relevantes que interferiam diretamente nas condições de vida dos moradores locais, promover intervenções educacionais adaptadas à realidade sociocultural, unindo saber popular local e conhecimento científico norteador da problemática e de suas respectivas soluções e elaborar proposta de melhorias sanitárias aplicáveis ao distrito de Iauaretê, levando-se em conta os recursos existentes e aspectos funcionais que atendem às necessidades e características desses indígenas.

Pesquisa-ação

A pesquisa-ação foi a metodologia utilizada, a qual é definida por Thiollent (2011, p. 20) como "um tipo de pesquisa social com base empírica que é concebida e realizada em estreita associação com uma ação ou com a resolução de um problema coletivo e no qual os pesquisadores e os participantes representativos da situação ou do problema estão envolvidos de modo cooperativo ou participativo" (p. 20). Lembra ainda o autor que a ação deve ser definida em função dos interesses e das necessidades encontradas, e que todas as partes ou grupos interessados na situação ou nos problemas investigados devem ser consultados.

Sobre esse aspecto, Pimenta (2005) considera que na pesquisa-ação os sujeitos envolvidos em determinada problemática, e em dado contexto, constituem um grupo com objetivos comuns, no qual assumem papéis diversos, inclusive o de pesquisadores.

O envolvimento direto de pesquisadores e atores sociais representativos da problemática, no decorrer do processo de pesquisa-ação, promove ainda uma relação de troca de saberes, conhecimentos e, como afirma Silva (1991), "pesquisando me educo e estou me educando com os grupos populares".

A pesquisa-ação, portanto, não é constituída apenas pela ação ou pela participação, sendo necessário também produzir conhecimentos, adquirir experiências, contribuir para a discussão e avançar acerca dos problemas levantados. A relação entre conhecimento e ação está no centro da problemática metodológica da pesquisa social voltada à ação coletiva.

Gil (2005) considera ainda que, pelo fato de a pesquisa-ação requerer o envolvimento de representantes das organizações sociais ou da comunidade na solução de um problema prático ou no desenvolvimento de um projeto educativo, a implementação de ações é favorecida. Além disso, conforme lembra Pimenta (2005), a pesquisa-ação apresenta um forte potencial na transformação das práticas institucionais, bem como no encaminhamento de políticas públicas. Da mesma maneira, Sato e Santos (2003) afirmam que a pesquisa-ação pretende realizar ações efetivas de transformação no campo social.

Assim, por seu caráter participativo, mobilizador, reflexivo, gerador de conhecimentos e de soluções para problemas coletivos, a pesquisa-ação pode atuar como instrumento de *empowerment* e de promoção da saúde.

Entende-se aqui a promoção da saúde como o "processo de capacitação da comunidade para atuar na melhoria da sua qualidade de vida e saúde, incluindo uma maior participação no controle desse processo" (Brasil, 2001, p. 19). Entre as principais estratégias de promoção da saúde, destaca-se a educação em saúde que, por meio do conhecimento da realidade, capacita os indivíduos e grupos sociais para buscarem soluções aos problemas que afetam suas condições de vida. Nesse processo educativo, devem ser trabalhados a autonomia, a autoestima, a liberdade, o fortalecimento e a ampliação do poder do indivíduo como sujeito social, o que na promoção da saúde é chamado de *empowerment*, ou empoderamento.

No trabalho descrito neste capítulo, a promoção da saúde em processo de pesquisa-ação efetivou-se, principalmente, por meio de reuniões comunitárias realizadas com a participação dos indígenas habitantes locais e de profissionais de áreas distintas, envolvidos no projeto como um todo, nas quais todos ofereceram e receberam subsídios, legitimando premissas da prática de pesquisa-ação. Esses encontros constituíram importantes momentos de discussão de conteúdos interdisciplinares, identificação de demandas e necessidades da sociedade local e de interesses para a adequação das etapas de trabalho, beneficiando a população não só com os resultados da pesquisa, mas também durante o desenvolvimento de seu processo, o que é próprio da pesquisa-ação.

Os procedimentos metodológicos adotados envolveram etapas de diagnóstico situacional, diagnóstico socioambiental, análise e discussão dos resultados obtidos e intervenções educacionais. É importante ressaltar que essas etapas foram inteiramente interligadas, ocorrendo durante o mesmo período em um processo em que as ações demandaram pesquisas e as pesquisas foram fundamentadas pelas ações.

Em sua primeira etapa, foram realizadas quatro visitas de campo (março, maio e julho de 2005, e maio de 2006), nas quais os procedimentos metodológicos, embora sempre em acordo com o projeto inicial, foram evoluindo e se adequando à realidade local identificada (Toledo e Giatti, 2015). Distintas técnicas interdisciplinares de pesquisa foram desenvolvidas no sentido de contemplar o levantamento de dados pertinentes, como: observação participante, aplicação de questionários, realização de entrevistas, construção de mapas-falantes e de painéis de fotos (Toledo *et al.*, 2006); estudos sobre a disposição de resíduos sólidos e a qualidade das fontes de água utilizadas pelos indígenas (Giatti e *et al.*, 2007); e análise da contaminação do solo por ovos ou cistos de parasitas intestinais, além de inquérito parasitológico e georreferenciamento de informações obtidas em campo, compondo mapas temáticos elucidativos (Rios *et al.*, 2007). Da mesma maneira, outras ações foram programadas e executadas de acordo com demandas da sociedade local, como a realização de cursos sobre resíduos sólidos e alimentos.

Procurou-se, ainda, por meio de avaliações constantes, verificar se o processo estava propiciando respostas para o fenômeno observado, se os envolvidos estavam motivados e se a pesquisa-ação estava caminhando para a obtenção da autonomia e do fortalecimento dos indígenas enquanto sujeitos sociais.

Primeira visita

Na primeira visita de campo ao distrito de Iauaretê (março de 2005), os questionários/formulários foram preenchidos pelos agentes indígenas de saúde (AIS) de cada uma das dez comunidades, com o auxílio dos pesquisadores, objetivando levantar informações populacionais sobre as habitações e a ocorrência de doenças. Também nessa visita a Iauaretê, foram realizadas 20 entrevistas para obter informações e interpretações dos indígenas quanto a saúde, doença, causas e tratamento de enfermidades, nutrição e saneamento básico. Foram selecionados para respondê-las dois indígenas de cada vila (de ambos os gêneros e idades entre 20 e 60 anos) entre os participantes das reuniões comunitárias, com exceção da Vila Fátima, onde, por dificuldades com o idioma específico (Hupda), realizou-se apenas uma entrevista, e

da Vila São Miguel, onde foram feitas três entrevistas. A escolha do número de entrevistas baseou-se na reincidência das informações obtidas, prevista por Minayo (2004), como uma das formas de definir uma amostragem em pesquisa qualitativa.

Não houve diferença significativa quanto ao relato de doenças mais frequentes que acometiam homens, mulheres, recém-nascidos, crianças e jovens, sendo as mais citadas nas respostas: diarreia, vômitos, verminoses, malária e gripe. Foram mencionadas também febre, disenteria, coceira, impingem, dor de cabeça, pneumonia, entre outras. Percebemos que a maioria tem relação direta com as precárias condições de saneamento, resultantes das alterações do modo de vida desses indígenas e da manutenção de hábitos tradicionais de higiene incompatíveis com sua nova realidade de vida.

Para um combate efetivo às doenças infecciosas, Soares *et al.* (2002) lembram da importância de desenvolvermos processos educativos associados com medidas de saneamento, com o devido respeito aos aspectos culturais, já que estas podem também ocorrer em domínio doméstico.

De maneira geral, na opinião dos respondentes, essas doenças poderiam ter sido evitadas de diversas formas, como: prevenção, palestra na comunidade, com água limpa, banheiro próprio, higiene, remédio caseiro e por meio do benzimento e da proteção do pajé. Com relação aos tratamentos por eles utilizados para essas doenças foram mencionados pela maioria, primeiramente, a procura de um pajé, benzimento ou remédio caseiro, e depois a procura de um médico ou remédio "de branco"; para outros, o tratamento era feito concomitantemente com o uso de medicamentos alopáticos e benzimento ou orientações do pajé. Havia também pessoas que preferiam procurar apenas tratamento "de branco", na Unidade Mista de Saúde da Secretaria de Estado de Saúde (SUSAM) ou no polo-base dos Distritos Sanitários Especiais Indígenas (DSEI).

Verificou-se, portanto, que prevaleciam ainda entre os indígenas componentes culturais e crenças referentes à interpretação do adoecimento, elementos característicos da cultura ancestral desses povos, transmitida por meio de tradição oral, ao longo de centenas de anos, e que formas tradicionais de prevenção e cura de doenças ainda são bastante praticadas.

Buchillet (1995) lembra que, nas sociedades tradicionais, a doença não pode ser analisada fora de seu suporte (o indivíduo, em sua singularidade pessoal e social) e fora do contexto histórico que presidiu o surgimento da doença. Devem, portanto, ser consideradas as representações que esses indivíduos têm, bem como as relações por eles estabelecidas entre os mundos humano, natural e sobrenatural. As doenças devem ser interpretadas dentro de um quadro sociocultural de referência do grupo pesquisado.

Também surgiram em algumas respostas a indicação de tratamento diferenciado para doenças consideradas "doenças de branco", como a gripe e a pneumonia, sendo então recomendado combatê-las com remédio "de branco", e para "doenças de índio (feitiço)", como dor de cabeça, febre e diarreia, o uso de remédio caseiro ou benzimento.

Segundo Garnelo e Wright (2001), as chamadas "doenças de branco" são representações acerca de doenças trazidas pelo contato com a sociedade envolvente, e para os indígenas da etnia Baníwa, pertencente ao mesmo tronco linguístico que a etnia Tariana (que ocorre em Iauaretê), o que as distingue das "doenças de índio" é seu caráter de transmissibilidade, sendo as mais reconhecidas por eles o sarampo, a malária, a gripe, a diarreia com sangue e a tuberculose. Os autores lembram ainda que, de maneira geral, essas classificações seguem a lógica do pensamento mítico, e não premissas da microbiologia.

Identificamos também que, para a maioria dos indígenas, ter saúde estava relacionado a "sentir-se bem", "animado", "disposto", e essa disposição dizia respeito principalmente ao trabalho, ou seja, sentindo-se bem há disposição para o trabalho, e isso para eles é fundamental para se ter saúde, pois é o trabalho de subsistência na roça que garante, ainda para a maioria da população, o alimento de cada dia.

Quanto às razões para o adoecimento foram apresentados desde aspectos associados com a mitologia, como feitiço, sopro, veneno, relâmpago, trovão e profanação, como também falta de cuidados com a alimentação, falta de hábitos de higiene, ausência de saneamento ou preguiça e indisposição para o trabalho.

Ainda, em reuniões comunitárias, desenvolveu-se a técnica de construção de mapas-falantes, a qual se dá por meio de uma representação gráfica da realidade comunitária, com a participação e elaboração coletivas de pessoas interessadas em conhecer e resolver problemas identificados. Recomenda-se a aplicação dessa técnica, quando se deseja a participação da população na realização do diagnóstico de determinada situação, com seu envolvimento na formulação de planos e programas de ações, visando a mudar a situação diagnosticada. Assim, mapas-falantes foram construídos em cada uma das dez vilas de Iauaretê, em dois momentos distintos: no primeiro, objetivamos a identificação dos principais problemas socioambientais e de saúde pública na opinião dos indígenas moradores locais, sendo realizada na primeira visita de campo; no segundo, objetivamos identificar anseios e sonhos da população para o futuro de Iauaretê, bem como incentivar a mobilização para ações práticas, necessidade sentida em atividades anteriores e realizada na terceira visita de campo.

Assim, em março de 2005, na primeira visita de campo, solicitamos aos participantes das reuniões comunitárias que, divididos em grupos, desenhassem o lugar onde viviam, mostrando aspectos que interfeririam positivamente e negativamente na saúde deles. Quando todos os grupos terminavam, os participantes eram convidados a explicar os desenhos para os demais e a discussão sobre o tema era então estimulada, de modo a aprofundar a reflexão. Essa atividade permitiu obter importantes informações sobre o saneamento e o processo saúde-doença.

Quanto aos aspectos negativos para a saúde, por eles representados, destacaram-se: pessoas defecando e urinando no solo e na água; animais defecando na rua e nas quadras de areia; lixo disperso; panelas destampadas com alimentos, com a possibilidade, segundo os relatos feitos, de transmitir doenças. Ficou evidente a interpretação dos indígenas quanto à poluição por cargas difusas, sendo comentado que a chuva levaria os resíduos do solo para igarapés e para o rio, e que os peixes se alimentavam das fezes e dos resíduos, contaminando-se. Desenharam também tanques de criação de peixes, comentando na apresentação que estes estavam "contaminados com carapanãs" (mosquitos) que transmitiam a malária e que, mesmo assim, essa água era utilizada ocasionalmente (Figura 31.1).

Quanto aos aspectos positivos, destacaram-se: a presença de árvores frutíferas, peixes, poços rasos e de algumas torneiras do poço profundo perfurado pela prefeitura, as quais, segundo eles, beneficiavam uma pequena parcela da população que vivia próxima delas (Figura 31.2).

Capítulo 31 • Promoção da Saúde no Processo de Pesquisa-Ação em Comunidade Indígena... 397

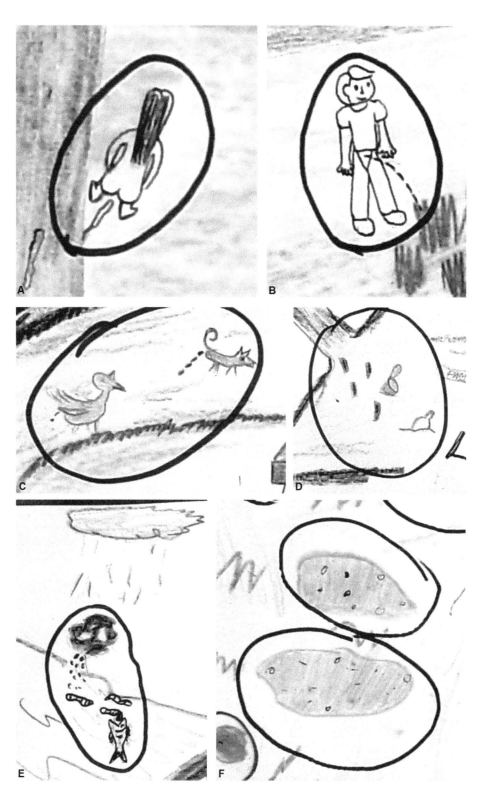

Figura 31.1 A a F. Recortes de mapas-falantes – aspectos negativos para a saúde.

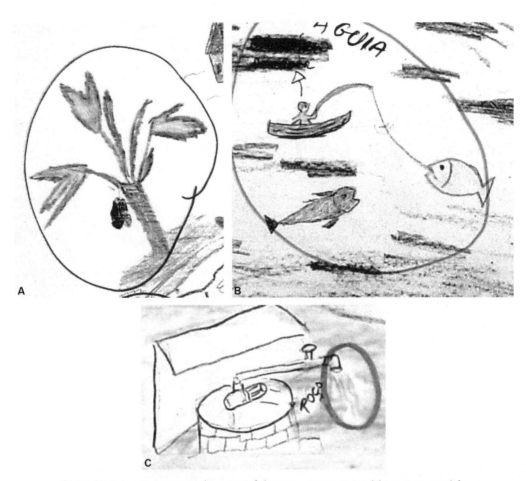

Figura 31.2 A a C. Recortes de mapas-falantes – aspectos positivos para a saúde.

Em complementação aos questionários, entrevistas e mapas-falantes, com o intuito de identificar a percepção da problemática local pelos indígenas, solicitamos a alguns moradores que fotografassem aspectos do ambiente e de práticas cotidianas que julgassem influenciar negativamente na saúde da população. Os filmes fotográficos realizados por eles foram então revelados e as fotos, utilizadas na segunda visita de campo (maio de 2005), na construção de painéis para a identificação de causas e soluções para aqueles problemas diagnosticados por eles.

Dessa forma, as fotografias tiradas pelos moradores foram agrupadas por temas em seis painéis: fontes de água, práticas cotidianas, lixo, animais, alimento e verminoses. Solicitou-se aos participantes que formassem grupos e escolhessem um dos painéis para a discussão e levantamento das causas e soluções (Figura 31.3).

Foram mencionados como causas: falta de saneamento, de poços artesianos, de água encanada nos domicílios e de banheiros; ausência de um sistema de coleta de lixo; descuido quanto a ações preventivas e hábitos saudáveis; e falta de orientação para muitos dos problemas apresentados. Em relação às soluções propostas por eles, destacaram-se melhorias das condições de saneamento quanto ao abastecimento de água, tratamento de esgoto e do lixo, e a solicitação por orientação técnica quanto aos cuidados com a disposição do lixo, manipulação e preparação de alimentos e práticas preventivas quanto a aspectos sanitários e hábitos saudáveis.

Observamos que a busca de causas para os problemas levantados, fundamental em processos educativos e de promoção da saúde, fez os indígenas refletirem sobre seus hábitos e costumes, passando a reconhecer que a origem de

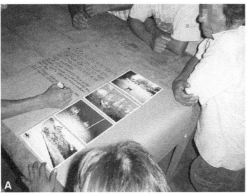 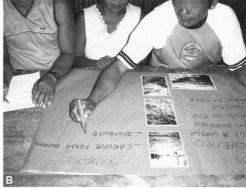

Figura 31.3 A e B. Construção de painéis para a identificação de causas e soluções.

algumas doenças estava relacionada, além de outros fatores, ao descuido individual e ao coletivo para com a saúde. A partir dessa reflexão, alguns participantes, principalmente lideranças, aproveitaram as reuniões para cobrar dos próprios moradores ações preventivas e de autocuidado. Os pesquisadores identificaram essa situação como um momento importante em que os indígenas se motivaram para discutir o problema entre eles.

Tendo sido percebida a importância de se intensificarem atividades que despertassem e incentivassem a mobilização dos moradores para ações práticas, foi proposta novamente a construção de mapas-falantes nas reuniões comunitárias da terceira visita; porém, dessa vez, enfatizaram-se anseios e sonhos para o futuro de Iauaretê, sendo solicitado que representassem como gostariam que a vila onde moravam estivesse daqui a 1 e 5 anos (Figura 31.4). Após o término, os desenhos foram apresentados e a discussão, estimulada pela equipe, procurando-se identificar as ações necessárias para que aqueles sonhos e desejos fossem alcançados.

De modo geral, foram representadas melhorias nas habitações e centros comunitários, asfaltamento das ruas, bem como soluções provisórias e definitivas para resíduos sólidos, água e esgoto, indicando anseios por alguns aspectos de urbanização.

Durante as discussões e as apresentações, procuramos identificar junto aos moradores as ações necessárias para a concretização daqueles desejos, e, entre elas, as que dependiam da atuação deles e as que dependiam de atuação governamental, incentivando a mobilização dos indígenas tanto para ações preventivas quanto para o exercício da cidadania, sendo também esse aspecto primordial em processos educativos voltados à promoção da saúde e transformação de situações indesejáveis.

No decorrer das visitas de campo, também foram verificados, por meio de observação participante (Malinowski, 1984), os locais, a composição e as reais condições de disposição dos resíduos sólidos. Foram observados, ainda, o comportamento e as práticas sanitárias da população, tanto nas roças quanto nos domicílios, em relação à produção, ao aprovisionamento e à preparação dos alimentos.

Assim, de acordo com as demandas identificadas nas visitas, por meio de observação participante e de atividades desenvolvidas em reuniões comunitárias sobre a problemática dos resíduos, foram realizados, na terceira visita, encontros com estudantes, professores e funcionários da saúde, procurando esclarecer os perigos da disposição inadequada, bem como estimulá-los a repensar comportamentos e valores. Da mesma maneira, procurando atender à solicitação por orientações quanto à manipulação, ao aprovisionamento e ao valor nutritivo dos alimentos consumidos pelos indígenas locais, realizamos um curso, considerando a cultura alimentar regional, com 30 mulheres que se disponibilizaram a reproduzir os conhecimentos em reuniões comunitárias que aconteceram pelas manhãs de sábado.

Analisando-se conjuntamente os resultados desses instrumentos de diagnóstico e intervenção (questionários, entrevistas, mapas-falantes, painel de fotos, observação participante e minicursos), percebemos que em diversos momentos foram mencionadas pelos indígenas maneiras de se evitarem doenças diarreicas e parasitoses intestinais, como tomar água fervida, lavar frutas antes de consumi-las, tampar alimentos para evitar o pouso de moscas, entre outras atitudes; esse discurso, porém, não foi observado em suas práticas cotidianas.

Sobre esse aspecto, Arruda (1992) lembra que o fato de as sociedades tradicionais, de cultura oral, interpretarem acontecimentos do presente por meio de mitos, acaba por mascarar esse trabalho de bricolagem, de reinterpretação e de reordenação social que vem sendo desenvolvido ao longo da história.

Para Minayo (2005), toda proposta de intervenção, seja ela educacional ou prática, envolvendo, por exemplo, mudanças de hábitos, tem seus limites, como o da recusa clara, o da resistência camuflada ou o da reinterpretação.

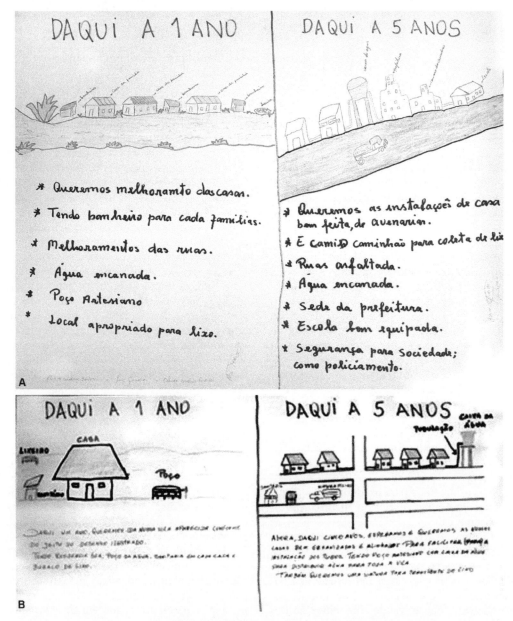

Figura 31.4 A e B. Mapas-falantes para a identificação de anseios futuros.

Na psicologia social, essa discordância entre o discurso e a prática é denominada dissonância cognitiva e ocorre em situações em que as cognições de um indivíduo, incluindo suas crenças, opiniões, conhecimentos sobre o ambiente e conhecimentos sobre suas ações e sentimentos são incompatíveis, dissonantes entre si (Festinger, 1957). Assim, pelas práticas diárias observadas em Iauaretê e relatadas na pesquisa, evidenciamos que a existência de hábitos e costumes originados por componentes culturais milenares contribuiu para a construção das cognições que hoje se apresentam entre esses indígenas.

Analisando-se ainda as entrevistas e as atividades desenvolvidas nas reuniões comunitárias, no tocante às práticas sanitárias, foi possível identificar que os moradores não efetuavam nenhum tratamento de água nos domicílios e que utilizavam áreas peridomiciliares como roça, igarapé e rio para suas necessidades fisiológicas, exceto no caso de pessoas que frequentavam a Unidade Mista de Saúde, a escola e outras instituições onde havia sanitários. Para o banho, os indígenas utilizavam o próprio rio Waupés e igarapés, quando a moradia se distanciava do rio.

Com relação à água utilizada na sede do distrito de Iauaretê, foram identificados cinco tipos distintos de fontes de obtenção para consumo humano:

- Poço profundo com cerca de 70 m, que abastecia apenas quatro vilas por meio de encanamentos e torneiras, o qual frequentemente passava alguns períodos sem servir a população em decorrência da falta de manutenção
- Nascentes, também chamadas de poços rasos, que se situavam em área peridomiciliar, e onde os moradores captavam água superficial sem que estes possuíssem barreiras sanitárias adequadas, aparentando sérias possibilidades de contaminação
- Água de igarapés: pela captação em área de cabeceira de cursos d'água, as quais também estavam sujeitas à contaminação
- Água do rio: da mesma forma, sujeitas à contaminação
- Água da chuva, ocasionalmente utilizada em algumas vilas: em virtude de sua disponibilidade ser irregular, não foi possível amostragem e análise desse recurso.

A distribuição das fontes de água localizadas é apresentada na Figura 31.5.

Ficou clara a preferência por "água branca", como chamavam a água que não era proveniente do rio ou de igarapés, estas de coloração naturalmente escura. Na categoria "água branca", destacou-se a água proveniente de poço profundo na preferência dos indígenas, que, quando disponível nas vilas atendidas (Cruzeiro, Dom Pedro Massa, São José e Domingos Sávio), era coletada em garrafas e caldeirões para satisfazer às necessidades domésticas, inclusive a dessedentação humana. Na ausência de água de boa procedência, captavam de fontes sob maior risco de insalubridade, de acordo com o que dispunham.

Efetuamos análise microbiológica em 35 amostras coletadas no mês de maio e em 30 amostras coletadas no mês de julho, no ano de 2005, de acordo com as fontes de captação de água disponíveis em cada um desses momentos. Foi utilizada a metodologia Colilert (APHA, 1999) em amostras de 100 mℓ coletadas em saco plástico estéril contendo EDTA, ao qual era adicionado substrato cromogênico ONPG-MUG. O material era incubado em estufa microbiológica a 36°C, durante 24 h e depois se procedia à leitura com lâmpada ultravioleta para o diagnóstico da presença ou ausência de coliformes totais e *Escherichia coli* (coliformes termotolerantes).

Todas as amostras coletadas apresentaram resultado positivo para coliformes totais e 89,2% apresentaram contaminação por coliformes termotolerantes. Ressaltamos que as amostras de água de poço profundo não apresentaram contaminação por coliformes termotolerantes e só foram coletadas na segunda visita, pois na terceira visita técnica, a bomba d'água estava quebrada, privando os indígenas dessa fonte de abastecimento, bem como impossibilitando a coleta de amostras.

Diante da falta de opção por fontes de águas limpas e seguras para abastecimento, observamos risco potencial de efeitos adversos à saúde na população indígena pela presença da alta porcentagem de amostras positivas para coliformes termotolerantes (Leclerc *et al.*, 2001). Essa bactéria pode indicar a presença de agentes infecciosos e parasitários. Segundo Gadgil (1998), vários são os agentes transmitidos pela água de abastecimento, como *E. coli*, *Campylobacter sp.*, *Salmonella sp.*, *Pseudomonas sp.*, *Vibrio cholerae sp.*, entre outros. Cerca de 400 crianças com menos de 5 anos morrem por dia nos países em desenvolvimento em decorrên-

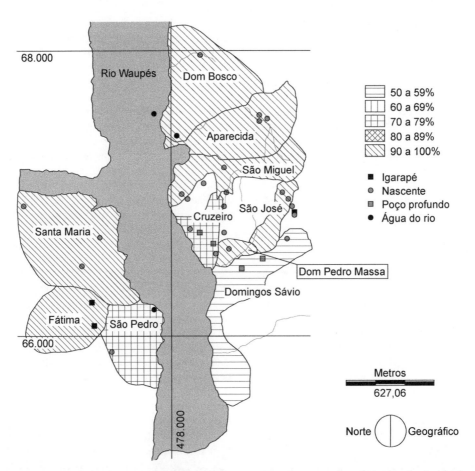

Figura 31.5 Distribuição espacial das fontes de captação de água disponíveis para a população da sede do distrito de Iauaretê e classificação das vilas por percentual de análises de água positivas para coliformes termotolerantes. Adaptada de Giatti *et al.* (2007).

cia de doenças diarreicas cujos agentes patogênicos se encontram presentes em águas contaminadas por excretas (Gadgil, 1998).

A situação de risco estende-se além dos problemas sanitários gerados por práticas e concentração humana. A proximidade da floresta, o processo de ocupação dessas áreas e as inerentes interferências no equilíbrio ecológico podem colocar os indígenas em contato direto com doenças que ocasionalmente "transbordam" das florestas (Confalonieri, 2005). Nesse sentido, podemos citar o que ocorre quanto às doenças diarreicas, em que mamíferos edentatas e marsupiais são indicados como reservatórios importantes de *Salmonella sp.* Do mesmo modo, há a possibilidade de marsupiais apresentarem um papel importante na transmissão de rotavírus entre indígenas (Linhares, 1992).

Com relação aos resíduos sólidos, os participantes da pesquisa demonstraram preocupação com os problemas advindos de sua disposição inadequada, ao representarem em todos os mapas-falantes esses resíduos dispersos tanto no solo como na água. Essa preocupação ficou evidente também ao questionarem a ausência de um sistema de coleta e ao destacarem aspectos relacionados ao próprio descuido e à falta de orientação sobre o assunto.

Pelo diagnóstico ambiental, confirmamos que os resíduos sólidos se encontravam, na maioria das vezes, dispersos no ambiente de forma irregular, como próximos de fontes de captação de água ou sobre o solo. Embora em pequenas quantidades, os resíduos encontrados eram constituídos de embalagens plásticas e metalizadas, latas, papel e alguns resíduos orgânicos.

Como não havia na época do estudo um sistema de coleta de resíduos, os moradores viam-se obrigados a dar um destino precário ao material gerado, que na maioria das vezes incluía a queima, o enterramento, o acúmulo sobre o solo e o despejo no rio ou igarapés. Todavia, apesar da solução domiciliar praticada, identificamos uma área próxima à pista de pouso com grande quantidade de resíduos dispostos de maneira totalmente inadequada, podendo ser considerada, do ponto de vista sanitário, como um vazadouro ou lixão. Nesse local, também foram encontradas quantidades significativas de resíduos de serviços de saúde, gerados no distrito de Iauaretê em função da atividade de dois hospitais e um posto de atendimento.

Sabe-se que a geração de resíduos, de maneira geral, depende de uma série de fatores, entre eles os hábitos de consumo e poder de compra. O distrito de Iauaretê vem sofrendo profundas modificações ao longo dos anos, com o aumento da população, com o incremento do comércio e com a circulação de dinheiro. Isso tudo tem como consequência a produção crescente de resíduos que deveria ser acompanhada por medidas sanitárias pertinentes para sua coleta e disposição final, incluindo, nesse caso, os cuidados adequados com os resíduos de serviços de saúde, que contêm ou podem conter agentes patogênicos causadores de doenças graves.

Segundo Azevedo *et al.* (2001), apesar de amplamente reconhecida a importância dos efeitos e a associação entre os fatores da disposição dos resíduos sólidos sobre a saúde pública, esta não tem sido objeto de muitos estudos e pesquisas, além de ficar relegada a níveis secundários pelas políticas públicas. Como causas diretas de doenças, a importância epidemiológica dos resíduos sólidos não está conclusivamente comprovada, enquanto, como fator indireto, há amplo reconhecimento acadêmico de sua relevância na transmissão de doenças.

A transmissão de doenças via resíduos sólidos se dá pela disposição e/ou tratamento inadequados, como o despejo em lixões e vazadouros. Esses locais tendem a abrigar ou tornarem-se criadouros de muitos vetores de importância epidemiológica que, por sua vez, serão veiculadores ou reservatórios (mecânicos ou biológicos) de doenças como leptospirose, febre tifoide, giardíase, toxoplasmose, entre outras (Gunther e Ribeiro, 2003), pois transmitem diversas enfermidades ao ser humano, podendo causar até

a morte. Além disso, segundo Rocha (1980), quando os resíduos se encontram disponíveis, servem de fonte de alimento pelo seu alto conteúdo energético, oferecendo condições adequadas à proliferação de vetores biomecânicos.

Assim como a saúde da população, o ambiente também sofre as consequências da falta de medidas sanitárias em relação aos resíduos. O solo sempre foi considerado um receptáculo natural para disposição final de resíduos sólidos produzidos pelas atividades humanas (Rodrigues, 1996). O problema reside na quantidade, que aumenta consideravelmente a cada década, e no fato de o solo não conseguir absorver os resíduos na mesma velocidade de recepção. Outro problema grave é a composição gravimétrica desses resíduos constituídos de materiais que não são absorvidos de forma natural pelo ambiente, seja por sua composição química, pela mistura de materiais diferentes em um mesmo produto, ou ambos.

No distrito de Iauaretê, a composição dos resíduos não difere de outras regiões, e também tem componentes perigosos como pilhas, baterias e embalagens de óleo lubrificante, que, além de portarem quantidades significativas de substâncias químicas nocivas aos seres vivos, podem contaminar o solo e a água. Nessa localidade, o chorume não chega a ser um problema, pois os resíduos orgânicos são produzidos em quantidades mínimas e dispersos no ambiente, como nos quintais das casas, sendo degradados por microrganismos que fazem o retorno de nutrientes para o solo. Mas existem outras consequências adversas da disposição inadequada de resíduos encontrados em Iauaretê que podem ser destacadas pela desvalorização espacial em torno desses locais, incluindo o comprometimento da área, a poluição visual e o consequente custo para a recuperação ambiental da área degradada, como no caso do "lixão".

Segunda e terceira visitas

Na segunda visita de campo, em maio de 2005, foi realizado um inquérito coproparasitológico por parte do DSEI do Alto Rio Negro, com o apoio da FSP/USP e do Centro de Pesquisa Leônidas e Maria Deane, da Fiocruz/Amazônia, para verificar a prevalência de parasitas intestinais na comunidade. Consideramos para a composição desse indicador tanto os helmintos e protozoários parasitas quanto os comensais, como *E. coli*, *Endolimax nana* e *Iodamoeba buts-*

chlii. Um cálculo amostral tomando por referência a população local de 2.700 habitantes e uma margem de erro de 5% indicaria a necessidade de se efetuarem 336 amostras para exames parasitológicos fecais. Considerando-se algumas dificuldades no sentido de aplicar a metodologia de inquérito parasitológico na área de estudo, por se mesclarem localmente dificuldades logísticas, culturais e de mobilidade populacional, incidindo em problemas na distribuição de amostras, localização de moradores e adesão destes ao inquérito, optamos pela distribuição de frascos para coleta em número superior ao N amostral previamente indicado.

Desse modo, inicialmente, foram distribuídos 1.450 frascos de coleta pelos agentes indígenas de saúde (AIS), em duas etapas, de maneira proporcional ao número de habitantes de cada vila. Foi necessário contar com a adesão da população para a realização dos exames, algo que permitiu a distribuição das amostras, que eram então recebidas, estando identificadas (com o nome da vila onde residia, o nome do indivíduo, gênero, idade e etnia), numeradas e relacionadas em uma tabela. Assim, foram realizados exames parasitológicos em 895 indivíduos.

Para a obtenção do indicador de saúde intestinal (exame parasitológico fecal) e diante das dificuldades logísticas, decidimos aplicar apenas uma técnica de análise. Dessa forma, todas as amostras recebidas foram encaminhadas ao laboratório e, então, submetidas ao método de sedimentação espontânea em tubo cônico de 12 mℓ, para posterior análise em microscópio óptico comum, segundo Lutz (1919).

Quanto aos exames parasitológicos de fezes analisados, as vilas Dom Bosco, São Miguel e Domingos Sávio (Tabela 31.1) tiveram as maiores prevalências, com índices de indivíduos parasitados variando entre 75 e 76%. As vilas Cruzeiro e São José tinham as menores prevalências, com 56 a 59% dos indivíduos parasitados.

O parasita encontrado isoladamente com maior prevalência foi *Ascaris lumbricoides*, que também está entre o grupo de parasitas que mais apareceram nos resultados com mais de uma espécie.

Indivíduos com mais de uma espécie de parasita (poliparasitismo ou infecções múltiplas) também apresentaram alto índice de prevalência entre a população amostrada. As vilas Domingos Sávio (42%) e São Miguel (40%) foram as que apresentaram os maiores valores de poliparasitados. Já as vilas São José e Fátima apresentaram os valores menores, respectivamente, 24 e 21% (Tabela 31.1).

Foram também executadas análises parasitológicas de amostras de solo no mês de julho de 2005. Para tanto, procedeu-se à amostragem em área equivalente a 158,5 hectares, delimitada de acordo com a distribuição dos domicílios na sede do distrito de Iauaretê, coletando-se 225 amostras de solo. A distribuição espacial das amostras foi realizada pela técnica de quarteamento da ABNT (1987), tendo por referência a distribuição espacial dos domicílios. Com o auxílio de pá, foram coletadas cerca de 300 g de solo por ponto de amostragem e acondicionadas em sacos estéreis com especificações dos pontos por vila. Para análise, utilizamos 5 g de solo por ponto de amostragem. As amostras foram homogeneizadas com água de diluição e detergente Tween 80; em seguida, filtradas para a remoção de materiais grosseiros; e centrifugadas a 1.800 rpm por 5 min; o líquido sobrenadante foi retirado e o sedimento ressuspendido com solução de sulfato de zinco a 33% (densidade 1,2). Foram identificados cistos de protozoários, larvas e ovos de helmintos, de acordo com referências e atlas de parasitologia médica (OMS, 1992; Whitfield, 1993; Peters e Gilles, 1995; Leventhal e Cheadle, 2000; Cutolo *et al.*, 2006).

No total de 225 amostras de solo coletadas, cerca de 5% apresentaram resultado positivo na presença das três formas evolutivas de parasitas (cistos, larvas e ovos); 57% apresentaram resultado para a presença de alguma das formas parasitárias; e 38% apresentaram resultado negativo. Verificamos que, entre as amostras que apresentaram cistos, a proporção de *Entamoeba coli* foi de 52,6% e de *Giardia sp.*, de 42,10%; entre as amostras de solo que tinham larvas, a proporção de ancilostomídeos foi de 52,6%, enquanto entre as que apresentaram ovos, as maiores proporções foram de *Toxocara sp.* (58%), *Ascaris sp.* (52,6%), *Hymenolepis sp.* (47,36%), *Taenia sp.* (47,36%) e *Trichuris sp.* (47,36%).

Com relação à presença de ancilostomídeos no solo, no total de dez vilas foram detectadas formas larvárias em 73% e ovos em 55% das vilas. Foi diagnosticada uma gama de organismos no solo, como:

- Os cistos de protozoários *Balantidium coli, E. coli, E. histolytica, E. dispar, Giardia sp., Iodamoeba sp.* e *Isospora sp.*

Tabela 31.1 Etnias, número de habitantes, amostragens, número de domicílios e prevalências de parasitas intestinais e de coliformes termotolerantes por vila na sede do Distrito de Iauaretê, município de São Gabriel da Cachoeira (AM).

Vila	Etnias mais representativas	N° de habitantes	N° de amostras de fezes	N° de domicílios	N° de amostras de solo coletadas	Prevalência de parasitas intestinais (%)	Prevalência para mais de um parasita intestinal (%)	Prevalência para Ascaris sp. nas amostras fecais positivas (%)	Prevalência de ovos de Ascaris sp. no solo, nas amostras positivas (%)	Amostras de água com coliformes termotolerantes (%)
Aparecida	Tariano, Tukano, Piratapuia	425	103	70	34	73	33	53,40	23,52	100
Cruzeiro	Tariano, Tukano, Piratapuia	376	105	61	31	59	27	38,10	0,00	70
D. Bosco	Tariano, Tukano, Wanano	332	87	56	28	76	39	58,62	24,14	100
D. Pedro Massa	Tariano, Tukano, Piratapuia	276	117	47	24	74	38	56,03	8,33	100
D. Sávio	Tukano, Tariano, Piratapuia	215	65	40	20	75	42	43,08	5,00	50
Fátima	Hupda*	120	33	15	10	67	21	45,45	10,00	100
S. Maria	Tariano, Tukano, Piratapuia	290	106	46	23	73	37	36,79	4,34	100
S. José	Piratapuia, Tukano, Desana	211	105	34	17	56	24	38,68	23,53	100
S. Miguel	Tariano, Tukano, Piratapuia	343	121	54	20	76	40	45,55	35,00	100
S. Pedro	Tariano, Piratapuia, Juriti	118	52	17	15	67	27	25,00	13,33	75

*Em Vila Fátima, apenas quatro pessoas não são declaradas como de etnia Hupda.

Adaptada de Rios et al., 2007.

- As larvas de helmintos *Ancylostoma sp.*, *Enterobius sp.*, *Strongyloides sp.* e *Trichuris sp.*
- Os ovos ou larvas de helmintos ancilostomídeos, *Ascaris sp.*, *Echinococcus sp.*, *Enterobius sp.*, *Hymenolepis sp.*, *Schistosoma sp.*, *Taenia sp.*, *Toxocara sp.* e *Trichuris sp.*

Na associação das formas de parasitas encontradas no solo com os indivíduos infectados, dos quatro parasitas de maior prevalência, apenas *A. lumbricoides* e *E. coli*, detectados em amostras de solo por vila, apresentaram correlação com indivíduos parasitados.

Na Tabela 31.1, foram sintetizados os resultados referentes a *A. lumbricoides* em amostras fecais e em amostras no solo. Em relação à proporção desse parasita em amostras fecais positivas, os valores entre as vilas variaram cerca de 41 a 75% e as diferenças foram significativas (X29 = 30,300; p = 0,0004). As proporções de amostras de solo contaminadas por *A. lumbricoides* foram inferiores às proporções desse parasita em amostras fecais. Foram significativas as diferenças de proporções de amostras de solo contaminadas por *A. lumbricoides* (X29 = 21,467; p = 0,0107). Nas vilas D. Bosco e S. Miguel, as diferenças entre proporções de amostras de solo contaminadas não foram significativas (X21 = 2,082; p = 0,1491 e X21 = 1,902; p = 0,1679, respectivamente), enquanto nas demais vilas houve diferenças significativas.

No tocante à alta prevalência de parasitas intestinais (69%) entre a população estudada, Bóia *et al.* (1999) também verificaram a prevalência de 87,6% em Novo Airão (AM). Em Coari, no Rio Solimões, Coura *et al.* (1993; 1994) constataram índice de 68,9%; e em Barcelos, no Rio Negro, 69,4%, demonstrando que as populações indígenas de maneira geral sofrem com o enteroparasitismo, o que confirma as condições de saúde pública precárias dessas populações. Esse problema é apontado por Buchillet (2004), em que dados epidemiológicos disponíveis sobre a região do Alto Rio Negro, como um todo, indicam predomínio de doenças infectocontagiosas e parasitárias, com destaque para afecções dos aparelhos respiratório e digestório, malária, dermoparasitoses e piodermites.

A presença de protozoários e helmintos no solo representa risco à saúde humana em cada localidade. Apesar dos diferentes ciclos biológicos de cada espécie de enteroparasita, as condições ambientais como temperaturas entre 25 e 30°C e umidade alta propiciam o desenvolvimento e a manutenção dos seus estágios evolutivos. Alia-se à ausência de saneamento e de práticas de higiene que favorecem a dispersão desses agentes no ambiente, assegurando-se a continuidade da relação parasita-hospedeiro (WHO, 1991; Heller, 2000; Cutolo *et al.*, 2006).

Segundo Ruppel e Doenhoff (1998), a interação parasita-hospedeiro pode envolver estimulação e evasão dos mecanismos de defesa do hospedeiro. No caso dos parasitas encontrados no solo, a presença é considerada um risco potencial em detrimento da baixa imunidade da população, insalubridade no ambiente urbano e disposição inadequada de resíduos sólidos, ocorrência de córregos contaminados, entre outros eventos ambientais que ameaçam, prejudicam ou desafiam o bem-estar do organismo (Elliott *et al.*, 1993).

Chernella e Thatcher (1989) verificaram, por meio de inquérito parasitológico intestinal entre indígenas da região do Rio Waupés, que populações sedentárias, de hábitos ribeirinhos, apresentaram os piores indicadores de saúde quanto aos aspectos de parasitas intestinais do que populações que ainda conservavam hábitos seminômades. No estudo descrito neste capítulo, a única etnia de hábitos seminômades entre a população estudada foi a Hupda, habitante da Vila Fátima, onde, apesar de vivenciarem situações semelhantes às demais etnias quanto às práticas de higiene e saneamento, apresentaram os menores percentuais de prevalência de parasitas na sede do distrito.

Rios *et al.* (2007) apresentam resultados e discussões mais aprofundadas sobre a prevalência de parasitas intestinais na área de estudo. Nesse estudo, salientou-se que os altos índices de prevalência de parasitas intestinais, a grande quantidade de indivíduos com poliparasitismo, a qualidade da água utilizada pela população, as condições precárias de saneamento ou a falta, em muitos casos, e determinados hábitos inapropriados para a atual situação de concentração populacional, demonstram os riscos reais à saúde das populações indígenas e a necessidade de medidas urgentes de saneamento ambiental.

Destaca-se ainda a realização de mapeamento das ruas e da hidrografia de Iauaretê, dos locais de disposição dos resíduos sólidos e de coleta de amostras de água por meio de georreferenciamento. Foi utilizado um GPS Garmin

ETREX Vista, com precisão média de 10 metros. A digitalização ocorreu por meio do programa CARTALINX. As demais feições foram digitalizadas manualmente no programa pela introdução de pontos com coordenadas X e Y (XY INPUT). Os pontos foram previamente registrados no GPS e anotados durante as coletas de amostras de água. Posteriormente, foi elaborado um sistema de informações geográficas (SIG) permitindo o mapeamento das vilas, locais de disposição de resíduos sólidos e locais de amostragem da água. Essas informações geraram mapas temáticos, como o da Figura 31.5, que auxiliaram na interpretação dos demais resultados. Para tal, foi utilizado o programa IDRISI.

Ainda na terceira visita de campo, em julho de 2005, realizamos diagnóstico específico para proposição de melhorias sanitárias, por intermédio de um consultor contratado pelo projeto e especialista na área. Assim, além dos aspectos levantados quanto à disponibilidade de abastecimento de água, disposição final de esgotos e de resíduos, salubridade habitacional, entre outros, esse profissional também participou das reuniões comunitárias, recebendo subsídios quanto às demandas da população local e, da mesma maneira, contribuindo com orientações pertinentes às dúvidas dos indígenas quanto ao saneamento básico.

Um prognóstico possível indica que Iauaretê se configura como um aglomerado urbano e, portanto, é fundamental a provisão de sistemas de infraestrutura urbana e de saneamento ambiental que deem suporte sustentável à sua dinâmica. A partir de uma diretriz de desenvolvimento territorial e estruturação urbana e ambiental, devem ser introduzidos sistemas de saneamento de médio a grande porte, contemplando a captação e distribuição adequadas porta a porta, sistemas de esgotamento, unidades sanitárias domiciliares e disposição adequada de resíduos sólidos, representada por aterro sanitário. É também fundamental a implantação de sistemas de drenagem pluvial que contemplem não só o disciplinamento das águas no chamado meio urbano propriamente dito, mas também a conservação dos recursos hídricos existentes, possibilitando também o combate às erosões. Devem ser previstos dispositivos de captação, caminhamento e dissipação, de forma associada à conservação e recuperação das matas ciliares ao longo dos igarapés.

Apesar de as necessidades identificadas serem de larga escala, o estudo também indicou possibilidade para a melhoria dos processos atualmente utilizados pela população. Desse modo, foram apresentadas sugestões de soluções técnicas, elaboradas com base nas atividades realizadas junto à comunidade e, portanto, adequadas à realidade cultural, as quais, embora não se mostrem sustentáveis enquanto política pública de larga escala, traduzem-se em melhorias imediatas nas condições de saneamento e que, com poucos recursos e alguma orientação técnica, podem facilmente ser incorporadas às práticas cotidianas dos moradores. Assim, entre as sugestões, podem-se destacar: melhoria dos dispositivos de captação de água de chuva, inclusive de grandes coberturas; proteção das nascentes; proteção e recuperação das matas ciliares; desinfecção solar para água de consumo humano; uso de filtro de bioareia (filtro conjugado de processo biofísico, para água de consumo humano); construção de fossas sépticas; proteção das bases das moradias e drenagem em vias de circulação.

Ressaltamos que esses estudos, realizados pelos especialistas membros da equipe de pesquisa sobre resíduos sólidos, qualidade das fontes de água, contaminação do solo, inquérito parasitológico, georreferenciamento e melhorias estruturais, da mesma maneira, agregaram saber científico às indagações dos indígenas, permitindo a aproximação de formas distintas de saber e contribuindo para o processo de promoção da saúde, uma vez que, a partir do conhecimento dos determinantes que afetam suas condições de vida, esses indígenas tornaram-se mais capacitados a fazer escolhas saudáveis e, quando mobilizados, a assumirem o controle sobre sua saúde. Esse processo ocorreu nas reuniões comunitárias por ocasião da apresentação de resultados preliminares do diagnóstico de saúde ambiental que vinha sendo realizado.

Quarta visita

A quarta e última visita de campo dessa primeira etapa da pesquisa, realizada em maio de 2006, teve por objetivo apresentar e discutir com a população indígena de Iauaretê e representantes de instituições locais, como da Missão Salesiana da Igreja Católica, do Pelotão de Fronteira do Exército Brasileiro, da Unidade Mista de Saúde da SUSAM, da Escola São Miguel e do Distrito Sanitário Especial Indígena

(DSEI/ARN/FOIRN), os principais resultados obtidos até aquele momento, bem como delimitar ações para continuidade de pesquisas e intervenções. Com esses mesmos objetivos e também com o intuito de oferecer auxílio técnico a entidades envolvidas com saneamento e saúde na área de estudo, foram realizadas reuniões com instituições sediadas no município de São Gabriel da Cachoeira (AM).

Assim, diante da necessidade de continuidade da pesquisa-ação, principalmente quanto a intervenções educacionais nas áreas de saúde e meio ambiente, uma nova etapa foi proposta, subsidiada pelo Programa de Desenvolvimento Científico Regional, e que se iniciou em 2007 com a realização de um encontro em Iauaretê, que contou com a participação de cerca de 120 pessoas, entre professores locais, lideranças comunitárias, AIS, alunos do programa Educação de Jovens e Adultos e demais moradores.

Os resultados desse encontro demonstraram o interesse dos participantes em manter articulações com a FUNASA, que também recomendaram a formação de um grupo de trabalho que realizasse encontros periódicos para discutir aquelas questões que envolviam a problemática socioambiental, de saúde e saneamento. Procuramos então lembrar, ao término da reunião, que a sugestão de constituir uma equipe vinha de encontro a essa nova etapa da pesquisa, pois, dessa forma, esse grupo poderia se fortalecer diante do processo.

Implementamos, então, o Curso Mobilização Social em Saúde e Saneamento, com a participação de cerca de 30 indígenas, entre eles lideranças das comunidades, AIS, professores locais e demais moradores. Realizamos 18 encontros onde foram ministradas aulas sobre determinantes de saúde e ambiente, sistemas de saneamento básico, legislação sobre saúde e ambiente, ervas medicinais, entre outros temas, e desenvolvidas algumas estratégias de mobilização social (Toledo *et al.*, 2012). Essa nova etapa contou com a importante participação e auxílio de um indígena morador local e bolsista apoio técnico, nível B da pesquisa.

Entre as estratégias de mobilização realizadas, destacamos o desenvolvimento de oficina de construção de um Jornal Comunitário e a produção de sua primeira edição. Inicialmente, com auxílio de equipamento audiovisual e distribuição aos alunos de uma apostila sobre o assunto, foram apresentadas e discutidas técnicas de produção do jornal e seu papel como instrumento político de mobilização e transformação socioambiental. Em seguida, o grupo foi dividido em quatro subgrupos para o processo de escolha do nome do jornal, linha editorial, decisão dos temas a serem abordados e definição de tarefas, sempre de forma democrática.

Para a confecção propriamente dita do jornal, foram disponibilizados aos participantes papel, canetas coloridas, cola, tesoura, revistas, jornais, lápis e lápis de cor, além de livros, leis e textos específicos para consulta, como a Política Nacional de Saúde Indígena e o Manual de Saneamento da FUNASA. O nome escolhido para o jornal comunitário foi *Voz de Yauaretê*, e nessa primeira edição, construída de forma artesanal e bastante criativa, os temas abordados foram: a importância da água para a população, problemas com o lixo disposto em locais inadequados e possíveis soluções, poluição dos rios e igarapés de Iauaretê, esgoto sanitário, desinfecção solar como tratamento alternativo da água e, por fim, a apresentação de um mito sobre a história de Iauaretê. Quanto à sua formatação, constituiu-se de quatro folhas de papel em tamanho A3, dobradas ao meio, totalizando 16 páginas e a diagramação foi desenvolvida por meio de colagens, textos manuscritos e desenhos feitos pelos participantes (Figura 31.6).

Identificamos que a participação dos indígenas na confecção do jornal ocorreu de forma democrática, com o envolvimento de todos, tanto na escolha do nome do jornal, na sugestão de temas, como na distribuição e execução de tarefas, articulação própria de comunidades indígenas.

Em posse do original desse primeiro exemplar, providenciamos, em Manaus, as cópias necessárias para distribuição a todos os domicílios da sede do distrito de Iauaretê, as quais foram enviadas posteriormente pelos Correios. Assim, a distribuição dos exemplares foi realizada pelos alunos do curso; cada um ficou responsável por sua entrega em determinado número de domicílios, propondo-se ainda um acompanhamento periódico, a fim de discutir os temas com as respectivas famílias e retornar ao grupo sugestões de atuação.

A construção do jornal comunitário mostrou-se um importante e pertinente instrumento de mobilização e empoderamento em processos de promoção da saúde, pois, além de socializar conhecimentos, proporcionou aos

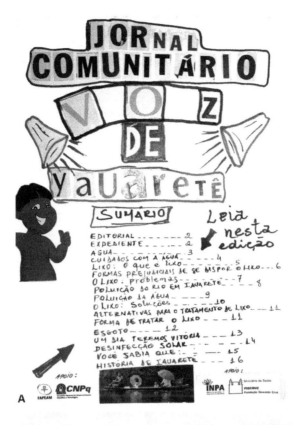
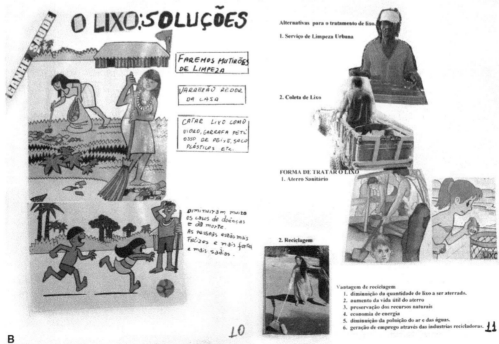

Figura 31.6 A e B. Jornal comunitário *Voz de Yauaretê*.

participantes de sua confecção mais consolidação das discussões sobre os temas abordados, de forma dialógica e democrática. Sua produção serviu não apenas de um instrumento de alerta acerca dos problemas socioambientais e de saúde vivenciados em Iauaretê, mas também para divulgar anseios da comunidade por mudanças, bem como os trabalhos desenvolvidos pelos participantes do curso Mobilização Social em Saúde e Saneamento. Como estratégia de pesquisa-ação, ressaltamos ainda que o uso desse instrumento é também bastante adequado, pois promove, por meio de reflexão crítica, criatividade e participação comunitária, busca de soluções, além de estimular a superação da passividade diante dos problemas.

Outra atividade desenvolvida pelos alunos do curso foi a realização de entrevistas em 305 domicílios, procurando identificar possíveis mudanças das condições socioambientais, de saúde e saneamento locais, desde o início do processo de pesquisa-ação, em 2005. Foi entrevistado um morador de cada residência, preferencialmente aquele considerado "chefe" da família, ou outro morador com mais de 18 anos de idade.

Analisando-se comparativa e qualitativamente os dados dessas entrevistas com os resultados obtidos em diagnóstico situacional, realizado em 2005 (Giatti *et al.*, 2007), no início do projeto, mesmo que por meio de metodologias distintas, destacamos nessa nova etapa a valorização do uso de água da chuva para consumo humano, considerada pelos moradores como de melhor qualidade que as demais fontes, bem como identificamos uma nova forma de obtenção desse recurso na margem direita do rio Waupés, por meio de encanamento no qual a água advém de um poço recentemente reativado pela FUNASA e a leva para biqueiras. A disposição de dejetos humanos e de resíduos sólidos continua ocorrendo, por exemplo, no entorno dos domicílios ou diretamente em cursos d'água. Por outro lado, a construção de fossas por iniciativa de alguns moradores, o uso de lixeiras e um processo de coleta e destino final de resíduos trouxe informações ausentes em diagnóstico anterior e denotam aspectos importantes da mobilização social.

Acreditamos que o desenvolvimento dessa estratégia, no qual participantes do curso atuaram diretamente como pesquisadores, atingiu seus objetivos permitindo que eles construíssem um novo olhar sobre a problemática local

e mais compreensão sobre a importância de diagnosticar reais necessidades e representações antes ou no decorrer de processos de intervenção, como é o caso da pesquisa-ação.

Considerando a valorização conferida ao trabalho dos AIS de Iauaretê, o curso promoveu um debate entre os participantes e demais indígenas. Resultados dessa atividade mostraram que o trabalho dos AIS foi considerado de grande importância, principalmente por ser realizado por membros da própria comunidade, o que significa, entre outros aspectos, maior facilidade de comunicação, e também porque "informam sobre as doenças", "fornecem remédios" e "promovem ações preventivas". Quanto à capacitação destes para o trabalho que realizaram, faltou, na opinião dos participantes do debate, preparo para intervenções, como aplicar injeções e fazer suturas. As principais dificuldades mencionadas foram carência de transporte para comunidades mais distantes, além de maior participação e comprometimento das famílias da comunidade, pois em muitas palestras promovidas pelos AIS poucas pessoas comparecem.

As visitas domiciliares eram realizadas uma vez por semana, com o objetivo de identificar se havia alguém doente, quando também ocorriam conversas sobre alimentação, por exemplo. Em geral, a população concordou com essa forma de atuação desses profissionais. Quanto à concepção dos participantes sobre o que é educação em saúde, foi considerado principalmente o desenvolvimento de atividades pontuais como palestras, tendo como tema principal os hábitos de higiene. O jornal comunitário foi lembrado como uma ferramenta importante para a educação em saúde.

Vale ressaltar aqui a importância do trabalho dos AIS que, por serem representantes das comunidades, têm mais facilidade não apenas de se comunicar, conforme mencionado, mas também de compreender os processos de saúde-doença dentro do universo mitológico e cultural indígena, além de maior aproximação do cotidiano das famílias, podendo desenvolver ações de prevenção e promoção da saúde no ambiente domiciliar e do entorno, contando com grande credibilidade da população local, como ficou demonstrado no debate.

Segundo Garnelo e Wright (2001), para o agente indígena de saúde é conferido determinado prestígio, semelhante ao de um pajé, por se tornar capaz de dar nome às doenças e indicar remédios para tratá-las. Completam ainda os autores, no que diz respeito à aceitação dos indígenas pela medicina ocidental, que o desejo e o consumo de medicamentos simbolizam para os indígenas uma das formas de acesso ao processo civilizatório.

Entretanto, em estudo realizado sobre a formação e o trabalho desenvolvido por AIS, Souza et al. (2002) identificaram dificuldades por parte dos AIS no desenvolvimento da educação em saúde, principalmente pela diferença entre o processo educativo tradicional indígena e as estratégias que vinham sendo utilizadas. De fato, foi possível perceber isso pelo uso quase exclusivo de palestras nas intervenções desses profissionais realizadas em Iauaretê. Assim, esperamos que discussões realizadas no decorrer do processo de pesquisa-ação possam contribuir para o aprimoramento do trabalho desenvolvido por eles, e que o uso de estratégias, como o jornal comunitário, seja incorporado.

No tocante à ênfase dada ao tema hábitos de higiene nas ações de educação em saúde, consideramos o resultado de um modelo de educação sanitária que predominou na maioria dos programas até o final da década de 1970, diante de um processo conflitivo entre a medicina curativa e a preventiva. Tinha um caráter técnico-normativo pautado em estratégias de campanhas de divulgação, enfocando, na maioria das vezes, aspectos relacionados à higiene corporal. Nessa vertente, a saúde era vista como a ausência de doença e o processo educativo dava-se pela transmissão/divulgação de conhecimentos sobre saúde/doença. No entanto, percebemos que esse modelo ainda permanece em alguns programas de educação em saúde, acreditando que, conforme afirma Meyer et al. (2006), as práticas de higiene e normatização de comportamentos seriam suficientes para prevenir riscos e atingir o bem-estar, como se os fatores de risco estivessem circunscritos apenas ao comportamento de cada indivíduo.

A educação em saúde, portanto, deve estar voltada para uma reflexão crítica, levando os indivíduos ao entendimento real das causas e efeitos dos problemas que afetam sua saúde e, por meio da construção de novos conhecimentos e novas habilidades, auxiliá-los a fazer escolhas e a tomar decisões de como resolvê-los.

Cabe destacar, por fim, a elaboração pelos participantes do curso de documentos reivindicatórios (abaixo-assinados) de seus direitos, os quais foram encaminhados à FUNASA, e a participação deles no encontro regional para a elaboração do Plano Diretor do município, em que o saneamento básico foi apresentado como prioridade.

Diante do exposto, consideramos que o processo de pesquisa-ação e a implementação do curso Mobilização Social em Saúde e Saneamento se desenvolveu de acordo com o que se espera dessa modalidade de pesquisa e intervenção e, no caso específico deste, voltado à promoção da saúde da referida comunidade indígena. Isso porque as ações foram definidas em função dos interesses e necessidades diagnosticadas, conhecimentos e habilidades foram construídos, e a discussão acerca da problemática socioambiental e de saúde local avançou aos poucos, permitindo, por meio da participação direta dos envolvidos, a busca por soluções coletivas. Acreditamos que, com o término do curso, os alunos participantes tornaram-se mais aptos e motivados a dar continuidade ao processo educativo junto aos demais moradores da sede do distrito de Iauaretê e, assim, fortalecidos e capacitados, poderão assumir o controle sobre sua saúde e melhorar continuamente suas condições de vida.

Referências bibliográficas

American Public Health Association. Standard methods for the examination of water and wastewater. 20. ed. New York: APHA, 1999. 1220 p.

Arruda, R. S. V. Os Rikbaktsa: mudança e tradição. Tese (Doutorado em Ciências Sociais). Pontifícia Universidade Católica de São Paulo, São Paulo, 1992.

Associação Brasileira de Normas Técnicas. Solo e resíduos sólidos: amostragem de resíduos – procedimento. Norma Brasileira (NBR) 10007/1987. Rio de Janeiro: ABNT, 1987.

Azevedo, M. A.; Heller, L.; Schalch, V. Avaliação do potencial de risco para a saúde da disposição inadequada dos resíduos sólidos. In: Congresso Brasileiro de Engenharia Sanitária e Ambiental, 21., 2001, João Pessoa. Anais... João Pessoa: ABES, 2001. p. 1-15.

Bóia, M. N. et al. Estudo das parasitoses intestinais e da infecção chagásica no município de Novo Airão, Estado do Amazonas, Brasil. Cadernos de Saúde Pública, v. 15, n. 3, p. 497-504, 1999.

Brasil. Ministério da Saúde. Promoção da saúde: Carta de Ottawa, Declaração de Alma Ata, Adelaide, Sundsvall e Santafé de Bogotá, Jacarta, México e Rede de Megapaíses. Brasília: Ministério da Saúde, 2001.

Buchillet, D. Contas de vidro, enfeites de branco e "potes de malária". Brasília: UNB, 1995. (Série Antropológica, 187).

Buchillet, D. Cultura e saúde pública: reflexões sobre o Distrito Sanitário Especial Indígena do Rio Negro. In: LANGDON, E. J.; GARNELO, L. (Org.). Saúde dos povos indígenas: reflexões sobre antropologia participativa. Rio de Janeiro: Associação Brasileira de Antropologia, 2004. p. 53-67.

Chernela, J. M.; Thatcher, V. E. Comparison of parasite burdens in two native Amazonian populations. Medical Anthropology, v. 10, p. 279-285, 1989.

Confalonieri, U. E. C. Saúde na Amazônia: um modelo conceitual para a análise de paisagens e doenças. São Paulo. Estudos Avançados, v. 19, n. 53, p. 221-236, 2005.

Coura, J. R. et al. Aspectos epidemiológicos, sociais e sanitários em áreas do Médio Solimões. II. Estudo de dois bairros periféricos da cidade de Coari e quatro localidades do lago do Mamiá, Estado do Amazonas. Anais da Academia Nacional de Medicina, v. 153, p. 183-186, 1993.

Coura, J. R. et al. Aspectos epidemiológicos, sociais e sanitários de uma área no Rio Negro, Estado do Amazonas, com especial referência às parasitoses intestinais e à infecção chagásica. Cadernos de Saúde Pública, v. 10, p. 327-336, 1994.

Cutolo, S. A.; Matté, M. H.; Rocha, A. A. Monitoring of parasitological contamination in treated wastewater from activated sludge system. Management of Environmental Quality, v. 17, n. 1, p. 43-56, 2006.

Elliot, S. J.; Taylor, S. M.; Walter, S. Modeling psychosocial effects of exposure to solid waste facilities. Social Science and Medicine, v. 37, n. 6, p. 790-804, 1993.

Festinger, L. A theory of cognitive dissonance. Stanford: Stanford University Press, 1957.

Gadgil, A. Drinking water in developing countries. Annual Review of Energy and the Environment, v. 23, p. 253-286, 1998.

Garnelo, L.; Wright, R. Doença, cura e serviços de saúde: representações, práticas e demandas Baníwa. Cadernos de Saúde Pública, v. 17, n. 2, p. 273-284, 2001.

Giatti, L. L. et al. Condições sanitárias e socioambientais em Iauaretê, área indígena em São Gabriel da Cachoeira/AM. Ciência & Saúde Coletiva, v. 12, n. 6, p. 1387-1399, 2007.

Gil, A. C. Métodos e técnicas de pesquisa em educação ambiental. In: Philippi Junior, A.; Pelicioni, M. C. F. (Ed.). Educação ambiental e sustentabilidade. Barueri: Manole, 2005. p. 577-598. (Coleção Ambiental, 3).

Gunther, W. M. R.; Ribeiro, H. Resíduos sólidos urbanos. In: Ribeiro, W. C. (Org.). Patrimônio ambiental brasileiro. São Paulo: USP; Imprensa Oficial do Estado de São Paulo, 2003.

Heller, L. Saneamento e saúde. Brasília: OPS; OMS, 2000.

Leclerc, H. et al. Advances in the bacteriology of the coliform group: their suitability as markers of microbial water safety. Annual Review of Microbiology, v. 55, p. 201-234, 2001.

Leventhal, R.; Cheadle, R. F. Parasitologia médica: texto e atlas. 4. ed. São Paulo: Premier, 2000.

Linhares, A. C. Epidemiologia das infecções diarreicas entre populações indígenas da Amazônia. Cadernos de Saúde Pública, v. 8, n. 2, p. 121-128, 1992.

Lutz, A. O Schistosomum mansoni e a schistosomatose segundo observações feitas no Brasil. Memórias do Instituto Oswaldo Cruz, Rio de Janeiro, v. 11, p. 121-55, 1919.

Malinowski, B. K. Argonautas do Pacífico ocidental: um relato do empreendimento e da aventura dos nativos nos arquipélagos da Nova Guiné melanésia. 3. ed. São Paulo: Abril Cultural, 1984. p. VI-XXI. (Coleção Os Pensadores).

Meyer, D. E. E. et al. "Você aprende. A gente ensina?": interrogando relações entre educação e saúde desde a perspectiva da vulnerabilidade. Cadernos de Saúde Pública, v. 22, n. 6, p. 1335-1342, 2006.

Minayo, M. C. S. Mudança: conceito-chave para intervenções sociais e para avaliação de programas. In: Minayo, M. C. S.; Assis, S. G.; Souza, E. R. (Org.). Avaliação por triangulação de métodos: abordagem de programas sociais. Rio de Janeiro: Fiocruz, 2005. p. 53-70.

Minayo, M. C. S. O desafio do conhecimento: pesquisa qualitativa em saúde. São Paulo: Hucitec, 2004.

Organização Mundial Da Saúde. Métodos básicos de laboratorio em parasitologia médica. Genebra: OMS, 1992.

Peters, W.; Gilles, H. M. Color atlas of tropical medicine and parasitology. 4. ed. London: Wolfe Mosby, 1995.

Pimenta, S. G. Pesquisa-ação crítico-colaborativa: construindo seu significado a partir de experiências com a formação docente. Educação e Pesquisa, v. 31, n. 3, p. 521-539, 2005.

Rios, L. et al. Prevalência de parasitos intestinais e aspectos socioambientais em comunidade indígena no distrito de Iauaretê do município de São Gabriel da Cachoeira (AM), Brasil. Saúde e Sociedade, v. 16, n. 2, p. 76-86, 2007.

Rocha, A. A. Lixo: aspectos epidemiológicos, classificação, características e processos de tratamento e disposição final. São Paulo: USP/FSP, 1980.

Rodrigues, M. S. Composted societal organic wastes for sustainable wheat (Triticum aestivum) production. Thesis (Doctor of Philosophy). Wye College, University of London, London, 1996.

Ruppel, A.; Doenhoff, M. J. Vector biology and the control of parasitic diseases. Parasitology Today, v. 14, n. 8, p. 299-300, 1998.

Sato, M.; Santos, J. E. Tendências nas pesquisas em educação ambiental. In: Noal, F.; Barcelos, V. (Org.). Educação ambiental e cidadania: cenários brasileiros. Santa Cruz do Sul: EDUNISC, 2003. p. 253-283.

Silva, M. O. S. Refletindo a pesquisa participante. São Paulo: Cortez; 1991.

Soares, S. R. A.; Bernardes, R. S.; Cordeiro-Netto, O. M. Relações entre saneamento, saúde pública e meio ambiente: elementos para formulação de um modelo de planejamento em saneamento. Cadernos de Saúde Pública, v. 18, n. 6, p. 1713-1724, 2002.

Souza, N. M. S. F.; Cavalcante, M. S.; Brandão, M. C. Agentes de saúde indígena: realidades pluriétnicas e experiências de formadores. In: Brandão, M. C.; De Paula, N. C.; Athias, R. Saúde indígena em São Gabriel da Cachoeira: uma abordagem antropológica. Recife: Líder, 2002. p. 51-70.

Thiollent, M. Metodologia da pesquisa-ação. 18. ed. São Paulo: Cortez, 2011.

Toledo, R. F. Educação, saúde e meio ambiente: uma pesquisa-ação no distrito de Iauaretê do município de São Gabriel da Cachoeira, AM. Tese (Doutorado em Saúde Pública). Universidade de São Paulo, São Paulo, 2006.

Toledo R. F.; Giatti, L. L. Challenges to participation in action research. Health Promotion International, v. 30, p. 162-173, 2015.

Toledo, R. F.; Giatti, L. L.; Pelicioni, M. C. F. Mobilização social em saúde e saneamento em processo de pesquisa-ação em uma comunidade indígena no noroeste amazônico. Saúde e Sociedade, v. 21, p. 206-218, 2012.

Toledo, R. F. et al. Comunidade indígena na Amazônia: metodologia da pesquisa-ação em educação ambiental. O Mundo da Saúde, v. 30, n. 4, p. 559-569, 2006.

Whitfield, P. I. Parasitic helminths. In: COX, F. E. G. (Ed.). Modern parasitology: a textbook of parasitology. 2. ed. Boston: Blackwell Science, 1993.

World Health Organization. Environmental health in urban development. Geneva: WHO, 1991. (Technical Report Series n. 807).

32 Mestres da Obra, Arte, Educação e Promoção da Saúde em Canteiros de Obra da Construção Civil

Daniel Manchado Cywinski • Maria Cecília Focesi Pelicioni

Programa Mestres da Obra

"Mestres da Obra" refere-se ao modo como o Programa Mestres da Obra vê o trabalhador da construção civil: cada trabalhador sabe o seu ofício: não existe um único mestre, cada um é mestre de algum modo, ninguém sabe tudo e a obra precisa do conhecimento de todos para ser realizada. Além disso, o nome explora, obviamente, a similaridade entre essas palavras do universo da construção e seus significados no universo artístico, criando uma "brincadeira" com os significados. O Programa Mestres da Obra tem como objetivo contribuir para o desenvolvimento humano de trabalhadores da construção civil, a promoção de sua saúde e da qualidade de vida nos ambientes de trabalho dos canteiros de obras. Em canteiros de obras são implantadas atividades educacionais que são desenvolvidas em ateliês de arte (ateliês-escola) e educação, espaços implementados nos canteiros de obras especialmente para o programa.

Nesses espaços, ocorre uma relação intensa com o aprendizado, a construção e a produção de conhecimento e de autoconhecimento visando à melhoria da qualidade de vida dos participantes. Sob orientação de uma metodologia sempre aplicada por educadores especialmente capacitados para a ação, os operários utilizam os resíduos encontrados no canteiro de obras para a produção de peças de arte e *design*, recuperando assim a condição de matéria-prima desses materiais. É base do processo educativo a valorização do saber e a valorização da cultura de cada um,

e temos como princípio o fato de que ninguém melhor do que os trabalhadores conhece a transformação desses materiais de construção. Nos ateliês-escola, a subjetividade, a criatividade e a oportunidade de sonhar substituem as ordens e diretrizes do trabalho de construção realizado diariamente na obra e as determinações rígidas dos projetos arquitetônicos. O resultado final do trabalho no ateliê é a criação do trabalhador.

Conceito de educação

No desenvolvimento do processo educativo, as atividades estão organizadas para reapresentar a rotina de trabalho da construção civil: manejar materiais, entrar em contato com um projeto e, de acordo com este, transformar esses materiais. Contudo, no Programa Mestres da Obra, há uma inversão de alguns valores, o que é justamente o núcleo educacional da ação.

O Programa Mestres da Obra é um dispositivo de produção de conhecimento e fortalece a capacidade do trabalhador, uma vez que estimula o uso consciente dos saberes básicos, presentes no ato de trabalhar: relacionar-se, sentir, pensar, inventar (Dejours e Abdoucheli, 1994).

No processo de transmissão de valores e referências da arte, no processo de influenciar a percepção, os gestos e os comportamentos dos operários, nosso trabalho cria espaços de valorização dos saberes e talentos de quem aprende, diminuindo a barreira entre os que sabem/podem e os que não sabem/não podem, como defende o mesmo autor (Dejours e Abdoucheli, 1994).

Nova experiência no local e no cotidiano de trabalho

Para a maioria dos trabalhadores, entrar no ateliê para as aulas de arte representa uma experiência estranha, totalmente nova e sem precedentes.

Fazer isso durante o expediente de trabalho pode até soar como uma forma de "enrolação". Muito acanhamento, "falta de jeito", risos nervosos ou distanciamento são reações comuns no início de um curso. Em pouco tempo, essas reações desaparecem e dão lugar a outras atitudes, interesse, comprometimento e concentração no trabalho. Muitos participantes do Mestres da Obra concedem um tratamento diferenciado para seu trabalho no ateliê, são pontuais, atentos, concentrados e até ficam, espontaneamente, para além do horário combinado, a fim de poder continuar o que estão fazendo.

No ateliê, não há controle de frequência nem sanção por faltas e atrasos, mas o trabalho é encarado com muita seriedade. Ali, o trabalhador é convidado a "sonhar", tem tempo e recursos para isso, pode experimentar com muita liberdade os materiais (Figura 32.1) e criar intimidades e novas relações com a manipulação dos elementos materiais tão comuns em seu dia a dia. É possível experimentar e, ao fazer isso, lidar com o fracasso de maneiras diferentes – importantes lições que posteriormente são utilizadas no trabalho de construção no canteiro de obras. Cooperar, compartilhar saberes, construir conhecimentos e usufruir de seus resultados, errar e com isso se fortalecer constituem um conjunto de ações constantemente praticadas no Programa Mestres da Obra.

Nos ateliês, o Programa Mestres da Obra atua fortemente sobre os aspectos culturais do povo brasileiro (Figura 32.2). Os educadores provocam intencionalmente o resgate cultural de cada participante, fazendo cada educando levar para o grupo informações culturais que, muitas vezes, são novidade para os demais.

Tais conversas passam a ser encontros ricos de cultura, nos quais as histórias de manifestações folclóricas, de arte e hábitos, contadas com a imensa espontaneidade de quem na maioria das vezes as viveu como personagem direto, compõem um processo de valorização do conteúdo trazido como único, como uma palestra de quem tem conhecimento por ter vivido aquilo. A construção desse mosaico cultural procura e encontra intersecções entre os diversos aspectos de expressividade das regiões de origem de cada um, criando um rico ambiente de troca, inclusão cultural e valorização da autoestima.

Arte, saúde e desenvolvimento humano

Os problemas de saúde necessitam de um enfoque socioambiental no qual se busca a criação de entornos físicos e sociais que favoreçam a saúde e o bem-estar dos indivíduos. As estratégias dessa última categoria baseiam-se em ações políticas e transformadoras que busquem a mudança social (Labonte, 1996).

No centro do Programa Mestres da Obra está a criação de ambientes de trabalho mais saudáveis, mais humanos e menos agressivos. Os ateliês são espaços que permitem necessariamente a criatividade, dão condição para a liberdade de ideias e para a construção de conhecimento e reflexão sobre as questões socioambientais.

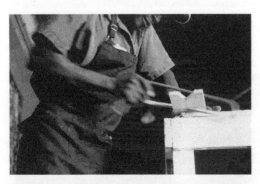

Figura 32.1 Uso das mesmas ferramentas, dos mesmos materiais e do mesmo saber do trabalho de construção nas oficinas, sob uma perspectiva diferente. Imagem cedida por Gabriel Boieras.

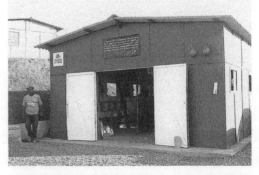

Figura 32.2 Ateliê-escola Mestres da Obra no canteiro SABINA. Projeto do arquiteto Paulo Mendes da Rocha.

A complexidade dessas questões, pertinentes não só ao Programa Mestres da Obra, mas a todos os processos de educação que se propõem a trabalhar as questões socioambientais, implica no uso e desenvolvimento de novas estratégias de ação (Pelicioni e Philippi, 2000).

Por meio das atividades implantadas nos canteiros, o Programa Mestres da Obra busca construir uma realidade em que os operários participantes possam ter uma melhor qualificação de seus ambientes de trabalho, a ampliação de seus conhecimentos, a melhora da autoestima, o fortalecimento de sua cidadania e, com tudo isso, melhorar sua qualidade de vida com promoção de saúde.

É possível que os operários participantes do programa assumam uma atuação nova e melhor nos grupos em que estão inseridos e que dificilmente retornem à condição anterior de percepção do ambiente social, político e cultural.

O Programa Mestres da Obra atua de forma a criar condições para que o indivíduo se perceba de maneira mais ampla em seu meio e, por isso, deseje ocupar um espaço maior, com uma atuação positivamente diferenciada na vida.

Diante das condições negativas existentes nos canteiros de obras brasileiros, em termos de saúde do trabalhador, o programa atua promovendo a reflexão sobre a realidade dos participantes para a promoção de mudanças, interferindo diretamente nas ações de melhora, em especial nos aspectos da saúde emocional.

Educação e construção civil

Atribui-se à educação um papel de destaque para a obtenção do desenvolvimento socioeconômico e social dos países, sobretudo aqueles em desenvolvimento, tendo em vista sua inserção em uma economia cada vez mais globalizada, que exige novas capacidades de assimilação e processamento de informação.

O discurso patronal de parte da construção civil faz alusão à deficiência escolar dos trabalhadores como uma das variáveis responsáveis pela identificação do setor como um dos mais marcados pelo "atraso".

A temática, que faz parte de uma discussão mais ampla, alicerçada na relação entre trabalho e educação, resgata para debate o papel da educação como um dos requisitos centrais para os processos de reestruturação produtiva nos diferentes setores econômicos (Barone, 1999).

Nesse sentido, desde a década de 1990, há um fraco, mas real movimento de escolarização na indústria da construção civil, representado especialmente pelos programas de alfabetização desenvolvidos por um número pequeno de empresas no Brasil.

Em outras palavras, afirma Barone (1999), a promoção da educação básica do trabalhador feita pela empresa é um fenômeno particular de tendência geral ao aumento da escolaridade da força de trabalho, verificada em outros setores e ramos da produção.

Assim, essa realidade indica que tais programas de educação em canteiros de obras visam a atender um contexto econômico e social do trabalho que vem solicitando uma mão de obra com características diversas daquelas exigidas pelos modelos produtivos de base taylorista/fordista, pois o novo cenário produtivo requer um trabalhador que vai além da execução de tarefas.

Sem dúvida, o Programa Mestres da Obra tem se beneficiado desse movimento, porém não se estrutura nos mesmos objetivos ou razões que as salas de alfabetização. Ele é resultado da união de duas realidades combinadas: o movimento de qualificação ambiental pelo qual passa a indústria da construção civil, alicerçado inclusive por legislações específicas, e a inserção dessa indústria no contexto da responsabilidade social. Juntas, essas duas realidades ganham o nome explicativo e eficiente de responsabilidade socioambiental, título que invariavelmente agrega valor nos produtos finais, gera *marketing* e, consequentemente, mais vendas em um mercado cada vez mais exigente com relação a essas questões. Portanto, com essa dimensão, abriu-se espaço para o investimento em práticas educacionais que atendam simultaneamente aspectos internos de qualificação de mão de obra, promoção da saúde, inclusão cultural e aspectos externos de mercado.

O Programa Mestres da Obra, como processo educacional, busca a construção de um indivíduo capaz de ir além da resolução de problemas de raciocínio lógico na solução de questões que surgem no cotidiano de trabalho, bem como expressa o desejo de formação de sujeitos com disposição para se tornarem cooperativos, com capacidade de autonomia, mais comunicativos e com um novo padrão atitudinal, além de ser um dispositivo de produção de bem-estar no ambiente de trabalho.

Consequência de um processo educativo gerador de arte

O educador trabalha as similaridades estéticas, a ancestralidade indígena, europeia e africana, a religiosidade, a fé e a história das ocupações e formações do Brasil. Assim, forma-se a produção artística do Ateliê Mestres da Obra, que mostra, por tudo isso, um resultado de intensas expressividade e complexidade estética e cultural brasileira. Do ponto de vista artístico, o resultado material do programa ganha valor (Figura 32.3), possibilitando que essa arte tenha condições de ser exposta nos espaços de cultura, normalmente abertos a um segmento restrito de pessoas, invariavelmente as classes de maior poder aquisitivo.

Realizar o caminho entre o canteiro e a galeria de arte promove diretamente dois efeitos igualmente positivos. O primeiro ocorre na sociedade, pois faz determinados segmentos sociais da elite econômica e cultural perceberem a existência de uma capacidade coletiva de criação nessa categoria de trabalhadores, que vai além do assentar tijolos, rolar a massa e entortar o ferro. Aquele "peão", migrante e morador da periferia, pode, sim, conceber e fazer algo bonito e sofisticado. O outro efeito acontece quando esse movimento do canteiro de obras para a galeria de arte promove a autoestima do operário e o ajuda a reencontrar sua individualidade, seu saber e valor pessoal, na medida em que se mostra um sujeito detentor de história, de lastro sociocultural, capacidade criativa e, acima de tudo, transmissor de conhecimento e expressão culturais.

A experiência do operário que muitas vezes entra, com sua família, em uma exposição de arte Mestres da Obra e encontra seu trabalho artístico, isto é, a arte de um coletivo operário sendo apreciada e valorizada em meio a pessoas de classe alta, promove a inclusão social.

A admiração dessas pessoas que normalmente só estabeleceriam contato com ele na relação patrão-empregado e a troca de conversas sobre processo de criação, subjetividade e emoção altera, naquele momento, a segmentação social – violenta e degradante – que "adoece" a todos: ricos e pobres, estudados e "peões".

Como consequência de ter a arte como principal ferramenta de trabalho, os elementos visuais apresentam forte efeito de comunicação provocado pelos objetos artísticos, particularmente produzidos por um segmento social considerado por puro preconceito, pouco capaz para tanto.

A forte presença de migrantes nos ambientes de atuação do Programa Mestres da Obra, característica que faz esses canteiros de obras serem espaços ricos de expressões culturais brasileiras, de elementos sonoros, visuais, religiosos e comportamentais, ajuda a compor um mosaico de manifestações que por fim caracterizam essa arte forte, rústica e ao mesmo tempo dotada de muitas referências.

Indústria da construção civil | Características, problemas de saúde e acidentes de trabalho

O termo construção civil engloba todo o processo de confecção de obras, como casas, prédios, pontes, barragens, fundações de máquinas, estradas e aeroportos. É um segmento industrial que, por desenvolver essas atividades, é denominado indústria da construção civil (Barone, 1999).

Essa indústria apresenta, em seu conjunto, tal diversidade de atividades que, de certa forma, é impossível abordar seu desenvolvimento como um todo. Tradicionalmente, o setor é estudado a partir dos seguintes subsetores:

- Obras de construção civil: englobam basicamente as edificações de moradia, comerciais e de serviços públicos, cisternas, poços de pequeno porte, reformas, entre outros

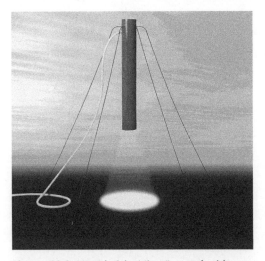

Figura 32.3 "Luminária Vírus", produzida em um dos Ateliês Mestres da Obra. Foi exposta na Espanha e na Alemanha e em diversas exposições de arte e *design* nacionais.

- Edificações: construção de edifícios (residenciais, comerciais, institucionais e industriais), de conjuntos habitacionais e na realização de partes de obras especializadas, como fundações, estruturas, instalações elétricas, hidráulicas, entre outros
- Obras de construção pesada: atividades de construção de infraestrutura viária, urbana e industrial, construção de obras estruturais e de arte, obras de saneamento, obras de barragens hidrelétricas, perfuração de poços de petróleo, entre outras
- Montagem industrial: montagem de sistemas de geração, transmissão e redistribuição de energia elétrica, atividades de instalação de estruturas industriais, sistemas de telecomunicações, sistemas de exploração de recursos naturais, entre outros.

Dessa forma, observamos nessa indústria uma profunda distinção no que se refere ao tipo de produto construído, instrumentos de trabalho utilizados, equipamentos e requerimentos de conhecimento técnico. Por outro lado, há uma proximidade entre esses subsetores quanto ao fazer e à execução do objeto construído (Barone, 1999).

A construção civil é responsável por grande parte do emprego das camadas pobres da população masculina no Brasil, e é considerada uma das atividades profissionais mais perigosas em todo o mundo, liderando as taxas de acidentes de trabalho fatais, não fatais e anos de vida perdidos (Blanes, 1992). A principal causa ocupacional de morte na construção civil tem sido o acidente de trabalho (Sorock *et al.*, 1993). Entre outras enfermidades de alto risco entre esses trabalhadores, encontram-se os sintomas musculoesqueléticos, dermatites, intoxicações por chumbo e exposição a asbestos (Burkhart *et al.*, 1993).

As razões indicadas para a ocorrência desses problemas de saúde na construção civil são: o grande número de riscos ocupacionais, como o trabalho em locais muito altos; o manejo de máquinas, equipamentos e ferramentas perfurocortantes; instalações elétricas; uso de veículos automotores; posturas antiergonômicas, como o levantamento de objetos pesados; alto índice de estresse; baixa qualidade de moradia e transporte; e de maneira mais profunda, as consequências emocionais do distanciamento da família e da região de origem, por conta da migração.

A migração, realidade do contingente operário dessa indústria, tem efeitos significativos sobre o indivíduo, e é importante destacar que o sentimento de desamparo gerado pela distância das raízes de família e local de origem se instala no mundo subjetivo do indivíduo, intensificando seu sofrimento e sendo determinante de grande número de seus problemas de saúde.

Dessa forma, o acidente começa a ser produzido muito antes de sua ocorrência, na medida em que esses trabalhadores se submetem a condições adversas de trabalho e são, na maioria, residentes da periferia, onde vivem em moradias de baixa qualidade ambiental e em condições de alto risco social. Por morarem a uma grande distância dos locais de trabalho, precisam acordar muito cedo, na maioria das vezes de madrugada, gastando muito tempo de deslocamento em transportes de pouca eficiência e baixa qualidade. A associação desses diversos fatores auxilia na formação do acidente (Gomes, 2003).

Gomes (2003) apresenta ainda a ideia de que há, de certa forma, uma banalização do acidente, que é relatado como se fosse um evento natural ou rotineiro, evidenciando seu caráter cotidiano na realidade dos trabalhadores. O acidente de trabalho faz parte das histórias de vida dos operários da construção, e dificilmente se encontra um trabalhador que não tenha pelo menos uma história de acidente para contar.

É fato que o número de acidentes nas obras de médio e grande portes diminuiu gradativamente em função dos programas de qualificação pelos quais passa a indústria da construção civil, mas ainda ocorrem em grande quantidade nas pequenas obras, nas reformas, nas obras de periferias urbanas e nas obras afastadas dos grandes centros, onde o controle e a fiscalização são menores.

O trabalho na construção civil sem a carteira assinada, desde a década de 1960 até o início dos anos 2000, constituiu a principal característica da precarização da relação de trabalho nesse ramo de atividade econômica no Brasil (Sintracon-SP, 2007). Nessas três décadas, foi comum a existência de grande proporção de trabalhadores sem contrato formal de trabalho e biscateiros, o que evidenciou a perda de direitos sociais, trabalhistas e previdenciários assegurados para os demais trabalhadores formais e o que não foi, logicamente, uma escolha individual. Segundo a pesquisa de Santana e Oliveira (2004), mais da metade dos entrevistados mencionou a falta de oportunidade como motivo para não ter contrato de trabalho, e a maioria desejava passar para esse patamar, sentindo-se prejudicada, especialmente pela falta de aposentadoria remunerada.

Empregados em empresas parecem ter uma situação mais favorável do que aqueles que fazem pequenos trabalhos em domicílios ou pequenos grupos de empreitada, por existir menor proporção de trabalhadores sem contrato formal de trabalho, mas, ainda assim, nota-se ainda hoje, nesse ramo de atividade industrial, uma frequência substancial de empregados sem contrato formal de trabalho.

A precarização, que não ocorre apenas na construção civil e que decorre também de reestruturações das relações no mundo do trabalho, de transformações políticas, econômicas e tecnológicas, provoca a perda de conquistas dos trabalhadores, a diminuição dos salários, a flexibilização dos contratos de trabalho e o desamparo social.

Na construção civil, o aumento do número de trabalhadores terceirizados contribui para esse processo. A estratégia de terceirização vem sendo utilizada como forma de reduzir custos, o que ocasiona algumas transformações nas relações trabalhistas – por meio de uma multiplicidade de vínculos empregatícios – e a deterioração das condições de trabalho (Sintracon-SP, 2007).

Os desdobramentos desse aumento extensivo da terceirização na construção civil são preocupantes, pois isso se sobrepõe a um setor que já tinha péssimas condições de trabalho, como os ambientes insalubres, a alta periculosidade das tarefas realizadas, os riscos negligenciados, a pouca eficiência de fiscalizações sobre as políticas de segurança do trabalho e o uso de mão de obra inexperiente e desqualificada (Gomes, 2003).

Considerações finais

Desde meados da década de 1990, a indústria da construção civil vem implantando programas de inovações tecnológica e organizacional. Surgiram no mesmo período, com muita força e aceitação nessa indústria, os programas de qualidade total e racionalização dos sistemas produtivos e reengenharia; bem mais discretos e acompanhando o movimento, ensaiaram-se nesse período os primeiros programas de gestão de recursos humanos no setor, em especial as escolas de alfabetização. A adoção de todos esses programas sempre foi muito justificada por seus aspectos econômicos expressos nas seguintes referências: tornar a empresa mais dinâmica, impactar de modo positivo a produção, tornar a empresa mais competitiva, refletir no "social" da empresa, possibilitar a descentralização da gestão, oferecer produtos com maior qualidade, melhorar a imagem institucional, entre outros.

Porém, nenhum outro movimento teve tanto impacto prático na indústria da construção civil quanto os programas de gestão ambiental implantados a partir do final da década de 1990. Sem dúvida, foram esses programas de qualificação ambiental que mais envolveram a força de trabalho dos operários e, por necessidades intrínsecas aos processos por eles propostos, integraram os canteiros de obras com estruturas e sistemas externos, políticas públicas, legislações, plantas de gerenciamento de resíduos e unidades de beneficiamento de materiais. Uma vez que o sucesso dos programas dependia exclusivamente da participação de todos os envolvidos diretamente na produção e no descarte desses resíduos, o movimento de qualificação ambiental empregado pela indústria da construção civil nos canteiros de obras abriu um novo horizonte para o desenvolvimento de uma modificação profunda nesses espaços de trabalho, uma vez que trouxe consigo a necessidade de um suporte educacional permanente e de construção de atitudes e valores. Pela primeira vez na história dessa indústria, iniciou-se uma reflexão sobre a relação existente entre as atividades por ela executadas, o ambiente e a sociedade. Ocorreu, nesse segmento, o que até então era escasso: o questionamento sobre o nível de transformação que essa indústria da construção civil exerce na paisagem e suas consequências no médio e longo prazos, nos grandes centros urbanos, em seus arredores e nas áreas de extração e tráfego de matérias-primas.

Toda essa realidade criou condições para a introdução de uma educação problematizadora nos canteiros de obras que ganhou espaço como instrumento fundamental para a mudança das práticas, comportamentos e, acima de tudo, dos valores no cotidiano nos canteiros. Como um processo de educação política, a introdução dessas práticas de educação ambiental oportunizou experiências pioneiras de transformação da realidade, de reflexão da cidadania, de ações de transformação e especialmente fortaleceu a discussão no setor sobre a necessidade de melhoria da qualidade de vida e promoção da saúde nesses ambientes de trabalho.

Nesse contexto, surgiram condições para o desenho da ideia Mestres da Obra, que só seria possível como parte integrante e resultante dessa realidade. Como prática e exercício de educação problematizadora e como ação de qualificação da saúde desses espaços de trabalho se fez o Programa Mestres da Obra.

Este surgiu imerso na realidade de que essa indústria iniciava uma transformação profunda em que não só seus processos construtivos e operacionais estavam em questão, como também, de forma significativa, as mudanças nas relações humanas e ambientais, dentro e fora dos canteiros de obras.

Não há dúvida de que uma transição de consciência, valores e posturas estivesse em operação, ainda que de forma lenta e embrionária, e que essa indústria, pelo menos no segmento formal, estivesse procurando adaptação, por um lado às exigências impostas por um contexto contemporâneo de humanização do trabalho, e por outro, de um mercado consumidor à procura de sustentabilidade social e ambiental em seu consumo.

Foi essa realidade de absorção de inovações e de qualificação socioambiental que permitiu compreender a existência de ateliês de arte dentro dos canteiros dessas obras. Há que se destacar que a empresa, universo da pesquisa aqui descrita e de parte dessa prática, deve ser considerada "de ponta", "progressista" e/ou "moderna"; assim, é preciso entender que a popularização de atividades similares deve demorar para acontecer.

Contudo, mais importante que o tempo é o entendimento de que essa prática, como uma política aplicada de valorização dos recursos humanos e como uma estratégia de bem-estar, promoção da saúde e melhoria de qualidade dos ambientes de trabalho da construção civil – experimentada e mantida efetivamente por 6 anos, e hoje ainda viva – pressupõe a possibilidade de existência em maior escala.

É fato que programas de qualificação humana em canteiros de obras enfrentam dificuldades nessa indústria, na qual ainda se lida com a manutenção do poder e da exploração da força de trabalho, mas a existência de poucos exemplos positivos indica a possibilidade e a esperança de visualizar um futuro diferente, melhor.

Do ponto de vista técnico, hoje, o Programa Mestres da Obra funciona como uma célula de promoção da qualidade de vida no canteiro de obras, um dispositivo prático para o surgimento de um canteiro diferente, de um ambiente de trabalho diferenciado, no caminho para um conceito ideal, no qual esse trabalho produzirá, de alguma forma, satisfação nas pessoas, bem como será propiciador de equilíbrio mental e de saúde.

Para Dejours (1997), esse trabalho poderia inclusive conferir ao organismo dos operários uma resistência maior contra a fadiga e a doença, contra os vírus e as condições climáticas. Nessa relação existente entre saúde, doença e trabalho, tal ocupação não será uma fonte de doença ou de infelicidade; ao contrário, ela poderá ser operadora de saúde e de prazer (Dejours, 1992).

Dessa forma, entende-se a não neutralidade que o trabalho tem em relação à vida e à saúde das pessoas; ao mesmo tempo que oprime, liberta, produz saúde e doença, é fonte de prazer e de angústia (Moreira, 2000).

Tendo como suporte os resultados dos depoimentos obtidos nos canteiros pesquisados, podemos dizer que esses trabalhadores ocupam o centro do processo de qualificação por que passa essa indústria e, mais do que parte integrante, serão também os mantenedores de um processo que não deve regredir.

Esses trabalhadores que estabelecem contato com atividades como as propostas pelo Programa Mestres da Obra e outras qualificações como os programas de gerenciamento de resíduos sólidos, de segurança do trabalho, entre outros, e diante de uma realidade de persistente escassez de mão de obra, provavelmente não mais tolerarão a precariedade do tradicional trabalho da construção civil, pois percebem a importância dessas atividades não só para suas próprias vidas, mas para a qualidade de vida de suas famílias e para a de toda a sociedade, fortalecendo-se enquanto seres participantes e integrantes dessa realidade.

Os depoimentos coletados mostraram que, na perspectiva dos operários e das chefias, o Programa Mestres da Obra tem implicações no dia a dia da obra e no cotidiano dos operários, o que permite supor que intervenções desse tipo, além de necessárias, são muito bem-vindas em novos locais de trabalho da indústria da construção civil e podem promover ambientes cada vez mais saudáveis.

Essa prática, que se situa em um universo de características próprias e marcantes, tem provocado um efeito transformador altamente positivo nos trabalhadores, tanto nos canteiros de obras quanto nos ambientes administrativos da empresa. Vale destacar que o Programa Mestres da Obra tem provocado efeitos em contextos externos ao universo que é foco da ação educativa, fato que ocorre por consequência do efeito de visibilidade provocado pela arte, ou melhor, pela comunicação produzida que adentra espaços distantes dos canteiros, como galerias, centros de cultura, plantões de venda, mídia entre outros (Figura 32.4).

Esse efeito de comunicação, percebido no projeto, merece reflexão mais aprofundada por conta da complexidade de elementos envolvidos, mas aparece nitidamente na fala dos participantes, que percebem esse resultado como valorização, reconhecimento sociocultural de um coletivo do qual fazem parte e que tem grande significado do ponto de vista do fortalecimento e do *empowerment* desse segmento de trabalhadores.

Por fim, é importante enfatizarmos que será cada vez mais fundamental o desenvolvimento de práticas de educação e de ações para a promoção da saúde e melhoria da qualidade de vida para os trabalhadores dentro dessa indústria, e tais práticas devem ser introduzidas no contexto das normas reguladoras da indústria da construção civil, bem como os equipamentos de segurança do trabalho, os níveis de exposição a ruídos e esforços físicos, entre outros, a fim de colaborar para a redução de acidentes de trabalho inerentes ao setor, em prol da melhoria da saúde dos trabalhadores.

Esse movimento de qualificação desses ambientes de trabalho (Figura 32.5) é proporcional ao crescimento do setor e inerente ao desenvolvimento econômico pelo qual passa a indústria da construção civil no Brasil.

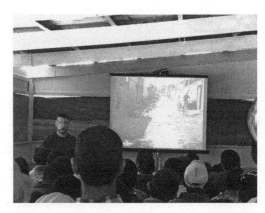

Figura 32.5 Palestra realizada dentro do canteiro de obras sobre o tema "Meio ambiente, sociedade e desenvolvimento sustentável".

Bibliografia

Barone, R. E. M. Canteiro-escola: trabalho e educação na construção civil. São Paulo: EDUC, 1999.

Becker, F. O que é construtivismo? São Paulo: FDE; 1994. p. 87-93. (Série Ideias, 20). Disponível em: <http://www.crmariocovas.sp.gov.br/dea_a.php?t=011>. Acesso em: 10 nov. 2007.

Blanes, D. N. O trabalhador acidentado na construção civil: sua trajetória na busca de seus direitos. Dissertação (Mestrado em Serviço Social) – Pontifícia Universitária Católica, São Paulo, 1992.

Brasil. Ministério do Trabalho. Secretaria de Emprego e Salário. Segurança e saúde no trabalho, legislação – normas regulamentadoras. Brasília: MTE, 2002. Disponível em: <http://www.mtecbo.gov.br/cbosite/pages/regulamentacao.jsf>. Acesso em: 02 jul. 2006.

Bresser, P. L. C. O segundo consenso de Washington e a quase estagnação. Revista de Economia Política, v. 23, n. 3, p. 3-34, 2003.

Burkhart, G.; et al. Job tasks, potential exposures, and health risks of labourers employed in construction industry. American Journal of Industrial Medicine, v. 24, n. 4, p. 413-425, 1993.

Cano, W. Notas para um cenário migratório no Estado de São Paulo. São Paulo em Perspectiva, São Paulo, v. 10, n. 2, abr./jun. 1996.

Coelho, V. P. Visitando a história a partir de memórias femininas: mudanças e permanências na socialização da mulher, 1960/1990. Tese (Doutorado

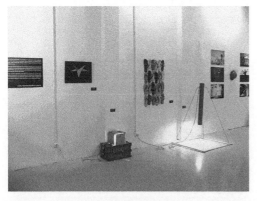

Figura 32.4 Mostra *Mestres da Obra* na Galeria Miscelânea, Barcelona, Espanha.

Capítulo 32 • Mestres da Obra, Arte, Educação e Promoção da Saúde em Canteiros de Obra... **423**

em Serviço Social) – Pontifícia Universidade Católica, São Paulo, 2001.

Coutinho, L. A terceira revolução industrial e tecnológica. Economia e Sociedade, Campinas v. 1, p. 69-88, 1992.

Cywinski, M. M. Centro Comunitário Dom Jorge: uma experiência de participação popular. Dissertação (Mestrado em Serviço Social) – Pontifícia Universidade Católica, São Paulo, 1990.

Cywinski, M. M. Repercussões do programa de renda mínima de Santo André/SP – Família Cidadã (1998-2001) nas trajetórias de famílias. Tese (Doutorado em Serviço Social) – Pontifícia Universidade Católica, São Paulo: PUC-SP, 2007.

Daniel, C. A. Perspectivas que o desenvolvimento local e a distribuição de renda abrem à construção do socialismo. São Paulo: Fundação Perseu Abramo, 2003. p. 11-46.

De Lucca, S. M. R. Epidemiologia dos acidentes de trabalho fatais em área metropolitana da região sudeste do Brasil, 1979-1989. Revista de Saúde Pública, v. 27, n. 3, p. 168-176, 1993.

Dejours, C. A loucura do trabalho. São Paulo: Cortez, 1997.

Dejours, C. Normalidade, trabalho e cidadania. Cadernos CRP, v. 6, p. 13-17, 1992.

Dejours, C. Por um novo conceito de saúde. Revista Brasileira de Saúde Ocupacional, v. 54, n. 14, p. 7-11, 1986.

Dejours, C. Psicodinâmica do trabalho. São Paulo: Atlas, 1996.

Dejours, C.; Abdoucheli, E. Itinerário teórico em psicopatologia do trabalho. In: Betiol, M. I. S. (Coord.). Psicodinâmica do trabalho: contribuição da escola dejouriana à análise da relação prazer, sofrimento e trabalho. São Paulo: Atlas, 1994. p. 119-142.

Farah, M. F. S. Formas de racionalização do processo de produção na indústria da construção. In: Encontro Nacional da Indústria da Construção, 10., 1990, Gramado. Anais... Gramado: SERGS, 1990. p. 735-749.

Farah, M. F. S. Processo de trabalho na construção habitacional: tradição e mudança. São Paulo: Annablume, 1996.

Fernandes, F. Nova república? Rio de Janeiro: Zahar, 1986.

Freire, P. Pedagogia do oprimido. 38. ed. Rio de Janeiro: Paz e Terra, 2004.

Gil, A. C. Métodos e técnicas de pesquisa social. 5. ed. São Paulo: Atlas, 1999.

Gomes, R. S. A produção social do infortúnio: acidentes incapacitantes na construção civil do Rio de Janeiro. Rio de Janeiro: Fiocruz, 2003.

Hannerz, U. Cultural complexity: studies in the social organization of meaning. New York: Columbia University Press, 1992.

Hobsbawn, E. J. Era dos extremos: o breve século XX – 1914-1991. São Paulo: Companhia das Letras, 1995.

Hooshmand, M. S. As parteiras tradicionais do distrito de Regência, município de Linhares, ES: resgate das práticas atuais. Dissertação (Mestrado em Saúde Pública) – São Paulo: USP, 2004.

Instituto Brasileiro de Geografia e Estatística. Pesquisa nacional por amostra de domicílios, PNAD – síntese de indicadores, 1999. Disponível em: <https://ww2.ibge.gov.br/home/estatistica/populacao/trabalhoerendimento/pnad99/default.shtm>. Acesso em: 15 nov. 2006.

Jackson, S. A.; Loomis, D. Fatal occupational injuries in the North Carolina construction industry, 1978-1994. Applied Occupational and Environmental Hygiene, v. 17, n. 1, p. 27-33, 2002.

Klausmeyer, M. L. O peão e o acidente de trabalho na construção civil do Rio de Janeiro. Dissertação (Mestrado em Educação) – Rio de Janeiro: Fundação Getulio Vargas, 1988.

Labonte, R. Estrategias para la promoción de la salud en la comunidad. In: Organización Panamericana de la Salud (Ed.). Promoción de la salud: una antología. Washington: OPAS, 1996. p. 153-165. (OPAS, Publicacion Científica y Técnica, 557).

Marschall, T. H. Cidadania, classe social e status. Rio de Janeiro: Zahar, 1967.

Minayo, M. C. S. Pesquisa social. 2. ed. Petrópolis: Vozes, 1994.

Moreira, M. M. S. Trabalho, qualidade de vida e envelhecimento. Dissertação (Mestrado em Saúde Pública) – Fundação Oswaldo Cruz, São Paulo, 2000.

Oliveira, P. R.; Santana, S. V. Saúde e trabalho na construção civil em uma área urbana do Brasil. Cadernos de Saúde Pública, p. 797-811, 2004.

Organização Pan-Americana da Saúde. La administración estratégica: lineamientos para sus desarrollos: los contenidos educacionales. Washington: OPAS, 1995.

Ostrower, F. Criatividade e processo de criação. 15. ed. Petrópolis: Vozes, 1987.

Paugam, S. O conceito de desqualificação social: por uma sociologia da exclusão social – o debate com Serge Paugam; Maura Pardini Bicudo Veras. São Paulo: Educ, 1999.

Pelicioni, M. C. F.; Philippi, J. A. (Ed.). Educação ambiental: desenvolvimento de cursos e projetos. São Paulo: Signus, 2000.

Pochmann, M. A proteção social na periferia do capitalismo: considerações sobre o Brasil. São Paulo em Perspectiva, v. 18, n. 2, p. 3-16, 2004.

Pollak, M. Memória e esquecimento. Revista de Estudos Históricos, v. 2, n. 3, p. 3-15.

Reigota, M. Ecologistas: Marcos Reigota. Santa Cruz do Sul: EDUNISC, 1999.

Ringen, K.; Seegal, J. L.; Weeks, J. L. Construcción. Disponível em: <http://www.mtas.es/insht/EncOIT/tomo3.htm>. Acesso em: 12 jul. 2007.

Rosanvallon, P. A nova questão social: repensando o Estado Providência. Brasília: Instituto Teotônio Vilela, 1998.

Santana, V. S.; Oliveira, R. Trabalho e saúde na construção civil em uma área urbana do Brasil. Cadernos de Saúde Pública, v. 20, n. 3, p. 797-811, 2004.

Saurin, T. A.; Formoso, C. T. Subsídios para aperfeiçoamento da NR-18. Qualidade na Construção, v. 20, p. 36-43, 1999.

Sorock, G. S.; Smith, E. O.; Goldoft, M. Fatal occupational injuries in New Jersey construction industry 1983-1989. Occupational Medicine, v. 35, n. 9, p. 916-921, 1993.

Telles, V. S. Questão social afinal, do que se trata? São Paulo em Perspectiva, São Paulo, v. 10, n. 4, 1996.

Théry, H.; Mello, N. A. Atlas do Brasil: disparidades e dinâmicas do território. São Paulo: USP, 2005.

Vargas, M. Organização do trabalho e capital: um estudo da construção habitacional. Rio de Janeiro: Coppe/URFJ, 1979.

Wallerstein, I. A reestruturação capitalista e o sistema-mundo. In: Gentilli, P. (Org.). Globalização excludente. Petrópolis: Vozes, 1999.

33 Experiência Transdisciplinar nos Programas e Propostas de Promoção da Saúde

Ricardo Werner Sebastiani • André François • Paula Blandy •
Maria Cecília Focesi Pelicioni • Isabel Maria Teixeira Bicudo Pereira

Introdução

Este capítulo foi elaborado a partir de um recorte do projeto "Olhar São Paulo" e traz dados importantes sobre a realidade da população-alvo do estudo, possibilitando uma avaliação mais detalhada dos processos e resultados desenvolvidos pelos trabalhos voltados à educação e promoção da saúde do adolescente, realizados pela Organização da Sociedade Civil de Interesse Público (OSCIP) ImageMagica.

> As ações de promoção da saúde devem ser eminentemente participativas e transformadoras. Assim, atuar em promoção da saúde significa abrir um enorme leque de possibilidades de atuação, dependendo dos contextos socioculturais de cada comunidade. Não se trata simplesmente de fazer educação em saúde no sentido de mudanças de comportamento, mas sim trabalhar com as potencialidades de cada comunidade, bem como conscientização, portanto, um novo entendimento de uma cidadania que contempla o individual e o coletivo enfocando a saúde enquanto qualidade de vida (Ferraz, 2000).

Vivemos atualmente um importante processo de reestruturação dos paradigmas da saúde e das bases que fundamentam todo o processo de pensar-fazer saúde no mundo. Podemos estabelecer como marco histórico dessa mudança as propostas apresentadas a partir da Conferência Mundial de Saúde, patrocinada pela Organização Mundial da Saúde (OMS) ocorrida na cidade de Alma-Ata (ex-URSS) em 1978 (Brasil, 2000), na qual a definição do conceito *saúde* foi apresentada, qual seja:

> Saúde é o total bem-estar biopsicossocial do indivíduo e não somente a ausência de doença – e como tal, é direito humano fundamental [...] a consecução do mais alto nível de saúde é a mais importante meta social mundial, e sua realização requer ações de outros setores sociais e econômicos, além do setor saúde.

Além dessa nova leitura sobre saúde, foram propostos aspectos importantes relativos ao processo de atenção à saúde. Esse primeiro esforço mundial, no sentido de trazer novas luzes aos trabalhos ligados à saúde e construir um modelo que ampliasse a visão predominantemente biomédica vigente (curativista), veio receber um impulso fundamental a partir da realização da Primeira Conferência Internacional sobre promoção da saúde, ocorrida em Ottawa, Canadá, em 1986, na qual a questão da saúde passou a ser tratada dentro de um espectro muito mais abrangente, considerando-se como critérios "condições e recursos fundamentais que são: paz, habitação, educação, alimentação, renda, ecossistema estável, recursos sustentáveis, justiça social e equidade" (Brasil, 2000).

O documento lavrado a partir dessa conferência deixa claro que:

> A promoção da Saúde vai além dos cuidados de saúde, colocando saúde na agenda de prioridades dos políticos e dirigentes em todos os níveis e setores, chamando-lhes a atenção para as consequências que suas decisões podem ocasionar no campo da saúde e a aceitarem suas responsabilidades políticas com a saúde (Brasil, 2000, p. 20-1).

A partir dos anos 1980, gradativamente a questão da promoção da saúde recebeu mais atenções, com as propostas de Ottawa ganhando novos contornos e aprimorando-se através das considerações e recomendações apresentadas nas Conferências Mundiais de Promoção da Saúde subsequentes, realizadas em Adelaide, em 1988, e em Sundsvall, em 1991. Importantes luzes foram direcionadas às questões específicas da América Latina na Conferência de Bogotá, em 1992, onde prosseguiu essa construção de propostas de ação para promover a saúde, além do escopo exclusivo da intervenção dos profissionais de saúde. Outras contribuições advindas das conferências de Jacarta, em 1997, de Megapaíses, em 1998, e as mais recentes ocorridas no México, em 2000, em Bangkok, em 2005, e em Nairob, em 2009, também vieram complementar o referencial teórico que tem servido de base para a promoção da saúde.

Um dos principais pontos a considerar nessa evolução é que o indivíduo, a família e a comunidade onde se vive têm um papel importante na promoção e preservação da saúde, além da clara demonstração de que promover saúde é uma questão interdisciplinar e intersetorial, que envolve aspectos amplos que vão da escala de valores e comportamentos dos indivíduos até a forma como governos e organismos internacionais destinam seus recursos econômicos e engendram suas políticas para o desenvolvimento dos países.

Sintetizando os principais pontos levantados nas conferências referidas, podemos destacar (Barrios e Ferreira, 1999):

- Desenvolver habilidades pessoais
- Estimular diálogo entre diferentes "saberes"
- Criar condições para que as populações se conscientizem e se capacitem para reconhecer e expressar suas necessidades de saúde
- Criar condições para que as pessoas possam analisar criticamente sua realidade e identificar fatores determinantes de suas condições de saúde
- Criar oportunidades para que as pessoas conquistem a autonomia necessária para a tomada de decisões que afetem suas vidas
- Estimular a participação nos processos que interferem e modificam os determinantes de saúde
- Capacitar as pessoas a conquistarem o controle sobre sua saúde e sua condição de vida
- Fornecer instrumentos e constituir conhecimentos para libertação e mudança

- Instrumentalizar a busca de alternativas para a solução de problemas e transformação da vida cotidiana
- Intensificar os suportes sociais e reforçar a ação comunitária
- Estimular e mobilizar a população e os gestores para assumir seu compromisso social e para o desenvolvimento de vontade política, redefinindo papéis e responsabilidades
- Buscar o aprimoramento dos profissionais de saúde e a reformulação dos serviços de saúde
- Controlar e melhorar as condições de saúde e qualidade de vida no nível coletivo/comunitário.

Integrando-se a esses pontos fundamentais, um documento oficial da Organização Pan-Americana da Saúde e da OMS (OPAS; OMS, 1997) discutiu os cenários e as prioridades para a saúde no desenvolvimento humano para o novo milênio, apresentando a promoção da saúde como um processo que depende de estratégias globais políticas e econômicas, e que necessita considerar ainda aspectos importantes, como o desenvolvimento sustentado, a ecologia, a habitação, o salário, a educação, entre outros, como vetores interdependentes para uma relação adequada entre saúde e desenvolvimento humano (Figura 33.1).

A OPS define a saúde em desenvolvimento como uma orientação estratégica globalizada onde se expressa "a confluência das nove orientações estratégicas, em uma direção comum, sob o marco englobador da primeira delas: a saúde em desenvolvimento". Com embargo, é importante observar a aprovação de orientações estratégicas como a integração da mulher na saúde em desenvolvimento, a administração do conhecimento, a promoção da saúde e a utilização da comunicação social em saúde, entre outras; em seus conteúdos, se comprova a importância que se lhes atribui na difícil tarefa de construir um desenvolvimento mais equitativo e sustentável (OPAS; OMS, 1997).

Por sua parte, a equidade abarca uma parte intrínseca do conceito de desenvolvimento humano sustentável. A XXIII Conferência Sanitária Panamericana destacou que [...] a saúde em desenvolvimento implica, necessariamente, reduzir as desigualdades sociais ante a saúde, reduzir o impacto da crise entre os mais desvalidos, configurar programas integrais de bem-estar social e melhoria das condições de vida e de saúde das grandes maiorias, especialmente dos grupos sociais mais vulneráveis, e transformar os sistemas de saúde sobre sua base e dar uma maior ênfase

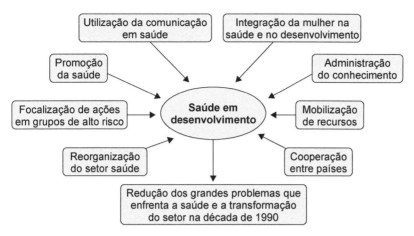

Figura 33.1 Orientações estratégicas e prioridades do programa 1991-1994. Adaptada de OPAS; OMS (1997).

nas ações populacionais de promoção da saúde e prevenção e controle de danos e riscos, assim como de uma maior participação cidadã organizada (OPAS; OMS, 1997).

Fica claro, portanto, que a questão da promoção da saúde implica no desenvolvimento de ações que venham a inserir-se de forma mais eficaz junto às populações, transcendendo os portões dos hospitais, centros de saúde, unidades básicas de saúde, entre outros serviços para, a partir de uma construção coletiva, buscar a condição real de transformar o quadro tão preocupante de saúde e qualidade de vida atualmente observado em nossa população.

Em grande parte dos conteúdos apresentados nas propostas da OMS, indica-se como imprescindível a presença dos profissionais da saúde como participantes fundamentais nas mudanças propostas. Não obstante, temos ainda um caminho muito importante a trilhar em relação à formação. Necessitamos igualmente de mudanças de conceitos e posturas, pois muitos ainda defendem um modelo predominantemente clinicalista/curativista, fortemente influenciados pelo modelo biomédico, em que questões ligadas a saúde pública, promoção de saúde, transdisciplinaridade e intersetorialidade raramente são discutidas. Isso faz a maioria desses profissionais deixar à margem esse campo de trabalho ou, pior, inserir-se nele mal preparados, gerando muitas vezes uma visão distorcida e negativa, tanto por parte das pessoas que recebem os cuidados em saúde (pacientes, familiares, comunidade) quanto dos próprios colegas de outras áreas (sociologia, educação etc.) que, mesmo entendendo e vendo a importância dos fatores biocomportamentais na relação saúde-desenvolvimento humano, muitas vezes não conseguem ter nos demais colegas os parceiros adequados para somar forças ao seu saber e fazer nessas empreitadas.

A crítica aqui colocada tem por objetivo alertar colegas e instituições formadoras sobre a premência de se reformularem os processos de formação-capacitação do profissional de saúde. Cabe ressaltar que muitas iniciativas advindas, sobretudo, da sensibilidade de parcelas cada vez maiores desses profissionais têm demarcado de forma importante a implementação desse novo caminho. A partir de meados dos anos 1990, vem sendo marcante a identificação dessas demandas que a sociedade apresenta e começam a ocorrer várias iniciativas desses profissionais, inserindo-se em trabalhos transdisciplinares e de órgãos representativos da categoria.

As experiências em atividades interdisciplinares têm trazido novas leituras e ferramentas para se pensar e promover saúde. Segundo Westphal (2001):

> Como a adoção de um novo paradigma (de saúde) orienta para o desenvolvimento de novas competências teórico-práticas e difusão das mesmas, as atividades de ensino de atualização, graduação e pós-graduação *lato* e *stricto sensu* foram tendo seus perfis alterados para que o profissional de saúde fosse preparado para executar tarefas tradicionais, de caráter técnico, ao mesmo tempo que pudesse perceber o que é trabalhar em Saúde Pública hoje.

Os grandes desafios da nova prática, a intersetorialidade e a interdisciplinaridade exigem profissionais aptos ao diálogo técnico e leigo, com os mais variados setores. Professores e alunos devem se habilitar a desempenhar esta atividade e outras também, antes não requeridas, como a atuação política junto a grupos populacionais, institucionais e órgão de administração pública (Westphal, 2001, p. 2).

Assim, todas as experiências que possam somar-se ao novo repertório que se forma devem contribuir para a composição desse novo campo e da estruturação efetiva dos trabalhos em promoção e educação para a saúde. Apresentamos a seguir uma dessas experiências, em que a soma de "saberes" e "fazeres" vem colhendo frutos bastante significativos junto a populações em situação de risco e exclusão.

A ImageMagica, uma OSCIP, busca desencadear a percepção da realidade por meio do fotografar e da fotografia, utilizados como ferramentas de transformação da realidade.

Descrevemos a seguir uma síntese de trabalhos da organização ImageMagica, com ênfase no Projeto "Olhar São Paulo"*, no qual diversas estratégias preconizadas para a promoção da saúde e do desenvolvimento humano são aplicadas na prática, trazendo efetivas modificações no plano da autoestima, crítica social, sensibilização para mudanças de comportamento, fomento à capacidade criativa e transformadora, entre outros. Esses elementos integram o alicerce das propostas de inserção do indivíduo e da comunidade como agentes efetivos de transformação social. Acreditamos que é nessa e em inúmeras outras ações do gênero que repousam alguns dos mais importantes meios para se promover saúde e desenvolvimento humano, para a (re)construção de um mundo no qual a iniquidade e o crescente desrespeito à pluralidade de formas de ser, sentir, pensar e agir possam ter um caminho de mudanças em que o ser humano seja novamente merecedor de respeito e dignidade em seu viver.

ImageMagica

No início dos anos 1990, o fotógrafo André François fazia fotos para um de seus livros, no interior de Minas Gerais, quando notou o grande interesse das crianças locais pela fotografia. Em uma comunidade sem recursos, a saída foi transformar latas em câmaras fotográficas (utilizando-se de uma antiga técnica de ensino em fotografia denominada *pinhole*).

Assim, fotografar passou a ser não um fim, mas um instrumento, pois foi a partir de imagens obtidas com essas câmaras artesanais que as crianças desenvolveram a capacidade de observar e reler seu ambiente e desenvolver uma visão crítica da realidade. A própria fotografia passou a ser o instrumento de transformação, o que deu um rumo para a criação da organização ImageMagica, uma entidade sem fins lucrativos, de interesse público, com atividades educacional, cultural, social e ambiental e com programas voltados a crianças, jovens e comunidades.

A organização ImageMagica existe desde 1995 e formalizou-se como OSCIP em novembro de 2000. Ao longo dos anos, firmou parcerias com instituições e profissionais que têm contribuído com subsídios técnicos, necessários ao desenvolvimento e crescimento do projeto, contando atualmente com uma equipe com mais de 40 pessoas, entre fotógrafos, educadores, psicólogos, biólogos, sociólogos, sanitaristas, artistas plásticos, jornalistas, estudantes e outros. Foram realizadas várias atividades, confirmando-se a ampla abrangência da ImageMagica diante das diferentes áreas do conhecimento humano, firmando-se cada dia mais sua proposta transdisciplinar e criando-se bases para articulações intersetoriais nas diferentes ações que vem desenvolvendo.

A situação do Brasil, sua realidade de incertezas e agitações constantes, além da profunda desigualdade socioeconômica existente, gera um cotidiano dramático para a população economicamente desfavorecida, caracterizado pela iniquidade, reflexo dos grandes contrastes que se intensificaram principalmente nas últimas décadas. Temas como pobreza, exclusão social, educação precária, problemas na área de saúde e saneamento básico permeiam o dia a dia de muitos.

Existe um vasto consenso (na literatura médica, sociológica, psicológica e na mídia) de que a adolescência é um período de vulnerabilidade intensa. Um período em que estão especialmente sensíveis ao perigo em razão tanto dos fatores de origem biológica, como da autonomia relativa e ambígua que os jovens desfrutam na família e na sociedade.

---

* O Projeto "Olhar São Paulo" foi transformado em dissertação de mestrado em Saúde Pública por Ricardo Werner Sebastiani (2004), na FSP/USP.

Quando se alia juventude à situação de pobreza e de exclusão social, potencializa-se sua vulnerabilidade. Os adolescentes moradores das periferias – privados de seus direitos essenciais – já conseguem chegar aos bancos escolares e ao ensino médio, mas ingressam em uma escola que não se preparou para recebê-los e prosseguem expostos à violência e a uma série incontável de exclusões.

A ImageMagica, por meio do projeto Olhar São Paulo, trouxe a possibilidade de conhecer a metrópole através do olhar de jovens das cinco regiões de São Paulo. Utilizando a fotografia como ferramenta de percepção da realidade, os jovens envolvidos puderam mostrar as particularidades de todas as regiões da cidade, indicando tanto os aspectos positivos quanto os negativos de se viver em grandes centros urbanos.

Contudo, mais que o olhar crítico, o objetivo do projeto Olhar São Paulo foi criar um intercâmbio de informação e cultura dentro da cidade, pois com a grande quantidade de habitantes e, principalmente, com toda a diversidade étnica, socioeconômica e cultural ali concentrada, pode-se afirmar que existe uma São Paulo que a própria São Paulo desconhece.

Trabalhou-se, ao longo do projeto, nas regiões Norte, Sul, Leste, Oeste e Centro da cidade de São Paulo, com jovens de 14 a 21 anos de idade, inscritos no Programa Bolsa-Trabalho da Prefeitura de São Paulo, em parceria com a Organização das Nações Unidas para a Educação, a Ciência e a Cultura (Unesco). Utilizou-se o tempo vago dos jovens, ou seja, horários de contraturno de aulas, para ampliar e contribuir com sua formação sociocultural por meio da aplicação das atividades.

Nossa equipe permaneceu 6 meses oferecendo programas culturais e educacionais, por meio da fotografia, para os jovens de cada localidade. Foram desenvolvidas atividades de sensibilização para o olhar, apreensão dos principais conceitos fotográficos, construção da câmera fotográfica, saídas para fotografar e a revelação das imagens produzidas, desenvolvimento da reflexão dos temas geradores e universais.

O trabalho foi diretamente relacionado com o meio em que os jovens viviam, com as pessoas com quem eles se relacionavam e como eles viam seu mundo. Pela fotografia, pôde-se ampliar as reflexões dos jovens acerca do seu mundo, para que, com essas reflexões, eles conseguissem se tornar responsáveis por sua própria existência. Essas ações visaram a possibilitar o aprimoramento da capacidade de leitura crítica da realidade, e por meio das discussões e reflexões que se apresentaram aos jovens individualmente e em grupos, estimular atitudes de transformação de vida, dentro de suas possibilidades e realidade, procurando, assim, resgatar elementos nucleares para a cidadania e qualidade de vida, como autoestima, percepção de sua capacidade transformadora, reconhecimento de seus potenciais, integração grupal, entre outros.

Projeto Olhar São Paulo

O projeto teve em vista dois tipos de público, sendo um direto e o outro, indireto.

O primeiro nas diferentes zonas de São Paulo, do qual participaram 600 jovens com idades entre 16 e 21 anos. Esses jovens faziam parte do Programa Bolsa-Trabalho, desenvolvido pela Prefeitura de São Paulo em parceria com a Unesco.

O segundo foi composto pelas pessoas que tiveram acesso aos resultados do trabalho realizado, iniciando-se pela comunidade em que se realizou cada campo. Surgiu aí a crucial importância da divulgação do material produzido por meio de livros, exposições fotográficas, congressos científicos, cartões postais, *websites* e documentários em vídeo desenvolvidos no decorrer do programa. Houve sempre a preocupação de construir e identificar propostas junto aos participantes de cada campo e executar atividades que claramente demonstrassem os resultados obtidos.

> A construção do saber evolui do reconhecimento de seu próprio mundo, e antes de aprender qualquer coisa, uma pessoa precisa ler primeiro o seu mundo (Instituto Paulo Freire, 1999).

Metodologia

A metodologia proposta pelo ImageMagica permitiu que os problemas da comunidade fossem detectados, refletidos, discutidos e divulgados na própria comunidade. A partir dessas reflexões e diagnóstico, poderiam ser pensadas soluções para essas problemáticas. Por meio desse levantamento, garantimos que a implantação de outros projetos sociais fosse assertiva e eficaz na construção de uma sociedade melhor, e, com isso, buscamos desenvolver pontes possíveis para ações inter e trans-setoriais, criando uma trama social participativa, focada permanentemente na perspectiva de inserção e de responsabilização do coletivo.

A abordagem proposta foi o fotografar e a fotografia, a apreensão do mundo a partir da análise e da construção de imagens. A escolha pelo método fotográfico foi feita pelos seguintes motivos:

- Pelo interesse espontâneo apresentado pelas crianças e jovens durante os trabalhos do fotógrafo André François
- Porque o olhar fotográfico, como forma de percepção da realidade, permite o desenvolvimento das capacidades de apreensão e compreensão de seu mundo e consequente atuação social
- Perceber o mundo em que se vive é o primeiro passo para modificá-lo e, desse ponto de vista, a fotografia é apresentada no projeto como um instrumento de leitura e transformação sociais
- Por permitir uma abordagem transdisciplinar: física – conceitos ópticos utilizados na construção da máquina fotográfica; química – o processo de revelação; artes e literatura – como outras formas de expressão da realidade apreendida; ecologia – o ser vivo e sua relação com o ambiente; sociologia – o homem e suas inter-relações; psicologia – o indivíduo e sua capacidade de autodeterminação, entre outros.

Com resultado do trabalho desenvolvido, conseguimos um acervo de imagens e material de pesquisa que representassem a realidade de cada comunidade. Esses materiais permitiram às comunidades refletir sobre sua realidade e poder divulgá-la para outras comunidades, além de produzir conhecimento em outras áreas de estudo que possibilitaram a multiplicação das experiências e dos resultados alcançados.

Objetivos

Geral

Pelo fotografar e pela fotografia, objetivou-se capacitar o indivíduo a desenvolver uma visão crítica das realidades social, ambiental e cultural, bem como perceber seu papel como agente transformador.

Específicos

- Instrumentalizar os jovens participantes do projeto a observarem a realidade em seus vários âmbitos (social, ambiental e cultural)

- Instrumentalizar os educadores locais para a continuidade das atividades
- Ensinar as técnicas fotográficas, desde a construção da câmara até a análise das imagens, passando pelo fotografar, pela revelação e pelo tratamento do material produzido
- Estimular o intercâmbio dos resultados do trabalho entre os participantes do programa nas várias comunidades como forma de troca de experiências
- Utilizar o imenso acervo fotográfico e as informações produzidas para dar ampla divulgação das constatações e dos resultados obtidos pelo trabalho para o público, como forma de socialização das experiências e dos conhecimentos adquiridos em campo, livros, *websites*, exposições, documentários, congressos, eventos e outros.

Fundamentação

Partiu-se do princípio de que a fotografia é uma forma de linguagem, o que permitiu dar a ela o mesmo tratamento desenvolvido pelas teorias de Paulo Freire e Vygotsky.

Com isso, procurou-se criar uma estrutura em que o aprendizado não estivesse limitado às horas diárias de aula, às paredes da escola nem ao trabalho da comunidade, em que o aprendizado não fosse um processo individual e cartesiano, mas dinâmico e interativo, entre educandos, educadores e pais, estendido aos membros da comunidade.

Com base nos conceitos de ensino não formal (Oliveira, 2001), essa estratégia de abordagem permitiu que:

- Ocorresse a participação dos educandos no planejamento e na execução das ações do processo educacional
- O processo pedagógico fosse voltado aos interesses dos educandos, no qual os conhecimentos espontâneos eram reconhecidos e integrados à experiência de aprendizagem
- Os educandos pudessem atuar como elementos multiplicadores, ao interagir com a comunidade.

Com o envolvimento em todo o processo fotográfico, o jovem buscou expressar-se por meio de imagens, o que possibilitou a manifestação de emoções e sentimentos que repercutiram de forma significativa em sua disponibilidade para implementar as propostas do projeto. Portanto, sensibilizar e estimular o jovem por meio das ferramentas como as que lhe foram apresentadas foi exatamente criar uma ponte afetiva e, consequentemente, permitir maior predisposição para o apreender e o julgar. Da mesma forma, partindo do mundo conhecido e reconhecido pelos jovens, e deste para universos cada vez mais amplos de constatações e reflexões, possibilitou que eles fossem os construtores de seu saber, pois reconheceram e leram seus próprios mundos.

> As exigências da sociedade devem ser trabalhadas pedagogicamente a partir da vida cotidiana, da subjetividade, isto é, a partir das necessidades e interesses das pessoas. Essas capacidades devem levar as pessoas a pensar e agir processualmente, em totalidade e transdisciplinarmente. A ecopedagogia tem por finalidade reeducar o olhar das pessoas, isto é, desenvolver a atitude de observar e evitar a presença de agressões [...] (IPF, 1999).

Complementando esses conceitos, educação implica, para Vygotsky (1962), não apenas o desenvolvimento dos potenciais individuais, mas a expressão histórica e o crescimento da cultura humana da qual o homem procede. Nesse sentido, a prospecção e a expressão de seu mundo por meio de imagens produzidas criam um processo de estimulação para que o jovem sinta e seja, cada vez mais, agente de seu desenvolvimento e de transformação de seu mundo.

Como ferramentas complementares, a visão simples e objetiva desenvolvida pela pedagogia de Freinet (1975) trouxe subsídios para adaptar diversas técnicas, buscando-se a efetivação do trabalho, via intercâmbio de correspondências, roda de avaliação e outros instrumentos de baixo custo e simplicidade de uso, sem perder, com isso, a qualidade e a profundidade daquilo que se propôs buscar.

Estratégias de abordagem e atividades de campo

Foram utilizadas diferentes estratégias no trabalho de campo:

- Pesquisa de universo da comunidade: trabalho coletivo de construção do conhecimento sobre a realidade local: o lugar onde as pessoas vivem foi alvo de discussão como primeira atividade desenvolvida
- Eleição de temas geradores: as imagens e os sentimentos trazidos não foram só um instrumento de leitura individual, mas também

instrumento de releitura coletiva da realidade socioambiental em que essas pessoas vivem. Assim, os temas eleitos foram carregados de afetividade e memória crítica
- Análise de imagens: desenvolveu-se junto aos jovens e educadores a capacidade de realizar leituras temáticas, identificando-se aspectos técnicos e expressivos da fotografia, além do estímulo à percepção e sensibilidade
- Brincadeira com sombra e luz: unindo diversas atividades, foram estimuladas nos jovens e educadores a percepção e a capacidade de conceituar a ação da luz e da sombra na formação de imagens
- Máquina fotográfica humana: em duplas, os alunos experimentaram a sensação de buscar expressar-se pelo fotografar e de ser o instrumento que registra essa expressão (câmara fotográfica). Criaram-se com essa técnica interfaces interessantes entre a intenção e a ação, entre o êxito e a frustração
- Confecção da máquina artesanal: os jovens aprenderam a construir uma câmara fotográfica com uma lata vazia, utilizando os princípios da câmara escura (*pinhole*). Esse material foi a base de diversos trabalhos desenvolvidos durante todo o campo
- Captação de fotos: as atividades fotográficas propriamente ditas ocorreram sempre em busca de enfatizar os temas-alvo do projeto. Os jovens fotógrafos buscaram captar suas imagens com base nos conteúdos discutidos e desenvolvidos durante as atividades complementares, sempre enfatizando as características de sua região e seu modo de ver o mundo. As discussões das imagens capturadas, que se iniciaram no processo de revelação, buscaram dar aos participantes possibilidades de aprofundamento reflexivo sobre seu trabalho e sua forma de expressão
- Roda de avaliação: com uma das técnicas de avaliação interativa da pedagogia de Freinet (1975), diariamente se fez uma leitura coletiva das atividades desenvolvidas. A roda procurou estabelecer um fio condutor das atividades do grupo por meio de três itens colocados por todos: "Eu critico", "Eu felicito", "Eu proponho"
- Desenvolvimento de projeto comunitário: a partir dos temas levantados e trabalhados, foram montados subgrupos em cada um dos campos, onde os jovens apresentaram, desenvolveram e aplicaram propostas para o en-

frentamento de problemas por eles identificados na comunidade. Os projetos envolveram atividades como educação ambiental e manejo correto do lixo, violência doméstica e urbana, sexualidade, drogas, lazer, cultura e discriminação social, viabilizados em forma de exposições, peças teatrais, revistas de "fotonovela", manuais de orientação, intervenções nas escolas de origem, atividades nos centros de lazer da comunidade, entre outros.

O projeto Olhar São Paulo foi focado no público jovem, abrangendo as áreas cultural, social e educacional, visando não só à capacitação do participante para a fotografia, mas também ao despertar de sua percepção para o meio, aguçando-lhe o "olhar" para o ambiente que o cerca: seu local de trabalho, sua casa, sua família, seu bairro.

Ao levar a fotografia para diversas comunidades, pretendemos que os jovens registrassem suas vidas e costumes, percebendo seus problemas e vislumbrando soluções. Nesse processo, tornou-se possível observar as comunidades e os problemas locais a partir da óptica de quem ali vive, e não apenas de agentes externos.

Ao proporcionar aos participantes a possibilidade de refletir sobre seu mundo, permitiu-se que fosse percebido seu papel transformador da realidade e que pudessem praticar a cidadania e a ação social em seu próprio meio.

A proposta pedagógica não pretendeu apenas enfocar a parte técnica da fotografia, mas também, e principalmente, introduzir discussões e reflexões que possibilitassem a construção do conhecimento e o desenvolvimento pessoal de cada um dos alunos.

Além dos módulos técnicos, foram utilizados módulos complementares visando a ampliar a formação em áreas específicas do conhecimento humano.

Foi possível constatar que a população-alvo (600 jovens, com idades entre 14 e 21 anos, habitantes das regiões Norte, Sul, Leste, Oeste e Centro da cidade de São Paulo) foi significativa como amostragem geral da população jovem do município, composta por um milhão de jovens com perfil similar (IBGE, 2001):

- Prevalência de mulheres (59,6%) em relação a homens
- Ensino médio incompleto (53,8%)
- Famílias com média de componentes entre 3 e 5 membros (65,1%)

- Renda familiar inferior a R$ 800,00/mês, com predominância nas faixas de R$ 251,00 a 350,00 (11,8%) e R$ 701,00 a 800,00 (11,3%).

Quanto às características globais do grupo estudado, identificamos: baixa autoestima; forte dependência de relações autoritárias e hierarquizadas; discurso predominantemente descrente em relação às possibilidades de desenvolvimento socioeconômico, fortemente centrado na visão de que o Estado e as instituições têm que prover as necessidades da população; baixo repertório cultural e de informações básicas sobre direitos e deveres, cidadania, entre outros; pouca identidade com a comunidade em que vive e pouca interação com os recursos disponíveis nos equipamentos públicos e privados; intensa relação com fenômenos ligados à violência (drogas, assassinatos, roubo, furtos ou agressões) e sob forte influência dos contrastes da iniquidade que experimentam em sua relação com a cidade e seus bairros. Esses dados concordam com as observações de Oliveira (2001) e devem ser considerados para esse grupo dentro das dimensões sociais e histórico-culturais que se interpõem às dimensões de desenvolvimento biológico (estas, por sua vez, universais e utilizadas predominantemente como critério biomédico para o estabelecimento da compreensão do "fenômeno adolescência").

Como contrapartida, a partir do trabalho desenvolvido pelo projeto Olhar São Paulo, os jovens foram aflorando sua percepção e uso da criticidade, identificação de capacidades de intervenção e transformação em relação à própria vida e ao entorno, descoberta de potenciais e habilidades não identificadas anteriormente (*empowerment*), melhoria da autoestima, descoberta das capacidades de comunicação e interação e identificação de potenciais criativos individuais e grupais.

Na proposta de análise dos programas da OSCIP ImageMagica realizada neste capítulo, por meio da avaliação do processo e dos resultados, constatamos que as estratégias e ferramentas utilizadas por essa organização representam um instrumental importante para o desenvolvimento de atividades voltadas à promoção e educação para a saúde do adolescente, considerando-se como marco referencial o conceito ampliado de saúde e as propostas preconizadas pela OMS para a educação e promoção da saúde, em suas conferências mundiais.

A proposta original de usar como ferramenta a fotografia e um conjunto de atividades que permitissem mesclar o pensar e o fazer de forma integrada mostrou-se eficaz para mobilizar individual e coletivamente os jovens. Além disso, fomentou o desenvolvimento de ideias e reflexões, possibilitou a concretização de várias percepções, transformadas em produtos concretos (manuais, mostras, projetos comunitários, informativos, entre outros) e estimulou a descoberta de "competências para viver" já existentes, mas não identificadas pelos próprios alunos.

A possibilidade de realizar um projeto como esse, dentro de um programa maior (Bolsa-Trabalho), envolvendo várias instituições públicas e privadas, representou um importante desafio na construção de ações intersetoriais. O trabalho desenvolvido com os jovens pôde identificar importantes ganhos com essa iniciativa para as comunidades-alvo, mas também foram constatadas inúmeras dificuldades em relação a sinergia, estruturação de objetivos, logística e integração de metas, que se constituem em um dos maiores desafios que os programas voltados à saúde e ao desenvolvimento humano certamente enfrentarão ao longo deste século que se inicia.

É fundamental que as conquistas e os aprendizados auferidos pela experiência relatada possam ter continuidade, pois, concordando com Ferraz (2000):

> As ações de promoção da saúde devem ser eminentemente participativas e transformadoras. Assim, atuar em promoção da saúde significa abrir um enorme leque de possibilidades de atuação, dependendo dos contextos socioculturais de cada comunidade. Não se trata simplesmente de fazer educação em saúde no sentido de mudanças de comportamento, mas sim trabalhar com as potencialidades de cada comunidade, bem como conscientização e, portanto, um novo entendimento de uma cidadania que contempla o individual e o coletivo enfocando a saúde enquanto qualidade de vida (Ferraz, 2000).

Ao se considerar principalmente a população que participou das ações, devemos ter em mente que seus componentes continuam o desenvolvimento de suas personalidades e prosseguem estruturando seus recursos de enfrentamento da vida em coletividade; mais do que isso, permanecem expostos a todos os agravos à saúde que os contextos urbanos impõem a seus habitantes.

O olhar atento | Pequena galeria de produções dos atores do projeto Olhar São Paulo

> Se eu morrer, morre comigo um certo modo de ver, disse o poeta. Um poeta é só isto: um certo modo de ver. O diabo é que, de tanto ver, a gente banaliza o olhar. Vê não vendo. Experimente ver pela primeira vez o que você vê todo dia, sem ver. Parece fácil, mas não é. O que nos cerca, o que nos é familiar, já não desperta curiosidade. O campo visual da nossa rotina é como um vazio. [...] Mas há sempre o que ver. Gente, coisas, bichos. E vemos? Não, não vemos. [...] Nossos olhos se gastam no dia a dia, opacos. É por aí que se instala no coração o monstro da indiferença. (Otto Lara Rezende, 1992)

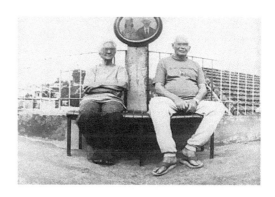

Título: Lembranças

Legenda: Ana e Glicério de Souza Lima, migrantes do nordeste, são moradores do bairro de Guaianazes desde 1958. Segundo eles, naquele tempo os rios não eram poluídos e grande parte do bairro era desabitada. Lá a natureza predominava. Encontravam-se animais como tatu, preá, capivara, cobra e até onça (Bruno de Souza Lima, 17 anos, Zona Leste – Guaianazes).

Comentários: A *Carta de Sundsvall* destaca: "O ambiente e a ecologia são elementos importantes na promoção da saúde, assim como as dimensões econômica, política e cultural a que é submetida uma população". A partir da construção do "Mapa da Região", os alunos puderam interagir com os moradores, resgatar a história local e refletir sobre as mudanças que sua comunidade e seu bairro sofreram ao longo do tempo. "Lembranças" fala da deterioração ambiental, do resgate de uma história que está se perdendo e da importância de mantê-la, da cultura que foi sendo construída e transformada ao longo do tempo.

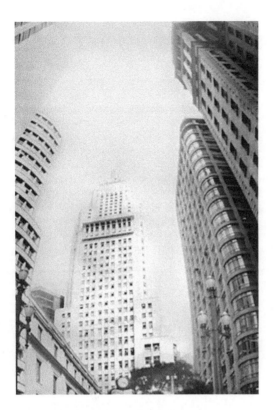

Título: Decadência de um Império

Legenda: O homem acredita que quanto maior o seu império, maior será seu poder. Será mesmo que tamanho é sinônimo de poder? (Alexandre Flores, 18 anos; Rafael Batista, 18 anos; Rodrigo Nunes, 19 anos; Centro – Baixada do Glicério.)

Comentários: A construção desta foto e sua legenda refletem uma habilidade importante para viver: capacidade de pensar de forma crítica – a habilidade de analisar informações e experiências de maneira objetiva. O pensamento crítico contribui para a saúde, à medida que auxilia o indivíduo a reconhecer e avaliar os fatores que influenciam nas suas atitudes e em seus comportamentos, como os meios de comunicação em massa e as pressões dos grupos sociais a que se pertence. As discussões geradas pelas leituras feitas pelos alunos do Centro possibilitaram uma revisão de valores e de conflitos, que em parte são determinados pelo convívio diário com os paradoxos dos grandes prédios, bancos, executivos engravatados, os camelôs e moradores de rua que compõem o cenário cotidiano de suas vidas.

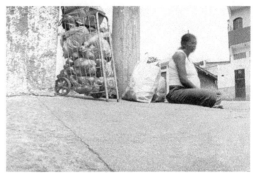

Título: Descansando

Legenda: Com tantas dificuldades que nossa população carente sofre, ela encontrou um pequeno tempo para descansar, após fazer as compras na feira. Grávida e cansada (Josivaldo F. Pinho, 18 anos, Zona Leste – Guaianazes).

Comentários: Ao serem desafiados a construir o "Mapa da Realidade", os alunos saíram a campo procurando identificar pessoas, lugares, costumes, características peculiares do bairro, entre outros aspectos. Depararam-se, sobretudo, com "o outro", com o qual interagiram, trocaram comentários e experiências sobre o bairro, fotografaram, entrevistaram, mas principalmente foram capazes de enxergar as pessoas e, em um movimento claramente empático, registrar pequenas cenas do cotidiano, carregadas de uma leitura bastante aguda sobre a vida delas.

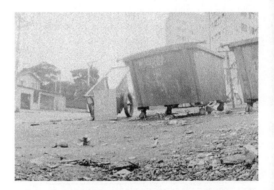

Título: Dignidade

Legenda: Acho que todos nós, mesmo morando em nosso próprio país, nos sentimos um pouco exilados. Sentimos falta da terra que pode e tem condições de dar a dignidade que todo cidadão merece. Talvez estejamos nessa caçamba de lixo à espera do que realmente precisamos: dignidade (Denise Bispo Costa, 19 anos, Zona Oeste – Rio Pequeno).

Comentários: Um dos pilares principais da consciência de cidadania é o sentimento de dignidade: de ter vez, voz, poder exercer e reivindicar seus direitos, respeitar os demais. A *Carta do México* propõe: "A luta por uma maior equidade; melhorias sociais e econômicas para maior avanço da condição de saúde, comportamento socialmente responsável em todos os níveis. Ampliação da capacidade das comunidades – habilitá-las para promover saúde".

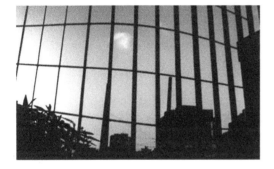

Título: Cidadãos escravos

Legenda: Esta foto retrata o cotidiano das pessoas que são presas ao Centro. Ele é fonte de emprego. Hoje, nós pensamos que não somos mais escravos, mas em compensação, somos todos robotizados e vivemos neste mundo de pessoas hipocondríacas (Rúbia Leocárdio, 18 anos, Centro – Baixada do Glicério).

Comentários: Muitas leituras a respeito do jovem o tomam por alienado, imediatista, focado em suas demandas e com baixa capacidade de leitura crítica. Essa também foi a "radiografia" passada à equipe que desenvolveu o projeto Olhar São Paulo antes do início dos campos. No entanto, ficou comprovado que quando se possibilitam vez e voz ao jovem e se fornecem ferramentas para que possam manifestar-se, os conteúdos gerados por eles negam o pressuposto.

Considerações finais

As atividades que têm sido desenvolvidas, envolvendo crianças, adolescentes e educadores de quatro estados brasileiros, compondo um universo direto de mais de 12 mil pessoas que passaram pelas oficinas da organização, demonstraram, na prática, a eficácia de propostas como o projeto Olhar São Paulo, em que foi constatado o desenvolvimento de objetivos centrais, como os descritos a seguir:

- Desenvolvimento de capacidade de leitura crítica da realidade
- Envolvimento criativo e participativo em discussões e busca de soluções para problemas identificados pelo grupo por meio dos temas emergentes gerados
- Identificação de capacidade transformadora pessoal e coletiva por parte dos grupos trabalhados
- Confecção de produtos (imagens, textos, depoimentos e ações) coerentes com as demandas levantadas
- Incremento de motivação e envolvimento dos grupos e comunidades para o trabalho mediante questões identificadas como fundamentais para a comunidade
- Mobilização da comunidade mais ampla, onde o grupo de trabalho estava inserido para denúncia e discussão dos problemas
- Sensibilização e mobilização de pessoas, grupos, comunidades e instituições em relação aos problemas denunciados e às ações desenvolvidas, propiciando outras formas de engajamento e ações sociais
- Construção de parcerias intersetoriais que se complementam nas propostas de ações comunitárias no campo de saúde, cidadania e qualidade de vida
- Inclusão de crianças, jovens e membros da comunidade que se encontravam excluídos ou marginalizados em projetos coletivos.

As propostas de ações em saúde e desenvolvimento humano utilizando a metodologia criada pela OSCIP ImageMagica prosseguem. Adaptações dos métodos aqui descritos foram utilizadas por outros grupos voltados a trabalhos com coletivos e com resultados bastante significativos; passamos a utilizar a metodologia no trabalho com equipes de saúde, e temas como relação equipe-família-paciente-comunidade são alvo, assim como as distintas dimensões do cuidar e da atenção humanizada em saúde. Fotodocumentários, materiais para sensibilização e capacitação de equipes de saúde, dados para incremento do conhecimento de realidades distintas que possibilitem a melhoria no desenvolvimento de programas de saúde por órgãos governamentais e não governamentais também vêm sendo produzidos e difundidos.

Dos trabalhos apresentados ao longo do capítulo (implementados a partir de 2005 em todo o território nacional), foram gerados como sub-

436 Parte 3 • Educação e Promoção da Saúde | Experiências e Práticas

produtos dois livros: *Cuidar: um documentário sobre a medicina humanizada no Brasil* (François, 2006) e *A curva e o caminho: o acesso à saúde no Brasil* (François, 2008).

As ações prosseguem, tendo como mais um de seus focos a geração de materiais coletados junto a coletivos, em que se propõe a discussão entre as ações de educação e promoção em saúde *versus* a atenção curativista em saúde – caminhos de convergências e divergências.

Encerramos este capítulo pedindo licença aos leitores para lhes falar de pessoa para pessoa. Nós, autores deste capítulo, estivemos no Haiti acompanhando as equipes de resgate e os diversos grupos locais e internacionais que buscam ajudar na reconstrução do país, estamos acompanhando equipes dedicadas a atender pessoas e famílias em suas casas e comunidades em programas que vão desde a Estratégia Saúde da Família (ESF) até ações de órgãos não governamentais (ONG), coletando experiências, depoimentos, impressões e buscando democratizar essas informações para auxiliar outros agentes e atores. Somam-se a nossos esforços parceiros importantes, como a Faculdade de Saúde pública da Universidade de São Paulo (FSP/USP) por meio do Departamento de Práticas em Saúde Pública, os Médicos sem Fronteiras, os Expedicionários da Saúde, OPAS, Fundo das Nações Unidas para a Infância (Unicef), entidades ligadas à Cultura e Educação.

Trabalhar na linha de frente da promoção da saúde, não obstante às propostas e ideias crescentes há décadas, ainda é uma tarefa árdua que requer dos atores envolvidos dedicação, crença e muita persistência. No trabalho que ora apresentamos, não foi e não está sendo diferente. Já atuamos diretamente com milhares de crianças e jovens e centenas de educadores, profissionais de saúde, gestores, e temos até este momento a informação de que muitos dos nossos parceiros seguiram em frente com os trabalhos que pudemos iniciar juntos, o que nos dá um grande alento, por sabermos que não fizemos apenas "intervenções focais". Essa construção não buscou gerar "agentes multiplicadores", pelo simples fato de treinarmos pessoas com técnicas e conceitos; a real possibilidade de continuidade dessas ações repousa no fato de que foi, e está sendo possível, gerar o tão propalado *empo-*

werment (empoderamento, em um neologismo recém-criado), que é exatamente o envolvimento, a sensibilização e a possibilidade de (re)descobrir que somos capazes de ser agentes de nossa própria história. Esse *empowerment* não foi criado pelas ações que desenvolvemos, mas foi construído pela interação de pessoas que descobriram possibilidades comuns de buscar uma vida melhor. Nós autores, como integrantes da organização ImageMagica, fomos e somos diariamente reforçados em nossas crenças pelas respostas que podemos observar em cada uma das pessoas que trabalham conosco, campo a campo, comunidade a comunidade. Elas também (embora talvez não o saibam) são geradoras de *empowerment*, estão nos dando o poder de prosseguir nessa proposta e continuar a construção desse caminho, que provavelmente não tem um final previsto, pois sempre haverá algo a se aprimorar na utopia da busca de uma real qualidade de vida.

Bibliografia

Barrios, S. R. L.; Ferreira, J. H. G. Planejamento em saúde. Revista Saúde e Cidadania, v. 362, n. 1, p. 11-26, 1999.

Brasil. Ministério da Saúde. Promoção da saúde. Brasília: Ministério da Saúde, 2000.

Ferraz, S. T. A saúde fora do setor saúde ou as lições da Agenda 21. Revista Brasileira em Promoção da Saúde, ano 2, v. 3, p. 12-14, 2000.

Freinet, C. Por una escuela del pueblo. Madrid: Laia, 1975.

François, A. A curva e o caminho: acesso a saúde no Brasil. São Paulo: ImageMagica, 2008.

François, A. Cuidar: um documentário sobre a medicina humanizada no Brasil. São Paulo: Editora do Autor, 2006.

Instituto Brasileiro de Geografia e Estatística. Censo demográfico 2000: características da população e dos domicílios: resultados do universo. Rio de Janeiro: IBGE, 2001.

Instituto Paulo Freire. A carta da Terra. In: Instituto Paulo Freire (Ed.). A carta da Terra numa perspectiva ecopedagógica. São Paulo: IPF, 1999.

Oliveira, M. A. C. Clube de ciências e cultura: uma alternativa para alfabetização e ensino de vivências em saúde. Tese (Doutorado em Saúde Pública) – Universidade de São Paulo, São Paulo, 2001.

Organización Panamericana DE LA Salud; Organización Mundial DE LA Salud. Salud en el desarrollo humano: escenarios y prioridades para el nuevo milenio. Propuesta para la discusión de las OEP 1999-2002. División de Salud y Desarrollo

Humano Organización Panamericana de la Salud. Washington: OPS, 1997. p. 2.

Resende, O. L. Vista cansada. Folha de S.Paulo, São Paulo, 23 fev. 1992, p. 2.

Sebastiani, R. W. O adolescente em situação de risco social: uma intervenção para promoção da saúde. Dissertação (Mestrado em Saúde Pública) – Universidade de São Paulo, São Paulo, 2004.

Vygotsky, L. S. Thought and language. Cambridge: MIT Press, 1962.

Westphal, M. F. A nova saúde pública. Jornal da USP, ano 15, n. 545, p. 2, 2001.

34 Metodologia Participativa e Biomonitoramento em Escolas Públicas | Uma Experiência de Promoção da Saúde

Ana Lucia de Mello • Maria Cecília Focesi Pelicioni •
Mauricio Borges Sampaio Cunha • Eliane Tigre Guimarães •
Luiz Alberto Amador Pereira

Introdução

Desde a década de 1970, um novo modelo de saúde passou a ser discutido no mundo todo: a Promoção da Saúde que, ao contrário do modelo biomédico, considera o ser humano como um ser integral, inserido em um contexto socioeconômico e cultural, o que implica em mudanças necessárias e urgentes no comportamento humano e na estrutura social para a melhoria da qualidade de vida (Pelicioni, 2000).

A I Conferência Internacional de Promoção de Saúde, organizada pela Organização das Nações Unidas (OMS) e realizada no Canadá, em 1986, definiu, entre outros aspectos, a criação de políticas públicas e ambientes favoráveis à saúde, ao desenvolvimento de habilidades individuais, reforço da ação comunitária e à reorientação dos serviços de saúde como campos de ação para a Promoção da Saúde (Pelicioni, 2000).

Segundo Pereira (2000), a Promoção da Saúde só se concretiza sob a forma de estilos, condições de vida e políticas públicas saudáveis se ações educativas ocorrerem simultaneamente, viabilizando a participação de indivíduos, grupos, enfim, da sociedade como um todo.

Muitas ações de desenvolvimento comunitário, em vários locais do mundo, têm partido de uma visão errônea de que é preciso encontrar soluções para as comunidades menos favorecidas economicamente e que os técnicos e especialistas trarão as soluções para os problemas locais (Curitiba, 2002).

A eficácia e a sustentabilidade dessa abordagem, que vem sendo utilizada durante décadas, são cada vez mais questionadas. Esse modelo, com poucas exceções, não tem levado a melhorias fundamentais no longo prazo na qualidade de vida das pessoas porque não consegue provocar uma mudança cultural no processo de desenvolvimento social (Curitiba, 2002).

É preciso que o cidadão esteja no centro de qualquer intervenção realizada em comunidades e também considerar que qualquer pessoa, por mais carente e marginalizada que esteja, tem experiências e qualidades que podem contribuir para o bem comum. Nesse sentido, o desenvolvimento de ações participativas assume um papel relevante.

Inúmeras formas e canais de comunicação estabeleceram-se na sociedade atual. Apesar disso, quando se considera a participação, é importante considerar não só *o quanto* se participa, mas, principalmente, *como* se participa, isto é, se vem ocorrendo de só forma consciente, crítica e reflexiva (Castro e Canhedo Jr., 2005).

A participação do ser humano como sujeito na sociedade, na cultura e na história se faz à medida que é educado para se conscientizar e assumir suas possibilidades como ser humano (Castro e Canhedo Jr., 2005).

Dessa forma, processos educativos devem proporcionar condições para que as pessoas adquiram novos conhecimentos, habilidades e desenvolvam atitudes para poder intervir de forma participativa nos processos decisivos.

A educação em saúde e ambiental, à medida que objetiva a participação do cidadão na busca de alternativas e soluções para os graves problemas ambientais locais e globais, permite que o indivíduo investigue, reflita, perceba os riscos à saúde e aja sobre os efeitos e causas dos problemas ambientais que afetam a qualidade de vida e a saúde da população (Castro e Canhedo Jr., 2005).

A ausência de participação, observada em muitas comunidades e escolas onde se pretende desenvolver ações de educação em saúde e ambiental, não deve ser considerada um problema em si, mas como o ponto de partida para a conquista da participação. A verdadeira participação é conquistada por indivíduos e grupos, e não pode ser entendida como uma doação ou concessão, sendo também considerada um processo infindável, não existindo participação suficiente ou acabada (Demo, 1988).

Em projetos com metodologia participativa é importante considerar tais aspectos, pois significa abrir espaços crescentes e nunca terminados de participação a partir de estruturas de poder já existentes, que passam a ser questionadas, repensadas e inevitavelmente ameaçadas. Segundo Demo (1988, p. 2), "a participação que dá certo traz problemas, uma vez que este é seu sentido. Não se ocupa espaço de poder, sem tirá-lo de alguém".

Metodologia participativa e biomonitoramento

No desenvolvimento de ações participativas em escolas ou outras instituições, é fundamental investigar como se estruturam as relações de poder nesses locais. Especificamente em escolas, é importante considerar a existência de um projeto político pedagógico, pois este define como a escola organiza suas ações visando a atingir os objetivos a que se propõe, e se tem como premissas básicas a autonomia, a participação e a gestão democrática (Gadotti, 2006).

Dificuldades poderão surgir em razão de conflitos entre uma proposta participativa de atuação e a forma como as relações de poder estão estruturadas nas diversas instituições, sendo fundamental considerar o quanto as instâncias de poder nestes espaços poderão sentir-se ameaçadas pela ação participativa proposta.

Com relação às ações de Promoção da Saúde, a participação visa a possibilitar que indivíduos e grupos tenham mais controle sobre os determinantes da saúde (WHO, 2009). O centro desse processo (conhecido como *empowerment)*, deve ser o aumento do *poder* dos indivíduos e dos coletivos – a posse e o controle de seus próprios esforços e destino (OPAS, 2009).

Segundo Oakley e Clayton (2003), *poder* também pode ser entendido como o reconhecimento das capacidades dos grupos marginalizados e oprimidos para agir e desempenhar um papel ativo na iniciativa de desenvolvimento, sentindo-se mais capazes de controlar as situações.

Os diversos instrumentos utilizados na metodologia participativa têm como função principal ajudar a estruturar as discussões e reflexões sobre a distribuição desse *poder* entre diversos atores sociais, contribuindo para uma distribuição mais equitativa de poder, por exemplo, no âmbito de um programa/projeto ou de um município (Brose, 2001). É importante considerar que todos os indivíduos tenham a oportunidade de participar dos programas que afetam sua vida diretamente.

Com relação a adolescentes e jovens, participar é envolver-se em processos de discussão, planejamento e execução de ações, visando, por meio de seu envolvimento, a solução de problemas reais e o desenvolvimento de seu potencial criativo e de sua força transformadora (Costa e Vieira, 2006).

A ocupação dos adolescentes e jovens de um papel central nos esforços por mudança social é conhecido como protagonismo juvenil. Ao iniciar a atuação pelo entorno familiar, escolar e comunitário do jovem, o protagonismo juvenil surge como uma possibilidade de gerar mudanças decisivas na realidade social, cultural e política na qual esses jovens estão inseridos, podendo ser considerada como estratégia essencial de educação para a cidadania (Costa e Vieira, 2006).

Com relação às questões socioambientais, a participação pode ser estimulada pela opção por trabalhar temas que enfoquem a realidade local dos indivíduos, o que contribui para a identificação com o projeto proposto e, consequentemente, mobiliza mais interesse e engajamento nas atividades pretendidas. O sentimento da visão crítica e da responsabilidade social, vital para a formação da cidadania, pode ser despertado quando o educador prioriza em sua prática a resolução dos problemas locais (Reigota, 1999).

O uso de técnicas de pesquisa simples e acessíveis, como as de biomonitoramento, podem ser instrumentos importantes em um processo de percepção de alterações ambientais do entorno e de seus danos aos seres vivos (Savóia *et al.*, 2008). O biomonitoramento é uma abordagem metodológica que pode ser adotada na avaliação qualiquantitativa da contaminação ambiental e que utiliza bioindicadores, que podem ser definidos como organismos ou um conjunto de organismos que reagem a variações ambientais por meio de alterações em suas funções vitais ou composição química (Arndt e Schweizer, 1991).

O uso de plantas como bioindicadores da poluição pode se tornar uma alternativa concreta para favorecer a compreensão da população em geral sobre a presença de contaminantes no ambiente. Os resultados obtidos podem se revestir de maior significado à medida que sejam traduzidos em uma linguagem que facilite a leitura, a compreensão e a discussão desses dados pela população exposta aos contaminantes monitorados.

Outro aspecto a ser considerado, nos processos educativos, é que a capacidade de percepção da realidade e do meio e de reflexão sobre eles precisa ser estimulada e desenvolvida. Dessa forma, é importante contemplar nos processos de educação em saúde e ambiental, ferramentas que favoreçam a sensibilização do olhar e a percepção do meio, na tentativa de observar os problemas a partir da óptica de quem os vive e não apenas de agentes externos (Sebastiani, 2004).

Segundo Brandão (1983), é necessário considerar ainda que o estudo da realidade vivida pelos grupos e sua percepção dessa realidade podem ser o ponto de partida e a matéria-prima dos processos educativos.

Conhecer a realidade das comunidades onde se pretendem desenvolver projetos de pesquisa e intervenção em educação por meio de diagnósticos socioambientais produz dados que possibilitam refletir sobre a realidade, assim como elaborar formas de intervenção e conteúdos mais apropriados àquele determinado contexto

social (Silveira, 2000). O levantamento de dados pelo diagnóstico é que produzirá os subsídios necessário para a intervenção educativa em um processo de trocas constantes (Pelicioni e Castro, 2007).

Quando realizados de forma participativa, os diagnósticos podem desempenhar um papel determinante, quer para o conhecimento de situações, quer para os desdobramentos futuros de intervenção, porque dá vez e voz aos agentes sociais que, ao se sentirem mais ouvidos e respeitados, ficam mais propensos a desenvolver um compromisso com o trabalho coletivo (Curitiba, 2002).

Conhecer a realidade das comunidades estudadas significa também compreender as representações sociais das pessoas. Segundo Reigota (2004), nas representações sociais podemos encontrar os conceitos científicos da forma que foram aprendidos e internalizados pelas pessoas.

Torna-se evidente, portanto, em atividades educacionais, a identificação das representações sociais, pois estas contribuem para os processos de formação de condutas e de orientação das comunidades sociais. A partir das representações sociais, os grupos humanos podem compreender e transformar sua realidade (Reigota, 2004). Ainda segundo esse autor, a compreensão das representações deve ser a base da busca da negociação dos problemas ambientais, pois a prática e o exercício da educação ambiental dependem da concepção de meio ambiente que se tenha. Trata-se de saber, não quantitativamente, mas qualitativamente melhor sobre o senso comum que se tem sobre determinado tema, onde se incluem preconceitos, ideologias e características específicas das atividades cotidianas (sociais e profissionais) das pessoas.

Em atividades que visem à Promoção da Saúde, fazer um levantamento prévio das opiniões e conceitos torna-se, portanto, fundamental para que as ações propostas sejam coerentes com as expectativas dos indivíduos envolvidos. Segundo Iervolino e Pelicioni (2001), frequentemente se tem constatado divergências entre o que os profissionais de saúde acreditam que a população precisa saber e o que alguns grupos consideram realmente importante.

Nesse sentido, a educação em saúde e ambiental, enquanto processo de transformação, ao partir do conhecimento da realidade e das representações dos agentes sociais, pode contribuir decisivamente para a sensibilização e formação de uma consciência crítica e reflexiva, que leve a intervenções para promoção, prevenção e manutenção da saúde e do meio ambiente (Pelicioni, 1999).

Com relação à prática da educação ambiental formal, assume grande importância a opção pelo desenvolvimento de projetos de trabalho envolvendo temáticas ambientais, em especial devido à grande heterogeneidade dos alunos das escolas públicas que demandam iniciativas que possam manter e até mesmo recuperar suas expectativas de aprendizagem. Caso ocorram entraves para o desenvolvimento desses projetos no ambiente escolar, é importante considerar o desenvolvimento de processos de educação informal como uma alternativa às dificuldades inerentes à prática pedagógica em muitas escolas.

Considerando que a visão disciplinar de um conteúdo não supre todas as possibilidades de abordagem e discussões, o desenvolvimento de projetos interdisciplinares permite que vários aspectos sobre o mesmo tema sejam trabalhados, o que enriquece sobremaneira as atividades desenvolvidas na escola.

No contexto da realidade encontrada na maioria das escolas públicas, também devem ser consideradas a importância social e científica, a adoção de técnicas de pesquisa científica simples e de baixo custo, pois podem estimular o envolvimento dos jovens na prática da pesquisa, não só nas atividades *in loco,* mas na sistematização dos resultados e no planejamento das ações para a melhoria da realidade local.

As informações descritas neste material referenciam uma experiência de educação em saúde e ambiental, em que foram utilizadas técnicas participativas e de biomonitoramento com alunos de escolas públicas, no Distrito de Vicente de Carvalho, no município do Guarujá, litoral do estado de São Paulo.

Essa experiência é parte de um projeto de pesquisa de doutorado que surgiu em função do interesse da Faculdade de Medicina, da Universidade de São Paulo, de pesquisar formas de aplicar em escolas, em especial públicas, a técnica de biomonitoramento com o uso, como bioindicador, de um espécime vegetal comumente encontrado em áreas residenciais urbanas – a *Tradescantia pallida* para o controle da poluição.

Este projeto de pesquisa teve como objetivo geral identificar e testar estratégias educacionais e participativas que estimulassem, especialmente em adolescentes e jovens, a reflexão crítica e a atuação social em seu próprio meio e aprimorassem a percepção dos riscos à saúde. Contou com o apoio do Laboratório de Poluição Atmosférica e Experimental, do Departamento de Patologia da Faculdade de Medicina da Universidade de São Paulo (USP) e do Departamento de Prática de Saúde Pública da Faculdade de Saúde Pública, também da Universidade de São Paulo, e teve como objetivos específicos:

- Identificar os conhecimentos e representações sociais sobre situações de risco socioambiental
- Propiciar aos participantes a possibilidade de refletir sobre seu mundo, para perceber as relações entre qualidade de vida e ambiente e seu papel transformador da realidade
- Contribuir para a construção de habilidades, conhecimentos e para o desenvolvimento de ações que favoreçam aos participantes a prática da cidadania e o desenvolvimento da ação social em seu próprio meio
- Avaliar a aplicabilidade de uma estratégia de educação em saúde e ambiental participativa e com o uso de bioindicadores
- Estimular o envolvimento de jovens interessados na prática de investigação da realidade.

Os resultados obtidos no uso, em educação em saúde e ambiental, de técnicas participativas e de biomonitoramento com alunos de Ensino Médio regular e de educação de jovens e adultos (EJA) serão relatados a seguir, mostrando as mudanças que ocorreram com as intervenções nas representações de ambiente, na percepção da problemática socioambiental local e de riscos à saúde e na participação social, como indicativo de um processo de *empowerment*.

O município de Guarujá, que integra a Região Metropolitana da Baixada Santista, apresenta um grau de urbanização de 99,97%, tem atualmente uma população de cerca de 280 mil habitantes, dos quais cerca da metade reside no distrito de Vicente de Carvalho, Guarujá, em 2010. Essa população, em momentos de pico turístico, pode ser triplicada, em especial no verão (Silva, 2009).

Destino turístico muito procurado, em especial no verão, o município do Guarujá localiza-se em área vizinha ao maior porto da América Latina – o porto de Santos, no estado de São Paulo. Apesar disso, apresenta áreas de vulnerabilidade social, como é o caso de Vicente de Carvalho. Guarujá apresenta cerca de 60 áreas de ocupação irregular (favelas), muitas delas localizadas em Vicente de Carvalho (Silva, 2009). A renda *per capita* do município era 2,04 salários mínimos e 20,55% dos domicílios tinham renda até meio salário mínimo (SEADE, 2009).

Ao longo da história, alguns rios do distrito de Vicente de Carvalho, como o Rio Acaraú e o Rio da Pouca Saúde, que se localizam próximos às escolas e aos locais de moradias dos alunos participantes, vêm sofrendo grandes agressões, como acúmulo de lixo nas margens, estreitamento do leito, ocupação humana das margens e descaracterização ecológica, como tem sido observado pela população local. Um desses rios – o Rio da Pouca Saúde – apresentava ainda um quadro de poluição química, devido à contaminação do estuário de Santos por efluentes industriais (CETESB, 2005).

O distrito de Vicente de Carvalho não realizava tratamento dos esgotos domésticos, contribuindo para o quadro de poluição orgânica desses rios, utilizado, em alguns trechos pelos moradores, para lazer e pesca, ainda que de subsistência. A percepção de riscos à saúde, apesar da situação a que os alunos estavam expostos, era muito superficial, pois, segundo depoimentos coletados antes, eles consideravam que não havia nenhum prejuízo à saúde no contato com a água dos rios, manifestando uma aparente indiferença em relação à problemática socioambiental e suas consequências para a saúde humana.

A clientela das escolas onde este estudo se desenvolveu apresentava, em sua maioria, um nível socioeconômico baixo e redução da autoestima. Os alunos, de forma geral, também manifestavam desinteresse pelas atividades escolares, pouca ou nenhuma expectativa em relação à continuidade dos estudos e ao desenvolvimento de uma vida profissional futura, conforme pode ser constatado pelos professores nos depoimentos dos alunos durante as aulas. Muitos dos alunos residiam nas áreas de ocupação irregular (favelas) ou próximas dessas áreas.

Ao serem questionados sobre o que pensavam acerca da situação de abandono de muitos espaços públicos (inclusive das escolas que frequentavam) e da ocorrência de agravos ambientais nos bairros em que residiam, bem como por que não se mobilizavam para minimizar ou equacionar essas questões, disseram em seus depoimentos que:

> Aqui é assim mesmo, professora.
> Por aqui isso é normal.
> Aqui é um gueto e nada de bom acontece.
> Isso aqui não muda não.

Com relação à possibilidade de aprimoramento dos estudos após o encerramento do Ensino Médio ou ainda durante o desenvolvimento deste, por meio de cursos técnicos profissionalizantes em escolas públicas locais (municipais, estaduais e federais), também manifestavam constantemente essa redução da autoestima e conformismo, em declarações como:

> Isso não é pra gente não. Com a gente nada dá certo.

Em determinada ocasião em que uma das professoras promoveu uma reflexão com os alunos sobre a importância de se dedicar aos estudos e concluir de forma satisfatória o ensino médio, um jovem de 16 anos de idade disse:

> Estudar para quê, professora? Para catar latinha na praia não precisa estudar.

Diante dessa realidade, o grande desafio era, portanto, que esses adolescentes e jovens recuperassem a capacidade de sonhar e planejar o futuro, e, com isso, a própria vontade de realizar um projeto conjunto com outros alunos. Para isso, era preciso que as atividades propostas assumissem grande relevância no fortalecimento da autoestima, no refinamento da reflexão sobre os problemas locais e no exercício da cidadania.

Era necessário ainda que a proposta de biomonitorar um ambiente aquático se revestisse de significado e fizesse sentido para esses alunos, uma vez que, até então, eles consideravam como algo "normal" o fato de as pessoas lançarem todo tipo de lixo nos cursos d'água, além do despejo de esgoto *in natura* que o local já recebia.

As atividades propostas deveriam também propiciar um resgate do significado dos cursos d'água na vida escolar desses alunos e no papel da ciência em suas vidas. Era importante que esses alunos "aprendessem a fazer ciência", de forma interessante e estimulante, para que também fosse neles despertado o estímulo para "cuidar" desse espaço.

Cabe salientar que estudos preliminares têm mostrado que a realização de atividades pedagógicas de caráter experimental contribui significativamente para diminuir os índices de evasão, assim como para a melhoria do aproveitamento escolar. A motivação que esse tipo de atividade gera nos alunos pode constituir, inclusive, um dos pontos de partida para um processo de recuperação da escola pública.

A partir desse conhecimento prévio da realidade local, foi feito inicialmente um contato com uma escola e, em um segundo momento, com outra escola próxima, pois o laboratório da primeira escola contatada havia sido transformado em sala de aula e, portanto, não dispunha de local adequado para serem desenvolvidas as atividades de biomonitoramento. Assim, este estudo ocorreu em duas escolas públicas da rede estadual de ensino e o critério de escolha foi o fato de oferecerem Ensino Médio e estarem localizadas próximas a rios considerados poluídos pela população local.

Ambas as escolas apresentavam a qualidade ambiental comprometida em função de problemas comuns a muitas escolas públicas brasileiras, por exemplo, vidraças quebradas, número insuficiente de carteiras escolares, banheiros sem higiene adequada, quadras sem condições de uso, professores desmotivados e com alto índice de abstenção.

A partir destes contatos iniciais e com autorização da Direção de ambas as escolas, houve a divulgação junto aos professores e equipes pedagógicas e foi feito o convite para que participassem das atividades e integrassem, na medida do possível, os temas que seriam trabalhados ao longo do projeto em seus respectivos conteúdos programáticos. Posteriormente, foram realizadas visitas às salas de aula, fazendo-se o convite aberto aos alunos para participarem.

Foi informado que seria desenvolvido nestas escolas um projeto da Faculdade de Medicina e da Faculdade de Saúde Pública, da Universidade de São Paulo, envolvendo temas relacionados à saúde e meio ambiente e que os alunos participariam de várias atividades, dentre elas a técnica da fotografia *pinhole*, atividades de biomonitoramento, atividades laboratoriais nas dependências da Faculdade de Medicina, além de uma saída para reconhecimento da baía e estuário de Santos, em uma escuna.

Foram informados também que o projeto seria desenvolvido no contraturno das atividades escolares, em um ou dois encontros semanais com duração aproximada de 3 h, durante um período de cerca de 4 meses. O critério de inclusão dos alunos foi o interesse de participar das atividades.

Considerando-se a natureza dos dados a serem obtidos, optou-se pela abordagem quali-quantitativa de pesquisa e foi adotada, como estratégia metodológica, a pesquisa-ação: um tipo de pesquisa na qual o pesquisador desempenha um papel ativo no equacionamento dos problemas encontrados, no acompanhamento e na avaliação das ações desencadeadas em função dos problemas (Thiollent, 2005).

A pesquisa-ação exige uma estrutura de relação entre pesquisadores e pessoas da situação investigada que seja do tipo participativo, embora a participação dos pesquisadores não deva substituir a atividade própria dos grupos e suas iniciativas (Thiollent, 2005).

A pesquisa-ação é indicada nos casos em que os objetivos são voltados à tomada de consciência dos agentes implicados na atividade investigada e vem sendo utilizada em áreas como educação, comunicação e serviço sociais, e práticas políticas e sindicais.

A pesquisa qualitativa aplica-se ao estudo das relações, representações, crenças, percepções, opiniões e produtos das interpretações que os indivíduos fazem a respeito de como vivem, constroem a si mesmos, se sentem e pensam. Além disso, é considerada aquela capaz de incorporar a questão do significado e da intencionalidade como inerentes aos atos, às relações e estruturas sociais (Minayo, 2007). Ainda segundo esta autora, considerar a problemática social é imprescindível no campo da saúde, uma vez que as determinações das condições, situações e estilos de vida interferem diretamente na saúde humana.

Abordagens de ordem quantitativa apresentam um quadro de magnitude e de tendências, trazendo à luz dados, indicadores e tendências observáveis (Minayo, 2007). Segundo a mesma autora, tanto a abordagem qualitativa quanto a quantitativa têm seu papel e sua adequação, e podem contribuir para a obtenção de resultados importantes sobre a realidade social.

Apesar da ênfase desta pesquisa ser a abordagem qualitativa, também foram utilizados dados quantitativos, dos quais foi feita uma análise descritiva em termos de frequência absoluta e relativa.

Todo o projeto foi desenvolvido, de forma participativa e a participação foi vista, em todo o processo, como estratégia que proporcionasse o *empowerment*, o exercício da cidadania e o desenvolvimento da participação social em seu próprio meio, em uma proposta de estimular o protagonismo com enfoque socioambiental dos alunos participantes.

As ações realizadas podem ser classificadas da forma descrita a seguir.

- Atividade 1: processo avaliativo inicial
- Atividade 2: abordagem tradicional do processo ensino-aprendizagem
- Atividade 3: oficinas de sensibilização do olhar (com o uso de uma técnica de fotografia artesanal, conhecida como *pinhole*)
- Atividade 4: técnica de biomonitoramento
- Atividade 5: processo avaliativo final.

Com a finalidade de avaliar a aplicabilidade e a eficácia de técnicas como a fotografia *pinhole* e o biomonitoramento utilizadas em educação em saúde e ambiental, os alunos participantes foram divididos aleatoriamente em dois grupos: grupo A com 21 alunos e grupo B, com 18 alunos, os quais participaram das atividades descritas a seguir:

- Grupo A: 1, 2, 4 e 5
- Grupo B: 1, 2, 3, 4 e 5.

Atividade 1 | Processo avaliativo inicial

Na fase inicial, os alunos participantes (grupos A e B) foram avaliados quanto aos conhecimentos e às informações prévias referentes às questões das áreas de saúde e ambiente que seriam trabalhadas neste estudo, bem como foram identificadas as características e representações prévias desses alunos. Para obterem tais informações, foram utilizadas técnicas de pesquisa qualiquantitativa como atividades de observação, entrevistas individuais semiestruturadas, questionários e grupos focais.

Atividade 2 | Abordagem tradicional do processo ensino-aprendizagem

Nessa etapa foram desenvolvidas aulas teóricas e expositivas sobre conceitos relacionados a área de saúde, meio ambiente, bem como suas inter-relações. A abordagem tradicional do processo ensino-aprendizagem é considerada um processo centrado no professor, caracterizado pela transmissão de conhecimentos, com base em aulas expositivas e nas demonstrações do professor aos alunos (Mizukami, 1986).

Atividade 3 | Oficinas de sensibilização do olhar, incluindo a técnica de fotografia artesanal (*pinhole*)

Essas atividades tiveram como objetivos desenvolver a capacidade de observar e perceber o meio e promover uma leitura, discussão e reflexão crítica da realidade, nas quais foram utilizados recursos didáticos como textos, músicas, imagens e materiais audiovisuais (vídeos), além das fotografias produzidas pelos alunos, em câmaras *pinhole*.

Na técnica de fotografia *pinhole*, as fotos são coletadas de câmeras fotográficas artesanais sem lentes, onde se utiliza o princípio da câmara escura em que a luz entra para impressionar o papel fotossensível por um pequeno orifício (Sebastiani, 2004).

Os alunos aprenderam a construir suas próprias máquinas fotográficas a partir de latas de tinta e dominaram todo o processo de revelação e exposição do material produzido. Para a revelação dos negativos das fotografias produzidas pelos alunos, foi montado, temporariamente, um laboratório fotográfico em uma pequena sala de uma das escolas envolvidas.

A partir dos diversos recursos didáticos utilizados e adotando-se uma abordagem transdisciplinar, conceitos nas áreas de Física, Química, Artes, Saúde e Meio Ambiente, e temas como autoestima, cidadania, participação e *empowerment* foram trabalhados e discutidos, ampliando seu autoconhecimento e o conhecimento da realidade, bem como as diversas formas de representação dessa realidade.

A partir dessas discussões, os alunos eram estimulados a produzir fotografias que retratassem os diversos temas discutidos e essas fotografias suscitavam novas discussões.

Atividade 4 | Técnica de biomonitoramento

Essa técnica vem sendo utilizada em escolas e considerada uma prática educacional eficaz por permitir a visualização direta dos danos provocados pela poluição nas plantas e também por possibilitar a introdução do tema nos conteúdos escolares e sua incorporação no dia a dia dos alunos (Campina, 2009).

Nessa etapa foram realizadas, inicialmente, algumas atividades práticas relacionadas a percepção e avaliação de algumas características físico-químicas da água (pH, temperatura, tensão superficial), visando favorecer a compreensão das consequências de ações antrópicas em ambientes aquáticos. Os alunos também aprenderam técnicas básicas de preparação e leitura de lâminas de microscopia.

Em um segundo momento, foram desenvolvidas as atividades de biomonitoramento propriamente dito, envolvendo a coleta de amostras de água dos rios locais e a exposição da *Tradescantia pallida* a essas amostras. Foi realizada a avaliação da resposta genotóxica durante a meiose pela análise da formação de micronúcleos em células-mãe do grão de pólen encontrado na inflorescência de *T. pallida.*

Antes de se iniciarem as atividades laboratoriais referentes a essa etapa do estudo, foi necessária a realização de um mutirão, com a participação dos alunos, para a limpeza e preparação do laboratório onde as atividades se desenvolveriam, pois o laboratório da escola não vinha sendo utilizado há vários anos.

Também foi importante que os alunos aprendessem a lidar com o material e equipamento que seriam utilizados nas práticas de biomonitoramento, como, por exemplo, a vidraria e os microscópios.

Houve ainda nessa etapa uma saída de campo, em uma escuna, para reconhecimento e observação *in loco* da realidade ambiental da baía de Santos e seu estuário, onde está localizado o porto de Santos, o qual exerce influência socioambiental e econômica considerável no entorno do Distrito de Vicente de Carvalho. Foi também proporcionado aos alunos participar de aulas teóricas e práticas nos laboratórios da Faculdade de Medicina e visitar a biblioteca da Faculdade de Saúde Pública, ambas da Universidade de São Paulo.

Atividade 5 | Processo avaliativo final

Com a finalidade de comparar resultados, foram reaplicados os questionários e realizadas entrevistas semiestruturadas e grupos focais com os alunos (grupos A e B).

Em vários momentos desse estudo, foram utilizadas outras técnicas de dinâmica de grupo e jogos cooperativos, como estratégias para favorecer a percepção do outro, a cooperação e um melhor relacionamento, bem como estimular e favorecer a realização das atividades em grupo previstas, incluindo a obtenção de dados por meio de técnicas qualitativas de pesquisa, por exemplo, o grupo focal.

Essas estratégias tiveram um papel importante em todo o desenvolvimento desse estudo, pois os alunos participantes não tinham o hábito de realizar atividades em grupo. Serviram também para tornar o ambiente mais ameno e agradável, pois ocorreram entre os alunos alguns atritos e desentendimentos, até certo ponto previsíveis, em função do período relativamente extenso em que ocorreu o desenvolvimento deste estudo (4 meses).

É importante esclarecer que a participação dos alunos nas atividades realizadas só ocorreu após a anuência destes ou dos responsáveis legais, por meio de termos de consentimento livre e esclarecido, e autorização da Direção das escolas. O registro das informações, em todas as atividades descritas, foi feito, após consentimento prévio dos participantes, por meio de anotações escritas, gravações e registros fotográficos dos eventos.

O grupo estudado era constituído de 39 alunos, com idade variando entre 15 e 48 anos (67% do gênero feminino e 33% do gênero masculino), que apresentavam renda familiar máxima de 5 salários mínimos, sendo que a maioria deles (82%) possuía renda familiar de até três salários mínimos. Vinte e três por cento dos alunos participantes, além de estudarem, também trabalhavam, com uma renda mensal de um salário mínimo.

A participação de alguns alunos (8% do total) com idade mais avançada (aqui considerada superior a 25 anos) ocorreu pelo fato de que uma das escolas envolvidas oferecia curso de EJA direcionado a alunos que voltaram a estudar após terem interrompido seus estudos na juventude. No município do Guarujá, apenas 26,35% da população de 18 a 24 anos de idade tem o Ensino Médio completo (SEADE, 2009).

Apesar da heterogeneidade em relação à faixa etária dos alunos, o grupo estudado apresentava algumas características homogêneas (condições socioeconômicas, nível de escolaridade, local de residência, exposição de riscos à saúde) que permitiram o estudo de traços comuns ao grupo, pertinentes ao problema da pesquisa e, ao mesmo tempo, possibilitou variações suficientes para que surgissem opiniões diferentes ou divergentes, o que é aconselhável nas abordagens de pesquisa nas quais são utilizados grupos focais (Gatti, 2005).

Na ocasião da divulgação sobre a realização do estudo na escola, se a princípio houve interesse por parte dos alunos, houve ao mesmo tempo também descrédito quanto à realização efetiva de algumas atividades propostas e em relação à continuidade do projeto durante todo o período proposto (4 meses).

Segundo alguns alunos, que permaneceram até o final da pesquisa, vários colegas não quiseram participar do estudo por não acreditarem na realização de todas as atividades divulgadas, nem que a pesquisa iria se estender até o final do ano letivo. Esse descrédito foi observado também entre os próprios alunos que concluíram este estudo, o que pode ser observado em depoimentos como:

> Quando a professora passou nas salas dizendo que ia ter um projeto da USP aqui na escola, eu pensei: ela só pode ter entrado na escola errada. Mas, como é de graça, eu vou lá ver o que é isso.

> Quando a professora foi lá na minha classe dizendo que a gente ia aprender a tirar foto em uma lata eu pensei: essa professora deve estar maluca. Eu vou participar, mas que não tira foto, não tira não.

> Esse projeto não vai ter tudo isso que ela está falando. Imagina que nós vamos aprender a mexer com microscópio, vamos até a USP e fazer passeio de escuna! Isso tudo não vai acontecer.

> Esse projeto não vai durar esse tempo todo. Ela vai vir duas ou três semanas e depois ela vai desistir da gente.

> É assim que sempre acontece aqui na escola. Falam que vai ter um monte de coisa legal e nada vai para frente. Dura só alguns dias e depois não continua. Porque na escola pública é assim: ou o professor desiste do aluno ou o aluno desiste do professor.

Esse descrédito e desânimo parece refletir uma crença (que mereceria ser mais bem investigada) de que talvez muitas atividades propostas nas escolas não tenham a continuidade esperada e que não estejam correspondendo às expectativas de muitos alunos.

É importante ainda considerar que os adolescentes e jovens de baixa renda acabam muitas vezes por ter um ingresso prematuro no mercado de trabalho, sem formação adequada, com poucas opções de escolha do futuro profissional e em trabalhos com pouca qualificação e com grandes dificuldades para um aprimoramento profissional. À medida que as antigas expectativas parecem cada vez menos realizáveis, podem surgir sensações de desânimo, autoconformismo e uma visão fatalista quanto ao próprio futuro (Costa e Vieira, 2006).

Outro aspecto a ser considerado é a experiência própria do estigma de pertencer a uma classe social economicamente menos favorecida. Muitas imagens da adolescência associada a males e perigos modernos estão quase exclusivamente vinculadas a adolescentes e jovens pobres, em uma confluência de preconceitos sobre a adolescência, por um lado e sobre a pobreza, por outro (Costa e Vieira, 2006).

Nesse contexto, a questão do fortalecimento da autoestima ocupa um ponto essencial em processos educativos, pois a forma como o indivíduo se apresenta, o modo como deseja ser e como é efetivamente visto por seus pares e pela sociedade em geral lhe conferem uma identidade pessoal que irá destacá-lo do grupo no qual está inserido, permitindo que seja reconhecido como único e original entre os demais.

A inclusão de alunos, em especial jovens e adolescentes, em uma gama de situações, pode colaborar para que demonstrem suas capacidades, melhorando sua autoestima. É importante ainda considerar que o fortalecimento da autoestima deve acompanhar o processo de desenvolvimento pessoal e social, pois fundamenta as escolhas individuais, influenciando o jovem na adoção de hábitos de autocuidado (Serrão e Baleeiro, 1999).

Com relação à percepção da problemática socioambiental local e às representações sociais, no início desse estudo foi observado nos alunos dos dois grupos estudados que, de forma geral, havia a noção de que o ambiente é composto por elementos naturais e construídos, o que ficou demonstrado em falas como:

> Ambiente são as florestas, rios, lagos, mares.

> Lugar onde os seres vivem.

> Lugar em que a pessoa vive.

> Todos os locais: o que diferencia é que alguns foi o homem que construiu e outros são naturais.

Poucos alunos (apenas um no grupo A e dois no grupo B) expressaram noções mais amplas sobre ambiente, ao afirmarem, por exemplo, que "qualquer lugar é um ambiente: uma sala, um banheiro e o meio ambiente também é ambiente", embora ainda tenham excluído o ser humano.

Ao final do estudo, foi observado que houve aprimoramento na percepção de que o meio construído é parte integrante do ambiente, pois, além dos fatores naturais, os alunos foram capazes de identificar, mais claramente, os elementos construídos como componentes de um ambiente.

Esse aprimoramento não se deu igualmente nos dois grupos estudados. Ao separar a população estudada em dois grupos, foi observado que, ao final de todas as atividades previstas, oito alunos do grupo B (44%) e seis do grupo A (29%) citaram os elementos construídos como fatores componentes de um ambiente.

Do ponto de vista qualitativo, esse aprimoramento pode ser observado em depoimentos como os seguintes:

> Ambiente é tudo que está em nossa volta: nossa casa, nosso bairro e também a natureza.
>
> Ambiente é minha casa e em volta dela: nosso bairro, meios de transporte, trabalho, escola, nossa rua.

Ao responderem, em questionário, à pergunta "O que você considera como parte do ambiente?", os alunos poderiam assinalar quantos itens desejassem, entre os relacionados a seguir, perfazendo um total de 13 itens.

Pode-se considerar que, quanto maior o número de itens assinalados, mais abrangente a noção de ambiente. A Figura 34.1 compara as respostas dos dois grupos, nas fases inicial e final do estudo respectivamente.

Apesar de ambos os grupos apresentarem patamares muito semelhantes no início do estudo, com relação à percepção do ambiente e de terem melhorado o desempenho ao longo das atividades desenvolvidas, pode-se observar que o grupo B obteve um desempenho significativamente melhor em relação ao grupo A, com grande número de alunos do grupo B tendo assinalado entre 10 e 13 itens.

- Rios, lagos, mares e mangue
- Pátios e salas de aula
- Interior de escritórios, lojas e fábricas
- Quadras e campos de futebol
- Interior da sua casa e em volta dela
- Praças, calçadas e estradas
- Ônibus, carros e caminhões
- Ser humano
- Montanhas e praias
- Sol, lua e estrelas
- Casas e prédios
- Plantas e animais
- Vento, chuvas e marés.

Além de os alunos terem assinalado um número maior de fatores componentes do ambiente, também foram capazes de identificar, de forma mais clara, que os espaços construídos também compõem o ambiente e passaram a identificar e nomear esses espaços.

Essas mudanças observadas, na representação social de ambiente e seus componentes, são coerentes com as mudanças observadas na percepção da problemática socioambiental dos locais cotidianamente frequentados pelos alunos, como as escolas e os bairros em que vivem.

Em relação aos bairros, já havia, no início da pesquisa, uma percepção relativamente alta da ocorrência de problemas socioambientais, por grande parte dos alunos: 19 no grupo A (90%) e 13 no grupo B (72%). Ao final do estudo, o percentual de alunos que reconhecia a existência de problemas ambientais nos bairros aumentou nos dois grupos, chegando a 100% nos grupos A e B (21 e 18 alunos respectivamente). É interessante considerar que, apesar do bom desempenho observado nos dois grupos, o grupo B atingiu o patamar máximo, partindo de patamares um pouco inferiores em relação ao grupo A.

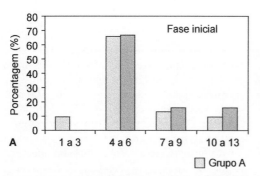
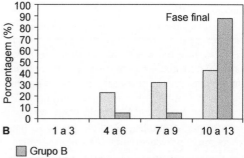

Figura 34.1 A e B. Componentes do ambiente na opinião dos alunos participantes, segundo a fase do estudo.

Já em relação à percepção de problemas socioambientais nas escolas, os dados quantitativos mostram que parte dos alunos, isto é, seis alunos do grupo A (28%) e oito do grupo B (44%), identificavam nas escolas esse tipo de problema, no início da pesquisa. Ao final das atividades, essa característica foi observada em 18 alunos do grupo A (86%) e 18 do grupo B (100%), demonstrando, portanto, aumento considerável e bastante positivo.

Os dois grupos estudados apresentaram melhora no desempenho na fase final, sendo que o grupo B obteve resultados melhores que grupo A, uma vez que todos os alunos daquele grupo foram capazes de reconhecer a ocorrência de problemas socioambientais nas escolas que frequentavam.

A percepção pela minoria dos alunos, dos dois grupos, na fase inicial do estudo, de ser a escola um local com problemas ambientais, sugere certa dificuldade na leitura crítica e percepção dessa realidade socioambiental. Já em relação aos bairros em que eles vivem, a percepção inicial desses problemas era relativamente alta em ambos os grupos.

A percepção ou não de problemas socioambientais, em locais como os investigados, é importante e deve ser considerada na discussão de fatores de riscos à saúde, uma vez que a Organização Mundial de Saúde (OMS) (Brasil, 2001) considera uma das linhas norteadoras das ações em promoção da saúde a criação de ambientes favoráveis à saúde (saudáveis), desde os de menores dimensões espaciais, como lares, escolas e ambientes de trabalho, até aqueles de maior amplitude territorial, como bairros e cidades.

Com relação às representações sociais, Moscovici (1978) considera que as representações sociais desempenham a função na sociedade de contribuir para os processos de formação de conduta. À medida que ambientes muito próximos aos indivíduos, e os quais eles frequentam cotidianamente, passam a fazer parte de suas representações sociais de ambiente, problemas e desequilíbrios locais passam a ser vistos como "problemas ambientais", favorecendo a mobilização para a resolução dessas questões.

Além disso, o aprimoramento observado nesta pesquisa, na percepção da problemática socioambiental, é significativo, pois os alunos que fizeram parte deste estudo estavam inseridos em uma realidade na qual grande parte dessa problemática era considerada por eles como algo "normal", integrante do cotidiano e também impassível de mudanças, conforme já relatado.

Foram obtidos resultados melhores no grupo B em relação ao A (tanto em relação às representações sociais quanto à percepção da problemática socioambiental), sendo interessante discutir e salientar a importância da prática educativa participativa adotada para a obtenção desses resultados.

Com relação ao grupo A, a participação nas atividades de biomonitoramento, possibilitou vivenciar a realidade local, favorecendo a percepção dessa mesma realidade a partir da discussão e busca de soluções para problemas concretos. Segundo Layrargues (1999), esta abordagem deve ser adotada por ir além das práticas educativas descontextualizadas e partir do princípio de que é indispensável que o cidadão participe da organização e gestão do seu ambiente de vida cotidiano.

Os melhores resultados obtidos com o grupo B podem ser explicados pela realização das atividades relacionadas à fotografia e ao fotografar como uma forma de leitura da realidade, as quais foram fatores determinantes no processo de sensibilização e aprimoramento do olhar e, consequentemente, na percepção do entorno.

Os resultados obtidos nos dois grupos indicam que, quanto mais os conteúdos trabalhados revestem-se de significado para os jovens, por meio de atividades pedagógicas de experimentação, discussão e reflexão, mais eles se apropriam desses conteúdos e os incorporam à sua realidade cotidiana.

Nas oficinas de sensibilização do olhar, desenvolvidas apenas com os integrantes do grupo B, foram realizadas várias discussões e reflexões que possibilitaram a construção coletiva, pelos próprios alunos, de um panorama do contexto socioambiental local e suas implicações na saúde dos indivíduos e da coletividade.

Em algumas atividades, os alunos expressaram com bastante clareza que se sentiam preteridos pelo poder público local em relação aos moradores do "lado de lá da ponte". Essa ponte, a que os alunos se referiram, é aquela situada sobre o Rio Santo Amaro, que separa a região do distrito de Vicente de Carvalho da área onde se localizam as praias e as moradias de classe média e alta do Guarujá e que, segundo os alunos, apresentava na região uma infraestrutura melhor, até mesmo em função do grande movimento de turistas. O distrito de Vicente de Carvalho, onde residem, no entender dos alunos, está localizado do "lado de cá da ponte".

Esse sentimento de descaso e, até certo ponto, de abandono, pode ser claramente observado nos seguintes depoimentos:

Do lado de lá da ponte tem lazer.

Do outro lado da ponte as ruas são bonitas e sem buracos.

Lá, do outro lado da ponte, tem mais emprego e o transporte é melhor.

Os prefeitos só cuidam da ponte pra lá.

Era evidente que essa ponte tinha um forte simbolismo para esse grupo de alunos e representava para eles mais do que um "limite" físico entre a realidade desfavorável em que viviam e aquela na qual demonstraram que gostariam de viver.

Muitos dos integrantes do grupo B disseram que não tinham condições financeiras para frequentar determinados locais "do lado de lá da ponte", como restaurantes, cinemas e, segundo eles, até mesmo, algumas praias. Alegavam que turistas e proprietários de imóveis tentavam restringir o acesso a esses locais, por exemplo, com a construção de muros com guaritas. Segundo os alunos, algumas linhas de ônibus deixaram de ter, em seu itinerário, pontos de parada próximos a essas praias.

Além disso, expressaram que se sentiam "envergonhados" de frequentar as mesmas praias utilizadas por turistas de nível socioeconômico mais alto, por terem de ir de bicicleta e não poderem consumir o que é comercializado nesses locais, como lanches, por exemplo.

Uma jovem de 16 anos disse em uma oportunidade:

A gente põe a melhor roupa, maquiagem e quando chega lá nos barzinhos, as paulistas estão de bermuda *jeans*, sandália *havaiana* e elas estão lindas.

Em outra oportunidade, um aluno de 17 anos expressou que considerava a região localizada além da ponte como uma

[...] cidade de mentira, daquelas montadas com peçinhas de plástico, porque a vida de verdade acontece aqui, do lado de cá da ponte. Aqui estão as pessoas que estudam, trabalham e pagam impostos no Guarujá. Do outro lado, só tem praticamente turista no verão.

E completou, em uma demonstração de profundo conformismo, dizendo:

[...] mas é assim mesmo, professora. É como está pichado no muro ao lado da ponte: **Tanto faz. O mundo é diferente da ponte pra cá.** (*grifo dos autores*).

Todo esse universo de sentimentos e representações passou a ser discutido em muitos dos encontros que se seguiram como uma estratégia de aprofundamento da reflexão sobre questões como cidadania, autoestima e o papel de uma educação crítica e reflexiva, em um processo de conquista da participação e do *empowerment*.

Ao final das atividades previstas nas oficinas de sensibilização do olhar, muitos alunos do grupo B já demonstravam uma nítida diminuição da indiferença e maior engajamento na realidade cotidiana, o que pode ser observado em relatos sobre as mudanças que eles notavam na capacidade de percepção do entorno:

Mudou minha maneira de olhar o mundo porque tinha muita coisa que eu passava, olhava, mas eu nunca tinha percebido o valor e o que aquilo passava pra mim. Por exemplo, antes quando chovia, eu passava e achava que aquilo tudo era normal (água empoçada). Só que a partir do momento que eu coloquei a lata, tirei a foto e eu olhei pra a foto, eu percebi que ali tinha um problema muito grande. Ali tem um monte de larva de mosquito!

As pessoas olham o mundo como se fosse um lugar que eles vão usar. Só que agora eu tenho uma maneira diferente de olhar o mundo: eu tenho que usar o mundo pensando no outro que vai vir depois de mim. Antes eu pensava como todo mundo. Agora não penso mais.

Antes eu não sabia que tinha direitos de nada. Como eu descobri nesse curso que eu tenho direitos, eu já corri atrás de muitas coisas. Como eu moro em uma favela, para mim a gente tinha que nascer, virar um bandido, um traficante, um detento e depois morrer. Como muitos vizinhos meus: nascem, crescem, não trabalham e morrem [...] Muitas coisas que mudaram, que eu não sabia e agora eu sei.

Cabe aqui ressaltar que não foi proporcionado aos alunos dos grupo A esses espaços de discussão e reflexão, por ter sido adotada a divisão dos alunos em dois grupos, a fim de testar as diferentes estratégias adotadas.

É possível observar que houve um processo de internalização, decorrente das atividades nas quais o grupo B pôde refletir sobre o contexto socio-histórico levantado por seus próprios integrantes. Esse movimento dialético de compreensão do mundo implicou em ações de investigação e de discussão, as quais favorecem aos indivíduos a internalização de conceitos e conhecimentos a partir da possibilidade de pensar sobre si e sobre o mundo a sua volta (Vygotsky, 1996).

Nesse sentido, foi importante estimular ideias, analisar imagens e textos provenientes de diversas fontes (jornais, revistas, vídeos e músicas) e principalmente as imagens produzidas por eles (fotografias *pinhole*), para que, na troca e no diálogo com o outro, pudessem aprimorar um pensar competente e comprometido com práticas sociais.

A possibilidade de refletir sobre o contexto socio-histórico, a verbalização dessas reflexões e a internalização de conceitos e conhecimentos podem ser considerados resultados compatíveis com a metodologia da pesquisa-ação. De acordo com Thiollent (2005, p. 21), essa metodologia pode ter como objetivo a tomada de consciência dos agentes implicados na atividade investigada, tornando "mais evidentes aos olhos dos interessados a natureza e a complexidade dos problemas considerados".

Alguns depoimentos citados alertam para o fato de que pode ser muito importante e até fundamental que os processos educativos em escolas públicas, com alunos em situação de vulnerabilidade social, elejam como uma de suas prioridades o resgate e fortalecimento da autoestima, a fim de favorecer o engajamento na realidade e o exercício da cidadania. Com relação à questão da autoestima, Hart (1993) considera que esta talvez seja a variável mais crítica que possa afetar a participação exitosa de adolescentes e jovens em um projeto, pois a diminuição da autoestima pode prejudicar os mecanismos de comunicação e a interação grupal.

Com relação à atuação social em seu próprio meio, antes do término das oficinas de sensibilização do olhar, alunos integrantes do grupo B já manifestaram a clara disposição de desenvolver ações solidárias com o objetivo de, por meio dessas ações, repassar a outras pessoas o que vinham aprendendo e vivenciando até então.

Deram início, então, a elaboração e criação de uma peça de teatro com temática socioambiental voltada ao público infantil e à produção de materiais audiovisuais com os registros fotográficos das atividades que vinham sendo realizadas e com as fotografias *pinhole* produzidas

pelos alunos, as quais também seriam utilizadas em exposições fotográficas que começaram a ser organizadas por eles próprios.

Prevendo uma interação mais intensa e próxima dos grupos A e B a partir dessa fase, e também porque algumas atividades de campo referentes à etapa seguinte (Atividade 4 – Biomonitoramento) seriam feitas conjuntamente por estes dois grupos, foi realizada, antes do início dessa próxima etapa, uma avaliação qualitativa por meio de grupos focais, buscando identificar como as atividades desenvolvidas até então haviam contribuído para o protagonismo e *empowerment* dos alunos.

É importante ressaltar que os integrantes desses dois grupos conviviam cotidianamente nas escolas e locais onde residiam e, apesar de ter havido algumas iniciativas das escolas anteriores a esta pesquisa de fomentar a participação em grêmios estudantis e projetos ambientais, esses alunos não se sentiram estimulados a participar.

A avaliação dos resultados obtidos evidenciou diferenças significativas entre os dois grupos, em especial quanto ao protagonismo e ao *empowerment* individual. Os integrantes do grupo B expressaram, de forma muito segura inclusive, que continuavam participando das atividades do estudo e que já vinham realizando ações porque perceberam uma efetiva e real possibilidade de atuação socioambiental, o que não sentiam em relação às iniciativas promovidas pelas escolas.

Neste momento do estudo, muitos alunos do grupo B já se sentiam "capazes" e "empoderados" para realizar ações na comunidade, demonstrando preocupações com a coletividade, avanços no processo de *empowerment* e exercício da cidadania, conforme pode ser observado em depoimentos como os descritos a seguir:

> Eu acredito que posso mudar o mundo, mesmo que seja em pequenas coisas.

> Continuo participando porque não aprendi só com a professora, aprendi com todo mundo e o que eu aprendi aqui eu quero levar para outras pessoas.

> Eu acredito na gente, acredito num mundo melhor e no potencial das pessoas.

> Muitas coisas poderão ser mudadas através da nossa união.

Quanto aos alunos do grupo B, nesse mesmo momento da pesquisa, ainda manifestavam certa insegurança e sentiam-se pouco estimulados a realizar ações. Praticamente todos os integrantes desse grupo manifestavam interesse de continuar participando, principalmente com o objetivo de obter conhecimentos, pois, com isso, haveria mais possibilidade de obter um bom emprego futuramente, conforme demonstrado nas falas descritas a seguir.

> Continuo participando porque eu quero aprender cada vez mais para ter um futuro melhor.
>
> [...] para adquirir conhecimento na área da Biologia e em laboratório.
>
> Quero fazer faculdade na área de Biologia ou Química.
>
> Gostaria de fazer alguma coisa para mostrar o que aprendi, mas sozinha eu não posso. Preciso que outras pessoas comecem e aí eu ajudo.

Com a continuidade das atividades previstas, o grupo B formou e contruiu com seus pares a identidade do grupo, que passou a denominar-se "Projeto Olho Vivo", com a definição de *slogan*, logotipo, confecção de camisetas e criação de uma música tema para o Projeto. Foram criados e colocados em atividade, também por alunos do grupo B, um endereço eletrônico, uma comunidade no extinto *Orkut* e um *blog*, que passaram a ser utilizados pelos alunos dos dois grupos como canais de comunicação. Um aluno do grupo A criou um *website* que não pôde ser ativado, na época, por questões de ordem financeira.

As exposições fotográficas, a peça de teatro e os materiais audiovisuais foram apresentados à comunidade escolar ao término do ano letivo (dezembro de 2008), nas duas escolas participantes. Esses eventos foram elaborados e organizados pelo grupo B com o apoio de integrantes do grupo A.

É importante registrar que, ainda no final de 2008, alguns integrantes do grupo B manifestaram a intenção de produzir mais um audiovisual, dessa vez com o objetivo de registrar a realidade de algumas escolas públicas do distrito de Vicente de Carvalho, e que seria utilizado como forma de estimular a reflexão e discussão nas comunidades locais. Solicitaram à Direção de uma das escolas participantes da pesquisa a autorização para as filmagens, a qual foi negada.

Um roteiro da peça de teatro foi produzido por integrantes do grupo B, com o apoio de uma das autoras desta pesquisa, e buscou retratar cenas do cotidiano das comunidades locais, tendo sido ambientado em uma área de mangue

próxima a uma das escolas. Atuaram nessa peça alguns integrantes do grupo B e crianças moradoras de uma favela, na qual também residia a jovem que coordenou a realização desse evento.

O cenário foi quase que totalmente feito a partir de materiais que seriam descartados, como caixas de papelão, jornais e garrafas PET. Os figurinos foram elaborados a partir de empréstimo de roupas pelos jovens ou por familiares das crianças que atuaram na peça.

Os integrantes do grupo B envolvidos nessa atividade participaram ativamente na construção do roteiro e responsabilizaram-se por conseguir local para o ensaio e material para a confecção do cenário e dos figurinos.

Esses resultados referentes à atuação social dos alunos mostraram um desempenho significativamente melhor do grupo B em relação ao grupo A, uma vez que as ações desenvolvidas foram, praticamente em sua totalidade, protagonizadas por integrantes daquele grupo, demonstrando o exercício de criatividade, responsabilidade e tomada de decisão do grupo.

O protagonismo de adolescentes e jovens, segundo Costa e Vieira (2006, p. 126), possibilita "a identificação, incorporação e vivências, através de ações concretas, dos valores que lhes permitirão encontrarem-se consigo mesmos e com os outros, na dimensão da solidariedade e da causa ao bem comum".

Talvez um dos maiores desafios enfrentados pela escola, nos últimos anos, seja o de que esta colabore na formação de adolescentes e jovens que exerçam a cidadania, capazes de protagonizar ações na vida política, social e econômica do país e, dessa forma, contribuir para a construção de uma sociedade mais justa (CENPEC, 1998).

A questão do pertencimento parece ter sido decisiva no que diz respeito ao protagonismo observado, em especial no grupo B. Quando comparados os dois grupos, os espaços de diálogo criados em função das atividades desenvolvidas nas oficinas de sensibilização do olhar, proporcionaram mais inclusão e acolhimento dos alunos à medida que suas ideias de atuação foram aceitas e suas opiniões, valores e interesses tiveram grande importância para o encaminhamento das ações. O planejamento de propostas educacionais que contemplem a atuação dos jovens nos diversos espaços e a incorporação dessa atuação como um dos momentos do processo de aprendizagem favorece a apropriação desses espaços pelos jovens – que passam a ser vistos como espaços que também lhes pertence e aos quais eles também pertencem (CENPEC, 1998).

Além dos aspectos já considerados, também desempenharam um papel essencial no protagonismo o uso, com o grupo B, de recursos didáticos variados que possibilitaram o conhecimento mais aprofundado da problemática socioambiental local e a sensibilização para tais problemas.

A realização de atividades nas quais os alunos eram convidados e estimulados a fazer leitura, análise e discussão de imagens, entre elas as fotografias *pinhole*, foram muito importantes no processo de sensibilização do olhar e na diminuição da indiferença e acomodação frente às situações de miséria, pobreza e exclusão social, muitas das quais vivenciadas por eles e que foram registradas com as suas câmeras *pinhole*.

O olhar da realidade pode tornar-se indiferente em muitas situações, que, por serem comuns, passam a ser banalizadas. Segundo Sebastiani (2004), essa indiferença diminui a capacidade de os indivíduos refletirem sobre aquilo que está no entorno, levando a um menor exercício de participação e de cidadania.

A capacidade de criação de produtos de indiscutível qualidade artística, como as fotografias *pinhole* produzidas nesta pesquisa, foi um componente também muito importante para o processo de fortalecimento da autoestima desses alunos, que passaram a se sentir capazes de atuar como agentes de transformação social.

Os resultados práticos relatados neste estudo revestem-se de validade científica uma vez que, além do alto grau de participação observado, houve a produção de conhecimentos úteis não apenas para os grupos estudados, mas também que podem ser aplicados em processos educativos em contextos similares ao desta pesquisa e que foram obtidos com a adoção de rigor metodológico próprio às ciências sociais.

Ao mesmo tempo, estes resultados são coerentes com o que Thiollent (2005, p. 22-3) considera os objetivos práticos da pesquisa-ação, de natureza imediata: "propor soluções quando for possível e acompanhar ações correspondentes ou, pelo menos, fazer progredir a consciência dos participantes no que diz respeito à existência de soluções e obstáculos".

O Projeto Olho Vivo permanece atuante até hoje (2010), realizando vários eventos, e passou a ser formado, a partir do segundo semestre de 2009, apenas por ex-integrantes do grupo B, que atuam como agentes multiplicadores de ações transformadoras, realizando oficinas de fotografia *pinhole* e palestras sobre as atividades realizadas nesta pesquisa e sobre o significado do Projeto Olho Vivo em suas vidas.

Essas palestras foram realizadas em cerca de 20 instituições públicas e privadas, de Ensinos Fundamental, Médio e Superior, na região da Baixada Santista e em São Paulo, e contaram com a participação de cerca de 1.900 alunos e 50 professores, até meados de maio de 2010. No início de 2010, foram realizadas uma palestra e oficina de fotografia *pinhole* para adolescentes e jovens ex-usuários de drogas, em processo de recuperação, a convite de psicólogas da Secretaria de Saúde do município do Guarujá.

Os integrantes do Projeto Olho Vivo também produziram uma câmara escura desmontável, para viabilizar o processo de revelação fotográfica em locais onde não seja possível implantar, temporariamente, um laboratório fotográfico. Também passaram a envolver-se em mutirões nas comunidades locais, mantendo ativos o *blog* e a comunidade no *Orkut*.

O êxito de experiências de grupo participativas como o Projeto Olho Vivo é importante para adolescentes e jovens, porque, por meio de práticas como essas, descobrem que a organização é um aspecto fundamental para que possam buscar seus próprios interesses e os da coletividade (Hart, 1993).

Segundo este mesmo autor, a organização com base no interesse mútuo pode ser considerada a base mais forte para a organização cultural e política de uma sociedade. As escolas, como parte integrante da sociedade, deveriam constituir espaços capazes de fomentar nos jovens a compreensão e a experiência de forma organizada de participação democrática.

Além dos resultados positivos já relatados para os grupos anteriores, também foram observadas, no grupo B, mudanças de atitudes no convívio com os colegas e com os familiares, melhoras no desempenho escolar e no interesse pelas atividades escolares, mudanças em relação a maiores perspectivas de um futuro profissional, um fortalecimento nítido da autoestima, além de alterações profundas nos valores e atitudes em alguns de seus integrantes.

Ressalta-se que alguns alunos do grupo B, que até o início da pesquisa apresentavam baixo rendimento escolar e eram considerados pelos professores muito indisciplinados e, segundo informações destes, praticavam inclusive atos de vandalismo na escola, passaram a atuar, voluntariamente, como agentes multiplicadores pelo Projeto Olho Vivo.

Outro aspecto muito importante a ser destacado é que, em todos os encontros realizados durante os 4 meses de duração da pesquisa, em nenhum momento foi observado nenhum ato de indisciplina ou atitude que demonstrassem agressividade ou violência. Todos os jovens, sem exceção, sempre se mostraram extremamente cordiais, solícitos, com grande interesse em todas as atividades propostas, dispostos a realizar tarefas em grupo e a colaborar em diversas situações e oportunidades, inclusive aqueles que apresentavam graves quadros de indisciplina nas escolas.

Cabe ressaltar que, no início desta pesquisa, foi transmitido aos alunos que, independentemente dos estudantes serem "bons" ou "maus" alunos, "indisciplinados" ou "disciplinados", o interesse maior era o que poderiam vir a construir e a realizar, a partir dos conhecimentos, habilidades e capacidades, próprios a cada um.

Os depoimentos descritos a seguir retratam um pouco do significado da participação neste estudo para alguns alunos e a ressignificação das relações com a comunidade, a escola, o estudo e com a família.

> Foi mais do que eu esperava porque eu achei que fosse desistir [...] Com certeza mudou minha perspectiva, agora tenho um olhar crítico em relação à pobreza e ao meio ambiente. Antes só ia para a escola pra ter certificado, agora vou para ter conhecimento. [...] Depois que entrei no projeto, caiu a minha ficha. Não é porque eu venho de uma realidade pobre que eu não posso querer um futuro melhor para mim e para os meus filhos [...]

> O projeto mudou a minha vida: eu era péssimo aluno. Fui reprovado várias vezes, expulso de uma escola, jogava cadeiras pela janela e pela escada da escola, riscava o carro de professores, esvaziava os pneus, "entupia" os vasos sanitários com papel higiênico, "estourava" os vasos sanitários. Um dia subi no telhado da escola e coloquei sujeira na caixa d'água, pra todo mundo beber água suja, menos eu. Agora eu aprendi que eu e o mundo somos um. Assim como eu cuido do meu corpo, eu também cuido do ambiente.

> [...] Antes eu achava que eu não tinha futuro, que eu ia ser um ajudante de pedreiro. Agora sei que, se eu correr atrás dos meus sonhos, posso fazer faculdade. Todas as tardes agora, eu estou estudando sozinho em casa.

> Nunca entendi por que que eu tinha que ficar de segunda a sexta na escola, desde a primeira série. Hoje eu entendo o porquê. O estudo você leva pra vida toda, porque a educação vem em primeiro lugar. [...] Antes eu era briguenta, era menina rebelde, falava palavrão, eu não tirava notas boas, e depois que eu entrei no projeto, o meu boletim é só 10. Eu não falo mais palavrão, eu bebia e agora não bebo mais. Antes eu me prostituía, agora eu não me prostituo mais. Muita coisa mudou, muita coisa mudou para melhor.

> Não aprendi só sobre meio ambiente e saúde. Aprendi a ver a vida de uma outra maneira. Mudou o meu relacionamento com meus filhos e minha família.

A diminuição das atitudes de indisciplina e o aumento do interesse pelas atividades escolares observados, em especial no grupo B, são resultados muito significativos, à medida que esta nova realidade aumentou as possibilidades para que os conhecimentos cotidianos desses estudantes pudessem ser ampliados (por intermédio da escola e mesmo por esta pesquisa) pelo conhecimento científico, elaborado historicamente. Estes conhecimentos, entre os quais aqueles referentes aos fatores de risco à saúde, passaram a ser mais facilmente apropriados por terem se revestido de significado, favorecendo a adoção de hábitos que visem à promoção da saúde individual e coletiva.

É essencial destacar alguns aspectos que contribuíram para os resultados positivos alcançados e que, apesar de terem sido adotados nos dois grupos, foram vivenciados mais frequente e intensamente pelo grupo B, em função das atividades realizadas nas oficinas de sensibilização do olhar.

Buscou-se estabelecer um clima de respeito e confiança com os alunos, e entre os alunos e houve, efetivamente, um espaço em que suas opiniões foram realmente importantes para a construção do projeto, como pressupõe um trabalho participativo (CENPEC, 1998; Curitiba, 2002). Conhecer as expectativas, os sentimentos e as opiniões dos jovens foi fundamental para que os objetivos propostos fossem atingidos, no sentido de que essas informações, obtidas ao longo da pesquisa, subsidiaram a tomada de decisões em relação a muitas intervenções pedagógicas decisivas para o bom andamento das ações.

As representações sociais captadas dos participantes foram também informativas, uma vez que forneceram um retrato das expectativas e opiniões da juventude em realidades semelhantes à pesquisada neste estudo, podendo servir de subsídios importantes para o desenvolvimento de projetos similares, produzindo conhecimentos que não foram úteis apenas para os grupos considerados nesta investigação, como pressupõe a pesquisa-ação.

O uso de técnicas participativas desempenhou um papel determinante para os desdobramentos de intervenção observados, em especial no grupo B, porque proporcionou vez e voz aos alunos que, sentindo-se mais ouvidos e respeitados, ficaram mais propensos a desenvolver um compromisso para com o trabalho coletivo (Curitiba, 2002). É muito importante que os jovens vejam as várias instituições e grupos dos quais participam como espaços abertos à sua participação (CENPEC, 1998).

Houve também a valorização do conhecimento que os alunos já possuíam, considerando que a escola não é mais a única agência de construção do saber e que a educação ocorre em diversos lugares e momentos, além daqueles proporcionados pela educação formal (Libâneo, 2003). Foi importante que eles percebessem que havia grande interesse no que tinham a dizer, não apenas para coletar informações, mas para que também percebessem como era significativo o que eles tinham a dizer (CENPEC, 1998).

Ainda é necessário considerar que, em muitos casos, o que afasta os jovens da escola, no Brasil, é o fato de que ela é desinteressante, considerada um espaço de indiferença, passividade e, sobretudo, um lugar ao qual eles sentem que não pertencem. Nesses casos, poderíamos dizer que é a escola que abandona o jovem, e não o inverso (CENPEC, 1998; FGV, 2010).

Portanto, para que a escola possa cumprir efetivamente seus objetivos educacionais, é preciso que ela se transforme em um espaço de criação, em um lugar onde os jovens se reconheçam e se identifiquem, um lugar que desperte seu interesse em aprender e que os estimule a se apropriarem dos instrumentos de conhecimento formal de que ela dispõe. Criar um espaço de pertencimento coloca-se assim como um dos princípios que deveria nortear qualquer ação a ser realizada com os jovens (CENPEC, 1998). Esse espaço de pertencimento pode ser observado no grupo B, com a criação e manutenção do Projeto Olho Vivo.

Finalmente, por mais que a escola seja um espaço de construção do conhecimento, um espaço de pesquisa, e por mais que tudo isso envolva disciplina e rigor, por outro lado a escola pode ser um espaço de prazer (Moreira, 2003). Buscou-se neste estudo que os alunos se sentissem acolhidos e que as atividades fossem realizadas de forma interessante e prazerosa.

É importante salientar que a despeito das técnicas e/ou estratégias utilizadas, o mais importante a ser considerado em um trabalho educativo é os princípios norteadores de todas as ações, ou seja, definir que tipo de educação se quer realizar e, consequentemente, qual o comprometimento do educador para com seus educandos (Freire, 2002).

A educação não pode ser considerada uma atividade neutra, passível de realização sem um posicionamento político, o que pressupõe um comprometimento dos profissionais envolvidos. Freire (2002) considera esse compromisso próprio da natureza humana e que só existe verdadeiramente em um engajamento com a realidade.

As atividades desenvolvidas e os recursos pedagógicos adotados foram descritos neste trabalho como sugestão, sendo evidente que as técnicas, estratégias ou os recursos adotados podem e devem ser adaptados às infinitas realidades com as quais os educadores deparam-se no exercício da prática pedagógica. O fundamental é que esta seja comprometida com a formação de indivíduos livres e autônomos, capazes de atuar na transformação da realidade sempre que esta se fizer necessária para a melhoria da qualidade de vida das populações.

Esta pesquisa desenvolveu-se com recursos financeiros reduzidos, pouco apoio dos profissionais das escolas e dos familiares dos alunos e, muitas vezes, até com boicotes por parte de alguns deles, tendo sido alcançados resultados muito positivos em um período relativamente curto. Alguns resultados foram apresentados pela autora à Diretoria Regional de Ensino de Santos, a qual as escolas estaduais do Guarujá estão subordinadas, sem que houvesse acolhida a este trabalho e nem que fosse demonstrado qualquer interesse na divulgação e replicação desta experiência em outras escolas da rede estadual de ensino, até o momento.

Considerações finais

Os conhecimentos e representações sociais dos alunos sobre as situações de risco socioambiental foram significativamente aprimorados e ampliados, em especial entre os alunos do grupo B.

Os ambientes eram considerados a partir de uma visão predominantemente naturalista, desconsiderando, muitas vezes, os componentes sócio-históricos e culturais.

Nos diversos encontros e reuniões realizadas foi possível constatar que os alunos apresentavam diminuição da autoestima, falta de esperança no futuro, descrédito nas pessoas, nas instituições e na possibilidade de enfrentamento dos problemas para melhorar sua qualidade de vida e seu papel transformador da realidade. Havia pouca motivação para sua atuação ou participação como membro da sociedade, baixa perspectiva de qualificação profissional e, até mesmo, para alguns alunos, insegurança quanto à preservação de sua integridade física.

Os resultados sugerem que, nesta situação específica, houve nos dois grupos estudados um crescimento em relação aos aspectos estudados, além do incremento de sua atuação social, os quais não se deram igualmente em ambos os grupos. Os resultados foram melhores no grupo B em função das estratégias de intervenção utilizadas, isto é, quanto maior o número de técnicas participativas adotadas e mais frequentes e profundas as discussões e reflexões, maior foi a obtenção de resultados favoráveis.

O melhor desempenho observado pelo grupo B pode ser explicado pelos vários recursos didáticos e das atividades realizadas de sensibilização do olhar que, juntamente com a técnica da fotografia *pinhole,* contribuíram significativamente para a reflexão acerca do mundo em que vivem, dando um novo sentido à realidade e estabelecendo novas relações dos alunos com a família, a escola e a sociedade. Ajudaram no aprimoramento da leitura crítica do ambiente e no desenvolvimento de ações sociais na comunidade e colaboraram ainda para a abordagem tradicional do processo de ensino–aprendizagem e o uso da técnica do biomonitoramento como estratégias de educação em saúde e ambiental.

Nesse contexto, fica evidente a necessidade da escolha cuidadosa de estratégias e recursos didáticos que sejam capazes de estimular e desenvolver uma leitura crítica da realidade, o interesse pela investigação da realidade e a atuação social, conforme alcançado nesta pesquisa.

Nos processos educativos, e entre eles a educação em saúde e ambiental, é fundamental o compromisso do educador com os indivíduos e com a realidade em estudo, sendo fundamental que esses processos sejam norteados por uma prática pedagógica comprometida com a participação, com o fortalecimento da autoestima e com o *empowerment* dos indivíduos, de forma a estimulá-los na prática da investigação dessa mesma realidade.

Espera-se assim que este estudo possa auxiliar na melhoria dos processos educativos, considerando as contribuições de uma prática pedagógica com base na participação, em uma perspectiva de discussão que considere o meio ambiente como grande determinante da saúde e doença, conforme proposto no referencial teórico da Promoção da Saúde.

Este trabalho teve o apoio financeiro da Fundação de Amparo à Pesquisa do Estado de São Paulo (Fapesp).

Bibliografia

Arndt, U.; Schweizer, B. The use of bioindicators for environmental monitoring in tropical and subtropical countries. In: Ellenberg, H. (Ed.). Biological monitoring signals from the environment. Vieweg: Braunschweig, 1991. p. 199-298.

Brandão, C. R. (Org.). Pesquisa participante. 3. ed. São Paulo: Brasiliense, 1983.

Brasil. Ministério da Saúde. Promoção da saúde: Declaração de Alma-Ata, Carta de Ottawa, Declaração de Adelaide, Declaração de Sundsvall, Declaração de Santafé de Bogotá, Declaração de Jacarta, Rede de Megapaíses e Declaração do México. Brasília: Ministério da Saúde; 2001.

Brose, M. (Org.). Metodologia participativa: uma introdução a 29 instrumentos. Porto Alegre: Tomo Editorial, 2001.

Campina, N. N. Projeto Coração Roxo de Biomonitoramento e Educação Ambiental: análise de uma experiência com alunos de uma escola pública de Cubatão. Tese (Doutorado em Medicina) – Universidade de São Paulo, São Paulo, 2009.

Castro, M. L.; Canhedo Júnior, S. G. Educação ambiental como instrumento de participação. In: Philippi Júnior, A.; Pelicioni, M. C. F. (Ed.). Educação ambiental e sustentabilidade. Barueri: Manole, 2005. p. 401-411. (Coleção Ambiental, 3).

Centro de Estudos e Pesquisas em Educação, Cultura E Ação Comunitária. Escutar: um ponto de encontro. São Paulo: CENPEC, 1998.

Companhia Ambiental do Estado de São Paulo. Sistema estuarino de Santos e São Vicente: agosto de 2001. Disponível em: <http://www.acpo.org.br/biblioteca/06_areas_contaminadas_%20saturadas/relatorio_sistema_estuarino_santos_sv.pdf>. Acesso em: 10 maio 2005.

Costa, A. C. G.; Vieira, M. A. Protagonismo juvenil: adolescência, educação e participação democrática. São Paulo: FTD, 2006.

Curitiba. Prefeitura Municipal de Curitiba. Grupo de Estudos do Terceiro Setor, United Way of Canada – Centraide Canada. Modelo colaborativo: experiência e aprendizados do desenvolvimento comunitário em Curitiba. Curitiba: Instituto Municipal da Administração Pública, 2002.

Demo, P. Participação é conquista. São Paulo: Cortez, 1988.

Freire, P. Educação e mudança. 26. ed. Rio de Janeiro: Paz e Terra; 2002.

Fundação Getulio Vargas. Motivos da evasão escolar. 2009. Disponível em: http://www.fgv.br/cps/tpemotivos. Acesso em: fev. 2010.

Fundação Sistema Estadual de Análise de Dados. Disponível em <http://www.seade.gov.br>. Acesso em: 01 jul. 2009.

Gadotti, M. O projeto político pedagógico da escola na perspectiva de uma educação para a cidadania. In: Gadotti, M.; et al. Perspectivas atuais da educação. Porto Alegre: Artes Médicas, 2000. p. 36-39.

Gatti, B. A. Grupo focal na pesquisa em ciências sociais e humanas. Brasília: Liber Livro, 2005.

Hart, R. A. La participación de los niños: de la participación simbolica a la participación autentica. Florença: Instituto Innocenti, 1993.

Iervolino, A. S.; Pelicioni, M. C. F. A utilização do grupo focal como metodologia qualitativa na promoção da saúde. Revista da Escola de Enfermagem da USP, v. 35, n. 2, p. 115-121, 2001.

Layrargues, P. P. A resolução de problemas ambientais locais deve ser um tema-gerador ou a atividade-fim da educação-ambiental? In: Reigota, M. (Org.). Verde cotidiano: o meio ambiente em discussão. Rio de Janeiro: DP&A, 1999. p. 131-148.

Libâneo, J. C. A escola com que sonhamos é aquela que assegura a todos a formação cultural e científica para a vida pessoal, profissional e cidadã. In: Costa, M. V. (Org.). A escola tem futuro? Rio de Janeiro: DP&A, 2003. p. 23-52.

Minayo, M. C. S. O desafio do conhecimento: pesquisa qualitativa em saúde. 10. ed. São Paulo: Hucitec, 2007.

Mizukami, M. G. N. Ensino: as abordagens do processo. São Paulo: EPU, 1986.

Moreira, A. F. B. A escola poderia avançar um pouco no sentido de melhorar a dor de tanta gente. In: COSTA, M. V. (Org.). A escola tem futuro? Rio de Janeiro: DP&A, 2003. p. 53-80.

Moscovici, S. A representação social da psicanálise. Rio de Janeiro: Zahar, 1978.

Oakley, P.; Clayton, A. Monitoramento e avaliação do empoderamento. São Paulo: Instituto Pólis, 2003.

Organização Pan-Americana da Saúde. Participação comunitária e empoderamento. Disponível em: <http://www.paho.org/bra/>. Acesso em: 20 maio 2009.

Pelicioni, M. C. F. As inter-relações entre educação, saúde e meio ambiente. O Biológico, v. 61, n. 2, 1999.

Pelicioni, M. C. F. Educação em saúde e educação ambiental: estratégias de construção da escola promotora da saúde. Tese (Livre-docência em Saúde Pública) – Universidade de São Paulo, São Paulo, 2000.

Pelicioni, M. C. F.; Castro, M. L. Projetos de pesquisa e intervenção em educação ambiental: exercício da cidadania ativa. In: Philippi Júnior, A.; Pelicioni, M. C. F. (Ed.). Educação ambiental em diferentes espaços. São Paulo: Signus, 2007. p. 1-6. (Coleção Estudos e Pesquisas Ambientais).

Pereira, I. M. T. B.; Penteado, R. Z.; Marcelo, V. C. Promoção da saúde e educação em saúde: uma parceria saudável. O Mundo da Saúde, v. 24, p. 39-44, 2000.

Reigota, M. Meio ambiente e representação social. 6. ed. São Paulo: Cortez; 2004.

Reigota, M. (Org.). Verde cotidiano: o meio ambiente em discussão. Rio de Janeiro: DPA, 1999.

São Paulo (Estado). Secretaria da Educação, Coordenadoria de Estudos e Normas Pedagógicas. O currículo na escola média: desafios e perspectivas. São Paulo: SE/CENP, 2004.

Savóia, E. J. L. et al. Biomonitoring genotoxic risks under the urban weather conditions and polluted atmosphere in Santo André, SP, Brazil, through Trad-MCN bioassay. Ecotoxicology and Environmental Safety, v. 72, p. 255-260, 2009.

Sebastiani, R. W. O adolescente em situação de risco social: uma intervenção para promoção da saúde. Dissertação (Mestrado em Saúde Pública) – São Paulo: USP, 2004.

Serrão, M.; Baleeiro, M. C. Aprendendo a ser e a conviver. São Paulo: FTD, 1999.

Silva, D. F. Guarujá: assentamentos regulares e irregulares nas décadas de 70 e 80. – Faculdade Don Domênico, Guarujá, 2009.

Silveira, C. O processo de construção de projetos em educação ambiental: as dimensões do planejamento e da avaliação. In: Philippi Júnior, A.; Pelicioni, M. C. F. (Org.). Educação ambiental: desenvolvimento de cursos e projetos. São Paulo: Signus, 2000. p. 198-212.

Thiollent, M. Metodologia da pesquisa-ação. 14. ed. São Paulo: Cortez, 2005.

Vigotsky L. S. A formação social da mente. Rio de Janeiro: Martins Fontes, 1996.

World Health Organization. The Ottawa Charter for Health Promotion. s/d. Disponível em: <http://www.who.int/healthpromotion/conferences/previous/ottawa/en/index.html>. Acesso em: 10 abr. 2009.

35 Estudo do Processo de Construção da Agenda 21 em Escolas Públicas de São Paulo*

Claudete A. Formis • Maria Cecília Focesi Pelicioni

Em busca da sustentabilidade

O século 20 mostrou que o modelo capitalista de produção, em suas fases anteriores e na globalização, não distribuiu riqueza, não atendeu às necessidades básicas dos seres humanos nem promoveu a melhoria da qualidade de vida da maioria da população mundial, muito menos garantiu um meio ambiente equilibrado.

A necessidade de repensar o mundo, que se mostrava despedaçado em perdas significativas no âmbito social, econômico, ambiental e moral, passou a ser um desafio para o pensamento crítico e científico, orientando suas produções e a busca de propostas para transformar esse quadro de modo mais positivo.

O movimento crítico aconteceu a partir da década de 1960 em diferentes áreas, pois a comunidade científica internacional, sensibilizada com os problemas ambientais de grande magnitude, mobilizou-se para informar e alertar a opinião pública a respeito dos riscos vindouros em função do modelo de desenvolvimento vigente e seus reflexos no meio ambiente e na qualidade de vida de todos os seres vivos.

A percepção imediata da qualidade de vida passa pela questão da saúde. Assim, na 1ª Conferência de Promoção de Saúde de Ottawa (1986), foi apresentada essa mudança de para-

digmas, propondo a alteração da visão de saúde apenas como ausência de doenças, do modelo biomédico e reducionista para a visão integral de saúde. Esta pressupõe que todos os sistemas e estruturas que regem as condições sociais e econômicas, assim como as condições do ambiente físico, devem ser considerados quanto ao seu impacto nas condições de saúde e na qualidade de vida dos indivíduos e da coletividade.

A saúde também passou a ser considerada consequência das ações desenvolvidas por outros setores sobre os quais, ela própria, não possui um controle direto. Dessa maneira, a intersetorialidade das medidas é um componente fundamental da qualidade de vida, enfatizando-se a necessidade da participação social e do fortalecimento do poder local e das comunidades – *empowerment*, fortalecimento este que se origina a partir da capacidade de atuação política da sociedade.

Nesse sentido, a educação pode ser um instrumento fundamental para o processo de transformação, uma vez que na perspectiva crítica, a educação pode levar à reflexão e à formação da consciência crítica e às mudanças na realidade como reflexo das mudanças no pensar e no agir dos homens (Freire, 1996).

Para pensar uma nova ética com relação ao meio ambiente, a 1ª Conferência Intergovernamental sobre Educação Ambiental – Tbilisi (1977) definiu algumas diretrizes necessárias para que a educação ambiental fosse prioridade nas políticas públicas e passasse a ser implementada nos sistemas educacionais internacional-

---

* Este capítulo teve como base a dissertação de Mestrado de Claudete A. Formis, apresentada ao Programa de Pós-graduação em Saúde Pública da Faculdade de Saúde Pública da Universidade de São Paulo em 2006.

mente na década de 1990. As discussões e recomendações abrangeram temas como: modelo de currículo, capacitação docente e discente, e educação universitária. A abordagem interdisciplinar proposta teve destaque especial para a nova prática pedagógica relativa aos problemas ambientais, uma vez que estes foram considerados resultantes dos fatores econômicos, sociais, políticos e ecológicos (Brasil, 1997).

Dessa maneira, foram propostos os seguintes objetivos para a educação ambiental (Unesco, 1978):

- Proporcionar compreensão clara em relação à existência e à importância da interdependência econômica, política e ecológica nas áreas urbanas e rurais
- Proporcionar oportunidades a todas as pessoas para que adquiram os conhecimentos, os valores, as atitudes, as habilidades e o comprometimento necessários para proteger e melhorar o meio ambiente
- Propor novos padrões de comportamento aos indivíduos, grupos e toda a sociedade em relação ao meio ambiente.

Dessa maneira, é preciso considerar no processo educativo a aquisição de conteúdo e o ensino de procedimentos como fatores imprescindíveis, bem como a formação de valores como fator decisivo para a transformação dos indivíduos em cidadãos críticos, atuantes e com possibilidades de promover mudanças significativas nas relações entre os homens e com o meio ambiente (Pelicioni, 2000).

O grande desafio que se coloca para a educação formal é a incorporação da educação ambiental, pautada na sustentabilidade ambiental, com vistas à formação de consciência crítica e transformação da realidade escolar.

Agenda 21 como instrumento de gestão

A Agenda 21 Global é um programa de ações reunidas em um documento formatado a partir de propostas que visam a um novo padrão de desenvolvimento, conciliando métodos de proteção ambiental, justiça social e eficiência econômica.

Trata-se de um documento consensual para o qual contribuíram governos e instituições da sociedade civil de diferentes países em um processo preparatório que levou 2 anos e culminou com a realização da Conferência das Nações Unidas sobre o Meio Ambiente e o Desenvol-

vimento (CNUMAD), em 1992, no Rio de Janeiro, também conhecida por ECO ou Rio-92.

O documento atribui o êxito das propostas aos governos nacionais, que devem comprometer-se em executá-las, e à cooperação internacional no sentido de apoiar e complementar esforços nacionais. Nesse sentido, também considera o papel das organizações não governamentais e de outros grupos que possam contribuir e participar do esforço para a conquista do desenvolvimento sustentável (CNUMAD, 1997).

Os governos têm a prerrogativa e a responsabilidade de deslanchar e facilitar o processo de implementação em todas as escalas. Além dos governos, a convocação da Agenda visa a mobilizar todos os segmentos da sociedade, chamando-os de "atores relevantes" e "parceiros do desenvolvimento sustentável" (Brasil, 1998).

O nome Agenda vem de seu sentido de intenções, desígnio, desejo de mudanças para um modelo de civilização em que prevaleça o desenvolvimento sustentável do meio ambiente natural e social, de tal modo que "os seres humanos constituam o centro das preocupações e devam ter direito a uma vida produtiva em harmonia com a natureza" (CNUMAD, 1997).

Os problemas ambientais passam a ser vistos como resultado das relações sociais desiguais. De um lado, a pobreza extrema gera ambientes desfavoráveis à vida e à saúde graças às diferentes maneiras de degradação; do outro, o excesso de consumo gera destruição pelo modo de produção insustentável. Portanto, todos os aspectos relacionados com o modo de vida e com a organização da sociedade contemporânea estão intrinsecamente relacionados e somente a partir de um novo equacionamento e esforços de todos os setores da sociedade, será possível planejar o futuro a partir da perspectiva de que todos os seres humanos dependem do meio ambiente que os rodeia para satisfazer suas necessidades de sobrevivência e saúde.

Com relação à saúde, no Capítulo 6 da Agenda 21, intitulado "Proteção e Promoção das Condições da Saúde Humana", são retomados os preceitos da 1ª Conferência Internacional sobre Promoção de Saúde (Ottawa, 1986) e das demais que antecederam a Rio-92, considerando que a saúde e o meio ambiente são estreitamente relacionados e devem ter prioridade no gerenciamento de políticas públicas.

Orienta-se que os países desenvolvam planos de ações para as seguintes áreas: satisfação das necessidades de atendimento primário da saúde, especialmente nas zonas rurais; controle das doenças contagiosas; proteção dos grupos vulneráveis; o desafio da saúde urbana; redução dos riscos para a saúde decorrentes da poluição e dos perigos ambientais.

No Capítulo 36, a educação é o foco principal. Com a proposta "Promoção do Ensino, da Conscientização e do Treinamento", o documento destaca a educação como um instrumento fundamental que deve permear todas as áreas de programas da Agenda 21, com prioridade absoluta para as que se referem às necessidades básicas na busca pela qualidade de vida sustentável.

Como princípios para uma educação voltada para a sustentabilidade, foram retomadas as orientações da Conferência Intergovernamental de Tbilisi sobre educação Ambiental, organizada pela Organização das Nações Unidas para a Educação, a Ciência e a Cultura (Unesco, 1978) e o Programa das Nações Unidas para o Meio Ambiente (PNUMA).

As áreas de programas descritas neste capítulo são: reorientação do ensino no sentido do desenvolvimento sustentável; aumento da consciência pública; promoção do treinamento.

Dessa maneira, a educação e a promoção da saúde passam a integrar esforços na busca pela melhoria da qualidade de vida, tendo como interface a sustentabilidade ambiental, social e econômica.

A Agenda 21 Global deve ser um processo de planejamento participativo com ampla atuação da sociedade, a fim de buscar a implementação de ações sustentáveis. Esse processo deve envolver todos os atores sociais na discussão dos principais problemas e na formação de parcerias e compromissos para a sua solução a curto, médio e longo prazos.

A metodologia proposta para a utilização da Agenda 21 pressupõe uma abordagem integrada e sistêmica das dimensões econômica, social, ambiental e político-institucional. Deve surtir efeitos gerando produtos concretos, exequíveis e mensuráveis derivados de compromissos pactuados entre todos os atores, fator que garante a sustentabilidade dos resultados.

Proposta de Agenda 21 Escolar

A escola como um espaço social e de construção de saberes, relações e valores configura-se como um local importante para o exercício e a prática da construção da Agenda 21.

A Agenda 21 Escolar é uma proposta que utiliza a metodologia da Agenda 21 Global e deve conduzir sua construção a partir de uma abordagem política do processo pedagógico. Dessa maneira, a Agenda 21 Escolar pode ser um dos caminhos que conduz à promoção de uma educação significativa e em busca de uma sociedade sustentável.

A Secretaria de Educação do Estado (SEE) de São Paulo, por meio da Coordenadoria de Normas Pedagógicas (CENP), iniciou em novembro de 2004 um projeto de implantação da Agenda Ambiental nas escolas do Estado, a partir do tema água.

O tema norteador foi escolhido em decorrência da comprovada escassez e comprometimento decorrente da poluição das áreas de mananciais da região com maior densidade demográfica do país (SEE; CENP, 2004).

As políticas públicas referentes à gestão dos recursos hídricos têm recebido atenção especial por parte dos governos, em virtude da situação crítica constituída por fatores complexos e convergentes. O Estado de São Paulo não foge à regra, especialmente em sua região metropolitana. Na SEE, a água tem sido um tema recorrente, inclusive em diversas parcerias com a Sabesp, TV Cultura, Secretaria do Meio Ambiente, Secretaria da Saúde, organizações não governamentais (ONG) e outras instituições.

A preocupação com a água potável aparece no Capítulo 6 da Agenda 21, como uma das áreas prioritárias para a promoção da saúde humana. A falta de saneamento e de água potável, aliada à falta de higiene, afeta milhões de pessoas por ano nos países subdesenvolvidos, causando doenças como diarreia, cólera, esquistossomose, entre outras.

Também no Capítulo 18 da Agenda 21 Global, a questão hídrica tem destaque como elemento importante para a manutenção dos ecossistemas terrestres e hidrosfera, ao mesmo tempo em que são indicados problemas quanto ao uso inadequado dos recursos, poluição de mananciais, escassez e finitude.

A Conferência Internacional sobre a Água e o Meio Ambiente, realizada em Dublin, Irlanda, em 1992, definiu as orientações para que se assegure um consumo sustentável da água em nível internacional, nacional e local.

Entre os princípios da Declaração de Dublin destacam-se a questão da finitude e fragilidade dos recursos hídricos e a necessidade da gestão da água, que deve ser realizada sob uma abordagem participativa, envolvendo usuários, planejadores e formuladores de políticas em todos os níveis (WMO, 1992).

Também foram estabelecidas algumas propostas de ações a fim de garantir os princípios estabelecidos, como:

- Priorizar o saneamento básico e combate à fome das nações excluídas
- Planejar ações contra desastres naturais; conservar e reutilizar a água
- Promover o desenvolvimento sustentável urbano
- Praticar o uso racional da água na produção agrícola e rural
- Proteger os ecossistemas aquáticos
- Resolver conflitos relacionados com a água
- Fortalecer a estrutura de gerenciamento hídrico e de desenvolvimento sustentável
- Capacitar recursos humanos (WMO, 1992).

A Política Nacional de Recursos Hídricos foi instituída em 1997 e criou o Sistema Nacional de Gerenciamento de Recursos Hídricos, que definiu novos rumos para a gestão das águas, como a adoção da bacia hidrográfica como unidade territorial para a implementação da nova legislação.

A situação dos recursos hídricos em São Paulo merece atenção, uma vez que o Estado está localizado na bacia hidrográfica do Rio Paraná, responsável por 6% da produção de água doce nacional, porém a região Sudeste possui a maior densidade demográfica do país, com 78,33 habitantes/km^2 (Marcon, 2005).

Entre 1996 e 1997, a região metropolitana de São Paulo já sofria com a escassez de água e a possibilidade de blecautes que levaram a uma série de medidas como racionamento de água e campanhas para uso racional, reúso e economia do recurso água.

Portanto, a proposta de elaboração de um projeto de Agenda Ambiental a partir do tema água foi uma estratégia de educação ambiental que vem ao encontro da necessidade urgente de utilização sustentável da água e da sua priorização como elemento fundamental para a promoção da saúde.

Água hoje e sempre | Consumo sustentável

Especialmente para a proposta de construção de uma Agenda 21 Escolar, a Secretaria da Educação, por meio da CENP, elaborou o livro *Água hoje e sempre: consumo sustentável*, formatado para dar subsídio metodológico aos professores para o desenvolvimento do trabalho nas diferentes regiões do Estado.

Essa iniciativa teve como principais objetivos (SEE; CENP, 2004, p. 11):

- Subsidiar a escola a inserir a temática ambiental no projeto pedagógico, de maneira transversal e interdisciplinar para ampliar e dar continuidade aos projetos bem-sucedidos na escola
- Fornecer documentos informativos aos técnicos e professores para que adquiram novos conhecimentos sobre a questão ambiental, propiciando a autonomia profissional para enfrentar os novos desafios educacionais na sociedade contemporânea
- Auxiliar os professores na realização de atividades investigativas de cunho socioambiental com os alunos, com ações voltadas à transformação de suas realidades, tendo como eixo norteador o desenvolvimento de competências e saberes de suas áreas de conhecimento que integram a educação básica
- Contribuir para a implementação do programa de uso racional de água nas escolas, por meio de sensibilização na formação de técnicos pedagógicos, equipe escolar, alunos e comunidade para que a escola seja um espaço de mobilização dessa comunidade.

A publicação trouxe orientações quanto à realização de projetos interdisciplinares em meio ambiente para os três níveis do ensino básico e foi organizada com atividades para as diferentes disciplinas e com os objetivos específicos em cada etapa.

Para o Ensino Fundamental I (EF I, da 1ª à 4ª série), o Fundamental II (EF II, da 5ª à 8ª série) e o Ensino Médio (EM), foram elaboradas propostas para as disciplinas de matemática, artes, geografia, história, educação física, ciências (EF I e EF II) ou biologia (EM), língua portuguesa e matemática, desenvolvendo os seguintes temas:

- Uso cotidiano da água
- Água: de onde vem, para onde vai?
- Rios da Cidade.

Como nos outros projetos da CENP, as Diretorias de Ensino Regionais têm a função de difundir para todo o Estado as propostas por meio de orientações técnicas, divulgação de material e apoio pedagógico aos professores.

Objetivos da Agenda 21 Escolar

A pesquisa descrita neste capítulo teve por objetivo analisar e descrever o processo de construção desta nas escolas públicas estaduais da Diretoria de Ensino de Jundiaí, a partir da proposta pedagógica da CENP, *Água hoje e sempre: consumo sustentável*.

Para construir essa análise, foram elencados alguns objetivos específicos como:

- Identificar e registrar os conhecimentos e práticas dos professores sobre as questões ambientais
- Descrever as representações sociais dos educadores sobre meio ambiente e Agenda 21
- Analisar as transformações ocorridas nas escolas a partir do processo desencadeado pelo projeto
- Propor encaminhamentos que possam colaborar com a construção da Agenda 21 Escolar.

Metodologia

O público-alvo do estudo foram os professores de EF II (5ª a 8ª série) e Ensino Médio das escolas da rede pública estadual da Diretoria de Ensino de Jundiaí. Embora a Diretoria de Ensino de Jundiaí abranja as escolas das cidades de Jundiaí, Louveira, Itupeva, Campo Limpo e Várzea Paulista, a princípio, optou-se por estudar as escolas de Jundiaí.

As escolas de Louveira foram depois incluídas no estudo, pois vivenciavam um processo de implantação da Agenda 21 por meio de uma parceria entre as escolas estaduais, municipais e a Diretoria de Meio Ambiente da Prefeitura Municipal. Dessa maneira, o universo de pesquisa foram os professores das escolas estaduais de Jundiaí e Louveira.

Foi utilizada a metodologia qualitativa por propiciar melhor compreensão tanto dos aspectos objetivos como subjetivos das diferentes realidades encontradas nas escolas, no que se refere a valores, atitudes e opiniões dos sujeitos entrevistados (Minayo, 2000).

A pesquisa foi integralmente realizada nas escolas, em contato direto com os professores e coordenadores pedagógicos, conforme orientam Lüdke e André (1986) ao conceituar a pesquisa qualitativa em educação. Foram utilizados três instrumentos de pesquisa: o grupo focal, entrevistas e análise documental.

O grupo focal é uma técnica de pesquisa qualitativa que utiliza sessões grupais, sendo um dos fóruns facilitadores da expressão de percepções, crenças, valores e atitudes sobre uma questão específica (Iervolino e Pelicioni, 1998).

A escolha do grupo focal como instrumento de coleta de dados foi definida a partir da intenção de ouvir a opinião dos professores em uma situação na qual pudessem discutir as questões do modo mais espontâneo possível.

As reuniões do grupo focal foram realizadas nas escolas durante o horário de trabalho pedagógico coletivo (HTPC), quando os professores realizam trabalhos voltados para estudo, planejamento e troca de informações de práticas pedagógicas sob a orientação dos coordenadores pedagógicos.

Foi realizado um pré-teste com um grupo de professores para verificar a adequação do roteiro de trabalho do grupo focal, a fim de resolver problemas quanto à adequação do instrumento e orientar mudanças necessárias quanto à sua formulação (Kidder, 1987).

Para a análise documental, foram analisados materiais produzidos pelos professores em encontros de orientação técnica junto à Diretoria de Ensino, e os projetos das escolas elaborados para a construção da Agenda 21 Escolar. São considerados documentos todos os materiais escritos que possam ser dados como fonte de informação sobre o comportamento humano (Lüdke e André, 1986).

A entrevista é um instrumento útil, pois permite a captação imediata e corrente da informação desejada, com qualquer tipo de informante e sobre os mais variados tópicos (Lüdke e André, 1986). Assim, as entrevistas foram aplicadas nos casos em que não foi possível realizar os grupos focais em função da indisponibilidade dos professores ou da não aceitação em participar das reuniões e - o que ocorreu apenas em duas escolas.

A apresentação dos resultados e análise dos três instrumentos de pesquisa foram realizadas conjuntamente, na tentativa de buscar os princípios subjacentes aos trabalhos e projetos desenvolvidos na escola sobre a temática ambiental, e de situá-los em um contexto mais amplo. Segundo Minayo (2005), a análise conjunta de dados obtidos a partir de diferentes instrumentos de pesquisa permite a complementação dos dados e denomina-se triangulação.

Trabalho docente

A rede de escolas públicas, na Diretoria de Ensino de Jundiaí, é formada por 75 unidades escolares (UE), locadas nos municípios de

Campo Limpo Paulista (7 escolas), Itatiba (4), Itupeva (6), Jarinu (5), Jundiaí (36), Louveira (4) e Várzea Paulista (13), totalizando 3.122 professores entre efetivos (1.852) e contratados (1.270), de acordo com a Coordenadoria de Gestão de Recursos Humanos da SEE, em dezembro de 2005.

Nos grupos focais, foram ouvidos professores das escolas dos municípios de Jundiaí (34) e Louveira (4), totalizando 38 escolas distribuídas por todos os bairros das duas cidades, e 296 professores no total, sendo 270 e 26 de cada cidade, respectivamente.

Foram selecionadas as falas que, a partir dos referenciais teóricos adotados, apresentaram maior relevância no sentido de configurarem representações sociais dos professores, considerando que as representações sociais sobre qualquer tema tendem a reproduzir as noções do senso comum circulantes na sociedade (Moscovici, 1978).

Após as reuniões para a realização dos grupos focais, foram programadas em todas as escolas algumas intervenções atendendo aos interesses dos professores que participaram da pesquisa com relação à Agenda 21 Global, o livro *Água hoje e sempre: consumo sustentável*, publicações referentes à Agenda 21 Local e Escolar, e a contextualização do surgimento desses documentos.

Uma vez analisados os trabalhos e ouvidos os professores, foram obtidos os resultados que seguem, segundo a maneira de trabalho dos professores.

Trabalho com projetos

Para os professores entrevistados, os projetos representavam uma prática pedagógica diferenciada, que altera a rotina de desenvolvimento do conteúdo curricular tradicional, prescindindo de criatividade, maior dedicação tanto discente quanto docente, e da busca do saber que não está somente nos livros didáticos nem se encerra em uma disciplina.

Os projetos são vistos como uma maneira de trabalho na qual, obrigatoriamente, deve existir um planejamento com objetivos e metas definidos, assim como um produto final concreto que deve ser socializado com a comunidade escolar e avaliado de maneira diferente, pois os conteúdos abordados são construídos e reconstruídos pelos alunos, demandando outros modos de avaliação.

Ainda que todo o processo de educação formal preveja essas etapas, os projetos corporifi-

cam a necessidade de organização do trabalho docente de modo especial.

As práticas docentes baseadas em aulas expositivas e enfoque conteudista, desvinculado da realidade do aluno, normalmente são avaliadas por meio de provas que verificam a assimilação das informações transmitidas. Nos projetos, a avaliação é qualitativa, pois considera, além dos conteúdos conceituais, outros saberes como o desenvolvimento de atitudes positivas quanto às relações interpessoais (conteúdos atitudinais) e diversos procedimentos necessários à formatação de um produto final como pesquisa, organização das informações e elaboração de soluções (conteúdos procedimentais; Coll, 1998).

Os professores relataram diversos casos de alunos tidos como indisciplinados e improdutivos em sala de aula que se tornaram destaques nos trabalhos com projetos, pois tiveram oportunidade de mostrar outros saberes e participar do processo educativo ativamente.

Das 38 escolas pesquisadas, em apenas duas os professores e a coordenação assumiram não ter desenvolvido projetos, mas ter realizado "apenas trabalhos individuais" sem nenhum planejamento coletivo, orientação e socialização dos resultados com a comunidade escolar, restringindo-se ao objeto de estudo da disciplina.

Os professores e coordenadores indicaram, com destaque, a questão da descontinuidade dos projetos e a desarticulação das equipes docentes pela constante troca dos gestores e docentes nas escolas públicas.

Para que a escola pública tenha qualidade, é necessário que existam condições objetivas de trabalho, o que envolve diversos aspectos, entre eles um quadro docente fixo. A educação é um processo, portanto pressupõe continuidade, caso contrário podem ficar lacunas em vez de conhecimento. Outro aspecto importante é a questão da construção de laços afetivos e do envolvimento do professor com os alunos e com a comunidade escolar, proporcionando uma relação de pertencimento e compromisso que extrapola o espaço da sala de aula.

Na cidade de Louveira, das quatro escolas estaduais pesquisadas, três contavam com um quadro docente efetivo em torno de 90% do total de professores (dados de 2005 e projeção para 2006, em Jundiaí), consolidando-se a perspectiva de continuidade do trabalho, amadurecimento das relações interpessoais e envolvimento dos professores e grupo gestor com a escola.

Capítulo 35 • Estudo do Processo de Construção da Agenda 21 em Escolas Públicas de São Paulo

Dessa maneira, é diretamente proporcional a relação entre as escolas que têm quadros docentes e gestores mais estáveis e conseguem elaborar propostas pedagógicas baseadas em projetos voltados para a comunidade, gerando reflexões sobre a qualidade de vida, meio ambiente e saúde, e propondo soluções, ou seja, promovendo a educação como um instrumento transformador da realidade.

Projetos sobre meio ambiente

Foi muito significativa a representação de que os professores de ciências são os mais qualificados para o trabalho com meio ambiente. Em geral, durante as reuniões de grupos focais, os professores direcionaram a discussão para os colegas dessa disciplina e da biologia, justificando que normalmente eles eram os responsáveis por desenvolver projetos voltados para esse tema, já sinalizando a representação "naturalista" do grupo.

A necessidade de uma abordagem abrangente sobre as questões ambientais vem sendo discutida e orientada internacionalmente, desde 1968, quando a Organização das Nações Unidas para a Educação, a Ciência e a Cultura (Unesco), a partir de um estudo comparativo em 79 países, propôs o conceito de "ambiente" significando não apenas o entorno físico natural, mas também o meio construído e os aspectos sociais, culturais e políticos a ele relacionado.

Entre os projetos voltados para o meio ambiente, os que apareceram com maior frequência, de acordo com os professores, foram os relacionados com os temas: água, lixo, horta e saúde.

O tema água apareceu com destaque em todas as escolas que realizaram projetos em meio ambiente, em função do direcionamento feito pela Secretaria de Educação.

A questão dos resíduos sólidos aparece como "lixo" e é trabalhada em diversas escolas com projetos de separação de resíduos e encaminhamento para a reciclagem. As cidades de Jundiaí e Louveira contam com o serviço público de coleta seletiva de lixo e usinas de reciclagem.

Várias escolas consideram o trabalho de construção e manutenção de hortas como um trabalho voltado para o meio ambiente, desenvolvido pelos professores de ciências com o ciclo I do Ensino Fundamental (5ª e 6ª séries), abordando os conteúdos sobre solo, seres vivos, desenvolvimento vegetal e saúde, referindo-se à alimentação saudável com mais vegetais e sem agrotóxicos.

O tema saúde foi tratado com projetos voltados para questões de saúde pública como o combate à dengue, por meio de campanhas informativas organizadas na escola e ampliadas para a comunidade por meio de panfletos e visitas domiciliares. Outros temas também foram citados como: controle de doenças contagiosas, principalmente as doenças sexualmente transmissíveis (DST), alimentação saudável e o saneamento como meio de garantir condições essenciais à saúde. Em nenhum momento essas ações foram relacionadas com o Capítulo 6 da Agenda 21 Global, que trata da "Proteção e Promoção das Condições da Saúde Humana".

Representações da Agenda 21

A representação dos docentes sobre a Agenda 21 está relacionada com a questão ambiental, qualidade de vida, preservação e conservação ambiental, água, lixo, poluição, enfim, uma diversidade de temas sempre ligados aos problemas ambientais que a mídia explora e divulga, ajudando a consolidar as representações das questões ambientais como problemas globais e urgentes. Todavia, a Agenda 21 como proposta de construção de ações estratégicas para a sustentabilidade social, ambiental e econômica é uma grande desconhecida do professor de educação básica do EF II e Ensino Médio nas escolas públicas da rede estadual de Jundiaí. Apenas um professor relatou conhecer e ter pesquisado sobre a Agenda 21 Estadual para executar um trabalho em sua escola.

Agenda 21 como estratégia de ensino na escola

Em Louveira, as estratégias utilizadas para a construção da Agenda 21 foram consideradas muito válidas, pois levaram os alunos a conhecer, analisar e sentir-se em condições de propor alterações no seu cotidiano, conseguindo unir o desenvolvimento de habilidades e competências ao início de um processo de mudança de valores com relação ao meio ambiente.

Material sobre a Agenda 21 na escola

O material sobre a Agenda 21 também é escasso nas escolas, restringindo-se ao livro *Água hoje e sempre: consumo sustentável*. A Diretoria de Ensino de Jundiaí disponibilizou para consulta um exemplar da agenda 21 Global e diversas publicações sobre o tema. Na cidade de Louveira, a Divisão do Meio Ambiente também disponibilizou material para consulta, o que, segundo os professores, fez diferença no resultado alcançado.

Cursos de capacitação para professores

Uma experiência relatada como positiva foi a dos cursos que aconteceram de maneira descentralizada nas escolas com a equipe docente e gestora, conjuntamente. Esses cursos aconteceram em 2005 nas escolas que apresentaram baixo desempenho no Sistema de Avaliação de Rendimento Escolar do Estado de São Paulo (SARESP), como uma tentativa de buscar soluções com a equipe escolar. Desses encontros, surgiram propostas contextualizadas no cotidiano da escola que, segundo os professores, foram os melhores cursos de que já participaram.

Normalmente, os cursos acontecem nas diretorias de ensino e os professores participantes têm a função de levar para suas respectivas escolas o que aprenderam, utilizando-se do momento de HTPC para a socialização. Essa prática incorporada à atividade pedagógica não só viabiliza a socialização, mas transforma-se em um exercício de reconstrução de saberes, em uma prática interdisciplinar.

Isso deveria ser uma prioridade na escola, porém não é o que acontece. Os docentes ressentem-se por esse espaço tornar-se um momento enfadonho voltado para o relato de informativos escolares.

Considerações finais

O conhecimento dos professores sobre as questões ambientais, de maneira geral, limita-se ao senso comum e resulta de informações obtidas nas mídias televisiva e jornalística, carecendo de profundidade e precisão. A representação de meio ambiente entre os professores ainda é naturalista e estreitamente relacionada com os aspectos físicos e biológicos.

Os professores de ciências, biologia e geografia sentem-se mais preparados para tratar de temas ambientais por sua formação específica e por serem constantemente convocados a participar de cursos de capacitação oferecidos pela SEE sobre esses temas. Situação bem diferente acontece com os professores das demais disciplinas, que se sentem despreparados e sem fundamentação para tratar de questões ambientais.

Os temas relacionados com o meio ambiente muitas vezes não são tratados de modo interdisciplinar nas escolas. Quando o são, a interdisciplinaridade proposta pelos projetos ainda carece de amadurecimento por manterem um tratamento disciplinar, como é o caso do tema água e sua situação emergencial. A dificuldade de entrosamento e integração das diversas disciplinas acaba se tornando uma barreira para a concretização de propostas que visem à sustentabilidade no contexto vivenciado pelo aluno.

As estratégias utilizadas pelos professores precisam se basear em metodologias que venham ao encontro de necessidades dos alunos e das demandas de formação destes para uma cidadania atuante e crítica com relação à busca pela qualidade de vida. A maioria das práticas pedagógicas pretendeu sensibilizar e orientar mudanças comportamentais no cotidiano, o que é positivo e necessário, porém ainda estão distantes da educação enquanto prática política transformadora da sociedade.

As escolas que utilizaram a metodologia proposta no livro *Água hoje e sempre: consumo sustentável* apresentaram um ganho qualitativo no trabalho, ampliando sua perspectiva de meio ambiente e qualidade de vida, ainda que os trabalhos tenham sido tratados sob uma abordagem disciplinar.

Contudo, existe uma desconexão entre as ações educativas e as políticas públicas em um contexto mais amplo. É de extrema importância que os professores conheçam as políticas públicas e consigam contextualizá-las e reconhecê-las nos temas e conteúdos sugeridos pelos órgãos gestores. As ações locais precisam ter como base a fundamentação a sustentabilidade em um nível global. Caso contrário, ações importantes parecem pequenas e sem expressividade.

Os projetos e trabalhos apresentados pelos professores sobre meio ambiente deram destaque especial ao tema água, demonstrando que as escolas estaduais acataram as sugestões propostas pelo órgão gestor, representado pela SEE/CENP, confirmando o papel das instituições como promotoras na implementação de políticas públicas.

Foram poucos os docentes que ampliaram sua representação de meio ambiente incluindo o ambiente vivenciado, contextualizado sócio-histórico e economicamente e como elemento fundamental para a qualidade de vida. Dessa maneira, a educação ambiental não se tornou efetiva na prática pedagógica das escolas, pois o trabalho se restringiu a um grupo de professores e com trabalhos bastante pontuais.

A representação social dos docentes sobre a Agenda 21 está relacionada com preservação e conservação da natureza, qualidade de vida e água. A relação majoritária foi com o tema água em função da divulgação do projeto Agenda 21 Escolar ter sido vinculado ao livro *Água hoje e sempre: consumo sustentável*.

Os docentes desconhecem as Agendas Global, Nacional, Estadual ou alguma das Agendas Locais já implantadas no Brasil e não relacionam a Agenda 21 Escolar à gestão sustentável da escola e às inúmeras possibilidades dela decorrentes.

Poucas escolas de Jundiaí tiveram resultados concretos de ação transformadora de realidade.

Nas escolas de Louveira, os trabalhos apresentaram a compreensão da Agenda 21 como um processo gestor e relacionaram a prática pedagógica ao cotidiano escolar, pesquisando, analisando, produzindo conhecimento e interagindo com o Poder Público, ou seja, exercitando a prática da cidadania e tendo como preocupação principal a sustentabilidade e a melhoria da qualidade de vida a partir do tema água.

O apoio recebido do Poder Municipal, por meio da Divisão do Meio Ambiente e Secretaria da Educação, foi decisivo para o sucesso dos resultados de construção da Agenda 21 Escolar.

O caso de Louveira demonstrou resultados positivos desse percurso no desencadeamento do processo de construção da Agenda 21 Local. É evidente que há um caminho muito longo e árduo no sentido de efetivação dessa prática democrática e da conquista da educação de qualidade para a grande massa que, por enquanto, representa apenas a melhoria quantitativa da educação no país.

A proposta da SEE foi positiva por lançar a ideia de construção da Agenda 21 Escolar, iniciando-se pela questão da água, porém o processo precisa ser alimentado continuamente para não perder a sua essência e cair no esquecimento.

Como profissionais da educação, continuamos acreditando na sua ação transformadora. É preciso dar condições objetivas para que todos os educadores se mantenham convictos da possibilidade de realizar uma prática educativa crítica, política e transformadora, como instrumento de recriação da realidade e de uma sociedade justa e humanizada.

Bibliografia

Brasil. Ministério de Educação e Cultura; Ministério do Meio Ambiente. Relatório do levantamento nacional de projetos de educação ambiental. In: Conferência Brasileira de educação Ambiental, 1. Brasília: MEC; MMA, 1997.

Brasil. Ministério do Meio Ambiente. Agenda 21: o caso do Brasil. Brasília: Ministério do Meio Ambiente, 1998.

Coll, C. Os conteúdos na reforma: ensino e aprendizagem de conceitos, procedimentos e atitudes. Porto Alegre: Artmed, 1998.

Conferência das Nações Unidas sobre Meio Ambiente e Desenvolvimento. 2. ed. Brasília: Senado Federal; Subsecretaria de Edições Técnicas, 1997.

Freire, P. Pedagogia da autonomia: saberes necessários à prática educativa. São Paulo: Paz e Terra, 1996.

Iervolino, S. A.; Pelicioni, M. C. F. A utilização do grupo focal como metodologia qualitativa na promoção de saúde. In: Congresso Brasileiro de Enfermagem, 50., 1998, Salvador. Anais... Salvador: ABEn Nacional, 1998. p. 88.

Kidder, L. H. (Org.). Selltiz, Wrightsman e Cook: métodos de pesquisa social. 2. ed. São Paulo: EPU, 1987. v. 2.

Lüdke, M.; André, M. Pesquisa em educação: abordagens qualitativas. São Paulo: Pedagógica e Universitária, 1986.

Marcon, G. Avaliação da política estadual de recursos hídricos de São Paulo nas bacias hidrográficas dos rios Piracicaba, Capivari e Jundiaí. Tese (Doutorado em Saúde Ambiental) – Universidade de São Paulo, São Paulo, 2005.

Minayo, M. C. S.; Assis, S. G.; Souza, E. R. (Org.). Avaliação por triangulação de métodos: abordagem de programas sociais. Rio de Janeiro: Fiocruz, 2005.

Minayo, M. C. S. O desafio do conhecimento. 6. ed. São Paulo: Hucitec, 2000.

Moscovici, S. A representação social da psicanálise. Rio de Janeiro: Zahar, 1978.

Organização das Nações Unidas para a Educação, a Ciência e a Cultura; United Nations Environment Programme. The Tbilisi declaration. Connect., v. 3, n. 1, p. 1-8, 1978.

Pelicioni, M. C. F. Promoção da saúde e meio ambiente: uma trajetória técnico-política. In: Philippi Júnior, A.; Pelicioni, M. C. F. (Ed.). Educação ambiental e sustentabilidade. Barueri: Manole, 2005.

Pelicioni, M. C. F. Educação em saúde e educação ambiental estratégias de construção da escola promotora da saúde. Tese (Livre-docência em Saúde Pública) – Universidade de São Paulo, São Paulo, 2000.

Secretaria de Estado da Educação de São Paulo. Coordenadoria de Estudos e Normas Pedagógicas. Água hoje e sempre: consumo sustentável. São Paulo: SEE; CENP, 2004.

World Meteorological Organization. The Dublin statement on water and sustainable development. 1992. Disponível em: <http://www.wmo.int/pages/prog/hwrp/documents/english/icwedece.html>. Acesso em: 16 jul. 2018.

36 Interface entre Pesquisa em Saúde Ambiental e Promoção da Saúde

Leandro Luiz Giatti • Renata Ferraz de Toledo •
Giselle Nayara de Moraes Saraiva • Natasha Abreu

Introdução

Este capítulo dialoga com a complexidade da relação homem-ambiente, sobretudo no que diz respeito a incertezas e negligências referentes aos riscos que a população se expõe, bem como efeitos ampliados associados a impactos ambientais. Para tal, baseia-se no caso de um passivo ambiental, localizado em um bairro que se formou em uma área com solo contaminado por um depósito desativado de resíduos sólidos e respectiva rota de exposição de moradores a elementos tóxicos. Além da problematização e mediante desafios atuais da Saúde Ambiental, propõem-se alternativas de intervenção subsidiadas por pesquisas capazes de desvelar para a sociedade a necessidade de uma postura precaucionária para as questões que envolvem saúde e ambiente. Procura-se ainda mostrar a importância de instituições de pesquisa e ensino superior que, com um papel proativo, podem contribuir substancialmente para estudar situações específicas, inclusive com riscos desconhecidos ou relativamente ignorados, e difundir o conhecimento entre a sociedade por meio de processo de empoderamento e práticas de advocacia em saúde no sentido da promoção da saúde.

O bairro Novo Israel, situado na zona Norte da cidade de Manaus, AM, durante o período de 1971 a 1986, foi o depósito de resíduos sólidos da cidade de Manaus. Após sua desativação, o local foi aterrado e invadido, sendo ocupado por famílias de baixa renda. Reproduzindo a realidade de diversos bairros periféricos da cidade, este surgiu de maneira desordenada, sem dispor de saneamento básico adequado, forçando a população local a perfurar cacimbas e poços para abastecimento de água (Rocha e Horbe, 2006).

O modo de deposição de resíduos no local não contava com critérios técnicos adequados que fossem capazes de evitar a contaminação ambiental do solo, das águas subterrâneas e superficiais, ou seja, o processo caracterizou-se como um lixão a céu aberto. De acordo com Sissino e Moreira (1996), essas áreas de despejo não constituem o destino final de muitas das substâncias contidas ou geradas por esse lixo, uma vez que, quando a água percola junto aos resíduos, leva também diversas substâncias que dão origem a um líquido denominado chorume – altamente poluente e que tende a contaminar os compartimentos ambientais citados, por várias décadas, considerando a natureza dos elementos contaminantes.

Segundo a análise qualitativa da água do bairro de Novo Israel, realizada por Rocha e Horbe (2006), na área anteriormente ocupada pelo lixão e suas adjacências, o perfil químico encontrado em 18 pontos coletados, incluindo cacimbas e poços profundos, permitiu constatar que a água era inapropriada para consumo humano por conta dos altos teores de alumínio, ferro, arsênico, cádmio, chumbo, selênio e compostos nitrogenados, além de contaminações pontuais de manganês e zinco. Algumas dessas substâncias são relacionadas a distintos problemas crônicos à saúde humana em decorrência de exposições prolongadas, inclusive com potencial carcinogênico (Brasil, 2006a). O autor comparou seus resultados com os obtidos anteriormente por Silva (2001) em um mapeamento das características da água subterrânea em uma faixa Norte e Sul da cidade de Manaus, e pôde observar aumento significativo nas concentrações de determinados elementos, inclusive ultrapassando limites estabelecidos em legislação, no caso a Portaria n. 518 (Brasil, 2004), que determina critérios de qualidade para a água de consumo humano. Desse modo, as referências adotadas neste capítulo indicam a influência da disposição de resíduos por meio de processo de contaminação da água de lençóis subterrâneos.

Todavia, o que se apresenta previamente não encerra a compreensão de um processo de exposição humana a contaminantes provenientes do antigo lixão. A partir desses apontamentos do problema ambiental já descrito e de seu amplo conhecimento, inclusive por autoridades, uma pesquisa realizada com moradores locais em 2007 por Giatti *et al.* (2009) descreveu o processo de exposição humana por meio do conhecimento das práticas utilizadas pelos moradores para abastecimento de água e condições socioambientais, incluindo percepções para qualidade de água, problema da disposição de resíduos e possíveis riscos à saúde mediante os condicionantes locais.

Além da pesquisa, Giatti *et al.* (2009) também realizaram intervenções em uma escola pública do bairro, com orientação em princípios da promoção da saúde, as quais foram subsidiadas pela pesquisa aplicada com os moradores locais, objetivando meios para que a sociedade local se apropriasse da problemática (Buss, 2000). A descrição sucinta das intervenções e a discussão referente a toda a lógica do trabalho de intervenção associado à pesquisa serão apresentadas adiante.

Com relação à pesquisa com os moradores locais, entre junho e julho de 2007, foram aplicadas 162 entrevistas com moradores do bairro na área específica de influência do antigo lixão, obtendo-se informação sobre 837 moradores. Essa etapa contou com a colaboração de acadêmicos do oitavo período de Medicina da Universidade do Estado do Amazonas.

A água utilizada para fins potáveis era em sua maioria de poço profundo (69,8%), seguida por água de cacimba (19,8%). Do total de entrevistas, 74,1% dos respondentes declararam que não realizavam nenhum tipo de tratamento para o consumo. Essa água foi avaliada como boa por 64,8% dos entrevistados e regular, por 19,1%. Entre os métodos caseiros citados para tratamento estavam fervura (6,8%), filtragem (13%) e uso de hipoclorito (5,6%).

A procedência da água para cozinhar manteve-se com valores próximos aos de beber, diferentemente da água para higiene pessoal e do lar, que mostrou aumento do uso da água de cacimba. A maioria dessas casas possuía sanitário no próprio domicílio e o destino do esgoto era predominantemente para fossa rudimentar (41,4%) e a céu aberto (34,5%). O lixo era coletado em 98,1% dos domicílios.

Do total de respondentes, 88,3% declararam conhecimento da existência prévia de um lixão no bairro e, destes, 77,6% reconheceram que esse fato acarretava problemas ambientais e de saúde para a população local. Embora tenham ocorrido diversas citações referentes à contaminação do solo, do ar, da água e de lençóis subterrâneos correlacionados com um amplo espectro de doenças, em maioria de caráter agudo, foi possível observar que a população desconhecia a possibilidade de contaminação por elementos químicos, como metais pesados, capazes de desencadear várias doenças crônicas.

Da totalidade de moradores envolvidos nas entrevistas, foi relatado que 174 apresentaram problemas de saúde entre junho de 2006 e maio de 2007, sendo os agravos mais comuns: virose, diarreia e vômitos. Também com relação às doenças mais comuns no bairro, eram citadas majoritariamente doenças infecciosas e/ou seus sintomas, restando apenas três afirmativas que indicavam associação entre a exposição a contaminantes químicos e problemas de saúde crônicos.

Distante do anseio de mostrar qualquer relação causal entre exposição e indicadores de morbidade e mortalidade, a pesquisa de Giatti *et al.* (2009) focou na demonstração de uma via de exposição mediante a contaminação ambiental do bairro; nessa proposta, consideram-se como relevantes aspectos que condicionam a exposição da população humana, além do fato consumado da contaminação ambiental (Brasil, 2006b; ATSDR, 1992). Assim, a exposição humana se finda de acordo com o modo como a população faz uso das águas subterrâneas contaminadas. Considerou-se no estudo que a exposição consumada se agravava em termos de sua perpetuação, tendo em vista a constatação de percepções equivocadas dos sujeitos expostos quanto ao problema ambiental e seus riscos à saúde.

Desafios da saúde ambiental

A compilação de uma vasta bibliografia de estudos epidemiológicos sobre fatores de riscos ambientais e os mais distintos grupos de causas de morbimortalidade, somados a um processo de realização de entrevistas com especialistas de reconhecimento mundial, levou à publicação, por parte da Organização Mundial da Saúde (OMS), de um trabalho em que se estima a carga ambiental na causalidade de inúmeros agravos, como doenças diarreicas, malária, dengue, câncer, desnutrição, acidentes de trânsito e doenças do aparelho circulatório (Prüss-Ustün e Corvalán, 2006).

Todavia, apesar de um vasto acúmulo e conhecimento sobre distintos mecanismos de transmissão de doenças infecciosas e também de toxicologia por inúmeras substâncias conhecidas, a comprovação da relação causa-efeito para exposições ambientais é frequentemente permeada por séries de outros fatores condicionantes que interferem em distintos graus, constituindo a complexidade do processo saúde-doença. Como exemplo de multifatorialidade, podem-se elencar predisposição genética, nutrição, sedentarismo e exposição a outros elementos tóxicos que possam potencializar riscos. Especificamente, para as situações em que ocorrem exposições prolongadas a doses relativamente baixas de substâncias tóxicas, como no estudo do bairro Novo Israel em Manaus, a probabilidade de ocorrência de manifestações crônicas à saúde, que decorre majoritariamente a longo prazo, passa a demandar estudos bastante específicos em termos de desenhos de pesquisa epidemiológica, os quais são, em geral, dispendiosos e requerem períodos de execução relativamente extensos (Câmara e Tambelini, 2003).

De fato, na gênese de inúmeros problemas de saúde associados a questões ambientais, temos que mudanças acentuadas no ambiente, em virtude dos processos de desenvolvimento socioeconômico predominantes, acarretam agravantes no âmbito das incertezas quanto à ocorrência de doenças. Processos como urbanização, construção de estradas e de represas de hidroelétricas, desmatamento e avanço de fronteira agrícola têm, de modo muito intenso, interferido na emergência e reemergência de doenças infecciosas como dengue, malária, febre amarela, leishmaniose tegumentar americana, doenças diarreicas causadas por tipos distintos de patógenos e demais doenças como viroses transmitidas por artrópodes (Patz *et al.*, 2004; Pignatti, 2004). Também salientamos a complexidade associada quando se trata de outros grupos de doenças como aquelas ligadas à modernidade, tendo inclusive a possibilidade de sinergia entre fatores como poluição atmosférica oriunda de veículos ou de queimadas, exposição a elementos tóxicos ou radiações, ilhas de calor urbano, catástrofes naturais, desastres tecnológicos etc. Situações em que, muitas vezes, as exposições prolongadas podem ser mascaradas a longo prazo por outras causas (Ravetz, 2004).

Especificamente para doenças infecciosas, Possas (2001) mostra que uma série de dificuldades e incertezas no entendimento das dinâmicas de transmissão e acometimento de suscetíveis é corroborada por falta de capacidade interdisciplinar para estudar e responder conjuntamente a questionamentos que estão de um lado nas ciências biológicas e de outro, nas sociais. Assim, a dificuldade de se consolidarem metodologias de pesquisa interdisciplinar parece ter um forte papel nas limitações científicas e de controle das doenças. Consideramos, portanto, que esse tipo de dificuldade também pode ter relevância, como no caso da exposição a contaminantes químicos na via de consumo de água de lençóis subterrâneos, em que as percepções captadas entre os moradores do bairro Novo Israel sustentam práticas bastante preocupantes.

Não obstante, devemos considerar significativas lacunas no entendimento da ampliação das consequências de determinados eventos, como desastres e epidemias relacionadas com problemas ambientais. De Marchi e Ravetz (1999) relatam dois casos relevantes: o primeiro, relacionado ao acidente de Seveso, na Itália, em 1976, em que o vazamento de uma indústria química expôs a contaminantes, inclusive dioxinas, a população das imediações, e por negligência dos responsáveis a situação teve sua divulgação postergada, prolongando a exposição, porém à parte de manifestações agudas registradas, não foram reconhecidas vítimas de longo prazo, como por ocorrência de câncer, que se esperaria da exposição; o segundo caso relatado trata da síndrome da "Vaca Louca", ocorrida na Europa, em que houve uma crise intensa de opinião pública sobre o modo como se alimentavam os animais, o que possibilitava a veiculação de um patógeno de grande potencial em termos de mortalidade, inclusive humana, mas que, todavia, não causou grandes prejuízos às pessoas diretamente, tendo sido pouco considerado em outras dimensões de sua problematização. Para os dois casos, os autores questionam os prejuízos ampliados, como no caso do impacto do temor sofrido pela sociedade, a questão da opinião pública, a necessidade de mais transparência quanto a riscos, a interferência negativa na governança e outras, além, é claro, da iminência de catástrofes que poderiam ter ocorrido.

Souza Porto e Freitas (2003) demonstraram, sob a perspectiva da vulnerabilidade, que desastres causados pelo homem ou pela própria natureza podem produzir efeitos diferentes quando ocorrem enquanto riscos similares sob distintas populações ou países. Os autores assinalam as fragilidades que se conjugam nos campos sociais e institucionais de países em processo de industrialização, tendo como referência alguns dos maiores acidentes químicos da história que ocorreram todos em 1984: no Brasil, Vila Socó (508 óbitos); no México, San Juan Ixhuatepec (550 óbitos); e na Índia, Bhopal (com estimativas entre 1.800 e 20 mil óbitos, embora o registro oficial contabilize 2.500). Nas três situações, associaram-se um histórico de rápido e desordenado desenvolvimento entre 1960 e 1980, forte intervenção do Estado, endividamento e urbanização intensa e descontrolada acompanhada de grandes migrações de regiões pobres para centros urbanos em processo de rápida industrialização. Esses elementos acrescentaram vulnerabilidade social significativa aos acidentes relatados, em comparação com acidentes químicos anteriores, como o ocorrido em Seveso (Freitas *et al.*, 1995).

Com efeito, riscos tecnológicos como acidentes químicos ou mesmo a exposição a poluentes, desastres naturais, emergência e reemergência de doenças infecciosas são fatores intrinsecamente relacionados a mudanças ambientais profundas promovidas por atividades humanas, e as consequências desses riscos tendem a ser mais graves com populações mais vulneráveis. Um bom modo de ilustrar essa afirmativa consiste em uma breve análise sobre o processo de mudança climática, que, por sua vez, não tende a trazer novos problemas, mas sim exacerbar os já existentes. Desse modo, as consequências da mudança climática são mais graves para aqueles que ocupam lugares de risco, como encostas ou áreas sujeitas a inundações, não têm condições de moradia adequada e saneamento ambiental, estão sujeitos à insegurança alimentar etc. Em um levantamento sobre as desigualdades mundiais em termos de alguns agravos relacionados à mudança climática nas últimas duas décadas (morbidade por malária, desnutrição e óbitos associados a enchentes e inundações), Patz *et al.* (2007) mostram claramente que os óbices se concentram majoritariamente no continente africano, na Índia e na América do Sul; todavia, os principais responsáveis pela emissão de carbono, apontado como o principal causador do aumento da temperatura, são países desenvolvidos do hemisfério Norte.

Para Soskolne *et al.* (2007), o crítico declínio ambiental global que se manifesta com substâncias diferentes entre os hemisférios, apesar da crescente retórica contrária, continua a se reproduzir mediante posturas imorais daqueles que detêm o poder para com a sustentabilidade a longo prazo. Nesse sentido, para o desenvolvimento da pesquisa em epidemiologia ambiental, o autor propõe que sejam considerados aspectos amplos de sustentabilidade, como a questão da integridade dos ecossistemas em nível planetário e da justiça ambiental global. Desse modo, seria possível obter maior compreensão sobre os fenômenos que afetam gerações presentes e futuras e reduzir as lacunas e desigualdades entre Norte e Sul.

Todavia, também convém assinalar que ocorrem discrepâncias intrarregionais, como dentro de países. No Brasil, por exemplo, os nove Estados compreendidos na chamada Amazônia Legal, apesar de apresentarem rápido desenvolvimento econômico e melhora em alguns indicadores como mortalidade infantil e expectativa de vida ao nascer, sofrem processo de expropriação acelerada de recursos naturais com mudanças significativas nos ecossistemas, urbanização rápida e desordenada, com precário acesso a saneamento básico, submetendo grande parte de sua população a uma situação sanitária bastante crítica (Freitas e Giatti, 2009).

Quanto às ações que visam a controlar, mitigar ou eliminar os riscos à saúde provenientes das condições ambientais, bem como os possíveis agravantes advindos das iniquidades em termos de vulnerabilidade, devemos considerar que a orientação amplamente disseminada para as sociedades evitarem as doenças se sustenta no princípio preventivo clássico de que os riscos considerados para a gestão e prevenção de doenças são atribuídos pela exposição a fatores de amplo reconhecimento e, frequentemente, comprovados em uma relação linear de causas e efeitos. Portanto, a prevenção baseia-se fortemente nos riscos conhecidos, mensuráveis e comprovados, com amplo reconhecimento pela ciência e pela sociedade de modo geral (Freitas e Porto, 2006).

Cabe lembrar aqui os estudos clássicos de Leavell e Clark (1976) quanto aos níveis de prevenção e sua associação com a história natural da doença. Nesse modelo, preconiza-se a importância da prevenção, não apenas antes da manifestação de determinada doença, mas sim ao longo de seu curso, a fim de evitar agravantes posteriores, sequelas e até mesmo a morte. Assim, consideram-se no período pré-patogênico, ou seja, antes do contato agente-hospedeiro, dois níveis de prevenção primária: a primeira inclui medidas de promoção e educação em saúde, segurança alimentar, vigilância em saúde e ambiental etc.; e em um segundo nível a chamada proteção específica, como imunizações, profilaxia medicamentosa, controle de vetores etc. No período inicial da patogênese (período de incubação), quando ainda não ocorrem sinais e sintomas, recomenda-se um terceiro nível de prevenção para buscar o diagnóstico e o tratamento precoce, denominada *prevenção secundária*. O quarto nível de prevenção, considerado ainda como secundária, associa-se ao período de manifestações clínicas da doença e busca limitar incapacidades e a cura dos indivíduos, impedindo sua propagação. No período de desfecho, indicam-se medidas de prevenção terciária ou de quinto nível para a reabilitação física e social (Ueno e Natal, 2008). Ressaltam-se, portanto, dois aspectos fundamentais: a importância de medidas de prevenção ao longo de todo o período e principalmente o desenvolvimento de ações efetivas de prevenção primária de primeiro nível, como a promoção e a educação em saúde, as quais contribuem consideravelmente para a redução da exposição da população aos riscos advindos de casos como os de grande complexidade e incertezas, inclusive os de origem química, ou seja, não biológica.

No entanto, diante de incertezas inerentes à multiplicidade de fatores, da complexidade das relações homem e ambiente e de suas consequências no desenrolar de potenciais riscos imprevisíveis, soma-se à relevância da prevenção primária a proposição de uma ciência e prática da precaução (Freitas e Porto, 2006), que seja capaz de lidar e ao menos antecipar e orientar planos de ação mediante ocorrências inesperadas, para as quais prevalecem altas apostas em termos de magnitude de consequências, incertezas em fatos, controvérsias em valores e demandas por ações urgentes, emergenciais (Ravetz, 2004).

Para o estabelecimento de práticas em uma lógica precaucionária, é preciso que a produção de saber se associe à gestão, ou seja, que os novos conhecimentos construídos ou ressignificados sejam incorporados na prática cotidiana e possibilitem maior engajamento político. Todavia, a gestão ambiental e da saúde isoladamente já constitui um quadro bastante dificultoso, sobretudo por empecilhos para ações intersetoriais, bem como por obstáculos à gestão participativa. Considera-se ainda a pouca interlocução entre setor acadêmico, gestores e sociedade, tendo em vista que mesmo dentro da academia prevalecem limitações disciplinares que dificultam o entendimento sistêmico do ambiente e da saúde humana. Assim, tomamos o raciocínio de Funtowicz e Ravetz (1997), que propõem que a ciência como meio produtor de conhecimento essencial à humanidade deve ser expandida para uma comunidade ampliada de pares, ou seja, não deve permanecer circunscrita apenas a especialistas acadêmicos. A produção do saber deve incorporar os sujeitos passíveis de serem afetados pelos riscos ambientais, e isso inclui a população em geral e, obviamente, os gestores públicos, constituindo o que os autores citados propõem como características de uma ciência pós-normal.

A situação observada no bairro Novo Israel traz importantes componentes para uma discussão entre prevenção e precaução. Como já afirmado, o ambiental passivo e a contaminação do solo no local são irrefutáveis, tanto por parte do Poder Público como pela própria população. A demonstração da via de exposição pela qual é descrita a exposição dos moradores pelo consumo de água traz evidências de um processo pelo qual o próprio princípio clássico da prevenção encerra determinações de que não se deve consumir água de subsolo contaminado em área ocupada por um lixão. Com efeito, a constatação de Rocha e Horbe

(2006) da presença de metais pesados como chumbo e cádmio, assim como outros contaminantes na água proveniente de poços, elege a água captada no local a partir de poços como inadequada para consumo humano.

Por outro lado, a apropriação incipiente da sociedade, de modo geral, para a presença de contaminantes químicos e seus riscos potenciais, constitui um quadro que apoia a continuidade do processo de exposição, corroborado pela permanência de uma série de dúvidas, como: a quantidade de elementos tóxicos ingeridos por habitante ao longo do tempo, a predisposição genética a consequências distintas à saúde e a influência de demais fatores na ocorrência de doenças crônicas, como estado nutricional, sedentarismo, faixa etária, gênero etc.

Assim, apesar da exposição a substâncias reconhecidamente tóxicas, pairam incertezas no que se refere aos efeitos, inclusive com as limitações do sistema de saúde de identificar peculiaridades no perfil epidemiológico do grupo de expostos.

Nessa analogia, Ravetz (2004) assinala que a análise de níveis de poluentes lançados nos ambientes é muito onerosa e testes retrospectivos são impossíveis. Essas situações prevalecem sob a ordem de uma economia industrial que ainda vem operando na lógica de que todas as inovações são seguras até que se provem como perigosas, como já exposto na óptica do princípio clássico da prevenção. Quando efeitos aos humanos são descobertos, eles frequentemente são a longo prazo e mascarados por outras causas. Processos de sinergia entre poluentes ou outros fatores de risco, muitas vezes, são desconhecidos e dificilmente comprovados pelos critérios de uma ciência baseada em testes laboratoriais. Também, coexistem interesses corporativos como industrial, regulador e profissional, que muitas vezes configuram o não reconhecimento dos efeitos. Desse modo, consagram-se, inevitavelmente, incertezas para com os efeitos aos seres humanos, valores em disputa (entre populações expostas e poluidores), apostas altas e a necessidade de decisões urgentes, um perfeito caso de ciência pós-normal.

Assim, a lógica de uma intervenção precaucionária nos moldes da ciência pós-normal é proposta para situações como do bairro Novo Israel, sobretudo sob o caráter de ampliação da comunidade de pares, de modo a envolver os sujeitos do problema, bem como gestores, como discutido em termos de bases conceituais e metodológicas na próxima seção. Desse modo, torna-se clara a necessidade de se ampliar a discussão e envolver distintos atores sociais implicados no problema, trazendo o assunto do campo técnico-científico para o campo da construção de um saber colaborativo e inclusivo, aplicável e mais adequado, dada a multiplicidade de fatores e contingências inerentes ao modo de vida e a complexidade local (Giatti, 2015; Giatti *et al.*, 2014).

Empoderamento e princípio da precaução aplicado na relação ciência e sociedade

Diante da realidade aqui apresentada, caracterizada, como já mencionado, por incertezas no âmbito da multiplicidade de fatores determinantes das condições de vida e saúde dos moradores do bairro Novo Israel e pelas características das relações socioambientais locais, iniciamos a discussão deste item a partir do seguinte questionamento: como o princípio da precaução na lógica de ciência pós-normal pode, por meio da promoção da saúde e processos de empoderamento comunitário, contribuir para a transformação desse quadro?

Para responder a essa questão ou simplesmente propiciar uma reflexão a respeito do assunto, conceituamos a seguir alguns termos importantes.

O movimento da promoção da saúde surge na busca por reordenar a atenção à saúde e seu modelo biomédico, o qual se mostrava insuficiente para atender às necessidades da população e principalmente não condizente com a concepção do processo saúde-doença que passa a ser difundido no final da década de 1970, como sendo socialmente determinado. A promoção da saúde, portanto, envolve uma combinação de ações sociais, políticas, educacionais, econômicas, culturais e de serviços de saúde para proporcionar condições de vida saudáveis, por meio da capacitação da comunidade, para que esta possa assumir o controle sobre sua saúde e seus determinantes (Brasil, 2001).

Entre as estratégias para seu desenvolvimento, a educação em saúde é fundamental, uma vez que, por meio do conhecimento da realidade, possibilita aos indivíduos e grupos sociais buscarem soluções aos problemas que afetam suas condições de vida. Entretanto, nesse processo educativo devem também ser trabalhados princípios de cidadania, justiça social, autoestima e o fortalecimento e a ampliação do poder do indivíduo como sujeito social, o que na promoção da saúde é chamado *empowerment* ou empoderamento.

Por seu caráter educativo ou resultante de processos dessa natureza, associam-se diretamente ao empoderamento: a emancipação, a autonomia e a libertação, termos amplamente estudados e difundidos respectivamente por autores como Boaventura de Sousa Santos, Jürgen Habermas e Paulo Freire. Assim, para que os indivíduos e grupos sociais se tornem emancipados, autônomos e livres, deve fazer parte desse processo de empoderamento não apenas a dimensão cognitiva (construção de conhecimentos), mas também a afetiva (despertar de valores) e a psicomotora (desenvolvimento de habilidades para a ação), fundamentadas em princípios éticos e políticos de transformação.

Para Laverack e Labonte (2000), trata-se de uma mudança estrutural nas relações sociais de poder, pois o empoderamento permite que as pessoas assumam maior controle sobre decisões que dizem respeito às suas vidas, sendo este o resultado que se espera de um programa de promoção da saúde efetivo.

Considera-se, portanto, que, para controlar os determinantes de suas condições de vida, é preciso primeiramente conhecê-los. O direito à informação sobre riscos, mesmo em um quadro de complexidade e incertezas, deve ser garantido à população, somado à possibilidade de construção de conhecimentos interdisciplinares que permitam o autocuidado e o enfrentamento ativo de seus problemas de saúde, papel este que pode e deve ser cumprido pelas instituições de ensino e pesquisa em nível superior que, em parceria com os participantes de um processo de empoderamento, os capacitam para agir como protagonistas dessa transformação social.

Os estudos sobre os impactos do empoderamento são ainda pouco frequentes (Becker *et al.*, 2004), embora seja um conceito bem conhecido e de aplicação em áreas bastante diversas, como participação de pacientes nos serviços de saúde; participação na comunidade; como ferramenta administrativa; empoderamento de mulheres, entre outras (Tavolaro *et al.*, 2007). De acordo com a Organização Panamericana da Saúde (OPAS, 2002), resultados concretos da promoção da saúde e do empoderamento são alcançados no longo prazo, porém seus efeitos e impactos podem ser percebidos em médio e curto prazos, como maior participação dos cidadãos em suas comunidades, inclusive na busca por melhor qualidade de vida. Nesse sentido, Wallerstein (2006) também destaca alguns desses impactos em níveis distintos:

* Psicológico: engajamento político, confiança, consciência crítica, comportamentos de participação e identidade
* Social: maior participação e liderança comunitárias, aumento da coesão social, do capital social e surgimento de redes
* Político-material: políticas públicas, alteração nos condicionantes/determinantes da saúde, novos recursos e menos desigualdade. A autora apresenta, ainda, benefícios do empoderamento para a saúde, como a diminuição da dependência para com os profissionais da área e maior equidade e efetividade de programas, reduzindo iniquidades e melhorando determinantes. Lembra também possíveis limites desse processo ao afirmar que a participação pode equivocadamente ser passiva, voltar-se à busca de informação, e não para a tomada de decisões, e focalizar apenas o nível local.

Dessa maneira, diversos estudos indicam maior sucesso no empoderamento comunitário quando este se inicia pela identificação de pequenos grupos que, já fortalecidos por interesses comuns, são convocados para atuar como agentes do diagnóstico da realidade na qual estão inseridos, constituindo-se como um processo e não um produto, no qual as pessoas envolvidas são beneficiadas desde o princípio do diagnóstico por meio dessa participação ativa. Em um segundo momento, a partir do estabelecimento de parcerias intersetoriais entre órgãos gestores e sociedade civil, iniciam-se as organizações e os trabalhos comunitários, com vistas ao desenvolvimento da ação política e de uma postura proativa para com o destino da comunidade e melhoria de suas condições. Nesses trabalhos comunitários, ressaltamos a importância do reconhecimento, da reflexão e da discussão acerca dos mecanismos legais de participação e das leis que os favoreçam, ou seja, de seus direitos e deveres como cidadãos, o que na área da saúde tem sido chamado também de *advocacia em saúde*, considerada fundamental para o empoderamento e a constituição de indivíduos e grupos sociais fortalecidos (Laverack e Wallerstein, 2001; Becker *et al.*, 2004).

Assim, na perspectiva do desenvolvimento de uma ciência pós-normal e produção do saber com participação dos sujeitos e gestores públicos envolvidos no problema, instituições de pesquisa têm, no desenvolvimento de etapas de um processo de empoderamento e, em especial na prática da advocacia em saúde, uma possibilidade real e diga-se urgente de intervenção comunitária, na medida em que as transformações almejadas dependem da atuação de cidadãos conscientes de seus direitos e deveres. Então, por meio de um constante diálogo entre saber técnico e saber popular, temos a construção de novos conhecimentos e a incorporação de novos valores necessários para o empoderamento e para o despertar de maior engajamento político.

Ao abordar o papel das instituições de pesquisa e ensino superior como promotoras da saúde e bem-estar, Muñoz e Cabieses (2008) concordam que, apesar de não se conhecerem em profundidade todas as dimensões desse processo, existem experiências interessantes em diversos países latino-americanos. Na opinião das autoras, por serem protagonistas do desenvolvimento, a atuação das universidades no estabelecimento de conhecimentos, condutas e atitudes que promovam uma cultura mais saudável e equitativa é muito importante. Ressaltam ainda quatro funções a serem desempenhadas pelas universidades na perspectiva de promover a saúde da população: responder a problemática de educação e saúde do país e da região; produzir e trocar conhecimentos em torno da temática da Promoção da Saúde; orientar e apoiar processos educativos voltados ao autocuidado e aos estilos de vida saudáveis; e ser um agente da transformação que se espera.

Nessa mesma linha de raciocínio, Santos (2011) ressalta que, diante das crises enfrentadas atualmente pelas universidades, sobretudo quanto à perda de hegemonia na produção de saberes e nos questionamentos de sua legitimidade quanto à sua relação com a sociedade, a busca de alternativas para dialogar com problemas concretos e demandas sociais urgentes e multifacetadas requer melhor desempenho para atividades de extensão universitária, maiores possibilidades de permeabilidade da academia para os saberes do senso comum e realização de projetos de pesquisa-ação que sejam capazes de conjugar investigação com intervenção na rea-

lidade. Essas necessárias aproximações entre a universidade e a sociedade são relevantes para buscar soluções e protagonismo voltados aos complexos problemas socioambientais, e também constituem uma perspectiva de superação da assimetria abissal entre o saber acadêmico e os saberes populares, tradicionais. De fato, essas alternativas também podem constituir vias para se promover uma justiça cognitiva, uma vez que o estabelecimento da hegemonia acadêmica acarretou um processo de exclusão e marginalização de outros saberes também importantes, principalmente por seu potencial de aplicação. A perspectiva de inovação nesse sentido pode caracterizar uma ecologia de saberes (Santos, 2007; Giatti *et al.*, 2014).

Contudo, é digno de nota que há sérios desafios para redirecionar as atividades acadêmicas, convencionalmente orientadas para a produção científica, buscando novos meios de diálogo com a sociedade. Distintas estratégias e metodologias de pesquisas participativas podem corroborar esse processo, assim como a própria pesquisa-ação. Cabe ressaltar a evolução desse grupo de iniciativas de investigação com intervenção em países como os EUA e o Brasil, nos quais, apesar de distintos históricos, verificam-se a evolução e a aceitação dessas modalidades, inclusive com processos de maior abertura enquanto oportunidades de financiamento científico, como também no compartilhamento de perspectivas e metodologias, em referência à busca de construções colaborativas de saberes e empoderamento de populações vulneráveis (Wallerstein *et al.*, 2017).

Oportunidades na interface entre pesquisa em saúde ambiental e promoção da saúde

Novamente, com relação ao estudo de caso-chave deste capítulo, descrevemos brevemente nas linhas subsequentes as intervenções realizadas no bairro Novo Israel, de acordo com Giatti *et al.* (2009), a fim de exemplificar para concluir, sem esgotar o assunto e facilitar a compreensão do leitor sobre a relevância da interface entre pesquisa em saúde ambiental e promoção da saúde.

As atividades referidas foram conduzidas em uma escola pública nas adjacências do antigo lixão. Nesse processo, foram envolvidos professores da escola, moradores e também profissionais do Programa Saúde da Família, responsáveis por atenção básica na área de estudo e intervenção. Durante as visitas a campo, estabeleceu-se um vínculo com a direção e os professores da Escola Municipal Rubens Sverner, onde se obteve apoio para a divulgação e realização das reuniões com os membros da comunidade.

Em 30 de maio de 2008, foram realizadas reuniões com agentes de saúde, professores, pedagogos e coordenadores da instituição citada, onde a problemática do estudo aqui descrito foi abordada com a apresentação de resultados da pesquisa preliminar desenvolvida em domicílios, assim como conceitos de Promoção da Saúde, intersetorialidade, sustentabilidade e empoderamento (Buss, 2003). O intuito do envolvimento de professores remete à necessidade de gerar autonomia local para lidar com a problemática estudada, considerando-se o papel importante dos professores enquanto atores sociais, formadores de opinião e educadores comprometidos com questões da comunidade. Também nessa data se procedeu à execução de um grupo focal com 12 professores da escola, cuja técnica foi uma entrevista coletiva que permitiu reflexões em grupo sobre uma problemática determinada e possibilitou a construção de um saber coletivo. A metodologia de grupo focal foi escolhida por se entender que ela proporciona oportunidade aos participantes para exporem opiniões mais amplas sobre o problema, além de a interação no grupo desafiar e estimular o pensamento dos envolvidos a gerar soluções criativas para os desafios em pauta (Pelicioni, 2000).

Em outro momento, no dia 6 de junho de 2008, foi realizada uma reunião junto à comunidade na escola, em que estiveram presentes cerca de 30 moradores, e onde foram revistos o tema objeto do estudo, os resultados obtidos na pesquisa em domicílios e conceitos de promoção da saúde. Ao fim, foi realizado um painel integrado, instrumento aplicado por meio de questões respondidas por subgrupos entre os participantes da reunião, que gerou informações sobre a percepção dos moradores locais acerca das possíveis consequências geradas pela situação vivida no bairro e de qual o papel de cada um na resolução desse problema.

Entre o grupo dos professores, o modo como reconheciam o problema mostrou-se bastante variável, sendo afirmado que, de modo geral, estes necessitavam de subsídio, como o que estava sendo oferecido pela pesquisa da universidade, para contribuir com o processo educativo formal, bem como para que também houvesse difusão para a comunidade.

Na reunião junto à comunidade, verificamos que parte da população local desconhecia as dimensões do problema e suas consequências. Quanto ao equacionamento da problemática, lideranças presentes relataram iniciativas prévias na busca por abastecimento de água potável frustradas pela ausência de respaldo técnico. Nesse sentido, salientaram, da mesma maneira, a importância da universidade como fornecedora de subsídios para fomentar reivindicações.

Considerações finais

Embora tenham sido realizadas intervenções pontuais, elas ocorreram de modo participativo e subsidiadas pelas informações anteriormente obtidas, como a preferência por água de poço entre os moradores e o desconhecimento do processo de contaminação quanto a riscos de doenças crônicas passíveis de ocorrência. Como já discutido, os impactos dessas atividades podem ser difíceis de serem avaliados, todavia, o processo efetuado lançou bases para discussões fundamentadas na comunidade, envolvendo professores, moradores e profissionais da saúde. Levamos ainda em consideração que a continuidade de atividades que possam ser conduzidas na escola, dotada de informações produzidas por pesquisa, pode caracterizá-la como uma escola promotora da saúde (Pelicioni, 2000).

Em analogia, processos similares em que a pesquisa relacionada a problemas ambientais negligenciados ou com riscos desconhecidos venha a ter resultados apropriados pela comunidade de sujeitos expostos, ou ainda por uma comunidade ampliada em que sejam envolvidos profissionais de educação e de atenção em saúde, podem gerar oportunidades em que o processo de empoderamento vá de encontro a um grande desafio atual, que é de ampliação da vigilância em saúde para a atenção básica.

De fato, alguns autores vêm discutindo o processo de encontro que se delineia de modo que a vigilância em saúde tenha sua abrangência na atenção básica (Oliveira e Casanova, 2009; Dias *et al.*, 2009), isso considerando-se que a última se constitui como um modelo de base territorial, capaz de atender às singularidades e dinâmicas específicas no espaço geográfico, social e político. Esse modelo de atenção traz em sua concepção diversos conceitos que podem ser marcantes no sentido de possibilitar também uma abrangência efetiva das vigilâncias epidemiológica, sanitária e ambiental no âmbito do território. Além disso, o processo que vem se delineando de universalização da atenção básica no Sistema Único de Saúde (SUS) traz uma possibilidade substancial de capilarização para as vigilâncias. No entanto, é necessário assinalar sérias limitações para que isso se concretize, inclusive quanto à capacidade técnica dos profissionais de saúde da atenção primária em lidar com a complexidade de determinadas situações, como baixa renda, desemprego, ocupação de áreas de risco, aumento do índice de gravidez na adolescência, entre outros fatores que caracterizam quadros de vulnerabilidade (Oliveira e Casanova, 2009).

Considerando esse movimento de convergência entre atenção básica e vigilância em saúde, reporta-se especificamente ao seu subsistema mais recentemente criado, o da vigilância ambiental em saúde, recuperando as argumentações anteriores em torno dos desafios da saúde ambiental. Para Barcellos e Quitério (2006), a vigilância ambiental em saúde foca suas atividades na exposição dos sujeitos, bem como nos processos sociais, econômicos e ambientais condicionantes, antecipando-se assim aos modelos mais tradicionais que historicamente se concentram na vigilância de agravos.

Nessa conceituação, interpretamos a via de exposição dos moradores de Novo Israel a contaminantes, que, independentemente da comprovação de relações causais como de intoxicações ou mais acometimentos por doenças crônicas – o que é passível de ocorrer –, antecipa por sua demonstração a necessidade de se averiguar acometidos, corroborando a adoção da precaução em termos de ações que evitem a submissão dos sujeitos aos riscos que são difíceis de se estimar por meio de estatísticas, mas que efetivamente incidem sobre estes. Compreendemos, assim, que o envolvimento da sociedade na leitura de um processo de exposição com seus riscos inerentes estreita laços com a atenção básica e, assim, contribui para que um problema ignorado tenha seu alcance para o sistema de vigilância, com suas possibilidades de acionamento de medidas de proteção da saúde da coletividade.

Em conclusão, argumentamos quanto à importância de realização de pesquisas capazes de antecipar as incertezas inerentes às relações homem, ambiente e saúde, praticando-se meios para que os resultados sejam devidamente difundidos em meio à sociedade, gerando, assim, oportunidades de empoderamento dos sujeitos, advocacia em saúde na busca pelo direito ao ambiente saudável, respaldo acadêmico para problemas negligenciados e sustentação científica para suporte em processos que mobilizem a sociedade e estimulem ações intersetoriais necessárias ao equacionamento de questões complexas.

Bibliografia

Agency for Toxic Substances and Disease Registry. Evaluación de riesgos en salud por la exposición a residuos peligrosos (Manual). Atlanta: ATSDR, 1992. Disponível em: <http://www.bvsde.paho.org/bvsacd/eco/030079/030079-00.pdf>. Acesso em 13 abr. 2018.

Barcellos, C.; Quitério, L. A. D. Vigilância ambiental em saúde e sua implantação no Sistema Único de Saúde. Revista de Saúde Pública, v. 40, n. 1, p. 170-177, 2006.

Becker, D.; et al. Empowerment e avaliação participativa em um programa de desenvolvimento local e promoção da saúde. Ciência & Saúde Coletiva, v. 9, p. 655-667, 2004.

Brasil. Ministério da Saúde. Boas práticas no abastecimento de água: procedimentos para minimização de riscos à saúde. Manual para os responsáveis pela vigilância e controle/Secretaria de Vigilância em Saúde. Brasília: Ministério da Saúde, 2006a.

Brasil. Ministério da Saúde. Portaria n. 518. Estabelece os procedimentos e responsabilidades relativos ao controle e vigilância da qualidade da água para consumo humano e seu padrão de potabilidade e dá outras providências. Brasília: Editora do Ministério da Saúde, 2004.

Brasil. Ministério da Saúde. Programa nacional de vigilância em saúde de populações expostas a solo contaminado. Brasília: Ministério da Saúde, 2006b. Disponível em: <http://www.adcon.rn.gov.br/ACERVO/sesap/DOC/DOC000000000155460.PDF>. Acesso em 13 abr. 2018.

Brasil. Ministério da Saúde. Promoção da saúde: Carta de Ottawa, Declaração de Alma Ata, Adelaide, Sundsvall e Santafé de Bogotá, Jacarta, México e Rede de Megapaíses. Brasília: Ministério da Saúde, 2001.

Buss, P. M. Promoção da saúde e qualidade de vida. Ciência & Saúde Coletiva, v. 5, n. 1, p. 163-177, 2000.

Buss, P. M. Uma introdução ao conceito de promoção da saúde. In: Czresnia, D.; Freitas, C. M. (Org.). Promoção da saúde: conceitos, reflexões, tendências. Rio de Janeiro: Fiocruz, 2003. p. 15-38.

Câmara, V. M.; Tambelini, A. T. Considerações sobre o uso da epidemiologia nos estudos em saúde ambiental. Revista Brasileira de Epidemiologia, v. 6, n. 2, p. 95-104, 2003.

De Marchi, B.; Ravetz, J. R. Risk management and governance: a post-normal science approach. Futures, v. 31, p. 743-757, 1999.

Dias, E. C.; et al. Saúde ambiental e saúde do trabalhador na atenção primária à saúde, no SUS: oportunidades e desafios. Ciência & Saúde Coletiva, v. 14, n. 6, p. 2061-2070, 2009.

Freitas, C. M.; et al. Acidentes químicos ampliados: um desafio para a saúde pública. Revista de Saúde Pública, v. 29, n. 6, p. 503-514, 1995.

Freitas, C. M.; Giatti, L. L. Indicadores de sustentabilidade ambiental e de saúde na Amazônia Legal, Brasil. Cadernos de Saúde Pública, v. 25, n. 6, p. 1251-1266, 2009.

Freitas, C. M.; Porto, M. F. Saúde, ambiente e sustentabilidade. Rio de Janeiro: Fiocruz, 2006.

Funtowicz, S.; Ravetz, J. Ciência pós-normal e comunidades ampliadas de pares face aos desafios ambientais. História, Ciência, Saúde, v. 4, n. 2, p. 219-230, 1997.

Giatti, L. L. O paradigma da ciência pós-normal: participação social na produção de saberes e na governança socioambiental e da saúde. São Paulo: Annablume, 2015.

Giatti, L. L.; et al. Aplicabilidade da ecologia de saberes em saúde e ambiente e sua permeabilidade na produção acadêmica. Ciência & Saúde Coletiva, v. 19, n. 10, p. 4091-4102, 2014.

Giatti, L. L.; et al. Exposição à água contaminada e ações de promoção da saúde no bairro Novo Israel, Manaus, AM. In: Fundação de Vigilância em Saúde do Amazonas. Núcleo de Educação em Saúde e Mobilização Social. Educação em saúde: diversos olhares. Manaus: FVS/NES, 2009.

Laverack, G.; Labonte, R. A planning framework for community empowerment goals within health promotion. Health Policy and Planning, v. 15, n. 3, p. 255-262, 2000.

Laverack, G.; Wallerstein, N. Measuring community empowerment: a fresh look at organizational domains. Health Promotion International, v. 16, p. 179-185, 2001.

Leavell, S.; Clark, E. G. Medicina preventiva. São Paulo: McGraw-Hill do Brasil, 1976.

Muñoz, M.; Cabieses, B. Universidades y promoción de la salud: ¿cómo alcanzar el punto de encuentro? Revista Panamericana de Salud Publica, v. 24, n. 2, p. 139-146, 2008.

Oliveira, C. M.; Casanova, A. O. Vigilância da saúde no espaço de práticas da atenção básica. Ciência e Saúde Coletiva, v. 14, n. 3, p. 929-936, 2009.

Organização Panamericana da Saúde. Promoción de la salud, un enfoque innovador e eficaz. Noticias e información del centenario, información de prensa, 2002. Disponível em: <http://www.paho.org/Spanish/DPI/100/100feature47.htm>. Acesso em: 23 set. 2006.

Patz, J. A. et al. Climate change and global health: quantifying a growing ethical crisis. EcoHealth, v. 4, p. 397-405, 2007.

Patz, J. A et al. Unhealthy landscapes: Policy recommendations on land use change and infectious disease emergence. Environmental Health Perspectives, v. 112, n. 10, p. 1092-1098, 2004.

Pelicioni, M. C. F. Educação em saúde e educação ambiental: estratégias de construção da escola promotora da saúde. Tese (Livre-docência em Saúde Pública) – Universidade de São Paulo, São Paulo, 2000.

Pignatti, M. G. Saúde e ambiente: as doenças emergentes no Brasil. Ambiente e Sociedade, v. 7, n. 1, p. 133-147, 2004.

Possas, C. A. Social ecosystem health: confronting the complexity and emergence of infectious diseases. Cadernos de Saúde Pública, v. 17, n. 1, p. 31-41, 2001.

Prüss-Ustün, A.; Corvalán, C. Preventing disease through healthy environments – Towards an estimate of the environmental burden of disease. Geneva: World Health Organization, 2006.

Ravetz, J. The post-normal science of precaution. Futures, v. 36, n. 347-357, 2004.

Ravetz, J. R. Post-normal science and the complexity of transitions towards sustainability. Ecological Complexity, v. 3, p. 275-284, 2006.

Rocha, L. C. R.; Horbe, A. M. C. Contaminação provocada por um depósito de lixo no aquífero Alter do Chão em Manaus – AM. Acta Amazônica, v. 36, n. 3, p. 307-312, 2006.

Santos, B. S. A universidade no século XXI: para uma reforma democrática e emancipatória da universidade. São Paulo: Cortez, 2011.

Santos, B. S. Para além do pensamento abissal: das linhas globais a uma ecologia de saberes. Novos Estudos Cebrap, v. 79, p. 71-94, 2007.

Silva, M. L. Características das águas subterrâneas numa faixa norte-sul na cidade de Manaus (AM). Revista Escola de Minas, v. 54, n. 2, p. 115-120, 2001.

Sissino, C. L. S.; Moreira, J. C. Avaliação da contaminação e poluição ambiental na área de influência do aterro controlado do Morro do Céu, Niterói, Brasil. Cadernos de Saúde Pública, v. 12, n. 4, p. 515-523, 1996.

Soskolne, C. L.; et al. Toward a global agenda for research in environmental epidemiology. Epidemiology & Society, v. 18, n. 1, p. 162-166, 2007.

Souza Porto, M. F.; Freitas, C. M. Vulnerability and industrial hazards in industrializing countries: an integrative approach. Futures, v. 35, p. 717-736, 2003.

Tavolaro, P.; et al. Empowerment como forma de prevenção de problemas de saúde em trabalhadores de abatedouros. Revista de Saúde Pública, v. 41, n. 2, p. 307-312, 2007.

Ueno, H.; Natal, D. Fundamentos de epidemiologia. In: Rocha, A. A.; César, C. L. G. (Ed.). Saúde pública: bases conceituais. São Paulo: Atheneu, 2008. p. 15-34.

Wallerstein, N. The effectiveness of empowerment strategies to improve health. Health Evidence Network. Copenhagen: World Health Organization, 2006. Disponível em: <http://www.euro.who.int/HEN/Syntheses/empowerment/20060119_10>. Acesso em: 13 abr. 2018.

Wallerstein, N.; et al. Shared participatory research principles and methodologies: perspectives from the USA and Brazil – 45 years after Paulo Freire's "Pedagogy of the Oppressed". Societies, v. 7, n. 6, 2017.

37 Mobilidade Urbana Sustentável e Promoção da Saúde

Sandra Costa de Oliveira • Marcia Faria Westphal •
Maria Cecília Focesi Pelicioni

O deslocamento sempre foi uma necessidade humana, uma vez que o homem tinha necessidade de caminhar longas distâncias em busca de alimentos para sua sobrevivência. Com o desenvolvimento da agricultura, que deu origem às aldeias, o transporte com rodas, como carroças ou charretes, começava a aparecer e assim se manteve por séculos, puxadas por bois ou cavalos. Esses veículos, movidos à tração animal, eram menos poluentes, mas, por outro lado, a quantidade de dejetos e excrementos espalhados diariamente tornou inviável a sua permanência nas ruas.

A acumulação desses dejetos impossibilitava o trânsito das carroças e charretes e, por sua vez, causavam problemas de saúde para a população exposta, além do mau cheiro e proliferação de insetos, tornando impossível esse meio de mobilidade.

Com o crescimento dos grandes centros urbanos e, com ele, o crescimento demográfico, promover saúde sem considerar o ambiente passou a ser tarefa difícil para as instituições de saúde, principalmente do governo. Na III Conferência Internacional de Promoção da Saúde, realizada em 1991, em Sundsvall, na Suécia, ficou claro que saúde, ambiente e desenvolvimento não poderiam ser tratados de maneiras separadas, pois o desenvolvimento implica a melhoria da qualidade de vida e da saúde, bem como a preservação e a sustentabilidade do meio.

Em 2000, refletindo e baseando-se na década das grandes conferências e encontros das Nações Unidas, os principais líderes mundiais reuniram-se em Nova York para adotar a *Declaração do Milênio*. Com essa declaração, as nações se comprometeram a uma nova parceria global para reduzir a pobreza extrema, em uma série de oito objetivos, com um prazo para o seu alcance em 2015, os quais se tornaram conhecidos como os Objetivos de Desenvolvimento do Milênio (ODM), conforme apresentado na Figura 37.1 (Programa das Nações Unidas para o Desenvolvimento – PNUD, 2015).

Isso ocorreu porque poucos avanços foram implementados para alcançar a meta de saúde para todos no ano 2000.

No Brasil, a Lei federal n. 12.587, de 3 de janeiro de 2012, instituiu as diretrizes da Política Nacional de Mobilidade Urbana, com o objetivo de contribuir para o acesso universal à cidade, o fomento e a concretização das condições que contribuam para a efetivação dos princípios, além dos objetivos e diretrizes da política de desenvolvimento urbano, por meio do planejamento e da gestão democrática do Sistema Nacional de Mobilidade Urbana.

O Sistema Nacional de Mobilidade Urbana é o conjunto organizado e coordenado dos modos de transporte, de serviços e de infraestrutura que garante os deslocamentos de pessoas e cargas no território do Município. De acordo com esse sistema, a mobilidade urbana é a condição para que se realizem os deslocamentos de pessoas e cargas no espaço urbano (Brasil, 2012).

A Política Nacional de Promoção da Saúde (PNPS; Brasil, 2015), em sua mais recente revisão, destaca em seu objetivo geral que é fundamental promover a equidade e a melhoria das

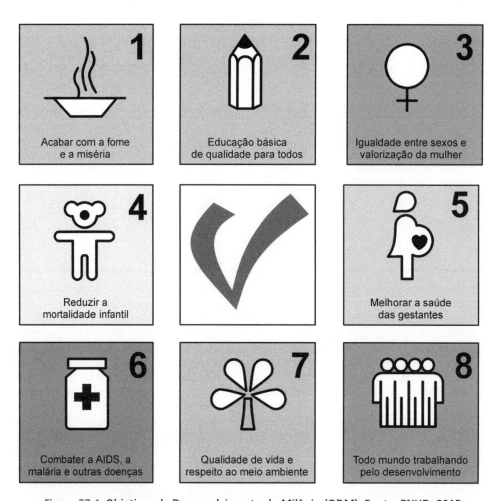

Figura 37.1 Objetivos de Desenvolvimento do Milênio (ODM). Fonte: PNUD, 2015.

condições e dos modos de viver, ampliando a potencialidade da saúde individual e coletiva, e reduzindo a vulnerabilidade e os riscos à saúde decorrentes dos determinantes sociais, econômicos, políticos, culturais e ambientais para a sustentabilidade.

Já nos temas prioritários apresentados, questões como mobilidade têm aparecido com mais clareza, propondo que é preciso orientar ações integradas e intersetoriais nos territórios, incluindo ações de saúde, educação, trânsito, fiscalização, ambiente e demais setores envolvidos, além da sociedade, a fim de definir um planejamento integrado, parcerias, atribuições, responsabilidades e especificidades de cada setor para a promoção da mobilidade segura. A PNPS enfatizou a necessidade de avançar na promoção de ações educativas, legislativas, econômicas, ambientais e socioculturais, fundamentadas em informação qualificada e em planejamento integrado, para garantir um trânsito seguro, a redução da morbimortalidade e, consequentemente, a paz no trânsito (Brasil, 2015).

Em 2015, o documento final da Conferência das Nações Unidas sobre Desenvolvimento Sustentável – Rio + 20 – mostrou que o desenvolvimento sustentável de objetivos e metas, tal qual aplicado em relação aos ODM, seria útil na busca do desenvolvimento sustentável por meio de ações focadas e coerentes. Decidiu-se estabelecer um processo intergovernamental inclusivo e transparente que fosse aberto a todos, com vistas a elaborar os Objetivos do Desenvolvimento Sustentável (ODS), agora bem mais amplos (Figura 37.2).

Após alguns anos de discussão, os participantes aprovaram, por consenso, o documento "Transformando nosso mundo: a Agenda 2030 para o desenvolvimento sustentável". A Agenda é um plano de ação para as pessoas, o planeta e a prosperidade. Ela busca fortalecer a paz universal com mais liberdade e reconhece que a erradicação da pobreza em todas as suas formas e dimensões, incluindo a pobreza extrema, é o maior desafio global ao desenvolvimento sustentável.

A Agenda consiste em uma Declaração com 17 ODS e 169 metas, uma seção sobre meios de implementação e de parcerias globais, além de um arcabouço para acompanhamento e revisão.

O conjunto de objetivos e metas demonstram a escala e a ambição dessa nova Agenda universal. Os ODS aprovados foram construídos sobre as bases estabelecidas pelos ODM, de modo a completar o trabalho realizado e responder a novos desafios. São integrados e indivisíveis, e mesclam, de maneira equilibrada, as três dimensões do desenvolvimento sustentável: a econômica, a social e a ambiental.

Aprovados os ODS na Cúpula das Nações Unidas sobre o Desenvolvimento Sustentável, em 2015, sabia-se que sua implementação seria um desafio, requerendo uma parceria global com a participação ativa de todos, incluindo governos, sociedade civil, setor privado, academia, mídia e Nações Unidas (PNUD, 2015).

Na Agenda, finalmente houve o reconhecimento sobre a importância da inserção da temática *mobilidade urbana sustentável*, ainda que apareça indiretamente no objetivo nº 11 (tornar as cidades e os assentamentos humanos inclusivos, seguros, resilientes e sustentáveis) e no item 11.2 (proporcionar o acesso a sistemas de transporte seguros, sustentáveis e a preço acessível para todos, melhorando a segurança rodoviária por meio da expansão dos transportes públicos, com especial atenção para as necessidades das pessoas em situação de vulnerabilidade, mulheres, crianças, pessoas com deficiência e idosos). Essa decisão foi extremamente importante para embasar toda essa discussão.

Em 2011, no Brasil, nas cidades com mais de 60 mil habitantes (61,3%), bilhões de deslocamentos de pessoas, com média de 200 milhões por dia, eram realizados. A maior parte deles feita a pé ou de bicicleta (40,3%), enquanto o transporte coletivo atendia 28,9% da população e o transporte individual atendia 30,8%. As viagens no transporte coletivo percorriam a maior parte das distâncias (56,9%) e consumiam a maior parte do tempo. Segundo Vasconcelos (2014), eram as viagens mais longas e tomavam o maior tempo médio entre todos os deslocamentos, conforme aparece na Figura 37.3. A distância nas viagens em transporte individual eram 62% menores e o tempo era 58% inferior aos valores do transporte coletivo.

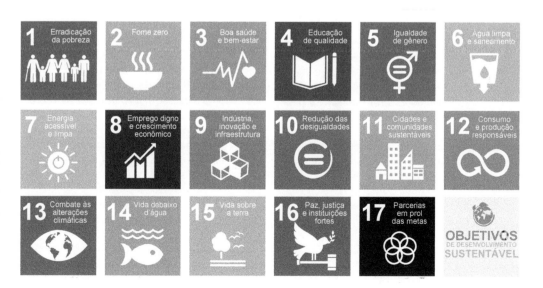

Figura 37.2 Objetivos do Desenvolvimento Sustentável. Fonte: PNUD (2015).

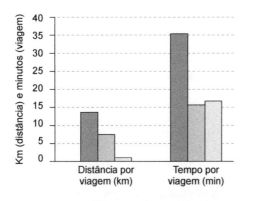

Figura 37.3 Distância e tempo de percurso por viagem no Brasil em cidades com mais de 60 mil habitantes em 2011. Fonte: ANTP (2012).

Tabela 37.1 Frota da capital por tipo de veículo em abril de 2015.

Tipo de veículo	Quantidade
Leve 1*	1.055.707
Leve 2*	945.985
Automóvel	5.689.453
Ônibus	45.574
Caminhão	154.605
Reboque	83.851
Outros	7.196
Total	7.982.371

*Leve 1: ciclomotor, motoneta, motocicleta, triciclo e quadriciclo.
** Leve 2: micro-ônibus, caminhoneta, caminhonete e utilitário.
Fonte: Adaptado de Detran-SP (apud Natalini e Morgado, 2017).

A frota de automóveis foi crescendo rapidamente e junto com ela os problemas de trânsito. Em 1940, o Estado de São Paulo já contava com 22.739 automóveis (Natalini e Morgado, 2017). A frota de veículos na cidade de São Paulo em 2015 chegou a 8 milhões de veículos, segundo o Departamento Estadual de Trânsito de São Paulo (Detran-SP). É uma frota muito grande, bem superior à capacidade do sistema viário para permitir sua circulação, caso todos fossem movimentados ao mesmo tempo. Felizmente isso não ocorre.

De acordo com os dados do Detran (apud Natalini e Morgado, 2017), havia 5,7 milhões de automóveis contra apenas 45,6 mil ônibus em 2015 (Tabela 37.1). A frota de ônibus municipais, gerenciada pela São Paulo Transporte S/A (SPTrans), foi de 14,7 mil veículos em 2016. Somados aos 4,8 mil ônibus do serviço intermunicipal, gerenciado pela Empresa Metropolitana de Transportes Urbanos de São Paulo (EMTU), em 2015, esses ônibus foram responsáveis pelo transporte coletivo na capital, juntamente com os serviços sobre trilhos – metrô e trens metropolitanos. O restante da frota de ônibus responde pelos serviços de fretamento e rodoviários (Natalini e Morgado, 2017, p. 91-92).

Os congestionamentos fazem parte da paisagem paulistana há muitas décadas, somente aumentando de intensidade e duração, além de terem se espalhado por praticamente toda a cidade. O crescimento do número de veículos resultou também em acidentes. O trânsito nos horários de pico cresceu 14% nos últimos 5 anos, chegando a níveis extremos (Secretaria Municipal de Transportes de São Paulo, 2016).

Após muitos anos de ausência de investimentos nos transportes públicos (de 1980 até 2009, aproximadamente), com algumas exceções, a condição de mobilidade nas cidades tornou-se um dos maiores problemas sociais e urbanos. Para um terço da população, o tempo de deslocamento era de mais de 3 h. Sem contar que, para um quinto das pessoas, era de mais de 4 h, ou seja, uma parte da vida vivida nos transportes, seja ele um carro de luxo ou, o que é mais comum e atinge os moradores da periferia metropolitana, em um ônibus ou trem superlotado, tornando a situação insustentável (ANTP-SIM, apud Maricato, 2015).

Percebe-se que nessa situação o transporte público foi muito prejudicado pelo congestionamento causado pela minoria que usa automóvel. Um grande problema é que o uso excessivo do espaço pelos automóveis reduz a velocidade dos ônibus, forçando o operador a colocar mais ônibus em circulação para cumprir o atendimento definido. Isso requer mais equipamentos e mais mão de obra, aumentando o custo e o valor da tarifa cobrada dos usuários (Vasconcelos, 2014, p. 155).

Uma pesquisa realizada em cidades de 24 países, pelo Núcleo de Epidemiologia Psiquiátrica da Universidade de São Paulo, demonstrou que a cidade de São Paulo é a que apresenta o maior comprometimento da saúde das pessoas, e parte importante dessa mazela é atribuída aos congestionamentos de veículos e à poluição do ar, causando estresse, transtornos de ansiedade e depressão – doenças que acometem 29,6% da população –, além de sérios problemas respiratórios (Andrade, 2012, *apud* Maricato, 2015).

Na Figura 37.4 a seguir, verifica-se a ocorrência de mortes em São Paulo e Nova York também causadas por congestionamentos, tendo em vista que o excesso de veículos se torna um problema cada vez mais comum nas grandes metrópoles.

É importante notar que em Nova York o trânsito de motocicletas é irrisório, de maneira que o número de 35 mortes em 2013 é relativamente elevado para os padrões de segurança da cidade. Relevante também é a diferença do número de mortes de pedestres nos dois locais: 514 em São Paulo contra 148 em Nova York. Essa figura apresenta também um número pequeno de acidentes com ciclistas nesse período, considerando que as viagens de bicicleta aumentaram explosivamente nos últimos anos em ambas as cidades. Mesmo assim, na cidade norte-americana, os números são considerados altos pelas autoridades, que iniciaram em 2014 a campanha "Vision Zero" para literalmente zerar o número de mortes na cidade (Mobilize, 2015).

O Brasil apresenta altos índices de acidentes de trânsito, quando comparados aos países desenvolvidos. Infelizmente, a qualidade dos dados é baixa, ainda mais no que diz respeito ao número de acidentes sem vítimas e ao número de vítimas. Dados de 2010 mostraram 40.610 mortos para 100 mil pessoas, o que é considerado um número muito alto (Vasconcelos, 2012).

São Paulo se comprometeu com a meta da Organização das Nações Unidas (ONU) de reduzir, até 2020, para 6 o número de mortes no trânsito para cada 100 mil habitantes.

No entanto, para atingir esse objetivo, a Organização Mundial da Saúde (OMS) recomenda o limite máximo de 50 km/h nas grandes vias. Essa prática é adotada por 114 países, que registram as menores taxas de mortalidades (Secretaria Municipal de Transportes de São Paulo, 2016).

Foram realizados estudos que comprovaram que a redução da velocidade reduz significativamente a queda no número de mortos nas estradas e rodovias. A quantidade e a gravidade dos acidentes decrescem e, dessa maneira, vidas são poupadas (Secretaria Municipal de Transportes de São Paulo, 2016).

O uso inadequado do automóvel e os processos de concentração da urbanização, combinados com a desigualdade social, apresentam também outra face marcada por indicadores e características bastante negativas que comprometem áreas ambientalmente sensíveis.

Entretanto, é nas metrópoles que essas características se acentuaram mais, principalmente nessas duas últimas décadas do século 20, quando a aceleração do processo de urbanização foi acompanhada de queda do crescimento econômico e recuo no investimento em políticas públicas e sociais (Maricato *et al.*, 2010).

A questão da imobilidade urbana prevalente nas grandes cidades brasileiras é, relativamente, um problema novo para nosso país; assim, tornam-se imprescindíveis a pesquisa e a adoção de novos estudos, novas soluções e novas estratégias, com base em outras experiências

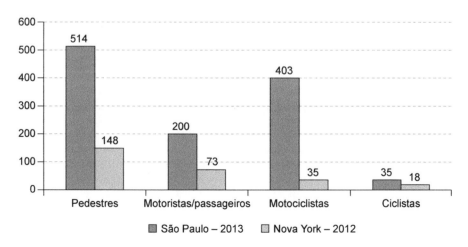

Figura 37.4 Número de mortes no trânsito por tipo de transporte em São Paulo e Nova York, nos anos de 2012 e 2013. Fonte: Mobilize (2015).

adotadas por outros governos, de diferentes continentes, cujas metodologias tanto na área social como na área da engenharia colaboraram para melhorar o trânsito local.

Scarpellini (2013) entende que o aumento do número de carros por habitante, em todas as cidades do mundo, é uma tendência; porém, a grande diferença está em saber lidar com essa situação. Governos de países desenvolvidos sempre investiram em sistemas de transporte alternativos, o que contribuiu para o desafogamento das vias públicas, minimizando o colapso total das cidades (Scarpellini, 2013).

O problema da mobilidade urbana afeta todos os níveis sociais, uma vez que é necessário que a população se desloque para seus afazeres diários, como ir ao trabalho, deslocar-se para atividades de lazer, ir às compras, ir aos serviços de saúde, ir à escola, entre outros. Quem depende dos serviços de saúde também passa pelo enfrentamento da distância percorrida entre estes e sua moradia. Crianças em fase escolar, muitas vezes, demoram muito no trajeto de sua casa até a escola por conta da extensão da cidade, e nem sempre há transporte público em número suficiente para atendê-las. Quase nunca há vagas disponíveis em escolas perto de onde as crianças moram. Além disso, fatores ambientais, como o trânsito intenso e a poluição do ar, tornam as crianças mais vulneráveis a agravos à saúde (Figura 37.5).

Em um estudo do Centro de Pesquisa em Epidemiologia Ambiental de Barcelona, na Espanha, Jordi Sunyer acompanhou durante 12 meses 2.715 estudantes na faixa etária de 7 a 10 anos em 39 escolas da cidade catalã, e detectou que a poluição do ar prejudica o desenvolvimento cognitivo das crianças nas escolas que se localizam em ruas de tráfego intenso. A cada trimestre foram aplicados testes cognitivos nos escolares para avaliar seu desenvolvimento em dois quesitos: memória a curto prazo (ou de trabalho) e atenção. Em paralelo, a equipe realizou medições da qualidade do ar no pátio e nas salas de aula das escolas. O estudo mostrou que as crianças matriculadas nos colégios localizados em ruas de tráfego pesado tiveram uma melhora de 7,4% no desempenho em testes de memória a curto prazo ao longo do ano, bem menos que os 11,5% alcançados por seus pares em escolas menos poluídas (Sunyer *et al.*, 2015).

Crianças em idade escolar, principalmente durante o percurso entre o local de moradia e a escola, correm perigo ao se deslocar porque ainda não desenvolveram adequadamente sua percepção de riscos. Não conseguem perceber o ruído de um veículo que se aproxima e, dependendo da sua altura, não são vistos pelos motoristas dos veículos, em razão dos pontos cegos dos automóveis. Por isso precisam estar, sempre que possível, acompanhadas de um adulto, principalmente para se deslocar nas ruas.

O transporte público (ônibus, trem e metrô) tem um papel muito importante na vida das pessoas, por permitir que possam se deslocar dentro e fora das cidades de maneira adequada e segura, buscando sempre tornar a mobilidade cada vez mais sustentável.

A mobilidade urbana sustentável é o resultado de um conjunto de políticas de transporte e circulação que não gera segregações espaciais, seja socialmente inclusivo e ecologicamente sustentável, e proporcione o acesso amplo e democrático ao espaço urbano, priorizando os modos não motorizados e coletivos de transporte, ou seja, baseia-se nas pessoas, e não nos veículos (Teixeira, 2014).

Imaginar uma metrópole mais sustentável, planejar e implementar as práticas que conduzirão a essa situação desejada é lutar por um meio ambiente equilibrado, agora e no futuro, pela equidade social e pelo desenvolvimento econômico sustentável. É, portanto, agir em defesa da qualidade de vida das populações presentes e futuras, pois transporte e mobilidade são condições prévias essenciais para o desenvolvimento sustentável (Natalini e Morgado, 2017, p. 98-99).

Uma das grandes consequências de um sistema de mobilidade baseado no uso do automóvel é a grande ocupação do território, pois o sistema viário desenhado para o automóvel precisa ser amplo para permitir a circulação dos veículos. Um sistema ortogonal de vias, com quarteirões de 100 m de largura, ocupará, no mínimo, 20% do território urbano. Se considerarmos a área necessária para guardar os veículos, a ocupação aumenta ainda mais. Quando, e é o caso do Brasil, se entende erroneamente que a via também deve acomodar veículos estacionados – o que é um modo de subsídio a seus proprietários –, as vias precisam tornar-se mais largas ainda.

A mobilidade urbana sustentável envolve a implantação de sistemas sobre trilhos, como metrôs, trens, veículos leves sobre trilhos

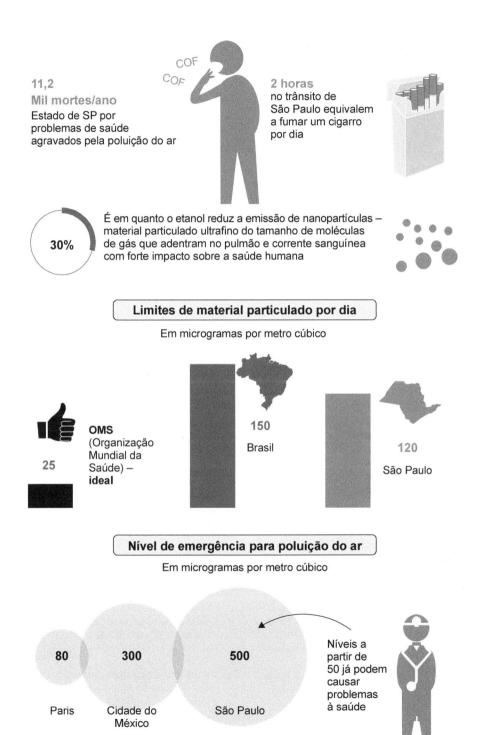

Figura 37.5 Dados sobre poluição e poluição do ar. Fonte: Mobilize (2017).

(VLT), ônibus com combustível limpo, com integração a ciclovias, escadas rolantes, elevadores de grande capacidade e com soluções inovadoras como os Metrocable de Medellín, na Colômbia, que se integram a todos os meios de transportes. Por fim, a mobilidade urbana também demanda calçadas confortáveis e niveladas, sem obstáculos, e ruas sem buracos, tendo em vista que um terço das viagens realizadas nas cidades brasileiras é feito a pé (Mobilize, 2015).

Além dessas medidas, é preciso não se esquecer de que um dos principais e mais poderosos instrumentos de intervenção de que se dispõe para obtenção de resultados a médio e longo prazos é a educação da população; nesse caso, com enfoque na educação para o trânsito (Oliveira e Pelicioni, 2014).

A educação, como prática político-pedagógica, determinada histórica e socialmente, pretende possibilitar o desenvolvimento e a escolha de estratégias de ação que venham contribuir para a construção do processo de cidadania e para a melhoria da qualidade de vida da população – como a redução do número de veículos individuais nas ruas pela adoção de atitudes que possibilitem promover a saúde da população (Pelicioni, 2000).

A educação para o trânsito pode ser definida como uma ação para desenvolver, no ser humano, capacidades de uso e participação consciente do espaço público, uma vez que, ao circular, os indivíduos estabelecem relações sociais, compartilham os espaços e fazem opções de circulação que interferem direta ou indiretamente na sua qualidade de vida e na daqueles com quem convivem nesse espaço (Mantovani, 2017).

A educação e a formação de consciência pública, juntamente com a economia, a tecnologia de ponta e a legislação, podem contribuir para a construção de políticas e programas de sustentabilidade, mas, para tal, deve ter como bases a ética, a igualdade, a justiça e a solidariedade (Oliveira e Pelicioni, 2014).

Para Vasconcelos (2012), a educação tem sido considerada formalmente um dos pilares da operação do trânsito, ao lado da engenharia e da fiscalização. Ela tem recebido alta prioridade nos países desenvolvidos, sobretudo entre crianças e adolescentes. Consequentemente, as nações em desenvolvimento têm importado materiais e técnicas de educação de trânsito e

têm dado à atividade uma importância formal. Além de ser uma atitude civilizada e moderna, tem também o respaldo do poder público e dos meios de comunicação, que são importantes para implantação de políticas públicas. Infelizmente, ao se fazer uma avaliação crítica da situação atual, verifica-se que os resultados não têm sido tão eficazes quanto o esperado, pois os acidentes de trânsito continuam sendo um grave problema social e têm aumentado cada vez mais.

Percebe-se, portanto, que no Brasil a educação aparece de certa maneira em uma posição secundária, contrariamente às tendências verificadas em outros países. Existe uma grande contradição entre o que é ensinado na teoria e o que ocorre na prática do trânsito diário. A atitude das pessoas representa uma estratégia de defesa (ou de ataque), necessária para reduzir os riscos e melhorar as condições de circulação.

As iniciativas apenas serão realmente válidas quando for possível eliminar a inconsistência entre teoria e prática, de modo que haja a reapropriação do espaço nas cidades pelos usuários mais numerosos e vulneráveis.

Bibliografia

Associação Nacional de Transportes Públicos. Sistema de informações da mobilidade urbana, relatório geral de 2011. São Paulo: 2012.

Brasil. Lei no 12.587, de 3 de janeiro de 2012. Institui as diretrizes da Política Nacional de Mobilidade Urbana; revoga dispositivos dos Decretos-Leis nos 3.326, de 3 de junho de 1941, e 5.405, de 13 de abril de 1943, da Consolidação das Leis do Trabalho (CLT), aprovada pelo Decreto-Lei no 5.452, de 1o de maio de 1943, e das Leis nos 5.917, de 10 de setembro de 1973, e 6.261, de 14 de novembro de 1975; e dá outras providências. Diário Oficial da União, Brasília, DF, 4 jan. 2012.

Brasil. Lei no 9.795, de 27 de abril de 1999. Dispõe sobre a educação ambiental, institui a Política Nacional de Educação Ambiental e dá outras providências. Diário Oficial da União, Brasília, DF, 28 abr. 1999.

Brasil. Ministério das Relações Exteriores. Objetivos de desenvolvimento sustentável. S/d. Disponível em: <http://www.itamaraty.gov.br/index.php?option=com_content&view=article&id=134&catid=100&Itemid=433&lang=pt-BR>. Acesso em: 29 ago. 2017.

Brasil. Política Nacional de Promoção da Saúde (PNPS): revisão da Portaria MS/GM no 687, de 30 de março de 2006. Brasília: Ministério da Saúde; 2015.

Mantovani, R. Educar para o trânsito. 2017. Disponível em: <http://educarparaotransito.blogspot.com.br/p/educando-parao-transito.html>. Acesso em: 01 set. 2017.

Maricato, E. Para entender a crise urbana. São Paulo: Expressão Popular; 2015.

Maricato, E.; Ogura, A. T.; Comarú, F. Crise urbana, produção do hábitat e doença. In: Saldiva, P. et al. Meio ambiente e saúde: o desafio das metrópoles. Exlibris, São Paulo, 2010.

Mobilize. Mortes no trânsito: comparação São Paulo e Nova York. 2015. Disponível em: <http://www.mobilize.org.br/estatisticas/45/mortes-no-transito--comparacao-sao-paulo-e-nova-iorque.html>. Acesso em: 29 ago. 2017.

Mobilize. Poluição do ar mata 11 mil por ano em SP. 2017. Disponível em: <http://www.mobilize.org.br/noticias/10522/poluicao-do-ar-mata-11-mil--por-ano-em-sp.html>. Acesso em: 19 set. 2017.

Natalini, G.; Morgado, M. Por uma São Paulo mais sustentável. São Paulo: Vox Editora, 2017. 2017.

Oliveira, S. C.; Pelicioni, M. C. F. Educação ambiental para promoção da saúde com trânsito saudável. In: Philippi Junior, A.; Pelicioni, M. C. F. Educação ambiental e sustentabilidade. Barueri: Manole; 2014.

Pelicioni, M. C. F. Educação em saúde e educação ambiental: estratégias de construção da Escola Promotora de Saúde. (Tese de Livre-Docência). São Paulo: Faculdade de Saúde Pública da Universidade de São Paulo, 2000.

Pelicioni, M. C. F.; Philippi Junior, A. Bases políticas, conceituais, filosóficas e ideológicas da educação ambiental. In: Philippi Junior, A.; Pelicioni, M. C. F. Educação ambiental e sustentabilidade. Barueri: Manole; 2014. p. 3.

Programa das Nações Unidas para o Desenvolvimento. Os objetivos de desenvolvimento sustentável. 2015. Disponível em: <http://www.br.undp.org/content/brazil/pt/home/post-2015.html>. Acesso em: 6 set. 2017.

Scarpellini, G. Mundo congestionado: mobilidade urbana. 2013. Disponível em: <http://www.diariodearaxa.com.br/Materia/Colunista/Guilherme-Scarpellini/2013/3/Mundo-congestionado–Mobilidade-Urbana/739.aspx>. Acesso em: 2 nov. 2016.

Secretaria Municipal de Transportes de São Paulo. Revolução na mobilidade. São Paulo: 2016. p 76.

Secretaria Municipal de Transportes de São Paulo. Transporte individual. São Paulo: 2016.

Sunyer, J.; Esnaola, M., Alvarez-Pedrerol, M.; et al. Association between traffic-related air pollution in schools and cognitive development in primary school children: a prospective cohort study. PLoS Medicine, v. 12, n. 3, p. e1001792, 3 mar. 2015.

Teixeira, L. M. Guia da mobilidade sustentável: uma cidade melhor para uma vida melhor. Rio de Janeiro: Fetranspor, 2014. Disponível em: <http://www.fetranspordocs.com.br/downloads/GuiadaMobilidadeSustentavel_2014.pdf>. Acesso em: 24 set. 2018.

Vasconcelos, E. A. Mobilidade urbana e cidadania. Rio de Janeiro: Senac; 2012.

Vasconcelos, E. A. Políticas de transporte no Brasil: a construção da mobilidade excludente. Barueri: Manole; 2014.

38 Educação Ambiental e em Saúde na Implementação do Saneamento Básico para a Promoção da Saúde da Criança

Edson Vanderlei Zombini • Maria Cecília Focesi Pelicioni

Introdução

A proteção da vida humana passa necessariamente pela conservação do ambiente, favorecendo uma inter-relação entre os seres humanos e o meio.

O ambiente natural é dotado de uma grande capacidade de se autorrecuperar, no entanto, o manuseio irresponsável do homem pode romper essa relação.

O aumento populacional, particularmente nos grandes centros urbanos, associado ao desenvolvimento econômico e industrial representou a princípio uma melhoria na qualidade de vida da população. No entanto, uma economia de mercado que requer e estimula o aumento de consumo desenfreado faz a produção industrial retirar cada vez mais recursos da natureza para serem utilizados como matéria-prima e energia, gerando, consequentemente, resíduos sólidos, líquidos e gasosos que podem contaminar o solo, o ar e a água (Philippi Júnior e Malheiros, 2005).

Eliminação de resíduos e impacto ambiental

Globalmente, 2 milhões de toneladas de resíduos de águas e esgoto e resíduos industriais e agrícolas são despejados diariamente nas águas do mundo (EcoD, 2010).

A extração abusiva dos recursos naturais, sem dar tempo para que a natureza se recomponha, associada à falta de reciclagem dos resíduos industriais e à disposição inadequada das sobras de consumo, gera pressão sobre o meio ambiente, podendo deteriorá-lo. Uma das consequências disso é o desaparecimento de espécies da flora e da fauna, resultado da alteração da paisagem e do desequilíbrio ecológico, o que também expõe a população a riscos que podem afetar negativamente sua saúde (Cutolo, 2009).

No contexto brasileiro, os centros urbanos cresceram vertiginosamente sem o devido acompanhamento de infraestrutura básica. As cidades brasileiras abrigavam, há menos de um século, 10% da população nacional, enquanto nos dias de hoje abrigam aproximadamente 82% (Moisés *et al.*, 2010).

Decorreu desse fato a ocupação imobiliária errática e desordenada do espaço físico, a deposição inadequada de resíduos, a poluição e alteração dos cursos dos rios, o aterramento de áreas alagadas pelas cheias necessárias às plantas e à fertilidade do solo, o calçamento das ruas tornando-as impermeáveis às águas das chuvas, os empoçamentos provocados pela inadequação de serviço de drenagem pluvial, as inundações e os deslizamentos das encostas.

Tais fatos contribuíram para a degradação de ecossistemas, carência de áreas verdes, inundações e assoreamentos, que além de causar grandes perdas materiais, comprometeram o ciclo natural e a qualidade da água, o plantio e a pesca, diminuindo, consequentemente, a oferta de alimentos à população e aumentando a exposição a agentes infecciosos, como a leptospirose e a dengue (Natal *et al.*, 2005).

Crescimento populacional | Saúde da criança

O crescimento populacional resultou em aumento da exclusão e desigualdade em termos de acesso a serviços urbanos, com consequente prejuízo na salubridade do ambiente (Moisés *et al.*, 2010).

O nível de saúde da população depende muito das condições ambientais em que ela vive, pois a poluição ambiental é causa da maioria das doenças e de agravos à saúde (Cardoso, 2005).

Os ecossistemas degradados são fatores ambientais de risco importantes, particularmente para a saúde das crianças. Contribuem de maneira significativa para a morbidade, incapacidade e mortalidade infantil, associadas às enfermidades respiratórias, diarreicas, parasitárias, intoxicações e doenças transmitidas por insetos. A morbidade e a mortalidade infantil decorrente de causas como a pobreza e má nutrição também se associam a modalidades insustentáveis de desenvolvimento e degradação do meio ambiente. Para se ter uma ideia da magnitude do problema, basta mencionar que 30 a 40% das enfermidades que afetam as crianças (respiratórias, gastrintestinais, tumores e malformações) estão de alguma maneira relacionadas com os fatores do meio ambiente e a saúde ambiental (Paris *et al.*, 2009).

Alguns fatores tornam as crianças mais vulneráveis aos riscos ambientais. Elas ingerem mais água, ingerem mais comida e respiram mais ar em relação ao seu peso corporal. Portanto, ficam mais expostas às substâncias tóxicas do que os adultos. Além disso, o fato de permanecerem mais próximas do chão, bem como o ato de brincar e levar tudo à boca por sua curiosidade natural aumenta seu grau de exposição às doenças (Valenzuela *et al.*, 2011).

Os fatores ambientais desempenham uma função importante na determinação da saúde e bem-estar das crianças. A maior suscetibilidade dessas aos diversos contaminantes do meio ambiente se deriva principalmente das características biológicas e fisiológicas específicas que definem as diversas etapas do desenvolvimento, desde a concepção até a adolescência:

- Imaturidade anatomofuncional com mecanismos de desintoxicação ainda não completamente desenvolvidos
- Cérebro e demais órgãos e sistemas em constante desenvolvimento, atravessando fases mais suscetíveis aos agravos
- As crianças, especialmente nos primeiros anos de vida, absorvem pela pele mais substâncias tóxicas do meio ambiente por quilograma de peso do que um adulto
- As crianças têm mais tempo de vida adiante, favorecendo as manifestações de doenças decorrentes da exposição lenta e contínua de contaminantes do meio ambiente
- Por estarem mais próximas do solo, inalam compostos voláteis mais densos e pesados que o ar que os adultos respiram
- As crianças são menos conscientes dos eventuais riscos químicos, físicos e biológicos que as rodeiam e, portanto, menos hábeis para evitar exposição a situações perigosas (Paris *et al.*, 2009).

É necessário, portanto, maior proteção às crianças, pois a saúde da criança condicionará a saúde do futuro adulto. É uma condição necessária para o desenvolvimento pleno das capacidades e potencialidades individuais e coletivas.

Saúde da criança e ambiental

A partir da última década do século 20, o cuidado com a saúde das crianças voltou-se para a atenção às lesões decorrentes do meio ambiente. Era fundamental desenvolver medidas e estimular comportamentos que possibilitassem a prevenção ou a redução de tais agravos para as gerações presentes e futuras (Valenzuela *et al.*, 2011).

A Organização Mundial da Saúde (OMS, 2012) considera a saúde ambiental da criança uma das principais metas da saúde pública do século 21, estimulando o desenvolvimento de estratégias que permitam abordar, divulgar e solucionar problemas de saúde das crianças relacionadas com o meio ambiente em unidades e centros especializados, atualmente já existentes nos EUA e em alguns países europeus, denominadas Unidades de Pediatria Ambiental (UPA) ou Unidades Especializadas em Saúde Ambiental Pediátrica (PEHSU). Entre as atividades desenvolvidas por essas unidades, destacam-se:

- Identificação dos riscos de saúde ambiental em cada país e região
- Assistência médica às crianças e adolescentes vítimas de afecções relacionadas com o meio ambiente
- Informação, assessoramento e alerta às autoridades de saúde e meio ambiente, assim como aos que trabalham em agências reguladoras e legislativas
- Capacitação de novos profissionais e estudantes da área de saúde
- Capacitação de outros profissionais como professores, agricultores, trabalhadores sociais e trabalhadores industriais, bem como a elaboração de materiais educativos para a prevenção e redução dos riscos ambientais identificados
- Publicação de trabalhos e artigos científicos de interesse público e elaboração de materiais educativos
- Promoção da investigação em pediatria ambiental
- Desenvolvimento de programas preventivos em pediatria ambiental
- Elaboração de programas para a redução dos riscos ambientais identificados
- Organização de reuniões, congressos, eventos e conferências para os profissionais de saúde, do meio ambiente e afins
- Estabelecimento de nexos com centros toxicológicos e centros de saúde pediátrica ambiental em nível nacional e internacional (Garcia *et al.*, 2004).

Relação entre saneamento básico e saúde

Entre os problemas ambientais que colocam em risco a saúde das crianças, destaca-se a ausência de saneamento básico.

A cada ano, mais de 3 milhões de crianças menores de 5 anos morrem em decorrência de causas relacionadas com o meio ambiente. Cerca de 40% dessas mortes são decorrentes do déficit de saneamento básico, particularmente da falta de água potável para beber, o que equivale à morte em média de uma criança a cada 20 segundos (Paris *et al.*, 2009; EcoD, 2010; Valenzuela *et al.*, 2011).

As diarreias respondem por mais de 50% das doenças relacionadas com o saneamento básico inadequado. Verifica-se uma tendência na redução das taxas de internação por diarreias em crianças com a disponibilização de água tratada e expansão do sistema de esgotamento sanitário (Instituto Trata Brasil, 2011).

Dados da OMS demonstram a importância do saneamento básico na qualidade de vida e saúde das pessoas (WHO, 2004):

- 1,8 milhão de pessoas morrem a cada ano de doença diarreica, sendo 90% crianças abaixo de 5 anos de idade em países em desenvolvimento
- 1,3 milhão de pessoas morrem de malária a cada ano, sendo 90% crianças abaixo de 5 anos de idade (dispositivos de drenagem de águas de chuva previnem a proliferação do vetor)
- 160 milhões de pessoas foram acometidas por esquistossomose (decorrente da contaminação da água de lagoas por esgoto não tratado)
- 146 milhões de pessoas adquiriram cegueira decorrente do tracoma (prevenível pela lavagem do rosto com água limpa)
- 133 milhões de pessoas foram infestadas por helmintos, levando a aproximadamente 9.400 mortes a cada ano
- 1,5 milhão de casos de hepatite A têm surgido a cada ano.

Estudos sobre síndrome da imunodeficiência adquirida (AIDS), tuberculose e malária têm sido considerados prioritários pela comunidade científica responsável pela saúde pública mundial. No entanto, somente a diarreia mata mais crianças a cada ano que todas as outras três doenças citadas juntas. A medida para o controle dessa doença está na implementação das ações voltadas ao saneamento básico (Bartram e Cairncross, 2010).

Portanto, o saneamento básico contribui diretamente para a melhoria da saúde da criança em consequência da redução de doenças decorrentes da melhoria desses serviços.

Investimentos e definição de saneamento básico

Entende-se por saneamento básico o conjunto de medidas, serviços e instalações que garante o abastecimento de água, o esgotamento sanitário, a limpeza urbana, o manejo de resíduos sólidos e a drenagem de águas pluviais. Visa a proporcionar níveis crescentes de salubridade de determinado ambiente em benefício da população que habita esse espaço, o que produzirá efeitos muito positivos sobre seu bem-estar e saúde (Brasil, 2004).

Os benefícios das ações de saneamento não têm como único objetivo os efeitos relacionados diretamente com a saúde, pois há também uma substancial redução de gastos na assistência às crianças com doenças decorrentes da falta de saneamento, possibilitando assim o envio de recursos para outras áreas mais carentes. Além disso, há que se considerar, também, o fato de que uma criança não acometida por essas doenças se mantém saudável por mais tempo, reduzindo seu absenteísmo escolar, obtendo um melhor rendimento e diminuindo a possibilidade de reprovação na escola.

O direito a uma cidade saudável passa necessariamente pela oferta de saneamento básico. No entanto, sua universalização parece um objetivo ainda muito distante de ser alcançado.

Segundo dados divulgados no 2º Seminário FIESP de Saneamento Básico, realizado na cidade de São Paulo, em 30 de outubro de 2012 (Instituto Trata Brasil, 2012), o Brasil investe cerca de R$ 8 bilhões/ano no setor de saneamento básico, de acordo com o Ministério das Cidades. Entretanto, para atingir a universalização dos serviços, seriam necessários investimentos de R$ 20 bilhões/ano até 2018.

Saiani e Toneto Júnior (2010) mostram o sério déficit de acesso aos serviços no setor. Esse déficit poderia ser eliminado até 2020 com um investimento total de aproximadamente R$ 178,4 bilhões, levando-se em conta a demanda atual (atendida ou não) e a demanda futura decorrente do crescimento populacional no período, ou seja, a reposição e a expansão dos sistemas. Para atingir tal montante, seria necessário um investimento anual de 0,45% do produto interno bruto (PIB) brasileiro, desde que houvesse um crescimento médio do PIB de 4% ao ano.

Considerando o fato de que em nenhum ano da década de 2000 foi alcançada a meta de investimentos considerada ideal para a universalização do acesso aos serviços (saneamento para todos) até o ano de 2020, essa meta só seria alcançada com um investimento anual de 0,63% do PIB.

Contudo, os investimentos para o setor ainda são bastante retraídos, como é possível observar na Tabela 38.1.

Tabela 38.1 Percentuais do PIB investidos em saneamento básico.

Período	Percentual do PIB investido (em média)
Década de 1970	0,34%
Década de 1980	0,28%
Início da década de 1990	0,13%
De 1992 a 2002	0,25%
De 2003 a 2007	0,31%
De 2008 a 2012	0,29%

Adaptada de Wartchow (2009); Instituto Trata Brasil (2012).

A universalização do acesso ao saneamento básico, portanto, ainda é uma meta a ser alcançada e, provavelmente, não o será a curto prazo.

Promoção da saúde

O saneamento básico é uma das mais importantes estratégias para a promoção da saúde das crianças. Definida como o processo de capacitação da comunidade para atuar na melhoria de sua qualidade de vida e de saúde, a promoção da saúde se faz por meio de maior participação popular no controle desse processo (Brasil, 2002).

Ao envolver a população na sua vida cotidiana, age sobre as causas favoráveis à saúde, e não somente sobre as causas de doença. Portanto, é fundamental a ação conjunta de diferentes setores em prol de políticas públicas saudáveis, com justiça e equidade, aliada à oportunidade de participação popular objetivando o desenvolvimento de intervenções sobre os determinantes e condicionantes sociais, econômicos, culturais, educacionais, políticos e ambientais da saúde, o que contribui para a melhoria da qualidade de vida (Pelicioni, 2005a).

Cuidar da saúde não é apenas um processo de intervenção na doença; implica, principalmente, criar condições nas quais os indivíduos possam dispor de meios para a manutenção do seu estado saudável.

Na visão da promoção da saúde, o tema saneamento também não deve ser visto apenas como uma ação de prevenção e controle de doenças, mas, acima de tudo, como instrumento de mudança de atitudes, hábitos e comportamentos para o alcance de um melhor nível de saúde e melhoria na qualidade de vida.

O desenvolvimento de habilidades e atitudes pessoais favoráveis à saúde, campo de ação prioritária da promoção da saúde, somente é viabilizado por meio da difusão de informações corretas e da educação continuada em diferentes ambientes (escola, trabalho, unidade de saúde e na comunidade em geral), garantindo assim a obtenção de poder técnico e de consciência política para atuar nos determinantes da saúde, privilegiando a preservação da saúde integral (Buss, 2003).

No processo de criação de ambientes favoráveis à saúde, faz-se necessário implementar políticas públicas para a oferta de infraestrutura de saneamento, além do desenvolvimento de um processo educativo que busque a oportunidade de aprimoramento dos conhecimentos, de mudanças de atitudes e de comportamentos de risco, de modo que sejam essas mudanças duradouras e eficazes. Esse processo deve partir sempre do que se sabe sobre o modo de vida e os valores das pessoas a serem contempladas com as melhorias (Pelicioni, 2005a).

A instrumentalização das ações de promoção da saúde faz-se pela educação. A educação permite a obtenção de informações necessárias para analisar, de maneira crítica, situações indesejáveis do cotidiano, na tentativa de solucioná-las em prol de resultados positivos à saúde. Favorece o processo participativo e colabora na construção de um novo modelo de atenção à saúde que, em vez de empreender esforços e gastos para o tratamento da doença, atua sobre os determinantes da saúde, privilegiando a manutenção da saúde integral.

Os programas de expansão de saneamento básico devem estar sempre integrados a programas de educação em saúde e ambiental. Partindo do reconhecimento do modo de vida e dos valores das pessoas a serem contempladas com as melhorias do saneamento, eles buscam aprimorar os conhecimentos, a partir da aquisição de informações corretas e oportunas, objetivando a mudança duradoura e eficaz de suas atitudes e dos comportamentos de risco, possibilitando assim um melhor aproveitamento dos benefícios do saneamento. Permite que a população supere a condição de beneficiária passiva das ações planejadas e executadas pelos governos e passe a adotar um papel ativo e consciente quanto aos benefícios diretos e indiretos oriundos dos sistemas de saneamento (OMS, 2006).

Segundo Pelicioni e Pelicioni (2007), a educação em saúde é um processo de ação social que visa a proporcionar os conhecimentos e as destrezas necessárias à população para a promoção e proteção de sua saúde, por meio do desenvolvimento de capacidades e habilidades para que as pessoas participem ativamente no controle sobre os determinantes e na definição de suas necessidades em saúde.

Educação ambiental

De acordo com a Política Nacional de Educação Ambiental (Lei Federal n. 9.795, de 25 de abril de 1999, regulamentada pelo Decreto n. 4.281, de 5 de junho de 2002), entende-se por educação ambiental os processos pelos quais os indivíduos e a coletividade constroem valores sociais, conhecimentos, habilidades, atitudes e competências voltadas para a conservação do meio ambiente, bem de uso comum do povo, essencial à sadia qualidade de vida e sua sustentabilidade (Brasil, 1999).

A educação ambiental é, antes de tudo, uma educação política que visa à transformação da sociedade, uma vez que esta tem levado à degradação ecológica e consequentemente ao comprometimento da qualidade de vida e saúde das pessoas (Silva e Pelicioni, 2012).

Possibilita a formação de cidadãos para que adotem uma atitude crítica das circunstâncias históricas que dão origem à realidade vivida e potencializa a participação nas decisões que afetam o cotidiano de suas vidas (Luzzi, 2012).

A educação em saúde e a educação ambiental, na prática, são parte do mesmo processo de aprendizagem e destinam-se à melhoria das condições de saúde das pessoas, pois cada vez mais se torna evidente a inter-relação entre o meio ambiente e o nível de saúde da população. É a abordagem que as diferencia, a base é a educação com suas mesmas teorias, princípios e metodologias e que pode estar voltada para a saúde ou para o meio ambiente.

Ambas colaboram para o reconhecimento de alguns fatores de riscos ambientais à saúde das crianças, particularmente no que se refere à falta de saneamento básico, na tentativa de promover melhorias nas condições de vida desses sujeitos.

Nesse contexto, o processo educativo pode fazer as pessoas entenderem as causas e os efeitos dos problemas que afligem sua saúde, a responsabilidade, os direitos e deveres que elas têm na busca de soluções e procurarem alternativas aos conflitos do cotidiano e na construção de uma vida digna, voltada para o bem comum (Reigota, 2009).

A oportunidade de aprimoramento dos conhecimentos, de construção de valores e de atitudes positivas duradouras e eficazes na construção de uma sociedade mais justa e sustentável é proporcionada pela educação, que deve começar pela família, na infância, e se prolongar por toda a vida.

A educação e a formação da consciência pública, juntamente com a legislação, a economia e a tecnologia, são pilares da sustentabilidade, implicando na integração de esforços coordenados para mudanças de condutas visando à saúde integral das pessoas e à prevenção dos impactos na qualidade do ambiente do qual a sociedade é parte (Pelicioni, 2005b).

Além de contribuir para a elevação do nível de saúde da população e a integração homem-ambiente, promove a cidadania, constrói solidariedade, protagoniza mudanças, facilita a democracia e enfraquece a corrupção e o paternalismo.

Da mesma maneira, no contexto infantil, a educação, por meio de orientações antecipatórias aos riscos de agravos à saúde, tem sido prioridade dentro da atenção à saúde das crianças, procurando garantir o crescimento e o desenvolvimento adequados nos aspectos físico, social e emocional.

A educação é um elemento facilitador da participação e mobilização para o processo de controle social, considerado um conjunto de mecanismos e procedimentos que garantem à sociedade informações, representações técnicas e participações nos processos de formulação de políticas, de planejamento e de avaliação relacionadas com os serviços públicos de saneamento básico (Moisés *et al.*, 2010).

Para o envolvimento da população nas ações de saneamento básico, a fim de garantir o controle social, a universalização e a sustentabilidade, a educação torna-se, portanto, um instrumento fundamental.

Entendendo o saneamento básico, particularmente o direito à água tratada, como um direito à vida, a educação é provavelmente o meio mais eficaz para enfrentar os desafios que se impõem à privação de tal direito e ajuda a criar um mundo que pode garantir uma vida digna para todos, particularmente às crianças.

Referências bibliográficas

Bartram, J.; Cairncross, S. Hygiene, sanitation, and water: forgotten foundations of health. PLoS Medicine, v. 7, n. 11, p. 1-9, 2010.

Brasil. Lei n. 9.795 de 27 de abril 1999. Política Nacional de Educação Ambiental. Brasília, 1999. Disponível em: <http://www.mma.gov.br/port/conama/legiabre.cfm?codlegi=321>. Acesso em: 04 dez. 2012.

Brasil. Ministério da Saúde. Organização Pan-Americana da Saúde. Avaliação de impacto na saúde das ações de saneamento: marco conceitual e estratégia metodológica. Brasília: Ministério da Saúde, 2004. 116 p.

Brasil. Ministério da Saúde. Secretaria de Políticas de Saúde. Projeto Promoção da Saúde. As cartas da promoção da saúde. Brasília: Ministério da Saúde, 2002.

Buss, P. M. Uma introdução ao conceito de promoção da saúde. In: Czeresnia, D.; Freitas, C. M. (Ed.). Promoção da saúde: conceitos, reflexões, tendências. Rio de Janeiro: Fiocruz, 2003. p. 15-37.

Cardoso, M. R. A. Epidemiologia ambiental. In: Philippi Júnior, A. (Ed.). Saneamento, saúde e ambiente: fundamentos para um desenvolvimento sustentável. Barueri: Manole; 2005. p. 87-113.

Cutolo, A. S. Reuso de águas residuárias e saúde pública. São Paulo: Annablume/Fapesp, 2009.

Garcia, J. A. O. et al. Necesidad emergente de las unidades de salud medioambiental pediátricas. Revista Española de Pediatría, v. 60, n. 3, p. 177-178, 2004.

Instituto Trata Brasil. Estudo Trata Brasil confirma relação entre doenças e falta de saneamento. 2011. Disponível em: <https://www.saneamentobasico.com.br/estudo-trata-brasil-confirma-relacao-entre-doencas-e-falta-de-saneamento/>. Acesso em: 23 set. 2011.

Instituto Trata Brasil. Situação do saneamento no Brasil. 2012. Disponível em: <http://m.tratabrasil.org.br/saneamento-no-brasil>. Acesso em: 18 nov. 2012.

Luzzi, D. Educação e meio ambiente: uma relação intrínseca. Barueri: Manole, 2012.

Moisés, M. et al. A política federal de saneamento básico e as iniciativas de participação, mobilização, controle social, educação em saúde e ambiental nos programas governamentais de saneamento. Ciência & Saúde Coletiva, v. 15, n. 5, p. 2581-2591, 2010.

Natal, D. et al. Fundamentos de ecologia humana. In: Philippi Júnior, A. Saneamento, saúde e ambiente: fundamentos para um desenvolvimento sustentável. Barueri: Manole, 2005. p. 57-86.

Organização Mundial da Saúde. Guias para la calidad del agua potable. Geneva: OMS, 2006. Disponível em: <http://www.who.int/water_sanitation_health/dwq/gdwq3_es_intro.pdf>. Acesso em: 29 mai. 2011.

Organizacíon Mundial de la Salud. El medio ambiente y la salud de lo niños y sus madres. Genebra: OMS, 2012. Disponível em: <http://www.who.int/ceh/publications/factsheets/fs284/es/index.htm>. Acesso em: 24 dez. 2012.

Paris, E. M. et al. La importancia de la salud ambiental y el alcance de las unidades de pediatría ambiental. Revista Médica de Chile, v. 137, p. 101-105, 2009.

Pelicioni, M. C. F. Bases políticas, conceituais, filosóficas e ideológicas da educação ambiental. In: Philippi Júnior, A.; Pelicioni, M. C. F. Educação ambiental e sustentabilidade. Barueri: Manole, 2005b. p. 3-12.

Pelicioni, M. C. F. Promoção da saúde e meio ambiente: uma trajetória técnico-política. In: Philippi Júnior, A.; Pelicioni, M. C. F. Educação ambiental e sustentabilidade. Barueri: Manole, 2005a. p. 413-420.

Pelicioni, M. C. F.; Pelicioni, A. F. Educação e promoção da saúde: uma retrospectiva histórica. O Mundo da Saúde, v. 31, n. 3, p. 320-328, 2007.

Philippi Júnior, A.; Malheiros, T. F. Saneamento e saúde pública: integrando homem e ambiente. In: Philippi Júnior, A. Saneamento, saúde e ambiente: fundamentos para um desenvolvimento sustentável. Barueri: Manole, 2005. p. 3-31.

EcoD. Água limpa para um mundo saudável. Programa das Nações Unidas para o Meio Ambiente. Nairóbi, 2010. Disponível em: <http://www.ecodesenvolvimento.org/noticias/agua-limpa-para-um-mundo-sadio>. Acesso em: 16 jul. 2018.

Reigota, M. A Educação ambiental como educação política. In: Reigota, M. (Ed.). O que é educação ambiental. São Paulo: Brasiliense, 2009. p. 11-19.

Saiani, C. C. S.; Toneto Júnior, R. Evolução do acesso a serviços de saneamento básico no Brasil (1970 a 2004). Economia e Sociedade, v. 19, n. 1, p. 79-106, 2010.

Silva, M. M.; Pelicioni, M. C. F. Práticas pedagógicas e protagonismo infantojuvenil voltados à saúde, sustentabilidade ambiental e qualidade de vida na escola. In: Pelicioni, M. C. F.; Mialhe, F. L. (Ed.). Educação e promoção da saúde: teoria e prática. São Paulo: Santos, 2012. p. 453-478.

Valenzuela, P. M. et al. Pediatria ambiental: um tema emergente. Jornal de Pediatria, v. 87, n. 2, p. 89-99, 2011.

Wartchow, D. Serviços de abastecimento de água e de esgotamento sanitário: compromisso com a universalização e a qualidade. In: Cordeiro, B. S. Lei Nacional de Saneamento Básico: perspectivas para as políticas e gestão dos serviços públicos. v. 2. Brasília: 2009. p. 273-283.

World Health Organization (WHO). Water, sanitation and hygiene links to health. Geneva: WHO, 2004. Disponível em: <http://www.who.int/water_sanitation_health/factsfigures2005.pdf>. Acesso em: 16 mai. 2012.

Parte 4

Desenvolvimento de Práticas Educativas e Promotoras de Saúde em Diferentes Espaços

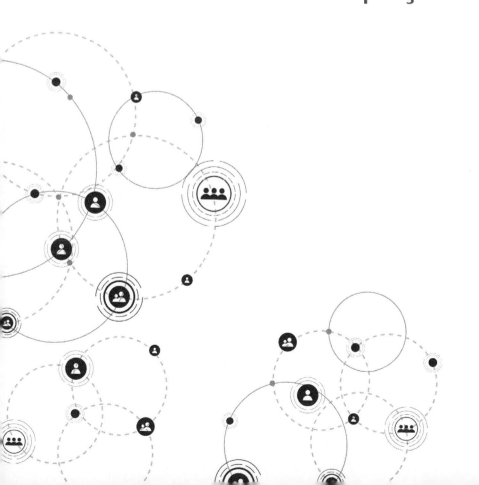

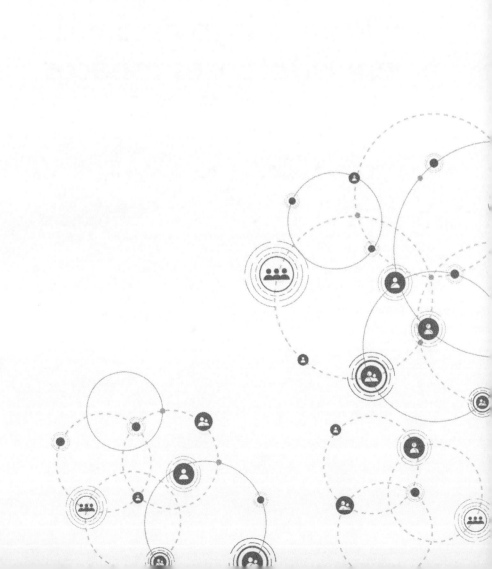

39 Promoção da Saúde | Do Global ao Local

Samuel Jorge Moysés • Simone Tetu Moysés

Introdução

No Brasil, os desafios no campo da saúde podem ser vistos sob quatro prismas, tendo em vista o enfrentamento das iniquidades e a busca por equidade na organização, gestão, acesso e utilização efetiva das ações e serviços de saúde:

- Melhoria dos indicadores de saúde, particularmente para os grupos mais fragilizados da população, mediante ação intersetorial sinérgica, reduzindo as grandes iniquidades observadas entre classes sociais, regiões geográficas e intramunicípios, mas também relativas a gênero, geração e etnia
- Investimento prioritário na questão socioambiental e na geração de emprego e renda, principalmente em áreas urbanas degradadas, para fazer frente à gênese estrutural da pobreza e doença e influenciar a determinação social do processo saúde-doença
- Acessibilidade, pelo conjunto da população, aos benefícios potenciais que os avanços da ciência e da tecnologia ainda reservam para os mais privilegiados, traduzindo tais avanços em políticas públicas
- Avanço radical na agenda estratégica de mudanças proposta pelo SUS, com financiamento adequado, para ampliar o acesso a grupos excluídos da atenção, humanizando o processo de trabalho e a gestão dos serviços de saúde, e ampliando os canais institucionais de controle social.

Em síntese, há importantes conceitos em disputa na arena do movimento sanitário brasileiro, em sintonia com a agenda mundial, necessitando ganhar expressão operacional para que seus poderes instituintes transformem a realidade de saúde de milhões de pessoas: equidade; determinação social do processo saúde/doença; ênfase na questão territorial ou geoespacial; intersetorialidade; e políticas públicas saudáveis, acompanhadas e controladas pela sociedade.

O presente capítulo tratará brevemente desses conceitos mencionados, vinculados ao campo da promoção da saúde em sua expressão global e de sua operacionalidade no âmbito concreto dos contextos locais.

Equidade e determinação social do processo saúde-doença

O tema da equidade tornou-se prioritário na agenda das políticas sociais no Brasil, seguindo tendência mundial (Moysés, 2010). Essa tendência é observada mesmo em países com tradição mais conservadora em relação ao debate sobre políticas sociais e o papel do Estado, como nos EUA. Naquele país, a utilização de um discurso eufemístico atenua a crítica política e social, por exemplo, neutralizando a abordagem crítica das iniquidades sociais e de saúde com a expressão "disparidades em saúde" (Keppel, 2007; Braveman et al., 2010). Contudo, a retórica politicamente correta não tem conseguido impedir que o tema das iniquidades globais, nacionais e locais surja com potência transformadora (Wilensky et al., 2009; Pickett e Wilkinson, 2015; Rosenberg et al., 2015; Pickett e Wilkinson, 2017), mesmo enfrentando fortes reações conservadoras que se colocam contra as evidências factuais (Navarro et al., 2006; Benatar et al., 2011).

O Brasil vinha construindo, até meados da década de 2010, um sistema público de saúde promissor, embora subfinanciado, assentado nos princípios/diretrizes da universalidade, equidade, integralidade, descentralização e controle social (Barreto e Aquino, 2009; Camargo,

2009; Menicucci, 2009). Contudo, enquanto é correto admitir que as perspectivas de saúde para o brasileiro médio têm melhorado durante as últimas décadas, permanecem grandes desafios a serem adequadamente enfrentados pelas atuais políticas e práticas de saúde (Conill, 2008; Sousa e Hamann, 2009):

- Pessoas socialmente excluídas, vulneráveis, ou com necessidades especiais têm significativamente menor esperança de vida, piores indicadores de saúde, probabilidades aumentadas de serem vitimadas por acidentes, violências e outros agravos, e maiores privações
- Várias formas de doenças e acidentes, passíveis de prevenção e controle, continuam a minar a saúde e a qualidade de vida de muitas pessoas
- Milhares de brasileiros sofrem de doenças crônicas, várias formas de deficiências ou sofrimento psíquico (emocional), não obtendo adequada e contínua atenção institucional e suporte comunitário para ajudá-los a reagirem e terem uma vida digna, produtiva e que lhes faça sentido (Brasil, 2009a; 2009b).

Tais desafios estão agravados na presente conjuntura, tendo em vista a agenda regressiva que começou a ser implementada pela coalização dos três poderes que passaram a governar o Brasil a partir de 2016 (Santos e Szwako, 2016).

Os desafios citados configuram uma agenda sociopolítica, econômica, cultural e sanitária de grandes proporções, complexa em suas dimensões macroestruturantes, e de difícil enfrentamento em suas nuances de grande variabilidade contextual, no espaço das micropolíticas.

Intersetorialidade e políticas públicas saudáveis

Abordagens de problemas complexos, como ocorre frequentemente nas formulações e intervenções do campo da promoção da saúde, envolvem inevitavelmente vários setores. A articulação intersetorial e a *"advocacy"* objetivando destacar a "Saúde em Todas as Políticas" – considerada estratégia crucial para alcançar maior efetividade das ações e políticas de promoção da saúde – constituem-se um permanente desafio, ocupando o centro do debate internacional (Dubois *et al.*, 2015; Corbin *et al.*, 2016). Essa estratégia pressupõe não só a articulação entre sujeitos sociais e instituições com saberes, culturas e interesses diversos – ou seja, uma

nova abordagem de gestão social e institucional para o enfrentamento de problemas complexos –, mas também inspira novos desenhos e práticas de formulação de agendas e implementação de políticas públicas. Na revisão de escopo, conduzida por Corbin *et al.* (2016) na literatura internacional, apresenta-se uma síntese de achados relacionados aos processos que apoiam e inibem o funcionamento da intersetorialidade para a promoção da saúde. Foram identificados nove elementos essenciais que constituem processos de parceria positiva que podem informar as melhores práticas:

1. Desenvolver uma missão compartilhada alinhada aos objetivos dos parceiros.
2. Incluir uma ampla gama de participação de diversos atores (individuais, coletivos ou institucionais) e um balanço de recursos humanos e financeiros.
3. Incorporar liderança que inspire confiança, reciprocidade e inclusão.
4. Monitorar como a comunicação é percebida pelos parceiros e ajustar convenientemente.
5. Equilibrar papéis e estruturas formais e informais dependendo da missão.
6. Criar confiança entre parceiros desde o início e ao longo da duração da parceria.
7. Assegurar o equilíbrio entre as atividades de manutenção e produção.
8. Considerar o impacto de contextos políticos, econômicos, culturais, sociais e organizacionais.
9. Avaliar as parcerias para a melhoria contínua.

As ações serão mais fecundas quando conectadas à vida diária de comunidades, respeitando tradições e valores locais e sendo alicerçadas pela própria comunidade. Para dar efetividade a políticas públicas saudáveis, é fundamental que organizações estatais estabeleçam alianças sustentáveis com a sociedade civil, assegurando que nossas comunicações sejam acessíveis para todos e entendidas por todos.

A intersetorialidade é uma prática integradora de ações de diferentes setores que se complementam e interagem a partir de uma matriz de planejamento comunicativo, obtida por superação de conflitos e arranjos consensuais. São elementos essenciais para a ação prática e possibilidade de enfrentamento de problemas multidimensionais:

- Valorização e incorporação da sabedoria local
- Esforço transdisciplinar das equipes profissionais que implementam políticas públicas

nos espaços locais, por exemplo, das unidades básicas de saúde
- Parceria com outros setores transversais ao setor saúde.

O empoderamento (potencialização) das comunidades, para que elas vençam as suas dificuldades, além de constituir conquista dos próprios sujeitos, no movimento de se autogovernarem, também pode contar com o apoio de mais de um setor público, em uma discussão intersetorial que fortaleça um processo de tomada de consciência e de enfrentamento dos problemas vividos na realidade cotidiana pela comunidade. Para tanto, faz-se necessário que, além da capacidade científica, do domínio técnico e da ação política, os trabalhadores tenham compromisso com o desenvolvimento de autonomia da comunidade fundamentado em certas atitudes, como amorosidade, escuta, afetividade, respeito à diversidade, humildade, alegria, gosto pela vida, abertura ao novo, disponibilidade para mudança, esperança e compromisso com a justiça social.

Contudo, é preciso muita atenção com a categoria "autonomia", pois ela vem sendo progressivamente privada de seu sentido original, cujos nexos remetem à liberdade e capacidade de autogoverno, para ser incorporada ao ideário neoliberal, assumindo uma inversão ideológica que estimula o individualismo e a competitividade. Isso produz um mal-estar geral nos processos pedagógicos de libertação genuína (Freire, 1996), já que tais processos são reificados e subvertidos sob a lógica do mercado. É necessário, então, auxiliar na descolonização vivida pelas pessoas da comunidade em seu corpo físico e social.

Tradicionalmente, as políticas públicas são setoriais e desarticuladas, dando seguimento a uma inércia histórica com características centralizadoras, hierárquicas, restando intervenções que não geram a promoção humana. Além disso, repetidamente observa-se que cada área das políticas públicas tem uma rede própria de instituições e/ou serviços sociais, o que, invariavelmente, gera pulverização da atenção às necessidades sociais; paralelismo de ações; centralização das decisões, informações e recursos; rigidez quanto às normas, regras, critérios e desenvolvimento dos programas sociais; divergências quanto aos objetivos e papel de cada área, unidade, instituição ou serviço participante da rede; fortalecimento de hierarquias e poderes políticos/decisórios marcados por disputas e "ciúmes" entre pares, com fragilização dos espaços coletivos que conformam o conjunto da atenção na área social.

Impõe-se, então, a governança pública (transparência, responsabilidade e compromisso com mudanças positivas) e gestão social democrática, que, em realidade, é a gestão das demandas, necessidades e direitos dos cidadãos (Health Promotion International, 2014; Battel-Kirk *et al.*, 2015). Um dos canais para a gestão social democrática é a constituição de redes sociais solidárias, em uma dada comunidade de interesses. O maior propósito de uma gestão pública comprometida com a cidadania é ampliar as condições de qualidade de vida e do exercício dos direitos da população, com o objetivo de promover o compartilhamento da riqueza material e imaterial disponível em um grupo social, em determinado momento histórico. A moderna gestão social democrática pauta-se, portanto, em princípios como a descentralização, participação social e intersetorialidade.

Redes sociais que operam contemporaneamente para afirmar tais princípios são resultado do processo de agregação de várias organizações afins, em torno de um interesse comum, seja na prestação de serviços, seja na produção de bens (Evoy *et al.*, 2008). Ou seja, unidades operacionais originalmente independentes são credenciadas e interdependentes com relação aos processos operacionais que compartilham, criando rizomas, vincos e novos vínculos abertos a formas inesperadas de articulação. Pensar rede, nessa perspectiva, exige sintonia com a realidade local, com sua cultura de organização social, bem como uma sociedade civil forte e organizada, capaz de se mostrar ativa e participativa diante da administração pública (Bourguignon, 2001).

Espaços e territórios

Desenvolver ações intersetoriais de promoção de saúde exige o reconhecimento de dimensões do espaço/território onde estas se desenvolverão. Segundo Lefebvre (2013), o espaço pode ser compreendido a partir da inter-relação entre:

- Espaço percebido, associado à perspectiva física, à prática onde a sociedade associa a realidade cotidiana e a realidade espacial construída

- Espaço concebido, que corresponde às representações onde acontecem as práticas sociais e políticas
- Espaço vivido, de representações sociais do cotidiano, das situações vividas pelas pessoas e coletividades.

Assim, atuar sobre os espaços de vida exige reconhecer a voz dos sujeitos e suas vivências no local. O conceito de território em uso, ou "território vivo", proposto por Milton Santos (Melgaço e Prouse, 2017), aponta também importantes aspectos a serem considerados na construção de ações de promoção da saúde territorializadas. Trata-se de ampliar a compreensão das relações humanas com o espaço local ocupado, sua complexidade e historicidade definidos na interação tempo-espaço (Moysés e Franco de Sá, 2014).

Portanto, construir de políticas e ações locais de promoção da saúde podem oportunizar a democratização das relações entre os diversos atores, otimizar acesso aos direitos sociais, além de reduzir iniquidades socioterritoriais, sem excluir singularidades e diversidades locais. Pode também favorecer o reconhecimento e o manejo de potencialidades nas relações sociais e de poder na perspectiva do território, agregando uma diversidade de olhares sobre o mesmo para reconhecer a dinâmica socioterritorial e sua complexidade. Assim, ações locais de promoção da saúde englobam ações intersetoriais, relações humanas de apoio, relações profissionais e institucionais. Precisam dar destaque aos valores que fazem do espaço um território, dar visibilidade às relações de poder, particularmente às do poder simbólico, que caracteriza o pertencimento das pessoas a um determinado local (Moysés e Franco de Sá, 2014).

Promoção da saúde | Resposta potente às demandas a serem enfrentadas

Uma considerável quantidade de literatura, produzida em instituições acadêmicas ou de serviços, tem sido devotada à conceituação da promoção de saúde (McQueen *et al.*, 2007). As conceituações inevitavelmente dependem da definição de saúde com a qual os autores trabalham. Saúde é, entretanto, um conceito complexo, embora largamente utilizado e debatido por profissionais da saúde e cientistas sociais, além da própria noção de senso comum utilizada pela população em geral. O crescente entendimento dos determinantes sociais de saúde (Buss e Pellegrini Filho, 2006), bem como de comportamentos individuais relacionados à saúde, e das barreiras para mudar o comportamento individual ou para mudar a sociedade, tem culminado com uma crescente sofisticação conceitual e nas estratégias e intervenções visando à promoção da saúde.

Uma importante evolução tem sido o reconhecimento de estratégias combinadas, desde aquelas com foco nos indivíduos até aquelas com foco em grupos específicos, comunidades e sociedades inteiras, incluindo diferentes canais ou veículos de ação: a mídia, a escola e o local de trabalho, a sociedade civil organizada, governos e grupos não governamentais ou grupos religiosos, os empreendedores socialmente engajados, relações de vizinhança fomentadoras de coesão social, bem como o suporte familiar e individual, todos podem ter ação sinérgica e efeito potencializado. Este, hoje, é o campo multifacetado no qual a promoção de saúde floresce (Moysés, 2010).

Contudo, não somente aspectos positivos vêm sendo destacados nessa ação sinérgica. Tem havido, também, muita reflexão sobre a necessidade de uma nova compreensão da saúde global e a urgência de uma mudança de paradigma, tendo em vista que uma questão crucial é o modo de governança global submetido a valores capitalistas, guiados pelo "economicismo" ultraliberal e pela política de austeridade (McKee e Stuckler, 2017; Stuckler, 2017; Stuckler *et al.*, 2017). Em uma perspectiva global, vive-se em uma era em que os valores centrados na ecologia social deveriam se tornar centrais em qualquer projeto de futuro planetário (Hancock, 2015; 2016; Whitmee *et al.*, 2015; Rockstrom *et al.*, 2016). Paradoxalmente, os objetivos de "sustentabilidade" e "crescimento econômico" apresentam uma profunda contradição (Labonte, 2016; Raphael, 2016; van de Pas, 2016).

Os problemas e desafios ligados a iniquidades e determinantes sociais da saúde, bem como à implementação da agenda de mudanças necessárias, por meio da ação intersetorial e da efetivação de políticas públicas saudáveis, encontram na promoção da saúde um lugar-comum. Este lugar vem sendo dinamizado por agendas globais, como as Metas de Desenvolvimento do Milênio e os Objetivos de Desenvolvimento Sustentável (Figura 39.1; Murray, 2015).

No Brasil, nas últimas décadas, a institucionalização da promoção da saúde ganhou impulso inegável com a Constituição Federal de 1988, acompanhando o momento internacional (Buss e Carvalho, 2007; 2009). Conceitos e práticas passaram a ser divulgados vigorosamente a partir da 1ª Conferência Internacional sobre Promoção da Saúde, realizada em Ottawa, em 1986, e implementados em múltiplos contextos, mundo afora (McQueen e Jones, 2007; McQueen, 2008; Porter, 2007; Scriven e Speller, 2007; Potvin e McQueen, 2008).

Em março de 2006, por meio da Portaria do Ministério da Saúde n. 687, foi formalizada a Política Nacional de Promoção da Saúde (PNPS) no Sistema Único de Saúde (SUS), definindo como diretrizes (Brasil, 2006):

1. Consolidar a proposta da PNPS e de sua agenda nacional.
2. Coordenar sua implantação e articulação com os demais setores governamentais e não governamentais.
3. Incentivar estados e municípios a elaborar planos de promoção da saúde.
4. Articular e integrar ações de promoção da saúde no SUS.
5. Monitorar e avaliar as estratégias de implementação da PNPS e seu impacto.

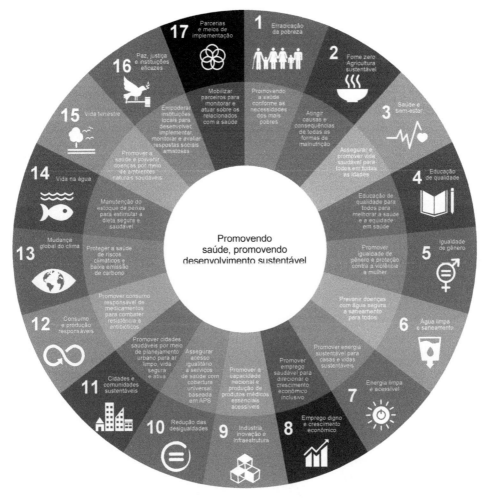

Figura 39.1 Objetivos de Desenvolvimento Sustentável e Promoção da Saúde, Conferência Global de Promoção da Saúde, Xaghai, China; 2016. APS: atenção primária à saúde. Fonte: WHO (2017).

6. Reconhecer a importância da promoção da saúde para a equidade.
7. Estimular as ações intersetoriais.
8. Fortalecer a participação social (empoderamento).
9. Adotar práticas horizontais de gestão e estabelecimento de redes de cooperação intersetoriais.
10. Incentivar a pesquisa e a avaliação em promoção da saúde.
11. Viabilizar iniciativas de promoção da saúde junto aos trabalhadores e usuários do SUS, considerando metodologias participativas e o saber popular e tradicional.

Também em março de 2006, apenas 1 ano depois do lançamento da Comissão sobre Determinantes Sociais da Saúde pela Organização Mundial da Saúde (OMS), o próprio presidente do Brasil instituiu a Comissão Nacional sobre Determinantes Sociais da Saúde (CNDSS), no âmbito do Ministério da Saúde – a primeira a se constituir no mundo. A CNDSS apresentou, em abril de 2008, seu relatório final, intitulado "As causas sociais das iniquidades em saúde no Brasil" (Brasil, 2008).

A revisão da PNPS, promulgada pela Portaria n. 2.446, de 11 de novembro de 2014, reafirmou como uma de suas diretrizes o fomento ao planejamento de ações territorializadas de promoção da saúde, com base no reconhecimento de contextos locais e respeito às diversidades, para favorecer a construção de espaços de produção social, ambientes saudáveis e a busca da equidade, da garantia dos direitos humanos e da justiça social. A política é baseada nos seguintes valores: solidariedade, felicidade, ética, respeito às diversidades, humanização, corresponsabilidade, justiça, inclusão social. E sustenta-se nos seguintes princípios: equidade, participação social, autonomia, empoderamento, intersetorialidade, intrassetorialidade, sustentabilidade, integralidade e territorialidade.

O alcance que se projeta para a promoção da saúde no Brasil é decorrente da grande diversidade de ações que o campo enseja, bastando observar como ocorre em qualquer país ou sistema de saúde que leve a questão a sério:

- Em termos de "foco" podem estar dirigidas a indivíduos, grupos de população específicos ou a toda população (Rose, 1985; 1993; Maziak e Ward, 2009; Wall *et al.*, 2009)

- Quanto ao "objeto", podem abranger um único problema de saúde, sensível às ações de promoção, ou serem abrangentes, propondo-se, por exemplo, a enfrentar os determinantes sociais da saúde como um todo (WHO, 2008)
- Em termos de "campo de ação", podem mobilizar um único dos campos propostos na *Carta de Ottawa* (WHO, 1986) e demais Declarações Mundiais de promoção da saúde ou incluir simultaneamente vários deles (WHO, 2009)
- Com respeito à "ênfase" conferida, podem identificar-se apenas com ações educativas ou com ações mais abrangentes de saúde, qualidade de vida e desenvolvimento (Canadá, 2008)
- Com respeito ao "protagonismo institucional", podem ser implementadas no âmbito de políticas públicas universais do sistema de saúde ou por organizações privadas e/ou do terceiro setor, exclusivamente para seus membros
- No caso da política pública, podem ser uma iniciativa do governo federal ou de um governo estadual ou local (Buss e Carvalho, 2009).

Além dessas, muitas outras instâncias de operacionalização poderiam ser invocadas para caracterizar a promoção da saúde no Brasil, conforme registra farta literatura (Czeresnia e Freitas, 2003; Lefevre e Lefevre, 2004; Stotz e Araujo, 2004; Carvalho, 2005; Castro e Malo, 2006). Um ponto culminante na marcha brasileira em busca de caminhos para a promoção da saúde, em interlocução direta com atores, movimentos e instituições internacionais, ocorreu com a realização da 22ª Conferência Mundial de Promoção da Saúde da UIPES, em Curitiba, em 2016. Houve destaque a aprofundamento nos debates, especialmente quanto às seguintes temáticas:

1. Saúde em Todas as Políticas: é preciso fazer funcionar.
2. Construir evidências sobre o impacto de Saúde em Todas as Políticas e determinantes sociais: o papel da vigilância para além de "mostrar" iniquidades.
3. Ação intersetorial para enfrentar a epidemia de doenças crônicas não transmissíveis.
4. A arte e a cultura local podem ser ferramentas e pontes para a promoção da saúde e para alcançar o desenvolvimento humano sustentável e saudável.

5. Trabalhar com letramento em saúde (capacidade para obter, processar e entender informações básicas e de serviços).
6. Felicidade como valor e princípio da promoção da saúde.
7. Apoiar o desenvolvimento da força de trabalho em promoção da saúde, embasado por estratégias locais como cidades e comunidades saudáveis, mediante compromissos liderados pelos cidadãos.
8. Desenhar e implementar políticas de promoção da saúde investindo no diálogo e considerando os diferentes contextos.
9. Um princípio inescapável da promoção da saúde é agir com base em valores éticos e de justiça social, fundantes da democracia.
10. Aqueles envolvidos com a promoção da saúde precisam basear-se na solidariedade para garantir a justiça social no Brasil; que deve ensejar inexoravelmente à defesa do SUS, da democracia e da equidade.

Educação e saúde

Uma área que merece especial referência por sua tradição nos serviços de saúde no Brasil é a da educação e saúde (ou da educação popular em saúde) que, por muito tempo, foi uma das poucas atividades de promoção da saúde organizadas no país, confundindo-se com o próprio campo.

Manifesta-se por duas vertentes principais: a educação em saúde clássica e mais tradicional, praticada em serviços de saúde; e a que se vincula ao campo da chamada "educação popular em saúde". Esta surge na virada das décadas de 1980 para 1990, quando é criada a Articulação Nacional de Educação Popular em Saúde. Alguns livros e documentos publicados sobre esta vertente foram decisivos para a formulação de projetos acadêmicos e de práticas em serviços de saúde, bem como para a construção teórico-conceitual da área (Valla e Stotz, 1994; Valla *et al.*, 2000; Vasconcelos, 2001; Brasil, 2007; Stotz, 2007; Vasconcelos, 2007).

Educação e saúde constituem um campo multifacetado de conhecimento e de práticas, para o qual convergem diversas concepções, tanto da educação, quanto da saúde. Schall (1999) compreende que tais concepções traduzem distintas posições político-filosóficas e técnico-científicas sobre o ser humano, a sociedade, a cultura, a aprendizagem e o processo saúde-doença. Há posições históricas, registradas em uma literatura que circulou intensamente a partir dos anos 1990, nas quais "educação em saúde" é compreendida como quaisquer combinações de experiências de aprendizagem delineadas com vistas a facilitar ações voluntárias conducentes à saúde (Green e Kreuter, 1991). Para Candeias (1997), nesta definição,

a palavra combinação enfatiza a importância de combinar múltiplos determinantes do comportamento humano com múltiplas experiências de aprendizagem e de intervenções educativas. A palavra delineada distingue o processo de educação em saúde de quaisquer outros processos que contenham experiências acidentais de aprendizagem, apresentando-o como uma atividade sistematicamente planejada. Facilitar significa predispor, possibilitar e reforçar. Voluntariedade significa sem coerção e com plena compreensão e aceitação dos objetivos educativos implícitos e explícitos nas ações desenvolvidas e recomendadas. Ação diz respeito a medidas comportamentais adotadas por uma pessoa, grupo ou comunidade para alcançar um efeito intencional sobre a própria saúde.

Nessa mesma linha referencial, a promoção da saúde recebeu definições como a que segue: "uma combinação de apoios educacionais e ambientais que visam a atingir ações e condições de vida conducentes à saúde" (Green e Kreuter, 1991). É ainda Candeias (1997) quem interpreta:

Combinação refere-se à necessidade de mesclar os múltiplos determinantes da saúde (fatores genéticos, ambiente, serviços de saúde e estilo de vida) com múltiplas intervenções ou fontes de apoio. Educacional refere-se à educação em saúde tal como acima definida. Ambiental refere-se a circunstâncias sociais, políticas, econômicas, organizacionais e reguladoras, relacionadas ao comportamento humano, assim como a todas as políticas de ação mais diretamente relacionadas à saúde. Utiliza-se aqui para fazer referência àquelas forças da dinâmica social, que incidem sobre uma situação específica e que vão muito além do estudo do ambiente físico ou dos serviços médicos destinados à população. Dizem respeito àqueles fatores ambientais que também precisam ser considerados no planejamento de atividades de promoção em saúde.

Essas duas definições, *grosso modo*, sintetizam parte da literatura anglo-saxã e sua subsidiária brasileira, quando tratam dos objetivos e esclarecem os propósitos da educação e saúde e da promoção da saúde. Tais definições, contudo, não são consensuais. Por exemplo, é polêmica a afirmação a seguir:

> [...] Na prática, a educação em saúde constitui apenas uma fração das atividades técnicas voltadas para a saúde, prendendo-se especificamente à habilidade de organizar logicamente o componente educativo de programas que se desenvolvem em quatro diferentes ambientes: a escola, o local de trabalho, o ambiente clínico, em seus diferentes níveis de atuação, e a comunidade, compreendida aqui como contendo populações-alvo que não se encontram normalmente nas três outras dimensões [...] a educação em saúde procura desencadear mudanças de comportamento individual, enquanto a promoção em saúde, muito embora inclua sempre a educação em saúde, visa a provocar mudanças de comportamento organizacional, capazes de beneficiar camadas mais amplas da população (Candeias, 1997).

No caso das políticas públicas de saúde brasileiras, construídas no enfrentamento das iniquidades sociais e com ampla capilaridade popular, torna insuficiente esta visão anterior porque ela não contempla explicitamente a potencialidade política da educação e saúde, focalizando preferencialmente a dimensão "técnica", "programática" e "localista". Para Stotz (2007), compreensões assim correm o risco de subsumir em uma óptica convencional, tomando a educação em saúde como uma área de saber técnico em que a organização dos conhecimentos volta-se para "instrumentalizar" o controle dos doentes pelos serviços e a prevenção de doenças pelas pessoas. Subsistiria uma tendência a fundamentar ações com base no modelo biomédico de intervenção comportamentalista (educação sanitária prescritiva de normas de conduta), com ênfase na prevenção da doença no nível individual. Novas concepções foram formuladas e posições situacionais em relação ao tema passaram a ser defendidas (Sevalho, 2017).

Portanto, em outra vertente, mesmo documentos oficiais quando pautados pela afirmação de uma agenda transformadora, conseguem expressar com maior abrangência o alcance da educação e saúde:

> [...] O princípio da integralidade do SUS diz respeito tanto à atenção integral em todos os níveis do sistema, como também à integralidade de saberes, práticas, vivências e espaços de cuidado. Para tanto, torna-se necessário o desenvolvimento de ações de educação em saúde em uma perspectiva dialógica, emancipadora, participativa, criativa e que contribua para a autonomia do usuário, no que diz respeito à sua condição de sujeito de direitos e autor de sua trajetória de saúde e doença; e autonomia dos profissionais diante da possibilidade de reinventar modos mais humanizados de cuidado, compartilhados e integrais (Brasil, 2007).

Nesta linha de abordagem crítica, especialmente no caso brasileiro em que se institui o campo da "educação popular e saúde", destaca-se a importância de enfrentar e transformar múltiplos determinantes socioestruturais a partir das experiências de aprendizagem e de intervenções educativas de sujeitos concretos em seu ambiente. Devemos reconhecer que as classes populares, ao contrário de uma massa de carentes passivos e resistentes a mudanças, são fecundadas por importantes movimentos de busca de enfrentamento de seus problemas e por muitas iniciativas de solidariedade. Têm um saber nômade e constituído por um repertório múltiplo, que lhes permite viver em meio a situações muito adversas. Quando, por exemplo, equipes de saúde colocam seu saber e seu trabalho a serviço dessas iniciativas populares, que já carregam um saber de senso comum, os efeitos podem ser animadores (Vasconcelos, 2007).

Do contrário, podemos cair na visão maniqueísta e binária: bem/mal, certo/erro, normal/patológico. É como argumenta Stotz (2007):

> É evidente que a redução dos problemas de saúde à sua dimensão biopsicológica traz como consequência a possibilidade de culpabilizá-lo [o indivíduo] pelo seu sofrimento, possibilidade tanto maior quanto maiores as "evidências" da medicina baseada em estudos epidemiológicos de que os problemas de saúde atuais têm sua causa nos chamados comportamentos individuais de risco (vida sedentária, consumo de gorduras, açúcares, álcool, fumo).

Entretanto, seriam tais correlações matemáticas, lineares e "culpabilizadoras" corretas? Em uma perspectiva crítica e progressista, de busca de alianças com os sujeitos da ação, certamente não são corretas.

Provavelmente, uma das maiores dificuldades e impasses que assolam o cotidiano das equipes de saúde é a percepção da transversalidade dos problemas com que lidam. Objetivamente ou intuitivamente, muitos sabem que as queixas, os sintomas, os desarranjos nos modos de viver a vida de indivíduos, famílias, ou comunidades, decorrem de condições situadas no plano estrutural, a partir de seu contexto de vida. Não raro, os problemas biomédicos são ultrapassados pelos problemas da vida. Em um misto de perplexidade, enorme sensação de impotência e sobrecarga de trabalho, tais

> condições e razões que levam as pessoas a adotar estes [nocivos] comportamentos ou atitudes ficam à margem das preocupações da maioria dos profissionais dos serviços e dos técnicos com responsabilidade gerencial. São dimensões que estão "fora" do setor saúde. Aplica-se simplesmente a norma: você tem isso, deve fazer aquilo. A solução consiste em seguir a norma, no caso, consumir medicamentos, cumprir prescrições (Stotz, 2007).

Por tudo isso, torna-se necessário utilizar os paradigmas que fundamentam os conceitos de educação e saúde com clareza e fixar os limites do campo de análise, evitando a disseminação ingênua de atividades culturalmente colonizadoras, e, pior, sem valor técnico-científico e sem evidências de impacto transformador. Entre as tendências promissoras, merece destaque aquela associada com o campo ampliado da promoção da saúde, incluindo os determinantes sociais e as iniquidades que influenciam a saúde, abordando os caminhos pelos quais diferentes situações de saúde e bem-estar são construídas socialmente. Uma educação em saúde ampliada inclui políticas públicas saudáveis em ambientes favorecedores de pedagogias libertadoras, comprometidas com o desenvolvimento da cidadania, orientando-se para ações cuja essência está na melhoria da qualidade de vida. Esta é uma inspiração freireana, como as notas introdutórias que o próprio Paulo Freire nos legou em seu livro-testamento intitulado de "Pedagogia da autonomia" (Freire, 1996).

Promoção da saúde em contextos locais | Caso de Curitiba

Sintonia internacional

Uma das iniciativas voltadas para dar concretude ao conceito amplo de promoção da saúde em Curitiba surge em consonância com a *Carta de Ottawa* (WHO, 1986) e as *Cartas das Conferências de Promoção da Saúde* subsequentes, quando uma clara orientação estratégica, no sentido da implementação de políticas públi-cas saudáveis, aparece pela primeira vez (Brasil, 2002). A partir dessas referências internacionais, houve um esforço de apropriação teórica e de reinterpretação válida para as redes institucionais atuantes no espaço local da cidade.

As políticas públicas devem estar orientadas para uma visão integrada e dinâmica de como as sociedades e seus cidadãos melhoram suas vidas, do ponto de vista coletivo ou individual, seja por meio da resolução e superação de dificuldades estruturais que formam as macropolíticas socioeconômicas e culturais, bem como pelas micropolíticas individuais e coletivas que incluem motivação, atitudes e comportamentos. Logo, fica evidente que os profissionais da saúde podem contribuir neste processo, mas não podem ditar nem controlar os ritmos de seu desenvolvimento.

Uma figura de círculos concêntricos em cinco níveis (ou uma pirâmide de cinco camadas) descreve melhor o impacto de diferentes tipos de intervenções e provê um embasamento para melhorar a saúde das populações (Figura 39.2; Frieden, 2010).

Na base da pirâmide, indicando intervenções com o maior impacto potencial, são alocados esforços direcionados para os determinantes sociais da saúde, incluindo ações de promoção da saúde e educação em saúde, abrangentes e intersetoriais. Em ordem ascendente, estão as intervenções que alteram positivamente o contexto cotidiano de vida das pessoas, para fazer as decisões/ações da rotina comportamental (quase automatizadas, já que forjadas no "hábito") serem saudáveis. Depois, as intervenções clínicas que requerem contato limitado, mas conferem proteção a longo prazo, traduzindo-se em cuidado clínico dirigido e continuado. Na sequência, a educação e o aconselhando individual, com suporte proativo de famílias e indivíduos. Conclui-se que intervenções que focalizam em níveis mais amplos da pirâmide tendem a ser mais efetivas porque eles alcançam segmentos mais amplos da sociedade e requerem menos esforço individual. Intervenções implementadas em conjunto, respeitando as exigências de cada um dos níveis têm maiores possibilidades de alcançarem o máximo benefício possível.

Desde os anos 1990, interpretando localmente as recomendações da *Carta de Ottawa* (WHO, 1986), configuraram-se os meios para alcançar as metas sociais de promoção da saúde em Curitiba:

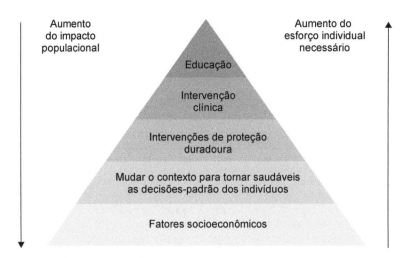

Figura 39.2 Círculos concêntricos em cinco níveis, também conhecidos como pirâmide de cinco camadas.

- O estabelecimento de políticas públicas saudáveis, sejam elas da esfera social ou ambiental
- A criação de ambientes de suporte e apoio às mudanças saudáveis, o que pode ser sintetizado pelo princípio de "tornar as escolhas saudáveis as escolhas mais fáceis"
- O fortalecimento da consciência e participação comunitária nas questões de saúde
- O desenvolvimento das habilidades das pessoas para o autocuidado e sua autonomização como sujeitos sociais
- A reorientação dos serviços de saúde.

Três métodos processuais emergem de Ottawa (Porter, 2007; Scriven e Speller, 2007) e se integram nas reformas institucionais curitibanas, como novos atributos ao trabalho de equipes da saúde e de outras secretarias/programas públicos: mediação política, capacitação social e advocacia, pelas quais os cidadãos comuns podem começar a ter mais controle sobre suas vidas e saúde. Estes são pontos-chave atualmente influenciando a arena na qual o pragmatismo da formulação de políticas e o planejamento/financiamento de ações relativas à saúde humana estão acontecendo em Curitiba. Tais políticas estão relacionadas com a produção social de indivíduos saudáveis, escolas saudáveis, ambientes de trabalho saudáveis, comunidades ou cidades saudáveis e nações saudáveis. A compreensão intersetorial dos determinantes da saúde passou a incluir aspectos como planejamento urbano, transporte coletivo, meio ambiente, habitação, educação, emprego, desenvolvimento econômico sustentável, uso racional de energia, entre outros recursos para a promoção e manutenção da saúde.

Sintonia local

A cidade de Curitiba, como a maioria das cidades de grande porte no Brasil, tem construído sua especificidade no desenvolvimento de políticas urbanas pautadas pela diversidade cultural e étnica, contradições socioambientais e desigualdades decorrentes do processo de urbanização (Andrade, 2006). Nas últimas décadas, a cidade tem recebido destaque nacional e internacional por caracterizar-se como um espaço social onde a promoção da saúde, como vetor para a qualidade de vida, tem orientado o desenvolvimento de políticas públicas em áreas como saúde, educação, transporte, abastecimento, meio ambiente, entre outras. Por meio do estímulo a gestão compartilhada na interação e integração entre o setor público e a sociedade, o desenvolvimento dessas políticas tem procurado valorizar a responsabilidade social na construção de uma cidade mais justa e democrática para todos.

A tradição de planejamento urbano em Curitiba atende, obviamente, padrões da cultura local, mas desde muito cedo buscou-se intercambiar experiências com outros contextos nacionais e internacionais (World Bank, 1994; Wichmann, 1995; Cavalcanti, 1996; Piccinato, 1996; Curitiba, IPPUC, 1997; Moysés e Baracho, 1998; O'Meara, 1998; Curitiba Popular Housing Company/Institute of Research and Urban

Planning, 1997; Curitiba, IMAP, 2000; Moysés *et al.*, 2006; World Bank, 2006).

Sobretudo após a década de 1990, a cidade foi marcada pela absorção no âmbito da gestão pública de novos paradigmas nacionais e internacionais, incluindo o Desenvolvimento Humano e o movimento de Cidades Saudáveis (Tsouros, 1995; Dube, 2000; Krempel *et al.*, 2004). A partir daí, incorpora-se o reconhecimento de que a gestão da cidade é coletiva e deve promover a melhoria da qualidade de vida do cidadão (Moysés e Baracho, 1998).

O Modelo de Gestão de Curitiba integrou o processo de pensar, agir e avaliar a gestão pública na perspectiva de analisar e interpretar as questões da cidade e do cidadão em seu conjunto e nas especificidades que lhes são próprias (Moysés *et al.*, 2004). Fundado no marco lógico do Planejamento Estratégico Situacional e Comunicativo, esse modelo concretamente articula planejamento participativo, orçamento transparente e avaliação referenciada na melhoria dos indicadores sociais do município, sempre com o direcionamento para a intersetorialidade. Essas características constituem-se em fatores de transformação da cultura pública tradicional para uma cultura voltada para resultados (Curitiba, IMAP, 2000). Assim, um planejamento com visão no futuro da cidade foi desenhando cenários e construindo viabilidades. A organização descentralizada da administração pública permitiu o compartilhamento e parcerias com instâncias formais e informais da sociedade, favorecendo o desenvolvimento de projetos e ações de forma matriciada, considerando o cidadão em sua totalidade, com necessidades individuais e coletivas. Em Curitiba, a promoção da saúde tem sido considerada uma estratégia de ação coletiva que responde às necessidades sociais e à garantia do direito fundamental à vida, voltada para o desenvolvimento e reforço de potencialidades e da autonomia na busca da qualidade de vida. Tal conceito baseia-se nos seguintes princípios:

- A saúde deve ser parte integrante de ações voltadas para o desenvolvimento
- A saúde pode ser melhorada através da modificação do ambiente físico, social e econômico
- As condições em espaços sociais como a casa, a escola, a universidade, a comunidade, o local de trabalho e a cidade influenciam profundamente a condição de saúde das pessoas

- Ações intersetoriais voltadas para a saúde são necessárias no nível local.

É essencial, portanto, que pessoas e organizações assumam seu papel na criação de oportunidades e escolhas saudáveis, com comprometimento político para o desenvolvimento sustentável e a redução das desigualdades sociais e de saúde. Intervenções promocionais na cidade passam então a atuar nos ambientes que estão gerando as distorções com vistas a prevenir situações de exclusão, aproveitando os recursos locais em suas potencialidades, em um processo de construção de viabilidades para o enfrentamento dos problemas urbanos (Andrade, 2006).

Durante os anos de 2000 a 2015, a promoção da saúde baseada em contextos locais (*settings*) tornou-se uma característica central de esforços que reconhecem a importância do contexto, tanto no aspecto social e cultural, quanto de infraestrutura disponível, capacidades instaladas, processo de implementação, resultados alcançados e impacto gerado. A abordagem foi construída com uma convicção profunda em seu valor e se desdobrou em uma gama de recursos teóricos e metodológicos modernos, incluindo a sociologia da experiência, a psicologia organizacional e o paradigma cultural (Touraine, 2007; Potvin e McQueen, 2008). Esse entusiasmo inicial foi mantido dentro das diretivas de políticas; ao mesmo tempo, com o amadurecer da abordagem, surgiu um elemento saudável de revisão crítica. Uma nova gama de perspectivas lança um olhar crítico e construtivo para o futuro, sobre a teoria e as práticas da abordagem de contextos locais já consolidadas. Em relação à construção e provimento de atividades em contextos locais, é importante haver uma avaliação explícita e detalhada da natureza de tal contexto, as habilidades dos promotores de saúde e as expectativas sociais associadas (Whitelaw *et al.*, 2001; McQueen e Jones, 2007).

Principais resultados globais alcançados no contexto local

A característica intrínseca de intervenções de promoção de saúde, seu caráter ampliado, com foco em diferentes grupos sociais e instituições, envolvendo a colaboração e participação de diferentes atores e a utilização de múltiplas estratégias, visando a diferentes resultados, têm implicações diretas sobre a forma de medir seu impacto e efetividade (Moysés *et al.*, 2004). Os resultados e lições aprendidas são vários:

- Melhoria dos processos de planejamento estratégico-situacional e alinhamento das ações institucionais na cidade
- Ampliação dos canais de disseminação de informação a partir do contato entre as instituições
- Influência sobre tomadores de decisão na orientação de ações que possam beneficiar mais diretamente a população atingida pelos programas/ações
- Substituição de práticas assistencialistas e voluntaristas pela consolidação da responsabilidade social
- Empoderamento das instituições e pessoas envolvidas, ampliando sua participação na tomada de decisões e desenvolvimento de ações de promoção da saúde
- Fortalecimento da advocacia da promoção da saúde pela via da intersetorialidade.

Considerações finais

Há algumas lições que retroalimentam o processo, criando um círculo virtuoso:

1. É importante registrar que a comunicação e informação circulando livremente são essenciais para estimular parcerias e motivar pessoas e instituições para ações intersetoriais de promoção da saúde.
2. Salientar que redes virtuais e aprendizados baseados em tecnologias não presenciais são muito úteis, mas atividades presenciais favorecem vínculos e a identificação de interesses comuns.
3. Promover a divulgação e reconhecimento público das ações desenvolvidas é uma poderosa ferramenta de sensibilização e mobilização.
4. Descobrir interesses grupais e institucionais, identificando a especificidade de culturas institucionais, favorece participação e envolvimento.
5. A sustentabilidade de ações intersetoriais depende do compromisso e participação de gestores e da progressiva incorporação de novos protagonistas que oxigenam a rede e criam novos olhares/saberes/práticas, removendo a dependência de "líderes carismáticos".
6. Monitorar e avaliar continuamente as ações de promoção da saúde e seu impacto na cidade é condição *sine qua non* para a pactuação de compromissos e êxito das intervenções.

Referências bibliográficas

Andrade L. A saúde e o dilema da intersetorialidade. São Paulo: Hucitec, 2006. 288 p.

Barreto ML, Aquino R. Recent positive developments in the Brazilian health system. Am J Public Health, v. 99, n.1, p. 8, 2009.

Battel-Kirk, B; Barry, MM; van der Zanden, G.; et al. Operationalising and piloting the IUHPE European accreditation system for health promotion. Glob Health Promot, v.22, n.3, Sep, p. 25-34, 2015.

Benatar, SR; Gill, S, Bakker, I. Global Health and the Global Economic Crisis. American Journal of Public Health, v.101, n.4, 2017/12/13, p. 646-653, 2011.

Bourguignon JA. Concepção de rede intersetorial. 2001. Disponível em: <http://www.uepg.br/nupes/intersetor.htm>. Acessado em 20/10/2009.

Brasil. Comissão Nacional sobre Determinantes Sociais da Saúde (CNDSS). As causas sociais das iniquidades em saúde no Brasil. Rio de Janeiro: Editora Fiocruz, 2008. 220 p.

Brasil. Ministério da Saúde, Secretaria de Gestão Estratégica e Participativa. Caderno de educação popular e saúde. Brasília: Ministério da Saúde, 2007. 160 p.

Brasil. Ministério da Saúde, Secretaria de Políticas de Saúde. As Cartas da Promoção da Saúde. Ministério da Saúde. Brasília, 2002. 56 p.

Brasil. Ministério da Saúde, Secretaria de Vigilância de Saúde. VIGITEL Brasil 2008; Saúde Suplementar: Vigilância de fatores de risco e proteção para doenças crônicas por inquérito telefônico. Estimativas sobre frequência e distribuição sóciodemográfica de fatores de risco e proteção para doenças crônicas nas capitais dos 26 estados brasileiros e no Distrito Federal em 2008. Ministério da Saúde, Agência Nacional de Saúde Suplementar. Rio de Janeiro, 2009b. 155 p.

Brasil. Ministério da Saúde. Política Nacional de Promoção da Saúde. v.7. Brasília: Ministério da Saúde, 2006. 58 p. (Série Pactos pela Saúde)

Brasil. Painel de Indicadores do SUS n. 6 – Temático Promoção da Saúde IV. Ministério da Saúde. Brasília, 2009a. 60 p.

Braveman PA, Cubbin C, Egerter S et al. Socioeconomic Disparities in Health in the United States: What the Patterns Tell Us. Am J Public Health, v.100, n.1 Suppl 1:S186-96, 2010.

Buss PM, Carvalho AI. Development of health promotion in Brazil in the last twenty years (1988-2008). Cien Saúde Colet, v.14, n.6, p. 2305-2316, 2009.

Buss PM, Carvalho AI. Health promotion in Brazil. Promot & Educ., v.14, n.4, p. 209-213, 2007.

Buss PM, Pellegrini Filho A. Determinantes sociais da saúde. Cad Saúde Pública, v.22, n.9, p. 1772-1773, 2006.

Camargo KR. Celebrating the 20th Anniversary of Ulysses Guimaraes' Rebirth of Brazilian Democracy and the Creation of Brazil's National Health Care System. 2008. Am J Public Health, v.99, n.1, p. 30-31, 2009.

Canadá. International Union for Health Promotion and Education, Canadian Consortium for Health Promotion Research, Public Health Agency of Canada. Shaping the future of health promotion: priorities for action. Health Promot. Internat., v.23, n.1, p. 98-102, 2008.

Candeias NMF. Conceitos de educação e de promoção em saúde: mudanças individuais e mudanças organizacionais. Rev. de Saúde Pública, v. 31, n.2, p. 209-213, 1997.

Carvalho SR. Saúde Coletiva e Promoção da Saúde: sujeito e mudança. São Paulo: Hucitec, 2005. 174 p.

Castro A, Malo M. SUS: ressignificando a promoção da saúde. São Paulo: Hucitec/OPAS, 2006. 222 p.

Cavalcanti C. Brazil's urban laboratory takes the strain. People Planet, v.5, n.2, p. 16-17, 1996.

Conill EM. A historical and conceptual model for Primary Health Care: challenges for the organization of primary care and the Family Health Strategy in large Brazilian cities. Cad. Saúde Pública, v.24 (Suppl 1): S7-16; discussion S17-27, 2008.

Corbin, JH; Jones, J, Barry, MM. What makes intersectoral partnerships for health promotion work? A review of the international literature. Health Promot Int, Aug 9. 2016.

Curitiba Popular Housing Company/Institute of Research and Urban Planning. Building and Social Housing Foundation (BSHF). Urban management in Curitiba – building full citizenship, Curitiba, Brazil. World Habitat Winner, 1997. Disponível em: <http://www.bshf.org/html/world_habitat_award_winner_19913.html>.

Curitiba. Instituto de Pesquisa e Planejamento Urbano de Curitiba (IPPUC). Monitoração da qualidade de vida nos bairros de Curitiba. Prefeitura Municipal de Curitiba. Curitiba: IPPUC, 1997.

Curitiba. Instituto Municipal de Administração Pública (IMAP). Modelo de Gestão Curitiba. Curitiba: IMAP, 2000. 45 p.

Czeresnia D, Freitas CMD. Eds. Promoção da saúde: conceitos, reflexões, tendências. Rio de Janeiro: Editora Fiocruz, 2003. 174 p.

Dube P. Urban health: an urban planning perspective. Rev Environ Health, v.15, n.1-2, p. 249-265, 2000.

Dubois, A; St-Pierre, L, Veras, M. A scoping review of definitions and frameworks of intersectoral action. Cien Saude Colet, v.20, n.10, p. 2933-2942, 2015.

Evoy, BE; McDonald, M, Frankish, CJ. Civil society? What deliberative democrats can tell advocates about how to build public commitment to the health promotion agenda. Can J Public Health, v.99, n.4, Jul-Aug, p. 321-323, 2008.

Freire P. Pedagogia da autonomia: saberes necessários à prática educativa. São Paulo: Paz e Terra, 1996. 146 p.

Frieden TR. A Framework for Public Health Action: The Health Impact Pyramid. Am J Public Health, v.100, n.4, p. 590-5, 2010.

Green LW, Kreuter MW. Health promotion planning: an educational and environmental approach. Mountain View, Toronto, London: Mayfield Publishing Company, 1991. 506 p.

Hancock, T. Healthcare in the Anthropocene: Challenges and Opportunities. Health Q, v.19, n.3, p. 17-22, 2016.

Hancock, T. Population health promotion 2.0: An eco-social approach to public health in the Anthropocene. Can J Public Health, v.106, n.4, Jul 8, p.e252-255, 2015.

Health Promotion International. Health in All Policies (HiAP) framework for country action. Health Promot Int, v.29 Suppl 1, Jun, p.i19-28, 2014.

Keppel KG. Ten largest racial and ethnic health disparities in the United States based on Healthy People 2010 Objectives. Am J Epidemiol, v.166, n.1, p. 97-103, 2007.

Krempel MC, Moysés ST, Moysés SJ. Moysés, SJ. Intersetorialidade: estratégias para a construção de uma cidade saudável. A experiência de Curitiba. In: Sperandio, AMG (Ed.). O processo de construção da rede de municípios potencialmente saudáveis. Campinas: IPES Editorial, 2004. p. 79-94.

Labonte, R. Health Promotion in an Age of Normative Equity and Rampant Inequality. Int J Health Policy Manag, v.5, n.12, Jul 18, p. 675-682, 2016.

Lefebvre, H. Prefácio: a produção do espaço. Estudos Avançados, v.27, p. 123-132, 2013.

Lefevre F, Lefevre AMC. Promoção de saúde; a negação da negação. Rio de Janeiro: Vieira & Lent, 2004. 166 p.

Maziak W, Wark KD. From health as a rational choice to health as an affordable choice. Am J Public Health, v. 9, n.12, p. 2134-2139, 2009.

McKee, M, Stuckler, D. "Enemies of the People?" Public Health in the Era of Populist Politics Comment on "The Rise of Post-truth Populism in Pluralist Liberal Democracies: Challenges for Health Policy". Int J Health Policy Manag, v.6, n.11, Apr 15, p. 669-672, 2017.

McQueen DV. Shaping the future of health promotion: priorities for action. Health Promot Int. Mar; v.23, n.1, p. 98-102, 2008.

McQueen DV, Jones CM, EDS. Global perspectives on health promotion effectiveness. New York: Springer, 2007. 425 p.

McQueen DV, Kickbusch I, Potvin L et al. Health and modernity: the role of theory in health promotion. New York: Springer, 2007. 170 p.

Melgaço, L, Prouse, C. Milton Santos: A Pioneer in Critical Geography from the Global South. eBook: Springer International Publishing, 2017. 165 p.

Menicucci TM. The Unified National Health System, 20 years: assessment and perspectives. Cad Saúde Pública, v. 25, n.7, p. 1620-1625, 2009.

Moysés SJ. Promoção da saúde: utopia ou realidade? Gazeta do Povo; Opinião. Curitiba, 24 de fevereiro de 2010, p. 2.

Moysés SJ, Baracho JCG. Curitiba! Uma cidade saudável. In: Mendes, EV (Ed.). A organização da saúde no nível local. São Paulo: Hucitec, 1998. p. 337-359.

Moysés, ST, Franco de Sá, R. Planos locais de promoção da saúde: intersetorialidade(s) construída(s) no território. Ciência & Saúde Coletiva, v.19, p. 4323-4330, 2014.

Moysés SJ, Moysés ST, Krempel MC. Avaliando o processo de construção de políticas públicas de promoção de saúde: a experiência de Curitiba. Ciên Saúde Colet., v.9, n.3, p. 627-641, 2004.

Moysés SJ, Moysés ST, McCarthy M.; et al. Intra-urban differentials in child dental trauma in relation to healthy cities policies in Curitiba, Brazil. Health & Place, v.12, n.1,p. 48-64, 2006.

Murray, CJ. Shifting to Sustainable Development Goals – Implications for Global Health. N Engl J Med, v.373, n.15, p. 1390-1393, 2015.

Navarro, V; Muntaner, C; Borrell, C et al. Politics and health outcomes. The Lancet, v.368, n.9540, p. 1033-1037, 2006.

O'Meara M. How mid-sized cities can avoid strangulation. World Watch, v. 11, n. 5, p. 8-15, 1998.

Piccinato G. Banality of urbanism: the lesson of Curitiba. Urbana, v. 1, n. 18, p. 110-115, 1996.

Pickett, KE, Wilkinson, RG. Immorality of inaction on inequality. BMJ, v.356, p. j556, 2017.

Pickett, KE, Wilkinson, RG. Income inequality and health: a causal review. Soc Sci Med, v.128, p. 316-326, 2015.

Porter C. Ottawa to Bangkok: changing health promotion discourse. Health Promot. Internat.,v. 22, n.1,p. 72-79, 2007.

Potvin L, McQueen D., Eds. Health promotion evaluation practices in the Americas. New York: Springer, 2008. 334 p.

Raphael, DR. Labonte Identifies Key Issues for Health Promoters in the New World Order Comment on "Health Promotion in an Age of Normative Equity and Rampant Inequality". Int J Health Policy Manag, v.6, n.7, p. 413-414, 2016.

Rockstrom, J; Stordalen, GA, Horton, R. Acting in the Anthropocene: the EAT-Lancet Commission. Lancet, v. 387, n. 10036, Jun 11, p. 2364-2365, 2016.

Rose G. Sick individuals and sick populations. Internat. J. of Epidem., v.14, n.1, p. 32-38, 1985.

Rose, C. The strategy of preventive medicine. Oxford: Oxford University Press, 1993.

Rosenberg, JD; Wachter, KJ; Campbell, AC et al. Addressing Complexities in Global Health and Inequities in Global Health Education. Am J Public Health, v.105, n.8, p.e1. 2015.

Santos, F, Szwako, J. Da ruptura à reconstrução democrática no Brasil. Saúde em Debate, v.40, n.Spe, 2017/12/13, p. 114-121, 2016.

Schall V, Struchiner M. Educação em saúde: novas perspectivas. Cad. Saúde Pública 1999; 15(supl 2).

Scriven A, Speller V. Global issues and challenges beyond Ottawa: the way forward. Promot. & Educ., v.14, n.4, p.194-198, 255-199, 269-173, 2007.

Sevalho, G. O conceito de vulnerabilidade e a educação em saúde fundamentada em Paulo Freire. Interface – Comunicação, Saúde, Educação, n.Ahead of print, p. 0-0. 2017.

Sousa MF, Hamann EM. Family Health Program in Brazil: an incomplete agenda? Cien Saúde Colet, v.14 (Suppl 1), p. 1325-1335, 2009.

Stotz E. Enfoques sobre educação popular e saúde. In: Brasil; ministério da saúde; secretaria de gestão estratégica e participativa (Ed.). Cad. Educ. Pop. e Saúde. Brasília: Ministério da Saúde, 2007. p. 46-57.

Stotz EN, Araujo JWG. Promoção da saúde e cultura política: a reconstrução do consenso. Saúde e Socied. v.13, n. 5-19, 2004.

Stuckler, D. The dispossessed: a public health response to the rise of the far-right in Europe and North America. Eur J Public Health, v.27, n.1, p. 5-6, 2017.

Stuckler, D; Reeves, A; Loopstra, R et al. Austerity and health: the impact in the UK and Europe. Eur J Public Health, v.27, n.suppl_4, p. 18-21. 2017.

Touraine A. Um novo paradigma: para compreender o mundo de hoje. Petrópolis: Vozes, 2007. 261 p.

Tsouros AD. The WHO Healthy Cities Project: state of the art and future plans. Health Promot. Internat.,v.10, n.2, p. 133-141, 1995.

Valla VV, Stotz EN. Educação, saúde e cidadania. Petrópolis: Vozes, 1994. 142 p.

Valla VV, Vasconcelos EM, Peregrino M et al., Eds. Saúde e educação. O sentido da Escola. Rio de Janeiro: DP&A, 2000. 120 p.

van de Pas, R. Global Health in the Anthropocene: Moving Beyond Resilience and Capitalism Comment on "Health Promotion in an Age of Normative Equity and Rampant Inequality". Int J Health Policy Manag, v.6, n.8, p. 481-486, 2016.

Vasconcelos EM. Educação popular e a atenção à saúde da família. São Paulo, Sobral: Hucitec; UVA, 2001. 336 p.

Vasconcelos EM. O Paulo da Educação Popular. In: Brasil; Ministério da Saúde; Secretaria de Gestão Estratégica e Participativa (Ed.). Cad. Educ. Pop. e Saúde. Brasília: Ministério da Saúde, 2007, p. 31.

Wall H, Hayes R, Moore D et al. Evaluation of community level interventions to address social and structural determinants of health: a cluster randomised controlled trial. BMC Public Health, v. 9, p. 207, 2009.

Whitelaw S, Baxendale A, Bryce C et al. Settings' based health promotion: a review. Health Promot. Internat. v.16, n.4, p. 339 353, 2001.

Whitmee, S; Haines, A; Beyrer, C et al. Safeguarding human health in the Anthropocene epoch: report of The Rockefeller Foundation-Lancet Commission on planetary health. Lancet, v.386, n.10007, p. 1973-2028, 2015.

Wichmann R. The link between poverty, environment and development. The political challenge of localizing Agenda 21. Countdown Istanb., v.1, n.5, p.1, 3-4, 1995.

Wilensky GR, Satcher D, Ilensky, GR., Satcher, D. Don't forget about the social determinants of health. Health Aff (Millwood), v. 28, n.2, p. 194-8, 2009.

World Bank. Curitiba: city of the future? Washington: World Bank Film and Video [unit stock # 12784 (12 minutos)], 1994.

World Bank. Enhancing Performance in Brazil's Health Sector: Lessons From Innovations in the State of São Paulo and the City of Curitiba. World Bank. Washington, 2006. 126 p.

World Health Organization (WHO). Closing the gap in a generation: Health equity through action on the social determinants of health. Geneva: WHO, 2008. 247 p.

World Health Organization (WHO). Milestones in health promotion: statements from global conferences. Geneva: WHO, 2009. 42 p.

World Health Organization (WHO). Shanghai declaration on promoting health in the 2030 Agenda for Sustainable Development. Health Promot Int, v.32, n.1, Feb 1, p. 7-8, 2017.

World Health Organization (WHO). The Ottawa charter for Health Promotion. First International Conference on Health Promotion, Ottawa, 21 November 1986. Disponível em: <https://www.who.int/healthpromotion/conferences/previous/ottawa/en/>. Acessado em 12/09/2006.

40 Classe Hospitalar | Estratégias para a Promoção da Saúde da Criança Durante a Hospitalização

Edson Vanderlei Zombini • Maria Cecília Focesi Pelicioni

Introdução

A saúde concebida além do aspecto biológico, como bem-estar físico, mental e social, é determinada por condições sociais, econômicas, culturais, educacionais, políticas e ambientais. A ação conjunta de diferentes setores em prol de políticas públicas saudáveis, com justiça e equidade, aliada à oportunidade de participação popular levam a intervenções sobre os determinantes e condicionantes de saúde, favoráveis à melhoria na qualidade de vida. Além de um direito social, a saúde é fundamentalmente um direito à vida.

A crise econômica brasileira ocorrida em meados de 1970, aliada a um modelo assistencial de alto custo, incapaz de mudar o perfil de morbimortalidade, forçou o governo a adotar uma política pública que favorecesse a população que não estava inserida no processo de desenvolvimento socioeconômico. Essa política compensatória coincidiu com a proposta da Conferência Internacional sobre Atenção Primária à Saúde realizada pela Organização Mundial da Saúde (OMS) em 1978, em Alma-Ata, que propôs a extensão da assistência primária a toda a população. Surgiram então os primeiros projetos-piloto de medicina comunitária no Brasil (Carvalheiro *et al.*, 2008).

No entanto, a política de saúde predominante que refletia as características da política governamental da época, de cunho tecnocrático, autoritário, centralizador e privatizante, favorecedora da mercantilização da medicina resultou em uma profunda crise no setor saúde: denunciavam-se a má qualidade da assistência, as filas e o seu alto custo (Mattos, 2009).

A partir da década de 1980, com o início do processo de democratização, iniciou-se no Brasil um movimento político e social em prol de mudanças no sistema de saúde pública. A reforma constitucional (Brasil, 1988), em seu Art. 196, incorporou essa nova concepção de saúde, resultando no desenvolvimento de um novo sistema de saúde: o Sistema Único de Saúde (SUS), um modelo de atenção à saúde norteado pelos princípios da universalidade, da descentralização, da participação comunitária e da integralidade (Carvalheiro *et al.*, 2008).

Princípios do Sistema Único de Saúde

No trecho constitucional referente à saúde, esta se apresenta como um direito de todos e dever do Estado, garantido a partir de inferências políticas, sociais e econômicas que visem à redução do risco de doença e outros agravos e ao acesso universal e igualitário às ações e serviços para sua promoção, proteção e recuperação (Brasil, 1988).

O SUS, instituído com base no princípio da universalidade, fundamental para a inclusão social, incorporou como cidadãos da saúde, possuidores de direitos garantidos pelo Estado, uma parte da população que dependia de uma atenção à saúde provida de ação filantrópica ou de uma medicina simplificada estatal.

A universalidade pôs fim à separação que havia no sistema público de saúde brasileiro entre os incluídos e os não incluídos economicamente, acabando com a concepção de cidadania que vinculava os direitos sociais à inserção no mercado de trabalho. A promoção da inclusão favorece a equidade, facilitando o acesso aos serviços.

O momento de implantação do SUS, marcado pela rejeição da centralização imposta pelo regime militar, associava descentralização com democratização. Esse processo culminou com a descentralização de competências e a municipalização do sistema de saúde no Brasil (Brasil, 2006).

Ao estimular o desenvolvimento e o fortalecimento dos sistemas locais de saúde, o SUS criou condições para ampliar a participação social e fortalecer a democracia, constituindo-se em um espaço privilegiado de construção da cidadania.

A participação popular passou a serviabilizada por meio de educação em saúde, visando ao preparo do indivíduo para o exercício da cidadania, para o controle e a responsabilidade sobre a sua saúde. Essa ação educativa tinha o propósito de comunicação e diálogo, valorizando o conhecimento e a experiência prévia das pessoas, pois somente motivado e capacitado o indivíduo é capaz de incorporar novos significados e valores para melhorar sua saúde e qualidade de vida.

A educação em saúde deve buscar capacitar a população para a reflexão sobre a sua qualidade de vida, causas e prevenção de problemas, possíveis soluções, acesso a recursos, normas e leis existentes. A abordagem educativa deve estar presente em todas as ações para promover a saúde e prevenir as doenças, facilitando a incorporação de ideias e práticas adequadas que façam parte do cotidiano das pessoas, de modo a atender às suas necessidades reais (Pelicioni e Pelicioni, 2007).

A incorporação de conhecimentos desperta uma consciência crítica que favorece encaminhamentos, decisões conjuntas e possíveis soluções de problemas. Proporciona maior autonomia para que as pessoas possam influenciar nos determinantes de saúde; favorece a participação comunitária ativa nas decisões relativas às políticas públicas, influenciando na alocação de recursos e prioridades dos serviços pelo princípio da equidade, favorecendo assim a inclusão social (Fortes e Zoboli, 2005).

O SUS, além de seu caráter universal e descentralizado, abrindo espaço para a participação comunitária, privilegia práticas de saúde destinadas à visão integral do indivíduo.

A visão tecnicista advinda do paradigma newtoniano-cartesiano que imperou desde o século 17 e adentrou boa parte do século 20 com recursos tecnológicos da mais alta resolução originou a visão fragmentada e racionalista da formação dos profissionais das diversas áreas, inclusive da saúde. A fragmentação propiciou um raciocínio reducionista, ressaltando as dimensões exclusivamente biológicas em detrimento das considerações psicológicas e sociais acerca do indivíduo e do desequilíbrio saúde-doença (Behrens, 2009).

Habermas (*apud* Gonçalves, 1999), em sua Teoria da Ação Comunicativa, posiciona-se contrário à racionalidade instrumental científica em esferas de decisão, nas quais deveria imperar outro tipo de racionalidade: a comunicativa, importante nas questões que dizem respeito à interação social e cuja busca de soluções envolve o diálogo. O autor propõe uma ação comunicativa, em que as pessoas interagem e, por meio da linguagem, organizam-se socialmente, buscando o consenso.

A introdução da racionalidade instrumental no âmbito da ação humana causou esvaziamento da ação comunicativa, aflorando no homem contemporâneo algumas características, como o individualismo, o isolamento, a competitividade e a lucratividade (Gonçalves, 1999).

A integralidade da atenção à saúde favorece a reconstrução do sentido à vida do sujeito. Essa ressignificação assume importância em seu modo de viver e de controlar os determinantes de sua saúde, incluindo a luta pela satisfação de suas necessidades da maneira mais ampla possível, fortalecendo a sua autonomia. A amplitude disso relaciona-se com a oferta de informação e educação em saúde (Costa, 2004).

Supõe a ampliação da dimensão cuidadora na prática dos profissionais, acolhendo e dialogando com outras dimensões do processo saúde-doença, e não só se atendo aos aspectos biológicos. Sendo o processo saúde-doença um fenômeno complexo, a abordagem multidisciplinar amplia e potencializa a base de conhecimentos na abordagem dos determinantes da saúde (Ceccim e Feuerwerker, 2004).

O diálogo é uma parte importante e decisiva no cuidado. Além de humanizar a relação entre as partes, proporciona a confiança necessária à exteriorização de alguma parte do processo de adoecimento eventualmente oculta, contribuindo para uma abordagem mais ampla e adequada ao restabelecimento da saúde.

Sistema Único de Saúde e a promoção da saúde

No trecho constitucional referente à criação do SUS, destacam-se as ações de promoção da saúde. A OMS caracteriza como iniciativas de promoção da saúde os programas, as políticas e as atividades planejadas e executadas de acordo com os seguintes princípios: concepção holística, intersetorialidade, empoderamento, participação social, equidade, ações multiestratégicas e sustentabilidade (WHO, 1998).

Nas estratégias de promoção da saúde, é fundamental a participação popular. Para tanto, é necessária a capacitação das comunidades para influenciarem decisivamente nas políticas públicas que favoreçam a livre escolha por estratégias e condições de vida saudáveis para elas próprias e para as gerações futuras.

A visão integral de saúde apresentada pela promoção da saúde em contraposição ao modelo biomédico pressupõe que todos os sistemas e estruturas que regem as condições socioeconômicas, assim como as condições do ambiente físico, devem ser considerados quanto ao seu impacto nas condições de saúde e qualidade de vida dos indivíduos e da coletividade. É importante, portanto, realizar medidas intersetoriais, pois o setor saúde, por si só, é incapaz de atuar em outros setores sobre os quais não tem controle direto (Brasil, 2002).

De acordo com Pelicioni (2005), a promoção da saúde envolve a população na sua vida cotidiana; age nas causas favoráveis à saúde e não apenas nas causas de doença. Portanto, depende da colaboração de diversos setores, da participação popular e do uso de instrumentos diferentes: educação, informação, legislação e organização comunitária.

O SUS é organizado em torno dos preceitos da promoção da saúde que implica um bom acolhimento, atendimento dos direitos à decisão sobre alternativas terapêuticas e no compromisso de amenizar o desconforto e o sofrimento daqueles que necessitam de assistência e cuidados. Prioriza a atenção primária, concentra-se no usuário-cidadão como um ser

humano integral, abandonando a fragmentação do cuidado (Fórum da Reforma Sanitária, 2006). O modelo de atenção do SUS é legitimado pelas práticas de saúde humanizadas.

Sistema Único de Saúde e política nacional de humanização

Humanizar na atenção à saúde compreende, entre outras coisas, o restabelecimento de valores como a cidadania e o direito à participação social e à saúde como qualidade de vida. É o modo de atenção que valoriza a qualidade técnica do cuidado associado ao reconhecimento da singularidade e integralidade do indivíduo, ao reconhecimento dos direitos do paciente, de sua subjetividade e referências culturais. Implica ainda na valorização do profissional e do diálogo intra e interequipes (Deslandes, 2004, p. 8; Fortes, 2004).

Humanizar é garantir a palavra do outro, o diálogo com o semelhante. É o aceno de uma nova ética ancorada no princípio da linguagem e na ação comunicativa. Cabe ainda lembrar que a comunicação não verbal também figura como expressão do humano e de sua busca por ser compreendido (Deslandes, 2004).

O diálogo constitui parte do tratamento. Ele humaniza a relação entre indivíduos permitindo a aproximação e a confiança necessárias ao processo de cura. O Ministério da Saúde, em 2001, por meio de uma de suas secretarias, criou o Programa Nacional de Humanização da Assistência Hospitalar (PNHAH), em 2003, ampliado a todo o sistema de saúde como uma das áreas prioritárias de atuação, passando a ser denominado Política Nacional de Humanização (PNH), destinada a promover uma nova cultura de atendimento à saúde (Brasil, 2003). A humanização como política pública de saúde efetiva fortalece, no concreto das práticas de saúde, os diferentes princípios do SUS (Benevides, 2005). Por conta dessa nova realidade, tornou-se comum nos hospitais a busca pela chamada humanização, promovendo a satisfação do usuário e de toda a comunidade hospitalar.

A Sociedade Brasileira de Pediatria (SBP, 2001/2003) elaborou as recomendações para a atenção hospitalar humanizada à criança e ao adolescente, buscando minimizar os efeitos negativos, físicos, emocionais e sociais da internação hospitalar e garantir o respeito e a cidadania.

Um dos passos preconizados é a promoção do acolhimento hospitalar que orienta, entre outras coisas, o estímulo à participação da criança em atividades lúdicas, culturais e educacionais, durante a sua hospitalização, quando seu estado de saúde assim o permitir.

Atividades educativas durante a internação reduzem a ansiedade inerente à hospitalização, minimizando a dor, o medo e a desconfiança, além de dar à criança a oportunidade de atualizar suas necessidades cognitivas e desvincular-se mesmo que momentaneamente das restrições que um tratamento hospitalar impõe. Essas atividades fazem as crianças sentirem-se menos doentes e amenizam a sensação de perda temporária da vida cotidiana (Fonseca, 2003).

A criação de ambientes favoráveis à promoção da saúde é uma das cinco recomendações da *Carta de Ottawa*, elaborada a partir da I Conferência Internacional de Promoção da Saúde (OPAS, 1986). Ambientes favoráveis referem-se tanto aos aspectos físico, social e espiritual quanto aos aspectos econômicos e políticos. Englobam as estruturas que determinam o acesso aos recursos para viver e as oportunidades para ter mais poder de decisão. Proporcionam condições para que os ambientes sejam estimuladores, satisfatórios e agradáveis, encorajando a ajuda recíproca, melhorando a qualidade de vida e a saúde do indivíduo. Ambiente e saúde são interdependentes e inseparáveis.

Atendendo aos interesses das crianças hospitalizadas, os hospitais devem buscar estratégias para manter um espaço reservado para o desenvolvimento de atividades, em ambiente favorável, que promova o bem-estar das crianças durante a hospitalização, como: brinquedotecas, musicoterapia, contadores de histórias, animação com artistas *clown* e a classe hospitalar.

Classe hospitalar

A Constituição Federal brasileira (Brasil, 1988), em seu Art. 205, determina que a educação seja um direito de todos e dever do Estado e da família, e deverá ser promovida e incentivada com a colaboração da sociedade, visando ao pleno desenvolvimento da pessoa, seu preparo para o exercício da cidadania e sua qualificação para o trabalho.

Da mesma maneira, o Estatuto da Criança e do Adolescente (Brasil, 1990), em seu Capítulo 4, Art. 53, refere que "a criança e o adolescente têm direito à educação, visando ao pleno desenvolvimento de sua pessoa, preparo para a cidadania e qualificação para o trabalho".

Durante décadas, as crianças e adolescentes hospitalizados eram tratados como sujeitos sem direitos nem necessidades, inclusive sem direito à educação e, na maioria das vezes, eram afastados da escola e do ensino durante os períodos de internação ou impossibilidade física de frequência à escola (De Paula e Matos, 2007).

As contribuições teóricas de diversos trabalhos, ressaltando os efeitos indesejáveis de uma hospitalização para o desenvolvimento da criança, têm gerado grande interesse pela humanização do cuidado às crianças hospitalizadas, resultando em propostas como: visitas mais frequentes e longas dos familiares às crianças em hospitais; adequação dos espaço físico hospitalar à clientela infantil (enfermarias específicas para pacientes pediátricos, preocupações com a decoração e o mobiliário); implantação de ambientes, recursos e profissionais na área de recreação e implantação de atividades didático-educativas (aulas/professores/apoio pedagógico; Fonseca e Ceccim, 1999).

Durante a hospitalização, além das necessidades assistenciais médicas e de enfermagem, existem outras não menos relevantes para a atenção integral à criança. São as psicológicas e pedagógico-educacionais.

Valendo-se desse conhecimento e na premissa de corrigir tal situação, o Ministério da Educação e do Desporto, em 1994, instituiu uma modalidade para o atendimento pedagógico-educacional a ser desenvolvida durante a hospitalização da criança, denominado classe hospitalar, definida como o atendimento pedagógico-educacional que ocorre em ambientes de tratamento de saúde, seja na circunstância de internação, como tradicionalmente conhecida, no atendimento em hospital-dia e hospital-semana ou em serviços de atenção integral à saúde mental (Brasil, 1994).

Em 1995, o direito da criança hospitalizada à escolarização foi reconhecido pela Declaração dos Direitos da Criança e do Adolescente Hospitalizados (Brasil, 1995).

A Câmara de Educação Básica do Conselho Nacional de Educação, por meio da Resolução n. 2, de 11 de setembro de 2001, no seu Art. 13, instituiu as Diretrizes Nacionais para a Educação Especial na Educação Básica, contemplando a categoria de atendimento à classe hospitalar nas ações intersetoriais entre o Ministério da Educação e Saúde.

Art.13. Os sistemas de educação, mediante ação integrada com os sistemas de saúde, devem organizar o atendimento educacional especializado a alunos impossibilitados de frequentar as aulas em razão de tratamento de saúde que implique internação hospitalar, atendimento ambulatorial ou permanência prolongada em domicílio (Brasil, 2001).

Cabe às classes hospitalares, portanto, elaborar estratégias para possibilitar o acompanhamento pedagógico-educacional do processo de desenvolvimento e a construção do conhecimento de crianças, jovens e adultos matriculados ou não nos sistemas de ensino regular, no âmbito da educação básica, que se encontram impossibilitados de frequentar a escola, temporária ou permanentemente, por meio de currículo flexibilizado, favorecendo seu ingresso ou retorno ao ensino regular (Fonseca, 2003).

A hospitalização na infância pode causar prejuízo ao desenvolvimento físico e emocional das crianças por restringir as relações de convivência, impondo limites à socialização e às interações sociais (Medeiros e Gabardo, 2004). O afastamento da família, da escola e dos amigos, com perda da rotina, pode gerar insegurança e medo nas crianças hospitalizadas.

No Referencial Curricular Nacional para a Educação Infantil (Brasil, 1998), a rotina é considerada um fator dinamizador da aprendizagem e facilitador da percepção de tempo e espaço. Portanto, estabelecer rotinas com a criança é ofertar-lhe segurança e oportunidades para seu desenvolvimento.

É importante que a criança doente se perceba capaz e produtiva, com atividades semelhantes às demais crianças de sua idade. Como a escola é um espaço em que a criança, além de aprender habilidades escolares, desenvolve e estabelece elos sociais diversos, ficar à margem desse espaço de vivências pode ser penoso quando ela se encontra hospitalizada. O acompanhamento pedagógico da criança hospitalizada pode reestabilizar a sua vida, além de favorecer a elaboração psíquica da enfermidade e da hospitalização, proporcionando a oportunidade de continuidade dos laços sociais e de aprendizagem, contribuindo para sua reintegração à escola após a alta hospitalar (Ceccim, 1999).

A intervenção pedagógico-educacional nas classes hospitalares, além de enfatizar as construções cognitivas, está embasada em uma regularidade e responsabilidade com o aprendizado formal da criança, um atendimento obrigatoriamente inclusivo dos pais e da escola de origem, partindo da formulação de um diagnóstico para o atendimento e de um prognóstico à alta, com recomendações para a casa e para a escola ao final da internação.

O trabalho da classe hospitalar existe há mais de 50 anos no Brasil. A primeira classe hospitalar, vinculada ao Hospital Municipal Jesus, na cidade do Rio de Janeiro, foi fundada em 14 de agosto de 1950. Hoje são diversas unidades dispersas pelas várias regiões do país.

O contato com a escola do hospital e o professor faz a criança se sentir menos excluída do seu cotidiano, amenizando os sentimentos de abandono e isolamento, auxiliando em seu encontro com a vida, tornando a experiência de hospitalização um acontecimento positivo ao crescimento e desenvolvimento (Ceccim, 1999).

O professor insere no hospital o universo da cultura escolar. Ao lado de injeções, seringas, soros e sofrimentos, leva lápis, cadernos, tintas, cultura, arte, educação e lazer na tentativa de modificar o ambiente hospitalar. Nesse processo, são valorizados a história e o conhecimento prévio que a criança e seu familiar trazem consigo na internação.

Em razão do contato diário com o paciente e seus familiares, o professor auxilia nas interações com a equipe de saúde, sendo capaz de, por meio da observação em sala de aula, identificar padrões de comportamento até então não percebidos pela equipe de saúde, além de ser um difusor de conhecimentos e promotor de atitudes para que os alunos e familiares possam atuar junto à comunidade.

A flexibilidade curricular permite que na classe hospitalar sejam desenvolvidos programas de educação em saúde junto aos pacientes e seus acompanhantes, podendo se tornar um elemento motivador para a adoção de atitudes que promovam a saúde (Barros, 2007).

Na classe hospitalar, as atividades são construídas com a premissa de finalizações e avaliações diárias, pois uma diversidade de acontecimentos inerentes à evolução da doença do educando poderá interferir na continuidade das tarefas.

Um estudo realizado para avaliar a proposta pedagógico-educacional em classe hospitalar verificou que essa atividade, além de ajudar no desenvolvimento escolar, contribuía para uma rápida recuperação de saúde das crianças, diminuindo o tempo de internação (Fonseca, 1999).

A possibilidade de atendimento em classes hospitalares, além de incentivar a criança e a família a buscarem a escola regular após a alta hospitalar, estimula o acesso à escola de crianças ainda não matriculadas na rede de ensino (Fonseca, 1999). Resumindo, o acesso à educação é fundamental para a garantia do desenvolvimento pleno da criança, a construção de conhecimentos, a capacitação e o desenvolvimento de habilidades que podem transformar a sua vida de maneira positiva.

O aprendizado inicia-se com o nascimento e segue pela vida da criança em uma contínua e progressiva incorporação de aquisições. Portanto, limitações físicas temporárias, e até mesmo permanentes, não podem nem devem atropelar o potencial cognitivo.

Considerações finais

A intervenção pedagógica em hospitais para uma criança hospitalizada, em uma perspectiva intersetorial saúde e educação, além de proporcionar a oportunidade de manutenção do processo educativo e a interação com a escola de origem, favorece a socialização e os laços de afetividade. Essa possibilidade comunicacional é, portanto, uma aliada importante no processo de humanização hospitalar.

A intersetorialidade visa a alcançar resultados de saúde de maneira mais efetiva, eficiente e sustentável do que poderia alcançar o setor de saúde agindo por si só. A ação pedagógica desenvolvida no ambiente hospitalar, em um processo de integração entre a escola e o hospital, é uma maneira de atenção integral à saúde durante a hospitalização da criança, que vai além da melhor qualidade do diagnóstico e prescrição.

A integralidade favorece o inter-relacionamento, a interconexão das partes com o todo, favorecendo a autonomia do indivíduo e, consequentemente, a cidadania, ou seja, a oportunidade de participar dos processos que agem favoravelmente nos determinantes da saúde e na qualidade de vida.

O direito ao atendimento pedagógico-educacional durante a hospitalização foi previsto há 15 anos pela legislação. No entanto, a maioria dos hospitais destinados à atenção de crianças e adolescentes ainda não dispõe de espaço para essa atividade e muitos profissionais da área da saúde ainda desconhecem a proposta.

Não basta garantir a educação apenas por meio da legislação, é preciso haver vontade política por parte dos gestores para implantar estratégias de inclusão que facilitem a instalação e a sustentabilidade dessa atividade nos hospitais, de modo que as crianças permaneçam inseridas no sistema educacional, independentemente do seu estado de saúde.

A hospitalização pode não ser um evento que traga prazer, mas também não precisa ser uma experiência de sofrimento físico e psíquico ao extremo.

A classe hospitalar é uma atividade que contribui para a legitimação do SUS como um sistema de saúde integral e humanizador. Vivenciar uma classe hospitalar durante a hospitalização pode ser um determinante favorável à melhoria da qualidade de vida e, portanto, um importante coadjuvante na promoção e educação em saúde.

Referências bibliográficas

Barros, A. S. S. Contribuições da educação profissional em saúde à formação para o trabalho em classes hospitalares. Cadernos Cedes, v. 27, n. 73, p. 257-278, 2007.

Behrens, M. A. Caminhos da escolarização hospitalar para uma visão de complexidade. In: Matos, E. L. M. (Ed.). Escolarização hospitalar. Petrópolis: Vozes, 2009. p. 9-20.

Benevides, R.; Passos, E. Humanização na saúde: um novo modismo? Interface, v. 9, n. 17, p. 389-403, 2005.

Brasil. Conselho Nacional de Educação. Resolução CNE/CEB n. 2, de 11 de setembro de 2001. Institui as Diretrizes Nacionais para a Educação Especial na Educação Básica. Brasília: CEB, 2001. Disponível em: <http://portal.mec.gov.br/cne/arquivos/pdf/CEB0201.pdf>. Acesso em: 19 jul. 2009.

Brasil. Conselho Nacional de Secretários de Saúde. SUS: avanços e desafios. Brasília: Conass, 2006. p. 25-26.

Brasil. Conselho Nacional dos Direitos da Criança e do Adolescente hospitalizados. Resolução n. 41/95, item 9. Diário Oficial da União, 17 out. 1995.

Brasil. Constituição da República Federativa do Brasil. Diário Oficial da União, 5 out. 1988.

Brasil. Lei n. 8.069/90, de 13 de julho de 1990. Estatuto da Criança e do Adolescente. Diário Oficial da União, 16 jul. 1990.

Brasil. Ministério da Educação e do Desporto. Secretaria de Educação Especial. Política Nacional de Educação Especial. Brasília: MEC, 1994. Disponível em: <http://portal.mec.gov.br/index.php?option=com_docman&view=download&alias=16690-politica-

nacional-de-educacao-especial-na-perspectiva-da-educacao-inclusiva-05122014&Itemid=30192>. Acesso em: 16 jul. 2018.

Brasil. Ministério da Educação e do Desporto. Secretaria Fundamental/Departamento de Política da Educação Fundamental. Coordenação Geral de Educação Infantil. Referencial Curricular Nacional para a Educação Infantil. Brasília: MEC, 1998. Disponível em: <http://portal.mec.gov.br/seb/arquivos/pdf/volume2.pdf>. Acesso em: 26 jul. 2009.

Brasil. Ministério da Saúde. Secretaria de Políticas de Saúde. Projeto Promoção da Saúde. As Cartas da Promoção da Saúde. Brasília: Ministério da Saúde, 2002.

Brasil. Ministério da Saúde. Secretaria Executiva. Núcleo Técnico da Política Nacional de Humanização. Política Nacional de Humanização (PNH): Humanização da Atenção e da Gestão em Saúde do Sistema Único de Saúde (SUS). Brasília: Ministério da Saúde, 2003.

Carvalheiro, J. R. et al. A construção da saúde pública no Brasil no século XX. In: Rocha, A. A.; César, C. L. G. Saúde pública: bases conceituais. São Paulo: Atheneu, 2008. p. 1-14.

Ceccim, R. B. Classe hospitalar: encontros da educação e da saúde no ambiente hospitalar. Pátio Revista Pedagógica, v. 3, n. 10, p. 41-44, 1999.

Ceccim, R. B.; Feuerwerker, L. C. M. Mudança na graduação das profissões de saúde sob o eixo da integralidade. Cadernos de Saúde Pública, v. 20, n. 5, p. 1400-1409, 2004.

Costa, A. M. Integralidade na atenção e no cuidado à saúde. Saúde e Sociedade, v. 13, n. 3, p. 5-15, 2004.

De Paula, E. M. A. T.; Matos, E. L. M. Educação da criança hospitalizada: as várias faces da pedagogia no contexto hospitalar. Cadernos Cedes, v. 27, n. 73, p. 253-255, 2007.

Deslandes, S. F. Análise do discurso oficial sobre a humanização da assistência hospitalar. Ciência & Saúde Coletiva, v. 9, n. 1, p. 7-14, 2004.

Fonseca, E. S. A situação brasileira do atendimento pedagógico-educacional hospitalar. Educação e Pesquisa, v. 25, n. 1, p. 117-129, 1999.

Fonseca, E. S. Atendimento escolar no ambiente hospitalar. São Paulo: Memmom, 2003. p. 7-10.

Fonseca, E. S.; Ceccim, R. B. Atendimento pedagógico-educacional hospitalar: Promoção do desenvolvimento psíquico e cognitivo da criança hospitalizada. Temas sobre Desenvolvimento, v. 7, n. 42, p. 24-36, 1999.

Fortes, P. A. C. Ética, direitos dos usuários e políticas de humanização da atenção à saúde. Saúde e Sociedade, v. 13, n. 3, p. 30-35, 2004.

Fortes, P. A. C.; Zoboli, E. L. C. P. Os princípios do Sistema Único de Saúde (SUS) potencializando a inclusão social na atenção à saúde. O Mundo da Saúde, v. 29, n. 1, p. 20-26, 2005.

Fórum da Reforma Sanitária Brasileira; ABRASCO, CEBES, ABRES, REDE UNIDA, AMPASA. O SUS para valer: universal, humanizado e de qualidade. 2006. Disponível em: <http://www6.ensp.fiocruz.br/radis/revista-radis/49/reportagens/o-sus-pra-valer-universal-humanizado-e-de-qualidade>. Acesso em 13 abr. 2018.

Gonçalves, M. A. S. Teoria da ação comunicativa de Habermas: possibilidades de uma ação educativa de cunho interdisciplinar na escola. Educação & Sociedade, v. 20, n. 66, p. 125-140, 1999.

Mattos, R. A. Princípios do Sistema Único de Saúde (SUS) e a humanização das práticas de saúde. Interface, v. 13, n. 1, p. 771-780, 2009.

Medeiros, J. G.; Gabardo, A. A. Classe hospitalar: aspectos da relação professor-aluno em sala de aula de um hospital. Interação em Psicologia, v. 8, n. 1, p. 65-77, 2004.

Organização Panamericana da Saúde. Conferência Internacional sobre la Promoción de la Salud. Carta de Ottawa para la Promoción de la Salud. Ottawa, 1986. Disponível em: <http://www.promocion.salud.gob.mx/dgps/descargas1/promocion/2_carta_de_ottawa.pdf >. Acesso em: 28 set. 2008.

Pelicioni, M. C. F. Promoção da saúde e meio ambiente: uma trajetória técnico-política. In: Philippi Júnior, A.; Pelicioni, M. C. F. (Ed.). Educação ambiental e sustentabilidade. Barueri: Manole, 2005. p. 413-420.

Pelicioni, M. C. F.; Pelicioni, A. F. Educação e promoção da saúde: uma retrospectiva histórica. O Mundo da Saúde São Paulo, v. 31, n. 3, p. 320-328, 2007.

Sociedade Brasileira de Pediatria. Os 10 passos para a atenção humanizada à criança e ao adolescente. Rio de Janeiro, 2001/2003. Disponível em: <http://www.sbp.com.br/show_item2.cfm?id_categoria=65&id_detalhe=1877&tipo_detalhe=s>. Acesso em: 27 dez. 2009.

World Health Organization. Health promotion evaluation: recommendations to policymakers. Copenhagen. European Working Group on Health Promotion Evaluation, 1998. Disponível em: <http://whqlibdoc.who.int/euro/1998-99/EUR_ICP_IVST_05_01_03.pdf>.

41 Saúde e Meio Ambiente no Cotidiano do Ensino Público Fundamental | O que Pensam os Professores*

Elias Pereira Marques • Isabel Maria Teixeira Bicudo Pereira

Introdução

A escola pública básica no Brasil, em especial a de ensino fundamental, vem sendo foco de análise veemente nos últimos tempos, mas, efetivamente na prática, pouco tem sido feito na concepção e construção de uma educação que atenda genuinamente às novas necessidades e demandas da sociedade contemporânea. Paro (1995) salienta que a maioria dos teóricos da educação se mantém "nas grandes categorizações a respeito dos determinantes sociais mais amplos da realidade social, enquanto a escola pública brasileira, apesar da intensa reflexão de que foi objeto nas últimas décadas, permanece quase totalmente desconhecida no que diz respeito aos fatos e às relações presentes cotidianamente em seu interior".

Desenvolvemos assim a pesquisa descrita neste capítulo, de cunho empírico-qualitativo, canalizando esforços na busca de resultados que contribuam para a reflexão conceitual e prática do coletivo de atores envolvidos direta ou indiretamente nesse segmento educacional.

Escola promotora da saúde

Acreditamos que, para legitimar qualquer iniciativa no campo da educação, faz-se necessário vivenciar dialogicamente esse dia a dia da escola, buscando a melhor compreensão possível de cada realidade escolar e envolver verdadeiramente os autênticos protagonistas da práxis educativa – os professores – a partir de seus sonhos, angústias, sugestões e experiências, acumulados ao longo dos muitos anos de magistério, das diversas passagens por diferentes escolas e das inúmeras mudanças de gestores públicos. É também notório que a escola pública fundamental vem sofrendo grande pressão da sociedade e do Estado para que expanda sua função social, abarcando novas demandas e temáticas, como as complexas questões relacionadas com a saúde e o meio ambiente, fato que tem agravado o conflito de identidade e objetividade quanto ao cumprimento do papel dessa instituição.

No que diz respeito às questões ambientais, Reigota (1999) considera meio ambiente como o lugar "determinado ou percebido onde os elementos naturais e sociais estão em relações dinâmicas e em interação. Essas relações implicam processos de criação cultural e tecnológica, e processos históricos e sociais de transformação". Junto aos dinamismos dessa interação, a qualidade do meio ambiente consiste em um importante determinante da qualidade da saúde; portanto, não se podem abordar questões relacionadas com a saúde sem considerar os aspectos intrínsecos aos ambientais.

Em razão de sua imensa capilaridade social, o ensino público fundamental, tanto pela diversidade social, econômica e cultural quanto pelos números absolutos de seus usuários, de todas as

---

* Este capítulo teve como base a dissertação de Mestrado *Educação, saúde, meio ambiente e políticas públicas: o que pensam os professores?*, de Elias Pereira Marques, sob orientação da Prof.ª Dr.ª Isabel Maria Teixeira Bicudo Pereira, apresentada à Faculdade de Saúde Pública da Universidade de São Paulo.

idades, gêneros e etnias, tornou-se um caminho privilegiado para a sensibilização e mobilização de grande parte da população sobre a condescendência do equilíbrio entre o homem e a natureza. Esse setor educacional é, assim, um relevante *locus* irradiador de ações necessárias às transformações de hábitos e valores da sociedade e à superação de suas desigualdades.

Nessa direção, algumas iniciativas têm sido concebidas, como é o caso dos Parâmetros Curriculares Nacionais (PCN) desenvolvidos pelo Ministério da Educação (Brasil, 1997), que buscam integrar transversalmente, no cotidiano escolar, os temas: ética, pluralidade cultural, trabalho e consumo, orientação sexual, meio ambiente e saúde. Contudo, não se podem ignorar algumas questões, ainda não resolvidas, relacionadas com a aplicação dos PCN, em especial às relacionadas com o despreparo do professor e com o tratamento fragmentado e descontextualizado atribuído a essas temáticas. Ainda, para Moretti (2006), a pedagogia das competências, na qual o foco da aprendizagem está em preparar o educando para sua inserção social, isto é, na qualificação profissional, oficializou-se no Brasil por meio dos PCN, pois estes sugerem um currículo que priorize conhecimentos e competências voltados à inserção profissional precoce do educando no mercado de trabalho.

Outra iniciativa relevante envolvendo a temática *saúde na escola* é o programa Escola Promotora da Saúde (EPS), da Organização Panamericana de Saúde (OPAS). Segundo Buss (2000), a implementação do conceito *promoção da saúde*, utilizado em 1945 pelo historiador e médico canadense Henry E. Singerist, teve início apenas em 1974, com o documento *Informe Lalonde*. Em 1986, na I Conferência Internacional sobre Promoção da Saúde, em Ottawa, Canadá, a ideia foi sistematizada na *Carta de Ottawa*, em que foi divulgado um conceito de saúde ampliado, que passou a incorporar aspectos sociais, econômicos, políticos, ambientais e educacionais, ao mesmo tempo que foram identificados como seus determinantes: a equidade, a habitação, a justiça social, a alimentação, a renda, a paz, um ecossistema estável, os recursos sustentáveis e a educação. Foram definidos cinco campos de ação:

- Concepção de políticas públicas favoráveis
- Reforço da ação comunitária
- Desenvolvimento de habilidades pessoais
- Reorientação dos serviços de saúde
- Criação de ambientes saudáveis.

Assim, em 1998, a OPAS, em conformidade com a construção de ambientes saudáveis, formalizou o programa EPS, que buscava trabalhar a partir de uma visão integral do ser humano, considerando os aspectos familiar, comunitário, social e ambiental da realidade dos educandos, preparando-os para conquistar melhorias na qualidade de vida de sua geração e, consequentemente, das gerações futuras (OPAS, 1998).

De acordo com Pereira *et al.* (2000), a ideia de promoção da saúde é considerada mundialmente uma proposta/estratégia para melhorar as condições de saúde. No Brasil, apesar de recente, tem servido de subsídio para uma reflexão a respeito das práticas dos profissionais das áreas de educação e saúde.

De acordo também com as diretrizes e orientações da OPAS (1998), no processo de concepção e desenvolvimento de uma EPS, são necessárias iniciativas fundamentadas em dez princípios básicos descritos a seguir: democracia, equidade, capacidade de ação dos educandos, ambiente escolar, currículo escolar, educadores, avaliação do processo e das ações educativas, parcerias, comunidade local e sustentabilidade.

Democracia

Uma EPS está alicerçada nas premissas da democracia, pois promove o saber crítico fundamentado e o desenvolvimento pessoal e social de todos os atores da comunidade escolar, conduzindo-os a práticas transparentes e participativas. Ela desenvolve a autoridade escolar não incondicional, criando conselhos eleitos por alunos, o que lhes confere o direito de questionar eventuais atitudes arbitrárias, assim como sua participação em todos os espaços onde são tomadas as decisões da escola. Valoriza também a organização política e ativa dos alunos, incentivando a formação de grêmios estudantis. Para Morin (2000), uma escola democrática estabelece a sala de aula como o local de aprendizagem do debate argumentado e da compreensão, além do local de respeito às vozes minoritárias e marginalizadas.

Equidade

É parte integrante da experiência educativa de uma EPS, pois esta promove as condições de ensino-aprendizagem de acordo com a realidade e as necessidades individuais ou de grupo, valoriza as diversidades sociais, culturais e étnicas e incentiva o desenvolvimento psíquico, emocional e social do educando para que se manifeste todo o seu potencial. Preocupa-se, ainda, com a ética inter-relacional dos atores escolares, com a justiça social e com a inclusão dos alunos com necessidades especiais, como deficiência física, baixo rendimento escolar e problemas de saúde. Enfim, busca redefinir a escola em função da diversidade de desejos, necessidades e faixa etária dos educandos.

É preciso pensar em equidade como um caminho prático, minimizador das desigualdades construídas e perpetuadas pela história humana, que busca diminuir as diferenças sociais, econômicas, culturais, ambientais e políticas, em prol de maior justiça social, ética e liberdade dos povos.

Lima e Silva *et al.* (2002) apresentam os conceitos de *equidade intrageracional*, que se baseia na justiça, no direito e na dignidade dos indivíduos e grupos sociais, tanto local como globalmente; e *equidade intergeracional*, que estabelece que as gerações atuais não devem comprometer ou restringir as oportunidades das gerações futuras.

Capacidade de ação dos educandos

As práticas pedagógicas de uma EPS permitem que o aluno se realize junto aos educadores e à comunidade local, engajando-lhe em um diálogo ativo e criando-lhe oportunidades de participação nas decisões sobre a escola e seu entorno. Assim, estimula sua capacidade de agir e promover mudanças socioeconômicas e políticas na realidade em que está inserido.

Ambiente escolar

O ambiente físico e social, interno e externo de uma EPS é uma prioridade e, por isso, busca-se redefini-lo como um espaço saudável e de verdadeiro pertencimento da comunidade. Procura-se transformar cada ambiente escolar em espaço pedagógico e de apoio direto às ações de promoção da saúde e do meio ambiente junto à comunidade local, aumentando as condições para uma aprendizagem de melhor qualidade e de cumplicidade entre os atores escolares.

Currículo escolar

O currículo de uma EPS deve ser adequado às necessidades de cada comunidade escolar, construído democraticamente por todos os atores locais, em especial por alunos e professores, e direcionado a ações que permitam a obtenção real de conhecimento e que desenvolvam habilidades essenciais aos educandos. Deve, ainda, estimular a aprendizagem e a criatividade, desenvolvendo uma visão crítica e fundamentada nas diferentes realidades sociais vivenciadas e no papel desempenhado por cada um na sociedade.

Da mesma maneira, o currículo escolar também deve incentivar o desenvolvimento pessoal e profissional dos educadores e demais integrantes da comunidade escolar (Pelicioni, 2000).

Educadores

Na EPS, investe-se na formação crítica, emancipatória e contextualizada de todos os educadores diretos – docentes, coordenadores pedagógicos, auxiliares de direção, assistentes de direção e diretores – e indiretos – merendeiras, vigias, secretários e inspetores. Foca-se, também, na qualidade de vida desses profissionais – em especial o professor, por ser responsável imediato pela didática escolar –, valorizando-os socioeconomicamente e, por consequência, motivando-os ao exercício de uma educação de qualidade.

Avaliação do processo e das ações educativas

Acredita-se na necessidade de o caráter democrático da proposta ser também aplicado na sua avaliação, que deve contar com a maior representatividade possível. Assim, discute-se a eficácia das ações de ensino-aprendizagem junto aos educandos e à comunidade local, estabelecendo objetivos, metas e indicadores socioeducativos transparentes e de fácil entendimento, sendo os resultados difundidos para todos os atores da comunidade escolar.

Parcerias

A iniciativa da EPS alerta sobre a necessidade de se desenvolver a responsabilidade compartilhada, por meio do estabelecimento de parcerias efetivas de cooperação junto ao setor privado, ao terceiro setor, às universidades e à sociedade civil como um todo. Todavia, esse princípio não significa transferir a responsabilidade socioeducacional do Estado, seja na esfera federal, estadual ou municipal, à sociedade, mas sim construir uma cumplicidade de todos os setores em prol de uma educação de boa qualidade.

É importante também que essas parcerias sejam construídas com clareza de papéis e de obrigações e que garantam sempre a troca de experiências entre os atores envolvidos.

Comunidade local

Acredita-se que, para obter sucesso nas ações da EPS, a mobilização, sensibilização e consequente autoconscientização da comunidade são fatores fundamentais. Busca, assim, incentivar a participação democrática, a colaboração e a integração de todos os atores locais, facilitando e promovendo a atuação dos alunos na própria comunidade, transformando-a em um espaço social e físico favorável ao processo educativo e à promoção da saúde. Atinge, desse modo, todo o entorno escolar.

Sustentabilidade

Por ser um tema ainda em construção, e por isso muitas vezes deliberadamente vago e contraditório, servindo a todos os propósitos, é preciso ao menos compreender o termo *sustentabilidade* no contexto em que está sendo empregado. Assim, por toda a complexidade envolvida nessa temática, de acordo com Costa (2001), faz-se necessário analisá-la dentro de cinco dimensões: ambiental, econômica, social, cultural e política.

Alcançar a sustentabilidade é uma das metas de uma EPS, tanto no que se refere a seu funcionamento interno, em relação aos que compõem a comunidade escolar, quanto ao caráter externo, junto à comunidade local à qual pertence. É preciso haver investimento financeiro e humano a médio e longo prazos, provocando o desenvolvimento em todas as camadas envolvidas. Assim, de acordo com WHOER (1997), a comunidade local poderá se integrar cada vez mais à escola, e aqueles que um dia foram alunos poderão retornar à instituição como docentes ou funcionários, contribuindo com o processo educativo.

De acordo com esses dez princípios, a Saúde, como área de conhecimento, ao expandir sua visão e atuação, estabelecendo diálogo com outras áreas de conhecimento, como é caso da Educação, e considerando a complexidade das questões ambientais, contribui em muito para melhorar a qualidade de vida da população.

A multicausalidade das questões relacionadas com a saúde e com o meio ambiente exige, no campo do ensino, ações e estratégias interdisciplinares e contextualizadas para o atendimento das exigências da sociedade contemporânea, pois torna-se a educação pública, segundo Marques *et al.* (2007, p. 10), "determinante na qualidade que se obtém ou se deseja obter em outros campos da sociedade, como o social – no combate à pobreza, à injustiça e à desigualdade; o cultural – na formação de novos hábitos e valores; o político – na construção da cidadania ativa e crítica".

Este capítulo foi orientado por cinco eixos centrais de investigação: o papel da instituição escola; o poder público no ensino público fundamental; as dificuldades e as facilidades no ensino público fundamental; a situação do professor no ensino público fundamental; a saúde e o meio ambiente no ensino público fundamental.

São apresentados os resultados obtidos ao se buscar atender ao objetivo de identificar, junto aos professores da rede pública de ensino fundamental, suas concepções sobre a abordagem dos temas *saúde* e *meio ambiente* no ensino público fundamental e sobre o tratamento dispensado pelo poder público a essas temáticas nesse setor da educação.

Metodologia

Considerando a extrema necessidade de dar voz ao professor da rede pública de ensino fundamental, identificando suas concepções e opiniões sobre a situação atual desse setor educacional, recorremos à metodologia qualitativa de investigação que, segundo Minayo (1994), aprofunda o universo de significados, aspirações, crenças, valores e atitudes presentes nas ações e relações humanas. Estas têm em seus alicerces, de acordo com Lefèvre *et al.* (2000), o princípio de que o pensamento de uma coletividade está no conjunto de representações geradas nas práticas discursivas, presentes em determinada formação social e em dado momento histórico.

Desse modo, concebemos que o olhar sobre essas representações sociais seria o caminho ideal para identificar essas concepções dos professores, levando-se em conta a teia de significados sociais observada em suas falas e práticas cotidianas. Para Moscovici (1978), representação social é o senso comum de um grupo sobre determinado tema, manifestado na construção coletiva de preconceitos, ideologias e características específicas das atividades sociais e profissionais.

Estabelecidas as estratégias metodológicas, foram definidos e desenvolvidos os instrumentos e técnicas de coleta de dados que melhor atendessem aos objetivos propostos.

Adotamos, para tal, a entrevista semiestruturada na abordagem dos professores. Essa técnica proporciona liberdade e autonomia aos encontros, combinando perguntas abertas e fechadas e procedimentos previamente estabelecidos. Buscamos estabelecer um caráter democrático na aplicação das entrevistas, decidindo por não adotar critérios de seleção dos docentes. Trabalhamos, assim, potencialmente, com todo o corpo docente de uma escola municipal de ensino fundamental da cidade de São Paulo, em um total de 46 professores, que atuavam nos Ciclos I, II e EJA. Ao final de 8 semanas foram entrevistados 29 professores.

Para melhor administrar a subjetividade inerente à investigação de abordagem qualitativa, optamos também pela técnica da observação que, segundo Gil (1994), nada mais é que o uso dos sentidos para adquirir os conhecimentos necessários em uma pesquisa. Dessa maneira, foi iniciada uma observação do tipo simples-sistemática, junto à gestão escolar, aos educadores e aos espaços físicos e de participação dessa escola, assim como junto aos eventos relacionados com o programa EPS da Secretaria Municipal de Educação de São Paulo.

Definidos os instrumentos e as estratégias a serem utilizados na coleta dos dados, desenvolvemos, com base no conceito de representações sociais, o planejamento metodológico da análise qualitativa dos depoimentos. Para uma melhor compreensão destes, decidimos pela técnica de análise de conteúdo que, segundo Bardin (2008), consiste em descobrir os núcleos de sentido do discurso e cuja identificação pode contribuir para a análise do objeto de pesquisa. Ainda, ao considerarmos as cinco possibilidades técnicas de análise de conteúdo definidas por Minayo (2000), foi escolhida a análise temática, por esta ser a mais adequada às necessidades da pesquisa aqui descrita.

Foram definidos, então, os procedimentos a serem utilizados na compreensão dos significados, sentimentos e conhecimentos contidos no coletivo das narrativas. Recorremos ao método Discurso do Sujeito Coletivo que, segundo Lefèvre e Lefèvre (2005), consiste basicamente na análise verbal do material obtido, extraindo-se as ideias centrais e as correspondentes expressões-chave de cada um dos depoimentos, compondo estas últimas um ou vários discursos-síntese.

Finalmente, partimos para uma interpretação reflexiva dessas informações, debruçando-nos sobre todos os resultados obtidos presentes no discurso coletivo dos professores, relacionando-os com as observações efetuadas em campo e os referenciais teóricos utilizados.

Programa "Escola Promotora de Saúde" do município de São Paulo

Estudos relativos ao ano de 2005 revelam a crítica situação da saúde dos educandos da rede municipal de ensino. Verificou-se que 57% das crianças das escolas municipais de educação infantil (EMEI) tinham anemia ferropriva; 70% dos educandos das escolas municipais de ensino fundamental (EMEF) apresentavam cáries dentárias; 30% dos educandos das EMEF estavam com problemas auditivos; 37% das crianças das EMEI tinham dermatoses; 10,5% dos educandos das EMEF sofriam de obesidade; 83% dos educandos da 8ª série do ensino fundamental consumiam bebida alcoólica; e 49% das alunas e 27% dos educandos tinham o hábito de fumar (SME-SP, 2006).

Com base nesse diagnóstico, em 16 de junho de 2005, o Decreto nº 45.986 regulamentou a Lei n. 13.780, de 11 de fevereiro de 2004, que dispõe sobre a criação do Programa Municipal de Atenção à Saúde do Escolar, denominado Escola Promotora de Saúde. Estabelecia que sua implantação ocorreria na rede municipal de ensino por meio de ações coletivas intersecretariais – Secretaria Municipal de Educação (SME-SP) e Secretaria Municipal de Saúde (SMS-SP) –, desenvolvendo ações de promoção da saúde, prevenção de doenças e assistência individual e coletiva aos agravos da saúde. Cada unidade educacional da SME-SP corresponderia a uma Unidade Básica de Saúde (UBS), sendo responsável pelas ações junto à população que a frequenta (São Paulo, 2005).

Tem como objetivos gerais as seguintes ações:

- Promoção e proteção à saúde, atuando sobre as causas do processo da doença
- Identificação e intervenção em situações de risco à saúde
- Orientação aos profissionais das escolas quanto à saúde mental, aos cuidados com os bebês e pré-escolares e ao controle de nível de ruído

- Inclusão de pessoas com necessidades especiais
- Inserção de temas relacionados com a saúde na grade curricular de ensino
- Identificação e tratamento nas áreas de saúde bucal, ocular e mental
- Atendimento individual à saúde junto à UBS de referência da escola e suporte terapêutico interdisciplinar.

O programa EPS teve como uma de suas principais estratégias o estabelecimento de parcerias com diversos setores da sociedade, como foi o caso das universidades – Unisa, Uninove, FMU, Unifesp, São Judas, São Camilo, Fisp, Unib, Anhembi-Morumbi, São Marcos e Unicid –, da Companhia de Engenharia de Tráfego (CET), das Secretarias Municipais de Gestão, de Esportes e do Verde e do Meio Ambiente, e das organizações Criança Segura e Aliança pela Infância.

Com base no diagnóstico da saúde escolar da rede pública municipal, nos objetivos e estratégias desse programa, a SME-SP e a SMS-SP realizaram quatro eventos durante os anos de 2005 e 2006. A "I Semana Promotora de Saúde", ocorrida em maio de 2005, e a "II Semana Promotora de Saúde", ocorrida em maio de 2006, focaram-se em atividades relacionadas diretamente com a saúde do educando, visando à detecção de problemas em saúde bucal, ocular e auditiva e o posterior encaminhamento médico, assim como a orientação dos educandos, dos docentes e da comunidade local, por meio de palestras e oficinas, abordando temas como sexualidade, gravidez na adolescência, doenças sexualmente transmissíveis e síndrome da imunodeficiência adquirida (DST-AIDS) e uso de drogas e álcool, além de cursos de práticas corporais chinesas, cursos de primeiros socorros e orientação sobre vacinas.

O "I Seminário Escola Promotora de Saúde", ocorrido em setembro de 2005, e o "II Seminário Escola Promotora de Saúde", ocorrido em outubro de 2006, tiveram como objetivo central a sensibilização dos coordenadores pedagógicos da rede municipal de ensino, por meio de palestras envolvendo os seguintes temas: uso de drogas e álcool na adolescência, DST-AIDS, gravidez na adolescência, saúde vocal do professor, o papel transformador da escola junto à comunidade, o papel da rede de saúde, anemia ferropriva, saúde bucal, obesidade e dislexia.

Desse modo, em meio ao histórico-fantasma da descontinuidade das políticas educacionais, repetem-se fórmulas comprovadamente ultrapassadas na abordagem da saúde escolar, como é o caso desse programa, focado unicamente na sazonalidade de campanhas informativas, nas intervenções (preventivas e curativas) e nas ações assistencialistas, em muitos casos necessárias e relevantes, mas que não bastam e que não podem ser tomadas como objetivo final de um programa de saúde escolar. Definitivamente, essas medidas estão muito distantes da base conceitual utilizada no próprio Decreto n. 45.986 e das reflexões já desenvolvidas e difundidas, como é o caso da EPS da OPAS.

Em uma breve análise, confrontando o programa EPS da SME-SP com os princípios do programa da EPS da OPAS, percebe-se que parcerias são o único ponto em conformidade entre eles. Os outros princípios da EPS da OPAS, assim como as questões ambientais associadas à saúde, ainda não fazem parte das bases do programa da SME-SP e, assim, neste caso, a saúde ainda é tratada como ausência de doença e não como um meio para se atingir melhor qualidade de vida.

Na prática, com base nas diretrizes da OPAS, pouco se fez, efetivamente, nas últimas gestões municipais de São Paulo para a construção de uma EPS verdadeira. As iniciativas interdisciplinares e intersecretariais desenvolvidas pelo poder público junto à rede municipal de ensino, envolvendo a temática saúde, não têm atendido às reais necessidades e especificidades dos diversos contextos nos quais essas instituições estão inseridas. Situação que pode ser claramente confirmada nas reflexões e nos depoimentos dos professores descritas a seguir.

Saúde e meio ambiente no cotidiano da rede pública de ensino fundamental

Os docentes que participaram da pesquisa descrita neste capítulo foram caracterizados pessoal e profissionalmente por: 76% eram mulheres; 66% tinham idade entre 31 e 50 anos; 90% residiam na mesma região da escola pesquisada; 86% eram formados em instituições particulares de ensino superior; 76% exerciam o magistério há mais de 10 anos; 77% lecionavam exclusivamente no Ciclo I ou Ciclo II do ensino fundamental; 66% cumpriam Jornada Especial

Integral (JEI) na escola pesquisada; 61% eram titulares na escola pesquisada; 72% lecionavam, também, em outras escolas; e 82% tinham filhos que estudavam ou tinham estudado na rede particular de ensino.

Todas essas informações evidenciam a diversidade de perfis, pessoais e profissionais, desse grupo de professores, legítimos representantes do pensamento coletivo do professorado da rede pública de ensino fundamental e, por isso, os resultados e reflexões trazidas neste capítulo vão muito além da escola pesquisada e contribuem para uma melhor compreensão acerca desse setor da educação pública básica nas esferas municipal, regional, estadual e federal.

Pertinência do tema meio ambiente na escola pública fundamental

No eixo de investigação – saúde e meio ambiente na escola pública fundamental – foco deste capítulo, buscamos compreender como era para o professor trabalhar com esses temas no cotidiano escolar. Assim, junto à temática meio ambiente, utilizamos inicialmente os seguintes questionamentos: "Tem gente que acha que a escola deveria trabalhar questões ligadas ao meio ambiente*: o que você acha disso? Na sua opinião, como deveriam ser abordadas essas ações?"

Constatamos que todos os docentes acreditavam que, diante das emergenciais questões ambientais que assolam o planeta, a escola pública fundamental era o único espaço em que o educando e a comunidade do entorno escolar podiam ter informações a esse respeito e por isso ela deveria sim trabalhar com a temática, conforme verificado no seguinte depoimento:

> Sem dúvida que deveria, porque o meio ambiente somos nós e a parte que envolve a natureza é primordial para a gente viver, então cuidar do meio ambiente é cuidar da gente mesmo. É uma coisa imprescindível para você estar trabalhando na escola.

Para alguns docentes, essa abordagem deveria ter caráter prático e objetivar a sensibilização do aluno. Para tal, o tema deveria ser incluído e contextualizado no currículo de todas as séries, além de ser relacionado com áreas como a saúde. Seria preciso promover a conscientização dos educandos, tornando-os participantes da construção desse conhecimento, levando-os

a refletir e promover a mudança de seus hábitos. Acreditavam, ainda, na importância da sensibilização dos atores da comunidade local como um princípio para se abordar a questão ambiental no âmbito da escola, apesar de haver um histórico de experiências malsucedidas decorrente, principalmente, da dificuldade de promover a participação desses atores locais.

Observamos, ainda, que esses docentes se sentiam responsáveis pelo fracasso e, por consequência, pelos problemas ambientais locais, visto que boa parte da comunidade local havia passado pela escola, o que fica evidenciado no seguinte discurso:

> a questão do meio ambiente passa pura e simplesmente pela educação, é a base de tudo... Boa parte desta população aqui passa pela nossa escola e aí você não conseguiu fazer a diferença.

Identificou-se, também, que o meio ambiente estava diretamente relacionado com a cidadania; assim, a escola deveria trabalhá-lo, permitindo que o estudante vivenciasse lugares que lhe estimulassem o interesse e a curiosidade pelo assunto, conforme evidenciado no depoimento a seguir:

> eles [alunos] não conhecem uma área de manancial, de reserva, eles não têm a mínima noção, então eles também não vão saber como preservar, como conservar, por que tem que reciclar lixo. Eu acho que os temas *saúde* e *meio ambiente* estão ligados à cidadania. Eles não sabem quais são seus direitos e deveres.

É preciso considerar que a sensibilização ambiental do educando deve conduzi-lo à sua autoconscientização, despertando-lhe o desejo de aprender, desenvolvendo sua reflexão crítica e fundamentada, para que tome conhecimento dos motivos reais que o levaram à sua atual situação socioeconômica, política e cultural. Acima de tudo, isso deve permitir-lhe agir em busca de seus ideais e da transformação desse cenário, inserindo-o em um novo e ampliado paradigma de cidadania, o ambiental. De acordo com Gutiérrez (1999), por cidadania ambiental compreendem-se as obrigações éticas que nos cabem e que nos vinculam tanto à sociedade como também aos recursos naturais do planeta de acordo com nosso papel social e na perspectiva da sustentabilidade.

Para outros docentes, se a retórica dos professores não for compatível com seus valores, práticas e hábitos, qualquer intervenção am-

---

* Para o tema *saúde*, foi utilizada a mesma questão trocando-se o termo "meio ambiente" por "saúde".

biental na escola seria inútil, conforme indicado no seguinte discurso:

> Então falar de meio ambiente é fácil, falar que não pode jogar papel no chão, não pode jogar lixo na rua, e aí? Saio do meu carro, chupo um sorvete e jogo o papel. Não condiz com aquilo que eu falei.

Freire (1996) afirma que ensinar exige a corporificação das palavras por intermédio do exemplo. Pensar certo é fazer certo. O professor, muitas vezes, não tem consciência do que um simples gesto seu pode representar na vida do aluno. Daí a importância do exemplo desse educador, da sua lucidez e do seu empenho na exigência das condições para o exercício de sua função.

Verificamos, também, junto a alguns docentes, que somente iniciativas pontuais não bastavam. O tema *meio ambiente* deveria ser incorporado ao currículo escolar e trabalhado em todas as séries da educação básica, sendo necessária, para tal, a devida preparação do professor. Com isso, o interesse no aluno poderia ser despertado, garantindo-se a aquisição de determinado nível de conhecimento na área. O seguinte discurso ilustra essa posição:

> Assim como na saúde, dá para inserir como componente curricular, para garantir um determinado nível de conhecimento. Existem coisas pontuais, tinha que ser uma coisa mais sistematizada, como entrar na grade curricular... Mas, desde que nós tivéssemos um preparo... Tem que ser para todas as escolas, desde a educação infantil.

Outros indicaram que deveria haver uma disciplina específica para o tema, e que esta deveria se interligar com as outras disciplinas. Cabe aqui uma reflexão sobre a inclusão da temática ambiental no currículo escolar, seja como uma disciplina específica, um componente transversal ou interdisciplinarmente. Não se pode esquecer que essa questão deve ser tratada considerando-se sua amplitude e sua relação intrínseca com fatores locais e globais, como cidadania, sustentabilidade e, consequentemente, com a formação de atitudes e valores humanos positivos, tendo em vista sua interdependência com outras áreas de conhecimento, como a social, a política, a econômica e a cultural. De acordo com o parágrafo 1º do Art. 10 da Lei n. 9.597, promulgada em abril de 1999, que institui a Política Nacional de Educação Ambiental, "a educação ambiental não deve ser implantada como disciplina específica no currículo de ensino" (Brasil, 1999).

Desse modo, os agentes da educação, em especial os professores, devem construir seus próprios valores e atitudes ambientais, internalizando-os para exercerem um verdadeiro trabalho de mobilização, sensibilização e consequente promoção da autoconscientização dos alunos e dos outros atores da comunidade do entorno escolar.

Ao transcender o caráter natural do meio ambiente, relacionando-o estreitamente com o social, deve-se considerá-lo um princípio construído processualmente ao longo de toda uma vida. Paro (2001, p. 126-127), ao tratar da urgência de se compreender a complexidade das relações e suas determinações no ensino básico, evitando-se o fracasso das iniciativas educacionais, afirma que

> [...] se a qualidade do ensino é determinada por todas as ações que o constituem ou lhe servem de mediação, não se pode pretender que componentes importantíssimos dessa qualidade, como, por exemplo, o desenvolvimento de valores, posturas e hábitos democráticos [...], sejam feitos apenas pela introdução desses novos conteúdos no currículo.

Por fim, alguns docentes destacaram a necessidade de uma melhor preparação do professorado a respeito do tema, mas que fosse uma atividade planejada conjuntamente entre poder público e escola, tornando-a viável dentro de suas obrigações já definidas. Conforme observado no seguinte depoimento:

> O professor necessita realmente de uma formação para o meio ambiente, de uma capacitação, de uma atualização, mas dentro das possibilidades de horário do professor, não adianta colocar um curso, sendo que ele não pode ter dispensa de ponto.

Considerando a importância da formação – inicial e continuada – em educação ambiental do professor de educação básica e a polêmica que envolve a questão, de acordo com os resultados obtidos no Grupo de Trabalho 21 (GT 21) sobre o tema Educação Ambiental e Formação de Professores do V Congresso Iberoamericano de Educação Ambiental, coordenado por Tristão e Zenobi (2006), esse processo deve se basear nas seguintes diretrizes:

- A formação ambiental do professor deve ocorrer em uma perspectiva crítica, política e de modo transversal nas diferentes formações deste, sendo tratada como política pública educacional, dentro das demandas e especificidades locais

- As entidades formadoras devem se comprometer com os princípios da educação ambiental, da formação inicial à continuada; criar obrigatoriamente espaços nos cursos de educação superior para institucionalizar a temática
- O currículo deve ser modificado por meio da criação da disciplina de Educação Ambiental voltada às diferentes licenciaturas e atendendo às especificidades locais.

Foi verificada, também, junto aos docentes, a concepção de que certas escolas de ensino fundamental já trabalhavam com a temática, porém sem sucesso, visto que a questão era tratada superficialmente, pois, apesar de haver esforços para sensibilizar o educando dentro de seu contexto local, não havia apoio humano, logístico e estrutural do poder público, além do fato de a abordagem concorrer com valores negativos difundidos pela mídia e praticados pela sociedade e pela família. O discurso a seguir evidencia essa perspectiva:

> Um pouco as escolas trabalham, só que é muito superficial... Também não adianta a escola ficar falando alguma coisa e quando você vê na televisão, acontece outra, quando a gente sai para vida real é completamente diferente... Às vezes a gente fala: "ahh, vamos separar o lixo!". Mas e daí, quem vem buscar? Então está faltando também infraestrutura do poder público.

É claro que além de uma inadequada infraestrutura de apoio à rede pública de ensino no tratamento das questões socioambientais, evidencia-se aqui a falta de vontade política dos gestores públicos para uma abordagem eficaz sobre o tema.

Verificou-se também que se trabalhava a temática ambiental dentro do currículo escolar, incluindo-a no projeto pedagógico, em especial na disciplina Ciências, como uma atividade pontual. Contudo, para os professores, as medidas eram ineficazes, pois não conseguiam, por exemplo, atingir a família do educando e, assim, não transformavam os valores e hábitos desta e por consequência dificultavam a transformação dos alunos.

> Inclusive aqui já se trabalhou muito a questão do meio ambiente, principalmente na área de Ciências, é importante sim. Só que é difícil você dar uma orientação aqui, sem pegar os pais, vai ser difícil mudar a situação da escola, chega em casa, a orientação é outra [discurso dos docentes].

Notamos no discurso anterior uma questão relevante da educação pública básica: a necessidade de se considerar a herança de uma edu-

cação de má qualidade recebida pelos familiares dos educandos ou mesmo a ausência desta, que, necessariamente, leva a escola a incluí-los em suas iniciativas pedagógicas, caso se queira aumentar as chances de sucesso no processo educativo dos alunos.

Por fim, alguns depoimentos indicaram a necessidade de uma abordagem da temática por meio de pequenos projetos, voltados mais ao Ciclo II do ensino fundamental, correspondente ao período da 5ª à 8ª série, sendo preciso mais apoio executivo dos propositores, seja do setor privado, público ou terceiro setor.

De acordo com Jacobi (2005), as práticas educativas articuladas com o meio ambiente devem ser vistas como parte de um processo de ensino-aprendizagem diante da crise ambiental e das incertezas produzidas pela própria sociedade contemporânea. Assim, torna-se necessário construir um pensamento crítico e criativo da educação ambiental e, portanto, definir um posicionamento ético, político, de justiça social e de respeito às diversidades socioculturais, o que só ocorrerá à medida que o professor assumir uma postura reflexiva em sua prática pedagógica.

Iniciativas do poder público em meio ambiente no ensino fundamental

Identificadas as representações dos docentes sobre a necessidade de inclusão da temática *meio ambiente* nas ações da rede pública de ensino fundamental, buscamos entender, junto aos professores, como o poder público tratava esse tema nesse setor educacional. Para isso, foram utilizados os seguintes questionamentos: "Os gestores públicos têm trazido alguma proposta para trabalhar questões ligadas ao meio ambiente* nas escolas? Quais? O que você achou disso?".

Verificou-se que, na opinião de alguns docentes, o poder público apresentava à escola iniciativas pontuais que, além de inconsistentes, também não tinham o caráter de obrigatoriedade. Eram geralmente formalizadas em projetos escolares e por isso requeriam mais planejamento e disponibilidade de tempo do professor, conforme observado na seguinte narrativa:

> Do poder público sempre vêm informes para você estar trabalhando, são interessantes, pode não ser assim abrangente, mas é aquela ques-

---

* Para o tema *saúde*, foi utilizada a mesma questão, trocando o termo "meio ambiente" por "saúde".

tão, tudo envolve projetos e aí vem a incompatibilidade de horários, muitos professores estão em outras escolas... Mas também é se a escola quiser fazer parte.

Para outros docentes, o poder público municipal apresentava algumas propostas na área ambiental, em geral resultantes de parcerias estabelecidas com o setor privado, e que contemplava apenas um número insignificante de escolas. Além disso, essas ações não tinham continuidade e não estavam integradas a outros campos de conhecimento. Observou-se, ainda, que geralmente os gestores públicos não eram proativos, cabendo ao setor privado o empreendedorismo de buscar essas parcerias.

Mesmo assim, é preciso chamar a atenção para a vulnerabilidade das iniciativas trazidas pelo poder público, em virtude das constantes mudanças de gestão, o que evidencia seu desinteresse pela educação pública e também seu despreparo para atuar intersetorialmente em áreas como o meio ambiente, bem como a saúde, conforme já abordado.

Alguns docentes consideravam que os cursos sobre meio ambiente, oferecidos pela Prefeitura de São Paulo e voltados para a capacitação dos professores, eram inviáveis, pois, geralmente, os horários em que eram oferecidos conflitavam com sua agenda de trabalho. Assim, os poucos docentes que conseguiam participar desses cursos tinham de repassar o conteúdo na escola. De qualquer modo, o uso desse conhecimento em sala de aula ficava a critério de cada um, conforme identificado no discurso a seguir:

> Quando tem alguma coisa que a escola fica sabendo, aí abre para quem quer participar. Foram se capacitar e estes trazem o que eles aprenderam e repassam para o grupo. Só que para isso chegar na sala de aula vai depender de cada um... Você só pode participar fora do seu horário de trabalho, então isso afasta o professor, que tem jornada dupla, o que é comum. Então o gestor oferece, mas ele não dá condições.

O discurso anterior evidencia o descaso do poder público com a temática ambiental e, consequentemente, com a formação docente da rede pública nesse aspecto, mal conseguindo garantir a participação desses docentes nos eventuais cursos oferecidos, assim como a aplicação efetiva dos novos conhecimentos em sala de aula. Jacobi (2005) vai além e afirma que os educadores devem estar cada vez mais preparados para contextualizarem as informações recebidas, como é o caso das ambientais, relacionando-as com suas múltiplas determinações, comprometendo-se com a formação crítica, ética e de valores positivos dos educandos, visando à construção de uma sociedade sustentável.

Contudo, parte do professorado afirmou não haver na prática, por parte do poder público, nenhuma iniciativa relativa ao meio ambiente na rede pública de ensino, principalmente na estadual, e as propostas ficavam apenas no plano teórico. Acreditavam que isso se devia, em parte, ao desinteresse da própria comunidade escolar pelo assunto, o que consequentemente levava ao desinteresse político do poder público.

Por fim, como ocorrido junto à temática saúde, constatamos que as poucas iniciativas existentes na escola pública fundamental, relacionadas com o meio ambiente, eram concebidas por meio de parcerias da própria escola com o setor privado e o terceiro setor.

Todos os docentes entrevistados mostraram-se cientes da importância do desenvolvimento da temática ambiental, dentro de todas as séries da rede pública de ensino fundamental, de maneira contextualizada e vivenciada, envolvendo toda a comunidade local em torno de iniciativas contínuas, e contando com o total apoio dos gestores públicos.

Cabe ainda dizer que a problemática ambiental relacionada com as ações antrópicas iniciou sua melhor compreensão, sistematização e difusão em nível global a partir da década de 1970, por meio, principalmente, das conferências internacionais. Como foi o caso da conferência sobre Meio Ambiente e Desenvolvimento, realizada no Rio de Janeiro em 1992 (Rio-92), e que deixou, conforme Brasil (2006), o *Tratado de educação ambiental para sociedades sustentáveis e responsabilidade global* como um de seus principais legados, o qual considerava que a educação ambiental:

- É um processo de aprendizagem contínuo e permanente, com base no respeito a todas as formas de vida
- Deve ter como base o pensamento crítico e inovador para promover a transformação da sociedade
- Não é neutra, mas sim um ato político, baseado em valores para a transformação social
- Deve ter uma abordagem interdisciplinar

- Estimula a solidariedade e a igualdade por meio de estratégias democráticas
- Parte de uma perspectiva sistêmica, considerando o contexto social e histórico
- Promove a diversidade cultural e valoriza as diferentes maneiras de conhecimento
- Ajuda a desenvolver uma consciência ética.

Percebemos que o poder público não se orienta pelas reflexões produzidas nacional e internacionalmente, nem pelas necessidades reais da escola e muito menos pelos conhecimentos dos professores; portanto, não supre a necessidade urgente de definir e implementar políticas públicas que permitam compreender e intervir de modo transformador, por meio da educação, nos processos socioambientais que se tornam cada vez mais complexos, interdependentes e irreversíveis.

Pertinência do tema saúde na escola pública fundamental

Sobre a compreensão da necessidade de trabalhar a temática *saúde* no cotidiano escolar, ao contrário dos resultados obtidos na ambiental, não houve consenso dos professores. Na opinião de alguns docentes, a escola não deveria tratar de questões ligadas à saúde, pois era preciso manter o foco na função educacional, evitando dessa maneira sobrecarregá-los. Entendiam que era função do Estado oferecer um serviço de boa qualidade no setor de saúde pública e criar instrumentos legais que levassem a família a cuidar da saúde das crianças e dos adolescentes. À escola caberia efetuar os encaminhamentos necessários aos postos de saúde e hospitais. Percebemos, também, uma grande insatisfação do docente em relação de uso do seu trabalho como mão de obra para outros fins, conforme constatado na seguinte narrativa: "Por que você vai pagar um funcionário mais caro, sendo que você pode utilizar o professor? O professor tornou-se um burro de carga. Existem os postos de saúde para isso, onde deve ter um intercâmbio, que é o que a gente faz".

No entanto, a maioria do professorado acreditava que a educação pública fundamental deveria ser mais proativa e atuar nas necessidades e demandas da comunidade local, principalmente no que diz respeito às unidades escolares localizadas em regiões com perfil socioeconômico mais desfavorável, onde os serviços públicos em setores como a saúde e a educação são deficientes e não contam também com uma infraestrutura mínima de lazer, saneamento básico e habitação. A saúde deveria fazer parte da escola, por ela ser um espaço de formação de valores, hábitos e atitudes e pelo forte vínculo que ela tem com a comunidade em que está inserida.

Desse modo, declararam que a rede pública de ensino fundamental deveria, sim, atuar junto à saúde, envolvendo toda a escola, e não só sob a perspectiva superficial de uma disciplina – em geral, Ciências. Seria preciso, assim, educar e prevenir sobre doenças e temas como obesidade, desnutrição, higiene e vacinação, promovendo uma conscientização junto aos atores da comunidade escolar, em especial o educando. Identificou-se neste ponto que a prevenção era a única responsabilidade que deveria ser atribuída à escola, devendo-se trabalhá-la em conjunto com especialistas dentro da própria instituição, o que resultaria consequentemente na diminuição da procura pelo serviço público de saúde.

Essas concepções representam uma visão limitada das possibilidades de atuação em saúde, que ainda é entendida como ausência de doença, e não como qualidade de vida. De acordo com Silveira e Pereira (2004), o tema *saúde* deve ser tratado transversalmente, isto é, passando-se da abordagem disciplinar para toda a escola, com a participação de toda a comunidade escolar e com a mudança de foco do individual para os aspectos sociais que têm impacto na saúde coletiva – moradia, trabalho, lazer, disponibilidade e qualidade dos serviços de saúde, entre outros.

Para outros docentes, havia a necessidade de trabalhar a saúde de maneira contextualizada às necessidades de cada região e comunidade, buscando a sensibilização e a construção de um novo referencial crítico-comparativo no aluno. Assim, seria preciso que a escola estivesse

> sempre trabalhando com problemas de saúde, vividos na própria comunidade, ou aproveitar casos de epidemias, orientação sexual, doenças sexualmente transmissíveis, gravidez, coisas que os jovens vivem muito aqui... Para ver se acordam, se se conscientizam [discurso dos docentes].

Outra concepção encontrada associava a eficiência das iniciativas na área da saúde escolar às parcerias estabelecidas junto às empresas e aos profissionais da saúde, como fonoaudiólogos, psicólogos e cirurgiões-dentistas, possibilitando o oferecimento de um atendimento de boa qualidade ao educando. Essa medida, consequentemente, diminuiria o tempo de espera dos encaminhamentos médicos, já que o serviço público de saúde seria menos requisitado, amenizando, assim, suas deficiências históricas. Dessa maneira, defendiam a necessidade de haver especialistas dentro da escola, já que os docentes não tinham a formação necessária para cumprir essa função.

Para outros, no entanto, não deveria haver especialistas atuando na escola pública. Seria preciso, sim, aprimorar o serviço público de saúde disponível à sociedade, em especial aos educandos, e viabilizar uma maior integração da escola com os postos de saúde e hospitais, desenvolvendo, assim, uma parceria mais eficaz, que implicasse não só a qualidade do atendimento, mas também a troca de informações, a orientação e a sensibilização tanto dos professores quanto dos alunos e da comunidade local.

Outros docentes acreditavam que o tema *saúde*, por estar intimamente ligado à educação, deveria ser obrigatório no currículo escolar de toda a rede pública de ensino fundamental, disciplinar ou transversalmente, além de estar presente no material didático. No entanto, de acordo com o discurso a seguir, para trabalhar a questão de modo integrado, o corpo docente necessitaria de tempo e espaço específicos:

> Eu entendo que a saúde está intimamente ligada à educação, eu vejo que aqui é realmente o local para isso acontecer, isso deveria fazer parte de uma coisa obrigatória na escola e não ficar apenas em uma ou outra escola, ou de uma atividade. A gente poderia fazer uma coisa... Com mais embasamento, mas provavelmente não vai ter tempo... Tinha que ser uma coisa que ficasse incorporada.

Outra possibilidade de desenvolver a temática na escola pública, segundo os docentes, seria por meio de projetos interdisciplinares, contextualizados em cada realidade e participativos, desenvolvidos em conjunto com gestores públicos, educadores da escola e comunidade, concebidos conforme a disponibilidade desses atores. A interdisciplinaridade, segundo Rocha *et al.* (2002), mais do que a integração e a interação de conceitos disciplinares, requer do educador uma postura em prol do intercâmbio, da cooperação e do questionamento de saberes e práticas, visando à produção de um conhecimento significativo ao educando, associado a cada realidade.

Consideravam ainda que as questões relacionadas com a saúde do educando eram um dos principais problemas da escola pública fundamental e, assim, eram a favor de que se trabalhasse a questão dentro da instituição escolar. No entanto, a escola não daria conta de atender a mais essa demanda, pois fatalmente sobrecarregaria sua função educativa, conforme percebido no seguinte depoimento:

> Eu acho que está certo, tem que trabalhar tudo. Agora é tudo para a escola, então que instituição a escola virou? E a parte pedagógica, a parte educacional ficou para quem? Você é pai, mãe, psicóloga, doutora.

Segundo Zagury (2006), a escola tem um compromisso com a qualidade da aprendizagem e deve preparar o educando para enfrentar o mundo. Dar prioridade a aspectos como o emocional é trabalho para psicólogos e terapeutas, e não para o professor, que pode e deve fazer o possível para compreender e ajudar o educando, porém sem perder de vista sua função essencial, que é ensinar, dominando conteúdos e usando técnicas de ensino adequadas.

Para alguns docentes, a escola era espaço formador de novos valores e hábitos, capaz de despertar as potencialidades do educando e, por isso, em questões sociais complexas como a saúde, seria preciso utilizar métodos pedagógicos interativos e lúdicos – teatro, desenho e histórias – para estimular o interesse do educando, principalmente nas primeiras séries do ensino fundamental, conforme ficou evidenciado no depoimento a seguir:

> A informalidade da aula de teatro faz com que seja mais fácil se posicionarem, se colocarem, de tirarem as dúvidas. Também por meio de uma historinha, do desenho, poderia ensinar para eles. Precisaria dos professores disciplinares para definir melhor.

Nos resultados aqui apresentados, percebe-se estar longe de haver um consenso sobre qual seria a melhor maneira de abordar a saúde na educação pública fundamental, mas acredita-se que, para haver melhorias substanciais na área da saúde escolar, é preciso promover de modo democrático, sustentável e contextualizado, a sensibilização e a transformação de todos os atores escolares, o que implicaria planejar e executar um conjunto de medidas, por meio de políticas públicas em curto, médio e longo prazos, visando, com isso, preparar melhor o professor, estabelecer parcerias, oferecer especialistas para contribuir com a escola em determinadas situações, aprimorar os procedimentos junto aos postos de saúde e às ações educativas e preventivas, relacionar essas iniciativas com os aspectos socioambientais determinantes da saúde.

De maneira geral, fica claro que a instituição *escola*, por meio de seus docentes, acaba reproduzindo o pensamento hegemônico disseminado pelo poder público, segundo o qual a abordagem destinada às questões relacionadas com a saúde escolar não evoluiu muito nos últimos tempos e ainda está relacionada, quase exclusivamente, com a cultura preventiva e informativa. É preciso, sim, ir muito além do modelo biomédico e considerar a complexidade das questões socioambientais que afetam e determinam a saúde humana. De acordo com Pelicioni (2000), a maioria das ações em saúde na escola está, ainda, centrada nas tentativas de mudar comportamentos, desconsiderando as inúmeras influências provenientes da realidade e contexto nos quais o educando está inserido. Assim, é preciso considerar a variedade de fatores que podem afetar a saúde e, consequentemente, a qualidade de vida das gerações atuais e futuras.

Iniciativas do poder público em saúde no ensino fundamental

Sobre a compreensão, junto aos professores, de como o poder público tratava a temática saúde no cotidiano escolar desse setor educacional, foram obtidos os resultados que se seguem.

Por um lado, para alguns docentes, o programa anual de acuidade visual, na rede de ensino municipal de São Paulo, era a única iniciativa percebida na área de saúde escolar e consistia no exame realizado pelos professores em sala de aula, no encaminhamento médico e no recebimento dos óculos. Segundo eles, a escola não tinha infraestrutura adequada para promover esse tipo de ação com um mínimo de qualidade, conforme observado no seguinte discurso:

> É tão precário o teste que nós fizemos, porque não tem lugar na escola, é dentro da sala de aula, então as crianças ficam "assoprando", eu finjo que estou dando, porque o governo que mandou e quem garante que esse exame é confiável, com a confusão de uma sala de 40 alunos.

Fica evidente a falta de confiabilidade desse exame de acuidade visual, que poderia, por um eventual erro de diagnóstico do professor que implicasse no não encaminhamento do aluno, comprometer todo seu aprendizado futuro. Além disso, esse teste, que era realizado pela escola simplesmente por ser uma imposição, possuía uma abrangência limitada, atendendo apenas a estudantes da 1ª à 4ª série do Ciclo I do ensino fundamental.

Percebemos aqui, mais uma vez, o alto risco de fracasso das iniciativas que ocorrem junto à escola pública quando estas não envolvem efetivamente os educadores em suas diversas etapas, como concepção, planejamento, implantação e avaliação. A existência dessa percepção nos professores reduz, consideravelmente, as possibilidades de inovação no ensino público, como é o caso das ações na área da saúde, pois os docentes não se sentem motivados a cooperar com aquilo que esteja além de sua obrigação formal.

Outros consideravam as iniciativas apenas manobras políticas de determinada gestão e, por isso, não havia continuidade. Percebiam que essas ações na rede pública municipal de ensino fundamental eram muito poucas, porém, ainda assim, eram mais constantes que na rede estadual, e contavam com apostilas ou informativos temáticos, que em geral eram entregues ao professor, principalmente o de Ciências, para sua orientação e também para que pudesse trabalhar em sala de aula. Esses docentes acreditavam ser um erro de estratégia utilizar esse tipo de material na escola, pois este não atendia às verdadeiras necessidades e especificidades locais; além disso, essas ações, por serem geralmente vinculadas às campanhas sazonais dos gestores públicos, não sensibilizavam o educando nem a comunidade local, conforme constatado no discurso a seguir:

> Gasta-se um monte e na minha opinião as coisas ficam meio jogadas. Só entregar um folheto para uma criança ou mesmo na EJA [Educação de Jovens e Adultos], poucos vão ler aquilo e perceber, mas no Estado não vejo nada, nem folheto, pelo menos não chega na nossa mão. Geralmente quando vem proposta de saúde, eles encaminham para a professora de Ciências... Isso muitas vezes repercute aqui na escola pela própria direção. Agora a parte que comanda lá de cima é bem pouco.

Os docentes achavam, ainda, que essas ações sazonais tinham interesse unicamente político, sem haver uma intenção verdadeira de se obterem resultados de boa qualidade na saúde do educando e, consequentemente, na educação pública. Assim, de acordo com o seguinte depoimento:

> Tudo que acontece tem que ser a "semana da dengue", a "semana daquilo outro", porque todo mundo tem que mostrar que fez alguma coisa. Os projetos estão muito ligados às políticas pessoais, eles estão interessados em aparecer e não em obterem bons resultados.

Para outros professores, os gestores públicos ofereciam alguns cursos na área de saúde, como era o caso da capacitação para a inclusão de deficientes visuais na escola. No entanto, esses cursos tornavam-se geralmente inviáveis, por conta dos horários em que eram oferecidos, concorrendo com o período letivo e com a pesada carga horária de trabalho desses educadores.

De modo geral, na opinião desse grupo de docentes, embora houvesse iniciativas referentes à saúde na rede pública de ensino fundamental, estas se davam de maneira superficial e descontínua, eram voltadas, em geral, aos interesses políticos do poder público e, mesmo assim, praticamente não aconteciam ou não eram percebidas nas escolas da rede pública estadual. Assim, as políticas públicas educacionais relativas à saúde favoreciam apenas o trabalho setorial, e não o intersetorial do governo. Basicamente, reduzia a questão à disciplina de Ciências, não havendo, assim, na prática, uma abordagem transversal e tampouco interdisciplinar da temática.

Por outro lado, cerca de metade dos docentes não percebia ou acreditava não haver nenhum tipo de iniciativa na área de saúde por parte do poder público, tanto na rede municipal quanto na rede estadual de ensino da cidade de São Paulo, principalmente no Ciclo II do ensino fundamental, que corresponde ao período da 5ª à 8ª série. As ações voltadas à saúde, por não promoverem visibilidade política, ficavam apenas nas promessas do governo, conforme constatado no discurso a seguir:

> Se eu falar que sim eu estou mentindo e se eu falar que não eu estou mentindo, por que eu não sei, por que tem? Eu também não vejo nada junto ao público, de quinta a oitava séries, tratando esses problemas, de audição, de fala, de visão. Aqueles [alunos] que não se conseguiu fazer nada, eles acabaram saindo da escola.

Consideravam também que a falta de políticas públicas educacionais na área da saúde consistia na principal razão dos altos índices de abandono escolar daqueles educandos que apresentavam algum tipo de problema de saúde.

Nos resultados do Censo Escolar Brasileiro de 2006, referentes ao ano de 2005, a taxa de abandono no ensino fundamental do estado de São Paulo era de 2,7% na rede estadual de ensino, 1% na rede municipal de ensino e 0,2% na rede particular de ensino [Instituto Nacional de Estudos e Pesquisas Educacionais Anísio Teixeira (INEP), 2007], revelando um cenário assustador no ensino público fundamental, tanto em números absolutos, de 70 mil educandos, quanto em comparação com a educação particular.

De acordo com esses docentes, as poucas iniciativas preventivas e curativas desenvolvidas nas escolas da rede pública municipal e estadual de ensino fundamental não partiam do poder público, mas sim de parcerias estabelecidas entre escola e universidades, empresas e terceiro setor; mesmo assim, as ações não tinham continuidade, o que resultava em um atendimento insuficiente aos educandos.

Fica claro que, apesar de existirem iniciativas do governo, como é o caso do programa anual de acuidade visual da Prefeitura de São Paulo, o professor muitas vezes não toma conhecimento dessas ações ou não é envolvido, o que se deve em parte ao fato de essas iniciativas serem mínimas, descontínuas e não ocorrerem em toda a rede escolar. O exercício desqualificado dos gestores públicos e a falta de prioridade atribuída às políticas públicas educacionais relacionadas com a temática da saúde são também condicionantes que acarretam uma série de obstáculos ao aprendizado do educando e, consequentemente, levam a escola pública de ensino fundamental a descumprir seu papel social básico e original: o de ensinar o planejado no currículo escolar.

Considerações finais

Este capítulo contribui para a reflexão de algumas questões significativas presentes na escola pública fundamental, para a consequente concepção de políticas públicas educacionais mais democráticas e comprometidas com a qualidade transformadora da educação e como alerta sobre a urgência de se construir um novo paradigma educacional. Com base, principalmente, nas representações sociais dos docentes participantes, foi possível aprofundar o conhecimento sobre os aspectos políticos, sociais e pedagógicos desse setor educacional junto a temáticas como a saúde e o meio ambiente.

Constatamos que todos os entrevistados acreditavam na importância de se trabalharem as questões ambientais na escola pública fundamental:

- Por meio da sensibilização do educando e da comunidade
- No contexto local
- Como um tema relacionado com a cidadania
- Com a inclusão das questões ambientais no currículo escolar
- Por meio de projetos envolvendo toda a escola
- Mediante a oferta de uma formação adequada ao professor.

Com relação ao tema *saúde*, não houve consenso entre os docentes. Alguns entendiam que a escola deveria manter exclusivamente o foco no processo pedagógico, cabendo ao poder público oferecer um serviço de boa qualidade em áreas como a saúde. Outros acreditavam que a escola deveria tratar a temática por meio de:

- Informação
- Prevenção
- Sensibilização do educando
- Relação do tema com o meio ambiente
- Estabelecimento de parcerias
- Inclusão da saúde no currículo escolar
- Projetos
- Apoio de especialistas na escola
- Melhoria das ações junto aos postos de saúde.

Percebemos também a existência de algumas iniciativas junto às duas temáticas, por parte do poder público, mas elas ocorriam de maneira superficial, não obrigatória, sazonal, apenas na disciplina de Ciências, sem a formação adequada do professor, e geralmente eram parcerias estabelecidas pela própria escola.

É clara a inegável importância de dar voz aos professores para melhor compreender a situação atual da educação pública, conforme ficou constatado em seus depoimentos e nas reflexões fundamentadas em outros estudos, conceitos e pensadores da educação. Não há, efetivamente, o envolvimento do docente na construção de políticas públicas educacionais, que são geralmente calcadas no histórico autoritarismo do poder público, evidenciado em inúmeros programas, projetos e iniciativas.

O professor não participa das tomadas de decisão ocorridas na educação pública básica, atuando, na prática, como mero executor, o que invalida a compreensão das especificidades e necessidades de cada unidade, comunidade escolar e, consequentemente, interfere na construção democrática – participativa, dialógica e cooperativa – de soluções eficazes com a escola para que esta consiga desenvolver sua práxis educativa.

Desse modo, é evidente que os professores precisam, sim, atuar como agentes formuladores das mudanças necessárias à profunda e urgente reestruturação da educação fundamental, que devem estar sustentadas em políticas públicas educacionais existentes.

Referências bibliográficas

Bardin, L. Análise de conteúdo. Lisboa: Edições 70, 2008.

Brasil. Lei n. 9.795, de 27 de abril de 1999. Dispõe sobre a educação ambiental, institui a Política Nacional de Educação Ambiental e dá outras providências. Diário Oficial da União, 28 abr. 1999.

Brasil. Ministério da Educação. Secretaria da Educação Fundamental. Parâmetros Curriculares Nacionais: apresentação dos temas transversais, ética. Brasília: MEC, 1997.

Brasil. Ministério da Educação. Tratado de educação ambiental para sociedades sustentáveis e responsabilidade global [documento na Internet]. 2006. Disponível em: <http://portal.mec.gov.br/secad/arquivos/pdf/educacaoambiental/tratado.pdf>. Acesso em: 10 jul. 2007.

Buss, P. M. Promoção da saúde e qualidade de vida. Ciência e Saúde Coletiva, v. 5, n. 1, p. 163-177, 2000.

Costa, ACG. Encontros e travessias: o adolescente diante de si mesmo e do mundo: São Paulo: Instituto Ayrton Senna, 2001.

Freire, P. Pedagogia da autonomia: saberes necessários à prática educativa. 27. ed. São Paulo: Paz e Terra, 1996.

Gil, A. C. Métodos e técnicas de pesquisa social. 4. ed. São Paulo: Atlas/Abrasco, 1994.

Gutiérrez, F. C. P. Ecopedagogia e cidadania planetária. São Paulo: Cortez, 1999.

Instituto Nacional de Estudos e Pesquisas Educacionais Anísio Teixeira. Censo escolar da educação básica 2006 [base de dados na Internet]. Disponível em: <http://portal.inep.gov.br/artigo/-/asset_publisher/B4AQV9zFY7Bv/content/divulgados-os-resultados-finais-do-censo-escolar-2006/21206>. Acesso em: 06 jul. 2007.

Jacobi, P. R. Educação ambiental: o desafio da construção de um pensamento crítico, complexo e reflexivo. Educação e Pesquisa, v. 31, n. 2, p. 233-250, 2005.

540 Parte 4 • Desenvolvimento de Práticas Educativas e Promotoras de Saúde em Diferentes Espaços

Lefèvre, F.; et al. O discurso do sujeito coletivo: uma nova abordagem metodológica em pesquisa qualitativa. Caxias do Sul: EDUCS, 2000.

Lefèvre, F.; Lefèvre, A. M. C. O discurso do sujeito coletivo: um novo enfoque em pesquisa qualitativa (desdobramentos). Caxias do Sul: EDUCS, 2005.

Lima e Silva, P. P.; et al. Dicionário brasileiro de ciências ambientais. 2. ed. Rio de Janeiro: Thex, 2002.

Marques, E. P.; et al. Educação pública: falta de prioridade do poder público ou desinteresse da sociedade? Revista Brasileira do Crescimento e Desenvolvimento Humano, v. 17, n. 3, p. 8-20, 2007.

Minayo, M. C. S. Ciência, técnica e arte: o desafio da pesquisa social. In: Deslandes S. F.; et al. (Org.). Pesquisa social: teoria, método e criatividade. 24. ed. Petrópolis: Vozes, 1994. p. 9-30.

Minayo, M. C. S. O desafio do conhecimento: pesquisa qualitativa em saúde. 7. ed. São Paulo: Hucitec/Abrasco, 2000.

Moretti, V. D. A teoria do valor de Marx e a educação: um olhar sobre a pedagogia das competências. In: Paro, VH (Org.). A teoria do valor de Marx e a educação. São Paulo: Cortez, 2006. p. 179-189.

Morin, E. Os sete saberes necessários à educação do futuro. São Paulo: Cortez, 2000.

Moscovici, S. A representação social da psicanálise. Rio de Janeiro: Zahar, 1978.

Organización Panamericana de la Salud. Escuelas promotoras de la salud: entornos saludables y mejor salud para las generaciones futuras. Washington: OPAS, 1998. (Comunicación para la Salud, 13).

Paro, V. H. Políticas educacionais: considerações sobre o discurso genérico e a abstração da realidade. In: Paro, V. H. (Ed.). Escritos sobre educação. São Paulo: Xamã, 2001. p. 121-139.

Paro, V. H. Por dentro da escola pública. São Paulo: Xamã, 1995.

Pelicioni, M. C. F. Educação em saúde e educação ambiental: estratégias de construção da escola promotora da saúde. Tese (Livre-docência em Saúde Pública). Universidade de São Paulo, São Paulo, 2000.

Pereira, I .M .T. B.; et al. Promoção da saúde e educação em saúde: uma parceria saudável. O Mundo da Saúde, v. 24, n. 1, p. 39-44, 2000.

Reigota, M. A floresta e a escola: por uma educação ambiental pós-moderna. São Paulo: Cortez, 1999.

Rocha, D. G.; et al. Escola promotora da saúde: uma construção interdiciplinar e intersetorial. Revista Brasileira do Crescimento e Desenvolvimento Humano, v. 12, n. 1, p. 57-63, 2002.

São Paulo. Decreto n. 45.986, de 16 de junho de 2005. Dispõe sobre a criação do Programa Municipal de Atenção à Saúde do Escolar. Diário Oficial da Cidade de São Paulo, 2005.

Secretaria de Educação da cidade de São Paulo. O que fazer pela saúde das crianças? 2006. Disponível em: <http://www.prefeitura.sp.gov.br/portal/a_cidade/noticias/index.php?p=1971>. Acesso em: 28 mar. 2007.

Silveira, G. T.; Pereira, I. M. T. B. Escolas promotoras de saúde ou escolas promotoras de aprendizagem/educação. In: Lefèvre, F.; Lefèvre, A. M. C. (Ed.). Promoção de saúde: a negação da negação. Rio de Janeiro: Vieira & Lent, 2004. p. 119-132.

Tristão, M.; Zenobi, V. (Coord.). Educação ambiental e formação de professores. Relatório do grupo de trabalho 21 (GT21) do V Congresso Ibero-americano de Educação Ambiental realizado em Joinville. 2006. Disponível em: <http://www.viberoea.org.br/index.php?secao=secoes.php&sc=112&sub=MA==&id=221>. Acesso em: 10 maio 2007.

World Health Organization Europe Report. Conference of European Network of Health Promoting Schools, 1st, 1997, Thessaloniki-Halkidiki, Greece, 1-5 May 1997.

Zagury, T. O professor refém: para pais e professores entenderem por que fracassa a educação no Brasil. Rio de Janeiro: Record, 2006.

42 Tabagismo e Promoção da Saúde

Maísa Rose Domênico Elmor • Isabel Maria Teixeira Bicudo Pereira

Introdução

Ao iniciar uma reflexão sobre tabagismo, temos certeza de estarmos nos aproximando de um tema polêmico que divide a sociedade civil atual. Entretanto, se considerarmos a presença de uma militância expressiva de pessoas que se organizam a cada dia para assumir um trabalho efetivo no controle da expansão do tabagismo no mundo, sentimos que ficar à margem desse caminhar com olhar indeciso é deixar de considerar os avanços das pesquisas científicas sobre os males que o tabagismo provoca.

Milhares de trabalhos científicos mostram os malefícios causados pelo tabagismo tanto aos fumantes quanto aos indivíduos que convivem com eles. Esse avanço científico permite a "troca de cartas" e resolve um problema óbvio: dissolve ideias convergentes entre amigos e fundamenta uma comunicação impressa que pretende solidificar ações de promoção da saúde nos mais variados campos de atuação. Existia, no início do século 21, 1,3 bilhão de fumantes no mundo, com cerca de 5 milhões de mortes por ano decorrentes do consumo de tabaco. Os efeitos do tabagismo são traduzidos em doenças crônicas pulmonares, cardíacas e outros tantos agravos, não só entre fumantes como também entre não fumantes, podendo se refletir, ainda, à próxima geração (Brasil, 2004).

Na maioria das vezes, o cigarro ainda leva à morte por doença coronariana (obstrução das artérias do coração), bronquite e enfisema, vários tipos de câncer (de boca, laringe, faringe, esôfago, pâncreas, rim, bexiga e colo de útero) e doenças vasculares (como o acidente vascular cerebral – AVC; Rosemberg, 1987).

A Organização Mundial da Saúde (OMS) estima que, caso não haja controle mundial na exposição ao tabaco, em 2030 o número de fumantes crescerá para 1,6 bilhão (WHO, 2004).

No Brasil, o tabagismo é apontado como o segundo fator mais importante de risco de óbito, com 200 mil mortes anuais, sendo suplantado apenas pela hipertensão (Silva *apud* Brasil; OPAS, 2004).

O tabagismo é um hábito que pode causar também impotência sexual no homem, complicações maternas e fetais durante a gestação, úlcera do aparelho digestório, infecções respiratórias e trombose vascular, podendo culminar com amputação de extremidades e membros inferiores (Must *et al.*, 2004).

Estudos liderados por Baker *et al.* (2000) identificam no tabaco cerca de 6.700 substâncias, das quais 63 são cancerígenas e 11 destas comprovadamente carcinogênicas humanas. O longo período entre o início do tabagismo e o surgimento de sintomas (podendo levar de 10 a 30 anos), denominado período de incubação, faz muitas pessoas se sentirem seguras fumando, sem dar a devida atenção ao risco que correm.

De fato, os tóxicos do cigarro produzem na cadeia metabólica produtos terminais chamados glicotoxinas que, ao reagirem por ligação cruzada com as proteínas, provocam efeitos mutagênicos no ácido desoxirribonucleico (DNA), podendo induzir ao câncer e às neoplasias em geral. As glicotoxinas também contribuem para envelhecimento precoce, catarata, arteriosclerose, insuficiência renal, retinopatias e diabetes. Portanto, por ser indutor do efeito mutagênico e promotor de multiplicação de células, o fumo é considerado um cancerígeno completo (Rosemberg, 2003).

Nos EUA, o Center for Disease Control and Prevention (CDC) revelou ainda que os fabricantes de cigarro, para dar sabor ao produto, utilizam aproximadamente 700 aditivos como mentol, cacau, melaço, canela, anis, cravo, passas, figo, cereja, folhas de chá, chocolate, café, gengibre, rum, água, levedura, limão, maçã e caramelados. Além disso, acrescentam outros componentes químicos que contribuem para a eliminação de um número ainda maior de sustâncias no ambiente associadas à queima do tabaco. No consumo dos flavorizados, o sabor é apontado pelo adolescente como principal motivo de escolha da marca de cigarro.

Com o crescimento do consumo de tabaco no mundo, fez-se necessário incrementar ações preventivas, surgindo, assim, durante a 52ª Assembleia Mundial da Saúde, um órgão de negociação intergovernamental para redigir e negociar o Projeto da Convenção-Quadro para o Controle do Tabagismo (CQCT), resultado de mais de 2 anos de esforços intensos de negociações sob presidência brasileira. Aprovado por 192 países até 2003, o tratado fixa padrões internacionais para o controle do tabaco com providências relacionadas com diversos setores do contexto tabagístico atual. Uma vez em vigor, a CQCT é o primeiro tratado internacional negociado sob os auspícios da OMS, instrumento único e inovador que visa proteger as gerações futuras das devastadoras consequências à saúde e ao ambiente da exposição à fumaça e do consumo do tabaco.

O texto da CQCT também é singular por conter uma combinação adequada de obrigações gerais e princípios orientadores que não precisa esperar por protocolos específicos para alcançar seus objetivos de redução e exposição ao tabagismo, embora deva ser assistida por protocolo específico sobre comércio ilícito e propaganda transfronteiriça (Adede *apud* Brasil; OPAS, 2004, p. 92).

Uma das grandes barreiras para que os países adotassem, assinassem e ratificassem a Convenção-Quadro foi o forte *lobby* das grandes companhias transnacionais de tabaco, que procuram trabalhar com patrocínios, propagandas e eventos direcionados principalmente ao público jovem.

Apesar de o Brasil ter sido o segundo país a assinar a Convenção-Quadro, sua ratificação só aconteceu em 27 de outubro de 2005. O acordo aprovado no Senado ocorreu há apenas 11 dias do prazo final estipulado pela OMS (7 de novembro) para qualquer país depositar a ratificação da Convenção na Organização das Nações Unidas (ONU). A adesão ao tratado pôs fim a uma disputa acirrada entre defensores da saúde pública, entre eles o Instituto Nacional do Câncer (Inca), coordenador do Programa Nacional de Controle do Tabagismo, e alguns setores da indústria do tabaco no Brasil, reforçando a mensagem: "não sobrepomos aos interesses de saúde pública os interesses econômicos ou comerciais" (pronunciamento do Ministro da Saúde Humberto Costa durante o Seminário sobre a CQCT, em 27 de agosto de 2003).

Com essa decisão, fomos o 100º país a ratificar o tratado, garantindo assim a participação na primeira sessão da Conferência das Partes, realizada em fevereiro de 2006. Dessa maneira, pudemos usufruir de apoios internacionais, técnicos e financeiros para o fortalecimento de uma política agrícola de alternativas ao fumo e beneficiar 200 mil famílias que dependiam do plantio de tabaco.

O longo período de espera para a ratificação instalou-se na contramão da história de sucesso do Brasil no controle do tabagismo: implantou restrições à propaganda de cigarro, proibiu o tabagismo em muitos locais públicos e inseriu fortes advertências ao consumo nas embalagens, além de outras tantas medidas apoiadas em uma legislação firme, e que, portanto, não poderia ficar à margem das propostas da CQCT.

A ratificação por países que envolvem mais de 70% da população mundial, totalizando 180 adesões até março de 2015, fortalece a disposição de garantir o funcionamento desse tratado.

Apesar dos momentos de tensão, o ano de 2005 foi de grandes conquistas para o controle do tabagismo no Brasil. Além da ratificação da Convenção-Quadro para o Controle do Tabaco pelo Congresso Nacional, observamos diversas iniciativas de incorporação de ações necessárias ao controle do tabagismo por muitos setores governamentais, demonstrando o efetivo comprometimento do governo brasileiro com essa questão.

Em fevereiro e março de 2006, duas novas portarias citaram o controle do tabagismo no corpo das ações propostas. A Portaria n. 399/GM divulgou o Pacto pela Saúde (Brasil, 2006a), na qual a promoção da saúde, com ênfase no estímulo à prática de atividades físicas, adoção de alimentação saudável e controle do tabagismo, foi apresentada como prioridade do Pacto pela Vida. Já a Portaria n. 687 (Brasil, 2006b) aprovou a Política de Promoção da Saúde, na qual a prevenção e o controle do tabagismo ganharam um capítulo em separado entre as ações específicas, sendo nele delineadas todas as diretrizes que nortearam a implementação do Programa Nacional de Controle do Tabagismo e outros Fatores de Risco de Câncer.

O uso do tabaco, portanto, foi identificado como um grande risco à saúde e merece ação imediata na perspectiva das políticas públicas voltadas à saúde, sendo seu controle uma questão ética de responsabilidade social.

Adolescente como foco de atenção

Em 1999, com o intuito de acompanhar as ações de controle do tabagismo, a OMS, em cooperação com o CDC, programou o *Global Tobacco Surveillance System* (GTSS) em todos os continentes e na região das Américas, por meio da Organização Pan-Americana da Saúde (OPAS). Esse sistema reúne três grandes inquéritos, que têm como população-alvo estudantes e profissionais que atuam em escolas e universidades. Um deles é o *Global Youth Tobacco Survey* (GYTS) que, no Brasil, é conhecido como Inquérito Nacional sobre Tabagismo entre Escolares (VIGESCOLA). Seu objetivo é monitorar, por meio de pesquisas repetidas e periódicas, comportamentos, hábitos, atitudes e conhecimentos relacionados com o uso do tabaco, entre os estudantes de 7ª e 8ª séries do ensino fundamental e 1ª série do Ensino Médio. O VIGESCOLA, conduzido no Brasil desde 2002 com a contrapartida dos governos federal, estadual e municipal, tem seus dados publicados para as capitais de 16 Estados brasileiros: na região Norte, Boa Vista, Belém e Palmas; na região Nordeste, Aracaju, Fortaleza, João Pessoa, Natal, Salvador e São Luís; na região Centro-Oeste, Campo Grande e Goiânia; na região Sudeste, Rio de Janeiro e Vitória; e na região Sul, Curitiba, Florianópolis e Porto Alegre (Hallal, 2008).

Com um questionário padronizado, definido pelo programa mundial, além de questões que dizem respeito a aspectos locais, seu instrumento de coleta inclui informações sobre a prevalência do uso de cigarros e outras formas do tabaco, percepções e atitudes sobre o tabaco, acesso e disponibilidade aos produtos, exposição e fumo passivo, currículo escolar, mídia e propaganda e cessação ao fumo (Inca, 2015).

Dados do VIGESCOLA, desenvolvido pelo Inca em 2002 e 2003, que envolveu estudantes de 13 a 15 anos, mostraram que a experimen-

tação de cigarros até os 13 anos é expressiva, variando entre o gênero masculino de 58%, em Fortaleza, até 36%, em Vitória, e entre o gênero feminino, de 55%, em Porto Alegre, a 31%, em Vitória.

A repetição desse estudo em cinco dessas capitais (Palmas, Fortaleza, Natal, João Pessoa e Curitiba) em 2005 não apontou mudança na prevalência da experimentação e do uso atual de cigarros e outros derivados de tabaco entre estudantes, deixando, assim, um alerta para a busca de estratégias que possam modificar esse quadro.

As pesquisas mostram que é na adolescência que o jovem experimenta e se torna tabagista: 90% dos fumantes começaram com o hábito antes dos 19 anos de idade, e seduzir os jovens sempre fez parte de uma estratégia adotada por todas as companhias de tabaco para manter seus mercados. A própria indústria assumiu em seus relatórios internos que são os jovens fumantes que repõem os mais velhos que deixam de fumar ou morrem (ACT, 2007); assim, a propaganda e o *marketing* de derivados do tabaco junto ao público jovem tornam-se essenciais para que a indústria do fumo consiga manter e expandir suas vendas.

O tabaco é a segunda droga mais consumida entre os adolescentes, no mundo e no Brasil, e isso se deve a facilidades e estímulos para a obtenção do produto, entre eles o baixo custo. Além de seu baixo preço no mercado legal ser um dos grandes fatores de incentivo ao consumo do cigarro, o adolescente pode contar com o próprio mercado ilegal, que oferece produtos ainda mais baratos. Ou, ainda, em locais de grande fluxo de população de baixa renda, o cigarro muitas vezes é vendido por unidade, o que incentiva também o jovem a buscar desvelar a curiosidade das primeiras tragadas.

Com o olhar voltado à redução do tabagismo e como um alerta à influência da indústria do fumo na comercialização do cigarro, a OPAS publicou em 2001 o documento *Profits over People*. Esse relatório é fruto de uma investigação de documentos internos das indústrias de cigarro e mostra que, embora pareçam totalmente rivais na disputa de mercado, as empresas de fumo também trabalham juntas para combater as ameaças aos seus interesses comuns, isto é, contra tudo o que pode acarretar redução efetiva do tabagismo.

O relatório *Profits over People* aponta as estratégias usadas pela indústria de cigarro na América Latina e Caribe para prevenir ações contra o tabagismo, como: negar as evidências da ligação do tabagismo passivo a várias doenças; apontar o tabagismo passivo como um componente menor da contaminação do ar; promover as áreas de "acomodação" para fumantes e não fumantes como um direito do tabagista, desconsiderando a dispersão dos poluentes pelo ar ou sistemas de ventilação (Selin *apud* Brasil; OPAS, 2004, p. 63).

Em publicação dos dados levantados sobre a Epidemia Global do Tabaco (*MPOWER Package*; WHO, 2008), a OMS destacou que, ao abraçar a mobilização efetiva no controle do tabagismo, estaremos agindo sobre o fator de risco de seis entre as oito doenças de maior causa de morte no mundo (doenças do coração, respiratórias e câncer do pulmão).

As propostas de ação desse documento envolvem a atuação na oferta de ajuda ao fumante para a cessação, advertência dos prejuízos do consumo em embalagens de cigarro, proibição da publicidade e patrocínio das empresas produtoras de cigarro, além do aumento de impostos sobre produtos e derivados do tabaco. É interessante ressaltar que, segundo o Banco Mundial, mesmo em países desenvolvidos, as ações educativas assim como a restrição e o controle de venda de cigarros para adolescentes não têm se mostrado tão eficazes na prevenção da iniciação entre jovens, como o aumento de preços e impostos.

No *MPOWER Package* (WHO, 2008), o Brasil aparece com prevalência de tabagismo estimada em 17,2 e 15,7% para meninos e meninas, respectivamente, em idade de 13 a 15 anos no Rio de Janeiro. Para grupos com mais de 18 anos, foram apontadas as taxas de 20,3% para os homens e 12,8% para as mulheres – dados extraídos da Vigitel Brasil (2007), Vigilância de Fatores de Risco e Proteção a Doenças Crônicas por Inquérito Telefônico (WHO, 2008).

Contudo, o tabagismo não depende exclusivamente da atuação da medicina ou da adoção de vacinas, segundo Margaret Chan, atual Diretora Geral da OMS, mas sim da ação conjunta de governos e sociedade civil (WHO, 2008). Quando executadas e implantadas como pacote, as políticas de *MPOWER* protegerão jovens de iniciar o consumo de tabaco, ajudarão adultos a parar de fumar, além de proteger os não fumantes da exposição à fumaça do cigarro.

A nicotina é apontada como substância tão ativa quanto heroína, cocaína e álcool e, segundo o US Departament of Health and Human Services (1994), a maioria dos tabagistas que começa a fumar na adolescência, se mantidos longe do tabagismo nessa idade, dificilmente se tornarão fumantes. O fumo também tem sido descrito como a "droga de entrada" (*gateway drug*), isto é, a maioria dos jovens que usa drogas pesadas, como maconha, cocaína ou heroína, teve experiência prévia com o tabagismo (Silva *apud* Brasil; OPAS, 2004, p. 37).

A adolescência é destacada como o momento do jovem que requer mais atenção, já que inúmeras pesquisas a apontam como fase de risco de doenças sexualmente transmissíveis, gravidez não planejada e alta vulnerabilidade para acidentes que poderão "engrossar" os índices de violência e morte; portanto, segundo Seixas (*apud* Pinho *et al.*, 2002), uma rede intrincada de fatores estruturais e comportamentais permite dizer que esses jovens estão expostos a uma diversidade de vulnerabilidades.

Ao fumar, o adolescente pode aumentar a possibilidade de desenvolver inúmeras doenças, mas o conceito de risco epidemiológico torna-se inexpressivo diante do tempo levado pelas manifestações do seu efeito associado ao prazer, compartilhamento grupal e falsa sensação de independência que o consumo de cigarro pode trazer.

O controle do hábito de fumar, assim como o de outros comportamentos assumidos nessa fase, deve fazer parte das propostas de promoção da saúde para que em seu desenvolvimento esse adolescente alcance a idade adulta com mais qualidade de vida. O profissional que atua nessa promoção precisa se aproximar de todos os mecanismos de sedução a que se expõem os jovens para proporcionar, também, por meio da educação para a saúde, uma discussão dos riscos associados ao uso do cigarro.

Papel da escola e seu envolvimento com o tabagismo

A Organização das Nações Unidas para a Educação, a Ciência e a Cultura (UNESCO) e a OMS vêm trabalhando com questões de saúde escolar desde a década de 1960. Na época, as duas organizações publicaram o manual de referência *Planning for Health Education in Schools*, baseado em fontes de diversos países (Vynckt, 1992; 1993), cujo texto pragmático continha indicações para o planejamento e a implementação de programas nacionais de saúde escolar, com base em consultas a especialista e governos.

A partir da década de 1980, a afirmação do conceito e do movimento de promoção da saúde levou, também no campo da saúde na escola, à proposição de abordagens que buscassem ser mais abrangentes. Denominadas *Comprehensive school health*, as iniciativas tomadas nos EUA, a partir de 1989, foram acompanhadas de debates e publicações apoiadas pela OMS (WHO, 1991; 1992).

A formulação denominada Escola Promotora de Saúde ganhou corpo na Europa, em 1991, com o lançamento de um projeto-piloto desenvolvido pelo escritório regional da OMS. Assim, a promoção da saúde na escola mostra-se como o conjunto de estratégias que têm por objetivo produzir repercussões positivas sobre a qualidade de vida e os determinantes da saúde dos membros da comunidade escolar.

Entendida como cenário fundamental (*key setting*) para a promoção da saúde, a escola ganhou espaço destacado na agenda dos organismos internacionais na década de 1990. Diversos projetos de âmbito internacional são instituídos para implantar atividades nessa direção, entre eles a Rede Europeia de Escolas Promotoras de Saúde (WHO, 1996a), a Iniciativa Global de Saúde Escolar (WHO, 1996a) e a Rede Latino-americana de Escolas Promotoras de Saúde (OPAS, 1996). Guias e modelos para a ação são preparados, tendo como foco principal os países em desenvolvimento, desenhados com vistas a incentivar e instrumentalizar os sistemas nacionais de educação na elaboração de políticas e programas voltados à saúde na escola (OPAS/OMS, 1996; OPAS, 1998; WHO, 1991; 1992; 1996b; 1996c; 1996d).

Em 2000, foi elaborada pela OMS, UNESCO, UNICEF e Word Bank (2000) a proposta *Focusing Resources on Effective School Health* (FRESH), que sintetiza a defesa conjunta da instituição de políticas nacionais de promoção de saúde na escola por seus organismos signatários.

No Brasil, a pesquisa das transformações ocorridas ao longo da história mostra que a saúde escolar acompanhou de perto as tendências internacionais (Valadão, 2004). Originariamente marcada pelo movimento higienista e denominada higiene escolar, propunha abordagem do asseio e higiene dos estudantes para evitar o contágio de doenças transmissíveis (Oliveira, 1991).

Na mesma época, com o propósito de informar e permitir que as crianças desenvolvessem habilidades e competências no controle dos fatores de risco de câncer, o Inca desenvolveu o Programa Nacional de Controle do Tabagismo e outros Fatores de Risco de Câncer nas Escolas, o Programa Saber Saúde, com implementação nacional no início em 1998. Para manter sua abrangência, ainda hoje procura capacitar representantes das Secretarias Estaduais de Saúde e Educação que habilitam os profissionais das Secretarias Municipais, os quais, por sua vez, capacitam os professores de cada escola em diferentes regiões brasileiras. As informações e atividades relacionadas com o consumo do tabaco e outros fatores de risco de câncer são aplicadas ao cotidiano da escola, de maneira pulverizada sobre os temas transversais e em várias disciplinas do núcleo comum. Contando com o apoio de livros, guia metodológico, revistas para crianças e adolescentes, adesivos, cartazes e vídeos, pretende agregar o programa ao projeto pedagógico da escola.

O mesmo programa contempla uma proposta de Ambiente Escolar Livre do Tabaco, procurando estimular mudança de comportamento diante do tabagismo por professores, alunos e toda a comunidade escolar, estabelecendo ações organizadoras e normativas (Inca; CONPREV, 2001).

A escola pode se destacar como ambiente fundamental na formação da personalidade e na busca por novas estratégias de ação para o controle do tabagismo, já que mantém mais de 80% dos jovens com permanência expressiva durante uma importante fase da vida.

Responsabilizada por muitas das intervenções educativas e de cidadania que algumas vezes geram insatisfação entre os professores pelo acúmulo de tarefas, de fato é necessário destacar que não é possível que a escola dê conta de tudo ou, ainda, que pretenda prevenir doenças genéticas, como as manifestações de deficiências físicas múltiplas e agravos de saúde de origem biológica, mas pode, contudo, promover a inclusão e permitir uma melhoria da qualidade de vida para aqueles que nela buscam uma participação na sociedade.

No entanto, segundo Valadão (2004), embora o Programa de Saúde do Escolar permaneça no Ministério da Educação, a saúde na escola brasileira contemplou até agora uma mescla de antigas e novas ideias e práticas;

"portanto, foi um cenário no qual princípios, leis, conceitos e práticas que têm relação direta com a promoção da saúde no âmbito da escola se perpassam, conflitam, superpõem, mas raramente se comunicam ou articulam".

Essa reflexão faz um alerta para a necessidade de uma nova tomada de decisão, já que as contribuições da escola em relação à saúde humana podem ser essenciais e múltiplas, não só pelo conhecimento por meio das disciplinas voltadas à saúde, como também por ser um cenário rico para a formação da personalidade do jovem. Além disso, permite reflexões sobre os determinantes da saúde destacados nas Conferências Internacionais.

O "Compromisso Todos pela Educação", adotado pelo Governo Federal, deu impulso a uma ampla mobilização social e a uma aclamada busca de "Uma educação básica de qualidade para todos os Estados brasileiros em 2022", bicentenário da Independência do Brasil. Prioridade do Plano de Desenvolvimento da Educação (PDE) lançado em abril de 2007, a atenção à saúde do estudante permeia e compõe o cenário das intenções preconizadas pelo referido plano.

Em 2008, os Ministérios da Educação e da Saúde definiram como eixos do programa Saúde na Escola, que integra os projetos do Plano de Desenvolvimento da Educação (PDE): avaliação das condições de saúde do estudante; promoção da saúde e prevenção; monitoramento e avaliação da saúde; capacitação dos profissionais da educação, da saúde e de jovens; monitoramento e avaliação das atividades do programa.

Um grupo de trabalho criado pelos referidos órgãos definiu diretrizes para o atendimento básico de saúde na escola, com ações elaboradas que buscam integrar as instituições da educação básica e as unidades básicas de saúde com equipes da Saúde da Família e têm o objetivo de articular prática de educação e saúde para promover a vida saudável de estudantes.

De fato, o compromisso das escolas e instituições governamentais com a melhoria do aprendizado e saúde dos alunos deve ser concretizado também porque nossa Lei Magna deve ser respeitada. Entretanto, não poderíamos deixar de referenciar a importância de se voltar aos pressupostos da promoção da saúde e promover um trabalho intersetorial, há tempos apontado como fundamental para a adoção de práticas estimuladoras da busca pela melhoria das condições de vida da população. Para tal, é necessário que as Secretarias de Educação e Saúde realmente estabeleçam um plano de trabalho exequível e integrado, permitindo ações que não traduzam apenas intenções de momentos políticos.

Além disso, ao estabelecer bases de uma pedagogia a partir de sua convivência com a promoção da saúde, a escola poderá eliminar as raízes das relações autoritárias. Poderá então surgir um modelo em que não há escola nem professor, mas círculos de diálogo comprometidos com um ambiente propício à aprendizagem e ao bem-estar de todos, enfatizando a participação do aluno e reconhecendo a troca de experiência entre professor e aluno em uma abordagem crítica e construtiva que se estenderá às famílias que dela se aproximam e nas quais o controle do tabagismo poderá ser inserido.

A nova proposta curricular da rede estadual de ensino de São Paulo – "São Paulo faz escola" – também inseriu o tema tabagismo como momento de aprendizado. Entretanto, é oportuno reforçar que, se sua abordagem for apenas por meio de "verbalizações", não se aproximará da prática docente reflexiva e, consequentemente, pouco contribuirá para melhorar o ambiente escolar e reduzir o tabagismo (SEE-SP, 2008).

Abordar temas de saúde de modo tradicional, sem oferecer instrumentos aos professores e gestores para que adquiram condições de agir de maneira emancipatória e realmente entender seu papel na promoção da saúde, é continuar tornando-os meros executores de propostas apoiadas em momentos políticos, o que tem sido o cenário da escola brasileira até agora.

O abandono do tabagismo é muito difícil – cerca de 80% dos fumantes declaram que gostariam de deixar de fumar, mas apenas alguns conseguem. A iniciação ao fumo antes dos 14 anos de idade para a maioria dos fumantes e a dependência de mais da metade dos jovens que experimentam compõem um conjunto de razões para se criar estratégia para controlar o tabagismo entre os adolescentes.

Portanto, as ações de controle também devem basear-se na prevenção primária dirigida aos jovens, procurando evitar a iniciação e a habituação ao fumo, e a escola pode constituir a base mais comum para desenvolver a prevenção do tabagismo e a promoção dos determinantes da saúde.

Professor como referência no controle do tabagismo na escola

Foco do olhar de inúmeros pesquisadores e nas mais variadas áreas do conhecimento, o professor recebe destaque pelo seu valor real. Peça fundamental nas escolas, pode orientar o aluno a uma teia de significados do conhecimento e promover a aprendizagem não só acadêmica, como também na construção da sua identidade, de seu caminho pessoal e profissional – é aí que sua atuação pode aproximá-lo de ações expressivas no controle do tabagismo entre os jovens.

Ao mesmo tempo, educar na escola é colaborar para que professores e alunos transformem suas vidas em processos permanentes de aprendizagem, garantindo assim o desenvolvimento de habilidades que lhes permitam encontrar seus espaços pessoais, sociais e produtivos que poderão ser alcançados com mais saúde, se mantidos longe do consumo do cigarro.

Nos dias atuais, para se aproximar do aluno, o professor tem um grande "leque" de opções metodológicas, de possibilidades de organizar sua comunicação, de introduzir um tema, de trabalhar com os alunos de maneira presencial e virtual. Em sua docência, o professor tem contato diário com jovens que, ao saírem da escola, têm uma vida ativa, não só pela variedade de ambientes a que se expõem, como também pela facilidade com que se comunicam, fazendo da internet seu território de "trocas" e representações.

De acordo com Gomes *et al.* (2006), a prática docente envolve múltiplas ações do professor, não só na condução dos grupos como também na gestão de suas classes, no preparo dos conteúdos, na aproximação das disciplinas com o projeto pedagógico e o currículo, constituindo-se assim um saber próprio da docência. Para isso, é necessário manter-se atualizado, aprendendo e reaprendendo a ser, a conviver, alicerçado em novos valores e princípios.

As áreas de competência, como organizar, gerir e animar situações de aprendizagem, envolver os alunos em sua aprendizagem, enfrentar deveres e dilemas da profissão são, segundo Perrenoud (1996), pressupostos referenciais do cotidiano desse profissional que, muitas vezes, desempenha heroicamente sua função.

Contudo, a eficácia pedagógica muitas vezes é resultado da cooperação dos alunos e de suas famílias. Certamente, a competência profissional consiste, em parte, em criar, manter e desenvolver essa cooperação, mas isso não garante aos alunos vontade de aprender, estudar ou simplesmente ir à escola; é preciso agir sobre valores e atitudes, o que não é fácil.

Romper inúmeras resistências a que nossos alunos estão sujeitos, em associação à sedução da estrutura sociedade atual onde o tabagismo se manifesta, tem sido tarefa de responsabilidade do professor. No entanto, não se pode julgar o professor contabilizando os resultados de sua ação sem considerar seus "adversários" na relação educativa. A cooperação e a resistência que encontramos em uma sala de aula dependem de um grande número de fatores que podem remeter, muitas vezes, a uma incompetência coletiva mais que a uma incompetência individual.

É certo que a atuação docente está ligada a aspectos que ultrapassam o domínio dos conteúdos. O pertencimento a uma etnia, a uma classe social, a um gênero, a uma faixa etária e, ainda, a história do professor e sua cultura, de fato, exercem uma influência na comunicação e na relação pedagógica, mas a profissionalização pode ser uma resposta à complexidade das situações e das relações educativas e às expectativas crescentes das sociedades em relação ao sistema educativo. Ainda nesse aspecto é que julgamos também relevante o trabalho intersetorial, permitindo que o professor identifique necessidades e carências de seus alunos, além de pontos frágeis de seu desempenho.

É certo também que o professor fumante muitas vezes não se sente à vontade para esclarecer questões voltadas ao tabagismo, já que fumando se coloca em uma situação desconfortável de "faça o que eu digo, mas não faça o que eu faço".

Nesse sentido, Aquino (*apud* Sayão e Aquino, 2004) adverte que nunca se é professor por completo. O autor defende a ideia de que há um espaço aberto e em constante mutação no ofício docente. Com isso, sempre podemos pensar em novas propostas pedagógicas para atender aos nossos alunos, já que seria pressuposto na profissão docente jamais se esgotar.

Para o autor, também é necessária a convivência na elaboração de propostas pedagógicas, pois essa aproximação resulta na reflexão e no desenvolvimento de habilidades para conduzir melhor o trabalho em sala de aula. Leontiev (*apud* Pimenta e Ghedin, 2005) reforça esse fato quando comenta que a reflexão mental nos seres humanos está ligada ao processo da atividade orientada para um objetivo e mediada por esse processo.

Apenas os profissionais da educação, principalmente aqueles que se colocam à frente das ações, conhecem a fundo os problemas de cada escola, de cada comunidade e assim podem garantir o sucesso de propostas identificadas como prioritárias para o desenvolvimento daquela localidade. Além de saber "como e quando fazer", sua aproximação com a elaboração de propostas em tempo real tornará seu envolvimento mais amoroso, mais responsável, permitindo até mesmo que ele saia da sua "zona de conforto".

Como já visto, a maioria dos tabagistas começa a fumar na adolescência, e se o indivíduo for mantido longe do cigarro nessa idade, dificilmente se tornará um fumante. Segundo dados da pesquisa Perfil do Usuário de Tratamento do Tabagismo, realizada em 2006, pelo Centro de Referência de Álcool, Tabaco e Outras Drogas (CRATOD) de São Paulo, 36,54% dos fumantes começaram com o hábito aos 12 a 14 anos e 28,85%, aos 15 a 20 anos de idade (Lago, 2006).

Criar a disposição para eliminar antigos hábitos desfavoráveis à promoção da saúde e contribuir para o controle do tabagismo é adotar um agir educativo, comprometido com a reflexão sobre o que poderia dar cor e tom à convivência do alunado com o mundo a seu redor, e com esse aspecto o professor está estreitamente relacionado. A escola e o professor reforçam a possibilidade investigativa de coleta de dados que poderão nortear um trabalho sólido de promoção de saúde e prevenção do tabagismo.

No entanto, a preocupação de abordar o tema não deve estar apoiada apenas em verbosidade. É certo que precisamos da teoria, do conhecimento científico, também porque são eles que nos oferecem a base para estabelecer nossos objetivos. Entretanto, muito mais do que isso, precisamos estar inseridos na realidade social, em um contato analítico com o ambiente escolar para levar a teoria além da comunicação, complementando-a com mudanças de atitude que só o professor pode permitir nesse caminhar. Além disso, é necessário conhecer com profundidade os problemas de cada localidade, contextualizando e tomando como referência seu alunado para cuidar das conquistas e continuar progredindo.

Colocar a noção de *empowerment*, termo que implica "atribuir poderes a alguém, ou seja, transferir poderes de decisão a pessoas e a equipes" (Maximiano, 2004), na prática em questões de tabagismo não se efetiva apenas pela difusão da informação, mas pode ser conquistada por famílias e comunidades ao serem capacitadas para entender suas próprias necessidades, gerando o fortalecimento individual e coletivo dos indivíduos. Nesse sentido, a competência e a sensibilidade do professor são indispensáveis.

Ações de controle do tabagismo estendidas à comunidade

As estratégias e atividades de promoção da saúde dirigidas aos professores, alunos e suas famílias buscam exercer influência nos componentes comportamentais e culturais. Com isso, os hábitos sabidamente nocivos presentes no estilo de vida poderão ser repensados e substituídos por outros reconhecidos como mantenedores da saúde e da qualidade de vida.

A conscientização da população sobre os males do tabagismo e até mesmo as ações da indústria do fumo, que, muitas vezes, elegem atividades específicas para determinados países e buscam a todo custo aumentar o consumo, precisa ser incentivada.

Os esforços da forte indústria brasileira de fumo em contratar cientistas e consultores para mostrar que não há prejuízo mediante a exposição à fumaça ambiental (tabagismo de segunda mão), ou que ele é insignificante, devem ser entendidos como contrários ao manifesto mundial de controle de tabagismo.

A ineficiência dos lugares reservados aos fumantes, em bares, restaurantes e outros espaços fechados reforça ações parlamentares, como o Decreto n. 8.262/2014, que regulamenta a proibição de fumar cigarros, charutos, cachimbos, narguilés e outros produtos derivados do tabaco em locais de uso coletivo públicos ou privados, extiguindo assim os fumódromos em todo o país.

Hoje, em continuidade à luta antitabagista, a Lei que elimina os "fumódromos" em ambientes fechados propicia o aparecimento dos ambientes 100% livres de tabaco e facilita a fiscalização, além de cumprir com as obrigações do Brasil como signatário da Convenção-Quadro para o Controle do Tabaco.

Portanto, deve ser resguardado o direito concedido a todos de se manterem em um ambiente sem poluição causada pelo tabaco, já que para o próprio fumante sua permanência em "fumódromos" aumentaria muito sua exposição aos componentes tóxicos presentes no cigarro.

As campanhas pela implementação de ambientes fechados 100% sem fumo adquirem expressão em vários Estados do país. As atividades desenvolvidas em Pernambuco, Paraíba e Sergipe estão ganhando aliados.

Em 3 de abril de 2009, a Assembleia Legislativa do Espírito Santo aprovou o Projeto de Lei n. 115/2009, da deputada federal Aparecida Denadai, que proíbe o fumo em ambientes fechados.

Em São Paulo, os secretários estadual e municipal de saúde declararam-se comprometidos com o tema e aprovaram na Assembleia Legislativa do Estado, no dia 7 de abril de 2009 (dia mundial da saúde), a lei que disciplina onde é permitido fumar. A referida lei estadual extingue o fumódromo, espaço reservado aos fumantes, beneficiando, assim, os não fumantes frequentadores de ambientes fechados e trabalhadores de estabelecimentos que prestam serviços à coletividade.

Legislar com lei estadual que apoia uma política de adequação à implementação da CQCT é legislar em defesa do direito primordial à saúde. É deixar de expor aos riscos da fumaça do cigarro uma grande maioria de não fumantes que até o momento estiveram à mercê de 15% de fumantes. Com esse instrumento não se está proibindo o fumante de fumar, já que ele ou ela pode continuar manifestando seu hábito em ambiente aberto.

Outro projeto de lei que também proíbe fumar em ambientes públicos fechados entrou em vigor a partir de 1º de junho de 2009, em Salvador (BA). Sancionada pelo prefeito João Henrique, a lei prevê multa de R$ 200 a R$ 2 milhões, tanto para os donos dos estabelecimentos como para o fumante. Com essa lei, o fumo só será tolerado em áreas externas e vias públicas.

A presença de projetos dessa ordem possibilita uma militância contrária à expansão da indústria de cigarros, que, ainda hoje, tenta manter o posicionamento de que não existem provas de que o fumo passivo provoca doenças.

No cenário mundial, os Objetivos para o Desenvolvimento do Milênio propõem aos países a inclusão do controle do tabagismo como um aspecto importante de desenvolvimento social.

Em Genebra, sede da Organização das Nações Unidas na Europa e de uma série de bancos internacionais, também existe uma mobilização para proibir o fumo em locais públicos após referendo realizado entre seus moradores, em 2008. Cerca de 80% dos eleitores da segunda maior cidade da Suíça apoiaram a proibição. O país estava atrás de outros países europeus, como Irlanda, Inglaterra, França e Itália, na proibição do fumo em restaurantes, bares e escritórios. Fumar é proibido em transportes públicos suíços desde 2005.

Essas mobilizações devem ganhar apoio irrestrito, já que a OMS tem pedido a governos do mundo todo para protegerem seus cidadãos dos riscos causados pelo fumo à saúde.

A importância da mobilização da sociedade atuando em vários setores do controle do tabagismo também deve ser enfatizada. Órgãos como a Aliança para o Controle do Tabagismo (ACT) no Brasil, composta por organizações da sociedade civil, associações médicas, comunidades científicas, ativistas e pessoas interessadas em coibir a expansão da epidemia tabagista podem ganhar credibilidade, garantir parceria e contribuir positivamente, revertendo os números alarmantes de jovens que se iniciam no tabagismo.

Em 2007, em parceria com a Faculdade de Direito da Pontifícia Universidade Católica de São Paulo, a ACT realizou um seminário nessa instituição com o título "Estratégias da indústria do tabaco: uma história de manipulações", para celebrar um convênio de cooperação cultural com a universidade. Envolvendo estudantes de diversas áreas em controle do tabagismo e com o objetivo de incentivar os alunos a proporem projetos de iniciação científica sobre o tema, a ACT acredita que o número de advogados nessas áreas tende a aumentar conforme aumenta o debate sobre o assunto e a pressão da sociedade civil.

O fortalecimento da educação, comunicação e conscientização da sociedade promoverá e implantará medidas destacadas no art. 12 da Convenção-Quadro para o Controle do Tabagismo; isto é, "promover amplo acesso a programas eficazes e integrais de educação e conscientização do público sobre os riscos que acarretam à saúde, o consumo e a exposição do tabaco, incluídas suas propriedades aditivas".

Em concordância ao objetivo da referida Convenção e seus protocolos, estaríamos buscando, assim, proteger as gerações presentes e futuras das devastadoras consequências sanitárias, sociais, ambientais e econômicas geradas pelo consumo e pela exposição à fumaça do tabaco.

Bibliografia

Aliança de Controle do Tabagismo. Boletim ACT, n. 31, 2007. Disponível em: <http://actbr.org.br/comunicacao/boletins-antigos/boletim-act-31.htm>. Acesso em: 14 nov. 2007.

Baker, F. et al. Health risks associated with cigar smoking. Journal of the American Medical Association, v. 284, n. 6, p. 735-740, 2000.

Brasil. Ministério da Saúde. Portaria n. 399/GM, de 22 fevereiro de 2006. 2006a. Disponível em: <http://dtr2001.saude.gov.br/sas/PORTARIAS/Port2006/GM/GM-399.htm>. Acesso em: 18 jun. 2018.

Brasil. Ministério da Saúde. Portaria n. 687, de 30 de março de 2006. 2006b. Disponível em: <http://portal.saude.gov.br/portal/arquivos/pdf/portaria687_2006.pdf>. Acesso em: 18 jun. 2018.

Brasil. Ministério da Saúde. Instituto Nacional do Câncer. Secretaria de Vigilância em Saúde. Secretaria de Atenção à Saúde. Coordenação de Prevenção e Vigilância. Inquérito domiciliar sobre comportamento de risco e morbidade referida de doenças e agravos não transmissíveis: Brasil, 15 capitais e Distrito Federal, 2002-2003. Rio de Janeiro: INCA, 2004.

Brasil. Ministério da Saúde. Vigitel Brasil 2006: vigilância de fatores de risco e proteção para doenças crônicas por inquérito telefônico. Brasília, DF: 2007. Disponível em: <https://bvsms.saude.gov.br/bvs/publicacoes/relatorio-vigitel-2006-marco-2007.pdf>. Acesso em: 4 out. 2018.

Brasil; Organização Pan-Americana da Saúde. Tabaco e pobreza, um círculo vicioso – a convenção-quadro de controle do tabaco: uma resposta. Brasília: Ministério da Saúde, 2004.

Gomes, A. M. A. et al. Os saberes e o fazer pedagógico: uma integração entre teoria e prática. Educar, Curitiba, n. 28, p. 231-246, 2006.

Hallal, A. L. L. Fatores associados ao tabagismo em escolares da região sul do Brasil. Tese (Doutorado em Saúde Pública) – Faculdade de Saúde Pública da Universidade de São Paulo, São Paulo, 2008.

Instituto Nacional do Câncer. Tabagismo e juventude. 2015. Disponível em: <www.inca.gov.br/wcm/dncf/2015/tabagismo-e-juventude.asp>. Acesso em: 4 out. 2018.

Instituto Nacional do Câncer. Coordenação de Prevenção e Vigilância. Programa Nacional de Controle do Tabagismo e outros Fatores de Risco – Brasil. Rio de Janeiro: INCA, 2001.

Lago, L. W. C. Perfil do usuário do programa de tratamento do tabagismo do Centro de Referência de Álcool, Tabaco e outras Drogas (CRATOD). São Paulo: Secretaria do Estado da Saúde, 2006.

Maximiano, A. C. A. Introdução à administração. 6. ed. São Paulo: Atlas, 2004.

Must, E.; Efroymson, D.; Tanudyaya, F. Controle do tabaco e desenvolvimento. Manual para organizações não governamentais. São Paulo: Rede Tabaco Zero; Guia Path Canadá, 2004.

Oliveira, M. L. C. L. Educação em saúde na escola pública: limites e possibilidades – uma reflexão histórica sobre a formação do educador. Dissertação (Mestrado em Educação) – Instituto de Estudos Avançados da Faculdade Getúlio Vargas, Rio de Janeiro, 1991.

Organização Pan-Americana de Saúde. Escuelas Promotoras de Salud. Modelo y Guía para la Acción. Washington, DC: OPAS, 1996.

Organização Pan-Americana da Saúde. Escuelas promotoras de la salud: entornos saludables y mejor salud para las generaciones futuras. Washington: OPAS, 1998. p. 801. (Comunicación para la Salud, n. 13).

Organização Pan-Americana da Saúde; Organização Mundial da Saúde. Escuelas promotoras de salud: modelo y guia para la acción. Washington: OPAS, 1996. (HSP/SILOS, n. 36).

Perrenoud, P. Formation continue et développement de compétences professionnelles. L'Educateur, n. 9, p. 28-33, 1996.

Pimenta, S. G.; Ghedin, E. (Org.). Professor reflexivo no Brasil: gênese e crítica de um conceito. São Paulo: Cortez, 2005.

Pinho, M. D. et al. Juventude, raça e vulnerabilidade. Revista Brasileira de Estudos de População, v. 19, n. 2, p. 277-294, 2002.

Rosemberg, J.; Secretaria da Saúde. Centro de Vigilância Epidemiológica. Nicotina: droga universal. São Paulo: Secretaria da Saúde, 2003.

Rosemberg, J. Tabagismo: sério problema de saúde pública. 2. ed. São Paulo: Almed, 1987.

Sayão, R.; Aquino, J. G. Em defesa da escola. São Paulo: Papirus, 2004.

Secretaria Estadual de Educação do Estado de São Paulo. São Paulo faz escola. São Paulo: SEE-SP; 2008. Disponível em: <http://www.educacao.sp.gov.br/sao-paulo-faz-escola>. Acesso em: 1 maio 2008.

U. S. Departament of Health and Human Services. Preventing Tobacco Use Among Young People: a report of the surgeon general. Atlanta: U. S. Department of Health and Human Services, Public Health Service, Centers for Disease Control and Prevention, National Center for Chronic Disease Prevention and Health Promotion, Office on Smoking and Health; 1994.

Valadão, M. M. Saúde na escola: um campo em busca de espaço na agenda intersetorial. Tese (Doutorado em Saúde Pública) – Faculdade de Saúde Pública da Universidade de São Paulo, São Paulo, 2004.

Vynckt, S. V. Primary school health: where are we and where are we going? Realites in the life of school children in the third world. Hygie, v. 11, p. 45-49, 1992/1993.

World Health Organization; United Nations Educational, Scientific and Cultural Organization; United Nations Children's Fund; World Bank. Focusing resources on effective school health: a FRESH start to enhancing the quality an equity of education. Dakar: WHO; UNICEF; UNESCO; World Bank, 2000.

World Health Organization. Building blocks for tobacco control: a handbook. Geneva: WHO, 2004.

World Health Organization. Comprehensive school health education: suggest guidelines for action. Geneva: Unesco; Unicef, 1991.

World Health Organization. Comprehensive school health education. Geneva: Unesco; Unicef, 1992.

World Health Organization. Improving school health programmes: barriers and strategies. Geneva: WHO; HPR; HEP, 1996b.

World Health Organization. Promotion health through schools. The World Health Organization's global school health initiative. Geneva: WHO, 1996a.

World Health Organization. Report on the global tobacco epidemic. The MPOWER package; 2008. Geneva: WHO, 2008.

World Health Organization. Strategies to overcome barriers and to improve School health programmes: a background paper for the WHO Expert Committee on School Health Education and Promotion. Geneva: WHO, 1996c.

World Health Organization. The status of school health. Geneva: WHO; HPR; HEP, 1996d.

43 Promoção da Saúde em uma Unidade de Conservação Ambiental de São Paulo

Cristina Sabbo da Costa • Maria Cecília Focesi Pelicioni

Introdução

O conceito de promoção da saúde que orientou este capítulo foi baseado na concepção positiva da saúde, que traz uma visão holística, ligada aos direitos básicos do cidadão e que difere da concepção hegemônica atual, que considera saúde como ausência de doença. Entender saúde em uma conotação multideterminada é uma tentativa de mudança de direcionamento e significa acreditar em processos pedagógicos que permitam a transformação social. Torna-se importante resgatar aqui alguns percursos sociais e políticos das áreas de saúde e ambiente e suas inter-relações com as diretrizes de promoção da saúde para melhor compreender o relato da experiência aqui descrita.

Os documentos resultantes do processo de discussão sobre promoção da saúde começaram a ser divulgados a partir de 1986, com a Conferência Internacional de Promoção à Saúde, em Ottawa, Canadá. Nesse momento, os especialistas discutiam que promover saúde envolveria a construção de políticas públicas saudáveis, criação de ambientes favoráveis, reforço às ações comunitárias, desenvolvimento de habilidades pessoais e reorientação dos serviços de saúde (Brasil, 2001; Lalonde, 1996).

A partir de então, saúde e ambiente são tidos como grandes vertentes teóricas de convergência, visando ao bem-estar do ser humano e do mundo em que vive. Esse fato é justificado pela história das políticas públicas sobre saúde e ambiente no Brasil, pois têm marcos históricos distintos, inerentes a cada uma dessas áreas, porém há características muito próximas no que se refere aos movimentos sociais, inclusive no momento da promulgação da Constituição Federal Brasileira (Brasil, 1988), quando essas histórias se encontraram. O Art. 196 dispõe que:

> A saúde é direito de todos e dever do Estado, garantindo mediante políticas sociais e econômicas que visem à redução do risco de doença e de outros agravos e ao acesso universal e igualitário às ações e serviços para sua promoção, proteção e recuperação.

Enquanto o Art. 225 dispõe que:

> Todos têm direito ao meio ambiente ecologicamente equilibrado, bem de uso comum do povo e essencial à sadia qualidade de vida, impondo-se ao Poder Público e à coletividade o dever de defendê-lo e preservá-lo para presentes e futuras gerações.

Um olhar sobre o conjunto das políticas públicas de saúde e ambiente permite identificar os resultados dos movimentos sociais das respectivas áreas. Quando se deseja compreender esse processo, é possível perceber que ambas se complementam, pois tiveram como foco principal, no cenário de suas lutas e conquistas, a melhoria da qualidade de vida e o bem-estar das pessoas, conforme diretrizes descritas na Constituição, assim como em outras legislações, nas quais não será difícil encontrar outras interfaces dessas áreas.

Trechos de documentos oficiais, como a Lei Orgânica da Saúde (Brasil, 1990) e a Constituição Brasileira (Brasil, 1988), evidenciam as temáticas de saúde e ambiente e possibilitam demonstrar uma aproximação dos temas, além de enaltecer o fator de interesse mútuo dessas áreas. Ambas trilharam sobre o mesmo objetivo de obtenção da melhoria da qualidade de vida e de saúde da população, evidenciando cada vez mais as relações de interface entre saúde, qualidade de vida e o cuidado ambiental, pois sem essa preocupação a existência humana estaria ameaçada.

A ação educativa defendida tanto pelos ambientalistas como pelos profissionais de saúde traz uma ideia convergente sobre o processo pedagógico que, historicamente, os movimentos sociais dessas áreas têm procurado refletir por meio de abordagens e posturas educativas críticas utilizadas na formação dos indivíduos. As temáticas de educação em saúde e ambiental na prática fazem parte de um mesmo processo pedagógico. Um olhar pela dimensão histórica desses temas permite constatar alguns valores adquiridos nesse percurso. Sempre buscam um modelo de processo pedagógico que atenda ao desenvolvimento social e político justo, no qual os cidadãos são considerados os protagonistas ao desenvolverem suas habilidades a fim de promoverem ações em defesa da saúde e do cuidado ambiental (Pelicioni, 1998).

Segundo Reigota (1994), a proposta de educação ambiental que contribui para o alcance dos objetivos da promoção da saúde deve ser entendida como educação política, no sentido de que reivindica e prepara os cidadãos para exigir justiça social, cidadania nacional e planetária, autogestão e ética nas relações sociais e com a natureza.

É nessa vertente sociopolítica que as doenças transmitidas por vetores de importância médica tomam relevância, assim como o uso do espaço como categoria de análise que passa a ser imprescindível para a compreensão da ocorrência e distribuição das doenças nas coletividades e é anterior ao surgimento da epidemiologia como disciplina científica. As primeiras análises já incorporavam o conceito de espaço com a percepção de que determinadas doenças ocorriam preferencialmente neste ou naquele. Há muito que o diferencial de doenças conforme o local vem sendo objeto de interesse e os conceitos utilizados eram implícitos, porém nunca discutidos (Silva, 1997).

As cidades têm se expandido carentes de saneamento, saúde e educação, o que contribui, por exemplo, para o estabelecimento de condições favoráveis ao desenvolvimento de algumas espécies de mosquitos de importância para a saúde pública.

Estudos realizados na periferia da Grande São Paulo mostraram que, de acordo com a disponibilidade de alimento, torna-se muito abundante nesses espaços naturais a presença de espécies importantes de vetores transmissores de doenças, pois, em decorrência da alta concentração de matéria orgânica, há uma intensa proliferação desses insetos. Com essa mesma linha de preocupação, outros autores relatam a abundância de insetos causadores de doenças em áreas altamente alteradas em decorrência da expansão urbana, em fragmentos do ambiente natural, que reúne condições para gerar adaptações de insetos que possuem competência para transmitir diversas arboviroses, cujo fato é de relevância epidemiológica (Taipe-Lagos e Natal, 2003).

A crescente urbanização verificada em todo o mundo – e particularmente nos países em desenvolvimento – diminuiu o interesse por algum tempo pela teoria dos focos naturais, uma vez que a natureza intocada pela ação humana se tornou praticamente inexistente. A partir daí, surtos de doenças emergentes ou reemergentes fizeram renascer o interesse pelos espaços naturais, inalterados ou muito pouco modificados (Silva, 1997).

As Unidades de Conservação têm características ecológicas que, aliadas à presença de reservatórios e hospedeiros, passam a atuar como áreas potenciais para as chamadas zoonoses, evidenciando um risco de ocorrência de doenças em humanos que trabalham, residem ou que visitam essas áreas.

Do ponto de vista epidemiológico, os parques públicos vêm apresentando características ecológicas favoráveis às interações hospedeiras com agentes patogênicos, principalmente no tocante à introdução e manutenção de arboviroses silvestres. Admite-se que essas áreas potencializam essa situação por conta da alta frequência e abundância de espécies de reconhecida competência vetorial. Há diversos autores que demonstraram preocupações e ressaltam possibilidades da ocorrência de doenças em áreas preservadas e próximas ao ambiente urbano. A invasão de áreas de reservas naturais é conhecida como grande causadora dos desequilíbrios ambientais, e os parques públicos vêm sofrendo essa ação de degradação e podem gerar aumento da capacidade de adaptação dos animais ao meio urbano, fenômeno conhecido como sinantrópico, no qual espécies que vivem próximas às habitações humanas geralmente se aproximam em razão da disponibilidade de alimento e abrigo, e podem se tornar pragas, incômodos ou transmitirem doenças. Por outro lado, em razão do desequilíbrio ambiental, o homem está facilmente exposto aos ciclos de doenças infecciosas e parasitárias, quando invade as áreas de preservação (Herling, 2002; Taipe-Lagos e Natal, 2003; Montes, 2005; Port *et al.*, 2007; Mazzei *et al.*, 2009).

Febre maculosa brasileira

Doença transmitida por carrapatos, pouco conhecida e de alta letalidade em humanos, a febre maculosa brasileira (FMB) tem as seguintes espécies de carrapato envolvidas na transmissão: *Amblyomma cajennense*, *Amblyomma aureolatum* e *Amblyomma dubitatum* (*Amblyomma cooperi*). O agente etiológico ou agente infeccioso é uma bactéria denominada *Rickettsia rickettsii*. O período de incubação em humanos pode ser de 2 a 14 dias a partir da data do parasitismo pelo carrapato. O quadro clínico da doença tem início súbito, há episódios agudos de febre de moderada a alta, acompanhada por cefaleia, calafrios e congestão das conjuntivas e pode apresentar exantemas, que são erupções cutâneas, característica que ocorre em algumas doenças agudas provocadas por vírus ou bactérias. São frequentes as petéquias, que se apresentam como pontos vermelhos espalhados pelo corpo, causadas por hemorragia de vasos sanguíneos, ou ainda hemorragias maiores nos casos mais graves da doença (CVE, 2002; Sucen, 2004).

A doença pode também ser assintomática, ou seja, não apresentar sintomas. A morte é pouco comum, quando se aplica o tratamento precocemente, porém, diante da dificuldade de diagnóstico, a letalidade chega a até 80% dos casos. O cão, quando infectado, desenvolve um tipo brando da doença, que geralmente evolui para a cura. Não existe uma fase contagiosa da doença. Os únicos vetores conhecidos para o agente da FMB são os carrapatos e, quando infectados, albergam a bactéria por toda a vida. À exceção dos ovos, em todos os estágios do ciclo de vida dos carrapatos, eles precisam parasitar um hospedeiro para dar sequência ao ciclo. Os primeiros casos no Brasil datam de 1929 no Estado de São Paulo; a partir daí, surgiram outros casos ocorridos nos Estados do Rio de Janeiro e Minas Gerais e há também relatos de casos nos Estados do Espírito Santo e Bahia (CVE, 2002). Entre 1957 e 1982, foram registrados 63 casos da doença, sendo os locais prováveis de

infecção os municípios da região metropolitana da Grande São Paulo. Após 1985, surgiram casos suspeitos em municípios na região de Campinas, no interior paulista. Em 1987, apareceram os primeiros casos confirmados laboratorialmente no município de Pedreira, daquela região e, desde então, vem sendo uma área preocupante no Estado de São Paulo, que vem notificando vários casos confirmados. Um programa de vigilância epidemiológica da FMB foi elaborado para essa região, objetivando o controle de sua transmissão e, nesse período, a doença foi considerada de notificação compulsória apenas nessa área do Estado. De 1985 a meados de 2002, ocorreram 66 casos confirmados da doença envolvendo 10 municípios na região de Campinas; desse total de casos, 31 foram a óbito, representando uma taxa de letalidade de 47% (CVE, 2002; Sucen, 2004).

A doença é considerada de alta letalidade, o que implica a necessidade de desenvolvimento de ações imediatas em áreas com presença de carrapatos do gênero *Amblyomma*, conforme recomenda a Secretaria de Estado da Saúde de São Paulo. Desde que a doença foi considerada de notificação compulsória no ano de 1985 até o ano de 2009, foram notificados 364 casos da doença, com 124 óbitos, conforme os dados do Centro de Vigilância Epidemiológica do Estado de São Paulo. Na última década, houve aumento dos casos de FMB em São Paulo nas regiões de Campinas e Grande São Paulo. O mais agravante é que a doença vem se expandindo para novas áreas, pois dos atuais 645 municípios do Estado, cinco estiveram envolvidos na transmissão da doença no ano de 1998, subindo para 25 municípios envolvidos no ano de 2008 (CVE, 2002). A Figura 43.1 demonstra a expansão da doença nos municípios do Estado de São Paulo nesse período.

As ações de controle para outros locais onde há presença do *Amblyomma spp.* estão previstas a partir da notificação espontânea por parasitismo humano por carrapatos, o que vem ocorrendo com muita dificuldade, pois não há auxílio da população nessa atividade por falta de orientação e informação, ressaltando mais uma vez a importância da ampla divulgação dessa temática em áreas de risco e de alerta para a doença. Além disso, a ausência de informações sobre os perigos da ocorrência de FMB nessas áreas é muito preocupante; profissionais de saúde, inclusive os

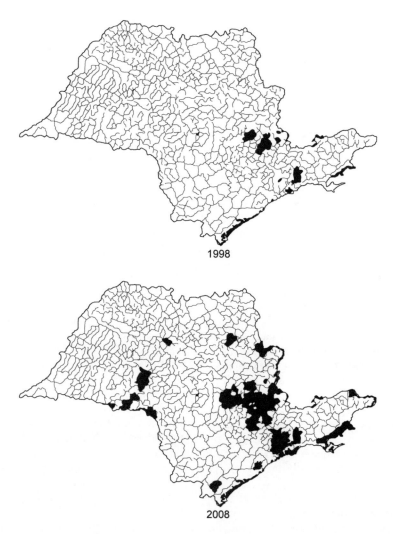

Figura 43.1 Expansão da FMB no Estado de São Paulo, de 1998 a 2008. Adaptada de CVE (2002).

médicos, devem estar informados e geralmente as informações não são suficientes, prejudicando a suspeição, o diagnóstico oportuno e o tratamento imediato (Sucen, 2006).

A classificação de área de risco proposta para o Estado de São Paulo indica áreas com a presença de carrapatos do gênero *Amblyomma* e a ocorrência de ao menos um caso da doença. Se considerarmos a alta letalidade da doença, essa classificação de área de risco talvez não seja a mais adequada, pois não permite uma atuação preventiva de vigilância da doença, trabalhando com áreas de risco conhecidas a partir de casos confirmados desta. Atualmente, a proposta das chamadas áreas de alerta indicam a presença do gênero *Amblyomma* e a ocorrência de parasitismo humano em áreas de grande circulação de pessoas, casos que enquadram algumas áreas verdes e de recreação como os parques públicos.

Os parques públicos são áreas naturais próximas às áreas urbanas e têm um ecossistema que propicia a ocorrência natural da doença, há presença de animais silvestres ou animais domésticos que frequentam a mata, servindo de reservatórios para os carrapatos. Nessas áreas de intensa circulação de pessoas, há a possibilidade evidenciada de parasitismo humano por carrapatos, portanto, são consideradas áreas de alerta (Sucen, 2006).

Unidade de Conservação Ambiental | Área de lazer e de risco

A classificação de área de alerta hoje descrita na orientação do controle de carrapatos para o Estado de São Paulo inclui o Parque Estadual Alberto Löfgren (PEAL). Essa classificação não é a mais adequada para a área, pois tal parque tem uma preocupação adicional aos critérios da área de alerta: a constatação da possível circulação do agente etiológico (*Rickettsia*), conforme demonstrado no relatório técnico do PEAL.

Esse parque tornou-se uma área de preocupação para FMB em razão de um conjunto de fatores: presença de carrapatos do gênero *Amblyomma*, ocorrência frequente de parasitismo humano por carrapatos e possível circulação do agente etiológico. Todos esses fatores sinalizam a necessidade de um processo de educação continuada sobre a temática de saúde e suas relações com o meio ambiente e os cuidados com a FMB nessa área.

Em uma atividade de avaliação de parasitismo por carrapatos em 2005 no PEAL por meio de amostras coletadas por funcionários, ficou demonstrada a presença de diferentes espécies de *Amblyomma* encontradas naquela área. Em 2006, uma avaliação do parasitismo por carrapatos em animais silvestres no PEAL também detectou espécies diferentes de *Amblyomma*. O parasitismo por carrapatos em animais e humanos na área do parque justificou a preocupação com o risco de ocorrências da FMB nessa área (Port *et al.*, 2007).

O diagnóstico inicial do estudo aqui apresentado demonstrou que embora o PEAL fosse considerado uma área de alerta para FMB, não havia informações sobre a doença divulgadas no local ou entre os funcionários, nem mesmo para a população em geral; ambos os grupos não associam o parasitismo por carrapatos ao risco de adquirir doença, e não existiam informações suficientes na Unidade Básica de Saúde (UBS) anexa ao parque.

Tem sido muito comum e a experiência de trabalho tem nos mostrado que há ausência de informações sistemáticas para a orientação de funcionários e para a população frequentadora dos parques públicos acometidos pela presença de carrapatos, o que é muito preocupante. A importante estratégia do componente educativo descrita nas orientações do programa de controle do vetor transmissor da FMB

é a detecção de sinais e sintomas da doença em momento oportuno, mesmo nas áreas consideradas de alerta, e o tratamento imediato. Assim, as recomendações de ampla divulgação são significativas, uma vez que não há vacina para a doença e o tratamento precoce é o único meio de cura.

A partir da classificação epidemiológica da área de alerta para a FMB no PEAL, foi necessário desencadear um diagnóstico educativo mais detalhado que demonstrou a necessidade de uma atuação conjunta entre os profissionais das diversas áreas do parque para potencializar as ações de cuidados sobre a FMB, voltada aos diversos públicos naquele espaço.

Diante dessa demanda, evidenciou-se a urgência de implementar um processo pedagógico diferenciado para o controle da FMB em uma área de preservação ambiental, considerada de lazer, porém de risco, como é caracterizado o PEAL.

Estratégia educativa de intervenção | Pressupostos teóricos

Algumas estratégias pedagógicas foram selecionadas para o estudo apresentado neste capítulo, e uma delas visava à construção de um plano de mobilização para o PEAL que promovesse de maneira planejada uma ampla divulgação das informações sobre a FMB e que estimulasse ações de cuidados individuais e coletivos para o controle do vetor transmissor da doença. Além de manter as pessoas informadas sobre os riscos da doença, a ação estimulava a procura por atendimento médico em caso de sintomas logo após o parasitismo por carrapatos. Essa ação deve sempre ocorrer de maneira oportuna, ou seja, a tempo de se procurar um tratamento médico adequado, por haver tratamento para a doença, muito embora não exista ainda vacina que previna a infecção. Desse modo, as orientações sobre os cuidados individuais e ambientais são estratégias importantes recomendadas pelo programa de controle da FMB.

As ações devem ainda ser abrangentes, visando a contemplar o envolvimento das diversas áreas de atuação do PEAL, promovendo ações intersetoriais para o controle da FMB, estratégia que busca atender a algumas das principais diretrizes da política de promoção da saúde.

A proposta objetivou também contemplar as ações de vigilância e o controle da doença a partir de recomendações individuais, coletivas e ambientais para manter a população de vetores em níveis de infestação baixos ou nulos, evitando o parasitismo humano por carrapatos e consequentemente evitando a ocorrência de possíveis casos.

A atuação dos diversos profissionais no parque priorizou aqueles que tinham no cumprimento de suas atividades uma interface com os frequentadores do local. Com esse critério, o grupo foi formado em maior número por profissionais monitores ambientais (Figura 43.2) Nesse caso, o objetivo foi ampliar a atuação dos profissionais em um espaço já existente no PEAL que tinham familiaridade com o processo pedagógico, ou seja, com a temática de educação ambiental.

É necessário conhecer abordagens pedagógicas diferenciadas para que se possam adquirir novas posturas. Abordar temas de saúde em áreas de conservação naturais como os parques públicos e estimular a realização de práticas educativas que agreguem conhecimentos não só sobre os cuidados com a saúde, mas também sobre as temáticas ambientais é fundamental. Considerando a distinção relevante entre educação para o ambiente, educação sobre o ambiente e educação realizada por meio do ambiente, apenas a primeira reúne condições para engajar o educando na ativa resolução de problemas ambientais locais (Reigota, 1995).

Essa abordagem reflete uma maneira de atuação educativa problematizadora e crítica, tanto em relação à saúde quanto ao ambiente gerador de melhoria das condições de vida e ambientais, embora o discurso de alguns militantes da educação em saúde e ambiental ainda favoreça a ação em detrimento da reflexão, o que vale dizer que os esforços estão centrados em promover momentos de caráter corretivo, em vez de preventivo. É evidente, portanto, que se não houver preocupação com as abordagens pedagógicas que se propõem a agir a partir de reflexões críticas, pouco se poderá caminhar na formação de uma sociedade sustentável.

A reflexão é um fator pedagógico muito relevante, pois o pensamento deve traduzir uma atitude, uma maneira de ser, um engajamento, uma luta, uma presença efetiva e resoluta no mundo. É necessário que o pensamento faça parte do caminhar com os homens, verdadeiramente, e que seja a favor da aventura da educação consciente e crítica (Gadotti, 1987).

O processo pedagógico que promoveu a qualificação dos profissionais levou em conta o modelo pedagógico problematizador (discutir a partir das dificuldades ou dos problemas identificados pelo grupo sobre o tema), dialógico (ampla possibilidade de diálogo, discussão e troca de experiência sobre o tema) e participativo (considerando todas as diferentes experiências individuais para a construção de uma proposta de ação conjunta), compreendendo ser esta a melhor estratégia pedagógica que busca uma atuação mais proativa, no sentido de conquistar o interesse e proporcionar o estímulo dos funcionários do PEAL mediante a atuação de um tema pouco conhecido no âmbito de formação dos profissionais das áreas ambientais (Freire e Shor, 1986; Freire, 2005; Bordenave, 1999; Pelicioni, 2000).

Nesse contexto, a educação é vista como um processo político. Somente um homem crítico pode pensar sobre a realidade e transformá-la, e o caminho para o alcance da autonomia não pode ser imposto ou concedido, mas sim conquistado (Freire e Shor, 1986). Atuar em um processo educativo emancipador, participativo e dialógico é colocar premissas da educação voltadas a uma prática progressista, como exposto por Freire (2003), e foi nessa lógica que se propôs a condução deste capítulo.

Estratégia educativa de intervenção | Aplicação prática

Foram convidados para o Módulo I, denominado "I Oficina Pedagógica para Monitores no controle da FMB no PEAL", os monitores ambientais além de outros profissionais que man-

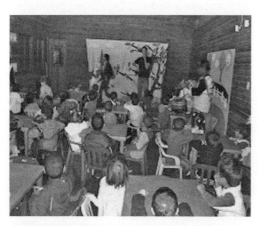

Figura 43.2 Núcleo de Educação Ambiental: monitores em atividades com alunos de diversas faixas etárias.

tinham uma interface com o público e com as atividades executadas pelo Núcleo de Educação Ambiental (Figura 43.3). Contou-se com a participação de aproximadamente 13 profissionais, na média dos 3 dias de trabalho. Os encontros foram previamente agendados e programados com a gestora do PEAL.

Entre os participantes estavam presentes, além dos monitores ambientais do Núcleo de Educação Ambiental, profissionais convidados de outras áreas do PEAL que contribuíram para o desenvolvimento das propostas.

O Módulo I foi desenvolvido em 3 dias consecutivos de reuniões com exposições dialogadas e debates realizados por especialistas das seguintes áreas temáticas: vigilância epidemiológica da FMB no Brasil e no Estado de São Paulo; carrapatos de importância médica no Brasil e no mundo; ambientes favoráveis à reprodução de carrapatos e medidas de controle; educação em saúde e ambiental; promoção da saúde e as práticas educativas em saúde; planejamento de ações educativas e estratégias de controle da FMB no PEAL (Figura 43.4).

Nessa fase, a oficina proporcionou aos participantes discussões sobre os temas norteadores: saúde, doença, educação, ambiente, educação em saúde e ambiental, e foram estimuladas reflexões sobre abordagens educativas e discutidas noções sobre a epidemiologia de doenças de importância para a saúde pública em uma abordagem que propiciasse o reconhecimento do processo saúde-doença, incluindo a FMB no parque.

O objetivo do primeiro módulo foi preparar os participantes como interlocutores do projeto que, com acompanhamento dos pesquisadores em um segundo momento, em datas subsequentes, fariam parte da construção conjunta de um plano de ação de mobilização para o controle da FMB no PEAL, conforme previsto para o momento seguinte, denominado Módulo II.

A estratégia foi qualificar os profissionais para atuarem como multiplicadores, potencializando as habilidades pedagógicas que tinham sobre os temas relacionados com o ambiente, agregando informações que os habilitassem para as temáticas de saúde. É uma estratégia relevante trabalhar com profissionais atuantes no próprio local para a função de multiplicadores porque esses profissionais são reconhecidos pelos frequentadores mais regulares e por terem maior aproximação com os demais funcionários. Os multiplicadores foram preparados para oferecer informações e recomendações sobre a FMB no PEAL, visando irradiar e disseminar o conhecimento necessário de maneira oportuna na detecção de sinais e sintomas quando da ocorrência de parasitismo humano por carrapatos, e na indicação de procura por atendimento médico para tratamento imediato. Essas medidas são importantes, pois o diagnóstico tardio tem sido uma das principais causas de morte por FMB (Figura 43.2).

A temática de saúde abordada com o grupo considerou a visão positiva, citada anteriormente, desmistificando a compreensão limitada de saúde como ausência de doença. A perspectiva de saúde abordada com o grupo propôs observar e vivenciar a temática de promoção da saúde de uma maneira aproximada com a temática ambiental. As ações do grupo proporcionaram aos pesquisadores observadores do estudo aqui descrito uma avaliação favorável sobre o reconhecimento dos conteúdos de saúde e ambiente como sendo temas complementares, necessá-

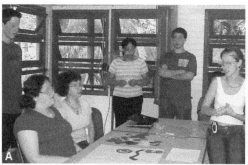 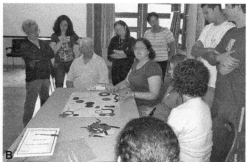

Figura 43.3 **A** e **B**. Atividades pedagógicas de campo nas oficinas de monitores ambientais no Módulo I.

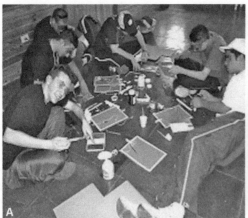 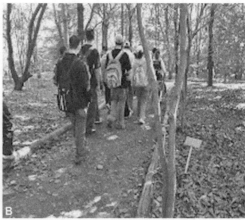

Figura 43.4 **A** e **B**. Fotografias do projeto "Promovendo Saúde no Horto Florestal", aplicado no Parque Estadual Alberto Löfgren, na cidade de São Paulo (2008/2009).

rios para a construção da proposta de ação. Os cuidados ambientais recomendados para o controle da FMB no PEAL, necessariamente, levaram o grupo a perceber a saúde como qualidade de vida, valorizando os aspectos preventivos da doença e de proteção aos indivíduos. Nessa lógica, a temática de saúde foi abordada de modo mais adequado aos profissionais monitores ambientais, cuja essência de conteúdos era voltada às questões ambientais.

A aproximação desses conteúdos temáticos, saúde e ambiente proporcionaram maior compreensão dos participantes sobre o tema principal, que era o controle e a vigilância da FMB no PEAL.

O Módulo II ou a II Oficina Pedagógica para Monitores no Controle da FMB no PEAL teve como objetivo principal promover a participação de monitores na construção de um plano de ação de mobilização para o controle da FMB, utilizando algumas ferramentas que foram adaptadas e construídas a partir de embasamentos teóricos do método de Planejamento Estratégico Situacional (PES; Figura 43.5), descrito por Carlos Matus (citado por Huertas, 1996).

A opção de utilizar o PES traz uma possibilidade de viabilizar e contribuir com um plano de ação que não destaca apenas os problemas econômicos, políticos ou organizacionais, mas também contribui para o conceito de plano dual, em que se distingue a parte do plano que está sob governabilidade do ator da parte que necessita de cooperação de outros atores para alcançar as metas propostas. Fixa seu foco de atenção nos problemas, oportunidades e ameaças e permite explorar a viabilidade política de um plano (Huertas, 1996).

Os trabalhos no Módulo II aconteceram em 3 dias consecutivos de meio período para concentrar esforços e garantir o envolvimento do grupo com as temáticas da oficina (Figura 43.5). No Módulo II, foram resgatadas as temáticas discutidas no Módulo I e aprofundadas as discussões sobre planejamento estratégico e construção do pretendido plano de ação. Contou-se nesta fase com a participação de oito profissionais, e é importante ressaltar que os monitores ambientais do Núcleo de Educação Ambiental do PEAL estiveram, em sua maioria, presentes nos Módulos I e II, o que garantiu a construção das propostas.

Os instrumentos utilizados referiam-se a algumas planilhas que permitiam a seleção e priorização de dificuldades, bem como a sugestão de encaminhamentos durante as atividades em grupo. Essas planilhas serviram de apoio para levantar as dificuldades dos profissionais que de alguma maneira estavam envolvidos com as orientações sobre a FMB no PEAL, sistematizar as discussões do grupo e interpretar as propostas de intervenção. É importante ressaltar que todo o conteúdo do módulo foi construído a partir das discussões promovidas em cada grupo, como parte da construção conjunta de um planejamento.

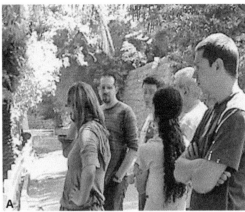 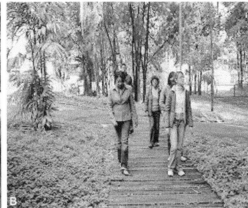

Figura 43.5 **A** e **B**. Atividades pedagógicas de campo nas oficinas de monitores ambientais no Módulo II.

Discussão e construção do plano de ação

O Módulo II procurou envolver e preparar os monitores para a elaboração de um plano de ação que promoveria a mobilização dos vários setores do PEAL nas discussões e ações para o controle da FMB. A oficina de trabalho promoveu um espaço de discussão e reflexão sobre os problemas e/ou dificuldades relacionados com a FMB e suas interfaces com os outros setores do parque.

Para melhor elucidar os trabalhos dessa fase, a Tabela 43.1 apresenta o percurso desenvolvido pelo grupo. As atividades no Módulo II desenvolveram-se em oito momentos e contaram com a participação do grupo como um todo, com exceção do último momento, em que o grupo decidiu pela entrega de um relatório geral à gestora da unidade. Os trabalhos foram executados em uma única plenária onde foi possível promover discussões e sistematizações de temas em um único grupo.

No início do Módulo II, foram resgatadas as discussões sobre as temáticas abordadas no Módulo I da capacitação de monitores, como mencionado anteriormente e, em seguida, foram discutidos e levantados os problemas e/ou dificuldades identificados pelos participantes que interfeririam no desenvolvimento de uma abordagem pedagógica sobre a FMB no PEAL.

Nesse momento, foram apresentados ao grupo os resultados levantados pelos pesquisadores, no momento do diagnóstico situacional do estudo, possibilitando observar alguns aspectos relevantes sobre a problemática que envolve a FMB no PEAL. Uma das principais dificuldades identificadas, de caráter pedagógico, ou seja, no âmbito de ação dos profissionais educadores, serviria de questão norteadora para as discussões do grupo nessa fase e, dessa maneira, foi apresentada a seguinte questão: "As ações de controle de carrapatos são insuficientes para informar, sensibilizar e motivar os funcionários e os frequentadores do PEAL para que visem aos cuidados com a saúde e com o ambiente em áreas de lazer, porém de risco para FMB. Por quê?".

Houve contribuições dos participantes no levantamento dos problemas e/ou das dificuldades relacionadas com o tema (FMB no PEAL), e as indicações totalizaram 31 apontamentos que fizeram parte do universo de questões a serem trabalhadas pelo grupo nas demais fases do trabalho:

1. Falta de recursos humanos – deficiência no quadro de monitores.
2. Falta de investimento em monitoria pela diversidade de temas trabalhados.
3. Falta de orientação sobre equipamento de proteção individual (EPI) necessário aos funcionários da limpeza, poda e manutenção em áreas de infestação.
4. Falta de informações sobre as ações preventivas executadas.
5. Falta de sensibilização dos gestores em viabilizar os recursos necessários.
6. Falta de informação sobre o tema aos diversos públicos do Parque Estadual Alberto Löfgren (PEAL).
7. Falta de priorização no planejamento das ações de controle de carrapato.

Tabela 43.1 Demonstrativo das fases do planejamento estratégico utilizado na construção de um plano de intervenção educativo.

Fase	Atividade	Produto
Momento I	Reflexão sobre os temas de saúde abordados no Módulo I e discussão sobre o PES	Sistematização das discussões de grupo para a uniformidade no entendimento sobre os temas abordados: educação, educação em saúde, educação ambiental, promoção de saúde e planejamento estratégico para construção de um plano de ação
Momento II	Orientação sobre o uso dos instrumentos do planejamento estratégico e apresentação da questão de fundo	Preenchimento de planilhas de levantamento de problemas e sistematização por categorias
Momento III	Levantamento de problemas relacionados com a FMB no PEAL a partir da apresentação do problema principal	Descrição dos problemas relacionados ao problema principal de forma exaustiva e livre, permeando todos os aspectos: pedagógicos, políticos, administrativos, técnicos e outros
Momento IV	Categorização dos problemas: políticos/institucionais; administrativos/gerenciais; técnicos e pedagógicos	Identificação de problemas por categorias com critérios definidos no grupo
Momento V	Seleção de uma série de problemas na qual os monitores poderiam ter propostas de intervenção ou resolução (governabilidade alta)	Seleção de problemas relacionados com o aspecto pedagógico
Momento VI	Discussão sobre formas de encaminhamento dos problemas relacionados com os aspectos pedagógicos, tendo como meta construir um plano de ação para a intervenção sobre os problemas identificados	• Avaliação dos problemas caso a caso e proposta de intervenção • Percepção de soluções • Critério de agrupamento por proximidade e por maior ou menor complexidade Plano de ação: problemas interligados teriam uma intervenção conjunta
Momento VII	Definição da forma de encaminhamento da proposta e do levantamento das outras problemáticas	Definição: relatório contendo as propostas de intervenção sobre os problemas pedagógicos e descrição das problemáticas que não pertenciam à governabilidade do grupo
Momento VIII	Reunião de avaliação com a gestora do PEAL para entrega e comentários sobre o relatório das oficinas	Entrega de relatório: documento que sistematiza as atividades das oficinas e descreve as recomendações e propostas de encaminhamentos construídos no grupo. Contempla a descrição de um plano de ação de mobilização para FMB no parque

FMB: febre maculosa brasileira; PEAL: Parque Estadual Alberto Löfgren; PES: planejamento estratégico situacional.

8. Falta de planejamento de ações pedagógicas.
9. Falta de transformação dos dados técnicos sobre a febre maculosa brasileira (FMB) em informações simples.
10. Falta de inclusão do tema na rotina dos trabalhos do Grupo Educação Ambiental e grupos atendidos.
11. Falta de formação de agentes multiplicadores.
12. Falta de inclusão do tema saúde na capacitação formal dos funcionários.
13. Falta de definição de estratégias pedagógicas para a aplicação prática do tema.
14. Falta de material de apoio didático sobre o tema.
15. Falta de inclusão formal da temática de saúde nas capacitações de monitores.
16. Falta de aperfeiçoamento da atuação do Centro Nacional de Avaliação da Biodiversidade e de Pesquisa e Conservação do Cerrado e Caatinga (CECAT) para capacitações do tema.
17. Falta de ação conjunta da saúde e ambiente – intersetorial (incluindo o serviço terceirizado).
18. Falta de ação conjunta da saúde e ambiente – interinstitucional.

19. Falta de definição dos papéis de cada setor envolvido.
20. Falta de um trabalho educativo permanente de saúde aos diversos públicos.
21. Falta de estabelecimento de estratégias de comunicação adequadas ao tema.
22. Falta de estabelecimento dos canais de comunicação com os diferentes públicos.
23. Falta de um centro de visitantes articulado com todo o programa de uso público.
24. Falta de interesse político institucional em abordar o tema.
25. Falta de um cronograma de ações sobre saúde.
26. Falta de sensibilização dos técnicos ambientais em abordagem de saúde.
27. Falta de dar visibilidade e importância ao tema enquanto risco.
28. Falta de informação (entre as pessoas) sobre a presença de carrapato e o risco de doença.
29. Falta de um fluxo de informações sobre saúde entre PEAL e a Unidade Básica de Saúde (UBS-Horto).
30. Falta de um fluxo de informações sobre saúde entre Secretaria do Meio Ambiente do Instituto Florestal (SMA-IF) e a SES.
31. Falta de integração com outras áreas como o Centro de Convivência Infantil do PEAL.

A partir desse levantamento dos problemas e/ou dificuldades, o grupo iniciou, ainda como parte da metodologia, a fase seguinte. Antes, porém, foi proposto ao grupo discutir e refletir a possibilidade de intervenção sobre as questões levantadas, e foi consenso entre os participantes que as soluções e/ou encaminhamentos para intervenção não se dariam pelo colegiado ali constituído por se tratar de questões muito amplas, que iam além da possibilidade de atuação desses profissionais em viabilizá-las. Dessa maneira, decidiu-se que as questões deveriam ser reavaliadas para que houvesse encaminhamentos mais adequados.

Foi proposto ao grupo um reagrupamento dos itens levantados, de modo a ordená-los por subtemas, conforme orientação dos pesquisadores e com base no método PES, apresentado a seguir.

Na fase descrita como categorização dos problemas, foi estabelecido que as questões levantadas pudessem ser agrupadas sob quatro aspectos diferentes:

- Aspectos políticos institucionais (PI): quando um conjunto de problemas e/ou dificuldades estaria relacionado com a instância maior de resolução, no âmbito institucional

- Aspectos gerenciais e administrativos (GA): quando um conjunto de problemas e/ou dificuldades estaria relacionado com a instância intermediária de resolução, no âmbito da gerência administrativa
- Aspectos pedagógicos (PE): quando um conjunto de problemas e/ou dificuldades estaria relacionado com a instância técnica de resolução e envolveria um grau de conhecimento específico sobre o processo pedagógico
- Aspectos técnicos (TE): quando um conjunto de problemas e/ou dificuldades estaria relacionado com a instância técnica de resolução que envolveria um grau de conhecimento específico sobre o tema, neste caso, sobre a FMB.

Os problemas e/ou dificuldades caracterizados nos aspectos pedagógicos foram considerados pelo grupo com um potencial alto de atuação e governabilidade do grupo sobre o tema, tendo sido selecionados e descritos os seguintes:

- Falta de informação sobre o tema aos diversos públicos do PEAL
- Falta de planejamento de ações pedagógicas
- Falta de transformação dos dados técnicos sobre a FMB em informações simples
- Falta de inclusão do tema na rotina dos trabalhos do Grupo Educação Ambiental e grupos atendidos
- Falta de formação de agentes multiplicadores
- Falta de definição de estratégias pedagógicas para aplicação prática do tema
- Falta de material de apoio didático sobre o tema
- Falta de ação conjunta da saúde e ambiente, intersetorial (incluindo profissionais de serviço terceirizado)
- Falta de um trabalho educativo permanente sobre saúde aos diversos públicos
- Falta de estabelecer estratégias de comunicações adequadas ao tema
- Falta de estabelecimento dos canais de comunicação com os diferentes públicos
- Falta de um cronograma de ações sobre saúde
- Falta de visibilidade e importância ao tema enquanto risco
- Falta de informação sobre a presença de carrapato e o risco de doença
- Falta de integração com o Centro de Convivência Infantil (CCI) do IF para ações educativas conjuntas.

Os problemas e/ou dificuldades caracterizados nos outros aspectos, sejam políticos institucionais (PI), gerenciais e administrativos (GA) e técnicos (TE), foram classificados pelo grupo e fizeram parte do relatório final entregue à gestora do PEAL. Optamos por não apresentá-los nesta abordagem por entendermos tratar-se de encaminhamentos que cabem exclusivamente à instituição pesquisada.

A abordagem pedagógica, por sua vez, deve servir de parâmetro para as discussões dos processos educativos que de certa maneira permeiam todos os temas, sejam relacionados com a saúde ou com o ambiente, pois é uma ação inerente à espécie humana e, portanto, de importância ímpar e que pode trazer contribuições para os profissionais que atuam em qualquer tema.

Nesse sentido, dando continuidade à descrição das atividades no momento V, após reflexão e discussão em grupo, os participantes destacaram o conjunto de problemas e/ou dificuldades relacionados com o aspecto pedagógico considerado de governabilidade para o grupo, ou seja, com possibilidade de intervenção alta, onde poderiam sugerir propostas de intervenção ou resolução. Esses problemas e/ou dificuldades caracterizados pelo aspecto pedagógico totalizaram 15 itens e foram reclassificados com o auxílio dos pesquisadores.

Percebemos nesta atividade que alguns problemas poderiam ser agrupados por proximidade de tema, quando a solução de um problema interferia em outro diretamente, e que em alguns problemas próximos o que os diferenciava era o fato de a complexidade ser maior ou menor, ainda que alguns pertencessem à fase de planejamento do plano de ação educativo. Dessa maneira, os problemas e/ou dificuldades de aspecto pedagógico foram reclassificados, levando-se em conta as características do planejamento educativo. O resultado obtido está descrito a seguir:

- Quanto ao planejamento
  - Falta planejar ações pedagógicas
  - Falta realizar uma ação conjunta das áreas de saúde e ambiente, intersetorial (incluindo o serviço terceirizado)
  - Falta integração com a CCI/IF e a UBS-Horto para ações educativas conjuntas
- Quanto às atividades de intervenção
  - Falta formar agentes multiplicadores
  - Falta incluir o tema na rotina dos trabalhos do Grupo Educação Ambiental

- Quanto ao tipo de público
  - Falta realizar um trabalho educativo permanente sobre saúde aos diversos públicos (gestores, funcionários, trabalhadores terceirizados e população)
  - Falta informação sobre o tema aos diversos públicos do PEAL
- Quanto ao processo pedagógico e às estratégias educativas
  - Falta definir estratégias pedagógicas e de comunicação
  - Falta material de apoio didático sobre o tema
  - Falta estabelecer os canais de comunicação com os diferentes públicos
- Quanto às atividades que determinam o conteúdo
  - Falta dar visibilidade e importância ao tema enquanto risco
  - Falta transformar os dados técnicos sobre a FMB em informações simples; e informação sobre a presença de carrapato e o risco de doença
- Quanto à avaliação e ao acompanhamento do processo pedagógico
  - Falta organizar um cronograma de ações sobre saúde
  - Falta executar um trabalho educativo permanente sobre saúde aos diversos públicos.

No momento seguinte, os participantes discutiram as maneiras de encaminhamento dos problemas de aspectos pedagógicos, tendo como meta construir um plano de ação para a intervenção sobre os problemas e/ou dificuldades identificadas, uma vez que estavam sob a possibilidade de resolução do grupo, ou seja, de governabilidade alta. Por decisão conjunta do grupo, os problemas tiveram um olhar caso a caso, e para cada um houve uma proposição de encaminhamento. O grupo nesse momento identificou tratar-se de problemas muito próximos e interligados, pois algumas propostas de intervenção dariam conta de melhorar ou reverter o quadro das dificuldades de aspecto pedagógico. Assim, para os problemas e/ou dificuldades de aspecto pedagógico, foi desencadeada uma proposta de solução contendo ações e encaminhamentos possíveis, gerando um plano de ação e algumas recomendações.

O relatório final das oficinas contemplava a descrição do processo de construção percorrido pelos participantes, abordando a sistemática dos trabalhos das duas oficinas pedagógicas.

Apresentava também uma proposta de intervenção educativa por meio de um plano de ação de mobilização para o controle da FMB no parque, construído pelo grupo como meio de colaboração e sugestão encaminhamentos sobre os problemas e/ou dificuldades levantadas. O mais relevante da proposta foi o modo de construção e contribuição do grupo, apresentando propostas de intervenção sobre os problemas e/ou dificuldades de aspecto pedagógico identificados.

Foi definido o modo de encaminhamento do relatório pelo grupo, no momento VII, e ficou acertado que seria entregue por intermédio do pesquisador para a gestora do parque. Em reunião específica de avaliação, no momento seguinte, houve apresentação detalhada em relatório, com a descrição dos trabalhos produzidos nas oficinas, no qual também estavam descritos os demais apontamentos identificados pelo grupo, constituído por um conjunto de problemas e/ou dificuldades sobre os quais o grupo não tinha governabilidade e que, portanto, deveria ser encaminhado para outra instância de resolução. Uma vez entregue o relatório, os trabalhos com o grupo foram encerrados, entendendo que a partir do documento, iniciava-se outra fase dos trabalhos, com a possibilidade de o grupo avaliar a viabilidade das propostas com a gestora do parque, em razão de o Núcleo de Educação Ambiental estar sob sua direção.

Discussão e avaliação do plano de ação

Um dos produtos construídos nesta ação de intervenção educativa, conforme já citado, foi um plano de ação que delineava uma proposta de mobilização e divulgação ampla dos riscos da FMB no parque. O documento contemplou um conjunto de ações e recomendações sobre os cuidados a serem tomados. A construção da proposta contou com a participação ativa do grupo de monitores ambientais do Núcleo de Educação Ambiental do PEAL. As estratégias propostas envolveriam todos os demais funcionários do parque e também os vários públicos de frequentadores daquele espaço. Nesse processo, os conteúdos de saúde puderam ser agregados aos temas ambientais e compreenderam uma abordagem para além da divulgação da doença, demonstrando que o grupo reconhecia como necessária a temática de saúde e os cuidados individuais, coletivos e ambientais, e também foram identificados como relevantes para o controle do vetor transmissor da doença, isto é, do carrapato.

Um dos grandes desafios da experiência foi promover saúde em seu conceito ampliado, em que o destaque são os determinantes e seus condicionantes. Esse foi o norteador das discussões, muito embora em áreas de preservação ambiental o foco temático quase sempre esteja voltado às questões ambientais.

A educação ambiental está sempre relacionada com uma postura ambiental correta, porém não existirá educação ambiental se esta não se efetivar na prática; isso implica conquistar a adesão das pessoas e decidir com elas as prioridades a serem trabalhadas, a fim de encontrar soluções viáveis para os problemas detectados. Para trabalhar com educação em saúde e ambiental, é preciso estabelecer um planejamento adequado de ações de intervenção a serem desencadeadas. O planejamento deve ser feito a partir de duas fases principais: o diagnóstico situacional, que deve permitir compreender a problemática ambiental e de saúde; e o plano de intervenção, constituído a partir daí (Pelicioni *et al.*, 2007).

O planejamento educativo, por outro lado, não é comum, muito embora os especialistas da área indiquem esse procedimento como o mais relevante para o alcance dos objetivos pedagógicos de maneira satisfatória. As ações educativas sistematizadas e planejadas proporcionam uma possibilidade de avaliação e acompanhamento do processo pedagógico percorrido, e com isso promovem resultados mais efetivos porque levam em consideração as peculiaridades de cada local, de cada momento e de cada grupo.

Por se tratar de um estudo de abordagem qualitativa, buscamos uma metodologia que levasse à compreensão dos processos educativos, tanto para a temática ambiental como para a saúde, uma investigação que privilegiasse a mensuração de procedimentos, visando perceber movimentos e estruturas, a ação dos sujeitos e as suas relações (Minayo, 2004; Minayo, 2007).

As técnicas de coleta de dados utilizadas foram, portanto: levantamento bibliográfico, análise documental, observação de campo, registro fotográfico, entrevista com gestor e encontros pedagógicos com os monitores ambientais. Foram delineadas quatro fases distintas pretendendo realizar o diagnóstico, a preparação e o planejamento das ações pedagógicas, e ainda uma avaliação do controle da FMB no PEAL.

As análises dos resultados foram construídas a partir dos dados obtidos e das técnicas de pesquisa utilizadas.

Para a avaliação dos resultados, foram consideradas todas as informações provenientes das diversas fases e da técnica de observação participante utilizada nos momentos inicial e final dos trabalhos. A atividade foi executada com a aplicação de um roteiro de campo contendo informações semiestruturadas, possibilitando anotações, fotografias e registros de conversas informais com técnicos e com outros profissionais do PEAL. O intuito dessa estratégia foi verificar se as práticas educativas estariam abordando temáticas de saúde e ambiente de maneira articulada, antes e depois da intervenção educativa proporcionada aos monitores ambientais.

Uma intervenção educativa geralmente dialoga com diversos métodos de pesquisa. Utilizados em processos de avaliação de programas sociais, esses estudos podem incluir técnicas de avaliação e análise por triangulação de métodos, ou seja, a combinação de múltiplos pontos de vista que permitem interação, crítica e comparação (Minayo, 2007).

Após a intervenção educativa e das técnicas pedagógicas utilizadas, como visitas, reuniões, encontros, oficinas e contatos com os técnicos e funcionários do parque, foram observados alguns movimentos e algumas tendências ou influências do processo vivenciado pelos monitores, os quais foram observados a partir da incorporação de novas práticas relacionadas com a saúde no parque, conforme descritas a seguir.

Produtos gerados

Alguns produtos foram gerados a partir dessa experiência, dos quais foram destacados cinco, que serão abordados a seguir.

Produto I | Plano e ação de mobilização para controle da FMB no PEAL, ações conjuntas e intersetoriais

- Objetivo: formar agentes multiplicadores para ação de controle da FMB no PEAL
- Público: diversos públicos do PEAL a serem envolvidos: funcionários, moradores e serviços terceirizados; visitantes de fins de semana (várias faixas etárias – crianças, jovens, adultos e idosos); frequentadores durante a semana; professores e estudantes

- Estratégias:
  - Formalizar um grupo técnico de trabalho com agenda e cronograma estabelecidos, que tenha a participação de técnicos das diversas áreas do PEAL e que façam parte também alguns técnicos de instituições colaboradoras, como a Superintendência de Controle de Endemias (Sucen), o Centro de Controle de Zoonoses (CCZ) e a Unidade Básica de Saúde do Horto (UBS-Horto). O grupo pode ter como ponto de partida os levantamentos dos problemas e a viabilidade das propostas iniciadas neste trabalho
  - Estabelecer uma ação de mobilização interna, com linguagem informal, envolvendo todos os setores: administrativo, refeitório, reserva da biosfera, biblioteca, laboratório de dasonomia, museu da madeira e posto bancário, Núcleo de Educação Ambiental, estação vida, centro de integração infantil e outras áreas
  - Dar ênfase aos conteúdos pedagógicos do Núcleo de Educação Ambiental e nos diversos instrumentos de comunicação disponíveis para informar amplamente sobre a presença de carrapatos de importância médica e o risco de doenças
  - Dar visibilidade e importância ao tema enquanto risco de adoecimento e facilitar a identificação de sinais e sintomas da FMB (ênfase no conteúdo pedagógico e de comunicação)
  - Estabelecer estratégias de comunicação de acordo com o público
  - Utilizar os canais de comunicação disponíveis: jornal, boletim, placas, faixas, cartazes, informe nos avisos de pagamento, página da internet, quadro de avisos, e outros informes para os funcionários
  - Construir material de apoio didático sobre a FMB e outros temas de saúde (aula básica, apostilas, mostruários sobre o carrapato-estrela e outros para exposição)
  - Definir e aplicar estratégias pedagógicas sobre o tema para outros setores do PEAL por meio de palestras, teatros, informativos, boletins e outros
- Avaliação e sustentação: construir um processo pedagógico com uma avaliação contínua. Preparar e divulgar um cronograma de ação, contemplando momentos para discussão sobre o acompanhamento das ações. Promover

reuniões periódicas de avaliação e readequação de propostas. As estratégias de ação devem estar inter-relacionadas e devem fazer parte de um mesmo instrumento de planejamento para que se tenha conhecimento da abrangência das problemáticas levantadas e do alcance das soluções desejadas. Dessa maneira, passa a ser uma ação prioritária a viabilidade da proposta de se definir um planejamento conjunto e articulado com outras áreas.

Produto II | Recomendações para o setor gerencial do PEAL para ações de controle da FMB, ações conjuntas e intersetoriais

- Incluir o tema nas rotinas de trabalho do Núcleo de Educação Ambiental a partir de orientações ao público frequentador e visitantes; abordar o tema em eventos para ampliar o tema aos demais frequentadores do parque com exposições, teatros e outras atividades educativas; produzir materiais de apoio com cartilha para o público infantil, teatro de fantoche sobre o tema, promover informes para os professores e alunos que visitam o Núcleo de Educação Ambiental
- Manter exposição permanente sobre os principais vetores e doenças na sala do núcleo
- Manter um acervo de materiais de apoio, como impressos e pequenos cartazes de orientação ao público em geral
- Implantar atividades rotineiras de cuidados com a FMB para algumas categorias profissionais com maior vulnerabilidade à exposição de parasitismo por carrapatos, como: serviços de limpeza, poda, vigilância e manutenção do parque
- Discutir com as empresas de serviços contratados: a formação e/ou atualização dos profissionais sobre os cuidados individuais necessários para proteção da FMB e uso necessário de alguns EPI, como botas e luvas
- Estabelecer no planejamento anual das atividades do PEAL um cronograma conjunto de ações de proteção contra a FMB
- Manter as recomendações técnicas previstas para as áreas de circulação de pessoas, como a poda de gramado, e placas ou faixas indicativas nas áreas com presença de carrapatos
- Informar os funcionários e a população geral utilizando a página de internet do IF

- Promover o "minuto saúde" nas atividades da Estação Vida (programa direcionado à terceira idade), levando informes aos frequentadores
- Manter informação constante sobre o tema com o auxílio da UBS-Horto (que pode levar informações aos diversos grupos que frequentam a unidade: gestantes, adolescentes, entre outros)
- Levar informações aos funcionários e frequentadores do CCI (professores, funcionários e crianças)
- Dar instruções às equipes de poda, limpeza e manutenção
- Monitorar e acompanhar a incidência de casos de parasitismo humano por carrapatos entre os funcionários
- Manter parceria permanente com setores de saúde para promover a adequação de temas e conteúdos que envolvam saúde e meio ambiente
- Contar com auxílio de equipes de especialistas de instituições parceiras da saúde para transformar os dados técnicos em informações simples
- Propor e discutir adequação de estratégias de controle e vigilância de carrapatos de importância médica com as equipes de especialistas de instituições parceiras da saúde
- Promover exposições e eventos relacionados com as temáticas de saúde e ambiente
- Produzir material de apoio didático sobre o tema para o Núcleo de Educação Ambiental e outras áreas de visitação pública.

Produto III | Informe para professores e coordenadores das escolas agendadas para visitação ao parque, com conteúdo de informações e cuidados com a FMB em algumas áreas do PEAL

A Apostila com orientações para professores e coordenadores trata de vários temas do parque e passou a incluir em seu conteúdo uma abordagem informativa sobre a FMB. É um material de apoio didático elaborado pelos monitores e utilizado no Núcleo de Educação Ambiental; foi reformulado após a orientação das oficinas com os monitores, passando a incluir orientações e cuidados com a FMB e o parasitismo por carrapatos como parte integrante da cartilha. O material foi reformulado pelos monitores com a finalidade de ser utilizada no momento de instrução aos professores, a fim de orientá-los antes das visitas com os alunos.

Esse material foi um produto inesperado, uma atitude diferenciada dos monitores, pois, entre as ações que exercem como educadores ambientais, passaram a incluir uma abordagem na temática aspectos de saúde. Foi uma iniciativa simples, que traduz a preocupação dos profissionais com o tema e implantada em pouco tempo na rotina de trabalho dos monitores, o que demonstrou uma ação imediata representando um ato de corresponsabilidade dos profissionais com a temática. Pode-se dizer que houve a sensibilização dos monitores, cuja ação educativa se ampliou com a incorporação de novos temas e, por que não dizer, de novas práticas.

Produto IV | Saúde contemplada no plano de manejo do PEAL

Houve um convite da gestora do parque para a participação do pesquisador com outros profissionais da área da saúde na construção do plano de manejo do PEAL. Foram convidados vários especialistas em doenças transmitidas por vetores e hospedeiros intermediários e outras zoonoses. Participaram técnicos da Secretaria de Estado da Saúde de São Paulo, Sucen, e Secretaria Municipal de Saúde de São Paulo, Coordenadoria de Vigilância a Saúde (Covisa) e CCZ (Mazzei *et al.*, 2009).

Segundo o Instituto Brasileiro de Meio Ambiente (Ibama), o plano de manejo:

> É um projeto dinâmico que determina o zoneamento de uma Unidade de Conservação, caracterizando cada uma de suas zonas e propondo seu desenvolvimento físico, de acordo com suas finalidades [...] estabelece diretrizes básicas para o manejo da Unidade e tem por objetivo estabelecer uma metodologia flexível e dinâmica que permita iniciar o processo de planejamento nas Unidades de Conservação, proporcionando um instrumento que visa progressivamente evoluir em conhecimentos e ações.

A participação de técnicos da saúde deu-se em diversos momentos, nas oficinas promovidas para redigir um capítulo sobre zoonoses no plano de manejo. Houve levantamentos, descrições das doenças, recomendações e perspectivas de ação para a vigilância e o controle das principais zoonoses apresentadas como de relevância para a região do parque e seu entorno. As informações foram levantadas a partir de consulta aos bancos de dados da Sucen e do CCZ, e foram considerados os registros de levantamentos entomológicos anteriores; dados da vigilância epidemiológica da região e alguns critérios epidemiológicos, que ficam evidenciados quando consideradas a grande biodiversidade da área e a alta circulação de pessoas, auxiliaram a delinear a presença de zoonoses potenciais.

A caracterização epidemiológica da região demonstrou ser uma área potencial para transmissão de: FMB, febre amarela, dengue, malária, chagas, esquistossomose, leishmanioses, leptospirose e raiva. Foram considerados evidenciados, também, alguns incômodos de importância para saúde pública, como escorpiões e aranhas.

A oficina de encerramento do plano de manejo do PEAL fez constar a temática de saúde pública, contemplando o tema com um capítulo específico sobre zoonoses e alguns problemas de importância para saúde pública que envolve o parque e seu entorno.

A FMB foi um dos destaques do levantamento em razão da experiência anterior de trabalhos de parceria entre os técnicos da saúde e ambiental e também de sua importância epidemiológica na região, pois é considerada uma área de alerta para o programa de controle da doença em São Paulo.

Para a abordagem educativa, constaram recomendações para que a temática de saúde fosse trabalhada de maneira articulada com a temática ambiental, procurando enfatizar a FMB, problemática de saúde mais evidenciada no parque.

No relatório final do plano de Manejo do PEAL, no capítulo de zoonoses, foram registradas: a descrição das principais linhas de ação para vigilância e controle de cada uma das doenças mencionadas; as recomendações de continuidade dos levantamentos entomológicos de modo sistemático para garantir a vigilância ambiental dessas doenças no entorno do parque e, ainda, as parcerias com a saúde, a partir de projetos e outros levantamentos, visando a aprofundar os conhecimentos sobre o tema nessa área.

Produto V | Artigo técnico sobre as principais zoonoses no PEAL

As informações levantadas pelo grupo de trabalho sobre zoonoses geraram dados, tanto para os planos de manejo quanto para um artigo científico que foi formatado entre os técnicos das instituições parceiras – Sucen, CCZ, Instituto Florestal (IF), unidades do PEAL, Parque Estadual da Cantareira (PEC) – e publicado em revista especializada do IF/SP, em junho de 2009. A participação da área da saúde na construção do capítulo sobre zoonoses do plano de manejo do PEAL e do PEC gerou o artigo técnico intitulado "Levantamento e perspectiva de ação das principais zoonoses no PEAL e Parque Estadual da Cantareira". O objetivo do trabalho foi caracterizar, com vistas à prevenção, as principais zoonoses do parque a partir de um diagnóstico situacional sobre vetores e hospedeiros intermediários de doenças de importância para a saúde pública e ocorrência de doenças nas áreas dos parques e em seu entorno para propor recomendações de vigilância, monitoramento e ações de prevenção e promoção da saúde.

O documento descreve o levantamento das principais zoonoses epidemiologicamente evidenciadas nas áreas, delineia as principais doenças que envolvem animais de pequeno e médio portes e os vetores de importância médica, sugere perspectivas de ação mediante os cuidados em áreas de intensa visitação pública e indica recomendações para a vigilância entomológica e ambiental para o controle de algumas espécies de vetores e hospedeiros envolvidos com as zoonoses evidenciadas nessa área (entre elas, a FMB). Foi descrita também a necessidade de articulação de temas relacionados com a saúde, como promoção, proteção e educação em saúde e as temáticas de educação ambiental.

Considerações gerais

Este capítulo contribuiu para o desenvolvimento de novos conhecimentos sobre alguns métodos e técnicas de educação em saúde e ambiental que, articulados, serviram para refletir sobre uma proposta de vigilância ambiental mais ativa, a fim de evitar a ocorrência da FMB em áreas de lazer com as características dos parques públicos e das Unidades de Conservação. Foi escolhido como cenário de estudo o PEAL, que é uma Unidade de Conservação Integral com alta circulação de pessoas e que possui características epidemiológicas relevantes de alerta para a doença.

Inicialmente, procuramos identificar profissionais que pudessem colaborar com o processo pedagógico e que tivessem perfil e disponibilidade para se tornarem multiplicadores das informações e recomendações sobre a FMB a todos os públicos frequentadores daquele espaço.

A preparação dos multiplicadores deu-se a partir do diagnóstico e da identificação dos monitores ambientais que atuavam na área de educação ambiental, visando a ampliar o conhecimento desses profissionais sobre as temáticas de saúde. Outros profissionais colaboradores do Núcleo de Educação Ambiental foram convidados a participar, como meio de envolver outras áreas, em busca de parcerias. As oficinas pedagógicas abordaram temas relacionados com a promoção da saúde, com os processos pedagógicos de educação em saúde e ambiental, com as doenças transmitidas por carrapatos de importância médica e com o planejamento de ações educativas. Os temas abordados e as técnicas metodológicas aplicadas nas oficinas pedagógicas serviram para instrumentalizar os profissionais participantes, permitindo ao grupo vivenciá-los no próprio processo de aprendizado, possibilitando o contato e a aproximação com esses temas, visando habilitá-los para a reprodução das informações em um processo pedagógico posterior, produzido pelos próprios profissionais, na tentativa de irradiar e disseminar as informações sobre a FMB no PEAL em uma abordagem positiva de saúde.

O diagnóstico situacional a partir da técnica pedagógica escolhida permitiu identificar o conhecimento, as opiniões e as práticas educativas dos profissionais monitores do Núcleo de Educação Ambiental do parque. Verificamos que, apesar das condições epidemiológicas evidenciadas na área considerada de alerta para a FMB e onde se presume que ofereça risco de ocorrência da doença, as questões sobre essa doença não se apresentavam como relevantes e não mereciam prioridade nas ações da equipe de educação ambiental (Figuras 43.6 e 43.7). O mesmo aconteceu em relação às questões que envolviam o parasitismo por carrapatos. Esse diagnóstico nos permitiu conhecer as práticas educativas dos monitores ambientais, que eram criativas e variadas, embora não incluíssem uma abordagem sobre saúde.

A partir das oficinas pedagógicas, foi propiciado aos participantes (monitores e outros) um espaço de reflexão sobre temáticas relevantes, como: o processo pedagógico, o processo saúde-doença e as implicações da presença de carrapatos no ambiente do parque. Questões relacionadas com promoção da saúde, ambiente e qualidade de vida foram amplamente discutidas

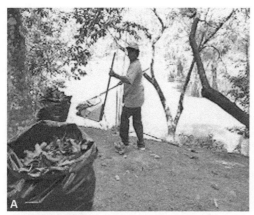 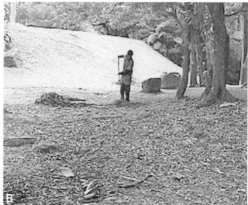

Figura 43.6 **A e B**. Observação dos profissionais em áreas com presença de capivaras e infestação de carrapatos.

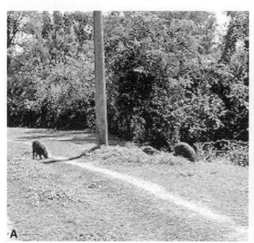 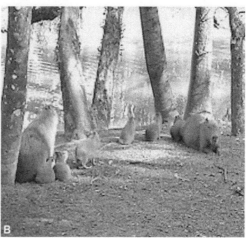

Figura 43.7 **A e B**. Observação dos grupos de capivaras presentes nas diversas áreas do parque, inclusive em área de visitação pública.

e sensibilizaram os participantes, que a partir daí deixaram de entender as temáticas de saúde relacionadas apenas com doenças, agora voltadas à melhoria da qualidade de vida.

A partir das reflexões nas oficinas, os profissionais puderam conhecer outras faces da saúde, das quais as propostas ambientalistas poderiam se aproximar sob o foco dos mesmos interesses, tornando o planejamento de ações de promoção à saúde uma atividade que traz benefícios a ambas.

Foi proposta uma abordagem pedagógica diferenciada, na qual se procuraram garantir algumas premissas da educação problematizadora (que leva em conta as problemáticas enfrentadas na rotina diária de atuação dos profissionais e, portanto, trazidas da própria realidade e vivenciadas por eles), dialógica (meio de organização pautada essencialmente no diálogo) e participativa (garantindo todas as maneiras de expressão).

Observamos que os profissionais mantiveram uma relação muito próxima com os colegas de outras áreas, experienciando um fator positivo da intersetorialidade proposta pelas diretrizes de promoção da saúde que permearam esse processo. Os participantes puderam compartilhar de processos interativos de discussão sobre as temáticas propostas.

Os profissionais apresentaram contribuições, como orientar os professores utilizando o informativo do Núcleo de Educação Ambiental e o plano de ação de mobilização. As ações de educação ambiental e educação em saúde articuladas demonstraram que houve ampliação na atuação desses profissionais. Por esse mesmo motivo, as oficinas contribuíram também para que os profissionais se tornassem mais receptivos aos temas de saúde, uma vez que admitiram produzir o material de apoio didático na orientação de professores, em que a temática sobre a FMB foi abordada de maneira detalhada.

O envolvimento do grupo na construção de uma proposta de intervenção educativa de maneira planejada foi relevante diante da percepção inicial identificada de falta de interesse e prioridade do tema para o grupo de monitores, embora conquistar a participação desses funcionários para a construção da proposta tenha sido um grande desafio. Podemos considerar que o processo pedagógico envolveu o grupo nas temáticas de saúde e houve uma participação considerada positiva e relevante, constatada por meio dos produtos alcançados com essa participação.

Cabe, no entanto, tecer algumas considerações sobre esse desafio: os profissionais da área ambiental em geral não têm formação pedagógica e a maioria não recebe informações sobre os temas relacionados com a saúde pública em sua formação acadêmica, pois a formação desses profissionais em geral é direcionada a temáticas engajadas com propostas ambientalistas, o que gera uma visão equivocada sobre a saúde. A lógica intervencionista, principalmente em relação ao controle de doenças do tipo das zoonoses, que compreende apenas a saúde no aspecto do adoecimento, não percebendo a saúde como uma possibilidade de promoção da qualidade de vida, torna a abordagem de saúde nesses espaços mais complicada.

O plano proposto contemplou várias estratégias educativas que envolveriam principalmente os funcionários, mas descreve ações diretas e indiretas para a população frequentadora da área aberta à visitação pública. Abordou assuntos sobre saúde, tendo como tema norteador os cuidados com a FMB, que articulados às temáticas ambientais, por meio de um planejamento entre as áreas, incluíram uma atuação conjunta, inclusive com o Núcleo de Educação Ambiental.

Esse produto descreve várias estratégias de educação e comunicação, a fim de promover uma ação pedagógica mobilizadora sobre a FMB no PEAL, que permitirá a disseminação do tema para os demais funcionários e para o público em geral. Para que sejam definidas como prioridade institucional, as recomendações do plano de ação de mobilização foram descritas em linhas gerais no plano de manejo da unidade, visando garantir algum encaminhamento para a proposta, que depende do interesse político-institucional para ser colocado em prática. Os produtos gerados são propostas promissoras apresentadas pelos participantes, porém, sua execução dependerá de outras instâncias de articulação.

Observamos que foram ampliadas algumas práticas educativas dos profissionais, agora engajados com os temas de saúde, e também houve crescimento individual e profissional durante esse processo.

Considerações finais

Algumas questões importantes puderam ser verificadas a partir da experiência descrita neste capítulo, e foi significativo o envolvimento dos técnicos do setor da saúde com os técnicos do setor ambiental pautados pela temática de FMB, pois os primeiros conseguiram despertar os segundos para outras questões de saúde pública evidenciadas em uma Unidade de Conservação Ambiental; como resultado, produziram em equipe um material inédito no contexto de suas discussões. O plano de manejo do PEAL contemplou um capítulo específico sobre zoonoses e foi um passo importante para todos os profissionais envolvidos, pois o tema é pioneiro e não havia essa abordagem temática em outros planos de outras Unidades de Conservação do Estado, até aquele momento, podendo até servir de exemplo a outros que venham a ser construídos. A participação de técnicos da saúde na construção de um documento oficial de gestão ambiental foi uma iniciativa importante e trouxe uma experiência que vem ao encontro de uma nova preocupação também para a saúde pública.

Os programas de controle de doenças transmitidas por vetores e hospedeiros intermediários do Estado de São Paulo têm como foco as ações de controle e prevenção de doenças endêmicas em áreas domiciliares, próximas ao homem, sejam de características rurais ou urbanas.

Conforme o Centro de Vigilância Epidemiológica do Estado de São Paulo, ocorreram casos de febre amarela em áreas consideradas silvestres, próximas a áreas rurais. Foram identificados em torno de 26 casos, inclusive com óbitos, em municípios do Estado de São Paulo, onde os locais prováveis de infecção registrados tiveram os casos relacionados com atividades de lazer e/ou trabalho em área rural (CVE, 2007).

Essas ocorrências a cada dia vêm sendo mais comuns, e a ação das instituições de saúde em áreas de parques públicos passa a ser mais frequente. As estratégias de ação devem ser planejadas conjuntamente entre os técnicos de ambas as áreas da saúde e ambiente para que se antecipem às ocorrências de doenças transmitidas por vetores ou outros agravos relacionados com as zoonoses, nas chamadas Unidades de Conservação, principalmente em áreas que envolvem grande circulação de pessoas.

As abordagens anteriores demonstraram preocupações e ressaltaram possibilidades na ocorrência de doenças em áreas preservadas, com circulação de pessoas e/ou próximas ao espaço urbano. Vários autores descrevem sobre o tema de saúde nos parques públicos e destacam os cuidados necessários sobre essas áreas (Herling, 2002; Laporta *et al.*, 2006; Mazzei *et al.*, 2009; Montes, 2005; Port *et al.*, 2007; Taipe-Lagos e Natal, 2003; e Toledo e Pelicioni, 2005).

Há necessidade de se monitorar os fatores ecossistêmicos dessas áreas visando à promoção e proteção de saúde dos visitantes. Uma atividade complexa que demonstra a necessidade de estreitar as relações entre as instituições e seus programas, seja de saúde ou de proteção ambiental, no esforço conjunto em prol de uma vigilância ambiental e epidemiológica adequada e oportuna para essas áreas, sobretudo garantindo uma lógica de respeito ao ambiente e uso adequado das reservas naturais, construção que só poderá ter algum êxito a partir das parcerias.

O trabalho conjunto, interinstitucional e intersetorial da saúde e ambiente no plano de manejo do PEAL foi uma grande experiência para a área da saúde pública, que passou a ser uma parceira da área ambiental em uma corresponsabilidade com as atividades desenvolvidas nas Unidades de Conservação que têm visitação pública e alta circulação de pessoas, onde as zoonoses e outros incômodos à saúde podem estar presentes, evidenciando uma situação de risco à saúde das pessoas frequentadoras desses espaços (Mazzei *et al.*, 2009).

Locais que antes não tinham importância epidemiológica hoje são destaque e retratam casos e óbitos de doenças endêmicas reemergentes, em decorrência da ausência de uma proposta de vigilância ambiental conjunta nessas áreas. Há necessidade urgente de adequações das questões de saúde mediante as áreas de preservação ambiental, principalmente aquelas que têm fluxo de pessoas. Dessa maneira, é imprescindível a constituição de equipes articuladas compostas por técnicos das duas áreas, que juntos podem adquirir novos conhecimentos e promover troca de experiências, a fim de preparar e desencadear estratégias específicas de enfrentamento de doenças de importância para a saúde pública nesses espaços que são de lazer, porém de risco.

Bibliografia

Andrade Junior, H.; et al. Representação social da educação ambiental e da educação em saúde em universitários. Revista Psicologia: Reflexão e Crítica, v. 17, n. 1, p. 43-50, 2004.

Bordenave, J. E. D. Alguns fatores pedagógicos. In: Ministério da Saúde. Capacitação em desenvolvimento de recursos humanos. Brasília: Ministério da Saúde e Organização Pan-americana de Saúde, 1999. p. 261-268. Disponível em: <www.opas.org. br/rh/publicacoes>. Acesso em: 22 jun. 2009.

Brasil. Constituição da República Federativa do Brasil. Brasília: Senado Federal, 1988. 292 p.

Brasil. Lei Federal no 8.142, de 28 de dezembro de 1990. Dispõe sobre a participação da comunidade na gestão do Sistema Único de Saúde (SUS) e sobre as transferências intergovernamentais de recursos financeiros na área da saúde e dá outras providências. Disponível em: <http://www.planalto.gov.br/ccivil_03/leis/l8142.htm>. Acesso em: 09 abr. 2018.

Brasil. Ministério da Saúde. Promoção da saúde: Declaração de Alma-Ata, Carta de Ottawa, Declaração de Adelaide, Declaração de Sundswall, Declaração de Santa Fé de Bogotá, Declaração de Jacarta, Rede de Megapaíses e Declaração do México. Projeto Promoção da Saúde. Brasília: Ministério da Saúde, 2001. 112 p.

Centro de Vigilância Epidemiológica. Secretaria de Estado da Saúde de São Paulo. Boletim epidemiológico de febre maculosa brasileira. São Paulo, 2007. Disponível em: <http://www.cve.saude.sp.gov.br/htm/cve_fmb.html. Acesso em: 30 nov. 2007.

Centro de Vigilância Epidemiológica. Secretaria de Estado da Saúde de São Paulo. Informe técnico de febre maculosa brasileira. São Paulo, 2002. Disponível em: <http://www.cve.saude.sp.gov.br/htm/cve_fmb.html>. Acesso em: 22 jul. 2009.

Freire, P. Pedagogia da autonomia. Saberes necessários à prática educativa. 28. ed. São Paulo: Paz e Terra, 2003. 148 p.

Freire, P. Pedagogia do oprimido. 44. ed. Rio de Janeiro: Paz e Terra, 2005. 213 p.

Freire, P.; Shor, I. Medo e ousadia: o cotidiano do professor. Rio de Janeiro: Paz e Terra, 1986. 116 p.

Gadotti, M. Educação e poder: introdução à pedagogia do conflito. 7. ed. São Paulo: Cortez, 1987.

Herling, T. A floresta em São Paulo, a cidade na Cantareira: fronteiras em transformação. Tese (Doutorado em Estruturas Ambientais Urbanas) – Universidade de São Paulo, São Paulo, 2002.

Huertas, F. O método PES: entrevista com Carlos Matus. São Paulo: Fundap, 1996. 139 p.

Lalonde, M. O conceito de "campo de saúde": uma perspectiva canadense. In: Organização Panamericana de Saúde (Ed.). Promoção da saúde: uma antologia. Washington, 1996. (Publicação Científica, 557).

Laporta, G. Z.; Urbinatti, P. R.; Natal, D. Aspectos ecológicos da população de Culex quinquefasciatus Say (Diptera, Culicidae) em abrigos situados no Parque Ecológico do Tietê, São Paulo, SP. Revista Brasileira de Entomologia, v. 50, n. 1, p. 125-127, 2006.

Mazzei, K.; et al. Levantamento e propostas de ação para as principais zoonoses dos parques estaduais: Alberto Löfgren e da Cantareira. São Paulo: Secretaria do Meio Ambiente, Instituto Florestal, 2009. p. 25-41. (Série Registros, 39). Disponível em: <http://www.iflorestal.sp.gov.br/RIF/SerieRegistros/IFSR39/IFSR39_25-41.pdf>. Acesso em: 27 jul. 2009.

Minayo, M. C. S. O desafio do conhecimento: pesquisa qualitativa em saúde. 8. ed. São Paulo: Hucitec, 2004. 269 p.

Minayo, M. C. S. (Org.). Pesquisa social: teoria, método e criatividade. 25. ed. Petrópolis: Vozes, 2007. 108 p.

Montes, J. Fauna de culicídeos da Serra da Cantareira, São Paulo, Brasil. Revista de Saúde Pública, v. 39, n. 4, p. 578-584, 2005.

Pelicioni, M. C. F. Educação em saúde e educação ambiental: estratégias de construção da escola promotora da saúde. Tese (Livre-docência em Saúde Pública) – Universidade de São Paulo, São Paulo, 2000.

Pelicioni, M. C. F.; et al. Projetos de pesquisa e intervenção em educação e cidadania ativa. In: Pelicioni, M. C. F.; Philippi Junior, A. (Ed.). Educação ambiental em diferentes espaços. São Paulo: Signus, 2007. p. 3-10. (Coleção estudos e pesquisas ambientais).

Pelicioni, M. C. F. Educação ambiental, qualidade de vida e sustentabilidade. Saúde e sociedade, v. 7, n. 2, p. 19-31, 1998.

Port, M.; et al. (Coord.). Vigilância acarológica e sorológica como subsídio para o diagnóstico do risco da febre maculosa na região do Parque Estadual Alberto Löfgren. São Paulo, 2007. 24 p. (Processo da Secretaria do Meio Ambiente do Estado de São Paulo – SMA/SP no 40.503/2006).

Reigota, M. Meio ambiente e representação social. São Paulo: Cortez, 1995.

Reigota, M. O que é educação ambiental. São Paulo: Brasiliense, 1994. (Coleção Primeiros Passos).

Silva, L. J. O conceito de espaço na epidemiologia das doenças infecciosas. Cadernos de Saúde Pública, v. 13, n. 4, p. 585-593, 1997.

Superintendência de Controle de Endemias. Secretaria de Estado da Saúde de São Paulo. Manual de Vigilância Acarológica. São Paulo: Sucen, 2004. 62 p.

Superintendência de Controle de Endemias. Secretaria de Estado da Saúde de São Paulo. Proposta de operacionalização das normas de vigilância e controle de carrapatos de importância médica no Estado de São Paulo. São Paulo: Sucen, 2006. (Relatório técnico: processo SES/SP/Sucen).

Taipe-Lagos, C. B.; Natal, D. Culicídeos em área metropolitana. Revista de Saúde Pública, v. 37, n. 3, p. 275-279, 2003.

Toledo, R. F.; Pelicioni, M. C. A educação ambiental nos parques estaduais paulistas. Revista Brasileira de Ciências Ambientais, v. 3, p. 27-31, 2005.

44 Educação e Promoção da Saúde para o Controle da Asma

Marisa Augusta Trinca • Isabel Maria Teixeira Bicudo Pereira • Maria Cecília Focesi Pelicioni

Aspectos epidemiológicos

A asma é uma doença crônica, complexa, que interfere no cotidiano das crianças portadoras, bem como no de seus cuidadores, levando a alterações no desenvolvimento pessoal da criança e na sua dinâmica familiar e social, influenciando a qualidade de vida não só do portador, mas de toda a família. Tem características e importância no âmbito da saúde, sendo geralmente definida com base na sua caracterização clínica e/ou fisiopatológica.

Estima-se que há cerca de 300 milhões de pessoas com asma no mundo (GINA, 2014) e, embora indivíduos de todas as idades possam ser afetados, as crianças e adolescentes têm sido acometidos com maior frequência, além da asma, por importantes doenças respiratórias, como: rinite e infecções das vias respiratórias superiores, caracterizadas atualmente como um dos principais motivos de utilização de serviços de saúde. Sua prevalência varia entre 1 e 18%, em diferentes localidades.

De acordo com Solé et al. (2014), um trabalho de revisão sobre avaliação da asma na população pediátrica brasileira por meio do protocolo do International Study of Asthma and Allergies in Childhood (ISAAC), validado e padronizado internacionalmente, demonstrou que no Brasil a asma é uma doença de alta prevalência e impacto em crianças e adolescentes, com importantes variações regionais e diversos fatores de risco que não estão bem esclarecidos ainda, mas que deve ser encarada como um problema de saúde pública.

Para Gazzotti et al. (2013), o impacto negativo da asma é normalmente avaliado pela mortalidade, número de crises e número de hospitalizações; entretanto, os efeitos causados pela asma podem prejudicar outros aspectos importantes, como a qualidade de vida e o bem-estar físico e emocional do paciente, e alterar seu desenvolvimento escolar e laboral.

De acordo com esses autores, além das consequências clínicas, funcionais e psicológicas que as crises e hospitalizações provocam, há um aumento da utilização de recursos de saúde e, consequentemente, dos custos da doença.

Essas manifestações agudas são responsáveis pela ausência ao serviço quando acometem adultos, interferindo na produtividade, e falta à escola quando acometem as crianças, sem considerar as limitações impostas pela doença sobre outras atividades.

Trinca et al. (2011) mostraram, de acordo com entrevistas realizadas durante pesquisa de mestrado, que a asma interferia tanto no cotidiano das crianças portadoras como na vida de seus pais, de modo intenso ou mais leve, podendo ser física, emocional e/ou social. Causadora de muito sofrimento, tem levado à adoção de uma conduta protetora por parte de cuidadores ou responsáveis pela criança. Esta se sente frágil e percebe que a doença interfere no relacionamento social com seus amigos, o que muitas vezes a deixa isolada.

Pesquisa de Gomes et al. (2010) sobre conhecimentos e práticas de cuidado das mães diante da criança com asma verificou que elas têm sido as principais cuidadoras dos agravos impostos pela doença, o que as faz desenvolverem uma verdadeira sabedoria prática para realizar os procedimentos necessários.

A asma é provavelmente a enfermidade humana da Antiguidade mais frequentemente discutida e a morbidade associada a ela tem despertado o interesse de pesquisadores de muitas áreas.

De acordo com Croce *et al.* (1998), apesar de ter havido um melhor conhecimento da patogênese da asma a partir de 2008, contando-se inclusive com medidas terapêuticas mais eficientes, sua incidência vem aumentando, assim como a maneira como entendemos a asma também tem se modificado. Ela não é uma condição dependente de um estado alterado do músculo liso, mas, em vez disso, é um processo inflamatório em que a mucosa respiratória participa ativamente. Geralmente a definição da asma é realizada com base na sua caracterização clínica e/ou fisiopatológica.

Segundo a Global Iniciative for Asthma (GINA, 2014), a asma é uma enfermidade heterogênea, que geralmente se caracteriza por uma inflamação crônica das vias respiratórias. Define-se por manifestações clínicas de sintomas respiratórios como sibilância, dificuldade respiratória e aperto no peito, que variam no tempo e intensidade junto com uma limitação variável do fluxo aéreo expiratório.

É uma doença que não tem cura, porém tem controle, o que permite que os portadores levem uma vida normal.

Saldanha *et al.* (2014) indicaram os fatores genéticos como uma das prováveis causas do aumento da prevalência da asma nas últimas décadas, considerando que indivíduos com hiper-reatividade brônquica têm apresentado associações com histórias clínicas de doenças alérgicas em um de seus familiares.

Mesmo na ausência de consenso, aceita-se que a asma tem uma predisposição somática, com fortes indícios de que seja uma alteração geneticamente definida e modulada pelo ambiente.

Reconhecer as crianças com risco de ter asma dentro do grupo de sibilantes pode contribuir para reduzir a morbimortalidade da asma, e para isso o dado mais importante é a história clínica bem detalhada.

Estudos confirmaram que 50 a 80% das crianças asmáticas desenvolvem sintomas antes do 5º ano de vida, sendo difícil o diagnóstico clínico nessa faixa etária (SBPT, 2006).

Por ser complexo, deve ser baseado nos achados clínicos, funcionais, alérgicos e diferenciais de outras enfermidades. Na avaliação clínica, verificam-se as crises e a recorrência de sintomas; o diagnóstico funcional fornece medidas para avaliação da limitação do fluxo aéreo, como a espirometria e o pico de fluxo expiratório (PFE); o diagnóstico da alergia identifica a exposição a alergênios relacionados com a asma por meio de testes cutâneos e IgE sérica; e o diagnóstico diferencial avalia algumas condições específicas que podem ser confundidas com asma (SBPT, 2006).

Assim, as crianças com suspeita de asma devem ser encaminhadas aos serviços de saúde especializados para diminuir a confusão diagnóstica e receber um tratamento precoce.

Sousa *et al.* (2012) mostraram que os profissionais de saúde devem estar alertas quanto à importância de uma abordagem integrada da asma com rinite e alergias, considerando o conceito da "via respiratória única", buscando tratamentos que atuem de modo sistêmico com relação a essas condições. Evidenciaram ainda, que a asma é um problema de saúde pública entre as crianças do município de São Paulo e precisa, urgentemente, de medidas efetivas para seu controle.

A asma tem sido responsável, em nosso país, por aproximadamente 350 mil internações hospitalares por ano no Sistema Único de Saúde (SUS), constituindo-se como a quarta causa de hospitalizações, passando para a terceira causa entre crianças e adultos jovens e o terceiro maior valor gasto do total anual de custos com uma única doença (SBPT, 2006).

De acordo com dados do ISAAC, idealizado com método padronizado para avaliar a prevalência de asma e doenças alérgicas em crianças em diferentes partes do mundo, a asma afeta aproximadamente de 7 a 10% da população. A estimativa de prevalência média mundial da asma mostrou ser de 11,6% entre escolares (6 e 7 anos) e 13,7% entre adolescentes (13 e 14 anos). No Brasil encontram-se índices elevados (em torno de 20%) para as duas faixas etárias (Brasil, 2002; Solé, 2005).

Segundo Alvim e Lasmar (2009), diferentes estudos têm mostrado índices elevados de internação por asma; cerca de 60% das crianças com asma atendidas em ambulatório médico já tinham sido internadas e não faziam tratamento preventivo, utilizando apenas os serviços de emergência.

Sousa *et al.* (2012), em estudo de base populacional em São Paulo sobre a prevalência de asma e fatores associados, reforçaram o conceito de subdiagnóstico da asma no Brasil, principalmente quando se emprega como critério a identificação autorreferida de asmáticos. Quando adicionado o termo *bronquite* como sinônimo de asma, os índices da doença apresentam-se mais elevados, o que é justificado pela dificuldade da população em diferenciar as doenças que tem origem e tratamento distintos, levando as pessoas a subestimar a asma e adiar a procura por auxílio.

Tem havido um aumento da sua prevalência em São Paulo por condições desfavoráveis relacionadas principalmente com a poluição ambiental, levando a altos índices de internação de crianças com a patologia, ainda que haja um bom potencial para o tratamento ambulatorial.

Amâncio e Nascimento (2012) apresentaram evidências em um estudo realizado para estimar a associação entre as internações por asma e poluentes do ar em crianças residentes em uma cidade de médio porte do estado de São Paulo. As populações de cidades de médio porte podem ser afetadas pela poluição ambiental com um aumento de casos de internação por asma e diminuição da qualidade de vida.

Toledo e Nardocci (2011), em uma revisão sobre emissão de poluentes e saúde da população no município de São Paulo, evidenciaram um impacto significativo da poluição veicular em idosos e crianças.

De acordo com os mesmos autores, a poluição do ar no município de São Paulo é monitorada pela Companhia de Tecnologia de Saneamento Ambiental (Cetesb) por meio de 12 estações fixas de monitoramento e, a partir de 1981, iniciou monitoramento automático da concentração dos poluentes. Apesar de vários estudos mostrarem a poluição do ar como fator de risco para a população de São Paulo, ainda existem lacunas sobre os impactos da exposição a esses poluentes na saúde da população.

Discutido mundialmente, o problema da poluição atmosférica e suas repercussões na saúde já estão comprovados. É causa de resposta inflamatória no aparelho respiratório, que se torna importante alerta para o aumento da morbidade relacionada com a poluição ambiental (Cançado *et al.* 2006).

Um estudo de Atkinson citado por Cançado *et al.* (2006), em que foi mapeada a composição de material particulado domiciliar interno e externo, mostrou que 50% do material interno das casas (poluição *indoor*) era proveniente do ambiente externo, e o restante se originava da combustão do tabaco, fogão a gás ou outro indeterminado.

Extensa literatura, desde 1998, tem mostrado evidências de que a poluição interfere nos alergênios e nos mecanismos de defesa do trato respiratório, de modo que todos os esforços devem ser feitos para diminuir a exposição aos alergênios e aos poluentes do ar (Croce *et al.*, 1998). O clima tropical também oferece possibilidades de crescimento de agentes contaminantes.

Em 1994, uma pesquisa realizada pelo laboratório de poluição atmosférica experimental da Faculdade de Medicina da Universidade de São Paulo (FMUSP) mostrou que nos dias de maior poluição na cidade de São Paulo o número de internações por problemas respiratórios em crianças de até 13 anos aumentou 65% (Saldiva *et al.*, 1994).

Arbex *et al.* (2012), em trabalho sobre poluição do ar e sistema respiratório, revelaram que podem ser creditados aos poluentes particulados e gasosos emitidos por diversas fontes, o aumento nos sintomas de doenças, na procura por atendimentos em serviços de emergência, no número de internações e de óbitos. As exposições crônicas a poluentes têm colaborado para o aumento do número de casos novos de asma, de doença pulmonar obstrutiva crônica (DPOC) e de câncer de pulmão, tanto em áreas rurais como urbanas, sendo poluentes atmosféricos e a fumaça do tabaco os principais fatores de risco para essas doenças.

Resultados de pesquisa de Nicolussi *et al.* (2014) sobre poluição do ar e doenças alérgicas em escolares do município de Ribeirão Preto, SP, indicaram que a prevalência de asma, rinite e sintomas associados tendeu a ser maior em alunos da escola da região central, onde há tráfego veicular intenso, mesmo com níveis de poluentes menores que os permitidos pela legislação.

O controle da asma proporcionaria uma diminuição dos efeitos físicos, sociais e emocionais indesejáveis das internações, tanto para a criança asmática quanto para sua família. Com isso, poderia haver diminuição da demanda aos serviços de saúde e melhora da saúde dos pacientes, que poderiam desempenhar adequadamente suas atividades cotidianas, com consequente economia de gastos com os tratamentos de emergência.

Em uma revisão de literatura, Damasceno *et al.* (2012) mostraram que os programas que incluíram a educação em saúde já implementados proporcionaram a promoção e melhora da saúde dos indivíduos, tornando-os mais aptos ao trabalho e ao estudo, aumentando a produtividade e reduzindo significativamente os custos para a sociedade.

Causas de asma

As fundamentais ainda não são completamente compreendidas: como mencionado anteriormente, os fatores de risco são uma combinação de predisposição genética, infecções respiratórias e exposição ambiental a substâncias e partículas inaladas que podem provocar reações alérgicas ou irritar as vias respiratórias, como alergênios domiciliares (ácaros da poeira doméstica, fungos e pelos de animais), alergênios exteriores (pólens, fungos e pelos de animais), fumaça de cigarro e outros tipos de fumaça e poluição do ar ou exposição a irritantes químicos. Outros estímulos podem desencadear as crises, embora não sejam os causadores diretos, como a exposição ao ar frio, a excitação emocional extrema, os odores fortes, o exercício físico e o uso de medicamentos (GINA, 2014).

Autores como Solé e Naspitz (1998) e Silva *et al.* (2009) mostraram que, entre os fatores desencadeantes ou agravantes das crises nas crianças, estão as infecções das vias respiratórias, fatores emocionais, os alergênios inaláveis, o exercício físico, as alterações climáticas, a exposição à fumaça e/ou outros elementos irritantes.

Assim, todos os pacientes com asma e seus familiares devem receber orientações sobre a doença e noções de como eliminar ou controlar esses fatores desencadeantes, especialmente os domiciliares e ocupacionais (SBPT, 2006).

Áfio Caetano *et al.* (2010), com base nos déficits de conhecimento identificados na pesquisa sobre conhecimentos da família e fatores precipitantes da crise asmática na criança, constataram a importância de elaborar programas educativos voltados para a orientação no que se refere ao estilo da vida, prevenção da exacerbação das crises, adesão ao tratamento, entre outros. A participação da família na promoção da saúde e na prevenção e controle da crise asmática na criança é muito importante, favorecendo melhores resultados dos programas.

A criança nas idades pré-escolar e escolar interage permanentemente com o meio que a cerca, incluindo o ambiente doméstico, áreas de lazer e escola. Em virtude de suas necessidades nutricionais, demandas metabólicas e características comportamentais, esses ambientes podem favorecer o contato com agentes químicos presentes na água, ar e solo, além da fumaça do tabaco, que tem sido cada vez mais relacionada com o aumento da ocorrência de doenças como a asma. Observar a incidência e a prevalência de doenças e utilizar essa informação para desencadear intervenções são estratégias bem estabelecidas na abordagem geral em saúde pública (Mello-da-Silva e Fruchtengarten, 2005).

Saldanha *et al.* (2014) mostraram que as manifestações clínicas surgem em geral em crianças com idade inferior a 5 anos de vida que necessitam de atenção mais intensa e individualizada pelos profissionais de saúde. Possivelmente, a relativa imaturidade às voltas com a adaptação ao ambiente adverso de um indivíduo ainda em processo de desenvolvimento é um fator importante no surgimento da asma.

O objetivo principal do manejo da asma é a obtenção do controle da doença e os objetivos terapêuticos básicos são: minimizar os sintomas que limitam as atividades diárias, prevenir crises recorrentes, diminuir as visitas às emergências e hospitalizações, reduzir a necessidade do uso de medicação de alívio e manter a função pulmonar a mais próxima possível do normal (Brasil, 2002; SBPT, 2002).

Para obter controle da asma e impacto na morbidade e mortalidade, bem como melhora da qualidade de vida de crianças e familiares, é importante desenvolver ações com abordagem multifatorial e multidisciplinar, nas quais todas as oportunidades são aproveitadas para a educação em saúde, com familiares e criança envolvidos.

De acordo com Kinchoku *et al.* (2011), o controle da asma depende de vários fatores, destacando-se a adesão ao tratamento, a identificação e o tratamento de comorbidades e de desencadeantes, a disponibilidade das medicações e a educação dos pacientes e seus familiares. Resultados do estudo mostraram alta porcentagem de pacientes com asma controlada e/ou parcialmente controlada, provavelmente pela realização de avaliações frequentes proporcionando a chance de discussão contínua da doença e de suas comorbidades, a verificação do controle ambiental e a possibilidade de receber as medicações após cada consulta.

A manifestação da asma ocorre em um contexto de relações interpessoais. Isso mostra a necessidade de um tratamento interdisciplinar que contemple as dimensões biopsicossociais.

Sabendo que os sintomas e as disfunções causados pela asma interferem no cotidiano de seus portadores, bem como o tratamento adequado, quando instituído precocemente, pode controlá-la e permitir que o asmático tenha uma vida normal, o papel dos profissionais é contribuir para que crianças e suas famílias possam vivenciar a asma como parte de um processo dinâmico da vida, a fim de que a qualidade do atendimento represente um caminho de crescimento para todos (Borba e Sarti, 2005).

Tratamento e controle da doença

O tratamento ideal é o que mantém o paciente controlado e estável com a menor dose de medicação possível. Caso o controle ideal não seja obtido, antes de quaisquer mudanças terapêuticas, deve-se considerar: a adesão do paciente ao tratamento; os erros na técnica de uso dos dispositivos inalatórios; e a presença de fatores desencadeantes e/ou agravantes (SBPT, 2006).

Como a asma é uma enfermidade que determina importante sofrimento humano, a adesão ao tratamento é um dos itens fundamentais para a mencionada melhoria de qualidade de vida. A ocorrência de baixa adesão a esquemas terapêuticos em doenças crônicas está bem documentada; no caso da asma, estudos mostram que cerca da metade das prescrições médicas não é obedecida (Chatkin et al., 2006).

O controle adequado da asma reduz a frequência e a gravidade das exacerbações e, consequentemente, o número de hospitalizações e utilização de serviços de emergência com melhora da qualidade de vida dos portadores dessa enfermidade e de sua família (Marchioro et al., 2014).

Na investigação de fatores associados à asma de difícil controle, Araújo et al. (2007) concluíram ser o fator mais frequente a pequena adesão à prescrição médica, decorrente de preconceitos ou ignorância em relação à medicação inalatória. Zorzetto e Moura (2009) também confirmaram ser esse um grande problema no país, lembrando que a asma está cercada de estigma, o que justifica a resistência e

rebeldia à adesão; mas não se pode esquecer da questão da falta de informação dos portadores e dos profissionais de saúde e a dificuldade de acesso aos serviços de saúde.

Para vencer essa dificuldade, é fundamental o conhecimento da doença e de seu tratamento, além de uma boa relação médico-paciente. É necessário ainda que haja uma negociação entre eles, uma seleção de questões que facilitem e ajudem na adesão ao tratamento, em que se busque a satisfação do paciente e o suporte social e familiar, informando-o sobre os conceitos e sobre condutas em relação à saúde e fatores associados à doença (Jentzsch et al., 2002).

Gomes et al. (2010) mostraram que o conhecimento das mães sobre a asma vem de uma série de fontes de informações, advindas do médico, familiares, amigos, vizinhos e até de outras mães que vivenciam situações semelhantes. Esses conhecimentos são modificados por suas experiências no convívio com a enfermidade, e os profissionais de saúde, por sua vez, têm a possibilidade de apoiá-las orientando, tirando dúvidas e garantindo um bom atendimento para essas crianças e suas famílias.

É necessário realizar um tratamento que conte com a participação ativa dos pacientes asmáticos e de seus familiares, uma vez que existem limitações físicas, emocionais e sociais. Para o controle da doença, os envolvidos devem ser informados sobre a asma, fatores que a desencadeiam e como evitá-los, capacitando-os a reconhecer os sinais de alteração do seu organismo em relação à doença, além do uso correto das medicações. Assim, para atingir bons resultados com os programas de educação, deve-se trabalhar as dificuldades de maneira individual, a partir de interferências positivas no cotidiano e na qualidade de vida do paciente, o que trará como consequência a diminuição de visitas aos serviços de emergência e de hospitalizações, reduzindo os parâmetros de morbidade e mortalidade (Bettencourt et al., 2002).

Utilizar ações educativas e intervenção psicológica associadas em complementariedade às ações médico-farmacológicas da asma constitui uma abordagem pluridisciplinar fundamental para o tratamento da doença. Assim, Matos e Machado (2007) reforçaram a importância de desenvolver programas de intervenção psicológica que visem à melhora da adaptação da pessoa à realidade da doença, promovendo sua qualidade de vida. Da mesma maneira, os autores destacaram a necessidade de realizar uma avaliação biopsicossocial, multidimensional considerando capacidades funcionais, aspectos psicológicos/comportamentais e sociais desses doentes, o que permitiria ajustar as intervenções às necessidades de cada paciente.

Segundo Stephan e Costa (2009), diversos estudos sustentam que as dificuldades no manejo da asma estão relacionadas com a falta de programas educacionais (estes são custo-efetivos), pois mesmo aumentando os gastos com medicação e o número de consultas, isso será compensado com a diminuição das visitas aos serviços de emergência e de hospitalizações.

Programas de controle da asma têm sido comprovadamente capazes de reduzir hospitalizações e atendimentos de urgência, melhorando a vida das pessoas que convivem com a doença; para tal é preciso estimular estratégias para ampliar o acesso de portadores a programas de controle de asma (Carmo *et al.* 2011).

Os serviços que não estão equipados com adequados recursos humanos e insumos para atender à demanda acabam por constituir uma importante causa das hospitalizações, pois com menor acesso ao tratamento preventivo e ambulatorial, as crianças mais desfavorecidas, do ponto de vista socioeconômico, seguramente terão um aumento da morbidade.

Faz-se, portanto, necessário que os profissionais de saúde estejam capacitados para o atendimento dessa demanda e que consigam aproximar os conhecimentos científicos atuais da sua realidade cotidiana. É importante que se desenvolvam pesquisas e estratégias que possam colaborar para a educação e promoção da saúde das crianças asmáticas e de seus cuidadores.

De acordo com Stephan e Costa (2009), as intervenções educativas em asma têm mostrado que podem produzir um efeito benéfico real. Quando praticadas de modo simples, flexível e de modo personalizado durante o atendimento, o efeito pode ser maior ou pelo menos igual ao das intervenções baseadas em técnicas educativas variadas e sofisticadas.

Custo da doença

É importante refletir a respeito dos custos da asma, sejam diretos, com serviços médico-hospitalares, remédios e equipamentos, sejam indiretos, que se relacionam com o absenteísmo escolar e no trabalho, constituindo-se custos incalculáveis que trazem prejuízo à vida.

Percebe-se cada vez mais a inclusão, na agenda política de todos os países, da interface entre a saúde, o bem-estar e o desenvolvimento econômico com ações governamentais coordenadas e incisivas de combate aos determinantes da saúde e do bem-estar (OMS, 2010). No entanto, sabe-se que sem financiamento é muito difícil concretizar as ideias propostas para o controle da asma.

Os Determinantes Sociais da Saúde (DSS) relacionam-se com as condições de vida e trabalho das pessoas e são frutos das características de uma sociedade, sejam elas culturais, ambientais ou socioeconômicas, como habitação, saneamento, educação, serviços de saúde, ambiente de trabalho e trama de redes sociais. Os estilos de vida são influenciados pelos DSS, uma vez que as decisões relativas à prática de exercício físico, modificação de hábitos alimentares ou de fumar estão condicionadas a eles (Fiocruz, s/d).

O conhecimento das relações das condições de vida e trabalho com os determinantes gerais da sociedade e das pessoas que fazem parte desse grupo é importante e tem a finalidade de diminuir e combater as iniquidades de saúde, uma vez que traz prejuízos a todos, não só aos desfavorecidos; assim, é necessário buscar apoio político para viabilizar as intervenções necessárias (Fiocruz, s/d).

É inegável e reconhecida a importância da educação para a promoção de saúde. Essa ação educativa deve ser baseada no diálogo para que se consiga atingir o ser humano. Assim, com capacitação e com motivação, é possível incorporar novos significados, valores e práticas que passam a fazer parte do cotidiano das pessoas, atendendo às suas necessidades, na busca por melhor qualidade de vida (Pelicioni e Pelicioni, 2007).

Para o enfrentamento dos desafios impostos para reduzir as iniquidades, capacitar as pessoas a identificar e resolver seus problemas, sejam eles individuais ou de seu grupo, a estratégia da promoção da saúde é uma boa escolha e se caracteriza pela visão ampliada da saúde, que deve ser vista de maneira positiva, não significando simplesmente ausência de doença. Assim, para o OMS (2010), "A promoção da saúde não está relacionada somente com as responsabilidades do setor saúde, indo muito além dos estilos de vida saudáveis, passando pelo bem-estar e por ambientes que incentivem a saúde".

O objetivo da educação em saúde é preparar os indivíduos para exercitarem a cidadania, e para isso faz-se necessário criar condições para que se organizem e conquistem a implementação de seus direitos, visando ao bem comum (Pelicioni e Pelicioni, 2007).

É importante que todos os envolvidos, o asmático, a família, o cuidador e o profissional de saúde, estejam adequadamente orientados para exercer seus papéis efetivamente.

Nesse cenário, torna-se cada vez mais importante desenvolver trabalhos que estimulem o conhecimento sobre a doença e suas maneiras de prevenção, assim como saber de que modo os familiares e profissionais de saúde que atendem aos asmáticos avaliam e tratam essa patologia no cotidiano familiar. É necessário ainda verificar quais suas representações sociais e práticas utilizadas em geral, como também quais estratégias têm sido utilizadas na orientação, prevenção e tratamento da doença, sempre visando contribuir para a melhoria da saúde das crianças e de seus familiares.

O convívio com uma criança asmática traz mudanças e transformações no cotidiano familiar, gerando perturbações emocionais que afetam a vida social e o lazer de todos. Esse impacto negativo pode gerar abandono da escola pelas crianças e absenteísmo no trabalho pelos cuidadores, aumentando as dificuldades com os custos da doença.

A convivência familiar com a criança asmática é por vezes difícil pelas limitações que a doença impõe, pela inconstância das crises, que exigem observação permanente dos sinais e sintomas, pelo cansaço das noites sem dormir e da constante presença em serviços de emergência e internações, onde nem sempre o atendimento é o desejável. Isso tem gerado nos familiares e/ou cuidadores sentimentos de impotência e sofrimento, além da preocupação com os cuidados com a alimentação, com a medicação e com o controle ambiental e a dificuldade em seguir as inúmeras recomendações médicas. Existe ainda o problema em se desfazer de coisas de valor sentimental, como cortinas, tapetes, bichos de pelúcia e animais domésticos, medidas necessárias para promover o controle da doença. O diagnóstico precoce da asma possibilita que as alterações na dinâmica do cotidiano familiar sejam minimizadas.

O controle sobre as crises de asma da criança implica um complexo terapêutico que envolve a confiança entre a família e a equipe multiprofissional de saúde orientada e capacitada para realizar o diagnóstico e tratamento corretos. Cabe a essa equipe a identificação de aptidões e competências da família, além da preparação e sensibilização do cuidador, que deve estar apto a seguir as orientações recebidas e agir com segurança nas tomadas de decisões nos diferentes momentos que a doença oferece: prevenção de crises, medicação, cuidados diários e ação no momento de crise.

É importante que os profissionais observem e entendam as práticas de saúde da população que são influenciadas por determinantes socioeconômicos e culturais que acabam por direcionar as ações no cuidado da asma.

As medidas de controle ambiental são sem dúvida bastante valiosas, porém devem ser associadas ao tratamento médico, com consultas regulares e medicação domiciliar.

É importante tratar a asma sem medo para que o asmático possa desfrutar de uma vida normal, sempre avaliando quando as mudanças realizadas estão interferindo no estilo de vida da família.

Papel da família e do cuidador

É fundamental que a equipe de saúde seja multiprofissional e esteja bem orientada para realizar o diagnóstico e o tratamento corretos, bem como preparar e sensibilizar o cuidador que viabilizará as orientações recebidas, proporcionando melhor qualidade de vida para a criança asmática e seus familiares.

A asma tem um complexo regime terapêutico, nem sempre eficaz, sendo necessário que haja realmente confiança entre a família e a equipe de saúde.

A relação entre a dinâmica familiar e os problemas de saúde é muito complexa e são difíceis de identificar claramente os efeitos diretos de uma sobre os outros. As evidências científicas mostram que um problema de saúde pode gerar estresse tanto no doente como na família. As necessidades das famílias não são percebidas, ou são inadequadamente entendidas ou sequer consideradas pelos profissionais de saúde, quer por restrições temporais quer por incapacidade (Marinheiro, 2007).

Segundo Ojeda *et al.* (2012), a grande porta para a educação em saúde constitui-se em realizar a troca de saberes e experiências entre os profissionais de saúde e os familiares e/ou cuidadores.

Nesse sentido, é muito importante para o portador da doença e sua família que haja um acompanhamento sistemático da saúde da criança.

Zhang *et al.* (2005), investigaram os conhecimentos de pais de crianças asmáticas sobre a doença no momento da admissão a um serviço especializado e verificaram que realmente existe uma insuficiência de conhecimentos sobre a natureza e o prognóstico da asma, uso inadequado das medicações e um descuido no controle do ambiente domiciliar. Em geral, essas informações são fornecidas à família pelo médico e essa comunicação nem sempre é adequada para levar à conscientização da patologia.

Os estímulos da comunicação são transmitidos por sinais, e não por símbolos, e cada pessoa atribui um significado para cada sinal, dependendo do conjunto de ideias, valores e experiências de que dispõe. Na comunicação, existem dois componentes, um que é o conteúdo (o fato ou a informação) e outro que é o sentimento (o que se quer comunicar ou como se sente a respeito da informação; Silva, 2010).

Os profissionais de saúde precisam estar preparados para estabelecer uma comunicação efetiva tanto com os portadores de asma quanto com seus familiares. A linguagem deve ser clara e objetiva, com significado comum para todos, educador e educando, que assim conseguirão organizar um pensamento correto com oportunidade de uma reflexão crítica sobre o problema em questão. Muitas vezes, observa-se dificuldade de comunicação relacionada com a compreensão que é dada aos significados (Pelicioni *et al.*, 2005).

Em pesquisa realizada em Fortaleza, Ceará, por Frota *et al.* (2008), percebeu-se que a incompreensão sobre a doença dos filhos nos depoimentos das mães possivelmente estava relacionada com a falta de informação e de esclarecimentos recebidos da equipe responsável pelo atendimento, pela dificuldade de acesso ao acompanhamento especializado com estratégias de promoção de saúde e prevenção da asma, além de baixa escolaridade dessas mães.

É importante observar as práticas de saúde da população a fim de identificar os determinantes socioeconômicos e os aspectos socioculturais que direcionaram as ações voltadas para o cuidado.

> A antropologia evidencia os limites do modelo biomédico ao revelar que as práticas de saúde de uma população estão diretamente ligadas ao seu modo de vida dentro de um contexto sociocultural. A compreensão do processo saúde e doença, das suas repercussões no organismo e as práticas de cuidado em saúde dentro de um contexto sociocultural são construídas simbolicamente e seu entendimento pode ser o início do caminho. A interpretação de algum sintoma é feita por profissionais de saúde, doentes ou familiares de modo diferente, por isso, deve-se levar em consideração os significados que eles atribuem, aos seus valores próprios, dado o contexto sociocultural no qual estão inseridos (Campos, 2009).

Além das informações baseadas em evidências científicas que são produzidas pelo diagnóstico médico, é preciso avançar nas evidências culturais do processo saúde e doença, quanto às maneiras de prevenção e tratamento das patologias, ampliando-se a compreensão da saúde como uma realidade biocultural, na qual se valorizam os modos de pensar e agir das populações no enfrentamento das doenças. As práticas de cuidado em saúde são assim orientadas pelas representações, e os significados da saúde e doença modelados pela visão de mundo e contexto no qual o doente está inserido, o que envolve as crenças sobre as causas da doença, os valores, os códigos de condutas e a maneira de se relacionar com o doente (Campos, 2009).

Segundo Silva *et al.* (2009), para construir estratégias preventivas, é preciso saber ouvir, perceber as atitudes do cuidador em relação à asma, suas condições sociais, econômicas e culturais para assim poder negociar o cuidado, sem imposição. Entender o cuidado cultural e respeitar a identidade cultural do indivíduo garantirão uma assistência individual, humanizada e possivelmente eficaz.

De acordo com estudo de Mendonça e Ferreira (2005), entre as principais dificuldades relatadas pelos cuidadores em seguir o tratamento médico indicado para o portador destacam-se os problemas financeiros, seguidos pelo custo com a reorganização do ambiente doméstico e o relacionamento entre cuidador e médico durante a consulta. Com relação aos benefícios relatados pelos cuidadores ao participarem do tratamento proposto, o principal deles foi a melhoria do estado clínico de seus filhos com diminuição das crises, como também conhecimento adquirido sobre a doença, possibilitando ajudar familiares a ter mais responsabilidade com os cuidados da criança, e por fim ter aprendido a lidar com situações difíceis de modo geral, nos momentos de crise.

O Plano Nacional de Controle da Asma (PNCA), implantado pelo Ministério da Saúde em colaboração com as Sociedades Brasileiras de Especialidades, pretende organizar, implantar e manter a assistência por intermédio do SUS aos pacientes asmáticos (Silva *et al.*, 2009).

Bibliografia

Áfio Caetano, J.; et al. Conhecimento da família sobre os fatores precipitantes da crise asmática na criança. Revista Rene Fortaleza, v.11, n. 3, p. 153-161, 2010.

Alvim, C. G.; Lasmar, L. M. L. B. F. Saúde da criança e do adolescente: doenças respiratórias. Belo Horizonte: Coopmed; Nescon UFMG; 2009. 92 p.

Amâncio, C. T.; Nascimento, L. F. C. Asma e poluentes ambientais: um estudo de séries temporais. Revista da Associação Médica Brasileira, v. 58, n. 3, p. 302-307, 2012.

Araújo, A. C. S.; et al. Investigação de fatores associados à asma de difícil controle. Jornal Brasileiro de Pneumologia, v. 33, n. 5, 2007.

Arbex, M. A.; et al. A poluição do ar e o sistema respiratório. Jornal Brasileiro de Pneumologia, v. 38, n. 5, p. 643-655, 2012.

Bettencourt, A. R. C.; et al. Educação de pacientes com asma: atuação do enfermeiro. Jornal de Pneumologia, v. 28, n. 4, p. 193-200, 2002.

Borba, R. I. H.; Sarti, C. A. A asma infantil e o mundo social e familiar da criança. Revista Brasileira de Alergia e Imunopatologia, v. 28, n. 5, p. 249-254, 2005.

Brasil. Ministério da Saúde. Secretaria de Assistência à Saúde. Protocolo clínico e diretrizes terapêutica: asma grave. Brasília (DF), 2002. Disponível em: <http://portal.saude.gov.br/saude/visualizar_textocfm?idtxt=23509>. Acesso em: 26 jul. 2010.

Campos, E. A. Aspectos socioculturais e as práticas de cuidados em enfermagem. In: Nakamura, E.; Martin, D.; Santos, J. F. Q. (Org.). Antropologia e enfermagem. Barueri: Manole; 2009. p. 82-97.

Cançado, J. E. D.; et al. Repercussões clínicas da exposição à poluição atmosférica. Jornal Brasileiro de Pneumologia, v. 32, n. 2, S23-S29, 2006.

Carmo, T. A.; Andrade, S. M.; Cerci Neto, A. Avaliação de um programa de controle da asma em unidades de saúde da família. Cadernos de Saúde Pública, v. 27, n. 1, p. 162-172, 2011.

Chatkin, J. M.; et al. Adesão ao tratamento de manutenção em asma (estudo ADERE). Jornal Brasileiro de Pneumologia, v. 32, n. 4, p. 277-283, 2006.

Croce, M.; et al. Poluição ambiental e alergia respiratória. Medicina, Ribeirão Preto, v. 31, p. 144-153, 1998.

Damasceno, E.; et al. Custos diretos e indiretos da asma: revisão de literatura. Revista Brasileira de Alergia e Imunopatologia, v. 35, n. 6, p. 234-240, 2012.

Frota, M. A.; Martins, M. C.; Santos, R. C. A. N. Significados culturais da asma infantil. Revista de Saúde Pública, v. 42, n. 3, p. 512-516, 2008.

Fundação Oswaldo Cruz. Determinantes Sociais da Saúde, s/d. Disponível em: <https://pensesus.fiocruz.br/determinantes-sociais>. Acesso em: 16 jul. 2018.

Gazzotti, M. R.; et al. Nível de controle da asma e seu impacto nas atividades de vida diária em asmáticos no Brasil. Jornal Brasileiro de Pneumologia, v. 39, n. 5, p. 532-538, 2013.

Global Iniciative for Asthma (GINA). Global Strategy for Asthma Management and Prevention 2014. Revision 2014. Disponível em: http://www.ginasthma.org/local/uploads/files/Gina_Report_2014_aug12.pdf. Acesso em: 06 jan. 2015.

Global Iniciative for Asthma. Um guia de bolso para médicos e enfermeiros. Revisto em 2014. Baseado na Estratégia Global para Tratamento e Prevenção da Asma. Disponível em: <http://www.ginasthma.org/local/uploads/files/Gina_Pocket_Portuguese2014.pdf>. Acesso em: 06 jan. 2015.

Gina Brasil – Iniciativa Global Contra Asma. 9ª Reunião Anual da Aliança Global contra Doenças Respiratórias Crônicas (GARD)/OMS. Salvador, 2014.

Gomes, F. S.; et al. Conhecimento e práticas de cuidar das mães frente à criança com asma. Revista Interdisciplinar NOVAFAPI, v. 3, n. 1, p. 19-23, 2010.

Jentzsch, N. S.; Camargos, P. A. M.; Melo, E. M. Adesão às medidas de controle ambiental na asma. Revista Brasileira de Alergia e Imunopatologia, v. 25, n. 6, p. 192-199, 2002.

Kinchoku, V. M.; et al. Fatores associados ao controle da asma em pacientes pediátricos em centro de referência. Revista Paulista de Pediatria, v. 29, n. 4, p. 591-598, 2011.

Marchioro, J.; et al. Nível de controle da asma e sua relação com o uso de medicação em asmáticos no Brasil. Jornal Brasileiro de Pneumologia, v. 40, n. 5, p. 487-494, 2014.

Marinheiro, P. P. A família da criança com asma: fatores que influenciam a qualidade de vida do sistema familiar. Tese (Doutorado em Ciências da Enfermagem) – Instituto de Ciências Biomédicas de Abel Salazar, Universidade do Porto, Porto, 2007.

Matos, A. P. S.; Machado, A. C. C. Influência das variáveis biopsicossociais na qualidade de vida em asmáticos. Brasília, Psicologia: Teoria e Pesquisa, v. 23, n. 2, p. 139-148, 2007.

Mello-da-Silva, C. A.; Fruchtengarten, L. Riscos químicos ambientais à saúde da criança. Jornal de Pediatria (Rio de Janeiro), v. 81, n. 5, S205-S211, 2005.

Mendonça, M. B.; Ferreira, E. A. P. Adesão ao tratamento da asma na infância: dificuldades enfrentadas por cuidadoras. Revista Brasileira de Crescimento e Desenvolvimento Humano, v. 15, n. 1, p. 56-68, 2005.

Nicolussi, F. H.; et al. Poluição do ar e doenças respiratórias alérgicas em escolares. Rev. Saúde. Pública, v. 48, n. 2, p. 326-30, 2014.

Ojeda, B. S.; et al. Características e conhecimento de cuidadores de crianças portadoras de asma. Revista da Graduação, v. 5, n. 1, 2012.

Organização Mundial da Saúde. Declaração de Adelaide sobre a saúde em todas as políticas: no caminho de uma governança compartilhada, em prol da saúde e do bem-estar. Relatório do Encontro Internacional sobre a Saúde em Todas as Políticas, Adelaide, 2010. Disponível em: <http://www.who.int/social_determinants/publications/isa/portuguese_adelaide_statement_for_web.pdf>. Acesso em: 15 abr. 2018.

Pelicioni, M. C. F.; Pelicioni, A. F. Educação e promoção da saúde: uma retrospectiva histórica. O Mundo da Saúde São Paulo, v. 31, n. 3, p. 320-328, 2007.

Pelicioni, M. C. F.; Pelicioni, A. F.; Toledo, R. F. Educação e promoção da saúde: teoria e prática. São Paulo: Santos, 2005.

Saldanha, C. T.; Botelho, C. Perfil de atendimento em crianças menores de cinco anos de idade com asma/sibilos em um hospital público. Revista Brasileira de Alergia e Imunopatologia, v. 33, n. 6, p. 235-240, 2010.

Saldanha, C. T.; et al. Asma: idade de surgimento pode ser um fator para o aumento da prevalência. Unopar Científica Ciências Biológicas e da Saúde, v. 16, n. 3, p. 251-255, 2014.

Saldiva, P. H. N.; et al. Association between air pollution and mortality due to respiratory diseases in children in São Paulo, Brazil: a preliminary report. Environmental Research, v. 65, n. 2, p. 218-225, 1994.

Santana, L. F. S. C. A.; et al. Intervenções educativas em asma na infância: uma revisão analítica da literatura. Jornal Brasileiro de Pneumologia, v. 31, n. 5, p. 445-458, 2005.

Silva, M. D. B.; Silva, L. R.; Santos, I. M. M. O cuidado materno no manejo da asma infantil – contribuição da enfermagem transcultural. Escola Anna Nery Revista de Enfermagem, v. 13, n. 4, p. 772-779, 2009.

Silva, M. J. P., Comunicação tem remédio: a comunicação nas relações interpessoais em saúde. 7. ed. São Paulo: Edições Loyola, 2010.

Sociedade Brasileira de Pneumologia e Tisiologia. Consenso Brasileiro no Manejo da Asma, 3. Jornal de Pneumologia, v. 28, supl. 1, S6-S51, 2002.

Sociedade Brasileira de Pneumologia e Tisiologia. IV Diretrizes Brasileiras para o Manejo da Asma. Jornal Brasileiro de Pneumologia, v. 32, supl. 7, S447-S74, 2006.

Solé, D.; Naspitz, C. K. Epidemiologia da asma: estudo ISAAC (International Study for Asthma and Allergies in Childwood). Revista Brasileira de Alergia e Imunopatologia, v. 21, n. 2, p. 38-45, 1998.

Solé, D. International Study for Asthma and Allergies in Childwood (ISAAC): o que nos ensinou? Jornal Brasileiro de Pneumologia, v. 31, n. 2, p. 93-94, 2005.

Solé, D.; et al. A asma na criança e no adolescente brasileiro: contribuição do International Study of Asthma and Allergies in Childhood (ISAAC). Revista Paulista de Pediatria, v. 32, n. 1, p. 114-125, 2014.

Sousa, C. A.; et al. Prevalência de asma e fatores associados: estudo de base populacional em São Paulo, SP, 2008-2009. Revista de Saúde Pública, v. 46, n. 5, p. 825-833, 2012.

Stephan A. M. S.; Costa, J. S. D. Conhecimento sobre asma das mães de crianças acometidas pela patologia, em área coberta pelo Programa Saúde da Família. Pelotas. Revista Brasileira de Epidemiologia, v. 12, n. 4, p. 671-679, 2009.

Toledo, G. I. F. M.; Nardocci, A. C. Poluição veicular e saúde da população: uma revisão sobre o município de São Paulo (SP), Brasil. Revista Brasileira de Epidemiologia, v. 14, n. 3, p. 445-454, 2011.

Trinca, M. A.; Bicudo Pereira, I. M. T.; Pelicioni, M. C. F. A interferência da asma no cotidiano de crianças. Revista Brasileira de Crescimento e Desenvolvimento Humano, v. 21, n. 1, p. 70-84, 2011.

Zhang, L.; et al. Conhecimentos de pais de crianças asmáticas sobre a doença no momento da admissão a um serviço especializado. Revista da Associação Médica Brasileira, v. 51, n. 6, p. 342-347, 2005.

Zorzetto, R.; Moura, M. Variações sobre um tema sufocante. Revista Pesquisa Fapesp, n. 165, p. 17-21, 2009.

45 Educação, *Empowerment* e Desenvolvimento Local | Limites e Possibilidades para a Promoção da Saúde em uma Vila Histórica

Elaine Cristina da Silva Colin • Maria Cecília Focesi Pelicioni

Introdução

A promoção da saúde envolve a capacitação das comunidades para que tenham maior controle e autonomia sobre sua vida e saúde. Assim, é preciso fomentar e implementar processos educativos que permitam a construção de conhecimentos sobre o território em que se reside. Esse é um dos primeiros passos para que a comunidade se aproprie desses locais e colabore com a criação de ambientes favoráveis à saúde.

Para Freire e Nogueira (2007), experiências em educação popular mostraram que o "aprender a aprender" ocorre a partir do conhecimento e vivências que o indivíduo tem e do contexto em que está inserido; portanto, a educação, assim como a participação ou a promoção da saúde, não é algo dado, mas construído. Percebe-se aí tanto uma dimensão cognitiva quanto sociocultural.

Sob esse prisma, este capítulo descreve os principais resultados obtidos em um estudo realizado na Vila Ferroviária de Paranapiacaba, localizada no município de Santo André, São Paulo, com o objetivo de identificar e analisar as ações educativas realizadas no período de 2001 a 2012, ligadas ao desenvolvimento local, verificando-se em que medida colaboraram ou não com a promoção da saúde.

Abordagem metodológica da pesquisa de promoção da saúde em uma vila histórica

Adotou-se na pesquisa descrita neste capítulo uma abordagem metodológica qualitativa, e os instrumentos utilizados foram análise documental (relatórios de gestão pública, atas de reuniões e matéria de jornal) e entrevista com base em história oral temática.

A história oral em pesquisas qualitativas corresponde a um importante instrumento para "descoberta, exploração e a avaliação de como as pessoas compreendem seu passado, vinculam sua experiência individual a seu contexto social, interpretam-na e dão-lhes significado, a partir do momento presente" (Minayo, 2010, p. 158). Pode ser utilizada de maneira pura, baseando-se apenas na análise das narrativas, ou de modo híbrido, considerando, além das entrevistas, outras fontes documentais como memórias escritas, dados estatísticos, reportagens ou outros produtos historiográficos (Meihy, 2011).

A história oral temática, como o próprio nome diz, envolve entrevistas sobre temas específicos e não abrange necessariamente a totalidade da existência do indivíduo, permitindo, dessa maneira, depoimentos mais numerosos (Freitas, 2006).

Existiam na área de estudo grupos diferenciados de acordo com o segmento de atuação e trabalho: monitores ambientais e culturais e empreendedores da área de gastronomia, hospedagem e alimentação. Na comunidade, a primeira entrevista foi feita com um monitor ambiental local. Após a identificação do primeiro participante, os outros foram definidos por meio da utilização da técnica de amostragem "bola de neve", conhecida como *snowball sampling*. Trata-se uma técnica de amostragem que utiliza cadeias de referência, uma espécie de rede. A amostra se caracteriza pela identificação dos casos de interesse a partir da própria população que está sendo pesquisada, ou seja, "os participantes iniciais de um estudo indicam novos participantes, que por sua vez indicam outros participantes e assim sucessivamente, até que seja alcançado o objetivo proposto" (Baldin e Munhoz, 2011, p. 332). Nesse estudo, foram realizadas 22 entrevistas com adultos de ambos os sexos e de diferentes segmentos de atuação.

Para relacionar desenvolvimento e saúde, é preciso mencionar os determinantes sociais da saúde, os quais, por sua vez, incluem as condições socioeconômicas, culturais e ambientais de uma sociedade, as condições de vida e trabalho de seus membros, como habitação, saneamento, ambiente de trabalho, serviços de saúde e educação, incluindo também as relações sociais e comunitárias. Portanto, trata-se de uma relação complexa, sendo necessário refletir sobre "sua direção, intenção, foco e atores beneficiados" (Akerman, 2008, p. 45).

Sob esse aspecto, o desenvolvimento não é um conjunto de projetos voltados apenas ao crescimento econômico, mas envolve questões culturais e políticas que transformam a vida social. Entre as diversas dimensões e tipos de desenvolvimento, a que mais se aproximou da realidade da área de estudo foi o desenvolvimento local, definido como "um processo endógeno de mudança, que leva ao dinamismo econômico e à melhoria da qualidade de vida da população em pequenas unidades territoriais e agrupamentos humanos" (Buarque, 2004, p. 25). Esse tipo de desenvolvimento deve considerar as potencialidades locais, colaborar com a elevação das oportunidades sociais e a economia local, assegurando a conservação ambiental. Nessa conceituação há dois aspectos importantes: a ideia de sustentabilidade e a característica endógena do processo, ou seja, a importância de construir o processo com a comunidade.

Descrição da vila histórica de estudo

A Vila de Paranapiacaba abriga 0,2% da população total do município de Santo André, com 1.418 habitantes (PMSA, 2008), é uma área tombada como patrimônio histórico e natural nas três instâncias de governo: federal, estadual e municipal, e está inserida em uma Área de Proteção e Recuperação aos Mananciais. Passou por um longo processo de degradação, iniciada com a queda de importância do transporte ferroviário, nos anos 1950. Considerando sua área de entorno, antes da criação do Parque Natural Municipal Nascentes de Paranapiacaba, em 2003, era comum a prática do turismo predatório que causava impactos consideráveis na área.

Em termos de desenvolvimento social, a principal questão que atingia essa região antes de sua compra pela prefeitura, em 2002, era a desigualdade social em relação ao restante do município, com uma alta incidência de moradores com baixa renda em situação de baixa mobilidade em razão da distância física do centro da cidade, tendo como consequência maior dificuldade para conseguir emprego e para ter acesso aos serviços públicos, inclusive de saúde. A população beneficiada pelas ações de educação, crescimento e desenvolvimento turístico concentrava pessoas que não dispunham de um trabalho e renda que se autossustentassem.

Segundo o estudo "Objetivos de Desenvolvimento do Milênio (ODM) – Diagnóstico do Município de Santo André-SP", elaborado pelo Grupo Técnico Projeto Cidade Futuro da Prefeitura (PMSA, 2007) para o acompanhamento dos ODM, a maior incidência de moradores com baixa renda concentrava-se na região sul da cidade, local onde está inserida a região do presente estudo. Os piores indicadores referentes aos rendimentos concentravam-se nas regiões de mananciais e suas áreas fronteiriças, onde aproximadamente 17% dos moradores sequer tinham rendimento. Dado seu caráter multidimensional, a pobreza não se limitava ao nível de renda, mas estendia-se também às condições de moradia, acesso à educação, acesso à renda e trabalho, saúde, entre outras.

A identificação do turismo como principal atividade promotora do desenvolvimento econômico sustentável para a Vila de Paranapiacaba constituiu-se em uma importante estratégia para reversão desse quadro. Dessa maneira, as ações de educação em saúde, ambiental e patrimonial tiveram um papel fundamental para o desenvolvimento local e para a promoção da saúde.

Ações educativas para a promoção da saúde

Segundo Horta *et al.* (1999), a educação patrimonial é um processo permanente que possibilita "ao indivíduo fazer a leitura do mundo que o rodeia, levando-o à compreensão do universo sociocultural e da trajetória histórico-temporal em que está inserido". De acordo com as autoras, esse processo leva ao reforço da autoestima dos indivíduos e comunidades e à valorização de sua cultura.

Albagli (2004, p. 64) afirma que um dos modos de fortalecimento da apropriação local se associa ao estímulo à criação de "laços de identidade e cooperação baseados no interesse comum de proteger, valorizar e capitalizar aquilo que um dado território tem de seu", ou seja, suas especificidades culturais, ambientais, práticas produtivas e potencialidades econômicas.

Cabe ressaltar que a educação ambiental não deixa de ser também uma educação para a saúde, já que considera e enfatiza um de seus principais determinantes – o meio ambiente – e busca igualmente a melhoria da qualidade de vida para todos. Os processos educativos, aliados ao crescimento e ao desenvolvimento de comunidades, podem se constituir como importantes estratégias para a promoção da saúde.

A fim de que tais laços de identidade e cooperação sejam construídos, os processos educativos não devem servir apenas para desenvolver as habilidades de cada pessoa para que escapem do território em que habitam, mas devem, sobretudo, criar condições para a construção dos conhecimentos necessários para ajudar a transformá-lo. Para Dowbor (2007), a democratização do conhecimento sobre o território é um fator central para o desenvolvimento. Segundo o autor, a educação nesse processo deve ter como finalidade a formação das pessoas para que no futuro exerçam uma participação ativa, transformando seu entorno e gerando dinâmicas construtivas.

Por meio da implantação de um projeto de desenvolvimento local, que teve como estratégia principal o turismo de base comunitária, houve na Vila de Paranapiacaba investimento em infraestrutura, estudos e planos, e priorizou-se a formação da comunidade para atuação nas áreas de monitoria, alimentação, hospedagem e recepção ao turista. Desse modo, foi promovida pelo poder público uma série de ações educativas voltadas aos moradores que quisessem trabalhar como empreendedores locais.

Entre as ações educativas realizadas na área de estudo, destacaram-se:

- Programa de Jovens, Meio Ambiente e Integração Social (PJ-MAIS): programa de educação ecoprofissional e formação de adolescentes entre 15 e 21 anos de idade, habitantes de zonas periurbanas e entorno de áreas protegidas da Reserva da Biosfera do Cinturão Verde de São Paulo. A proposta do PJ-MAIS integrava a necessidade de estimular a sustentabilidade econômica de jovens em situação socioeconômica desfavorável com a preservação e a recuperação ambientais, melhorando a qualidade de vida das comunidades envolvidas. O Programa de Qualificação Ecoprofissional acontecia nos Núcleos de Educação Ecoprofissional (NEE) e tinha a duração de 2 anos, sendo realizado simultaneamente à educação do Ensino Médio. Essa formação implicava a criação de oportunidades de participação e educação continuada em quatro oficinas temáticas: turismo sustentável, agroindústria artesanal, consumo, lixo e arte, produção e manejo agrícola florestal sustentável. O NEE Paranapiacaba, existente desde 2001, tinha como missão atender a juventude de Paranapiacaba por meio de um programa de formação socioambiental e de desenvolvimento econômico solidário, buscando fortalecer o sentimento de apropriação local. O primeiro semestre de formação envolvia a realização de atividades de conhecimento mútuo, integração do grupo e apresentação teórico-prática inicial quanto às quatro oficinas temáticas previstas no Programa; no segundo semestre, as oficinas eram aprofundadas para que no semestre seguinte os jovens escolhessem as linhas temáticas de maior interesse. No último semestre, os jovens elaboravam e implementavam projetos de acordo com os temas escolhidos e interesse de ação futura
- Programa de Qualificação dos Serviços Turísticos locais: o processo de formação e qualificação era contínuo e acontecia por meio

de três módulos: básico, intermediário e avançado. O módulo básico era voltado para todos os moradores interessados em atuar direta e indiretamente com o turismo. Esse programa não ocorria de modo a atender todos os moradores locais, mas apenas aos que se envolviam com o desenvolvimento turístico da Vila de Paranapiacaba, ou seja, apenas para os potenciais empreendedores que desejavam atuar nos segmentos de gastronomia, artesanato, hospedagem, monitoria cultural e monitoria ambiental no Parque Natural Municipal Nascentes de Paranapiacaba. O conteúdo programático abrangia aulas de turismo e empreendedorismo, educação ambiental e educação patrimonial. Já os módulos intermediário e avançado eram específicos para categorias diferenciadas, sendo o módulo intermediário de educação ambiental, focado na formação de monitores ambientais e de educação patrimonial, direcionado para a formação de monitores culturais; o módulo avançado era direcionado a oficinas específicas de especialização e oferecido para as duas áreas de atuação.

Tendo como base as informações abordadas durante as formações do Programa de Qualificação dos Serviços Turísticos, sobretudo no módulo básico com a abordagem de assuntos relacionados com o ambiente em que os moradores estavam inseridos, tais ações também poderiam ser consideradas de educação ambiental, uma vez que criavam condições para que os participantes se sensibilizassem quanto às características e a importância do local em que viviam, para que interferissem em sua comunidade e ambiente de maneira crítica e ativa.

Análise das entrevistas

Para um melhor entendimento do vínculo dos entrevistados com o território e a importância dos processos educativos, foram estabelecidas quatro categorias de análise:

- Sentimento de pertencimento
- Qualidade de vida
- Autoestima
- Participação e empoderamento.

Jerônimo e Gonçalves (2008, p. 196) afirmam que os laços com um lugar são construídos a partir de um conjunto de fatores, incluindo a cultura e as relações sociais e ambientais.

Essas autoras explicam que há uma diferença entre morar e habitar: o primeiro se refere apenas a uma relação funcional com determinado lugar, mas o indivíduo "de fato o 'habita' quando se apropria de seus aspectos físico, simbólico, emocional e cultural. 'Habitar', portanto, pressupõe uma interação com lugares, pessoas, coisas do mundo significativo do sujeito". Daí a necessidade de promover processos que contribuam com essas significações para apropriação local. No caso da Vila de Paranapiacaba, o turismo de base comunitária representou uma tentativa de resgatar esses laços com o território.

Para Little (2002), a territorialidade é o esforço coletivo de um grupo social para ocupar, usar, controlar e se identificar com uma parcela específica de seu ambiente biofísico. Quando esse processo ocorre, significa que o sujeito se apropriou, ou seja, territorializou o espaço. Um dos aspectos fundamentais relacionados com o componente simbólico da territorialidade se associa com a apropriação local e o sentimento de pertencimento (categoria 1), sentimento este que se desenvolveu a partir de um conhecimento mais acurado sobre a história e a importância dos recursos naturais e patrimoniais existentes na Vila, como podemos notar nos relatos a seguir:

> Há uns 6 anos eu comecei o curso de monitores, por incrível que pareça eu não sabia a história da Vila [...] eu não sabia o valor das matas, por exemplo, na minha época, meu pai ia muito pro mato, era palmiteiro, caçava, você entendeu? Eu não sabia o valor das coisas! [*Entrevistado 7*]

> [...] quando você entende e conhece um lugar, por exemplo, você passa a admirar aquele lugar, se você admira, você respeita tudo, inclusive o meio ambiente, a questão natural, ambiental, histórica seja onde for. Hoje, falo com todo orgulho que esta é a minha Vila [*Entrevistado 1*]

Muitos dos entrevistados relataram que os próprios moradores tinham uma relação predatória com a área verde no entorno da Vila de Paranapiacaba e mal conheciam a história do local em que viviam, e o conhecimento construído nos processos educativos foi essencial para reverter esse quadro. O entrevistado 1 partiu do pressuposto de que a compreensão do ambiente do qual fazemos parte permite realizar ações de conservação por percebermos a sua importância. Devemos lembrar que o conhecimento é um dos elementos para que isso aconteça, mas não é condição suficiente para a mudança de atitude. É pertinente mencionar que a partir do desenvolvimento local, o conhecimento e a conservação passaram também a ser uma questão de sobrevivência para os moradores locais; portanto, conhecer, entender e participar das ações promovidas eram condições fundamentais para que se inserissem nesse desenvolvimento.

O sentimento de pertencimento e o entendimento do território foram fatores que colaboraram também para que os aspectos relacionados com a qualidade de vida se sobressaíssem e ultrapassassem as principais dificuldades enfrentadas pelos moradores da Vila de Paranapiacaba (categoria 2).

> Eu me sinto parte daqui [...] eu não tenho várias facilidades que existem em uma cidade grande, aqui não tem uma farmácia, um supermercado. Isso aqui é um diamante... e o mundo não descobriu, isso aqui é um paraíso, fechadinho, quietinho, ar puro, paz [...] isso aqui eu tenho todo dia, são pequenas coisas [*Entrevistado 9*]

> Hoje eu me sinto uma pessoa assim feliz. Eu agradeço a Deus todos os dias por viver em um lugar com tanta qualidade de vida. Eu posso abrir a torneira e ter uma água boa, eu durmo bem à noite, eu conheço as pessoas... [*Entrevistado 5*]

Na Vila de Paranapiacaba, a gestão local participativa e a formalização da atividade turística trouxeram diversas melhorias à comunidade. Além da questão econômica, sobressaíram-se os aspectos relacionados com a elevação da autoestima (categoria 3), envolvimento com a gestão do território por meio da participação social, maior desenvoltura na expressão verbal, construção de conhecimentos e valorização do patrimônio ambiental, cultural e arquitetônico local. Todos esses benefícios tiveram relação direta com os processos educativos promovidos pelo poder público, conforme pode se perceber nos relatos dos entrevistados a seguir:

> [...] e eles valorizaram a comunidade quando abriram os Portas Abertas [...] fizeram com que as pessoas se sentissem importantes, olha o que a senhora faz, não é cafona, é arte, né? Além disso, eu aqui tenho a minha identidade. Já morei em cidades grandes, e lá você é mais um, né? E aqui não [...] quer dizer, você tem uma identidade; e eu sinto assim... [*Entrevistado 3*]

> Pra mim tudo começou quando eu entrei para o Programa de Jovens. Quando a Prefeitura entrou aqui que eu comecei a sonhar, não é puxando o saco, até então eu queria crescer e me formar em qualquer coisa e trabalhar. Eu tenho um carinho muito grande pela Vila, mais ainda depois que eu me tornei monitora, passei a ter interesse

> pelo que é a Vila, pela história de Paranapiacaba, esse patrimônio que a gente tem... O Programa de Jovens agrega valores, o caráter muda, você aprende a respeitar a si próprio, a respeitar os outros e onde vivemos. [*Entrevistado 10*]

A questão da autoestima foi muito significativa para os entrevistados, pois o envolvimento comunitário no desenvolvimento local possibilitou que eles se sentissem importantes e adquirissem também autoconfiança. Sentimentos manifestos pelo desenvolvimento de suas habilidades pessoais em lidar com o outro e com o meio em que estavam inseridos também foram relatados.

A autoestima e a autoconfiança colaboraram com a participação e o empoderamento (categoria 4), pois esses sentimentos são fundamentais para que os indivíduos acreditem em sua capacidade de transformação tanto individual quanto coletiva (Horochovski e Meirelles, 2007). Todos os entrevistados mencionaram que passaram a participar mais das ações que envolviam a Vila de Paranapiacaba, participação que obviamente era de interesse, em muitos casos, por envolver assuntos relacionados com a atuação deles como empreendedores. Contudo, o diferencial, segundo eles, era a defesa de suas opiniões ou aspirações de maneira consciente, baseada em argumentações pautadas nos conhecimentos que construíram durante o período de formação que participaram.

> Os cursos que eu participei na Vila me trouxeram benefícios tanto financeiros como bagagem de conhecimento. É uma troca de cultura, você tá sempre aprendendo [...] quando eu posso participo porque é o teu bairro, a tua comunidade, e, independente de você fazer parte de tudo isso, é o teu lar... [*Entrevistada 15*]

A entrevistada 15 em seu relato deixou claro que participava quando possível, porque também se sentia parte daquele território e que o fazia porque as ações não tinham influência apenas sobre um morador ou outro, mas sim sobre todos. Por sua história na Vila, também acabou sendo uma referência para aqueles moradores que não costumavam participar dos processos educativos ou das instâncias participativas. Relatou também que às vezes, com uma linguagem mais acessível, conseguia esclarecer certos assuntos junto a outros moradores.

Essa utilização de uma "linguagem mais acessível" é essencial no processo de integração do saber técnico ao saber popular e deve estar atrelada à realidade em que os sujeitos estão inseridos. Segundo Valla (1998, p. 14), "se a referência para o saber é a do profissional, isso dificulta a chegada ao saber do outro. Os saberes da população são elaborados sobre a experiência concreta, sobre vivências, distintas daquelas do profissional", daí a necessidade de aproximação entre esses dois tipos de conhecimento, a partir do diálogo e do que é comum e inteligível para o sujeito.

A partir dos processos de educação ambiental e patrimonial promovidos na Vila de Paranapiacaba, os participantes puderam refletir sobre a realidade em que viviam e os modos de intervenção na realidade local. Com todas essas ações, incluindo a geração de trabalho e renda na Vila, houve maior inclusão social. No âmbito das ações prioritárias para a promoção da saúde, conforme a *Carta de Ottawa* (Brasil, 2001), o projeto de desenvolvimento local implementado na área de estudo colaborou para desenvolver as habilidades das pessoas que quiseram se envolver com o turismo, potencializando a capacidade participativa e, consequentemente, criando ambientes favoráveis à saúde.

Por outro lado, de acordo com os relatos dos entrevistados, em 2009, quando foi iniciada uma nova gestão pública no município de Santo André, os processos educativos e participativos implementados até o ano de 2008 foram consideravelmente impactados, os cursos de formação voltados ao turismo cessaram e os canais participativos e o diálogo com a comunidade diminuíram.

A descontinuidade no sistema político é necessária e fundamental para a alternância do poder e o fortalecimento da democracia. Por outro lado, pode carregar uma série de problemas como a paralisação de atividades e projetos, mesmo que estejam trazendo resultados positivos. A continuidade ou descontinuidade da gestão pública não acontece de maneira pura, e a descontinuidade pode assumir diversos sentidos. Um deles está vinculado à ideia de que a troca de governo ou de gestor necessariamente deve ignorar as ações passadas para que o novo possa se estabelecer e, nesse caso, o viés político-partidário se sobressai.

Entretanto, como proceder para que o interesse político-partidário não se sobreponha ao interesse público? A participação social e os processos educativos são fundamentais para reverter esse quadro, porém devem criar condições para a construção do *empowerment* coletivo para que possam corroborar com os processos de promoção da saúde a médio e longo prazo.

Quanto à formação continuada, a ausência de novos cursos para aprimoramento dos moradores que haviam participado das formações iniciadas em 2002 representou para os entrevistados uma maneira de abandono. Essa visão é interessante, pois denota o entendimento dos sujeitos de pesquisa quanto à importância do aperfeiçoamento contínuo.

> Com a nova gestão, os canais de participação e os cursos diminuíram. A falta desses cursos prejudica bastante, porque quanto menos conhecimento, menos as pessoas vão entender a Vila... vai continuar nisso, brigando apenas por mais dinheiro, vai se esquecer da saúde, do ambiente, da qualidade de vida. Então esse é um dos piores problemas que aconteceram, a redução dos cursos. [*Entrevistado 18*]

O processo educativo e o incentivo ao turismo de base comunitária que prevaleceram de 2001 a 2008 na Vila de Paranapiacaba foram realizados sob uma perspectiva de educação popular, entendida como uma educação democrática que valoriza os saberes e valores dos indivíduos, em uma construção compartilhada de conhecimentos. Segundo Vasconcelos (2004), a educação popular é problematizadora, dialógica e deve favorecer a interação, a negociação entre os diversos atores na resolução de problemas sociais. O adjetivo *popular* não se refere à clientela desse tipo de educação, mas sim à sua perspectiva política e transformadora.

Se, com a mudança administrativa na área de estudo, houve a fragilização das instâncias participativas, dos processos educativos e das pessoas que participaram do projeto de desenvolvimento local, percebeu-se que essas ações não geraram *empowerment* coletivo.

É preciso lembrar que as estruturas de poder afetam a vida das pessoas em todos os sentidos. Restrepo (2000) diz que o fortalecimento das comunidades não se relaciona com o poder que se caracteriza como coercitivo ou paternalista. Citando Labonte, a autora destaca a diferença entre "poder sobre" e "poder com", sendo o primeiro um tipo de poder ideológico que mantém as pessoas marginalizadas e o segundo um tipo de poder que influencia a mudança com o outro. O empoderamento, sob seu ponto de vista, deve desafiar as estruturas opressivas e permitir que as pessoas tenham controle sobre as suas vidas.

Empowerment coletivo

Gohn (2004, p. 23) afirma que o foco do empoderamento é criar condições para que a comunidade seja "protagonista de sua própria história" e gere "processos de desenvolvimento autossustentável". Portanto, o *empowerment* ou "empoderamento" é um modo de a comunidade exercer sua participação de maneira autônoma. Nesse processo, a participação "não é ausência, superação, eliminação do poder, mas outra forma de poder" (Demo, 1988, p. 20).

Segundo Carvalho (2004), no campo da saúde há uma dificuldade na utilização do termo empoderamento em virtude das múltiplas interpretações do que é encontrado na literatura sobre o assunto. O autor distingue duas noções distintas sobre o *empowerment*: a psicológica, que se caracteriza por um sentimento do indivíduo de maior controle sobre sua vida e de pertencimento a um grupo; e a comunitária, que se caracteriza como "um processo e um resultado de ações que afetam a distribuição do poder levando a um acúmulo, ou desacúmulo de poder (*disempowerment*) no âmbito das esferas pessoais, intersubjetivas e políticas". Quanto ao *empowerment* psicológico, o autor alerta que o foco individual pode ignorar o contexto político e histórico que as pessoas vivem e se tornar um discurso vazio, caso não considere o debate sobre os problemas que as cercam e as soluções. Já o comunitário necessariamente deve considerar o funcionamento da vida em sociedade e "o reconhecimento da mútua relação de condicionamento e determinação entre as macroestruturas e a ação de sujeitos individuais e coletivos". Implica desenvolver habilidades e um "pensamento reflexivo que qualifique a ação política" (p. 1.092).

Para Freire e Shor (1986, p. 135), o *empowerment* individual envolve um nível de autonomia insuficiente para provocar as mudanças necessárias na sociedade, pois o *empowerment* é um processo social. É relevante destacar que apesar desse processo individual não ser suficiente para a mudança social, é extremamente necessário para que ela aconteça.

Quanto ao processo educativo para o *empowerment*, Wallerstein (2009, p. 83) considera como fundamental, desde que considere "as múltiplas verdades do desenvolvimento comunitário", sendo "a questão ética central corrigir os desequilíbrios entre os múltiplos poderes, seja em relação a quem "detém" o conheci-mento ou a quem "controla" o financiamento", possibilitando assim um processo "autêntico de participação e empoderamento". Fica evidente a necessidade de uma construção conjunta e dialógica entre técnicos e comunidade para que esses processos se efetivem.

Um processo de *empowerment* deve estar voltado à construção da autonomia e à mudança social no campo da promoção da saúde. É importante mencionar que a autonomia não se trata de uma liberdade absoluta, pois é uma potencialidade do ser humano que pondera a questão de sabermos o que fazer entre o que é dado e o que realmente queremos, ou seja, a autonomia refere-se à "capacidade dos sujeitos de lidar com a sua rede de dependências". É um processo de "coconstituição de maior capacidade dos sujeitos de compreenderem e agirem sobre si mesmos e sobre o contexto, conforme objetivos democraticamente estabelecidos" (Onocko Campos e Furtado, 2008, p. 670).

Considerando a relevância do *empowerment* para os processos de promoção à saúde, estimular a participação e a construção da autonomia é essencial. Por outro lado, cabe verificar se o governo e as instituições realmente querem criar condições para que esse tipo de participação e de poder aconteçam, bem como se a população está realmente preparada e tem habilidades para colocar em prática uma participação ativa, crítica e emancipatória.

Considerações sobre as entrevistas

Durante os relatos, os entrevistados enfatizaram também que a comunidade na Vila de Paranapiacaba, em geral, ainda não possuía integração, organização e habilidade para participar e que isso ocorria por falta de conhecimento e também por uma visão muito individualista ainda persistente na comunidade. No entanto, essa visão apresentada coloca a culpa nos sujeitos, como se só dependesse deles. O poder público também desempenha um papel importante nesse processo. Daí a importância da participação social, definida pela OPAS (1995, p. 16) como: "um modelo de cogestão social da saúde que incorpora a negociação como instrumento de interação entre os atores sociais, dentro de um processo de resolução dos conflitos sociais".

Além de todas as questões políticas envolvidas, é preciso lembrar que "a participação é uma habilidade que se aprende e aperfeiçoa"

(Bordenave, 2007, p. 26); portanto, mais importante do que criar a instância participativa é envolver a comunidade nesse processo e municiá-la por meio da educação para o exercício da participação ativa e deliberativa.

Para fins de análise, a categoria 4 (participação e empoderamento) foi subdividida em dois grupos de ações ou condições: um indicou os obstáculos à participação e o outro, as ações que foram facilitadoras desses processos.

As ações e/ou condições vistas como obstáculos à participação foram: falta de conhecimento, individualismo e falta de integração. As ações vistas como facilitadoras foram: participação como direito, participação ativa e relação dialógica.

Sob o ponto de vista de alguns entrevistados, a falta de conhecimento era um dos maiores obstáculos à participação, e foi comum a comparação entre as ações dos entrevistados e dos demais moradores que não tinham a mesma formação que eles.

> Os grupos de monitores formados são bem mais ativos do que as pessoas que nunca participaram de nada, quem não participa não sabe do que está acontecendo. Apesar de que eu acho que nos últimos anos a participação dos monitores deu uma diminuída, porque às vezes você leva um problema lá e não vê um resultado, você se propõe a mostrar coisas, até ajudar a fazer e você não vê um resultado, isso acaba desmotivando também. [Entrevistado]

> [...] uma coisa que eu não tenho a menor dúvida foi da importância dos processos educativos para esse desenvolvimento da comunidade [...] não dá para não reconhecer que as pessoas melhoraram muito, participam politicamente das decisões que estão relacionadas ao local [...] a gente cresceu muito, eu nunca tive tanta participação social na minha vida como em Paranapiacaba [...] embora neste momento eu perceba um retrocesso dos programas que foram implantados aqui com a entrada da nova administração. [Entrevistado 14]

De acordo com os relatos apresentados, o conhecimento que tinham como monitores fazia-os ter uma participação mais ativa e consideraram que os processos educativos também favoreceram a integração do grupo. Por outro lado, ao perceberem que suas contribuições não eram consideradas, sentiram-se desestimulados a continuar participando. Percebeu-se, portanto, que havia uma conexão intrínseca entre a participação e os resultados efetivos decorrentes desse processo. De acordo com Freire (1979, p. 25), além de um ato de conhecimento, a educação é também um ato político. Logo, deve colaborar para que ocorram transformações nos sujeitos e na sociedade. Assim, a educação também é, em essência, instrumento para a participação política.

Segundo Souza (2008), a ampliação da percepção por meio de processos educativos leva a comunidade a apreender uma diversidade de perspectivas sobre a realidade social, levando-a a novas maneiras de pensar e agir sobre esta. Com base nas ideias de Paulo Freire sobre o processo de conscientização como uma construção interna, a autora afirma que se essa consciência se expressar apenas no discurso, o processo não será fecundo, ou seja, não será suficiente para a transformação da realidade. A partir disso, enfatiza a importância da organização social para concretização de uma ação coletiva.

Voltando à importância da organização social para a transformação da realidade, o individualismo foi destacado por alguns entrevistados também como um entrave à participação:

> Existem lideranças aqui, mas estas lideranças não estão conseguindo se organizar, a gente percebe que as reuniões, as tentativas de organizar alguma coisa aqui acabam em discussões particulares, em discussões de problemas pessoais e não de problemas e discussões coletivas [...] [Entrevistado 9]

> A comunidade não é organizada aqui, tanto que os grupos como Associação de Monitores, Associação de Empreendedores, nada vingou. Porque é uma guerra, porque cada um vai pra ver o seu lado, não tem um trabalho pelo coletivo, só para o interesse individual [...] o pensamento é cada um por si. Entendeu? Falta união. [Entrevistada 16]

O individualismo dentro de um projeto de desenvolvimento local que prima pelo turismo de base comunitária é uma atitude que vai de encontro à construção coletiva e pode inviabilizar o processo, portanto, é preciso refletir sobre os fatores que ajudam a construir a coesão social. Para Gohn (2007, p. 31), "para que um indivíduo ou um grupo possa dar sentido à sua participação em uma ação social, ele tem que decodificar o significado do que está em tela", ou seja, verificar que valores defendem ou rejeitam para que possam gerar "processos identitários, individuais e coletivos". Fica explícito que é preciso um entendimento individual e coletivo sobre o que os motiva, o que os fortalece, o que pode dar sentido às suas ações

Capítulo 45 • Educação, *Empowerment* e Desenvolvimento Local   593

para que a falta de união e a falta de integração, que também foram indicadas como obstáculos à participação, sejam superadas no alcance de objetivos comuns. O individualismo está intrinsecamente vinculado à falta de integração da comunidade da Vila de Paranapiacaba, e como demonstrado nos relatos a seguir, a questão econômica apresentou-se como um fator limitante da ação comunitária.

> Paranapiacaba é um destino turístico, porque ela tem Mata Atlântica preservada e o patrimônio histórico interessantíssimo, único, singular [...] só existe Paranapiacaba aqui em Paranapiacaba, e acho que as pessoas, às vezes se esquecem disso, esquecem que é uma área de manancial, eu trabalho hoje e estou inserido economicamente dentro da atividade turística, mas antes, pra mim eu sou um preservacionista. Na Vila, muitas vezes a organização, a integração está na questão da sobrevivência, na economia do turismo. [*Entrevistado 16*]

A participação social marcada pela coesão comunitária é fundamental para os processos de promoção à saúde, e para concretização de ações coletivas exitosas é necessário que todas as partes envolvidas se esforcem para compreender o ponto de vista de seus integrantes e principalmente tenham conhecimento sobre a realidade em que estão inseridos. Sob esse prisma, a educação torna-se também um fator importante para a coesão social (McCloskey *et al.*, 2011). Todavia, cabe ressaltar que não há sempre consenso e é exatamente isso que torna tão ricos os processos de negociação.

De acordo com Baquero (2006), a inclusão social deve envolver um efetivo empoderamento dos cidadãos para que tenham um papel de protagonismo na política, de modo que possam minimizar os efeitos das mudanças administrativas sobre a população. Para o autor, a formação de capital social é crucial para que se transponha a ideia de que somente quem está no poder tem condições de resolver os problemas. Ainda segundo Baquero (2006, p. 41):

> O pressuposto fundamental da teoria de capital social é de que, tanto no sentido econômico quanto político, a cooperação voluntária é imperativa para alcançar objetivos comuns. Essa cooperação é viabilizada pela confiança interpessoal, pela reciprocidade entre os cidadãos, pelas redes de envolvimento cívico e pela predisposição das pessoas em se envolver em atividades coletivas. Não se trata de sociabilidade e sim de predisposições atitudinais

por parte das pessoas, no sentido de estarem estimuladas a se envolver em ações que redundem na obtenção de um bem coletivo. É um agir coletivo e consciente promovido pelo desejo da melhoria da qualidade de vida de uma comunidade.

Essa capacidade organizativa característica do capital social é uma maneira de impulsionar o poder local, sendo o *empowerment* aquele que possibilitará a transformação social.

Em relação à participação como direito, mencionada como facilitadora dos processos participativos, é relevante registrar que todos os entrevistados criticaram a falta de canais de participação efetivos e de diálogo junto ao poder público no período de 2009 a 2012, mas apenas um deles enfatizou a participação como direito.

Dagnino (2004), ao discutir sobre as relações entre participação e sociedade civil, ressalta a importância de se construir uma "nova cidadania", na qual os sujeitos sociais participem da definição do que consideram ser seus direitos e, ao mesmo tempo, lutem pelo reconhecimento destes. A autora defende "o direito a ter direitos", que não deve se limitar apenas às questões legais, mas também à criação de novos direitos, frutos de reinvindicações sociais. Por outro lado, cabe refletir se as instâncias participativas instituídas pelo poder público realmente criam condições para o empoderamento da população e o exercício de uma cidadania ativa ou se estimulam uma cidadania tutelada.

Pelo relato dos entrevistados, apesar de não ter ocorrido a formação de capital social na Vila de Paranapiacaba, houve um importante processo de *empowerment* individual, marcado por uma participação mais ativa daqueles que estiveram envolvidos nos processos educativos.

> Uma das coisas que me motiva a participar foi o que eu aprendi com várias pessoas, principalmente depois que eu entrei para o Programa de Jovens, acho que para que valha a pena a minha participação ela tem que ser mais ativa mesmo, não ficar aguardando o que o poder público vai dizer ou impor aos moradores. [*Entrevistado 12*]

> [...] eu vejo que não adianta a Prefeitura querer mudar a Vila, se os moradores não querem, tem que ter vontade dos dois, a Prefeitura ajudou bastante, ela deu a vara e os moradores estão pescando até hoje por conta do turismo [...] A Prefeitura mostrou o caminho, agora é só caminhar. [*Entrevistado 15*]

Também se constatou que a participação dos moradores tem relação direta com as possibilidades de diálogo oferecidas pelo poder público, podendo levar a duas situações: o afastamento total das ações ou outras maneiras de participação indireta, como exemplifica o entrevistado 12.

> [...] eu sempre fui um brigão, sempre, pedia vinte para ganhar dez. Encontrei um antigo gerente que falou: antigamente você brigava, agora não fala mais nada. Eu respondi: participar naquela época era fértil, você brigava, e as pessoas te escutavam [...] tinha predisposição de ouvir, entendeu? Eu sinto falta daquele momento participativo, não tenho dúvida que houve uma perda muito grande [...] [*Entrevistado 12*]

Quando o entrevistado 12 afirmou que em determinado período a participação era fértil, destacou a importância do diálogo e, mesmo que não houvesse atendimento a todas às demandas, percebia a atenção por parte do poder público. Para Franca (2003, p. 78), "viabilizar a participação também significa criar espaços onde a interlocução ocorra de forma efetiva e afetiva, criando possibilidades de se tecer laços de confiança em que os sujeitos se sintam livres para interagir". Sob esse prisma, a relação dialógica entre o poder público e a comunidade poderia representar uma motivação à participação.

O estímulo à participação configura-se como parte do processo educativo e do *empowerment*. Criar condições para que a comunidade se assuma como sujeito e protagonista das mudanças sociais é condição fundamental do processo pedagógico da participação, sobretudo no âmbito da gestão ambiental local.

Considerações finais

O conjunto de experiências e percepções dos sujeitos de pesquisa trazidos neste capítulo reforçou o caráter dinâmico e a multidimensionalidade que envolvem o desenvolvimento local. Por esse aspecto, os processos educativos, o reconhecimento do território, das pessoas que o habitam, seus anseios e sua capacidade de interferir da gestão local podem contribuir para a promoção da saúde desde que o indivíduo seja visto integrado ao seu contexto, como sujeito de sua transformação.

Apesar de todos os benefícios que os processos educativos promovidos pelo poder público na Vila de Paranapiacaba trouxeram a seus habitantes, o enfraquecimento da partici-

pação social, a descontinuidade de ações, a falta de integração da comunidade e as dificuldades em lidar com as transformações provenientes da mudança administrativa de 2008-2009 no município de Santo André mostram que o conjunto de ações realizado para o desenvolvimento local não gerou sustentabilidade e não formou capital social, nem tampouco criou condições para o *empowerment* coletivo.

Por todos os dados apresentados, ficou explícita a complexidade que envolvia a Vila de Paranapiacaba. O desenvolvimento local, a gestão descentralizada e os processos educativos promovidos na área de estudo, em certa medida, contribuíram com a formação de capital humano, com o crescimento econômico, com a apropriação local, com a conservação ambiental e, consequentemente, com a promoção da saúde. Por outro lado, o enfraquecimento da participação em decorrência de uma mudança de gestão evidenciou o desafio que se apresenta à implementação de políticas públicas que realmente criem condições para a construção da autonomia dos sujeitos e que os incluam como cogestores de programas e ações em que a descontinuidade da gestão pública não seja um fator determinante na qualidade de vida dessas comunidades.

Bibliografia

Akerman, M. Podemos falar de ambiente e saúde problematizando as conexões entre saúde e desenvolvimento? RA e GA, v. 15, p. 43-53, 2008.

Albagli, S. Território e territorialidade. In: Lages, V.; Braga, C.; Morelli, G. (Org.). Territórios em movimento: cultura e identidade como estratégia de inserção competitiva. Brasília: Sebrae, 2004. p. 23-70.

Baldin, N.; Munhoz, E. M. B. Snowball (bola de neve): uma técnica metodológica para pesquisa em educação ambiental comunitária. In: Congresso Nacional de Educação – Educere, 10., 2011, Curitiba. Disponível em: <http://educere.bruc.com.br/CD2011/pdf/4398_2342.pdf>. Acesso em: 3 set. 2017.

Baquero, M. Globalização e democracia inercial: o que o capital social pode fazer na construção de uma sociedade participativa? In: Baquero, M.; Cremonese, D. (Org.). Capital social: teoria e prática. Rio Grande do Sul: Ed. Unijuí, 2006. p. 28-47.

Bordenave, J. E. D. O que é participação. 8. ed. São Paulo: Brasiliense, 2007. (Coleção Primeiros Passos).

Brasil. Ministério da Saúde. Promoção da saúde: Carta de Ottawa, Declaração de Adelaide, Declaração de Sundsvall, Declaração de Santafé de Bogotá, Declaração de Jacarta, Rede dos Megapaíses, Declaração do México. Brasília, DF: Ministério da Saúde, 2001.

Buarque, S. C. Construindo o desenvolvimento local sustentável. Rio de Janeiro: Garamond, 2004.

Carvalho, S. R. Os múltiplos sentidos da categoria "empowerment" no projeto de promoção à saúde. Cadernos de Saúde Pública, v. 20, n. 4, p. 1088-1095, 2004.

Dagnino, E. Sociedade civil, participação e cidadania: de que estamos falando?. In:

Demo, P. Participação é conquista: noções de política social participativa. São Paulo: Cortez, 1988.

Dowbor, L. Educação e apropriação da realidade local. Estudos Avançados, v. 21, n. 60, p. 75-92, 2007.

Franca, N. Formas para a gestão participativa: métodos em construção. In: Loureiro, C. F. B. (Org.). Cidadania e Meio Ambiente. Salvador: Centro de Recursos Ambientais, 2003. p. 73-83.

Freire, P. Educação e mudança. Rio de Janeiro: Paz e Terra, 1979.

Freire, P.; Nogueira, A. Que fazer: teoria e prática em educação popular. 9. ed. Rio de Janeiro: Vozes, 2007.

Freire, P., Shor, I. Medo e ousadia: o cotidiano do professor. 10. ed. Rio de Janeiro: Paz e Terra, 1986.

Freitas, S. M. História oral: possibilidades e procedimentos. 2. ed. São Paulo: Humanitas, 2006.

Gohn, M. G. Conselhos gestores e participação sociopolítica. 3. ed. São Paulo: Cortez, 2007.

Gohn, M. G. Empoderamento e participação da comunidade em políticas sociais. Saúde, v. 13, n. 2, p. 20-31, 2004.

Horochovski, R. R.; Meirelles, G. Problematizando o conceito de empoderamento. In: Seminário Nacional Movimentos Sociais, Participação e Democracia, 2., 2007, Florianópolis. Anais... Florianópolis: UFSC, 2007. p. 485-506.

Horta, M. L. P.; et al. Guia básico de educação patrimonial. Brasília: Iphan; Museu Imperial, 1999.

Jerônimo, R. N. T.; Gonçalves, T. M. O processo de apropriação do espaço e produção da subjetividade. Psicologia: Teoria e Pesquisa, v. 24, n. 2, p. 195-200, 2008.

Lachapelle, R. A experiência quebequense na ação territorial para a promoção da saúde. In: Dias, F. A. C., Dias, M. A. S. (Org.). Território, cultura e identidade. Rio de Janeiro: ABRASCO, 2010. p. 48-78.

Little, P. E. Territórios sociais e povos tradicionais no Brasil: por uma antropologia da territorialidade. Brasília: DAN-UNB, 2002. (Série Antropologia, n. 322).

Mato, D. (Coord.). Políticas de ciudadanía y sociedad civil en tiempos de globalización. Caracas: FACES; Universidad Central de Venezuela, 2004. p. 95-110.

McCloskey, D. J.; et al. Principios de vinculación comunitária. 2. ed. Washington, DC: CTSA Comité de Función Clave de Vinculación Comunitaria, 2011.

Meihy, J. C. S. B.; Ribeiro, S. L. S. Guia prático de história oral: para empresas, universidades, comunidades, famílias. São Paulo: Contexto, 2011.

Minayo, M. C. S. O desafio do conhecimento: pesquisa qualitativa em saúde. 3. ed. Rio de Janeiro: Abrasco; São Paulo: Hucitec, 2010.

Onocko Campos, R. T.; Furtado, J. P. Narrativas: utilização na pesquisa qualitativa em saúde. Revista de Saúde Pública, v. 42, n. 6, p. 1090-1096, 2008.

Organización Panamericana de la Salud. Desarrollo y fortalecimento de los sistemas locales de salud. La participación social en el desarrollo de la salud: experiências latinoamericanas. Washington, DC: 1995.

Organização Panamericana da Saúde. Salud en las Americas. Oficina Regional de la Organización Mundial de la Salud. v. 1. Washington, DC: OPAS, 2012.

Porto, M. F. S.; Pivetta, F. Por uma promoção da saúde emancipatória em territórios urbanos vulneráveis. In: Czeresnia, D.; Freitas, C. M. (Org.). Promoção da saúde: conceitos, reflexões, tendências. Rio de Janeiro: Fiocruz, 2003. p. 207-229.

Prefeitura Municipal de Santo André. Relatório técnico: objetivos de desenvolvimento do milênio – ODM. Diagnóstico do Município de Santo André – SP. Projeto Cidade Futuro da Prefeitura Municipal de Santo André, 2007. Santo André: PMSA, 2007.

Prefeitura Municipal de Santo André. Sumário de dados de Paranapiacaba e Parque Andreense. Santo André: PMSA, 2008.

Restrepo, H. E. Incremento de la capacidad comunitaria y del empoderamiento de las comunidades para promover la salud. Quinta Conferencia Mundial de Promocion de la salud. México, D.F.: México, 2000.

Silva, E. C. Participação comunitária, educação em saúde e ambiental: analisando as representações sociais de duas comunidades das áreas de mananciais de Santo André – São Paulo. In: Pelicioni, M. C. F.; Mialhe, F. L. Educação e promoção da saúde: teoria e prática. São Paulo: Santos, 2012. p. 479-497.

Souza, M. L. Desenvolvimento de comunidade e participação. 5. ed. São Paulo: Cortez, 2008.

Valla, V. V. Sobre participação popular: uma questão de perspectiva. Cadernos de Saúde Pública, v. 14, supl. 2, p. 507-518, 1998.

Vasconcelos, E. M. Educação popular: de uma prática alternativa a uma estratégia de gestão participativa das políticas de saúde. PHYSIS: Revista de Saúde Coletiva, v. 14, n. 1, p. 67-83, 2004.

Wallerstein, N. Empoderamento e participação da comunidade na efetividade da promoção da saúde. Boletim Técnico do SENAC, Rio de Janeiro, v. 35, n. 2, p. 80-85, 2009.

Posfácio

A Promoção da Saúde, com seus princípios e valores, só se viabiliza por meio da Educação em Saúde. Como nova cultura, traz e reforça o princípio da saúde integral, vista a partir de seus determinantes biológicos, culturais, psicossociais, econômicos, ambientais, entre outros, e propõe como uma de suas prioridades o desenvolvimento de ações em bases sustentáveis na busca pela melhora da qualidade de vida da população. Enquanto processo, depende da educação desenvolvida para a participação social e a criação de consciência crítica, levando profissionais e comunidades a interações que ampliam seu poder de organização para o enfrentamento de seus problemas, considerando suas causas e seus efeitos.

Cabe destacar o papel da educação emancipatória como recurso motivador e de aprendizagem da coletividade, que visa a alcançar a realização de modificações positivas e sustentáveis dos ambientes de trabalho e de vida.

A sustentabilidade, considerada por muitos uma utopia, depende de uma ação interdisciplinar realizada por meio de políticas, planejamento e gestão orientados para o desenvolvimento, que é apoiado em viabilidade econômica, justiça social e equilíbrio ambiental, sendo atendidas e respeitadas as características culturais das populações envolvidas.

O desenvolvimento das ações de Educação e Promoção da Saúde implica também na necessidade da abordagem multi e interdisciplinar em suas ações de pesquisa e intervenção, principalmente quando se consideram os pilares fundamentais da sua prática, que englobam os valores de equidade, *empowerment*, justiça social, democracia, autonomia, solidariedade e respeito à diversidade.

A realização de uma obra como esta, que leva em consideração os elementos indicados anteriormente, exige a presença de lideranças atuantes nos cenários acadêmico, científico e profissional, e que contribuem para a formação e qualificação de pesquisadores e profissionais nesse campo.

Surge em boa hora esta nova edição, englobando bases conceituais, princípios e valores, experiências e práticas que estimularão o desenvolvimento de ações educativas e promotoras de saúde nos mais variados espaços.

Não haveria liderança mais qualificada que a de Maria Cecília Focesi Pelicioni, professora da Faculdade de Saúde Pública da USP, que, em companhia de Fábio Luiz Mialhe, professor da Faculdade de Odontologia de Piracicaba da Unicamp, assumiu o desafio e trouxe a público esta publicação, referência consolidada na causa da Educação e Promoção da Saúde. Certamente, os autores e todos os colaboradores farão diferença com este livro, contribuindo para o avanço e a melhoria da situação de saúde da população brasileira.

Saúdo, portanto, o advento desta publicação, recomendando-a a todos aqueles interessados na melhoria da qualidade de vida do cidadão brasileiro.

Arlindo Philippi Jr.

Índice Alfabético

A

Abordagem
- cognitivista, 186
- humanista, 186
- quantitativa, 61
- por *settings*, 18
- sociocultural, 186
Ação política, 342
Acesso aos serviços e
  oportunidades, 47
Acidentes
- de trabalho, 419
- de trânsito, 485
Ações
- de controle do tabagismo, 548
- de educação ambiental, 332
- educativas, 587
- integradoras sustentáveis, 22
Acomodação, 189
Advocacia, 22
- em saúde, 475
Agenda 21
- Escolar, 461
- Global, 460, 461
- representações da, 465
Agente comunitário de saúde, 347
Agricultura orgânica familiar, 145
- dimensão da saúde humana e, 157
- promoção da saúde e, 153
- repercussões
- - na dimensão ambiental, 149
- - na dimensão cultural, 149
- - para a saúde, 150
- - socioeconômicas, 147
- saúde social e, 155
Água, 470
- consumo sustentável, 462
Alfabetismo
- nível elementar, 107
- nível intermediário, 107
- nível proficiente, 107
- nível rudimentar, 107
Alimentação saudável, 153
Alimento(s)
- orgânicos
- - características sensoriais e
  durabilidade dos, 161

- - de origem animal, 160
- - de origem vegetal, 160
- - promoção da saúde e, 145
- - qualidade dos, 158
- - valor nutricional dos, 159
- saudável, 145
Alta quantidade de medicamentos, 121
Ambiente escolar, 527
Analfabetismo, 107
Análise de possibilidades, 248
Aprendizado de procedimentos
  técnicos, 192
Aprendizagem(ns), 184
- baseada em problemas (PBL), 236
- de adultos, 189
- do sentido, 187
- significativas, 35, 192
- transformadoras, 35
Arco de Maguerez, 202
Articulação Nacional de Educação
  Popular em Saúde, 230
Assimilação, 189
Atividades interdisciplinares, 427
Atuação da saúde pública, 309
Autoconhecimento, 138
Autogerenciamento da condição
  de saúde, 121
Avaliação
- comunicativa, 363
- de contexto, 363
- de empoderamento, 363
- do processo e das ações
  educativas, 527
- dos níveis de letramento em
  saúde, 117
- em promoção da saúde, 361, 363
- estratégica, 363
- normativa, 363
- participativa em promoção da
  saúde, 364

B

Biomonitoramento, 440, 445

C

Cadernos de Saúde, 381
Capacitação, 22

Capital social, 53
- conceito de, 41, 45
- definição de, 45
- desastres naturais e, 49
- participação do, 49
- promoção da saúde e, 51
- tipos de, 46
- - *bonding*, 46
- - *bridging*, 46
- - *linking*, 46
Cidadania, 281, 282
Cidades saudáveis, 26, 309
- desafios à implantação, 30
- movimento dos municípios e, 26
Classe hospitalar, 517, 520
Colaboração multi/intersetorial, 54
Colômbia, 139
Compreensão da realidade, 385
Compromisso cívico, 45
Comunicação em saúde, 81, 95, 96
- assertiva, 138
- em vários níveis, 89
- integralidade da, 88
- não verbal, 67
- universalidade na, 85
Comunidade local, 528
Comunitário, 125
Condutas favoráveis à saúde, 47
Conferências de saúde, 303
Confiança social e a institucional, 49
Conflito cognitivo, 188
Conhecimento(s), 184
- científico, 339
- prévios, 192
Conselho de saúde, 303
Consenso, 22
Conservação dos recursos
  naturais, 325
Construção
- civil, 418, 419
- da autonomia na área da saúde, 348
Contingências de riscos
  à saúde, 169
Cooperação, 22
Crescimento populacional, 492
Criação das histórias, 384
Cuidador, papel do, 581
Cuidados em saúde, 121

600 Índice Alfabético

Currículo escolar, 527
Cursos de capacitação para
 professores, 466
Custo da doença, 580

D

Deliberação, 244
Democratização simulada, 91
Desafios regionais, 44
Desastres naturais, 49
Descentralização, 284
– da comunicação, 88
Deslocamento, 481
Diálogo, 518
Distribuição de renda, 42
Diversidade, 244
Doença, 254
– custo da, 580
– tratamento e controle da, 579
Doente, como educador, 259

E

Ecologia, 154
Edificações, 419
Educação, 42, 72, 73
– ambiental, 440, 495
– construção civil e, 417
– em meio ambiente, saúde e
 cidadania, 332
– em saúde, 96, 440, 507
– para o controle da asma, 575
– para o trânsito, 488
– política, 311
– popular, 217, 221, 223, 224, 235
Educadores, 527
Eliminação de resíduos, 491
Embasamento teórico-conceitual, 23
Emoção, 253
Empatia, 138
Empirismo, 185
Empoderamento, 75, 297
– avaliação de, 363
– comunitário, 284
– de crianças e adolescentes, 314
– impactos do, 475
– – político-material, 475
– – psicológico, 475
– – social, 475
– – psicológico, 284
Empowerment, 22, 314
– coletivo, 591
– cidadania e, 291
Emprego, 42
Entrevistas, 588
Equidade, 21, 284, 289, 290, 526
Equilibração, 189
Escola
– de formação ambiental, 332

– promotora da saúde, 33, 525
– pública fundamental
– – meio ambiente na, 531, 532
– – pertinência do tema saúde na, 535
– – poder público em saúde no, 537
Espaço(s)
– escolar, 311
– territórios e, 503
Espiritualidade, 253, 256
Estratégias metodológicas, 71
Estudo de caso, 63
Expectativas, 141
Experiência, 183

F

Falácia ecológica, 50
Falta de clareza, 50
Família, papel da, 581
Febre maculosa brasileira, 555
Fenomenologia, 62
Formação
– ambiental do professor, 532
– de agentes ambientais mirins, 332
Fragmentação dos cuidados
 em saúde, 121

G

Gênero, 43
Gerenciamento
– de risco, 170
– intersetorial, 358
Gestão
– estratégica de pessoas, 269, 271, 274
– intersetorial em saúde, 353, 356, 358
Globalização, 269
Grupo focal, 66, 67
Guatemala, 139

H

Habilidades
– de leitura e letramento
– – para adultos e idosos, 128
– – para crianças pequenas, 127
Health literacy, 105, 108
– *Questionnaire* (HLQ), 120
– *Responsive*, 122
– *Survey* – EU (HLS-EU), 120
Heterogeneidade dos
 grupos, 76
Hierarquização, 89

I

Identidade cívica local, 45
Ilustrações, 385
ImageMagica, 428, 429
Imaginário, 385
Imobilidade urbana, 485

Impacto ambiental, 491
Implicações didáticas, 192
Inclusão de grupos
 marginalizados, 26
Individualismo, 229
Individualização, 76
Information for Support and
 Health Action Questionnaire
 (ISHA-Q), 120
Iniquidade, 290
– em saúde, 283, 289
– no consumo dos serviços
 de saúde, 283
Integração de saberes, 219
Integralidade, 284
– da atenção, 518
– da comunicação, 88
Inter-relação dos *settings*, 25
Intersetorialidade, 353
Intervenções, 123
Intuição, 253
Invulnerabilidade, 210

J

Justiça social, 21

L

Letramento, 106, 110
– básico ou funcional, 110
– comunicativo/interativo, 110
– crítico, 110
– em saúde, 105, 108, 110, 112
– estudos sobre o, 106
– habilidades
– – para adultos e idosos, 128
– – para crianças pequenas, 127
Levantamento (*survey*), 63
Literacy Assessment for Diabetes
 (LAD), 117

M

Macropolítica, 126
Mapas-falantes, 68, 398, 400
Mediação de conflitos, 25
Medical Achievement Reading
 Test (MART), 117
Medicina tradicional e
 complementar, 99
Meio ambiente, 325, 326
– na escola pública
 fundamental, 531, 532, 533
Método
– dialético, 62
– do Arco, 202
Metodologia participativa, 440
México, 140
Mídia, 90
Miséria, 228

Índice Alfabético 601

Mobilidade urbana, 486
– sustentável, 483
– – e promoção da saúde, 481
Modelo
– abrangente, 25
– ativo, 24
– orgânico, 24
– passivo, 23
– veículo (*vehicle*), 24
Montagem industrial, 419
Morte, 73
– biológica, 73
– social, 73
Movimento(s)
– da educação popular, 217
– populares, 244
Município saudável, 29

N

Narração fantástica, 386, 388
Neotenia humana, 343

O

Obras de construção civil, 418
Oficinas de sensibilização do olhar, 445
Operacionalização da promoção, 75
Ownership, 314

P

Panamá, 140
Parcerias, 527
Participação, 244
– comunitária, 22, 298, 325, 327
– popular, 233, 302, 518
– social, 75, 89, 285
Pedagogia
– centrada na relação, 186
– da problematização, 201
Pensamento crítico, 138
Perspectiva sistêmica, 21
Pesquisa
– bibliográfica, 63
– científica, 61
– de abordagem qualitativa, 62
– descritiva, 62
– documental, 63
– experimental, 63
– explicativa, 62
– exploratória, 62
Pesquisa-ação, 63, 65, 394
– colaborativa, 65
– crítica, 65
– emancipatória, 66
– estratégica, 65
– política, 66
– prática, 65
– socialmente crítica, 66
– técnica, 65

Pesquisa-participante, 63
Pobreza, 42
– e saúde, 282
– política, 284
Política(s)
– de educação popular para o SUS, 232
– nacional de promoção da saúde, 99
– públicas, 302
Populações indígenas e
  afrodescendentes, 43
Práticas
– de comunicação, 86
– educativas, 183
– pedagógicas, 309
Prevenção
– primária, 166
– secundária, 166
– terciária, 166
Problemas metodológicos, 50
Problematização, 197, 199
Processos psicossociais, 47
Programa "Escola Promotora de
  Saúde", 529
Programa Mestres da Obra, 415
Programa Vivágua, 332
Protagonismo
– infantojuvenil, 309, 319
– popular, 297
Proteção do meio ambiente, 325
Pseudoimaginário, 388

Q

Qualidade de vida, 173
– na escola, 309

R

Rádio, 91
Rapid Estimate of Adult Literacy in
  Medicine (REALM), 117
Rapid Estimate of Adult Literacy in
  Medicine-Revised (REALM-R),
  117, 118
Reciprocidade e normas de
  cooperação, 45
Recursos humanos
– estratégicos, 273
– modelo operacional, 272
Rede(s)
– comunitárias, 45
– de educação popular, 230, 233, 528
Referências centrais, 192
Reforma sanitária, 83
Regime alimentar, 146
Regionalização, 284
Relacionamento interpessoal, 138
Releitura das histórias, 385
Representações sociais, 75
Representatividade, 244

Resiliência
– e invulnerabilidade, 210
– no indivíduo e em famílias, 210
Resolução de problemas, 138

S

Saberes arquetípicos, 255
Saneamento básico 173, 174, 177
– conceitos de, 174
– investimentos e definição de, 493
Saudabilidade, 309
Saúde, 72, 73
– ambiental, 154 492
– capital social e, 45
– coletiva e educação ambiental, 371
– comunicação em, 81, 95, 96
– conceito de, 325
– condutas favoráveis à, 47
– da criança, 492
– democracia e, 300
– desenvolvimento humano e, 426
– na escola, 526
– participação social e, 298
– pobreza no Brasil e, 282
– popular, 218
– positiva, 73
Sensibilidade, 253
Senso comum, 204
Sentido
– de mudança, 363
– de uma tarefa, 184
Serviços de atenção
  primária, 218, 219
Settings, 18
– abordagem por 18
– como sistemas sociais, 22
– *for health*, 18
– modelos de, 25
Short TOFHLA
  (S-TOFHLA), 119
Sistema Único de Saúde, 517
Sociedade complexa, 75
Sondagem, 383
Subdesenvolvimento, 228
Sustentabilidade ambiental, 309

T

Tabagismo
– promoção da saúde e, 541
Técnicas de pesquisa, 66
Tecnologização discursiva, 91
Tempo de consulta, 121
Teoria da ação comunicativa, 518
Test of Functional Health
  Literacy in Adults
  (TOFHLA) e, 118
Teste de reconhecimento de
  palavras, 117

Tomada de decisões, 138
Trabalho
– com projetos, 464
– docente, 463
– educativo, 69
Transporte público, 486

U

Unidade de conservação
  ambiental, 554, 557

Universalidade, 284, 518
Urbanização, 43

V

Vacinação infantil, 49
Valor nutricional dos alimentos
  orgânicos, 159
Vigilância sanitária, 165
– desafios da, 171
– dimensões e práticas na, 168

– no Brasil, 167

W

Wide Range Achievement Test
  Revised 3 (WRAT-R3), 117

Z

Zona de desenvolvimento proximal
  (ZDP), 190, 191